Prange · Bitsch
Infektionserkrankungen des Zentralnervensystems

Infektionserkrankungen des Zentralnervensystems

Pathogenese, Diagnose und Therapie

Herausgegeben von
Hilmar Prange, Göttingen, und
Andreas Bitsch, Neuruppin

Mit Beiträgen von
W. Beuche, Leipzig; T. Bogumil, Göttingen; A. Dressel, Greifswald;
T. Henze, Allensbach; B. Kitze, Göttingen; R. Nau, Göttingen;
P. Rieckmann, Würzburg; M. Uhr, München; F. Weber, München

Mit 81 Abbildungen und 74 Tabellen

2., völlig neu bearbeitete Auflage

WVG

Wissenschaftliche Verlagsgesellschaft mbH Stuttgart 2001

Anschriften der Herausgeber

Prof. Dr. med. Hilmar Prange
Klinik und Poliklinik für Neurologie
Georg-August-Universität
Robert-Koch-Straße 40
37075 Göttingen

Priv.-Doz. Dr. med. Andreas Bitsch
Chefarzt der Neurologischen Klinik
Ruppiner Kliniken GmbH
Fehrbelliner Str. 38
16816 Neuruppin

Die Deutsche Bibliothek – CIP-Einheitsaufnahme
Infektionserkrankungen des Zentralnervensystems : Pathogenese, Diagnose und Therapie ; mit 74 Tabellen / hrsg. von Hilmar Prange und Andreas Bitsch. Mit Beitr. von W. Beuche ... – 2. Aufl.. – Stuttgart : Wiss. Verl.-Ges., 2001
ISBN 3-8047-1801-9

Die 1. Auflage des Werkes erschien unter dem Titel „Infektionskrankheiten des ZNS" bei Chapman & Hall, Weinheim 1995

Die in diesem Buch aufgeführten Angaben zur Medikation wurden sorgfältig geprüft. Dennoch können Autoren und Verlag keine Gewähr für die Richtigkeit der Angaben übernehmen. Dem Leser wird empfohlen, sich vor einer Medikation in eigener Verantwortung anhand des Beipackzettels oder anderer Herstellerunterlagen kritisch zu informieren.

Birkenwaldstraße 44, 70191 Stuttgart. Printed in Germany
Satz: Mitterweger & Partner, 68723 Plankstadt
Druck: Gulde, Tübingen
Bindung: Koch, Tübingen
Umschlaggestaltung: Atelier Schäfer, Esslingen

Vorwort zur 2. Auflage

Die vorübergehend aufgekommene Euphorie nach Einführung hochwirksamer antimikrobieller Substanzen zur Behandlung erregerbedingter Erkrankungen des Nervensystems hatte leider keinen langen Bestand. Zunehmend wird klar, dass die zum Teil immer noch hohe Letalität infektiöser Erkrankungen des Zentralnervensystems (ZNS) nicht nur auf das Schädigungspotenzial der jeweiligen Erreger, sondern auch auf immunpathologische Reaktionen des Wirtes zurückzuführen ist. Ein überschießendes Abwehrverhalten des Makroorganismus spielt eine wesentliche Rolle für die Entstehung der klinischen Symptomatik und den Verlauf bei vielen ZNS-Infektionen – beispielsweise der bakteriellen Meningitis, der Neuro-Tuberkulose, den Spirochätenerkrankungen des ZNS, der Herpes-Enzephalitis und auch der Mykoplasmainfektionen. Selbst bei ZNS-Parasitosen können hyperergische Wirtsreaktionen zu kritischen Entwicklungen führen.

Der Facharzt, der vorgenannte Krankheiten behandelt, wird nur dann mit komplizierten Situationen umgehen können, wenn er neben klinischen Erfahrungen auch grundlegende Vorstellungen zur Pathogenese der jeweiliger Erkrankung besitzt. Durch die alleinige Anwendung hochpotenter Antibiotika, Antimykotika oder antiviraler Präparate ist der Kranheitsprozess in vielen Fällen nicht zu beherrschen. Die Erkrankung verläuft letal, oder – was gleichsam bedrückend ist – es verbleiben schwere Defektsyndrome.

Dementsprechend ist ein wesentliches Ziel des hier vorgelegten Lehrbuches, neben evidenzbasiertem Wissen zu Pathogenese, Symptomatik und Therapie der entzündlichen ZNS-Erkrankungen auch die zumeist umfangreichen klinischen Erfahrungen der Autoren zu vermitteln. Dabei soll gerade den in den letzten Jahren sich vollziehenden Änderungen der Erregerspektren und der Behandlungsregime besondere Aufmerksamkeit gewidmet werden. Seit Erscheinen unserer ersten Monografie zu diesem Thema im Jahre 1995 hat sich das klinische Spektrum der ZNS-Infektionen durch neue wie auch veränderte alte Krankheitserreger nicht unerheblich gewandelt. Allein durch weltweiten Tourismus und zunehmende Bevölkerungsmigrationen werden nicht nur exotische Mikroorganismen sondern auch bekannte Keime mit kritisch veränderten Resistenzverhalten eingeschleppt. Diese Entwicklungen bringen neue Herausforderungen mit sich, die bisher eher unterschätzt wurden. Auch die Neueinführungen auf dem Impfsektor und deren Perspektiven für die nahe Zukunft müssen beachtet werden.

Herauszuheben sind aber vor allem die speziellen Merkmale der Infektionen des ZNS gegenüber den allgemeinen Infektionskrankheiten. Hier spielen die Schrankensysteme des ZNS und damit im Zusammenhang die pharmakokinetischen Besonderheiten, aber auch das Vorhandensein immunologisch privilegierter Orte, eine eminente Rolle. Sie verlangen dem behandelnden Kliniker spezielle Kenntnisse ab. Es ist also eine praktische Notwendigkeit, dass in entsprechenden Standardwerken konkrete diagnostische und therapeutische Richtlinien mit Dosierungsempfehlungen gegeben werden; denn diese können aufgrund der speziellen Konstellation im ZNS eben nicht ohne weiteres von Infektionskrankheiten anderer Lokalisation abgeleitet bzw. übernommen werden.

Dieses Buch wurde als kompakter Leitfaden für klinisch tätige Ärztinnen und Ärzte, die entweder in der Neurologie oder in angrenzenden Fachgebieten mit Infektionen des ZNS zu tun haben, geschrieben. Neben praxisorientierten Empfehlungen sollen auch epidemiologische und sozialmedizinische Gesichtspunkte mit angesprochen werden.

Atypische oder seltene ZNS-Infektionen werden mit einer ihrer Häufigkeit angemessenen Ausführlichkeit, aber dennoch mit konkreten Therapieempfehlungen, dargestellt. Übersichtliche Behandlungskonzepte sind ein wesentliches Anliegen dieses Buches.
Alle Kapitel des Buches wurden für die Neuauflage komplett überarbeitet und dem derzeitigen Wissensstand angepasst. Glücklicherweise konnten hierfür weitere, auf dem Gebiet der ZNS-Infektionen erfahrene Koautoren gewonnen werden.
Dieses Buchprojekt konnte nur mit Unterstützung vieler Mitarbeiter, Kolleginnen und Kollegen, zumeist im Göttinger Universitätsklinikums tätig, realisiert werden. Ihnen allen sei an dieser Stelle für hilfreiche Beratung, Überlassung von Grafiken und Abbildungen sowie konstruktive Kritik Dank gesagt. Dank zu sagen ist in besonderem Maße auch Herrn Dr. Muth von der Wissenschaftlichen Verlagsgesellschaft mbH Stuttgart für die Unterstützung bei der Erarbeitung des Manuskriptes und der Realisierung des gesamten Projektes.
Wir wünschen uns, dass das Buch ebenso wie sein in erster Auflage erschienenes Vorgängerwerk den Anforderungen der Leser in Klinik und Praxis standhält. Für kritische Rückmeldungen und Informationen aus der klinischen Praxis sind die Autoren jederzeit dankbar.

Göttingen, im Frühjahr 2001

Hilmar Prange
Andreas Bitsch

Inhaltsverzeichnis

1 Viruskrankheiten des ZNS

1.1 Vorbemerkung

Hilmar Prange

1.1.1 Klassifikation und Pathogenese

Virale Erkrankungen des Zentralnervensystems entwickeln sich zumeist im Rahmen von Allgemeininfektionen und manifestieren sich als Meningitis, Enzephalitis, Myelitis, Radikulomyelitis oder isolierte Hirnnervenläsionen. Die bekannten Erreger viraler ZNS-Erkrankungen sind mit besonderer Beachtung der für Mitteleuropa bedeutsamen Krankheitsbilder in Tabelle 1-1 aufgeführt.

Die *Virusmeningitis*, auch als „aseptische" Meningitis bezeichnet, tritt mit Kopfschmerz, Nackensteife, Photophobie, Übelkeit und Fieber in Erscheinung. Der zusätzliche Mitbefall anderer Organsysteme, der sich beispielsweise in Hautexanthemen oder Transaminasenanstieg manifestiert, hängt ab vom Erregertyp und von der Disposition des Wirts. Das pathologische Substrat sind die Entzündungsreaktionen der Meningen. Im Gegensatz zu den bakteriellen sind bei den viralen Meningitiden klinischer Befund und Liquorveränderungen weniger ausgeprägt. Die initial granulozytäre, dann aber schon nach dem zweiten Krankheitstag mononukleäre Pleozytose ist geringer (maximal 1.000 Zellen/µl); Gesamtprotein und Laktat sind im Liquor normal oder leicht erhöht. Eine lokale Immunglobulin- bzw. Antikörperproduktion tritt erst – wenn überhaupt – im weiteren Krankheitsverlauf auf. Das ätiologische Agens bleibt oftmals unerkannt. Die Virusmeningitis ist praktisch immer gutartig. Eine gezielte Kausaltherapie ist in der Regel nicht möglich.

Eine *Virusenzephalitis* liegt vor, wenn der virale Erreger nicht (nur) die Meningen, sondern vorzugsweise das Hirnparenchym befällt. Auch dieses Krankheitsbild verläuft in der Mehrzahl der Fälle gutartig. Dessen ungeachtet geht es mit einer vielgestaltigen, oft stark ausgeprägten Symptomatik einher. Hierzu gehören Vigilanzstörungen, Herdbefunde, Krampfanfälle, psychotische Episoden und bei Akutformen auch Hinweise auf eine febrile Allgemeinerkrankung. Die syndromatische Ausformung der Virusenzephalitis ist allerdings weniger deutlich als die der bakteriellen Enzephalitiden (siehe Kap. 4). Auch das Liquorsyndrom der viralen Enzephalitis ist mit einer Pleozytose von 50–500 mononukleären Zellen/µl, mäßigen Protein- und leichten Laktaterhöhungen normalerweise weniger eindrucksvoll. Eine spätere intrathekale Immunglobulin- und Antikörper-Synthese kann diagnostisch wegweisend sein, sie hat aber kaum einen Einfluss auf die frühe Therapieentscheidung. Bei ⅔ aller Virusenzephalitiden wird die Erregergenese nicht geklärt. Es wird davon ausgegangen, dass ca. 100 verschiedene Agenzien eine Virusenzephalitis hervorrufen können. In Mitteleuropa dürften Enteroviren (Picorna) und Paramyxoviren im Vordergrund stehen (Ho und Hirsch 1985, Jubelt und Lipton 1989). Am bedeutendsten sind jedoch die Enzephalitiden durch Herpesviren, weil sie schwerer verlaufen und mehrheitlich einer Therapie zugänglich sind. Die Inzidenz der akuten Enzephalitiden wird mit 3,5 bis 7,4 Erkrankungsfälle pro 100.000 Patientenjahre veranschlagt. Bei Kindern ist diese Zahl höher (Johnson 1996).

Tab. 1-1 Klassifikation humanpathogener Viren unter besonderer Berücksichtigung neuropathogener Erreger

Virus-Familie	Erreger	Krankheit	Inzidenz (I) Letalität (L)	Verlauf
DNA-Viren mit Hülle (envelope)				
Herpesviren	HSV-1	Enzephalitis	I: 5/1 Mio L: 50–100 %	akut
	HSV-2	Enzephalitis Myelitis Meningitis Kauda-Radikulitis	(unbekannt) L: behandelt: ≈ 20 %	schwer (bei Neugeborenen)
	VZV	Gangliositis Myelitis Enzephalitis Vaskulitis Meningitis (?)	(I: 2–4/1000) I: ca. 2/1 Mio L: 5–25 %	akut
	EBV	Enzephalitis Meningitis Myelitis „Zerebellitis" Polyradikulitis	unbekannt	akut subakut
	CMV	Enzephalitis Retinitis Polyradikulitis	opportunistisch	subakut
	HHV-6	Meningoenzephalitis	unbekannt	akut
	HHV-7	Enzephalitis	unbekannt	akut
	HHV-8	Enzephalitis, primär zerebrale Lymphome (?), Kaposi-Sarkom	unbekannt	(sub)akut
Poxviren	Vaccinia-Virus	Enzephalitis Enzephalopathie	I: 1:63-300.000 L: bis 10 %	
DNA-Viren ohne Hülle				
Papovaviren	JC-Virus	Enzephalopathie	I: bei 1–3 % aller AIDS-Patienten L: 80–100 %	chronisch schleichend
Adenoviren	Adenovirus Typ 7	Meningoenzephalitis Meningitis, (Augen-, Lungen- und Darmmanifestation)	I: sehr selten L: bis 25 %	akut
Parvoviren	Parvovirus B19	Plexusneuritis, Enzephalitis, Zerebrale Vaskulitis	unbekannt	subakut, chronisch
RNA-Viren mit Hülle				
Paramyxoviren	Mumpsvirus	Meningitis Enzephalitis	I: häufig L: 2 %	akut
	Masernvirus	Enzephalitis (parainfektiös) SSPE	I: 1/1.000* Erkrankungen L: 20–30 % I: 0,06–0,6/1 Mio L: 100 %	akut chronisch
	Parainfluenza	Enzephalitis (?) (parainfektiös)	I: unbekannt L: unbekannt	akut

Tab. 1-1 **Fortsetzung**

Virus-Familie	Erreger	Krankheit	Inzidenz (I) Letalität (L)	Verlauf
Orthomyxoviren	Influenzavirus	Parainfektiöse Enzephalomyelitis Polyradikulitis Myositis	I: unbekannt L: unbekannt	akut
Rhabdoviren	Rabiesvirus	Tollwut	I: selten L: 100 %	akut
Arenaviren	LCM-Virus	Meningitis Enzephalitis	I: selten L: < 1 %	akut
Retroviren	HIV-1/2	Meningitis	I: 1–2 % aller Infizierten L: < 10 %	akut
		Enzephalopathie	I: 30–60 % aller Infizierten L: ungeklärt	subakut
		Myelopathie	I: 20–25 % aller Infizierten L: 6–70/100.000 Infizierte	chronisch
	HTLV 1	Myelopathie	I: 6–70/100.000 Infizierte	chronisch (Japan; Karibik)
Filoviren	Ebola-, Marburg-Virus	hämorrhagisches Fieber, Enzephalitis	I: gelegentlich Epidemien L: 70–90 %	akut
Bunyaviren	La-Crosse-Virus	Enzephalitis	I: hoch L: < 1 %	akut
	California-Enzephalitis-Virus	Enzephalitis	I: seltener L: < 1 %	akut (Amerika)
	Tahyna-Virus	Meningitis	unbekannt	akut
	Toskana-Virus	Meningitis/Enzephalitis	I: in Endemiegebieten häufig L: < 1 %	akut
	Hantaviren (Hantaan-, Seoul-Dobrava/Belgrad-, Puumala-Virus)	Hämorrhagisches Fieber mit renalem Syndrom, Enzephalitis	L: < 1 %	akut
Flaviviren	FSME-Virus	Enzephalitis, Meningitis	I: 0,5–7/1 Mio L: 1–2 %	akut
	Japanische-B-Enzephalitis-Virus	Enzephalitis	I: 1–5/100.000 L: 20–50 %	akut (Asien)
	St. Louis-Enzephalitis-Virus	Enzephalitis	I: häufig L: 2–20 %	akut (USA)
	West-Nile-Fieber-Virus	Enzephalitis	unbekannt	akut (nicht Europa)
	Murray-Valley-Virus	Enzephalitis und Meningitis	I: häufig L: 2–20 %	akut (Australien Neu-Guinea)
Togaviren	Eastern-equine-Enzephalitis-Virus	Enzephalitis	I: selten L: 20–50 %	akut (Amerika)

Tab. 1-1 Fortsetzung

Virus-Familie	Erreger	Krankheit	Inzidenz (I) Letalität (L)	Verlauf
	Western-equine-Enzephalitis-Virus	Enzephalitis	I: häufig L: <10 %	akut (Amerika)
	Venezolan-equine-Enzephalitis-Virus	Enzephalitis	I: häufig L: <1 %	akut (Amerika)
	Rubella-Virus	Embryopathie mit ZNS-Beteiligung Parainfektiöse Enzephalitis;	I: 0,5–1/20.000* L: bis 20 %	akut
		Progressive Rubella-Panenzephalitis	I: selten L: 100 %	
RNA-Viren ohne Hülle				
Reoviren	Reovirus	Hepatitis-Enzephalitis-Syndrom	I: selten L: ?	akut bei Kindern
Picornaviren (Enteroviren)	Polioviren	Poliomyelitis und -enzephalitis	I: selten L: 10 %	akut (durch Impfung rückläufig)
	Coxsackie-Viren A 2, 5, 6, 7, 9, 16	Meningitis Enzephalitis Zerebelläre Ataxie	I: häufig L: gering	akut
	Coxsackie-Virus B 1–6	Radikulomyelitis		
	Coxsackie-Virus B 1–5	Enzephalomyokarditis		akut (Neugeborene)
	Enterovirus 71	s. o.	I: häufiger	akut
	ECHO-Virus 2–4	s. o.	L: gering	
	ECHO-Virus-Enzephalitis		genet. Defekt L: 50–80 %	chronisch

* bezogen auf Erkrankungsfälle

Es werden 4 unterschiedliche Manifestationen der virusinduzierten Erkrankungen des Hirnparenchyms voneinander abgegrenzt:

1. Akute/subakute Enzephalitiden (direkt erregerbedingt)
2. Postinfektiöse Enzephalomyelitis (immunpathogenetisch bedingt)
3. Slowvirus-Infektionen des ZNS (langsam progredienter Krankheitsprozess bei persistierendem Erreger)
4. Chronisch-degenerative ZNS-Erkrankungen mit (mutmaßlich) viraler Ursache

Virusmyelitiden variieren zwischen flüchtigen neurogenen Blasenstörungen als Minimalform und komplettem Querschnittssyndrom als Maximalform. Sie sind weniger häufig als Meningitiden oder Enzephalitiden und werden wahrscheinlich öfter als allgemein angenommen von Herpesviren verursacht. Die Liquorbefunde sind je nach Schweregrad und Abwehrlage des Wirts stärker oder geringer pathologisch verändert. Eine Pleozytose kann grundsätzlich erwartet werden; eine Gesamtproteinerhöhung ist teilweise vorhanden. Werden die spinalen Wurzeln in den Prozess mit einbezogen, dann

liegt eine *Radikulomyelitis* vor. Querschnittsmyelitiden können sich ganz offensichtlich auch im Rahmen eines immunpathogenetischen Prozesses (postinfektiös oder postvakzinal) entwickeln. Sie spielen sich dann hauptsächlich in der weißen Substanz des Rückenmarks ab.
Für die *Pathogenese* des jeweiligen Manifestationstyps ist der Weg, auf dem das Virus in das ZNS penetriert, entscheidend. Grundsätzlich werden hierfür 2 Routen genutzt, die hämatogene und die transneurale. Der transneurale mit dem Axonstrom stattfindende Übertritt erfolgt über Hirnnerven, z.B. den Nervus olfactorius, oder über periphere Nerven und scheint der effektivere Weg in das ZNS zu sein. Er wird vor allem bei den bösartigen Enzephalitiden postuliert, beispielsweise der Herpes-simplex-Enzephalitis, Rabies (Tollwut) und einigen Arbovirus-Erkrankungen. Die häufigere hämatogene Route setzt bestimmte Strategien des Erregers zur Überwindung der Blut-Hirn-Schranke voraus. Nach Eintritt in den Körper kommt es regelhaft zunächst zu einer lokalen Virusreplikation, beispielsweise am Ort eines Insektenstiches oder in der Schleimhaut des Oropharynx, im Genitalbereich etc. Lymphogen oder hämatogen erreichen die Viren dann das retikuloendotheliale System (RES). Von hier aus folgt eine flüchtige Virämie, die meistens für eine ZNS-Penetration quantitativ noch nicht ausreichend ist. Häufiger werden andere Organe befallen, von denen aus unter fortlaufender Virusvermehrung und sekundärer Virämie das ZNS besiedelt wird. Für die Penetration der zentralnervösen Schrankensysteme sind folgende Wege bekannt:

- Passiver Transfer im Plexus choroideus mittels Pinozytose
- Aktive Replikation im kapillären Endothel mit „Durchwachsen“ in das Hirnparenchym
- Übertragung durch infizierte korpuskuläre Blutbestandteile (Lymphozyten, Makrophagen), die sich zwischen Blut und ZNS relativ frei bewegen können
- Transport der Viren innerhalb zirkulierender Immunkomplexe in das zerebrale Kapillarsystem; die hierbei mögliche Endothelschädigung erlaubt die Durchwanderung in das ZNS
- Nutzung von Fenestrationen im System der Hirnkapillaren, aktive Rezeptorbindung etc.
- Iatrogene oder traumatische Übertragung.

Einmal im Hirnparenchym angelangt, verbleiben die Viren in den befallenen Zellen (Neuronen und/oder Gliazellen), oder sie breiten sich nach erneuten Replikationsphasen weiter aus. Hierfür kommen sowohl ein extrazellulärer Übertragungsweg als auch eine intrazelluläre Ausbreitung (Zell-zu-Zell-Modus) in Frage. Letztere erscheint besonders effektiv, weil er den Extrazellulärraum mit den in ihm möglicherweise schon enthaltenen neutralisierenden Antikörpern umgeht.
Der *neuropathologische Befund* der Virusenzephalitis ist durch perivaskuläre Rundzellinfiltrate, Mikrogliaknötchen im Hirnparenchym, Chromatolyse, Bildung von intranukleären oder zytoplasmatischen Einschlusskörperchen, schließlich Neuronophagie und plurifokale Zellrarefizierungen charakterisiert. Der zytozide bzw. zytopathogene Effekt der verschiedenen Erreger unterscheidet sich erheblich; seine Ausprägung bestimmt die Schwere des Verlaufs und das Ausmaß der Defektsymptome. Manche Viren weisen einen besonderen Tropismus für bestimmte ZNS-Strukturen auf. Zum Beispiel bevorzugt das Poliovirus das zweite Motoneuron; das Rhabdovirus befällt initial vor allem das limbische System. Papovaviren besiedeln die Oligodendrozyten und das Mumpsvirus hat eine gewisse Präferenz für die Ependymzellen (Jubelt und Lipton 1989). Immunpatho-

genetisch entstandene Enzephalitiden spielen sich im Marklager bzw. in der weißen Substanz ab. Bei ihnen ist die Viruspenetration in das ZNS nicht erforderlich, sie entwickeln sich vielmehr im Rahmen eines virusinduzierten, T-Zell- oder makrophagenvermittelten Entmarkungsprozesses.

1.1.2 Allgemeine diagnostische Maßnahmen

Die Diagnostik der viralen ZNS-Erkrankungen ist durch die modernen bildgebenden, molekularbiologischen und infektionsimmunologischen Verfahren einfacher geworden. Die Hirnbiopsie, aber auch die elektrodiagnostischen Techniken zur Beschreibung der Funktionsstörungen sind in den letzten Jahren etwas in den Hintergrund getreten.
Die *Liquordiagnostik* (Tab. 1-2) beinhaltet die Zellzählung, Zelldifferenzierung, ggf. auch immunzytologische Färbetechniken, die proteinologische Untersuchung und Erregersuche. Die Proteindiagnostik umfasst Bestimmung des Gesamteiweißes, der Blut-Liquor-Schranken-Funktion und der lokalen Immunglobulinproduktion. Als Schrankenparameter fungiert der Liquor-Serum-Quotient des Albumins. Da Albumin nur außerhalb des ZNS (in den Hepatozyten) synthetisiert wird, ist seine Menge im Liquor, bezogen auf die Serumkonzentration, immer ein Kriterium der Schrankenpermeabilität. Je dichter die Blut-Liquor-Schranke ist, desto weniger Albuminmoleküle können in den Liquorraum übertreten. Dies trifft grundsätzlich auch für alle anderen extrazerebral produzierten, aber im Liquor vorhandenen Proteine zu. Eine intrathekale Immunglobulinsynthese wird über die Bildung des Liquor-Serum-Quotienten für IgG, IgA oder IgM, der auf den Albuminquotienten bezogen wird, ermittelt. Die Bestimmungsmethoden sind Lasernephelometrie oder die ELISA-Technik (Reiber und Felgenhauer 1987, Reiber 1999). Ein IgG-Index (Liquor-Serum-Quotient des IgG, dividiert durch den Liquor-Serum-Quotienten des Albumins) mit einem Wert über 0,69 zeigt eine lokale De-novo-Synthese des IgG im ZNS an (Link und Tibbeling 1977). Oligoklonale IgG-Banden im Liquor ohne Serumkorrelat spielen für die Erkennung einer leichten, quantitativ noch nicht erfassbaren intrathekalen IgG-Synthese eine Rolle.
Die *erregerspezifische Antikörperdiagnostik* im Liquor geht vom gleichen Grundprinzip – dem Liquor-Serum-Vergleich der jeweiligen Antikörperquantitäten – aus. Fast ausschließlich wird hierfür das ELISA-Verfahren (enzyme linked immunosorbent assay) angewendet. Entsprechend einer Sandwichtechnik reagieren hierbei Antikörper, Antigen und ein als Indikatorsystem dienender enzymgebundender Antikörper miteinander. Durch Verdünnung werden gleiche Immunglobulinkonzentrationen für die Liquor- und Serumproben hergestellt, dann wird die Antikörpermenge für beide Kompartimente gemessen. Liegt sie im Liquor 1,5- bis 2-mal so hoch wie im Serum, so kann man von einer intrathekalen Produktion des untersuchten Antikörpers ausgehen (siehe auch Kap. 8).
Die *Western-Blot-Technik* (Abb. 1-1) leistet Ähnliches. Die im Blot durch spezielle immunchemische Techniken dargestellten erregerspezifischen Banden lassen im Liquor-Serum-Vergleich erkennen, ob eine lokale Antikörperproduktion vorliegt.
Da die lokale, intrathekale Antikörpersynthese sich erst mit einer Latenz von 1–2 Wochen nach Beginn der ZNS-Infektion entwickelt, spielt sie in der Regel für die ätiologische Frühdiagnostik akuter Virusenzephalitiden keine Rolle. Hierfür stehen molekular-

Tab. 1-2 **Liquorbefunde bei viralen ZNS-Erkrankungen**

	Virus-meningitis akut	Virus-enzephalitis akut	Virus-enzephalitis postakut	Virus-enzephalitis chronisch	Slow Virus-Erkrankung	ADEM
Zellen	bis 1000/µl	10–30/µl	selten >150	10–100/µl	normal	10–300/µl
Differenzial-zellbild	initial: PMN dann: mononukleär, aktivierte B-Lymphozyten	mononukleär, aktivierte B-Lymphozyten	mononukleär	mononukleär	mononukleär	mononukleär, einzelne PMN, aktivierte B-Lymphozyten
Erythrozyten	∅	∅ oder +	∅	∅	∅	∅ oder +
Gesamtprotein	500(–1000) mg/l	bis 1500 mg/dl	bis 2000 mg/l	n – ↑	n (selten ↑)	<1000 mg/l
Albumin-Quotient	8(–20)	bis 30	n – ↑↑	<30	<20	<20
IgG-Quotient	n	n	n oder ↑	n oder ↑	↑↑	∅
Oligoklonales IgG	∅	∅	∅ oder +	n oder +	+	∅ oder +
IgM-Quotient	n	n	n oder ↑	n oder ↑	n	n
IgA-Quotient	n	n	n	selten ↑	n	n
Antikörperspezifitäts-Index	zumeist nicht erhöht	<1,5*	>1,5 (oder 2)*	>1,5*	>2,0 (SSPE, PRP)	nicht erhöht
Laktat	<2,5 mmol/l	selten bis 5 mmol/l	<3,5 mmol	<2,5	n	n
Glukose (L/S in %)	>60	>50	>60	n	n	n
C-reaktives Protein	n (selten ↑)	n (oder ↑)	selten ↑	n	n	n oder ↑
Elastase-α1 PI	n	n	n	n	n	n
PCR*	+	+	+ oder ∅	erreger-abhängig	?	∅
Erreger-nachweis	zumeist ∅	selten	selten	sehr selten	∅	∅

n = normal; ↑ = erhöht; PMN = Polymorphkernige; + = positiv; ∅ = negativ; Elastase-α1-PI = Elastase-α1-Proteinaseinhibitor; SSPE = Subakute sklerosierende Panenzephalitis; PRP = progressive Röteln-Panenzephalitis; L = Liquor; S = Serum; PCR = Polymerase Kettenreaktion
* Voraussetzung: ursächlicher Erreger wird erfasst

biologische Techniken des Nachweises von Virus-DNS oder -RNS wie die Polymerase- und die Ligase-Chain-Reaction (PCR, LCR) zur Verfügung (Abb. 1-2). Sie zeichnen sich durch hohe Spezifität und Sensitivität aus. Wichtig ist, dass ein Teil der Nukleinsäuresequenz vom gesuchten Erreger bekannt ist. Für einen bestimmten Bereich der Nukleinsäure (100–1.000 Nukleotide) stellt man kurze komplementäre Oligonukleotide her, die so genannten „Primer", die eine Länge von ca. 20 Basen haben und komplementär sind zum Anfang bzw. Ende des ausgewählten und zu amplifizierenden DNS-Fragments. Durch Hitzebehandlung wird die DNS aufgeschmolzen (Denaturierung). Die Primer lagern sich nun im passenden Bereich (rechts oben und links unten in Abb. 1-2) an den jeweiligen Einzelstrang an. Dabei spielt die Temperatur eine wesentliche Rolle; denn bei höherer Tempera-

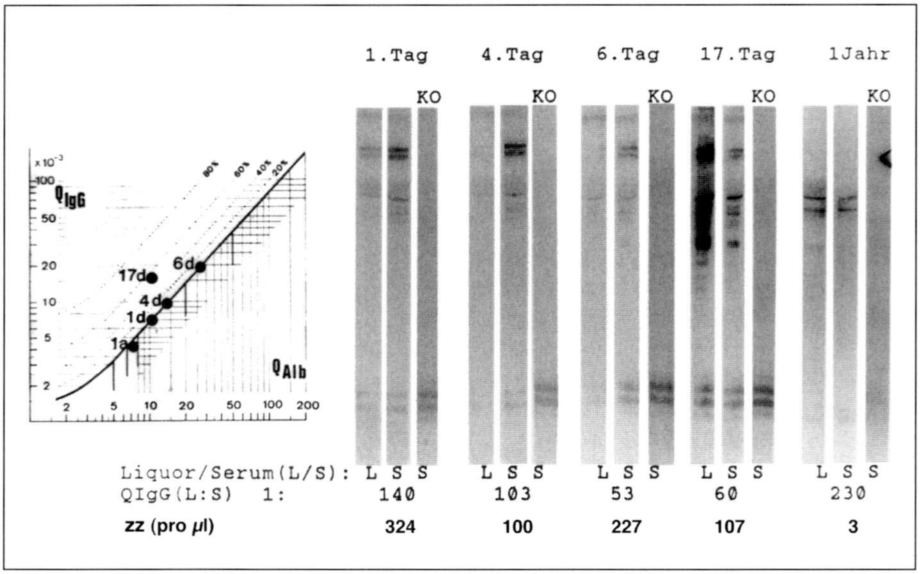

Abb. 1-1 **Ermittlung der intrathekalen IgG- und Antikörpersynthese mit Hilfe des Quotientenschemas nach Reiber und Felgenhauer (1987) und des Immunoblot.** Im Quotientenschema (links) weisen alle Werte oberhalb der fett gedruckten Diagonallinie auf eine intrathekale IgG-Produktion hin. 65-jähriger Patient mit Herpes-simplex-Enzephalitis. Ab dem 17. Krankheitstag ist eine intrathekale IgG-Synthese eindeutig nachweisbar, die ein Jahr später wieder abgeklungen ist. Der Immunoblot (rechts) demonstriert darüber hinaus, dass am 17. Tag in den Liquorproben zusätzliche HSV-spezifische Banden auftreten, die in der Serumprobe fehlen. Bei den in Serum und Liquor identischen Banden sind am 17. Tag die Liquorbanden intensiver. Es werden im Liquorkompartiment somit qualitativ und quantitativ mehr HSV-Antikörper produziert. (Abkürzungen: Q_{IgG} = Liquor/Serum-Quotient für IgG; Q_{Alb} = Liquor/Serum-Quotient für Albumin; K_0 = Kontrolle; L = Liquor; S = Serum; ZZ = Leukozyten/µl im Liquor).

tur binden nur diejenigen Primer an die DNS, die wirklich genau passen. Die vom Primer ausgehende Kettenverlängerung erfolgt schließlich durch eine DNS-Polymerase (Taq-Polymerase) in Gegenwart der erforderlichen 4-Desoxynukleotide dATP, dGTP, dCTP und dTTP. Die nun entstehenden Kopien des gewählten DNS-Stücks lassen sich durch ständige Wiederholung der Prozedur über 30–40 Zyklen entsprechend der Formel $N = 2^n$ (n = Anzahl der Zyklen) amplifizieren. Sie können dann mit Hilfe bestimmter Elektrophorese- bzw. Blot-Techniken sichtbar gemacht werden. In den letzten Jahren wurden hochsensitive PCR-Techniken, beispielsweise die nested-PCR entwickelt, die kleinste Virus-DNS-Mengen erfassen und eine Quantifizierung der Virusbelastung ermöglichen.

Die Liquor-PCR ist heute bei vielen Viruskrankheiten des ZNS ein fester Bestandteil der Routinediagnostik. Für den frühen Erregernachweis bei HSV-, VZV-, CMV- und HIV-Enzephalitiden gewann sie eine ganz besondere Bedeutung.

Zur *Erregerdiagnostik* stehen neben der PCR auch die „klassischen“ virologischen Techniken zur Verfügung. In Betracht kommen hierfür u. a.

1. Licht- und elektronenoptische Darstellungsverfahren
2. Isolierung des Virus aus Proben- und Abstrichmaterial in Gewebekulturen
3. Nachweis virusspezifischer Proteine durch immunologische Techniken
4. Nachweis viraler Nukleinsäuren durch Hybridisierungsverfahren

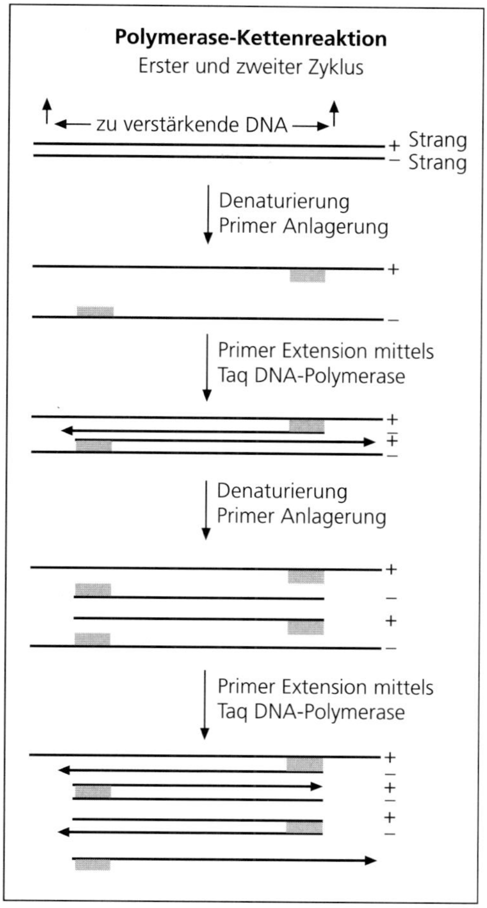

Abb. 1-2

Schematische Darstellung der Polymerase-Kettenreaktion (PCR). Die kleinen schraffierten Rechtecke symbolisieren die Primer (ca. 20 Basen), von denen die Kettenverlängerung (Primer-Extension) ausgeht. Taq-DNA-Polymerase = hitzebeständige DNA-Polymerase von Thermophilus aquaticus.

Der *Antikörpernachweis* hat in der Frühdiagnostik akuter viraler ZNS-Erkrankungen keinen großen Stellenwert, weil die Antikörperproduktion in der Regel nach Ausbrechen der Erkrankung erst mit einer gewissen zeitlichen Verzögerung eine quantifizierbare Größenordnung erreicht. Der Anstieg der Antikörperkonzentration (Titeranstieg) im Krankheitsverlauf ist entscheidend. Für die klassischen serologischen Nachweismethoden werden Mindestanstiege des Titers auf das 4fache gefordert, um eine diagnostische Aussage machen zu können.

Die modernen *ELISA-Techniken* zeichnen sich durch eine besonders hohe Sensitivität und Spezifität aus. In der gebräuchlichsten Testversion wird das virale Antigen unspezifisch an die Oberfläche einer Mikrotiterplatte oder an Kugeln aus Polystyren gekoppelt. Die antigenbeschichteten Platten (oder Kugeln) werden mit dem Untersuchungsmaterial (Liquor, Serum) inkubiert. Ungebundene Antikörper und Proteine werden anschließend durch wiederholtes Waschen entfernt. Der Nachweis gebundener Antikörper gelingt durch Zugabe eines weiteren enzymgekoppelten Antikörpers, der mit dem entstandenen Antigen-Antikörper-Komplex reagiert. Das an den zweiten Antikörper gebundene Enzym, z. B. alkalische Phosphatase, Meerrettichperoxidase, Galaktosidase etc., dient zusammen mit dem im nächsten Schritt hinzugegebenen Substrat als Indikatorsystem, mit dessen Hilfe sich die Menge des entstandenen Komplexes quantifizieren lässt.

Andere serologische Verfahren wie der *Neutralisationstest* (NT), die *Komplementbindungsreaktion* (KBR), *passive Hämagglutination* (PHA) und *indirekte Immunfluoreszenz* (IF) haben weiterhin ihren Stellenwert bei den Untersuchungen des Blutes und der Beobachtung des Titerverlaufs. Für die Ermittlung des *Antikörperspezifitätsindex*, d. h. für die Demonstration einer erregerspezifischen Antikörperproduktion im ZNS, eignen sie sich weniger.

Zunehmende Bedeutung für die Artdiagnostik viraler ZNS-Erkrankungen gewinnen die *bildgebenden Verfahren* – und hier insbesondere die Magnetresonanztomographie (MRT). Durch sie lassen sich entzündliche Herde früher und mit höherer Auflösung als bei der kranialen Computertomographie darstellen. Besonders bewährt hat sich für diesen Zweck die FLAIR-gewichtete Spinechotechnik, die gewebsgebundenes Wasser (Ödem, Entzündung) im Gegensatz zum Liquorraum hyperintens erscheinen lässt. So

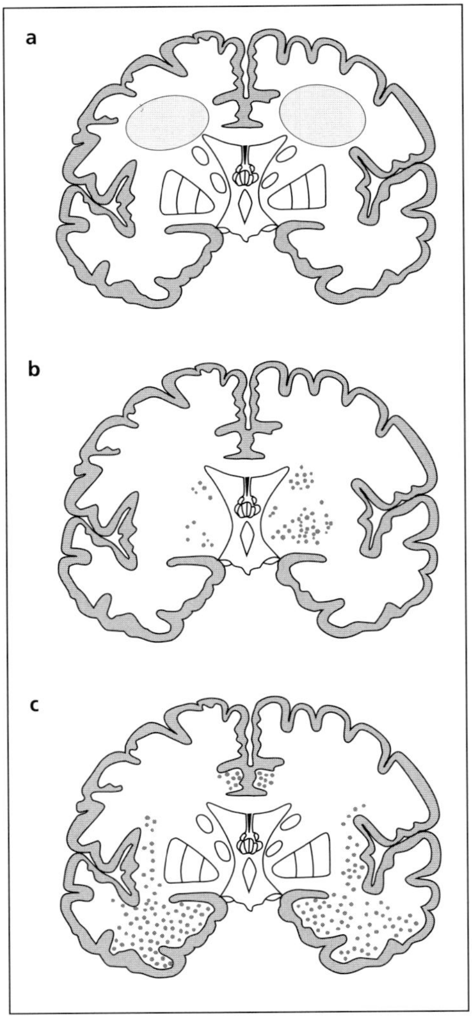

Abb. 1-3 **Entzündungsherde im MRT bei verschiedenen Enzephalitisformen:**
a) flächige Intensitätserhöhung im Marklager bei akuter demyelinisierender Enzephalomyelitis (ADEM) und akuter hämorrhagischer Leukenzephalitis (Hurst);
b) asymmetrischer Stammganglienbefall bei FSME (und JBV-Enzephalitis);
c) temporobasale, periinsuläre und zinguläre Entzündungsherde bei Herpes-simplex-Enzephalitis im Kindes- und Erwachsenenalter.

sind bei der Herpes-simplex-Enzephalitis die temporalen und periinsulären Entzündungsherde erst 4–5 Tage nach Krankheitsbeginn im Computertomogramm erkennbar. Mit Hilfe von MRT-Aufnahmen lassen sie sich bereits am Aufnahmetag im Krankenhaus darstellen. Die Abbildung 1-3 zeigt die zu erwartenden Entzündungsherde bei verschiedenen Virusenzephalitiden.
Der Stellenwert der single photon emissions computerized tomography (SPECT) zur Früherkennung wurde bisher nur für die HSV-Enzephalitis evaluiert (Launes et al. 1988). Hierbei erlaubt sie sehr früh die Identifikation der Entzündungsherde, die sich in Form einer temporalen Hyperaktivität darstellen.
Neurophysiologische Untersuchungsverfahren sind eher für die Beschreibung der aktuellen Funktionsstörungen als für die Artdiagnostik der jeweiligen entzündlichen ZNS-Erkrankung hilfreich. In Einzelfällen besteht jedoch Krankheitsspezifität; so ist das spezielle EEG-Muster der Radermecker-Komplexe für die subakute sklerosierende Panenzephalitis pathognomonisch. Ein ähnlicher EEG-Befund erbringt bei spongiformen Enzephalopathien oft einen wesentlichen diagnostischen Hinweis auf die Ätiologie des Leidens.
Die *Hirnbiopsie* stellt heute angesichts der Verfügbarkeit nichtinvasiver Diagnostikverfahren mit hoher Empfindlichkeit nur noch eine Ultima Ratio dar. Sie ist indiziert bei nicht identifizierbaren entzündlichen ZNS-Prozessen rascher Progredienz. Ihr Vorteil besteht darin, dass bei der Gewebeuntersuchung mitunter zuvor nicht erkannte behandelbare Leiden diagnostiziert werden können.

1.1.3 Diagnostischer und therapeutischer Algorithmus

Das Beispiel eines Algorithmus für das diagnostische Vorgehen bei Virusenzephalitiden zeigt das Schema der Abbildung 1-4. Es unterstreicht die Rolle von Anamnese, Neurostatus, EEG-, Liquor-, CT- und MRT-Befund für die Verdachtsdiagnose, die wiederum für die initiale Therapieentscheidung von immenser Bedeutung ist. Die Verifizierung kann früh mittels PCR und später über immunchemische Verfahren des Antigen- oder Antikörpernachweises erfolgen. In Zukunft wird die Chemilumineszenz wegen ihrer außergewöhnlich hohen Sensitivität und Spezifität zunehmenden Eingang in die Erregerdiagnostik des Liquors finden (Kamei et al. 1999).
Dem hier vorgestellten Algorithmus folgend, kann die Verdachtsdiagnose einer schweren Virusenzephalitis vom Herpes-simplex-Typ innerhalb von 24 h gestellt werden. Ergibt sich ein solcher Verdacht, so ist die spezifisch-antiherpetische Therapie mit 3-mal 10 mg/kg KG Aciclovir (Zovirax®) ohne weiteren Zeitverlust einzuleiten. Sie wird bei Verifizierung der Diagnose über mindestens 14 Tage fortgesetzt, ansonsten vorzeitig abgebrochen bzw. den neuen diagnostischen Gesichtspunkten angepasst.
Deuten MRT oder CT eher auf einen Marklagerprozess (Abb. 1-3a), so ist eine weitere antiherpetische Therapie kaum zu begründen. Unter der Verdachtsdiagnose einer ADEM (siehe Kap. 1.19.1) ist dann die Gabe von Immunglobulin oder Prednisolon (1 g/d als Kurzinfusion über 3–7 Tage) möglich. Auch diese Therapieformen wurden bisher klinisch nicht evaluiert und stehen im Ermessen des behandelnden Arztes.
Bleibt die diagnostische Zuordnung zunächst noch unsicher, so kann die in jedem Verdachtsfall einer schweren Virusenzephalitis begonnene Aciclovir-Therapie vorerst fortgesetzt werden, bis die Befunde von PCR und Antikörperspezifitätsindex eine HSV-

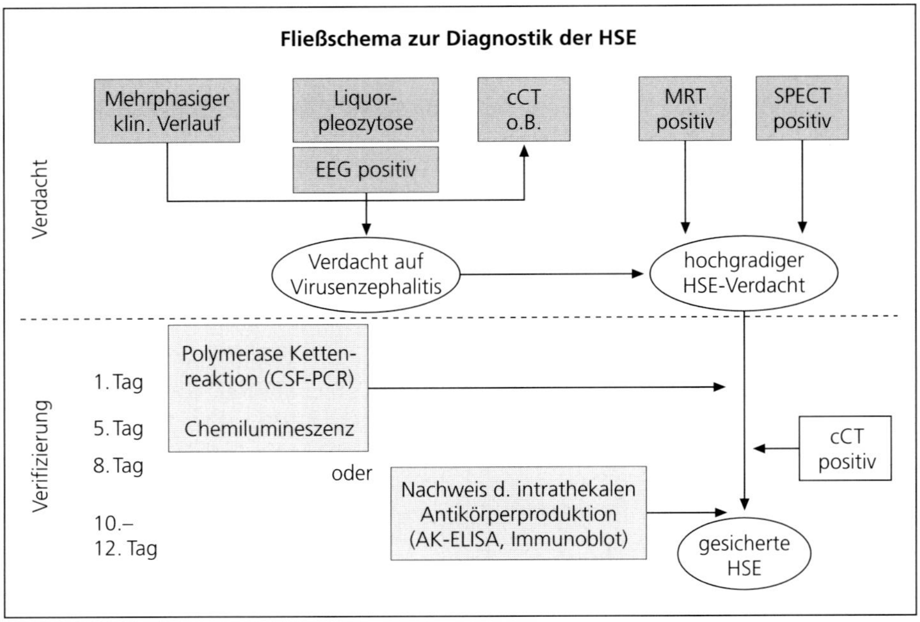

Abb. 1-4 **Diagnostischer Algorithmus bei Virusenzephalitis, dargestellt am Beispiel der Herpes-simplex-Enzephalitis (HSE).** Alle Untersuchungen oberhalb der gestrichelten Linie sollten am 1./2. Krankheitstag durchgeführt werden.

oder VZV-Ätiologie ausschließen. In solchen Fällen besteht oft nur die Möglichkeit einer symptomatischen Therapie.

Da initial keine klare Abgrenzung der HSE von bakteriellen ZNS-Prozessen (Hirnabszess, septisch-embolische Herdenzephalitis, Neurolisteriose, Neurosyphilis) möglich ist, wird von Anfang an zusätzlich ein Antibiotikum (z. B. Amoxicillin) verabreicht, das bei Verifizierung der HSE abgesetzt werden kann.

Gelangt ein Enzephalitiskranker trotz frühem Therapiebeginn innerhalb der folgenden 24–48 h in das komatöse Stadium, so wird eine epidurale Drucksonde zur kontinuierlichen Überwachung des intrakraniellen Drucks (ICP) implantiert. Bei solchen Patienten ist die Entwicklung eines massiven Hirnödems zu erwarten, welches auf diese Weise gezielt mit Hyperventilation, Osmotherapie sowie mit Thiopental- oder Somsanit-Loading ggf. auch Dekompressionskraniotomie behandelt werden kann.

Literatur

Ho DD, Hirsch MS (1985) Acute viral encephalitis. Med Clin North Am 69: 415–429

Johnson RT (1996) Acute encephalitis. Clin Infect Dis 23: 219–226

Jubelt B, Lipton HL (1989) Enterovirus infection. In: Vinken PJ, Bruyn GW, Klawans HL (eds) Handbook of clinical neurology, Vol 56, Viral disease. Elsevier Amsterdam, pp 307–348

Kamei S, Takasu T, Morishima T et al. (1999) Comparative study between chemiluminescence assay and two different sensitive polymerase chain reactions. J Neurol Neurosurg Psychiatry 67: 596–601

Link H, Tibbeling G (1977) Principle of albumin and IgG analysis in neurologic disorders. Scand J Clin Lab Invest 37: 397–401

Reiber H (1999) Liquordiagnostik. In: Berlit P (Hrsg) Klinische Neurologie, Springer-Verlag Berlin, S 148–177

Reiber H, Felgenhauer K (1987) Protein transfer of the blood cerebrospinal fluid barrier and the quantification of the humoral immune response within the central nervous system. Clin Chim Acta 163: 319–328

1.2 Herpesviren

Zur Familie der Herpesviridae zählen weit über 100 verschiedene tier- und menschenpathogene Viren, die morphologisch kaum zu unterscheiden sind (Tab. 1-3). Alle Mitglieder der Herpesviridae zeichnen sich durch einen gleichartigen Aufbau der Virionen aus. Die Erbsubstanz besteht aus einer doppelsträngigen DNA, kodiert für mindestens 77 Gene und ist eingebettet in das aus Proteinen zusammengesetzte Kapsid. Letzteres besitzt eine ikosaedrische Form mit 162 Kapsomeren. Das Virion ist umgeben von einer lipoidhaltigen Hülle, die Spikes bildet und verschiedene Glykoproteine enthält. Ein so genanntes Tegument verbindet Nukleokapsid und Lipidhülle miteinander. Die meisten Herpesviren bleiben auf ihren natürlichen Wirt beschränkt. Nur das bei bestimmten Affenspezies (z. B. Rhesusaffen) vorkommende Herpes simiae- oder Cercopithecus-Virus vermag schwer verlaufende ZNS-Erkrankungen beim Menschen zu erzeugen. Allein 16 Mitarbeiter in wissenschaftlich-tierexperimentellen Laboratorien, die mit Primaten Kontakt hatten, sollen an den Folgen schwerer Myelitiden und Enzephalitiden verstorben sein (Weigler 1992).

Allen humanpathogenen Herpesviridae ist gemeinsam, dass sie nach der Primärinfektion im Körper des Wirts in einen Zustand der Latenz übergehen. Dabei wird das Virusgenom entweder in die Wirts-DNA inkorporiert oder verbleibt als Plasmid im Zytoplasma der Wirtszelle, ohne dass sich das Virus repliziert. Unter bestimmten Bedingungen

Tab. 1-3 Systematik und Eigenschaften der humanpathogenen Mitglieder der Familie der Herpesviridae

Name	Größe	DNA	Durchseuchung[a]	Ort der Latenz
Subfamilie: Alphaherpesviren				
Genus: *Simplexviren*				
Herpes-simplex-Virus 1/2 (HSV-1/2; HHV-1/2)	200 nm	100 kB	1: 90 % 2: 10–40 %	Neurone (z. B. Ganglion Gasseri)
Genus: *Varizelloviren*				
Varicella-Zoster-Virus (VZV, HHV-3)	180 nm	80 kB	90 %	Spinal-/Hirnnervenganglien
Subfamilie: Betaherpesviren				
Genus: *Zytomegalieviren*				
Zytomegalie-Virus (CMV, HHV-5)	200 nm	240 kB	40–60 %	Lymphozyten u. a.
Genus: *Roseoloviren*				
Humanes Herpes-Virus 6 (HHV-6)	180 nm	170 kB	50–100 %	Makrophagen, Speicheldrüsen
Humanes Herpes-Virus 7 (HHV-7)	200 nm	145 kB	95 %	T-Zellen, Speicheldrüsen
Subfamilie: Gammaherpesviren				
Genus: *Lymphokryptoviren*				
Epstein-Barr-Virus (EBV, HHV-4)	160 nm	172 kB	90 %	B-Lymphozyten
Genus: *Rhadinoviren*				
Humanes Herpes-Virus 8 (HHV-8)	150 nm	140 kB	ca. 20 %	?

[a] serologisch definiert

können die Viren reaktiviert werden, sich replizieren und erneut Krankheitssymptome hervorrufen, was namentlich bei Immundefizienz mitunter zu lebensbedrohlichen Entwicklungen führt.
Nahezu alle humanpathogenen Herpesviren zeigen in unterschiedlichem Ausmaß einen Neurotropismus und können Krankheiten des Nervensystems auslösen. Ihre besondere Rolle bei viralen Entzündungen des Nervensystems ergibt sich nicht nur aus ihrer Häufigkeit, sondern auch aus der Einführung potenter antiviraler Substanzen in die Therapie.

1.2.1 Herpes-simplex-Virus

Hilmar Prange*

Zusammenfassung

Erreger: HSV-1und HSV-2

Krankheitsbilder: Herpes-simplex-Enzephalitis (zumeist HSV-1); neonatale Herpes-simplex-Enzephalitis bzw. Herpes-„Sepsis" (HSV-2); altersunabhängige diffuse Herpes-simplex-Enzephalitis (HSV-2?); „Virus"-Meningitis (HSV-2); Mollaretsche Meningitis (HSV-2?); Gesichtsneuralgie nach Herpes labialis (HSV-1?), vestibuläre Neuritis (?), Fazialisparese (?); aszendierende Myelitis (zumeist HSV-2); Konus-Syndrom und Elsberg-Syndrom (zumeist HSV-2)

Klinisches Bild: Herpes-simplex-Enzephalitis („rhinenzephale" Herdenzephalitis oder diffuse Enzephalitis) verläuft rasch und lebensbedrohlich; Mollaretsche Meningitis häufig rezidivierend aber gutartig; übrige Manifestationsformen mit wechselnden Verlauf

Labordiagnostik: Liquor-PCR, Antikörperentwicklung in Blut und Liquor, ausnahmsweise Erregeranzucht, Chemiluminiszenz zur quantitativen Antigenbestimmung im Liquor

Zusatzdiagnostik: Allgemeine Liquoranalytik, MRT (z. B. temporobasale Hyperintensitäten bei Enzephalitis), cCT, EEG, HMPAO-Spect, neurourologische Diagnostik, sonstige elektrodiagnostische Verfahren zur Befunddokumentation (z. B. Blinkreflex, Stapedius-Reflex, Elektronystagmogramm, Trigeminus-SEP)

Therapie: Aciclovir, Famciclovir, evtl. Foscarnet, symptomatische Maßnahmen, bei Enzephalitis oft Intensivtherapie erforderlich

Prognose: Herpes-simplex-Enzephalitis unbehandelt in 70 % letal; andere HSV-Manifestationen mit wechselnder Prognose.

Epidemiologie

Die Herpes-simplex-Viren (HSV) sind ubiquitär vorhanden und hoch kontagiös. Etwa 15 % der Normalbevölkerung jenseits des 6. Lebensjahrs scheiden HSV via Tränenflüssigkeit, Speichel oder Genitalsekret aus. Das Durchseuchungsverhältnis HSV-1/HSV-2 wird für die USA mit 4:1 angegeben, d. h. ca. 90 % der Gesamtpopulation bilden Antikörper gegen HSV-1 und 20 % gegen HSV-2 (Dennett et al. 1997). Die Akquisition von

* Koautor der 1. Auflage: Arno Siever (Oldenburg)

HSV-1 erfolgt durch Tröpfchen- oder Schmierkontakt. Eintrittspforten sind vor allem Schleimhautläsionen – bevorzugt im orofazialen Bereich. Über eine asymptomatische Infektion oder eine Gingivostomatitis erreicht das Virus zunächst sensible oder autonome Nervenfasern, dann die regionalen Ganglien, insbesondere das Ganglion Gasseri. Hier persistiert es bis zur Reaktivierung als Virusgenom. Bis zur Pubertät beträgt die Durchseuchungsrate mindestens 50 %. Bei der Überwindung der primären Infektion und akuten Reexazerbation spielt das zelluläre Abwehrsystem die entscheidende Rolle. Durch bestimmte Expositionen, z. B. intensive ultraviolette Strahlung oder Grippeinfektion, kann HSV-1 als Herpes labialis reaktiviert werden.
Die durch das Herpes-simplex-Virus erzeugte Enzephalitis des Kindes- und Erwachsenenalters ist die häufigste Form einer akuten hämorrhagisch-nekrotisierenden Virusenzephalitis; sie macht 50 % aller schwer verlaufenden Enzephalitiden aus. Ihre jährliche Inzidenzrate wird mit 2–5/1 Mio für Nordamerika und Mitteleuropa angegeben. Bei 30 % aller Erkrankungsfälle soll es sich um Primärinfektionen, bei 70 % um eine Virusreaktivierung (Sekundärinfektion) handeln. Gesicherte prädisponierende Faktoren sind nicht bekannt. Ein gehäuftes Auftreten des Herpes labialis ist nicht mit der HSV-Enzephalitis korreliert. Auch während dieser Enzephalitis entspricht die Inzidenz des Herpes labialis der anderer virusbedingter Hirnerkrankungen (cave: gehäufter Herpes labialis bei Pneumokokken-Meningitis, siehe Kap. 4). Die Herpes-simplex-Enzephalitis tritt weltweit sporadisch, ohne saisonalen Gipfel und ohne Bevorzugung eines Geschlechts auf. Epidemien oder auch regionale Häufungen wurden bisher nicht beobachtet. Die Altersverteilung zeigt einen Höhepunkt in der zweiten Lebensdekade. Im Senium wird die Erkrankung seltener. In den letzten Jahren mehren sich die Berichte über rezidivierende Enzephalitiden. Dabei handelt es sich entweder um echte virusbedingte Rezidive oder um postinfektiöse Enzephalomyelitiden. Beide Formen scheinen sich einer wirksamen antiviralen Therapie zu entziehen.
Die Inzidenz der neonatalen HSV-Enzephalitis (zumeist HSV-2) wird mit 1–5 Erkrankungen auf 10.000 Schwangerschaften angegeben. Betroffen sind primär gesunde Neugeborene, deren Infektion während der Passage des mütterlichen Geburtskanals erfolgt. Anamnestisch finden sich bei den Müttern zumeist rezidivierende Herpesgenitalis-Erkrankungen; 70 % der Mütter von Neugeborenen mit Herpes-simplex-Enzephalitis zeigen am Geburtstermin keine Symptome eines floriden Herpes genitalis. Infektiöses Material kann auch durch sexuellen Kontakt kurz vor der Entbindung in die Geburtskanäle gelangen.
Der Herpes genitalis gehört mit einer geschätzten jährlichen Inzidenz von 2,5 Erkrankungsfällen pro 1.000 Einwohner zu den häufigsten sexuell übertragenen Krankheiten. Die in den letzten 20 Jahren ansteigende HSV-2-Durchseuchung wird u. a. mit zunehmender Promiskuität in Verbindung gebracht. Besonders betroffen sind Bevölkerungsgruppen mit schlechtem Sozialstatus. In der Regel betrifft die Erstinfektion (Primärinfektion) jüngere Menschen, spätere Rezidive (Sekundärinfektion) entwickeln sich auf der Basis einer endogenen Reaktivierung des Virus. Der Erregers des Herpes genitalis ist mehrheitlich HSV-2, selten spielt HSV-1 (bis zu 10 %) eine ursächliche Rolle.

Erregereigenschaften

HSV-1 und HSV-2 werden dem Genus „Simplexvirus“ zugeordnet. Restriktionsanalysen von HSV-1-Stämmen aus verschiedenen Weltregionen haben ergeben, dass kontinent-spezifische DNS-Sequenzen vorhanden sind. Das Simplexvirus weist ein relativ breites Wirtsspektrum auf und kann daher leicht in verschiedenen Zellkulturen angezüchtet werden. Es verfügt wie andere Herpesviren über die Fähigkeit der Zell-zu-Zell-Ausbreitung und erzeugt in Zellkulturen den charakteristischen zytopathogenen Effekt. Ein weiteres typisches Merkmal der Herpesviren ist, dass maximal 10 % der replizierten Virus-DNS und -proteine in Virionen integriert werden können; der Überschuss bildet die intranukleären Einschlusskörperchen (Cowdry-Typ A). Die beiden Vertreter des Simplexvirus (HSV-1 und HSV-2) besitzen große Antigengemeinschaft; sie lassen sich jedoch sowohl serologisch als auch durch die Analyse ihrer DNS und Proteine voneinander unterscheiden. Restriktionsanalysen ermöglichen eine Zuordnung identischer Virusstämme und sind somit hilfreich bei der Aufklärung epidemiologischer Fragestellungen.

1.2.1.1 Herpes-simplex-Enzephalitis des Kindes- und Erwachsenenalters

Pathogenese

Jenseits der Neugeborenenperiode erfolgt die Infektion des ZNS höchstwahrscheinlich auf dem Wege einer transaxonalen Viruspenetration. Der häufigste Infektionsweg verläuft hierbei über den I. Hirnnerv. Via Bulbus und Tractus olfactorius erreicht das Virus von der Nasenschleimhaut ausgehend orbitofrontale und temporale Hirnstrukturen. Hier werden vorzugsweise die Neuronen befallen. Im Rahmen seiner Replikation zerstört das Virus die Wirtszelle. Die weitere Erregerausbreitung erfolgt unter Meidung des extrazellulären Raums entsprechend dem Zell-zu-Zell-Modus.
Nach einer Replikation in rhinenzephalen Strukturen breitet sich das Virus sowohl per continuitatem zur Insula wie auch transaxonal zu anderen Anteilen des limbischen Systems, zu Gyrus cinguli, Stammganglien, Thalamus und Corpora mamillaria weiter aus (Abb. 1-3c). Schließlich erreicht es Mittelhirn, Brücke und Medulla oblongata. Der Tod tritt entweder durch ein malignes Hirnödem oder durch direkte Schädigung lebenswichtiger Zentren im Hirnstamm ein.
Seltener erfolgt die Infektion des ZNS über den V., VI. oder X. Hirnnerv. Klinisch entwickelt sich dann das Bild einer weitgehend therapieresistenten Rhombenzephalitis mit zumeist letalem Ausgang nach wenigen Tagen.
Ziemlich unklar ist bisher noch, welche Faktoren wirksam werden müssen, damit das ubiquitäre, mit harmlosen Erscheinungen wie Herpes labialis assoziierte Virus zu einer derart schweren Erkrankung führt. Einzelfälle von familiärer Häufung und gelegentliche Koinzidenz mit Tumorleiden, paraproteinämischen Hämoblastosen und Diabetes mellitus könnten auf passagere oder bleibende Störungen der körpereigenen Abwehr hindeuten. In der Frühphase der Virusausbreitung werden hohe Liquor- und Gewebekonzentration von Interferon-alpha gemessen. Offensichtlich spielt das Interferonsystem in der frühen Erregerabwehr eine besondere Rolle (Lebon et al. 1979).

Klinische Symptomatik

Der biphasische rasch-progrediente Verlauf mit der Abfolge der verschiedenen Stadien ist typisch für die HSV-Enzephalitis. Er entspricht dem zunächst herdförmigen Charakter mit Primärbefall des Rhinenzephalons.
Initial treten unspezifische Symptome wie bei einem fieberhaften Infekt auf. Abgeschlagenheit, Frösteln, Appetitlosigkeit, Übelkeit, Erbrechen, Fieber und Kopfschmerz sind Zeichen des *Prodromalstadiums*, das 1–4 Tage andauert. Nach einer kurzen Entfiebe-

rung erscheinen erste neurologisch-neuropsychologische Symptome. Typisch sind Wernicke-Aphasie, Geruchsmissempfindungen, Verhaltensänderungen, Verwirrtheit, psychotische Episoden mit Wahrnehmungsstörungen und Situationsverkennungen *(psychotisches Stadium)*. Ein Temperaturanstieg auf Werte um 39 °C und ein Meningismus sind in dieser Phase fast immer zu finden. Die Klinikeinweisung erfolgt in der Regel nach dem ersten Krampfanfall, der oft als komplex-fokaler Anfall beginnt und später generalisiert *(konvulsives Stadium)*. Innerhalb weniger Stunden erfolgt dann der Übergang in Sopor und Koma *(komatöses Stadium)*. Die Patienten sterben 8–14 Tage nach Krankheitsbeginn zumeist unter den Zeichen einer intrakraniellen Drucksteigerung mit transtentorieller Herniation. Weniger dramatische Krankheitsverläufe haben wir zuweilen bei Alkoholkranken beobachten können; bei ihnen blieben die sonst immer vorhandenen Zeichen des massiven fokalen Hirnödems aus.
Der primär rhombenzephalitische Verlauf manifestiert sich mit Hirnstamm- und Kleinhirnsymptomen (siehe auch Bickerstaff-Enzephalitis, Kap. 7). Der Tod tritt hier meistens durch Schädigung lebenswichtiger Zentren im Hirnstamm ein.

Diagnostik

Liquordiagnostik: Im Verlauf der HSV-Enzephalitis entwickelt sich oftmals eine intrakranielle Drucksteigerung. Deshalb sollte die Lumbalpunktion einerseits so früh wie möglich und andererseits mit Vorbeugungsmaßnahmen bezüglich einer transtentoriellen Herniation vorgenommen werden. Eine zweite Liquorentnahme erfolgt zweckmäßigerweise nach Abklingen des Ödemmaximums, also etwa nach dem 10. Behandlungstag. Bei ca. 95 % der Fälle wird initial eine Pleozytose von 7–500 Zellen/µl gefunden. In der Frühphase können noch Granulozyten überwiegen, meistens wird aber ein mononukleäres Zellbild mit aktivierten B-Lymphozyten beobachtet. Ab dem 3.–6. Krankheitstag treten erstmals Plasmazellen auf; der Nachweis von Erythrozyten und Siderophagen ist ein Zeichen für den hämorrhagischen Charakter der Enzephalitis. Als Folge der Blut-Liquor-Schrankenstörung ist der Liquor-Serum-Quotient für Albumin erhöht. Nur selten steigt das Liquorlaktat über 3 mmol/l an. Ungefähr ab dem 10. Krankheitstag sind lokal produzierte Immunglobuline (vor allem IgG, weniger ausgeprägt IgA und IgM) und oligoklonale IgG-Banden nachweisbar. Zu dieser Zeit beginnt auch die intrathekale Produktion spezifischer Antikörper gegen HSV-1.
Der direkte HSV-1-Nachweis gelingt zuverlässig nur an Hirngewebsproben. Wegen der möglichen Komplikationen wird heute jedoch die Hirnbiopsie nicht mehr empfohlen. Ein Virusnachweis aus dem Liquor ist nur in etwa 5 % der Fälle möglich.
Weit besser praktikabel ist der Nachweis der erregerspezifischen DNS mittels Liquor-PCR. Speziallaboratorien erreichen dabei eine Sensitivität von über 95 % und eine Spezifität von 100 %; der negative prädiktive Wert liegt bei 80 %. Da die Menge des Virusgenoms im Liquor bereits ab 5. Krankheitstag abnimmt, fällt die Empfindlichkeit der PCR unter der Therapie kontinuierlich. Nach der 3.–4. Woche ist die PCR in der Regel negativ. Diese Beobachtung ließ es als sinnvoll erscheinen, via hochsensitiver PCR (nested-PCR mit speziellen Primern) die Virusquantitäten in Liquorzellen zum Zwecke des Therapiemonitorings zu ermitteln (Ehrhart et al. 1996). Eine noch höhere Effektivität für den Erregernachweis konnte jüngst unter Anwendung der Chemilumineszenz (CL) zur Bestimmung des intrathekalen Virusantigens erzielt werden. Namentlich nach 2–3-wöchiger Behandlungsdauer erwies sich die CL den PCR-Verfahren gegenüber als deutlich überlegen (Kamei et al. 1999).

Standardisierte Empfehlungen zur technischen und zeitlichen Durchführung der hochsensitiven PCR, kombiniert mit den Verfahren der (intrathekalen) Antkörperdiagnostik wurden in der Zwischenzeit von einer Arbeitsgruppe der EU erarbeitet (Cinque et al. 1996).

Elektroenzephalographie (EEG): Im EEG sieht man Herdbefunde mit oder ohne unterlagerte Rhythmik, Zeichen erhöhter Krampfbereitschaft oder Allgemeinveränderung. Etwa eine Woche nach Ausbildung der neurologischen Symptomatik erscheinen charakteristische periodische Komplexe, die mitunter voneinander unabhängige Schrittmacher in beiden Temporalregionen aufweisen.

Bildgebende Verfahren: Charakteristischerweise ist das kraniale Computertomogramm (cCT) bis zum dritten Tag nach den ersten neurologischen Herdsymptomen noch nor-

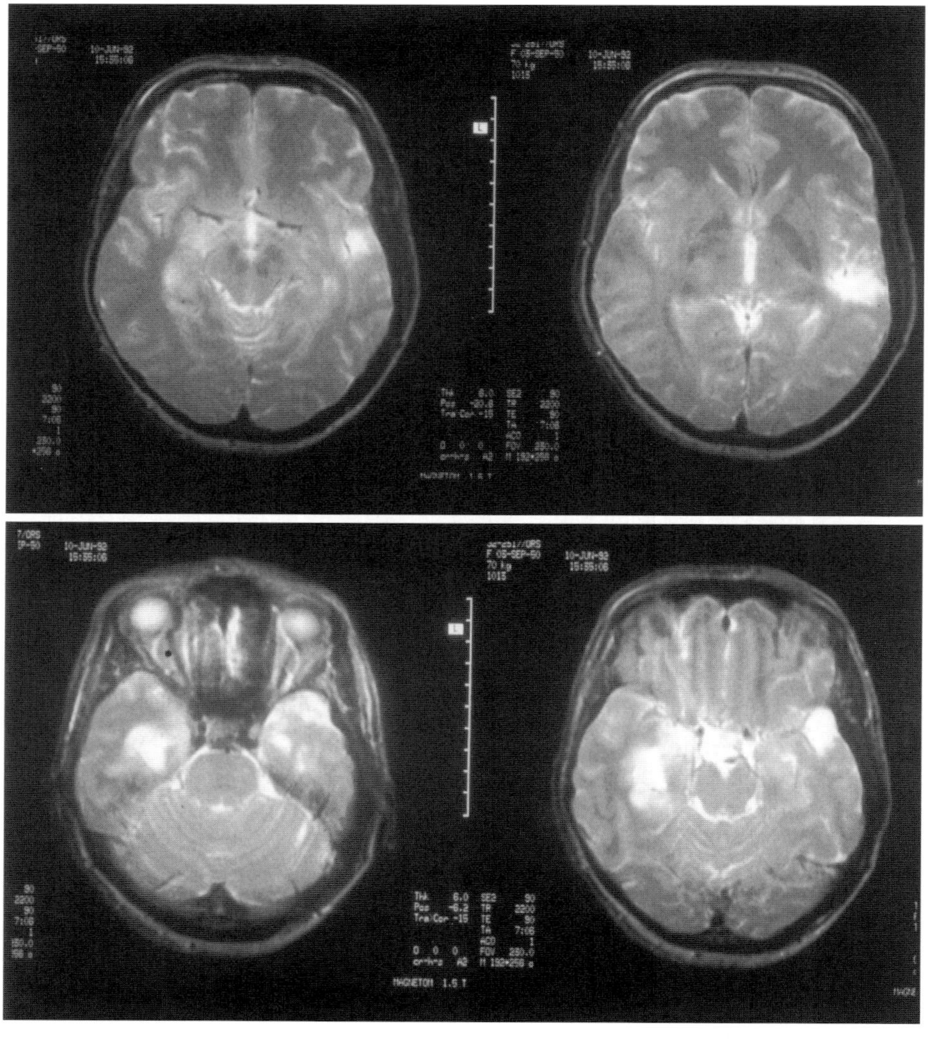

Abb. 1-5 **MRT-Befund einer 37-jährigen Patientin mit Herpes-simplex-Enzephalitis vom Aufnahmetag.** Die Patientin hatte zu diesem Zeitpunkt mittleres Fieber, Kopfschmerzen und Sprachstörungen.

mal. Dann treten typische, temporobasal und in der Inselregion lokalisierte hypodense Areale auf, die im weiteren Verlauf eine charakteristische Ausweitung auf den kontralateralen basalen Temporallappen mit Inselregion, Gyrus cinguli und die paramedianen basalen Frontallappen zeigen. Das cCT eignet sich im Rahmen der HSV-Enzephalitis vor allem zu Verlaufskontrollen: Zunächst kann die Entwicklung des Hirnödems beurteilt werden, später das Ausmaß der enzephalitischen Herde, die prognostische Bedeutung besitzen. Keinesfalls eignet sich das cCT zur Frühdiagnostik.
Die Kernspintomographie (MRT) zeigt bereits beim Auftreten erster neurologischer Symptome die Läsionen in typischer Lokalisation (Abb. 1-5, 1-3c). Besonders aufschlussreich sind die Flair- und T_2-gewichteten Aufnahmen, in denen die Entzündungsherde hyperintens erscheinen. Das MRT ist das entscheidende bildgebende Verfahren in der Frühdiagnostik der HSV-Enzephalitis. Ein positiver MRT-Befund bei noch negativem cCT besitzt besonderen diagnostischen Wert (Abb. 1-5).

Differenzialdiagnose

Differenzialdiagnostische Schwierigkeiten können alle zerebralen Erkrankungen mit rascher Entwicklung eines Hirnödems und ähnlicher temporobasaler Lokalisation bereiten. Dabei handelt es sich insbesondere um Erkrankungen bakterieller und viraler Genese, um Hirnabszesse oder akute Tumordekompensationen. Auch einzelne Fälle von Reye-Syndrom, ADEM, Hirnvenenthrombose und Hirninfarkt wurden als HSV-Enzephalitis verkannt. Fast identisch wie die HSV-Enzephalitis kann eine ZNS-Infektion mit der Amöbe Naegleria fowleri verlaufen. Dabei entspricht der Infektionsweg via Geruchsschleimhaut und Lamina cribrosa dem des HSV-1.

Therapie und Prognose (Tab. 1-4)

Aciclovir

Die virostatische Therapie der Wahl bei HSV-Enzephalitis ist Aciclovir. Das Antiherpetikum (chemisch: Acycloguanosin) wird in der infizierten Zelle durch eine virale Thymidinkinase in Acycloguanosin-Monophosphat umgewandelt. Durch zelleigene Kina-

Tab. 1-4 Therapieschema bei Herpes-simplex-Enzephalitis

Antiviral	
Standardtherapie	
Aciclovir-	3-mal 10 mg/kg KG tägl. i.v., 14 Tage
oder bei Aciclovir-Resistenz:	
Foscarnet	3-mal 60 mg/kg KG tägl. i.v.
Ganciclovir	2-mal 5 mg/kg KG tägl. i.v.
Interferon beta	
Fiblaferon	0,5 Mio IE/kg KG tägl. i.v., 3–5 Tage
Antiödematös	
Glycerol 85 %	3-mal 60 ml p.o.
Somsanit	Initial 50 mg/kg KG i.v. über 20 min anschließend nach Wirkung 10–100 mg/kg KG
Thiopental	Initial 500 mg i.v. anschließend nach Wirkung bis maximal Burst-suppression-EEG
Antibakteriell	
Ampicillin	3-mal 2 g tägl. i.v.

sen wird aus dem Monophosphat ein Triphosphat, das die eigentliche Wirksubstanz ausmacht. Die Einlagerung des Medikaments in die wachsende DNS-Kette hat einen Kettenabbruch zur Folge, weil die Bindung über den 3-Hydroxylrest der Nukleoside hier nicht möglich ist. Die virale Thymidinkinase ist weniger selektiv als die des Wirts. Deshalb ist Aciclovir für die Wirtszelle praktisch wenig toxisch. Das Medikament reichert sich in virusbefallenen Zellen an (Coen 1992).
Es werden 10 mg Aciclovir/kg KG 3-mal/d intravenös verabreicht. Die Therapiedauer beträgt in der Regel etwa 14 Tage, kann in Einzelfällen aber auch über 3 Wochen ausgedehnt werden. Entscheidend für die weitere Prognose ist der frühzeitige Therapiebeginn. Bereits beim Verdachtsfall muss mit der Behandlung begonnen werden. Eine Voraussetzung für die Aciclovirgabe ist, dass der behandelnde Arzt mit den Nebenwirkungen des Präparates vertraut ist. Hierzu gehören die konzentrations- bzw. dosisabhängige Nephrotoxizität und die konzentrationsunabhängige Neurotoxizität. Die Nephrotoxizität kann durch genügend Flüssigkeitszufuhr weitgehend vermieden werden: Pro 1 g Aciclovir soll 1 l Urin ausgeschieden werden. Eine so genannte Aciclovir-Enzephalopathie ist bei 1 % der Patienten mit i.v.-Medikation zu erwarten. Sie äußert sich in Kopfschmerz, Schlaflosigkeit bis hin zum Delir. Auch neurologische Symptome wie Hyperkinesen, zerebelläre Funktionsstörungen und Visusausfälle sind möglich (Braun et al. 1998).

Andere Virostatika

Es gibt seltene Stämme von HSV, denen die virale Thymidinkinase fehlt und die somit auch unempfindlich gegenüber Aciclovir sind. Bisher sind solche Stämme nicht bei Enzephalitispatienten isoliert worden; es wird angenommen, dass sie kaum oder nicht enzephalitogen sind (Johnson 1996). Aciclovir-resistente HSV-Stämme können gegen *Foscarnet* empfindlich sein, da Foscarnet die DNA-Polymerase direkt – also ohne vorherige Phosphorylierung durch virale Thymidinkinasen – hemmt (Hardy 1992). Die Substanz hat allerdings einen inhibitorischen Effekt auf die Teilung von Wirtszellen. Als Thymidinkinase-unabhängiges Antiherpetikum kann bei resistenten Fällen wohl auch das zyklische *Ganciclovir-Phosphat* eine Rolle spielen. Auch das wenig toxische und hoch aktive *Famciclovir* (aktive Form: Penciclovir) könnte in Frage kommen. Es wurde allerdings bisher nicht systematisch auf seine Wirkung bei Herpes-Enzephalitis untersucht und ist nur oral (3-mal 250 mg) verfügbar.
Interferon-beta (Fiblaferon): Interferon-beta wirkt durch Stimulation von zellulären Abwehrmechanismen antiviral. Durch Aktivitätserhöhung zuvor nicht sensibilisierter natürlicher Killerzellen wird eine Lyse virusinfizierter Zellen hervorgerufen. Die Interferontherapie ist Ermessensfrage; eine kontrollierte Studie zur Effektivität der Behandlung bei HSV-Enzephalitis existiert nicht. Das Therapieprinzip stützt sich auf viel versprechende Einzelfallbeobachtungen und zwei katamnestische Studien (Wintergerst und Belohradsky 1992, Mayer 1998). Entscheidet man sich für eine Interferontherapie, so sollte diese frühzeitig einsetzen und stets mit Aciclovir kombiniert werden.
Standarddosierung: 0,5 Mio IE/kg KG tägl. i.v. als Dauerinfusion über 3–5 Tage. Unter der Therapie kommt es zu einer Verlängerung der Thromboplastinzeit, so dass Heparin und andere gerinnungshemmende Substanzen abgesetzt werden müssen. Neben den Gerinnungsparametern muss eine engmaschige Kontrolle des Blutbilds erfolgen.

Antibakterielle Behandlung: Da sich die Aufnahmediagnose einer HSV-Enzephalitis nur in der Hälfte der Fälle im weiteren bestätigen lässt, sollte initial aus differenzialdiagnostischen Überlegungen eine zusätzliche Antibiotikagabe (z. B. 3-mal 2 g Amoxicillin) erfolgen. Erweist sich im Folgenden die Diagnose einer HSV-Enzephalitis als zutreffend, kann das Antibiotikum abgesetzt werden.

Die unbehandelte HSV-Enzephalitis ist mit einer Letalität von mindestens 70 % belastet. Unkomplizierte Krankheitsverläufe stellen die seltene Ausnahme dar, so dass Patienten mit Verdacht auf HSV-Enzephalitis in neurologischen Schwerpunktkliniken mit angeschlossener Intensiveinheit behandelt werden sollten. Oft wird im Verlauf eine – möglichst monitorüberwachte – Senkung des intrakraniellen Drucks (ICP) erforderlich. Bei frühzeitiger Aciclovir-Therapie und dem Einsatz moderner intensivmedizinischer Maßnahmen konnte die Letalität auf unter 20 % gesenkt werden; 40 % der Erkrankten überleben ohne nennenswerte Defizite. Ein weiteres Drittel der Fälle behält mittel- bis hochgradige Defekte, die vor allem motorische und psychische Funktionen betreffen. Mitunter bleibt als einzige Beeinträchtigung ein schweres amnestisches Syndrom zurück, das sich wie ein Korsakow-Syndrom präsentieren kann. Ebenfalls häufig findet sich ein postenzephalitisches Anfallsleiden.

1.2.1.2 Neonatale Herpes-simplex-Enzephalitis

Pathogenese

Die Infektion des Neugeborenen erfolgt üblicherweise während der Geburt. Das Kind kommt mit virushaltigem Sekret in den Geburtswegen in Kontakt. Eine intrauterine Infektion erscheint ebenfalls möglich. Hautveränderungen, wie etwa eine Wunde durch Skalpelektroden, können die Infektion begünstigen. Das Virus breitet sich hämatogen aus und führt entweder zu disseminiertem Befall verschiedener Organsysteme (Herpes-„Sepsis“) oder zur alleinigen Erkrankung von ZNS, Auge und Haut. Das ZNS wird diffus befallen. Die in der Neugeborenenperiode noch unzureichend ausgebildete Blut-Hirn-Schranke erleichtert die Viruspenetration in das ZNS.

Klinische Symptomatik

Bis zum Auftreten der ersten Symptome nach der Geburt vergehen oft 5–10 Tage. Initial manifestiert sich oftmals ein vesikobullöses Exanthem, wenige Tage später kommt es zu Vigilanzstörungen, Apathie, Hyperexzitabilität, Krampfanfällen, vorgewölbten Fontanellen, Opisthotonus, Atemnot und schließlich wechselndem Muskeltonus. Bei der mehr lokalisierten Verlaufsform sind Auge und Mundhöhle oft mit betroffen, nicht aber die viszeralen Organe.
Die disseminierte („septische“) Form, die sich zumeist etwas rascher entwickelt, bezieht Leber, Herz und andere Organe mit in den Krankheitsprozess ein. Disseminierte intravasale Gerinnung und kardiogener Schock sind nicht untypisch. Differenzialdiagnostisch sollte immer dann an eine Herpesenzephalitis gedacht werden, wenn während der ersten 3 Lebenswochen Symptome wie bei einer bakteriellen Sepsis ohne Keimnachweis auftreten. In 30 % der Fälle ist der Hautbefall ein wichtiger Hinweis auf die Herpesgenese.

Therapie und Prognose

Die Therapie unterscheidet sich nicht von den Maßnahmen, die bereits für die Herpes-simplex-Enzephalitis des Kindes- und Erwachsenenalters empfohlen wurden. Als prophylaktische Maßnahme sollte die Suche nach Herpes genitalis in die Schwangerschaftsvorsorgeuntersuchung mit einbezogen werden. Herpes-genitalis-Erkrankungen während der Spätschwangerschaft stellen eine Indikation zum Kaiserschnitt dar.
Unbehandelt verläuft der ZNS-Befall in 50–100 % letal. Die Residualsyndrome nach neonataler Herpes-simplex-Enzephalitis sind nicht unerheblich und schließen Entwicklungsretardierung, spastische Syndrome und Anfallsleiden mit ein. Sie verdeutlichen die Notwendigkeit einer gezielten Prophylaxe bei besonders disponierten Müttern.

1.2.1.3 Mollaret-Meningitis

Pathogenese

Die Mollaret-Meningitis ist als gutartige, rezidivierend auftretende, aseptische Meningitis definiert, deren typische Merkmale sich wiederholende Attacken von Fieber und meningealer Irritation sowie das Auftreten großer Monozyten (Mollaret-Zellen) im Liquor sind. Die Erstbeschreibung erfolgte bereits 1932 durch den Schweden Lundquist. Eine ausgiebige Darstellung der Syndromatik fand 1944 durch Mollaret statt.
Die zeitliche Assoziation der Krankheit mit Herpes-labialis- und Herpes-genitalis-Manifestationen, die Bindung meningitischer Episoden an den Menstruationszyklus bei einigen Patientinnen und schließlich die Häufung des Leidens in den Lebensphasen höherer sexueller Aktivität nährten seit langem die Vermutung, Herpesviren, vor allem HSV-2, könnten eine ursächliche Rolle spielen. Die Entwicklung der Liquor-PCR ermöglichte tatsächlich bei vielen Betroffenen den Nachweis von Simplexviren, insbesondere HSV-2, in Phasen der Krankheitsexazerbation. Für eine Herpes-simplex-Genese der Mollaret-Meningitis mag auch die Beobachtung sprechen, dass in einigen Fällen die 12-monatige Gabe von Aciclovir weitere Rezidive verhindert hat (Picard et al. 1993, Cohen et al. 1994, Tedder et al. 1994). Wahrscheinlich sind für die Krankheitsentstehung weitere Faktoren bedeutsam, die bisher noch nicht identifiziert werden konnten. Ein Hinweis darauf könnte das vorübergehende, massive Ansteigen im peripheren Blut zirkulierender NK-Zellen sein. Vermutet wurde, dass die Infektion mit HSV oder dessen Reaktivierung unter bestimmten Begleitumständen eine intensive Proliferation der Leu-11a- und Leu-7-positiven Zellen induziert.

Epidemiologie und klinische Symptomatik

Die Krankheit tritt selten auf. Betroffen sind jüngere Personen zwischen 5 und 45 Jahren. Die mittlere Dauer des Leidens liegt bei 3–4 Jahren; 10-jährige Verläufe mit 30 und mehr meningitischen Attacken wurden beschrieben (Nordbring und Gertzen 1971, Goldstein et al. 1986).
Die Symptomatik beginnt mit Abgeschlagenheit, manchmal auch Schwellungsgefühl der Nasenschleimhaut, gehäuftem Niesen sowie Parästhesien. Rasch entwickeln sich Schüttelfrost, Fieber (39–40 °C), massive Nackensteife, Steifheitsgefühl des Rückens, Muskelschmerz und starke Kopfschmerzen, die häufig hinter die Augenhöhle lokalisiert werden. Es besteht Photophobie. Seitbewegungen der Augen werden als schmerzhaft

angegeben. Das Krankheitsbild persistiert 24 h bis 10 Tage, im Mittel 3 Tage, und klingt dann wieder unabhängig von jeglicher therapeutischen Maßnahme ab. Während der meningitischen Attacke ziehen sich die sehr gequält wirkenden Patienten zurück. Vigilanzstörungen oder psychopathologische Auffälligkeiten bestehen nicht. In der Regel können die Erkrankten etwa 2 Wochen nach Beginn der Attacke ihre normale Tätigkeit wieder aufnehmen. Nach mehrjährigem Verlauf dieser manchmal regelmäßig erscheinenden meningitischen Episoden klingt das Leiden spontan wieder ab.

Diagnostik, Laborbefunde, Therapie

Der *Liquorbefund* ist während der akuten meningitischen Episode immer pathologisch mit lymphozytärer Pleozytose (200–3.000 Zellen/µl) und Gesamtproteinerhöhung (500–5.000 mg/l). Im Liquorzytogramm dominieren große mononukleäre Zellen mit dichten dunklen Kernen und erniedrigtem Kern-Zytoplasma-Verhältnis. Im Gegensatz zu den reichlich im Serum vorhandenen Natural-Killer-Zellen (NK-Zellen) sind die morphologisch ähnlichen Liquorzellen weniger granuliert. Klassische Monozyten und Neutrophile (bis 30 %) sind im Liquor ebenfalls anzutreffen. Eine intrathekale Synthese von Immunglobulinen tritt nicht auf; dementsprechend bleiben die oligoklonalen IgG-Banden negativ. Der Liquorzucker ist normal (>55 % des Blutzuckers) oder leicht erniedrigt. Die Durchführung der Liquor-PCR auf HSV-2 und HSV-1 ist angezeigt.
Die *Blutuntersuchung* erbringt neben der deutlichen Senkungsbeschleunigung einen Anstieg von NK-Zellen (Leu-11a- und Leu-7-positive Zellen) im peripheren Blut, der in der Remissionsphase wieder abklingt. Die T-Lymphozyten (OKT-3-positive Zellen) sind während der akuten meningitischen Episode offensichtlich reduziert, HLA-DR-positive Blutzellen dagegen vermehrt. Gelegentlich soll das Serum-IgM erhöht sein.
Die *apparativen Untersuchungen* wie EEG, kraniales CT, Hirnszintigraphie, Myelographie, Röntgenaufnahmen von Schädel und Wirbelsäule bleiben unergiebig.

Die Therapiemöglichkeiten bestehen in symptomatischen Maßnahmen wie Analgetikagabe, Bettruhe und Abschirmung des Patienten. Ein Versuch der Rezidivprophylaxe mit oraler Langzeitgabe von Aciclovir oder Famciclovir (3-mal 250 mg) sollte in jedem Fall erwogen werden.

Differenzialdiagnose

Differenzialdiagnostisch ist vor allem an die Behçet-Krankheit zu denken. Die für die Behçet-Krankheit typische Augenbeteiligung fehlt bei der Mollaret-Meninigitis jedoch immer. Auch andere aseptische Meningitiden können ähnliche Bilder, aber nicht die Rezidivhäufigkeit bieten.

1.2.1.4 Sonstige Meningitis- und Enzephalitis-Manifestationen

Seit Einführung der PCR gelang in einigen Behandlungszentren wiederholt der Nachweis von HSV-DNS im Liquor bei Patienten mit „klassischer“ Virusmeningitis. Dabei handelte es sich nicht um rezidivierende Verläufe mit den Merkmalen der Mollaret-Meningitis. Zumeist war die klinische Symptomatik nicht schwerwiegend und spontan rückläufig. Fast immer bezog sich der positive Nachweis auf das HSV-2-Genom. In keinem Fall wurde Aciclovir oder ein anderes Antiherpetikum gegeben.

In Einzelfällen war die HSV-PCR auch positiv bei Fällen einer Virusenzephalitis ohne spezielle Herdlokalisation in Rhinenzephalon oder Hirnstamm. Diese Krankheitsbilder, oft mit schweren Vigilanzstörungen und Krampfanfällen einhergehend, zeigten letztendlich ebenfalls einen gutartigen Verlauf. Der Liquor war mit mäßiger Pleozytose, Gesamtproteinerhöhung und nur grenzwertigem Laktat typisch für „Virusenzephalitis". Die bildgebenden Verfahren blieben bis auf Zeichen eines wenig ausgeprägten hemisphäriellen Ödems uncharakteristisch. In diesen Fällen ist noch unentschieden, ob diese Enzephalitisfälle tatsächlich herpetisch verursacht waren, oder ob es sich um biologisch falsch positive PCR-Befunde durch das in verschiedenen Zellen zeitlebens persistierende Herpesvirus handelte.

1.2.1.5 HSV-assoziierte Hirnnervenläsionen

Die Befunde molekularbiologischer Untersuchungen akzentuierten die schon seit Jahren geäußerte Annahme, dass bei bestimmten akuten Hirnnervenläsionen das Herpes-simplex-Virus ätiologisch bedeutsam sein könnte. Eine bekannte, wenn auch nicht häufige Beobachtung ist, dass ein Herpes labialis von Gesichtsschmerzen entsprechend einer Trigeminus-Reizung gefolgt sein kann. Das Schmerzsyndrom klingt in der Regel nach Tagen oder Wochen wieder langsam ab.
Ein kausaler Zusammenhang zwischen „idiopathischen" Fazialisparesen und Herpes-Virus-Manifestationen wurde auf der Grundlage von Einzelfallberichten gemutmaßt. So entwickelte sich beispielsweise bei einem 8-Jährigen im Anschluss an eine Herpes-simplex-Virusstomatitis eine Fazialisparese (Smith et al. 1987). Schlüssiger ist indes der Nachweis von HSV-DNS in der Flüssigkeit des Endoneuriums bei Patienten, bei denen wegen idiopathischer Fazialisparese eine Dekompressionsoperation durchgeführt worden war (Murakami et al. 1996). Es wurde über Einzelfälle berichtet, die 2 bis 3 Wochen nach dem Beginn einer peripheren Fazialisparese lumbal punktiert wurden und eine nicht sehr ausgeprägte aber signifikante intrathekale Antikörpersynthese gegen HSV aufwiesen. Gewiss können anhand solcher Befunde noch keine generellen Therapieempfehlungen – beispielsweise die regelhafte Gabe von Aciclovir oder Famciclovir – formuliert werden; die weitere Entwicklung ist diesbezüglich abzuwarten. Dies trifft in gleicher Weise für die Neuritis (Neuronitis) vestibularis zu, bei der ebenfalls eine herpetische Genese diskutiert wird.

1.2.1.6 Kauda-Radikulitis (Elsberg-Syndrom), Myelitis und Meningitis als Komplikationen anogenitaler Herpes-simplex-Infektionen

Pathogenese

Nach der genitalen Primärinfektion erreicht das Herpes-simplex-Virus die sakralen Spinalganglien, in denen es als latente Infektion wahrscheinlich zeitlebens überdauert. Virusreaktivierungen können später zu lokalen Rezidiven (Sekundärinfektion) führen. Im Falle einer Aszension entlang nervaler Strukturen erfolgt ein Virusbefall von Hinterwurzeln und/oder Conus medullaris. Die Folge ist eine Kauda-Radikulitis oder eine bevorzugt auf den Konusbereich begrenzte Myelitis.
Es wird angenommen, dass bei ca. 30 % der Bevölkerung eine latente HSV-Infektion der sakralen Spinalganglien (S_3 und S_4) besteht. Die myelitischen bzw. radikulitischen Komplikationen des Herpes genitalis treten wahrscheinlich bei der Mehrzahl der Fälle

als Folge einer Sekundärinfektion oder eines Herpes genitalis-Rezidivs auf. Dies könnte auch der Grund dafür sein, dass vom Patienten oft nur der akute Harnverhalt, nicht aber die genitale Entzündungsreaktion wahrgenommen wird.
Die akute *aszendierende nekrotisierende Myelitis* stellt eine seltene Komplikation der anogenitalen Herpesinfektion dar. Ihr Auftreten ist an disponierende Faktoren wie Diabetes mellitus, Malignome, AIDS oder andere immunkompromittierende Prozesse geknüpft. Neben einer Abwehrschwäche soll auch eine besondere Neurovirulenz bestimmter Herpesvirusstämme pathogenetische Bedeutung besitzen. Tierexperimentelle Modellversuche bestätigten den axonalen Transport des HSV-2 vom Genitale über Spinalganglien und Hinterwurzeln in das ZNS. Der Rückenmarkbefall kann sich sowohl in kleinen spinalen Entzündungsherden als auch in großflächigen Entmarkungen manifestieren. Die intraparenchymatöse Virusausbreitung erfolgt im Wesentlichen über die Neurone.

Klinische Symptomatik

Das Hauptsymptom der neurologischen Komplikationen des Herpes genitalis ist die Miktionsstörung, bei der es sich fast immer um einen akuten Harnverhalt durch Detrusorhypoaktivität handelt. Da die Patienten trotz hochgradiger Blasenfüllung nicht über Schmerzen klagen, kann angenommen werden, dass nicht nur die motorischen Efferenzen zum Blasenmuskel, sondern auch die viszerosensiblen Afferenzen der Blase geschädigt werden. Die klinische Manifestation erlaubt eine Unterscheidung in Kauda-Radikulitis, Myelitis und (Radikulo-)Meningitis.
Die *Kauda-Radikulitis* (Elsberg-Syndrom) äußert sich in Harnretention, Obstipation, oft auch Parästhesien im Dammbereich und an der Innenseite der Oberschenkel. Anal- und Bulbokavernosusreflexe sind abgeschwächt. Allgemeinsymptome wie Abgeschlagenheit und Fieber sind nicht obligat vorhanden. Der vorausgegangene Herpes genitalis verläuft klinisch oft mild, so dass er von betroffenen Patienten spontan oft unerwähnt bleibt.
Eine schwerwiegende Komplikation des Herpes genitalis ist die *Myelitis*. Neben den Inkontinenzerscheinungen entwickeln sich hier spastische oder schlaffe Paresen der unteren Extremitäten. Die Sensibilitätsstörungen sind nicht nur auf den Bereich S_2-S_4 beschränkt. Sie steigen mitunter bis in den unteren Thorakalbereich auf. Die Patienten leiden unter lumbagoartigen Beschwerden. Die neurologische Untersuchung zeigt zumeist lebhafte MER, oft auch positive Zeichen nach Babinski und Lhermitte. Entzündliche Allgemeinreaktionen wie Fieber, Abgeschlagenheit und Krankheitsgefühl sind fast immer vorhanden. Die Symptomatik verläuft meistens gutartig und klingt innerhalb von 1–2 Wochen ab. Nur in Einzelfällen aszendieren die Paresen bis zum Atemstillstand. Auch enzephalitische Mitbeteiligungen wurden beschrieben.
Bei der im Rahmen eines Herpes genitalis auftretenden *Meningitis* dominieren Allgemeinsymptome wie Fieber, Unwohlsein, Kopfschmerz, Lichtscheu, Muskelschmerz und Nackensteife. Falls, wie in vielen Fällen, eine Miktionsstörung besteht, so ist dies ein Hinweis auf eine radikulitische oder myelitische Mitbeteiligung. Oft finden sich dann weitere Lokalsymptome im Dammbereich. Die HSV-2-Meningitis verläuft gutartig. Eine vollständige Rückbildung der Symptome tritt regelhaft ein.

Diagnostik

Urologische und gynäkologische Untersuchung: Die urologische und gynäkologische Untersuchung erbringt nicht immer den Befund des floriden Herpes genitalis. Die typischen Effloreszenzen können vor allem bei Sekundärinfektionen im Zervikalkanal verborgen bleiben. Die urologische Untersuchung zeigt zumeist den Läsionstyp einer Detrusorhypoaktivität und lässt sich somit von einer differenzialdiagnostisch zu erwägenden Multiplen Sklerose abgrenzen.
Kernspintomographie (MRT): Die MRT-Untersuchung wird vor allem zur Ausschlussdiagnostik raumfordernder Prozesse im Spinalkanal, insbesondere im Konus-Kauda-Bereich, angewendet.
Liquor: Die Befunde der regulären Liquoranalytik können der Tabelle 1-5 entnommen werden. Zeichen der intrathekalen IgG-Synthese beschränken sich in unkomplizierten Fällen auf den Nachweis positiver oligoklonaler IgG-Banden. Der erregerspezifische Antikörperindex ist bei der HSV-Radikulitis und Myelitis regelmäßig, bei der HSV-2-Meningitis oftmals erhöht.
Die virologische Diagnostik umfasst den kulturellen Virusnachweis aus Liquorzellen und die Polymerase-Kettenreaktion (PCR). Der kulturelle Virusnachweis erfordert spezielle Abnahme- und Transportbedingungen, die beim Virologen vor der Materialentnahme erfragt werden sollten.
Neurophysiologie: Elektrophysiologische Zusatzuntersuchungen sind für die lokalisatorische Zuordnung der neurologischen Symptomatik und für die Verlaufskontrolle wünschenswert. Das Beckenboden-EMG zeigt bei der Radikulitis Denervationszeichen. Im Elektroneurogramm lassen sich verzögerte Nervenleitgeschwindigkeiten feststellen. Das Pudendus-SEP weist bei Radikulitis und Myelitis verzögerte Latenzen auf.

Differenzialdiagnose

Die differenzialdiagnostischen Erwägungen schließen vor allem spinale raumfordernde Prozesse sowie Borrelienmeningoradikulitis, akute Exazerbation einer Multiplen Sklerose und verwandter Entmarkungskrankheiten ein. In Frage kommen außerdem die tuberkulöse Spondylitis und Querschnittssyndrome durch seltene Erreger.

Therapie und Prognose

Die Therapie der neurologischen Komplikationen des anogenitalen Herpes besteht in antiviralen und symptomatischen Maßnahmen. Eine orale Aciclovir-Gabe (3-mal 5–10 mg/kg tägl.) wird bereits für den begründeten Verdachtsfall mit akutem Harnver-

Tab. 1-5 Basale Liquoranalytik bei neurologischen Komplikationen des anogenitalen Herpes

	Radikulitis/Myelitis	Querschnittsmyelitis	Blande Meningitis
Zellzahl (pro µl)	15–200	0–50	bis etwa 1.000
Gesamtprotein (mg/dl)	40–80	80–200	bis 50
Zellbild	lymphozytär	vorwiegend lymphozytär	lymphozytär, initial oft granulozytär
Laktat	normal	normal bis leicht erhöht	normal

halt und entzündlichen Liquorveränderungen empfohlen. Eine kontrollierte Therapiestudie mit oraler Aciclovirgabe von 5-mal 200 mg/d über 5 Tage bestätigte bei Patienten mit unkompliziertem Herpes genitalis die Effektivität dieser Maßnahme, insbesondere bei frühem Beginn. Gleiches trifft für die Gabe von Famciclovir (2-mal 250 mg/d) zu (Sacks et al. 1996).

In der Regel sind die radikulitischen und myelitischen Komplikationen des Herpes genitalis gutartig. Je nach Schädigungslokalisation bilden sich Miktionsstörungen und sonstige neurologische Ausfälle innerhalb von wenigen Tagen bis Wochen zurück.

Die HSV-Meningitis ohne Harnverhalt bedarf keiner antiviralen Therapie, lediglich die seltene nekrotisierende HSV-2-Myelitis verläuft ungünstig. Letale Ausgänge wurden bei abwehrgeschwächten Personen beschrieben.

Literatur

Braun JS, Apel I, Schäffer S et al. (1998) Delir während der oralen Therapie eines Herpes zoster mit Aciclovir. Nervenarzt 69: 1015–1018

Cinque P, Cleator GM, Weber T et al. for the EU concerted action on virus meningitis and encephalitis (1996): The role of laboratory investigation in the diagnosis and management of patients with suspected herpes simplex encephalitis, a consensus report. J Neurol Neurosurg Psychiatry 61: 339–345

Coen DM (1992) Molecular aspects of anti-herpesvirus drugs. Cell 46: 1–4

Cohen BA, Rowley AH, Long CM (1994) Herpes simplex type 2 in a patient with Mollaret's meningitis: Demonstration by polymerase chain reaction. Ann Neurol 35: 112–116

Dennett C, Cleator GM, Klapper PE (1997) HSV-1 and HSV-2 in herpes simplex encephalitis: A study of sixty-four cases in the United Kingdom. J Med Virol 53: 1–3

Ehrhart K, Haas J, Fäth A et al. (1996) Quantitation of HSV-1 DNA in cells from cerebrospinal fluid of patients with herpes simplex virus encephalitis. Akt Neurologie 23: S67

Goldstein R, Guberman A, Izaguirre CA et al. (1986) Mollaret's meningitis: a case with increased circulating natural killer cells. Ann Neurol 20: 359–361

Hardy WD (1992) Foscarnet treatment of acyclovir-resistent herpes simplex-virus infection in patients with acquired immunodeficience syndrom. Am J Med 92 (2A): 30S–35S

Johnson RT (1996) Acute encephalitis. Clin Infect Dis 23: 219–226

Kamei S, Takasu T, Morishima T et al. (1999) Comparative study between chemiluminescence assay and two different sensitive polymerase chain reactions on the diagnosis of serial herpes simplex virus encephalitis. J Neurol Neurosurg Psychiatry 67: 596–601

Lebon P, Ponset G, Aicardi J et al. (1979) Early intrathecal synthesis of interferon in herpes encephalitis. Biomedicine 31: 267–271

Mayer S (1998) Diagnose und Therapie viraler Enzephalitiden im Kindesalter: Eine retrospektive Untersuchung zur Wirkung der intravenösen Therapie mit Beta-Interferon. Med Diss, Technische Universität München

Mollaret P (1944) La meningite endothelio-leukocytaire multi-recurrente benigne: syndrome nouveau ou maladie nouvelle? Rev Neurol (Paris) 76: 57–67

Mukarami S, Mizobuchi M, Nakashiro Y et al. (1996) Bell palsy and herpes simplex virus: identification of viral DANN in endoneurial fluid and muscle. Ann Intern Med. 124: 27–30

Nordbring F, Gertzen O (1971) Beningn recurrent aseptic meningitis (Mollaret's meningitis). Scand J Infect Dis 3: 75–78

Picard FJ, Dekaban GA, Silva J, Rice GPA (1993) Mollaret's meningitis associated with herpes simplex type 2 infection. Neurology 43: 1722–1727

Sacks SL, Aoki F, Diaz-Mitoma F et al. (1996) Patient-initiated, twice-daily oral famciclovir for early recurrent genital herpes. A randomized, double-blind multicenter trial. JAMA 276: 44–49

Smith MD, Scott GM, Rom S, Patou G (1987) Herpes simplex virus and facial palsy. J Infect 15: 259–261

Tedder DG, Ashley R, Tyler KL, Levin MJ (1994) Herpes simplex virus infection as a cause of benign recurrent lymphocytic meningitis. Ann Intern Med 121: 334–338

Weigler BJ (1992) Biology of B virus in macaque and human hosts: a review. Clin Infect Dis 14: 555–567

Wintergerst U, Belohradsky BM (1992) Acyclovir monotherapy versus acyclovir plus beta-interferon in focal viral encephalitis in children. Infection 2: 207–212

1.2.2 Varicella-Zoster-Virus

ANDREAS BITSCH*

Zusammenfassung

Krankheitsbilder: Windpocken, Gürtelrose, Postherpetische Neuralgie, Meningoenzephalitis, Myelitis, Hirnnervenbefall, Polyradikulitis Guillain-Barré, Reye-Syndrom, Zostervaskulitis, akute demyelinisierende Enzephalomyelitis (ADEM), fetales Varizellensyndrom

Klinisches Bild: Epidemische Exanthemkrankheit im Kindesalter (Varizellen, Windpocken); segmentales einseitiges Bläschenexanthem (Gürtelrose, Herpes zoster); para- oder postinfektiöse Syndrome des zentralen oder peripheren Nervensystems (neurologische Symptomatik abhängig von den betroffenen Strukturen)

Labordiagnostik: Serologie, intrathekale Antikörpersynthese, PCR aus dem Liquor, Tzanck-Test (läsional)

Zusatzdiagnostik: MRT (unspezifisch)

Therapie: Aciclovir, Famciclovir.

Epidemiologie

Das Varicella-Zoster-Virus (VZV) ist nach den beiden Erkrankungen benannt, die es hervorruft: als Primärinfektion die Varizellen (Windpocken) und als endogenes Rezidiv den Zoster (Gürtelrose). Varizellen sind hoch kontagiös. Das VZV wird durch Schmier- und Tröpfcheninfektion wie auch mit der bewegten Luft („Windpocken") übertragen. Die Inkubationszeit beträgt 10–21 Tage. Windpocken sind in typischer Weise eine Erkrankung der Kinder unter 8 Jahren. Bevorzugt sind die Frühjahrsmonate. Die parainfektiöse ZNS-Beteiligung wird mit 1 pro 4.000 Krankheitsfälle angegeben (Echevarria et al. 1997). Nach durchgemachten Varizellen oder stiller Feiung persistiert das Virus im Körper des Wirts. Junge Erwachsene sind zu mehr als 95 % seropositiv, haben also die Infektion apparent oder inapparent durchgemacht.

Der Zoster tritt weltweit sporadisch ohne regionale oder saisonale Häufung auf. Die jährliche Inzidenzrate liegt bei etwa 1,5–3,5 pro 1.000. Als gesicherte prädisponierende Faktoren für das Ausbrechen eines Zoster gelten höheres Lebensalter und eine geschwächte zelluläre Immunabwehr. Bei über 60-Jährigen kommt es etwa 10-mal so häufig zu einem Zoster wie bei Jüngeren. Malignome des hämatopoetischen und retikuloendothelialen Systems – insbesondere des M. Hodgkin – sowie Kollagenosen erhöhen das Erkrankungsrisiko. Die gleiche Patientengruppe ist durch eine therapeutische Immunsuppression zusätzlich gefährdet. Ein Herpes zoster kann die klinische Erstmanifestation einer HIV-Infektion sein. Nicht gesichert als prädisponierende Faktoren sind ultraviolettes Licht, Trauma, Splenektomie, Blei- und Arsenexposition sowie erneuter Kontakt mit dem Virus. Nach Varizellenepidemien soll die Zahl der Zosterfälle abnehmen (Hope-Simpson 1965), auch wenn Personen mit bestimmten prädisponierenden Faktoren (z. B. Lymphom, Leukämie, HIV-Infektion) in solchen Phasen besonders gefährdet sind. In weniger als 10 % der Erkrankungsfälle rezidiviert der Zoster. In etwa

* Autor der ersten Auflage: Arno Siever (Oldenburg)

0,1 % der Fälle geht er mit einem enzephalitischen Bild einher. VZV verursacht nach einigen Studien 9–33 % aller aseptischen Meningitiden (Echevarria et al. 1997).
Das Risiko, im Anschluss an eine Herpes-zoster-Erkrankung eine postherpetische Neuralgie (PHN) zu entwickeln, steigt mit dem Alter und ist höher bei Befall des N. ophthalmicus. Die Wahrscheinlichkeit einer PNH liegt bei unbehandelten Herpes-zoster-Patienten im Alter von über 70 Jahren bei bis zu 70 % (Kost und Straus 1996). Weitere Risikofaktoren sind das Ausmaß der Hautveränderungen und der akuten Schmerzen (Dworkin et al. 1998). Immunsuppression ist kein Risikofaktor für die Entstehung einer PHN. Frauen sollen ein größeres Risiko haben als Männer. Bei Kindern ist die PNH eine Rarität. Über alle Altersgruppen liegt die PHN-Inzidenz bei ca. 10 % (Watson 1998). Durch eine frühe antivirale Therapie kann die Inzidenz und Dauer der PNH gesenkt werden.
Die Varizellenerstinfektion in der Schwangerschaft ist selten, da die meisten Schwangeren bereits seropositiv sind (Sauerbrei und Wutzler 1999). Bei Varizellen-Infektionen im ersten und zweiten Trimenon kommt es in bis zu 25 % zu einer Infektion des Feten. Ca. 12 % der infizierten Feten erleiden ein kongenitales Varizellensyndrom. Dieses kann bis zum Abort führen, aber auch mehr oder weniger schwerwiegende Organmanifestationen erzeugen, die in bis zu 25 % der Fälle zu einem letalen Ausgang innerhalb der ersten Lebenswochen führen. In ca. der Hälfte der Fälle ist hierbei auch das ZNS im Sinne einer Enzephalitis betroffen (z. B. Paresen, Epilepsie, Schluckstörungen, psychomotorische Retardierung). Diese kann darüber hinaus zu einer diffusen Hirnatrophie führen. Ein Herpes zoster während der Schwangerschaft ist nach heutigem Kenntnisstand ungefährlich für das ungeborene Kind, da hier wohl im Vergleich mit den Varizellen keine ausreichende Virämie zustande kommt.

Erregereigenschaften und Pathogenese

Im Gegensatz zum HSV besteht beim VZV eine ausgesprochene Wirtsspezifität. Es ist nur auf Primaten übertragbar und kann auch nur in Primatenzellen vermehrt werden. Die Anzüchtung auf embryonalen Gewebekulturen geht mit dem Auftreten von intranukleären Einschlusskörperchen und vielkernigen Riesenzellen einher.
Primärinfektion (Windpocken): Die Primärinfektion erfolgt über die Schleimhäute des Oropharynx, des oberen Respirationstrakts und der Konjunktiven. Bereits an den Eintrittspforten beginnt die Virusvermehrung, die nach etwa einer Woche über ihre Verteilung im Blutstrom und in den lymphatischen Geweben eine erste Virämie auslöst. Nach einer erneuten Replikation der Viren in den Zellen des retikulohistiozytären Systems kommt es zu einer zweiten heftigeren Virämie. Zeitgleich beginnen die ersten uncharakteristischen Prodromen der Windpocken, denen die typischen Haut- und Schleimhauterscheinungen folgen. Es wird angenommen, dass die Varizellen-assoziierten neurologischen Komplikationen (z. B. Enzephalitis) überwiegend nicht direkt erregerbedingt sind, sondern sich postinfektiös auf dem Boden immunpathologischer Mechanismen entwickeln.
Ganglionäre Latenz: Über einen axonalen Transport im peripheren Nerv gelangt das VZV von den sensiblen Nervenendigungen der primären Haut- und Schleimhautläsionen zu den Hirnnerven- und Spinalganglien. In den Neuronen persistierend wird das Virus durch das zelluläre Immunsystem kontrolliert. Reaktivierungen mit Virusreplikation sind möglich, wahrscheinlich sogar häufig. Sie verlaufen jedoch zumeist klinisch inapparent (Steiner 1996).

Symptomatische Reaktivierung (Zoster): Meistens erst nach Jahrzehnten kommt es bei fast einem Drittel der ehemals an Varizellen Erkrankten spontan zu einer Reaktivierung des Virus mit Ausprägung einer klinischen Symptomatik. Der pathogenetische Mechanismus ist bis heute nicht geklärt. Bekannt sind lediglich prädisponierende Faktoren (s. Epidemiologie). Die zelluläre Immunlage besitzt im Vergleich zur humoralen eine größere Bedeutung. Die steigende Zoster-Inzidenz im höheren Lebensalter hängt offensichtlich mit einer Abnahme der T-Zell-Reaktivität zusammen. Nach der Reaktivierung gelangt das VZV von den Hirnnerven- oder Spinalganglien ausgehend über den Hirnnerv bzw. peripheren Nerv zu den Nervenendigungen in den entsprechenden Dermatomen. Hier bildet sich das typische segmental begrenzte Zosterexanthem (Abb. 1-6), das histologisch nicht von einem Varizellenexanthem zu unterscheiden ist. Durch Ausstrich und Methylenblaufärbung des Bläscheninhaltes lassen sich multinukleäre Riesenzellen und intranukleäre Einschlusskörper auf dem Objektträger darstellen (Tzanck-Test). Zeitgleich mit der Exanthementwicklung erfolgt eine erneute Virämie, die bei Vorliegen einer Immunsuppression zum Zoster generalisatus und Multiorganbeteiligung (z. B. Pneumonie) führen kann.
Neurologische Komplikationen des Zoster (Ganglionitis, Radikulitis, Myelitis, Meningoenzephalitis): Wie kaum ein zweiter Erreger kann VZV das Nervensystem durch zahlreiche Komplikationen erfassen. Nach der Reaktivierung vermag sich das Virus nicht nur zentrifugal vom Spinalganglion in das entsprechende Dermatom auszubreiten. Auch eine zentripetale Aszendenz via Hinterhorn und andere Strukturen ins Rückenmark oder Gehirn ist möglich. Der VZV-Transport erfolgt dabei sowohl auf axonalem Weg als auch über Zell-zu-Zell-Kontakt. Der Transport über Zell-zu-Zell-Kontakt wird

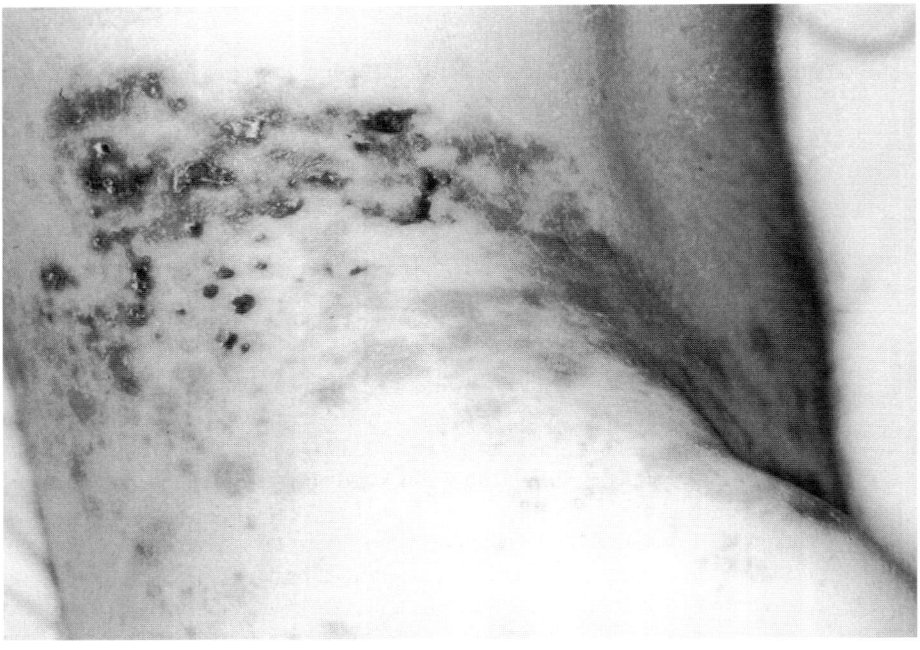

Abb. 1-6 Beispiel einer Gürtelrose (Herpes zoster) mit nekrotisierenden Bläschen (segmental Th_{10}) bei einem 45-jährigen Patienten mit Non-Hodgkin-Lymphom.

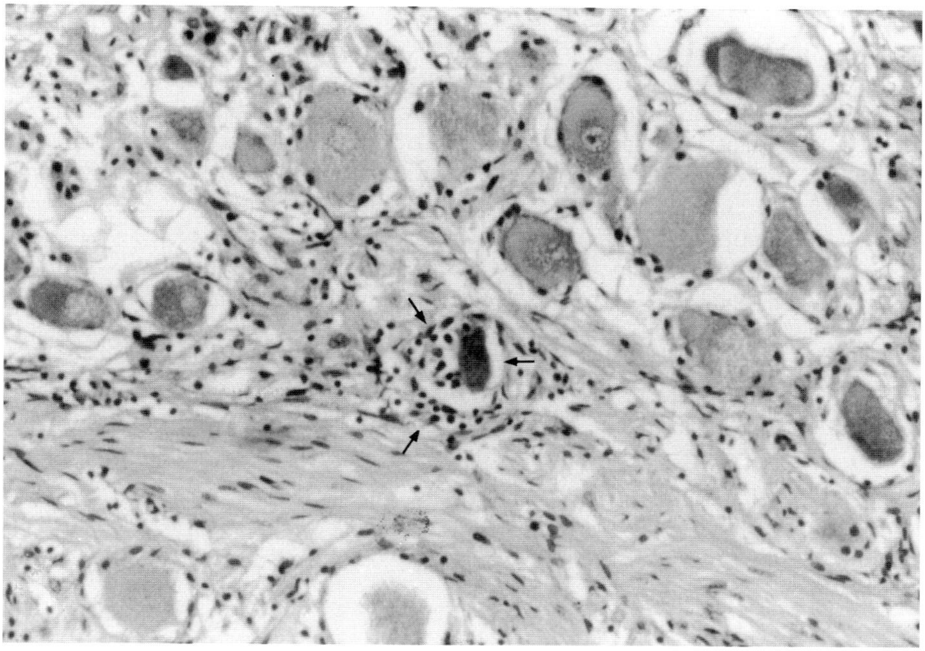

Abb. 1-7 **Histologisches Bild einer Zosterganglionitis (HE-Färbung).** Erkennbar sind untergegangene oder im Untergang begriffene Ganglienzellen, die von entzündlichen Rundzellen (Pfeile: Neuronophagie) infiltriert sind.

als Erklärungsmodell für die gehäuften Komplikationen bei Immunsupprimierten herangezogen, bei denen vor allem die zelluläre Immunität betroffen ist. Das Liquorkompartiment wird von den Viren über die Arachnoidalzellen der Hinterwurzeln erreicht. Hier kann sich die Infektion via Liquorfluss weiter ausbreiten. Eine weitere Möglichkeit der VZV-Invasion besteht hämatogen über den Blutstrom. Bei der VZV-Ganglionitis finden sich lymphozytäre Infiltrate mit hämorrhagischen Nekrosen (Abb. 1-7). Einschlusskörper vom Cowdry-Typ A wurden in Ganglien- und Arachnoidalzellen der Wurzeltaschen sowie in Gliazellen nachgewiesen. Der überwiegende Teil der neurologischen Zoster-Komplikationen gilt als direkt erregervermittelt.

VZV-Vaskulitis: Die VZV-assoziierte Vaskulitis tritt klinisch meistens im Gefolge eines Zoster ophthalmicus mit einer kontralateralen Hemiparese auf, kann sich selten aber auch ohne typische Zoster-Effloreszenzen entwickeln (Nau et al. 1998). Pathogenetisch wird eine axonale Virusausbreitung vom Ganglion trigeminale zu der A. carotis interna oder externa vermutet. Da Virusmaterial nicht im Bereich des Endothels, dafür aber in den Außenschichten befallener Gefäße nachgewiesen wurde, nimmt man an, dass die VZV-Infektion nicht hämatogen erfolgt. Wahrscheinlich handelt es sich auch bei den Vaskulitiden um direkt VZV-bedingte Erkrankungen, obgleich ein Autoimmunprozess nicht sicher ausgeschlossen ist. Neuropathologisch finden sich nekrotisierende granulomatöse Arteriitiden oder reine Thrombosen mit Gefäßverdickungen ohne entzündliche Reaktionen. Betroffen sind sowohl die kleinen als auch die großen hirnversorgenden Gefäße. Das pathologisch-anatomische Bild entspricht entweder einer „large vessel"-Vaskulopathie mit größeren Territorialinfarkten oder einer „small vessel"-Vaskulopathie mit kleinen, gemischt nekrotisierenden und demyelinisierenden Läsio-

nen im tiefen Marklager v. a. im Bereich des Ependyms und periventrikulär (Kleinschmidt-DeMasters et al. 1996).
Postherpetische Neuralgie: Pathogenetisch handelt es sich bei der postherpetischen Neuralgie um eine kombinierte Störung der peripheren und zentralen Schmerzverarbeitung. Vor allem die markarmen, nozizeptiven C-Fasern degenerieren im peripheren Nerv, so dass ein relatives Übergewicht der markreichen Aβ-Fasern zu entstehen scheint, welche die Afferenzen der Mechanorezeptoren leiten. Die Neuriten der Aβ-Fasern sprießen in die Lamina II des Hinterhorns ein, wo normalerweise die monosynaptischen C-Fasern enden. Es folgt ein spinales „remodeling" der Neurone 2. Ordnung, in dem Neuronen, die ursprünglich nozizeptive C-Faser-Afferenzen verarbeiteten, jetzt auf taktile Reize der Aβ-Fasern reagieren. Dieser Mechanismus begründet vor allem den typischen klinischen Befund der Allodynie (s. u.) beim betroffenen Patienten. Weiterhin finden sich Hinterhornatrophien, Demyelinisierungen in den Hinterwurzeln sowie Ganglienzellnekrosen, die sich im chronischen Stadium fibrös umwandeln. Hierdurch kommt es zu einer partiellen Deafferenzierung, die nachfolgend zu einer Hyperaktivität mit zentraler Schmerzsignalisierung führen kann. Ektopische Reizentstehung und Ephapsenentwicklung sind wahrscheinlich für die Entstehung einschießender Schmerzen verantwortlich.

Klinische Symptomatik

Varizellen

Nach einer Inkubationszeit von 2–3 Wochen tritt ein stark juckendes Exanthem auf, das charakteristische Phasen durchläuft. Aus den primär roten Flecken bilden sich Papeln, die sich zu wasserhellen Bläschen umwandeln. Schließlich platzen die Blasen, und es entwickeln sich Krusten. Das Exanthem beginnt am Stamm und erfasst im weiteren Verlauf Gesicht, Kopf, Mundschleimhaut und Extremitäten. Nach wenigen Tagen besteht ein Nebeneinander von Effloreszenzen verschiedener Stadien („Sternenhimmel"). Es kann sich ein starker Juckreiz entwickeln. Nach etwa 10 Tagen fallen die Krusten in der Regel ohne Narbenbildung ab.

Unkomplizierter kutaner Zoster

Initial treten brennende Schmerzen und unspezifische Missempfindungen im Versorgungsgebiet einer Nervenwurzel oder eines Hirnnervs auf. Hier erscheint 3–4 Tage später das typische Exanthem, das den gleichen phasenhaften Verlauf wie bei den Windpocken zeigt und im günstigen Fall nach 10–14 Tagen als narbenlose Kruste ausheilt. In der Regel werden 1–2 Segmente von den dermatologischen Veränderungen erfasst. Meist ist ein Segment zwischen Th_5 und L_2 betroffen. Ein Befall der Zervikalsegmente tritt nur selten auf. Etwa 20 % der Zosterfälle manifestieren sich im Kopfbereich. Die häufigste Lokalisation ist hier der N. ophthalmicus *(Zoster ophthalmicus)* gefolgt vom N. facialis *(Zoster geniculi/oticus)*. Ein Befall des N. mandibularis deutet oft eine prädisponierende Grunderkrankung an.
Initial bleibt der Schmerz streng segmental lokalisiert, im Verlauf kann er sowohl seine Qualität wie seine Ausdehnung ändern. Als vegetativ trophisches Begleitsymptom kann es zu Störungen der Sudo- und Pilomotorik sowie der Pigmentation kommen. Auch Störungen der Sensibilität im betroffenen Dermatom werden häufig beobachtet. Der Zoster ophthalmicus kann zu einer Beteiligung von Konjunktiven und Kornea führen,

was nicht selten mit ernsthaften Folgeschäden einhergeht. Seltene Komplikationen des Zoster ophthalmicus sind Retinitis, Chorioiditis und Optikusneuritis. Ein Zoster-Rezidiv bleibt eine seltene Ausnahme und ist dann zumeist mit einer herabgesetzten Immunitätslage verbunden. In bis zu 40 % der Patienten finden sich entzündliche Liquorveränderungen mit geringer Pleozytose und leichtem Proteinanstieg. Klinische Zeichen einer Meningitis sind bei unkomplizierten Zoster-Verläufen selten. Beim *Zoster haemorrhagicus* kommt es zu Einblutungen in die Hauteruptionen. Ein *Zoster gangraenosus* geht mit ulzerös-nekrotisierenden Veränderungen einher, die auf eine bakterielle Superinfektion hinweisen und zumeist narbig ausheilen.
Der *Zoster sine herpete* beschreibt eine seltene Zostererkrankung ohne typische Hauterscheinung. Das Leitsymptom ist hier der lokalisierte Brennschmerz bei gleichzeitig bestehender Hypästhesie und Hypalgesie.

Postherpetische (postzosterische) Neuralgie (PHN)

Mit etwa 10 % ist die postherpetische Neuralgie (PHN) die häufigste Komplikation des antiviral behandelten Zoster. Erst wenn die Schmerzsymptomatik länger als 4 Wochen nach Abklingen der Hauterscheinungen persistiert oder nach einem beschwerdefreien Intervall wieder auftritt, wird von einer PHN gesprochen. Die Beschwerden sind im Bereich der ehemaligen Bläscheneffloreszenzen lokalisiert. Häufig besteht sowohl ein konstanter lanzierender, als tief und brennend empfundener Dauerschmerz, als auch ein intermittierend auftretender, neuralgiformer Schmerz, der plötzlich einschießt und nur kurz anhält. Die quantitative Beeinträchtigung der Berührungs- und Schmerzempfindung im Sinne einer Hypo- oder Hyperästhesie/-algesie ist die Regel. Gelegentlich wird eine charakteristische Allodynie angegeben. Dabei wird eine leichte Berührung als Schmerz empfunden, während eine feste Berührung nicht wahrgenommen wird. Im Extremfall kann sich eine Anaesthesia dolorosa entwickeln. Die Schmerzen werden oft als außerordentlich quälend beschrieben. Bis zu 5 % der Zoster-Patienten leiden unter einer PHN noch ein Jahr nach der eigentlichen Zoster-Erkrankung.

Meningitis

Die reine VZV-induzierte Meningitis ist nicht von anderen viralen aseptischen Meningitiden zu unterscheiden und geht mit den typischen Symptomen Fieber, Kopfschmerzen, Meningismus, Lichtscheu, Übelkeit und Erbrechen einher. Sie kann ohne klinische Zeichen einer typischen Varizellen- oder Zostererkrankung auftreten. Im Liquor findet sich wie bei anderen aseptischen Meningitiden eine lymphozytäre Pleozytose von bis zu einigen hundert Zellen pro μl. Das Liquorprotein kann leicht erhöht sein, Laktat und Glukose sind normal oder nur leicht pathologisch. Die Erkrankung ist gutartig und führt in der Regel zur Vollremission innerhalb weniger Tage bis Wochen.

Enzephalitis

Eine Varizellenenzephalitis oder Meningoenzephalitis tritt bei 0,2–1 von 2.000 Windpockenfällen auf. Die meisten Enzephalitiden bei Varizellenerkrankten beginnen 3–8 Tage nach Exanthemausbruch, selten kann sie bis zu 2,5 Wochen vorher oder erst drei Wochen danach manifest werden (Wagner et al. 1998). Zwei klinische Formen kommen vor. Die häufigere von beiden betrifft überwiegend das Zerebellum und manifestiert sich primär als akute zerebelläre Ataxie. Sie betrifft insbesondere Kinder unter 15 Jahren. Es dominiert eine Gangataxie, weniger häufig sind Rumpf- und Extremitätenataxie. Hinzu können Fieber, Irritabilität, Erbrechen, Tremor, Kopfschmerzen, Me-

ningismus, Nystagmus und Dysarthrie kommen. Die Dauer der Erkrankung beträgt 2–4 Wochen, manchmal Monate. Eine Vollremission ist die Regel, selten bleiben geringe neurologische Residuen.
Die zweite Form der Enzephalitis manifestiert sich in den übrigen Bereichen des Gehirnes und geht mit Fieber, Meningismus, epileptischen Anfällen, Ataxie, Extremitäten- und Hirnnervenparesen sowie psychischen Veränderungen einher. Nicht selten entwickelt sich ein erhöhter intrakranieller Druck mit Bewusstseinstrübung. Die Letalität dieses Krankheitsbildes ist in der Literatur umstritten und rangiert von 0–35 %. In ca. 15 % verbleiben neurologische Residualsymptome. Beide Erkrankungen können als Varianten einer akuten demyelinisierenden Enzephalomyelitis (ADEM) – also als eine postinfektiöse Erkrankung – angesehen werden. Im Rahmen der Enzephalitis kommt es selten zu einem an die Herpes-simplex-Enzephalitis erinnernden Krankheitsbild, das jedoch nicht deren rasche Progredienz zeigt. Dieses Krankheitsbild und solche, die sich vor Manifestation der Varizellen-Effloreszenzen entwickeln, sind möglicherweise direkt erregerbedingt.
Die Meningoenzephalitiden bei Zostererkrankten verlaufen ähnlich. Die Latenz zwischen Exanthem und Beginn der Meningoenzephalitis beträgt oft nur wenige Tage, in seltenen Ausnahmefällen bis 3 Monate. Höheres Lebensalter, Immunsuppression und Zosterbefall mehrerer Dermatome sind prädisponierende Faktoren für das Entstehen der Enzephalitis. Zerebelläre Symptome finden sich vergleichsweise selten. Die Letalität liegt zwischen 4 und 25 %, ca. 30 % der Patienten haben dauerhafte neurologische Residuen. Sehr selten kann es als Komplikation eines Zoster zu einer meist letal verlaufenden multifokalen Leukenzephalopathie kommen. Diese kann wie eine HIV-Enzephalopathie (HIV-Enzephalitis) oder Hirnstammenzephalitis verlaufen. Auch eine hämorrhagische Enzephalitis ist möglich.
Die *Liquoruntersuchung* ergibt sowohl bei den Varizellen- als auch bei den Zoster-Erkrankten in etwa zwei Dritteln der Fälle eine meist mononukleäre Pleozytose unter 100 Zellen/µl; selten werden 500 Zellen/µl überschritten. Gesamteiweiß und Liquorlaktat sind in der Regel nur leicht erhöht. Vereinzelt wurde über eine Erniedrigung der Liquorglukose (unter 60 % des Serumwerts) berichtet.
Das *kraniale CT* zeigt vor allem in der frühen Phase in vielen Fällen ein generalisiertes Hirnödem. Nach Kontrastmittelgabe findet sich mitunter eine kortikale Anreicherung. Lokale Einblutungen im Bereich der Entzündungsherde werden gelegentlich beobachtet. Sensitiver beim Nachweis fokaler Hirnparenchymläsionen ist das MRT, welches fleckige oder diffus-flächige Signalalterationen (T_2 hyperintens) z. B. im Kleinhirn aufweisen kann. Diese Veränderungen entsprechen dann in der Regel denen einer ADEM.
Das *EEG* kann unspezifisch allgemein verändert sein.

Transversale Myelitis

Die transversale Myelitis, eine seltene Komplikation bei Varizellen, tritt bei Jungen häufiger auf und beginnt in der Regel etwa 10 Tage nach dem Exanthem. Die klinische Symptomatik ist durch eine schlaffe oder spastische Paraparese mit sensiblem Niveau und Blasen-Mastdarm-Störungen charakterisiert. Die meisten Patienten erholen sich vollständig oder behalten eine nur geringgradige Residualsymptomatik.
Die Zostermyelitis tritt bevorzugt bei immunkompromittierten Personen auf. Die myelopathische Symptomatik folgt dem Exanthem nach etwa 14 Tagen, kann aber selten auch ohne Exanthem auftreten. Die neurologischen Zeichen richten sich nach der Lokalisation der entzündlichen Infiltrate. Insgesamt scheinen seitenbetonte Rückenmark-

syndrome häufiger vorzukommen als streng symmetrische. Berichtet wurde über Brown-Séquard-Syndrome, Querschnittsmyelitiden sowie syringomyelieähnliche Bilder (Gilden und Vafai 1989). Die Prognose der Zostermyelitis ist unsicher. Komplette Remissionen bis hin zum letalen Ausgang wurden beschrieben.
Der Liquor ist oft normal oder zeigt eine leichte Pleozytose von unter 50 Zellen/µl mit gering erhöhtem Gesamt-Eiweiß. In den betroffenen Rückenmarksabschnitten können sich im MRT diffuse, in der T_2-Wichtung signalintense Läsionen zeigen (Friedman 1992).
In der Regel ist die Prognose günstig. Nur wenige Patienten erleiden fortdauernde Paresen, die dann eher geringgradig ausgeprägt sind.

Hirnnervenbefall

Der Hirnnervenbefall durch VZV tritt meistens im Zusammenhang mit der neurokutanen Zostermanifestation im Kopf- oder Gesichtsbereich auf. Am häufigsten ist der 1. Ast des N. trigeminus *(Zoster ophthalmicus)* betroffen. Neben dem typischen segmentalen Exanthem im Ausbreitungsgebiet dieses Nervs zeigt sich am gleichseitigen Auge oft eine Konjunktivitis. Selten treten gefährlichere Veränderungen auf: Narbenbildung der Lider, Skleritis, Keratitis oder Iritis mit Sekundärglaukom. Augenmuskellähmungen sind meist einer Begleitmyositis zuzuordnen und haben eine günstige Prognose.
Die periphere Fazialisparese stellt den häufigsten motorischen Ausfall im Hirnnervenbereich dar. Grundsätzlich können die begleitenden kutanen Eruptionen in allen Gebieten des Gesichts-, Kopf- oder Halsbereichs erscheinen. Es besteht aber eine deutliche Bevorzugung der Hunt-Zone im äußeren Gehörgang. Das Ganglion geniculi ist schwerpunktmäßig betroffen *(Zoster oticus oder Zoster genicularis)*, so dass häufiger auch der VIII. Hirnnerv befallen wird. Die Kombination aus Hörverlust, Tinnitus und Schwindel wird als *Ramsay-Hunt-Syndrom* bezeichnet.
Zu motorischen Ausfällen im Bereich des III., IV. oder VI. Hirnnervs kommt es nur selten. Ein Befall des IX., X. oder XII. Hirnnervs oder der motorischen Wurzel des Trigeminus stellt eine Rarität dar.
Im MRT lässt sich manchmal der ödematös geschwollene Nerv sichtbar machen, der dann zumeist Kontrastmittel anreichert. Ähnliche Veränderungen finden sich jedoch auch bei anderen entzündlichen Hirnnervenläsionen.

Segmentale Paresen

Etwa 5 % aller Zosterpatienten erleiden segmentale Paresen. Prädisponierende Faktoren sind ein erhöhtes Lebensalter sowie eine maligne Grunderkrankung. In der Regel lässt sich das motorische Defizit dem befallenen Dermatom zuordnen. Die Lähmungen treten häufiger bei zervikalen oder lumbosakralen Manifestationen in Erscheinung. Dies dürfte zum Teil auch daran liegen, dass Paresen der Extremitäten augenfälliger als die der Interkostal- oder Bauchmuskulatur sind. Insgesamt haben die segmentalen Paresen eine gute Prognose.

Polyradikulitis Guillain-Barré

Eine Polyradikulitis vom Typ Guillain-Barré ist eine sehr seltene, postinfektiöse Komplikation sowohl der Varizellen- wie auch der Zoster-Erkrankungen. Die klinische Verlaufsform ist dabei von einem idiopathischen Guillain-Barré-Syndrom (GBS) nicht zu unterscheiden (s. Kap. 1.19.3).

Etwa 0,3 % aller Varizellenerkrankten entwickeln ein GBS. Die Latenz zwischen dem Beginn des Exanthems und der neurologischen Symptomatik beträgt im Mittel 12 Tage, selten bis 2 Monate.

Zostervaskulitis

Die Zoster-assoziierte zerebrale Vaskulitis folgt zumeist einem *Zoster ophthalmicus*, seltener auch anderen Zoster-Lokalisationen. Sie kann mit und ohne Immunsuppression auftreten und wird im Mittel nach 7 Wochen manifest, kann aber auch schon nach wenigen Tagen oder bis maximal 6 Monate nach Exanthemausbruch erscheinen – selten finden sich überhaupt keine Zoster-Effloreszenzen (Nau et al. 1998). Höheres Lebensalter und verminderte zelluläre Immunität sind als prädisponierende Faktoren bekannt. Häufig finden sich in der Latenzphase transitorisch-ischämische Attacken sowie psychische Veränderungen. Eine Hemiparese tritt in der Regel kontralateral zu dem vorausgehenden Zoster ophthalmicus auf. Weitere Symptome richten sich nach der Topografie der befallenen Arterien. Betroffen sind sowohl die großen wie auch die kleinen Hirnarterien. Der vaskulitische Prozess spielt sich bevorzugt an den Gefäßen des Stromgebiets der A. carotis interna ab. Gelegentlich findet sich jedoch auch ein Befall der extrakraniellen Abschnitte der A. carotis oder des vertebrobasilären Stromgebiets.
Die bildgebenden Verfahren können vaskuläre Läsionen unterschiedlicher Größe im Versorgungsgebiet mehrerer Gefäße zeigen. Die Liquoruntersuchung ergibt häufig, aber nicht immer, eine mononukleäre Pleozytose von unter 100 Zellen/µl und eine intrathekale Produktion von IgG und von VZV-spezifischen Antikörpern (ASI > 1,5). Die Angiographie wird zum Nachweis von segmentalen Verengungen durchgeführt, kann aber zur Differenzialdiagnose nur wenig beitragen. Das Bild ist dem Vasospasmus bei Subarachnoidalblutung sehr ähnlich.

VZV-Infektionen im Rahmen von AIDS und anderen Zuständen von Immunsuppression

Im Rahmen einer HIV-Infektion mit AIDS-Erkrankung können sich zumeist auf dem Boden eines Herpes zoster, der bei 4–11 % aller AIDS-Patienten auftritt, schwerwiegend verlaufende, systemische Infektionen mit VZV entwickeln. Ähnliche Krankheitsbilder beobachtet man insbesondere auch bei lymphoproliferativen Erkrankungen und der iatrogenen Immunsuppression nach Organtransplantation. Typisch ist eine Ausbreitung der Zoster-Effloreszenzen und die Beteiligung anderer Organe (z. B. Pneumonie, Hepatitis). Typische Komplikation im Bereich des Nervensystems sind die multifokale Enzephalitis, die vornehmlich die weiße Substanz betrifft, und die Ventrikulitis. Beide Erkrankungen beruhen im Wesentlichen auf einer Vaskulitis oder einer direkten Infektion von Gliazellen. Seltener können sich eine akute hämorrhagische Meningomyeloradikulitis, eine fokale nekrotisierende Myelitis, eine Meningitis und eine Vaskulopathie mit Territorialinfarkten entwickeln (Gray et al. 1994).

Erregerspezifische Diagnostik

Die Virusanzucht ist wenig sensitiv und daher für die klinische Diagnostik nicht geeignet. Der direkte Antigennachweis gelingt praktisch nur aus dem Bläscheninhalt einer frischen Zostereruption. Im Liquor ist dies nur im Ausnahmefall möglich. Mit der Polymerase-Kettenreaktion (PCR) gelingt ein zuverlässiger Nachweis von VZV-DNA im Liquor (Puchhammer-Stöckel et al. 1991). Insbesondere bei AIDS-Patienten entspricht jedoch nicht jeder DNA-Nachweis einer klinisch bedeutsamen Infektion (Cinque et al.

1997). Andere opportunistische ZNS-Infektionen müssen ausgeschlossen werden. Im Falle einer VZV-Enzephalitis oder -Myelitis im Rahmen von AIDS kann der Nachweis von VZV-DNA im Liquor als Verlaufsparameter verwendet werden. Bleibt DNA trotz Therapie nachweisbar, deutet dies eine schlechte Prognose an. Bei immunpathologisch verursachten postinfektiösen VZV-Komplikationen wie der ADEM ist virale DNA bei Krankheitsbeginn in der Regel schon nicht mehr nachweisbar.
Bei der Primärinfektion mit VZV kommt es innerhalb der ersten Krankheitswoche zu einem mindestens 4fachen Titeranstieg der VZV-spezifischen Antikörper der Klassen IgM, IgG und IgA im Serum. Beim Zoster gelingt der Nachweis eines signifikanten Titeranstiegs für VZV-spezifisches IgM nur in etwa der Hälfte der Fälle. Vor allem bei den Meningoenzephalitiden, Myelitiden, Hirnnervenaffektionen und Vaskulitiden findet sich eine intrathekale VZV-spezifische Immunglobulinsynthese (ASI > 1,5). Nur diese beweist eine Beteiligung des ZNS, entwickelt sich aber in der Regel erst im Laufe der Erkrankung und kann zu Beginn negativ ausfallen.

Spezielle Therapie

Für die Therapie der VZV-Infektion stehen mehrere antiviral wirksame Substanzen zur Verfügung, die im Folgenden näher beschrieben werden. Ein Algorithmus der Therapie des Herpes zoster ist in Abbildung 1-8 dargestellt.

Aciclovir (z. B. Zovirax®), Valaciclovir (Valtrex®)

Mittel der ersten Wahl ist Aciclovir (Cohen et al. 1999). Das Nukleosidanalogon führt in VZV-infizierten Zellen über mehrere Einzelschritte zum DNA-Kettenabbruch. Die Applikation richtet sich im Wesentlichen nach der Schwere der Infektion. Aciclovir wird nur zu 20 % oral resorbiert. Valaciclovir, der Resorptionsester (L-Valinester) von Aciclovir, hat eine deutlich bessere Bioverfügbarkeit und wird in der Leber zu Aciclovir und L-Valin abgebaut.

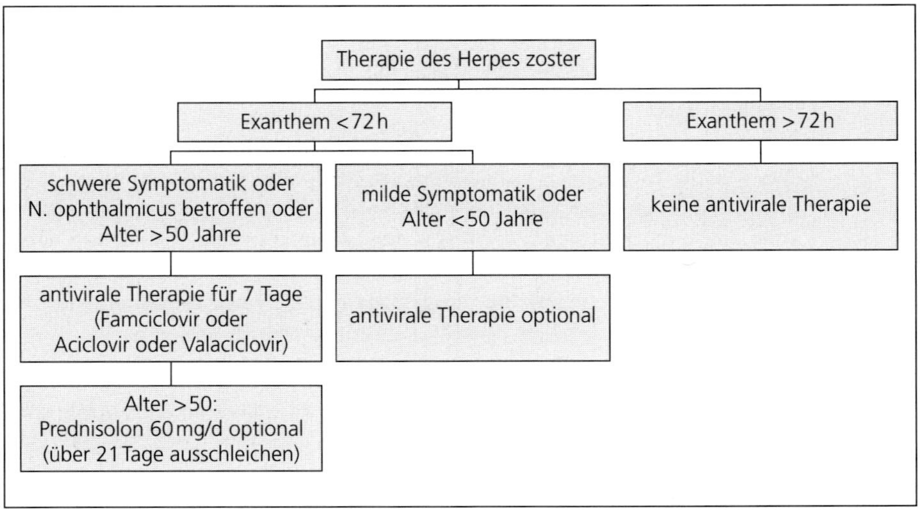

Abb. 1-8 Pharmakotherapie der Herpes-zoster-Infektion.

Unkomplizierte Zostererkrankungen bei Patienten über 60 Jahre ohne Immunsuppression:

- Orales Aciclovir (5-mal täglich 800 mg; Kinder ab dem 3. Lebensjahr 5-mal täglich 200 mg); Dosisanpassung bei Niereninsuffizienz; Dauer 7 Tage
- Valaciclovir 3-mal täglich 1 g; Dauer 7 Tage

Komplizierte Zostererkrankungen (auch Vaskulitis), unkomplizierte Zostererkrankungen bei immunsupprimierten Patienten:

- Intravenöses Aciclovir (3-mal täglich 10 mg/kg KG); Dosisanpassung bei Niereninsuffizienz; pro 1 g Aciclovir 1 l zusätzliche Flüssigkeitszufuhr zur Vermeidung der Nephrotoxizität; Dauer mindestens 14 Tage

Die schwerwiegendste Nebenwirkung ist das Auskristallisieren von Aciclovir in den Nierentubuli mit konsekutiver Niereninsuffizienz. Dies kann durch ausreichende Flüssigkeitszufuhr und langsame Infusionsgeschwindigkeit (>1 h) vermieden werden.

Famciclovir (Famvir®)

Famciclovir ist das oral zu verabreichende Prodrug von Penciclovir, einer antiviralen Substanz mit gleichem Wirkmechanismus wie Aciclovir. Seine Effektivität bei unkomplizierten VZV-Infektionen ist in mehreren Studien belegt. Sein Einsatz bei komplizierten Infektionen (s. o.) muss erst noch ausreichend evaluiert werden und ist derzeit nicht indiziert. Famciclovir hat eine wesentlich bessere orale Bioverfügbarkeit als Aciclovir und führt nicht zu einer Niereninsuffizienz. Unter Famciclovir soll eine postherpetische Neuralgie seltener auftreten als unter Aciclovir. Da auch Famciclovir auf die virale Thymidinkinase angewiesen ist, kommen Kreuzresistenzen mit Aciclovir vor.

Dosierung

Famciclovir oral 3-mal täglich 0,25–0,75 g, Dauer 1 Woche; Dosisanpassung bei Niereninsuffizienz.

Foscarnet (Foscavir®)

Foscarnet hemmt direkt, also ohne vorherige Phosphorylierung durch Viruskinasen, die DNA-Polymerase des VZV. Damit ist es ein Reservevirustatikum bei lebensbedrohlichen Infektionen mit aciclovirresistenten VZV-Stämmen, wie sie vornehmlich bei HIV-Patienten beobachtet werden. Wegen der geringen oralen Resorption wird Foscarnet intravenös (möglichst über einen zentralvenösen Katheter) gegeben. Wie bei Aciclovir können nephrotoxische Effekte durch ausreichende Hydrierung reduziert werden.

Dosierung

Foscarnet 3-mal täglich 40–60 mg/kg KG über 2 h i.v. über einen zentralen Venenkatheter (siehe Kap. 1.2.3). Dauer ca. 14–21 Tage.
Mittlerweile wurden allerdings auch Foscarnet-resistente VZV-Stämme beschrieben. Möglicherweise kann hier das kürzlich eingeführte Cidofovir zum Einsatz kommen (siehe Kap. 1.2.3). Ausreichende Studien liegen jedoch noch nicht vor.

Sonstige antivirale Therapien (Snoeck et al. 1999)

Wie bei der HSV-Enzephalitis kann auch bei schwer verlaufenden Zosterkomplikationen ein Therapieversuch mit Interferon-alpha oder -beta unternommen werden. Ein Wirksamkeitsnachweis dieser Behandlung fehlt allerdings. Sein Einsatz beruht im Wesentlichen auf kasuistischen Berichten (Merigan et al. 1978; Heidemann et al. 1984). Falls die Entscheidung zugunsten einer Interferonbehandlung fällt (siehe Herpes-simplex-Enzephalitis), sollte diese frühzeitig einsetzen und stets mit einem „klassischen" Virustatikum, also in der Regel mit Aciclovir, kombiniert werden.
Brivudin (Bromvinyldesoxyuridin, Helpin®) hat einen dem Aciclovir ähnlichen Wirkmechanismus. Es stellt insbesondere bei Patienten mit einem Immundefizit eine therapeutische Alternative dar. Brivudin gilt als sehr wirksam und ausreichend verträglich bei guter oraler Resorption. In Bezug auf das Nebenwirkungsprofil unterscheidet es sich kaum vom Aciclovir. Als Standarddosis werden beim Erwachsenen 7,5 mg/kg KG Brivudin pro Tag in 4 Einzelgaben über 5 Tage verabreicht. Gegebenenfalls kann die Therapiedauer verdoppelt werden.

Therapie der postherpetischen Neuralgie (Kost und Straus 1996; Watson 1995)

Die postherpetische Neuralgie (PHN) erweist sich häufig als therapeutisch schwer angehbar, so dass prophylaktische Maßnahmen zunächst im Vordergrund stehen. Wahrscheinlich kann bereits die frühzeitige antivirale Therapie des Herpes zoster die Inzidenz und die Dauer der PHN reduzieren. Am besten wurde dies bisher für Famciclovir gezeigt (Tyring et al. 1995). Die prophylaktische Wirkung einer antiviralen Therapie ist jedoch nur dann zu erwarten, wenn sie innerhalb der ersten 72 Stunden nach Entstehung des Exanthems begonnen wird. Als weitere vorbeugende Maßnahme wird die repetitive segmentale oder regionale Sympathikus-Blockade diskutiert. Sie kann akut schmerzlindernd wirken; ob sie tatsächlich prophylaktisch die Entstehung einer PHN verhindern kann, ist noch umstritten. Ein therapeutischer oder prophylaktischer Nutzen einer Kortikoid-Therapie ist unsicher, da verschiedene Studien widersprüchliche Ergebnisse erzielt haben. Möglicherweise kann die Dauer der akuten Schmerzen im Rahmen des Herpes zoster verkürzt werden, eine prophylaktische Wirkung auf die Entstehung einer PHN scheint aber nicht zu bestehen. Wenn Kortikoide verabreicht werden, z. B. wenn das klinische Bild in der Akutphase von starken Schmerzen geprägt ist, müssen sie immer mit antiviralen Substanzen kombiniert werden (Abb. 1-8).
Bei eingetretener postherpetischer Neuralgie führt eine lokale Anwendung von Capsaicin-Salbe (4-mal/d; Capsicum A) bei etwa der Hälfte der Patienten zu einer Schmerzlinderung. Die Anwendung selbst ist jedoch bei bis zu einem Drittel der Patienten intolerabel schmerzhaft. Eine wirksame Alternative ist die lokale Lidocain-Applikation (z. B. als Gel), die kürzlich von der Food and Drug Administration in den USA zur Behandlung der PHN zugelassen wurde. Wenn die lokale Therapie alleine nicht ausreicht, sollte ein systemischer Therapieversuch mit Carbamazepin und/oder Amitriptylin unternommen werden (Abb. 1-9). Carbamazepin sollte insbesondere bei neuralgiformen Schmerzen zum Einsatz kommen. Die zusätzliche Verabreichung von Gabapentin (Neurontin®, z. B. 3-mal 300–800 mg) kann eine weitergehende Linderung bewirken. Klassische Analgetika helfen in der Regel nur wenig. Die Wirkung der Sympathikus-Blockade wurde bereits erwähnt. Vorübergehend kann auch eine transkutane elektrische Nervenstimulation (TENS) zur Schmerzlinderung führen. Als Ultima ratio kommt eine Kryokauterisierung oder eine Drezotomie (dorsal root entry zone coagulation [DREZ]) in Betracht.

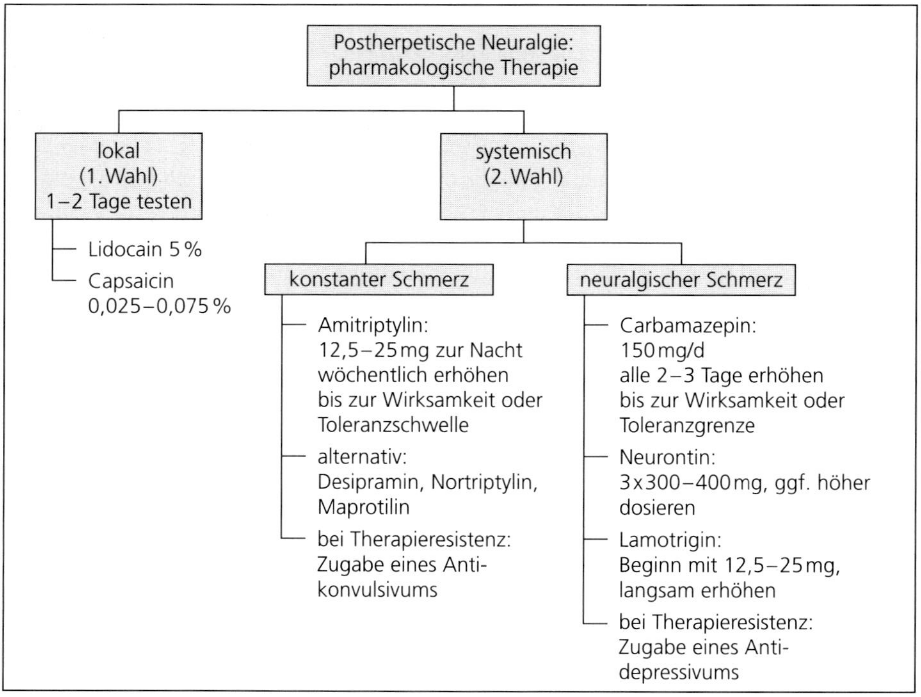

Abb. 1-9 Pharmakotherapie der postherpetischen Neuralgie.

Rechtliche Gesichtspunkte

Nach § 34 des Infektionsschutzgesetzes (IfSG) ist es Schülern, Lehrern, sonstigen Schulbediensteten und in Schulgebäuden wohnenden Personen untersagt, dem Schulbetrieb dienende Räume zu betreten, wenn sie an ansteckenden Krankheiten leiden. Zu letzteren gehören auch Windpocken. Für Verdachtsfälle gilt das Gleiche. Im Gegensatz zum Bundesseuchengesetz, das zum 1.1.2001 vom Infektionsschutzgesetz (IfSG) abgelöst wird, beinhaltet das IfSG keine allgemeine Meldepflicht für virale Meningoenzephalitiden. In § 6 wird allerdings darauf hingewiesen, dass eine Meldepflicht besteht, wenn eine bedrohliche Krankheit oder zwei oder mehr gleichartige Erkrankungen auftreten, bei denen ein epidemischer Zusammenhang wahrscheinlich ist oder vermutet wird, wenn dies auf eine schwerwiegende Gefahr für die Allgemeinheit hinweist.

Literatur

Cinque P, Bossolasco S, Vago L, Fornara C, Lipari S, Racca S, Lazzarin A, Linde A (1997) Varicella-zoster virus (VZV) DNA in cerebrospinal fluid of patients infected with human immunodeficiency virus: VZV disease of the central nervous system or subclinical reactivation of VZV infection? Clin Infect Dis 25: 634–639

Cohen JI, Brunell PA, Straus SE, Krause PR (1999) Recent advances in varicella-zoster virus infection. Ann Intern Med 130: 922–932

Dworkin RH, Boon RJ, Griffin DR, Phung D (1998) Postherpetic neuralgia: impact of famciclovir, age, rash severity, and acute pain in herpes zoster patients. J Infect Dis 178 Suppl 1: S76–80

Echevarria JM, Casas I, Martinez-Martin P (1997) Infections of the nervous system caused by varicella-zoster virus: a review. Intervirology 40: 72–84

Friedman DP (1992) Herpes zoster myelitis: MR appearance. Am J Neurorad 13: 1404–1406

GILDEN DH, VAFAI A: Varicella zoster. In: Handbook of clinical neurology, hrsg. v. VINKEN PJ, BRUYN GW, KLAWANS HJ; ELSEVIER, Amsterdam 1989: 229–247
GRAY F, BELEC L, LESCS MC, CHRETIEN F, CIARDI A, HASSINE D, FLAMENT-SAILLOUR M, de TRUCHIS P, CLAIR B, SCARAVILLI F (1994) Varicella-zoster virus infection of the central nervous system in the acquired immune deficiency syndrome. Brain 117 (Pt 5): 987–999
HEIDEMANN E, DIETZ K, OKERT HJ, WILMS K (1984) Signifikant günstiger Verlauf des Herpes zoster bei immunsupprimierten Patienten unter Behandlung mit Fibroblasteninterferon. Onkologie 7: 210–212
HOPE-SIMPSON E (1965) The nature of herpes zoster: a long-term study and a new hypothesis. Proc R Soc Med 58: 9–20
KLEINSCHMIDT-DEMASTERS BK, AMLIE-LEFOND C, GILDEN DH (1996) The patterns of varicella zoster virus encephalitis. Hum Pathol 27: 927–938
KOST RG, STRAUS SE (1996) Drug Therapy: Postherpetic Neuralgia – Pathogenesis, Treatment, and Prevention. N Engl J Med 335: 32–42
MERIGAN TC, RAND KH, POLLARD RB (1978) Human leucocyte interferon for the treatment of herpes zoster in patients with cancer. N Engl J Med 298: 981–987
NAU R, LANTSCH M, STIEFEL M, POLAK T, REIBER H (1998) Varicella zoster virus-associated focal vasculitis without herpes zoster: recovery after treatment with acyclovir. Neurology 51: 914–915
PUCHHAMMER-STÖCKEL E, POPOW-KRAUPP T, HEINZ FX, MANDL CHW, KUNZ CH (1991) Detection of varicella zoster virus DNA by polymerase chain reaction in the cerebrospinal fluid of patients suffering from neurological complications associated with chicken pox or herpes zoster. J Clin Microbiol 29: 1513–1516
SAUERBREI A, WUTZLER P (1999) Varicella-Zoster-Virusinfektionen während der Schwangerschaft. Deutsches Ärzteblatt 96: 930–933
SNOECK R, ANDREI G, DE CLERCQ E (1999) Current pharmacological approaches to the therapy of varicella zoster virus infections: a guide to treatment. Drugs 57: 187–206
STEINER I (1996) Human herpes viruses latent infection in the nervous system. Immunol Rev 152: 157–173
TYRING S, BARBARASH RA, NAHLIK JE, CUNNINGHAM A, MARLEY J, HENG M, JONES T, REA T, BOON R, SALTZMAN R (1995) Famciclovir for the treatment of acute herpes zoster: effects on acute disease and postherpetic neuralgia. A randomized, double-blind, placebo-controlled trial. Collaborative Famciclovir Herpes Zoster Study Group. Ann Intern Med 123: 89–96
WAGNER HJ, SEIDEL A, GRANDE-NAGEL I, KRUSE K, SPERNER J (1998) Pre-eruptive varicella encephalitis: case report and review of the literature. Eur J Pediatr 157: 814–815
WATSON CP (1995) The treatment of postherpetic neuralgia. Neurology 45: S58–60
WATSON CP (1998) Postherpetic neuralgia: the importance of preventing this intractable end-stage disorder. J Infect Dis 178 Suppl 1: S91–94

1.2.3 Zytomegalie-Virus

ANDREAS BITSCH

Zusammenfassung

Krankheitsbilder: Angeborene CMV-Infektion (Neugeborenen-Einschlusskörperchenkrankheit), Mononukleose-ähnliches Syndrom, interstitielle Pneumonie, Kolitis, Chorioretinitis, Guillain-Barré-Syndrom (GBS), Enzephalitis, Myelitis, Neuritis, aseptische Meningitiden, zerebrale Vaskulitis

Klinisches Bild: Abhängig von den betroffenen Strukturen

Labordiagnostik: Antigen-, Antikörper-, DNA-Nachweis in Liquor und Blut

Zusatzdiagnostik: MRT (unspezifisch)

Therapie: Ganciclovir, Foscarnet.

Epidemiologie

Die Durchseuchung, d. h. der Anteil latent CMV-infizierter Individuen, beträgt je nach Region 40–100 %, in Mitteleuropa 40–60 %. Sie steigt mit zunehmendem Alter und ist umgekehrt proportional zum sozioökonomischen Status. Die Infektion erfolgt überwiegend durch Oropharynx- und Genitalsekret. Eine perinatale Übertragung erfolgt bei 0,2–2 % aller Schwangerschaften, bei 10 % der infizierten Kinder entwickeln sich klinische Symptome. Durch Transfusion zellulärer Blutprodukte von CMV-seropositiven Blutspendern wird CMV in ca. 1 % übertragen. Auch Organtransplantationen können zur CMV-Übertragung führen.
Gefährdet durch schwerwiegende CMV-Infektionen sind immunsupprimierte Patienten wie CMV-seronegative Transplantatempfänger oder Malignompatienten während einer Chemotherapie. Besonders hoch ist das Risiko bei AIDS-Patienten im Stadium IV.C nach der CDC-Klassifikation mit weniger als 100 CD4-Zellen pro µl. Hier kommt es klinisch in ca. 50 % zur CMV-Infektion, wobei die Chorioretinitis, die interstitielle Pneumonie und die Kolitis häufige Manifestationen sind. Bei 20–30 % der AIDS-Patienten besteht eine Beteiligung des ZNS. Oft liegen Mischinfektionen vor (v. a. Toxoplasmose, HIV). Autoptisch zeigt sich ein Organbefall durch CMV in bis zu 90 % aller AIDS-Patienten. Die genannten Zahlen beruhen zumeist auf Untersuchungen vor Einführung der hoch aktiven antiretroviralen Therapie (HAART) der HIV-Infektion. Inwieweit eine solche Therapie durch ihre positiven Einflüsse auf die Immunabwehr der Patienten die Inzidenz der Zytomegalievirus-Infektionen bei AIDS-Patienten beeinflusst, ist noch nicht bekannt. Es mehren sich aber die Anzeichen, dass durch die HAART die Häufigkeit der CMV-Retinitis und -Enzephalitis abnehmen.
Das durch CMV verursachte Guillain-Barré-Syndrom (GBS) wird vorzugsweise bei Immunkompetenten beobachtet. Über die Häufigkeit der ätiologischen Beteiligung von CMV-Infektionen am GBS existieren sehr divergierende Angaben. Die häufig genannte Zahl von 30 % dürfte bei weitem zu hoch gegriffen sein, da sie auf serologischen Befunden beruht, die eine ursächliche Rolle keinesfalls beweisen. Das CMV-assoziierte GBS ist nicht direkt erregerverursacht, sondern immunpathologisch als postinfektiöse Erkrankung zu verstehen. Die klinische Symptomatik unterscheidet sich nicht wesentlich von derjenigen, die bei durch andere Viren hervorgerufenen GBS-Fälle beobachtet wird. Das CMV-induzierte GBS soll häufiger jüngere Patienten betreffen, einen schwereren Verlauf haben und häufiger zu Hirnnervenbeteiligung und Sensibilitätsstörungen führen (Visser et al. 1996).

Erregereigenschaften und Pathogenese

Es existiert weltweit eine große Zahl (>1.000) verschiedener CMV-Stämme, was die Schwierigkeiten der Entwicklung von Impfstoffen und virusspezifischer Diagnostik erklärt. CMV verbleibt nach der Erstinfektion latent in epithelialen Zellen im Bereich der Speicheldrüsen („Speicheldrüsenvirus-Krankheit") sowie in Lymphozyten und Monozyten. Auch während der latenten Infektion setzt sich das Immunsystem ständig mit dem Virus auseinander. Das Gleichgewicht zwischen Immunsystem und Virus ist labil, so dass es auch bei Gesunden häufig zur Reaktivierung kommt, die allerdings zumeist asymptomatisch verläuft. Sekundärinfektionen können sowohl durch endogene Reaktivierung latenter Viren als auch durch exogene Reinfektion ausgelöst werden. Im Allgemeinen verlaufen Primärinfektionen häufiger apparent und auch schwerer als Sekun-

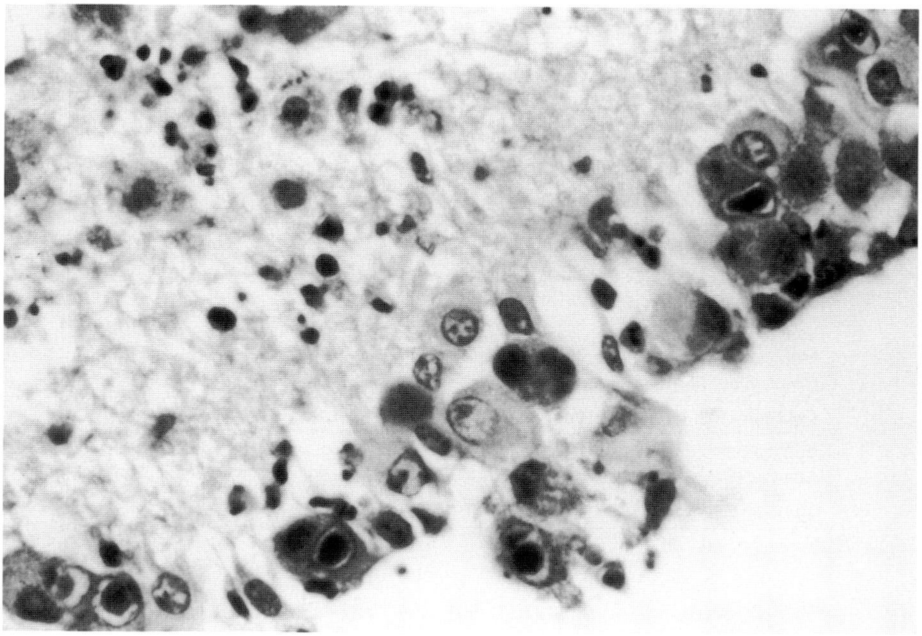

Abb. 1-10 **Histopathologischer Befund bei Zytomegalieenzephalitis:** Die Kerne enthalten große Einschlusskörperchen, die von einem optisch leeren Hof umgeben sind (Eulenaugenphänomen); PAS-positive zytoplasmatische Einschlüsse.

därinfektionen. Die Inkubationszeit beträgt ungefähr 4–12 Wochen, große Schwankungen sind möglich.
Typischer pathologisch-anatomischer Befund der CMV-Infektion ist die sog. „Eulenaugenzelle", die dem Virus seinen Namen gegeben hat, weil sie als große Zelle mit intranukleären und -zytoplasmatischen Einschlusskörperchen imponiert (Abb. 1-10). Sie enthält Virusmaterial.
CMV hat einen Tropismus sowohl für Neurone als auch für Gliazellen (Cinque et al. 1997). Im zentralen Nervensystem findet man ähnlich wie bei anderen Virusenzephalitiden kleine Knötchen, bestehend aus Mikroglia, vorzugsweise in der grauen Substanz des Hirnstamms, der Basalganglien, des Kleinhirns und der Rinde. Nur selten sieht man wegweisende intrazelluläre Einschlusskörperchen in Kapillarendothelien, Astrozyten oder Neuronen. Nicht nur im Zerebrum, sondern auch im Bereich des Rückenmarks und der Nervenwurzeln kann es zu ausgeprägten, nekrotisierenden Entzündungsreaktionen kommen (Said et al. 1991).

Klinische Symptomatik (Tab. 1-6)

Die *Primärinfektion* verläuft wie eine EBV-induzierte infektiöse Mononukleose und geht mit Allgemeinsymptomen wie Fieber, Arthralgien, Myalgien, Exanthem und Lymphknotenschwellung einher. Die Prognose ist gut und die Erkrankung bedarf keiner antiviralen Therapie.
Die CMV-induzierte ZNS-Erkrankung kann sich als *Enzephalitis, Ventrikulitis und Meningitis* oder als eine Kombination dieser Krankheitsbilder manifestieren. Die klinische

Tab. 1-6 Manifestationen der CMV-Infektion

Kongenitale CMV-Infektion
Mikrozephalie, periventrikuläre Verkalkungen, zentrale Paresen, Epilepsie, Hydrozephalus, intellektuelle Defizite, Innenohrschwerhörigkeit, Chorioretinitis *Sonstige Manifestationen:* Hepatitis, Hepatosplenomegalie, Hämorrhagische Diathese, Frühgeburt, intrauterine Dystrophie, Pneumonie, Diabetes mellitus
CMV-Infektion bei Immunkompetenten
Enzephalitis, Meningoenzephalitis, zerebrale Vaskulitis, Guillain-Barré-Syndrom, (transverse) Myelitis, Neuritis, Chorioretinitis, Retrobulbärneuritis, Papillitis *Sonstige Manifestationen:* Mononukleose, interstitielle Pneumonie, Myokarditis, Nephritis, Konjunktivitis, Hepatitis, ulzerative Kolitis, Ösophagitis, Gastritis, Vaskulitis
CMV-Infektion bei Immunsupprimierten und AIDS-Patienten
Chorioretinitis, Enzephalitis (mit/ohne Demenz), Meningoenzephalitis, Ventrikulitis, zerebrale Vaskulitis, (transverse) Myelitis, Mononeuritis multiplex, subakute aszendierende Polyradikulomyelopathie (PRAM) *Sonstige Manifestationen:* wie bei Immunkompetenten

Symptomatik ist äußerst variabel, der Verlauf subakut oder akut. Bei Immunkompetenten sind bisher nur wenige Fälle einer CMV-Enzephalitis beschrieben worden, die entweder als dominierendes Symptom einer Mononukleose oder als deren Komplikation auftraten (Prosch et al. 1998). Die häufigsten Symptome sind Fieber, Kopfschmerzen, Verwirrtheit, Lethargie, Epilepsie und zentrale Paresen. Der Verlauf ist überwiegend gutartig. Bei HIV-infizierten Patienten im Stadium AIDS IV.C sind CMV-Enzephalitiden weit häufiger (McCutchan 1995). Sie folgen oftmals einer CMV-Chorioretinitis. Pathologisch-anatomisch lässt sich die diffuse mikronoduläre Enzephalitis mit bevorzugter Beteiligung der grauen Substanz von der (multi)fokalen Ventrikuloenzephalitis mit nekrotisierenden Läsionen vor allem periventrikulär abgrenzen. Die Ventrikuloenzephalitis verläuft subakut und geht mit Bewusstseinsstörungen, akuten Psychosyndromen, Gedächtnisstörungen, Apathie und Herdsymptomen wie Paresen oder epileptischen Anfällen einher (Grassi et al. 1998). Hirnstamm- und Rückenmarkbefall sind möglich. Wesentliches klinisches Korrelat der mikronodulären Enzephalitis ist die demenzielle Entwicklung. Auch der sog. AIDS-Demenz-Komplex mit Dysfunktion von Gedächtnis, Aufmerksamkeit und Konzentration sowie Verhaltensstörungen kann durch eine CMV-Enzephalitis überlagert werden. Es kommt dabei zu einem rasch progredienten Verlauf, der zumeist innerhalb von 6 Monaten zum Tode führt. Bei Vorliegen einer rasch progredienten AIDS-Demenz-Komplex-Symptomatik sollte daher auch an das zeitgleiche Vorliegen einer CMV-Enzephalitis gedacht und gegebenenfalls antiviral behandelt werden (Fiala et al. 1993).
Eine CMV-bedingte *Chorioretinitis* tritt nur selten bei Immunkompetenten auf, ist aber bei Neugeborenen und Immunsupprimierten häufig; 15–46 % aller AIDS-Patienten sind im terminalen Stadium ihres Leidens betroffen. Die Retinitis ist die häufigste Manifestation einer CMV-Infektion bei AIDS-Patienten. Oft verläuft die Erkrankung längere Zeit subklinisch. In ungefähr 50 % der Fälle sind beide Augen befallen. Zuerst klagen die Patienten über verschwommenes Sehen. Die Sehschärfe nimmt ab, und es können sich Skotome entwickeln. Oft ist der Verlauf rasch progredient und irreversibel. Erste Herde können zwar spontan abheilen, meistens aber kommt es zu Rezidiven und die

Patienten erblinden ohne Behandlung. Fundoskopisch erkennt man in der Peripherie häufiger als im Bereich der Makula weiße, granulomatös-nekrotische Herde mit Hämorrhagien (Abb. 1-11, s. Farbtafel). Die Diagnose erfolgt weitgehend klinisch anhand der Fundoskopie. Andere seltenere CMV-Manifestationen am Auge bei AIDS-Patienten sind *Retrobulbärneuritis* und *Papillitis*. Im Rahmen der Einführung der hoch aktiven antiretroviralen Therapie (HAART) der HIV-Infektion mehren sich die Berichte über eine *Vitritis* mit Neovaskularisationen im Bereich der Sehnervpapille (Sanislo et al. 1998). Diese tritt bei Patienten mit inaktiver CMV-Retinitis dann auf, wenn im Rahmen der HAART die Zahl der CD4-Zellen ansteigt. Möglicherweise spielen hier immunpathogenetische Mechanismen eine Rolle, die mit einer intraokulären entzündlichen Reaktion einhergehen.
Die Berichte über eine durch CMV hervorgerufene *Neuritis* bei Immunkompetenten beschränken sich zum Großteil auf Einzelfälle. So wurde beispielsweise über den Befall des Plexus brachialis berichtet, der sich als schlaffe, schmerzhafte Armparese manifestierte.
Das Spektrum der bei AIDS-Patienten durch CMV ausgelösten *Syndrome des peripheren Nervensystems* ist vielfältig (Said et al. 1991; Cinque et al. 1998). Beschrieben wurden u. a. ein dem GBS ähnliches Syndrom, eine schmerzhafte, peripher-symmetrische Neuropathie sowie multifokale Neuropathien (Mononeuritis multiplex). Ein weiteres CMV-assoziiertes Syndrom, das nur bei AIDS-Patienten – zumeist im Rahmen einer systemischen CMV-Infektion – auftritt, wird als subakutes, aszendierendes Polyradikulomyelopathiesyndrom (PRAM) oder subakute lumbosakrale Polyradikuloneuropathie (SLP) bezeichnet. Das Syndrom verläuft meist progressiv und führt unbehandelt in der Regel nach 2–4 Monaten zum Tode (Cohen et al. 1993). Selten kann es auch gutartig verlaufen und bei Immunkompetenten auftreten (Steiner et al. 1999). Die klinische Symptomatik beginnt als schmerzhafte, schnell progrediente, meistens asymmetrische, schlaffe Paraparese mit Areflexie. Es kommt zu Sensibilitätsstörungen an den Beinen und perineal. Häufig treten Urinretention und Verlust der Sphinkterkontrolle auf. In einigen Fällen wurde über eine Assoziation der PRAM mit einer CMV-Ventrikuloenzephalitis berichtet. Möglicherweise aszendiert das Virus dabei über den Liquorraum bis in das Gehirn.
Auch die CMV-bedingte *Myelitis* tritt vorzugsweise bei AIDS-Patienten auf. Sie kann sich mit kompletter oder inkompletter Querschnittssymptomatik und gegebenenfalls mit zusätzlichen Wurzelsymptomen präsentieren.
CMV-induzierte *vaskulitische Veränderungen* wurden im Gastrointestinaltrakt als ulzerative Kolitis, in der Haut als palpable Purpura und in der Aorta histologisch nachgewiesen. Es ist wahrscheinlich, dass vaskulitische Hirninfarkte bei CMV-Infektionen für fokale ZNS-Symptome verantwortlich sein können. CMV kann vermutlich sowohl degenerative als auch entzündliche Veränderungen in Gefäßwänden auslösen. Ein Zusammenhang mit dem Entstehen einer Arteriosklerose wird diskutiert. Kürzlich wurde darüber hinaus auch über eine Assoziation der Anti-MAG-Polyneuropathie mit einer CMV-Infektion berichtet (Yuki et al. 1998). Bei fast allen untersuchten Patienten konnte CMV-DNA im Blut nachgewiesen werden. Weitere Studien und sich gegebenenfalls daraus entwickelnde therapeutische Konsequenzen bleiben abzuwarten.

Diagnostik

Wie bei anderen Viruskrankheiten tritt häufig im Blutbild eine absolute (>5.000/µl) oder relative (>50 %) Lymphozytose bei Neutropenie auf. Gelegentlich kommt es im Rahmen einer Begleithepatitis zum Transaminasenanstieg.

Der *Liquorbefund* ist bei isolierter CMV-Enzephalitis mitunter normal, in der Regel besteht aber eine lymphozytäre Pleozytose mit Proteinerhöhung bei normalem Laktatgehalt. Bei der PRAM hingegen zeigt sich eine granulozytäre Pleozytose bis über 1.000 Zellen/µl mit Protein- und Laktaterhöhung.

Das *cCT* zeigt bei der Enzephalitis unspezifische Veränderungen, wie diffuse subependymale Kontrastmittelanreicherung im Rahmen einer Ventrikulitis oder umschriebene Hypodensitäten im Bereich der weißen Substanz. Im MRT sind bisweilen signalreiche (T_2) Läsionen erkennbar, die oft Gadolinium anreichern und im Falle einer Ventrikulitis im Ependym gelegen sind (Burke et al. 1999). Nicht selten finden sich zusätzlich eine diffuse Hirnatrophie oder diffuse Marklagerhyperintensitäten (Miller et al. 1997). Insgesamt sind die Befunde unspezifisch und bereiten gerade bei AIDS-Patienten große differenzialdiagnostische Probleme. Bei der PRAM können eine Verdickung von Konus und Kauda sowie eine verstärkte Kontrastmittelaufnahme der lumbalen Leptomeningen sichtbar werden.

Die *kulturelle Virusanzucht* erfolgt bei der aktiven CMV-Infektion u. a. aus Speichel, Bronchialsekret, Urin, Blut oder Liquor. Bis zum Nachweis eines zytopathogenen Effekts können 1–6 Wochen vergehen; durch Zentrifugation des Probenmaterials auf die Zellkultur und konsekutiven immunzytochemischen Nachweis viraler Antigene ist eine Verkürzung der Diagnostik auf ca. 24 h möglich. Es ist zu bedenken, dass auch Gesunde intermittierend CMV mit dem Speichel oder dem Urin ausscheiden. Die Virusanzucht aus Liquor oder Hirngewebe gelingt nur selten, obwohl virale Bestandteile in den verschiedensten ZNS-Strukturen nachweisbar sind. CMV-Antigen (z. B. pp65) kann immunhistochemisch in befallenen Geweben oder in den Leukozyten des peripheren Blutes oder des Liquors sichtbar gemacht (IFT oder APAAP-Färbung) (Mastroianni et al. 1994; Revello et al. 1994). pp65 ist ein Strukturprotein aus dem Tegument des Virus.

Das sensitivste Verfahren zum CMV-Nachweis stellt derzeit die *Polymerase-Kettenreaktion (PCR)* dar. Die Liquor-PCR führt bereits frühzeitig im Krankheitsverlauf zu positiven Ergebnissen. Im Blut kann die PCR auch nach erfolgreicher Therapie noch Wochen bis Monate positiv bleiben. Hierfür ist mitunter auch latentes Virus verantwortlich. Positive Befunde, zumindest aus Blut, Speichel und Urin, müssen namentlich bei AIDS-Patienten mit Vorsicht und immer im Kontext der Klinik und anderer Befunde interpretiert werden, da CMV im AIDS-Stadium nahezu bei allen Patienten in diesen Körperflüssigkeiten nachgewiesen werden kann. Für die Diagnose einer CMV-Enzephalitis sollte nach Möglichkeit der Nachweis einer intrathekalen Antikörpersynthese und viraler Strukturen im Liquor oder Hirngewebe gegeben sein.

Der Nachweis *CMV-spezifischer Antikörper* vom Typ IgG und IgM ist die übliche Methode, aktive Infektionen nachzuweisen. Bei einer Erstinfektion erscheinen anti-CMV-IgM-Antikörper etwa 1 Woche, anti-CMV-IgG-Antikörper 2 Wochen nach Beginn der klinischen Symptomatik im Blut. Sekundärinfektionen gehen in wenigen Fällen mit einer neuerlichen IgM-Synthese, in der Regel jedoch nur mit einem signifikanten IgG-Titer-Anstieg (mehr als 4fach) einher. Bei Immunsupprimierten ist die Antikörperantwort verzögert, selten fehlt sie ganz. Auch bei Gesunden fluktuiert der Anti-CMV-IgG-Antikörpertiter. Aussagen über einen signifikanten Titer-Anstieg sind also mit

Vorbehalt zu betrachten. Zur Dokumentation des ZNS-Befalls ist der Nachweis einer intrathekalen Antikörperproduktion erforderlich. Er erfolgt mit Hilfe des Antikörperspezifitätsindex (ASI) (Felgenhauer und Reiber 1992).

Differenzialdiagnose

Bei der infektiösen Mononukleose muss an EBV, Toxoplasmose, HSV, Rötelnvirus, Adenoviren und an die akute HIV-Krankheit (Stadium I, CDC) gedacht werden. Wichtigste Differenzialdiagnose der Enzephalitis beim Immunkompetenten ist aufgrund der therapeutischen Konsequenzen die Herpes-simplex-Enzephalitis, bei AIDS-Kranken hingegen sind vor allem die Toxoplasmose, die progressive multifokale Leukenzephalopathie (PML), das primär zerebrale Lymphom und HIV selbst ursächlich zu bedenken. Die Myelitis erfordert den Ausschluss spinaler raumfordernder Prozesse (z. B. Abszess) und die Beachtung anderer Erreger. Der PRAM ähnliche Krankheitsbilder können durch HIV, ECHO-Viren, EBV, HSV-2, VZV, Toxoplasma gondii und Treponema pallidum hervorgerufen werden (Steiner et al. 1999).

Prophylaxe, Therapie und Prognose

Als wirksame Virustatika stehen Ganciclovir, Foscarnet und Cidofovir zur Verfügung (Tab. 1-7) (Whitley et al. 1998). Sie sind in ihrer Wirksamkeit vergleichbar, auch wenn Vergleichsstudien noch nicht in ausreichendem Ausmaß vorliegen. Wesentlicher Nach-

Tab. 1-7 Praktische antivirale Pharmakotherapie der CMV-Infektion (HWZ Halbwertszeit)

Ganciclovir (Cymeven®)

Pharmakokinetik
HWZ 4 h, bei Niereninsuffizienz bis 16 h, Liquorgängigkeit ca. 50 %, p.o. schlechte Resorption (Bioverfügbarkeit 6 %)

Induktionsdosis
2-mal 5(–7,5) mg/kg i.v. über je 1 h für 14–21 Tage (Dosisanpassung bei Niereninsuffizienz)

Erhaltungsdosis
1-mal 5(–10) mg/kg i.v. täglich (Dosisanpassung bei Niereninsuffizienz) oder
3-6 g täglich in drei Dosen p.o. (niedrige Dosis schlechter wirksam als i.v.-Gabe)

Zu beachten!
- Bei Niereninsuffizienz Dosisreduktion
- Cave Myelosuppression bei Kombination mit AZT
- Abbruch bei Neutropenie <500/µl. Ggf. Behandlung der Neutropenie mit G(M)-CSF (300 µg 3-mal pro Woche (Dosisanpassung))
- Ganciclovir erhöht die Spiegel von Didanosin (Videx®)

Nebenwirkungen
Neutropenie 20–40 %, Thrombozytopenie 24 %, Anämie 4 %, ZNS 6 % (akute Psychosen, Tremor, Epilepsie), Exanthem 7 %, Fieber 6 %, gastrointestinale Symptome, Thrombophlebitis

Monitoring
Differenzialblutbild und Kreatinin wöchentlich

Kontraindikationen
Neutropenie <500/µl, Thrombopenie <25.000/µl

Foscarnet (Foscavir®)

Pharmakokinetik
HWZ 2–6 h, gute Liquorgängigkeit

Tab. 1-7 Fortsetzung

Induktionsdosis
2-mal 90 mg/kg i.v. täglich über je 1–2 h für 14–21 Tage (Dosisanpassung bei Niereninsuffizienz)

Erhaltungsdosis
1-mal 90–120 mg/kg i.v. täglich (Dosisanpassung bei Niereninsuffizienz)

Zu beachten!
- Zentraler venöser Zugang erforderlich
- 0,5–1 l 0,9 % NaCl oder Glukose 5 % mit jeder Dosis zur Verminderung der Nephrotoxizität
- Steigerung der Nephrotoxizität bei gleichzeitiger Gabe anderer nephrotoxischer Medikamente
- Ggf. Elektrolyte (Kalium, Kalzium, Magnesium) oral substituieren

Nebenwirkungen
Nephrotoxizität: Kreatininanstieg 30 %, akutes Nierenversagen 2 %, Urämie 1 %, Elektrolytstörungen 15 %
Selten: Neutropenie, Anämie, gastrointestinale Symptome, Kopfschmerzen, Tremor, Schüttelfrost, Penisulzerationen

Monitoring
Induktion: Kreatinin und Elektrolyte 2-mal wöchentlich (Erhaltung: einmal wöchentlich)
Blutbild 2–4-wöchentlich

Kontraindikationen
Schwere Niereninsuffizienz

Cidofovir (Vistide®)

Pharmakokinetik
HWZ des wirksamen Diphosphonates 24–65 h

Induktionsdosis (Verabreichung über 1 h via Perfusor)
5 mg/kg i.v. einmal pro Woche für 2 Wochen (Dosisanpassung bei Niereninsuffizienz)

Erhaltungsdosis
5 mg/kg alle 2 Wochen (Dosisanpassung bei Niereninsuffizienz)

Zu beachten!
- Immer Kombination mit Probenecid: 2 g 3 h vor, je 1 g 2 und 8 h nach Ende der Cidofovir-Infusion
- 1 l 0,9 % NaCl-Lösung vor, ein weiterer Liter während oder nach der Cidofovir-Gabe
- Durch Probenecid werden die Spiegel aller im proximalen Nierentubulus ausgeschiedenen Medikamente erhöht (z. B. AZT [am Tag der Infusion aussetzen], Rifampicin, Trimethoprim-Sulfamethoxazol, nichtsteroidale Antirheumatika u. a.)
- Kein zentraler Venenkatheter notwendig
- Auf ausreichende Hydratation achten
- Andere potenziell nephrotoxische Medikamente 7 Tage vor erster Gabe absetzen

Nebenwirkungen
Nephrotoxizität (48 %; erhöhtes Risiko bei vorheriger Behandlung mit Foscarnet), Neutropenie (20 %), Exanthem, Fieber, Übelkeit, Uveitis, Haarausfall, Hypotonie

Monitoring
Vor jeder Gabe Kreatinin und Proteinausscheidung im Urin, Differenzialblutbild
Monatlich Augeninnendruckmessung und Spaltlampenuntersuchung

Kontraindikationen
Niereninsuffizienz (Kreatinin >1,5 mg/dl, Kreatininclearance <55 ml/min, Proteinurie >100 mg/dl), Verminderung des intraokulären Drucks um 50 %

---

teil von Ganciclovir ist die Myelotoxizität, bei Foscarnet ist es die Nephrotoxizität. Beide Präparate müssen täglich intravenös verabreicht werden. Die Effektivität von oralem Ganciclovir scheint etwas schlechter zu sein als die der parenteralen Applikation. Der große Vorteil von Cidofovir liegt in seiner langen Halbwertszeit und den dadurch möglichen großen Dosierungsintervallen, insbesondere in der Erhaltungsphase (zwei-

wöchentlich). Zu bedenken ist allerdings die Nephrotoxizität des Präparates, die eine Kombination mit Probenecid notwendig macht. Alle genannten Substanzen hemmen die virale DNA-Polymerase, unterdrücken also die virale Replikation, ohne das Virus zu eliminieren. Aufgrund des ähnlichen Wirkmechanismus besteht eine gewisse Kreuzresistenz. Bei immunsupprimierten Patienten gilt für alle Präparate, dass sich nach 2–3 Wochen Induktionstherapie bei fortbestehender Immunsuppression eine lebenslange Erhaltungstherapie mit reduzierter Dosis anschließt. Dies trifft für alle Manifestationen der CMV-Infektion zu. Bei Rezidiven unter der Erhaltungstherapie muss die Dosis erneut erhöht werden (Tabelle 1-7). Es bleibt abzuwarten, ob die gegen HIV-gerichtete antivirale Therapie (HAART) auch den natürlichen Verlauf von CMV-Infektionen verändert. Einzelfallberichte deuten an, dass es allein durch den Anstieg der CD4-Zellzahl zu einer Stabilisierung einer CMV-Retinitis kommen kann und dadurch dauerhafte Sekundärprophylaxe vielleicht überflüssig wird (Whitcup et al. 1997). Die US-amerikanischen Gesundheitsbehörden empfehlen, bei über 3–6 Monate konstant über 100–150/µl liegenden CD4-Zellzahlen die CMV-Prophylaxe erst nach Rücksprache mit einem Ophthalmologen abzusetzen (U.S. Public Health Service [USPHS] und Infectious Disease Society of America [IDSA] 1999). Die Entscheidung soll in Abhängigkeit vom fundoskopischen Befund, vom Zustand des kontralateralen Auges und von der Lokalisation der Retinapathologie abhängig gemacht werden. Sinkt die CD4-Zahl wieder unter 50–100/µl ab, so sollte die Sekundärprophylaxe wieder begonnen werden.
CMV-Infektionen bei immunkompetenten Individuen bedürfen in der Regel keiner Therapie. Der Einsatz der genannten Präparate bei dieser Patientengruppe, wenn das klinische Bild schwerwiegend ist, bleibt eine Ermessensfrage. Bei immunsupprimierten und AIDS-Patienten sollte immer ein Behandlungsversuch gemacht werden. Mittel der ersten Wahl ist in der Regel Ganciclovir (Crumpacker 1996). Hohe Ansprechraten erreicht man mit diesem Präparat bei der Chorioretinitis (80 %), der Kolitis (80 %) und der interstitiellen Pneumonie (50 %). Die besten Ergebnisse bei der Chorioretinitis wurden durch ein intraokuläres Ganciclovir-freisetzendes Implantat erzielt. Dieses erfordert allerdings einen Eingriff am Auge mit den damit verbundenen Risiken und kann seinerseits das Sehvermögen verschlechtern. Im Vergleich zu den Standarderhaltungsregimen mit intravenösem Ganciclovir ist die Rate von extraokulären CMV-Manifestationen oder kontralateralen Retinitiden höher bei Patienten mit okulärem Implantat. Wahrscheinlich muss dieses daher mit einer oralen Ganciclovir-Prophylaxe kombiniert werden. Ähnlich wirksame Alternativen zum intravenösen Ganciclovir bei der Chorioretinitis sind Foscarnet und Cidofovir (Tabelle 1-7).
Die Erfahrungen mit einer antiviralen Therapie bei neurologischen Manifestationen der CMV-Infektion im Rahmen von AIDS oder anderen Zuständen von Immunsuppression sind begrenzt, aufgrund der schlechten Prognose sollte ein Therapieversuch jedoch bei ausreichender diagnostischer Sicherheit umgehend durchgeführt werden. Einzelfallberichte und Erfahrungen an kleinen Patientenkollektiven deuten darauf hin, dass ca. 50 % der Patienten mit CMV-(Meningo-)Enzephalitis von einer Behandlung mit Ganciclovir profitieren. In Abhängigkeit von der Leukozytenzahl (Neutrophile sollten >500/µl liegen) und einer Begleittherapie mit Azidothymidin (AZT; cave Myelosuppression) ist daher Ganciclovir das Mittel der ersten Wahl. Liegen Kontraindikationen vor, so kommt der primäre Einsatz von Foscarnet in Betracht. Zu Cidofovir liegen bisher jedoch noch keine Untersuchungen vor. Bei Therapierefraktärität (z. B. Erregerresistenz) kann in Einzelfällen eine Kombinationstherapie mit Ganciclovir und Foscarnet erwogen werden.

In Einzelfällen hat sich eine antivirale Therapie auch auf CMV-induzierte Neuropathien bei AIDS-Patienten positiv ausgewirkt. Aufgrund der schlechten Prognose ist ein Therapieversuch bei der PRAM immer gerechtfertigt (Cohen et al. 1993).
Zum Therapie-Monitoring eignen sich klinische Untersuchung, bildgebende Verfahren, serielle Lumbalpunktionen und DNA-Nachweis mittels PCR im Liquor. Die Prognose der CMV-Enzephalitis scheint mit dem Verschwinden von CMV-DNA im Liquor korreliert zu sein (Cohen 1996).
Eine Expositionsprophylaxe ist nur bei Risikopatienten erforderlich (AIDS, Transplantation, Chemotherapie maligner Erkrankungen, angeborene Immundefekte). Wichtigste Maßnahme ist die Verwendung CMV-seronegativer oder leukozytenarmer Blutprodukte. Die medikamentöse Primärprophylaxe mit Aciclovir, Ganciclovir oder CMV-Hyperimmunglobulin bei Patienten nach Transplantation kann bei Risikotransplantationen (CMV-positives Organ, CMV-negativer Empfänger) erfolgreich sein (Dickinson et al. 1996), bei AIDS-Patienten wird sie in dieser Form nicht empfohlen. Hier scheint eine Primärprophylaxe mit Ganciclovir (3-mal 1 g, p.o.) bei Patienten mit weniger als 50 CD4-Zellen pro µl die Inzidenz von CMV-Infektionen um ca. 50 % zu reduzieren (Spector et al. 1996). Eine lebenslange Sekundärprophylaxe wird bei AIDS-Patienten nach stattgehabter Retinitis oder systemischer CMV-Infektion durchgeführt (s. o.).

Rechtliche und sozialmedizinische Gesichtspunkte

Namentlich meldepflichtig sind nach dem Infektionsschutzgesetz (§ 6 IfSG) Krankheitsverdacht, Erkrankung und Tod an CMV-Hepatitis. Über die Gefährdung von im Gesundheitswesen tätigem Personal durch CMV-Infektionen liegen wenige Berichte vor, man kann jedoch davon ausgehen, dass bei Einhaltung der allgemeinen Schutzmaßnahmen kein Risiko besteht. Schwangere sollten jedoch nicht in unmittelbaren Kontakt mit erkrankten Patienten gelangen, um eine für die Mutter zwar harmlose, aber für den Fetus u. U. gefährliche CMV-Infektion zu vermeiden, auch wenn das Risiko gering ist.

Literatur

Burke DG, Leonard DG, Imperiale TF, Valdez H, Karaman B, Shick E, Kalayjian RC (1999) The utility of clinical and radiographic features in the diagnosis of cytomegalovirus central nervous system disease in AIDS patients. Mol Diagn 4: 37–43

Cinque P, Cleator GM, Weber T, Monteyne P, Sindic C, Gerna G, van Loon AM, Klapper PE (1998) Diagnosis and clinical management of neurological disorders caused by cytomegalovirus in AIDS patients. European Union Concerted Action on Virus Meningitis and Encephalitis. J Neurovirol 4: 120–132

Cinque P, Marenzi R, Ceresa D (1997) Cytomegalovirus infections of the nervous system. Intervirology 40: 85–97

Cohen BA (1996) Prognosis and response to therapy of cytomegalovirus encephalitis and meningomyelitis in AIDS. Neurology 46: 444–450

Cohen BA, McArthur JC, Grohman S, Patterson B, Glass JD (1993) Neurologic prognosis of cytomegalovirus polyradiculomyelopathy in AIDS. Neurology 43: 493–499

Crumpacker CS (1996) Ganciclovir. N Engl J Med 335: 721–729

Dickinson BI, Gora-Harper ML, McCraney SA, Gosland M (1996) Studies evaluating high-dose acyclovir, intravenous immune globulin, and cytomegalovirus hyperimmunoglobulin for prophylaxis against cytomegalovirus in kidney transplant recipients. Ann Pharmacother 30: 1452–1464

Felgenhauer K, Reiber H (1992) The diagnostic significance of antibody specificity indices in multiple sclerosis and herpes virus induced diseases of the nervous system. Clin Invest 70: 28–37

Fiala M, Singer EJ, Graves MC, Tourtellotte WW, Stewart JA, Schable CA, Rhodes RH, Vinters HV (1993) AIDS dementia complex complicated by cytomegalovirus encephalopathy. J Neurol 240: 223–231

GRASSI MP, CLERICI F, PERIN C, D'ARMINIO MONFORTE A, VAGO L, BORELLA M, BOLDORINI R, MANGONI A (1998) Microglial nodular encephalitis and ventriculoencephalitis due to cytomegalovirus infection in patients with AIDS: two distinct clinical patterns. Clin Infect Dis 27: 504–508

MASTROIANNI CM, SEBASTIANI G, FOLGORI F, AJASSA C, VULLO V, VOLPI A (1994) Detection of cytomegalovirus-matrix protein (pp65) in leukocytes of HIV-infected patients with painful peripheral neuropathy. J Med Virol 44: 172–175

MCCUTCHAN JA (1995) Clinical impact of cytomegalovirus infections of the nervous system in patients with AIDS. Clin Infect Dis 21 Suppl 2: S196–201

MILLER RF, LUCAS SB, HALL-CRAGGS MA, BRINK NS, SCARAVILLI F, CHINN RJ, KENDALL BE, WILLIAMS IG, HARRISON MJ (1997) Comparison of magnetic resonance imaging with neuropathological findings in the diagnosis of HIV and CMV associated CNS disease in AIDS. J Neurol Neurosurg Psychiatry 62: 346–351

PROSCH S, SCHIELKE E, REIP A, MEISEL H, VOLK HD, EINHAUPL KM, KRUGER DH (1998) Human cytomegalovirus (HCMV) encephalitis in an immunocompetent young person and diagnostic reliability of HCMV DNA PCR using cerebrospinal fluid of nonimmunosuppressed patients. J Clin Microbiol 36: 3636–3640

REVELLO MG, PERCIVALLE E, SARASINI A, BALDANTI F, FURIONE M, GERNA G (1994) Diagnosis of human cytomegalovirus infection of the nervous system by pp65 detection in polymorphonuclear leukocytes of cerebrospinal fluid from AIDS patients. J Infect Dis 170: 1275–1279

SAID G, LACROIX C, CHEMOUILLI P, GOULON GOEAU C, ROULLET E, PENAUD D, DE BROUCKER T, MEDURI G, VINCENT D, TORCHET M, et al (1991) Cytomegalovirus neuropathy in acquired immunodeficiency syndrome: a clinical and pathological study. Ann Neurol 29: 139–146

SANISLO SR, LOWDER CY, KAISER PK (1998) Optic nerve head neovascularization in a patient with inactive cytomegalovirus retinitis and immune recovery. Am J Ophthalmol 126: 318–320

SPECTOR SA, MCKINLEY GF, LALEZARI JP, SAMO T, ANDRUCZK R, FOLLANSBEE S, SPARTI PD, HAVLIR DV, SIMPSON G, BUHLES W, WONG R, STEMPIEN MJ (1996) Oral Ganciclovir for the Prevention of Cytomegalovirus Disease in Persons with AIDS. N Engl J Med 334: 1491–1497

STEINER I, COHEN O, LEKER RR, RUBINOVITCH B, HANDSHER R, HASSIN-BAER S, GILDEN DH, SADEH M (1999) Subacute painful lumbosacral polyradiculoneuropathy in immunocompromised patients. J Neurol Sci 162: 91–93

U.S. Public Health Service (USPHS), Infectious Disease Society of America (IDSA) (1999) Guidelines for the Prevention of Opportunistic Infections in Persons Infected with the Human Immunodeficiency Virus.

VISSER LH, VAN DER MECHE FG, MEULSTEE J, ROTHBARTH PP, JACOBS BC, SCHMITZ PI, VAN DOORN PA (1996) Cytomegalovirus infection and Guillain-Barre syndrome: the clinical, electrophysiologic, and prognostic features. Dutch Guillain-Barre Study Group. Neurology 47: 668–673

WHITCUP SM, FORTIN E, NUSSENBLATT RB, POLIS MA, MUCCIOLI C, BELFORT RJr (1997) Therapeutic effect of combination antiretroviral therapy on cytomegalovirus retinitis. JAMA 277: 1519

WHITLEY RJ, JACOBSON MA, FRIEDBERG DN, HOLLAND GN, JABS DA, DIETERICH DT, HARDY WD, POLIS MA, DEUTSCH TA, FEINBERG J, SPECTOR SA, WALMSLEY S, DREW WL, POWDERLY WG, GRIFFITHS PD, BENSON CA, KESSLER HA (1998) Guidelines for the treatment of cytomegalovirus diseases in patients with AIDS in the era of potent antiretroviral therapy: recommendations of an international panel. International AIDS Society-USA. Arch Intern Med 158: 957–969

YUKI N, YAMAMOTO T, HIRATA K (1998) Correlation between cytomegalovirus infection and IgM anti-MAG/SGPG antibody-associated neuropathy. Ann Neurol 44: 408–410

1.2.4 Epstein-Barr-Virus

ANDREAS BITSCH

Zusammenfassung

Krankheitsbilder: Infektiöse Mononukleose (Pfeiffersches Drüsenfieber), Enzephalitis, Myelitis, Reye-Syndrom, Guillain-Barré-Syndrom, Fazialisparese, Optikusneuritis, lympho-epitheliales Nasopharynxkarzinom, Burkitt-Lymphom, primär zerebrale Lymphome

Labordiagnostik: Serologie und PCR in Blut und Liquor

Zusatzdiagnostik: MRT (unspezifisch)

Therapie: Derzeit keine spezifische Therapie möglich.

Epidemiologie

Die meisten Primärinfektionen mit EBV finden im Adoleszentenalter statt; in 28–74 % sind sie symptomatisch. Primärinfektionen bei Kleinkindern bleiben zumeist inapparent. Die Inzidenz der infektiösen Mononukleose beläuft sich bei Jugendlichen und Erwachsenen auf ca. 8.000/1 Mio. Neurologische Komplikationen werden nur in 5–7 % dieser Fälle beobachtet. Die meisten verlaufen blande, nur in 0,5 % der EBV-Infektionen finden sich schwer wiegende neurologische Komplikationen. In Ländern mit niedrigerem sozioökonomischen Standard erfolgt die Durchseuchung bereits im Kindesalter. Insgesamt nimmt die Inzidenz mit Armut und hoher Bevölkerungsdichte zu. EBV wird vor allem durch Speichel bzw. engen oralen Kontakt („kissing disease") übertragen. Außerdem kommt es in seltenen Fällen zu einer Virusübertragung durch Blutprodukte oder Organtransplantate. In Mitteleuropa sind mehr als 90 % der Erwachsenen seropositiv, d. h. latent infiziert.
Symptomatisch verlaufen bei immunkompetenten Individuen fast nur die Primärinfektionen. Einige neurologische Manifestationen (z. B. GBS, Fazialisparese) beobachtet man jedoch auch bei Sekundärinfektionen. Im Zustand der Immunsuppression kann es ebenfalls zu einer symptomatischen Sekundärinfektion kommen.

Erregereigenschaften und Pathogenese

Die Inkubationszeit beträgt bei der Primärinfektion des Erwachsenen ca. 30–50 Tage. EBV bindet an den CD21-Rezeptor, der zudem als Rezeptor für die Komplementkomponente C3d fungiert, und infiziert auf diese Weise B-Zellen. Im Rahmen einer akuten EBV-Infektion kommt es dadurch zu einer polyklonalen B-Zell-Aktivierung, die indirekt zu einer ausgeprägten Proliferation CD8-positiver T-Lymphozyten führt. Unter diesen befinden sich auch solche, die als zytotoxische T-Zellen spezifisch gegen EBV-infizierte Zellen gerichtet sind, so dass es gleichsam zu einer Selbstlimitierung der Infektion kommt, wodurch die meisten EBV-Infektionen inapparent verlaufen. Bei überschießender Aktivierung von CD8-positiven T-Suppressor-Zellen kann ein Zustand der Immunsuppression entstehen. EBV kann damit neben einem, wahrscheinlich durch einwandernde infizierte B-Lymphozyten bedingten, direkten ZNS-Befall auch Schrittmacher für andere Erreger sein. Im Stadium der Latenz sind v. a. B-Lymphozyten infiziert, die im peripheren Blut in einer Frequenz von ca. 1–10/1 Mio auftreten. Auch bei gesunden, latent infizierten Individuen kommt es häufig zur oralen asymptomatischen Ausscheidung von EBV.

Klinische Symptomatik (Tab. 1-8)

Die typischen Zeichen der *infektiösen Mononukleose* („Pfeiffersches Drüsenfieber") sind Fieber, Angina mit „rauem Hals", petechiale Blutungen am harten Gaumen bzw. am Pharynx, starker Foetor ex ore sowie Lymphknotenschwellungen und Splenomegalie. Die Inkubationszeit beträgt bei Jugendlichen 10–14 Tage und bei Erwachsenen 4–8 Wochen. Neurologische Symptome können sich vor, während oder nach den klassischen Mononukleosesymptomen manifestieren (Corssmit et al. 1997). Selten sind sie einziges Symptom der EBV-Infektion. Häufig treten im Rahmen einer Mononukleose Kopfschmerzen auf. Nicht selten findet sich auch eine geringgradige Nackensteife, ohne dass Liquorveränderungen eine Meningitis anzeigen.
Die *Meningoenzephalitis* ist selten, betrifft keine bevorzugten Regionen und kann sich als diffuse oder fokale Enzephalitis nahezu im gesamten ZNS manifestieren. Sie verläuft meist akut, nur ausnahmsweise auch chronisch. Leitsymptome sind Meningismus, Photophobie und Bewusstseinsstörungen. Kopfschmerzen und Verhaltensauffälligkeiten, auch psychotische Bilder, sind relativ häufig. Seltener sind Herdsymptome wie Epilepsie, Doppelbilder, choreatiforme Bewegungen, Hemiparese, Aphasie, Hemianopsie, Ataxie, Schwindel, Sprech- und Schreibstörungen. Ein relativ charakteristisches klinisches Bild geht mit optischen Halluzinationen, Metamorphopsien und anderen bizarren Wahrnehmungsstörungen einher und wird auch als „Alice-in-wonderland"-Syndrom bezeichnet (Liaw und Shen 1991). Wie bei der VZV-Infektion kann sich auch eine EBV-Enzephalitis vornehmlich als Zerebellitis manifestieren, die überwiegend bei Kindern auftritt und durch eine Ataxie gekennzeichnet ist. Im Allgemeinen manifestiert sich die (Meningo-)Enzephalitis auf dem Höhepunkt der Infektion, so dass in der Mehrzahl der Fälle die oben aufgeführten Zeichen der akuten infektiösen Mononukleose vorliegen.

Tab. 1-8 Symptome und Komplikationen der infektiösen Mononukleose

Symptome
Lymphadenopathie 94 %, Pharyngitis 82 %, Fieber 76 %, Splenomegalie 52 %, Hepatomegalie 12 %, Enanthem 11 %, Exanthem 10 %, Ikterus 9 %
Komplikationen
Blut: Hämolyse, Thrombozytopenie, Neutropenie, aplastische Anämie *Nervensystem:* Meningoenzephalitis, Querschnittsmyelitis, Reye-Syndrom, Guillain-Barré-Syndrom, Hirnnervenparesen, Neuritis, autonome Neuropathie, primär zerebrale Lymphome *Herz:* Myokarditis, Perikarditis *HNO:* Streptokokkenpharyngitis, Nasopharynxkarzinom, orale Haarzellleukoplakie *Lunge:* Pneumonie, Pleuritis, hiliäre Lymphadenopathie *Niere:* Interstitielle Nephritis, Glomerulonephritis *Leber:* Hepatitis, fulminante Lebernekrose, Reye-Syndrom *Milz:* Splenomegalie (50 %), Ruptur *Immunsystem:* Anergie, Hypo- oder Hypergammaglobulinämie, lymphoproliferative Syndrome, Burkitt-, Non-Hodgkin-Lymphome

Die häufigste durch EBV hervorgerufene Hirnnervenaffektion ist die *Fazialisparese.* Sie kann ein- oder beidseitig, isoliert oder zusammen mit anderen Symptomen und im Anschluss an eine infektiöse Mononukleose oder eine inapparente EBV-Infektion auftreten. Der Liquor zeigt dabei entweder keine pathologischen Veränderungen oder (selten) eine leichte Proteinerhöhung. Im Übrigen kann nahezu jeder Hirnnerv isoliert oder in Kombination mit anderen betroffen sein. Beschrieben sind Läsionen des N. opticus (Optikusneuritis), des achten Hirnnerven (Hörsturz) und des N. trigeminus.
Eine *Beteiligung des peripheren Nervensystems* manifestiert sich als Mononeuritis, Mononeuritis multiplex oder Polyneuritis. Meistens sind die Symptome auf eine Extremität beschränkt und betreffen den Plexus brachialis oder einen peripheren Armnerv. Die Neuritiden äußern sich mit schmerzhaften Paresen und Sensibilitätsausfällen und treten ca. eine Woche nach Beginn der Mononukleose in Erscheinung. Sie kommen jedoch auch isoliert vor. Eine autonome Neuropathie kann sich im Rahmen einer infektiösen Mononukleose als akute Pandysautonomie manifestieren. Wichtigste Symptome sind orthostatische Hypotension, Übelkeit, Erbrechen, Obstipation oder Diarrhö, Störungen der Pupillomotorik und Blasenatonie. In Einzelfällen lassen sich auch Polio-ähnliche Krankheitsbilder auf eine EBV-Infektion zurückführen (Wong et al. 1999).
Selten tritt eine akute Querschnittsmyelitis im Rahmen einer EBV-Infektion auf. Sie verläuft oft protrahiert, hat aber eine gute Prognose.
EBV gehört zu den Erregern, die im Anschluss an eine akute Infektion ein *Guillain-Barré-Syndrom* (GBS) auslösen können. Dies betrifft sowohl die Primär- als auch die Sekundärinfektion. Die Latenz zwischen akuter symptomatischer oder auch asymptomatischer EBV-Infektion und dem GBS beträgt ca. 2–3 Wochen. Das durch EBV hervorgerufene GBS verläuft klinisch ähnlich wie alle anderen GBS-Fälle. In ca. 65 % kommt es neben den motorischen Ausfällen auch zu Sensibilitätseinschränkungen. In 75 % beobachtet man Hirnnervenausfälle (v. a. N. facialis).
In Einzelfällen kann im Gefolge von EBV-Infektionen nach 1–3 Wochen ein Reye-Syndrom (Kap. 1.19.2) mit fettiger Leberdegeneration und Enzephalopathie assoziiert sein.
Primär zerebrale Lymphome sind insbesondere im Zustand der Immunsuppression (AIDS, Transplantationen) häufig mit EBV assoziiert. Daraus ergeben sich zurzeit nur diagnostische, aber keine therapeutischen Konsequenzen.

Diagnostik

Relativ typisch, bei neurologischen Manifestationen aber nicht immer nachweisbar, sind *Blutbildveränderungen* mit relativer Lymphozytose, Neutropenie und atypischen Lymphozyten. Gelegentlich steigen im Rahmen einer Begleithepatitis die Leberenzyme an.
Die *Liquorveränderungen* sind unspezifisch. Eine leichte Proteinerhöhung kann insbesondere bei den Neuropathien, beim GBS und bei der Zerebellitis auch ohne Zellzahlerhöhung auftreten. Oft ist aber eine leichte lymphozytäre Pleozytose von gewöhnlich weniger als 200 Zellen/µl zu finden. Selten treten ähnlich wie im peripheren Blut atypische Zellen auf. Nur ausnahmsweise gelingt der direkte Virusnachweis im Liquor. EBV-Enzephalitiden können insbesondere in einem chronischen Stadium mit einer lokalen IgG-Produktion, dem Nachweis oligoklonaler IgG-Banden und auch mit einer intrathekalen Synthese EBV-spezifischer Antikörper einhergehen (Tselis et al. 1997).
Im *EEG* findet man bei der Enzephalitis pathologische Veränderungen. Eine diffuse irreguläre Slow-wave-Aktivität ist häufig. Diese erscheint manchmal nur periodisch mit hochgespannten Komplexen und Herdbefunden.

Die *bildgebende Diagnostik* ist unspezifisch und gibt keinen erregerspezifischen Hinweis. Die häufigsten Befunde bei der Enzephalitis sind im cCT umschriebene Hypodensitäten und im MRT Hypo- (T_1-Wichtung) oder Hyperintensitäten (T_2-Wichtung). Zusätzlich können kontrastmittelanreichernde raumfordernde Läsionen beobachtet werden. Läsionen in den Stammganglien oder periventrikulär sind nicht ungewöhnlich (Ono et al. 1998; Shian und Chi 1996).
Die *erregerspezifische Diagnostik* der EBV-Infektion basiert hauptsächlich auf serologischen Untersuchungen. Der Nachweis heterophiler Antikörper (Paul-Bunnell-Reaktion) spielt heute praktisch keine Rolle mehr. Im Verlauf einer Infektion werden Antikörper gegen eine Vielzahl viraler Proteine gebildet. Während einer Primärinfektion entstehen zuerst Antikörper (IgM und IgG) gegen das virale Kapsidantigen (VCA). Kurz darauf erfolgt die Bildung von Antikörpern gegen das early Antigen (EA) und wenig später auch gegen das EBV-induzierte nukleäre Antigen EBNA-2. Sowohl die Titer der EA-Antikörper als auch die der Anti-VCA-IgM-Antikörper sinken im weiteren Verlauf der Infektion wieder ab und sind nach einigen Wochen bis Monaten nicht mehr nachweisbar. Merkmal der akuten Primärinfektion ist außerdem das Fehlen von Anti-EBNA-1-Antikörpern (Abb. 1-12).
Als Zeichen der latenten EBV-Infektion gelten die persistierenden Anti-VCA-IgG-, Anti-EBNA-2- und Anti-EBNA-1-Antikörper. Letzterer wird erst einige Monate nach der Primärinfektion gebildet. Bei Immunsupprimierten können Anti-EBNA-1-Antikörper auch abnehmen oder gar nicht mehr nachweisbar sein. Die Diagnose der Sekundärinfektion gelingt anhand eines signifikanten (>4fachen) Titeranstiegs der Anti-VCA-IgG-Antikörper und eines erneuten Auftretens von Anti-EA-Antikörpern. Unterstützt werden kann die Diagnose der Reaktivierung durch das Absinken des Anti-EBNA-1-Titers und das Ansteigen des Anti-EBNA-2-Titers. Lange persistierende hohe Anti-EA- und Anti-VCA-IgG-Titer (>1:640 bzw. >1:5.120), die man besonders bei Immunsupprimierten häufiger beobachtet, sind möglicherweise Zeichen einer chronischen EBV-Infektion. Für die Diagnose einer ZNS-Infektion ist der Nachweis einer spezifischen, intrathekalen Antikörperproduktion mit Hilfe des Antikörperspezifitätsindex von ausschlaggebender Bedeutung (Felgenhauer und Reiber 1992). Intrathekal produzierte Antikörper sind jedoch nicht in jedem Fall einer ZNS-Komplikation nachweisbar.

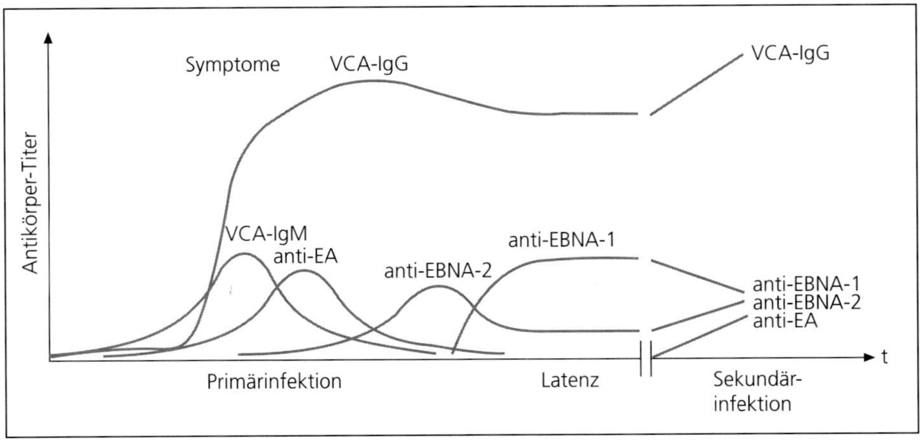

Abb. 1-12 Schema zum Titerverlauf der verschiedenen Antikörpertypen im Verlauf einer Epstein-Barr-Virus-Infektion.

Der Nachweis von EBV-DNA mit Hilfe der PCR ist möglich, führt aber auch bei latenter Infektion zumindest im Blut zu positiven Ergebnissen. Im Liquor kann bei adäquater Technik der Nachweis von EBV-DNA als Hinweis auf eine floride Infektion gewertet werden. Die Sensitivität der PCR zum Nachweis einer EBV-Infektion des Nervensystems bei immunkompetenten Individuen ist nicht bekannt (Tselis et al. 1997). Im Rahmen von AIDS oder anderen Formen der Immunsuppression muss bei Vorliegen weiterer klinischer und bildgebender Indizien der Nachweis von EBV-DNA als Hinweis auf ein primär zerebrales Lymphom gewertet werden (Flinn und Ambinder 1996).

Differenzialdiagnose

Insbesondere Infektionen mit Toxoplasma gondii, CMV, Adenoviren und HIV können Syndrome hervorrufen, die klinisch der infektiösen Mononukleose einschließlich ihrer neurologischen Komplikationen ähneln. Wichtigste Differenzialdiagnose bei der Enzephalitis ist die Herpes-simplex-Virus-Enzephalitis. Selbst beim kleinsten Verdacht sollte hier umgehend mit Aciclovir behandelt werden.

Therapie und Prognose

Derzeit gibt es keine spezifische, allgemein anerkannte Therapie der EBV-induzierten Erkrankungen. Im Allgemeinen ist die Prognose der infektiösen Mononukleose und auch ihrer neurologischen Komplikation gut, so dass Allgemeinmaßnahmen wie Fiebersenkung und Bettruhe meist ausreichend sind. Anstrengende körperliche Aktivität sollte mindestens einen Monat, bei Vorliegen einer Splenomegalie noch länger vermieden werden (cave Milzruptur). Die symptomatische Therapie einer obstruierenden Tonsillitis (z. B. Tracheotomie) oder von Zytopenien im peripheren Blut (z. B. Blutkomponententherapie) ist selten notwendig. Wenn auf entzündlich veränderten Tonsillen Streptokokken nachgewiesen werden, was in bis zu 30 % der Fall ist, sollte zur Vermeidung von Poststreptokokkenkomplikationen eine antibiotische Therapie mit Penicillin (Penicillin V 3-mal 500.000 E. p.o.) oder Erythromycin (3-mal 0,5 g p.o.) über 10–14 Tage durchgeführt werden. In jedem Fall zu vermeiden ist Ampicillin, das bei der infektiösen Mononukleose in bis zu 100 % zu einem Arzneimittelexanthem führt. Antivirale Substanzen haben bei der unkomplizierten Mononukleose keinen klinischen Nutzen.
Wenn keine Immunsuppression vorliegt, können bei der Enzephalitis insbesondere bei Vorliegen lebensbedrohlicher Komplikationen (z. B. Hirnödem, Hirnstammbefall mit respiratorischer Insuffizienz) Glukokortikoide eingesetzt werden. Ihr Einsatz ist allerdings umstritten (Mc Gowan et al. 1992). In schwer wiegenden Fällen kann der Einsatz von Ganciclovir und Foscarnet erwogen werden. Beide Substanzen haben eine in vitro-Wirksamkeit gegen EBV, wurden aber noch nicht in größeren klinischen Studien evaluiert. Aufgrund der Tatsache, dass auch immunpathologische Prozesse mit Disinhibition der Lymphoproliferation bei der EBV-Infektion, insbesondere der Meningitis, eine Rolle zu spielen scheinen, schlagen einige Autoren eine immunsuppressive Therapie bei schwer wiegenden Verläufen vor (Schellinger et al. 1999).
Die Therapie der EBV-assoziierten primären zerebralen Lymphome bei AIDS-Patienten ist schwierig. Bestrahlung und Chemotherapie kommen zum Einsatz. Der Nutzen einer antiviralen Therapie ist bisher nur an kleinen Patientengruppen untersucht. Erste Ergebnisse einer Kombinationstherapie mit AZT, Ganciclovir und Interleukin-2 sind Erfolg versprechend (Raez et al. 1999). Auch eine Therapie mit Interleukin-2 und ho-

hen Dosen von Aciclovir ist in Erprobung. Der Therapieerfolg kann mittels PCR im Liquor überprüft werden. Sie wird negativ, wenn die Erkrankung auf die Therapie anspricht (Antinori et al. 1999).

Literatur ANTINORI A, CINGOLANI A, DE LUCA A, GAIDANO G, AMMASSARI A, LAROCCA LM, ORTONA L (1999) Epstein-Barr virus in monitoring the response to therapy of acquired immunodeficiency syndrome-related primary central nervous system lymphoma. Ann Neurol 45: 259–261

CORSSMIT EP, LEVERSTEIN-VAN HALL MA, PORTEGIES P, BAKKER P (1997) Severe neurological complications in association with Epstein-Barr virus infection. J Neurovirol 3: 460–464

FELGENHAUER K, REIBER H (1992) The diagnostic significance of antibody specificity indices in multiple sclerosis and herpes virus induced diseases of the nervous system. Clin Invest 70: 28–37

FLINN IW, AMBINDER RF (1996) AIDS primary central nervous system lymphoma. Curr Opin Oncol 8: 373–376

LIAW SB, SHEN EY (1991) Alice in Wonderland syndrome as a presenting symptom of EBV infection. Pediatr Neurol 7: 464–466

MC GOWAN JE, CHESNEY PJ, CROSSLEY KB, LA FORCE FM (1992) Guidelines for the use of systemic glucocorticosteroids in the management of selected infections. Working Group on Steroid Use, Antimicrobial Agents Committee, Infectious Disease Society of America. J Infect Dis 165: 1–13

ONO J, SHIMIZU K, HARADA K, MANO T, OKADA S (1998) Characteristic MR features of encephalitis caused by Epstein-Barr virus: a case report. Pediatr Radiol 28: 569–570

RAEZ L, CABRAL L, CAI JP, LANDY H, SFAKIANAKIS G, BYRNE GE Jr, HURLEY J, SCERPELLA E, JAYAWEERA D, HARRINGTON WJ Jr (1999) Treatment of AIDS-related primary central nervous system lymphoma with zidovudine, ganciclovir, and interleukin 2. AIDS Res Hum Retroviruses 15: 713–719

SCHELLINGER PD, SOMMER C, LEITHAUSER F, SCHWAB S, STORCH-HAGENLOCHER B, HACKE W, KIESSLING M (1999) Epstein-Barr virus meningoencephalitis with a lymphoma-like response in an immunocompetent host. Ann Neurol 45: 659–662

SHIAN WJ, CHI CS (1996) Epstein-Barr virus encephalitis and encephalomyelitis: MR findings. Pediatr Radiol 26: 690–693

TSELIS A, DUMAN R, STORCH GA, LISAK RP (1997) Epstein-Barr virus encephalomyelitis diagnosed by polymerase chain reaction: detection of the genome in the CSF. Neurology 48: 1351–1355

WONG M, CONNOLLY AM, NOETZEL MJ (1999) Poliomyelitis-like syndrome associated with Epstein-Barr virus infection. Pediatr Neurol 20: 235–237

1.2.5 Humanes Herpesvirus 6 (HHV-6)

ANDREAS BITSCH

Zusammenfassung

Krankheitsbilder: Exanthema subitum (Roseola infantum, kritisches Dreitagefieber), lymphoproliferative Erkrankungen, Hepatitis, interstitielle Pneumonie, Mononukleose-ähnliches Syndrom, Guillain-Barré-Syndrom, Meningoenzephalitis, Fieberkrämpfe

Labordiagnostik: Serologie und PCR aus Blut und Liquor

Zusatzdiagnostik: MRT und EEG (unspezifisch)

Therapie: Keine spezifische Therapie möglich.

Epidemiologie

Das humane Herpesvirus 6 (HHV-6) wurde 1986 erstmals bei AIDS-Patienten entdeckt. Die Durchseuchung beträgt bereits nach dem 2. Lebensjahr >90 % (Braun et al. 1997). Im Verlauf des Erwachsenenalters nimmt die Seroprävalenz wieder ab und erreicht jenseits des 40. Lebensjahrs ca. 60 %. Die Übertragung erfolgt über den Speichel von Virusausscheidern.

Erregereigenschaften und Pathogenese

Das Virus ist stark verwandt mit HHV-7 und CMV. Zwei Varianten sind bekannt. Variante A konnte bisher keiner Krankheitsentität zugeordnet werden. Variante B ist Verursacher des *Exanthema subitum* und dessen neurologischer Komplikationen (Enzephalitis, Fieberkrämpfe). Die Inkubationszeit beim Exanthema subitum beträgt 5–10 Tage. Ob HHV-6 auch bei Erwachsenen eine Enzephalitis auslösen kann, ist unklar. Bei immunsupprimierten Patienten konnte jedoch mehrfach ein generalisierter HHV-6-Befall des ZNS nachgewiesen werden (Corbellino et al. 1993, Drobyski et al. 1994). Auch von latent infizierten Gesunden wird HHV-6 häufig mit dem Speichel ausgeschieden und HHV-6-DNA kann nicht selten im Blut nachgewiesen werden.
Bei Erwachsenen wird eine Rolle des HHV-6 bei der Auslösung des *Guillain-Barré-Syndroms* (GBS) diskutiert. In solchen Fällen hat man im Vergleich zu Patienten mit anderen neurologischen Erkrankungen und zu Gesunden eine signifikant höhere Seroprävalenz mit höheren Antikörpertitern feststellen können (Merelli et al. 1992).
Das *chronische Müdigkeitssyndrom* (chronic fatigue syndrome) soll mit einer Inzidenz von bis zu 1/1.000 Erwachsene vorkommen (Komaroff und Buchwald 1998). Über endemisches Auftreten wurde berichtet (Lake Tahoe syndrome). Die Ätiologie ist nicht geklärt. Bei den betroffenen Patienten findet man serologische Reaktionen gegen verschiedenste Viren (z. B. EBV, Coxsackie B). Bei der am Lake Tahoe betroffenen Gruppe von Patienten wurde in 63 % sich aktiv replizierendes HHV-6 im Blut gefunden. Ob dies nur ein Epiphänomen war, ist unklar.
Auch bei der *Multiplen Sklerose* (MS) wird HHV-6 als ätiologisches Agens diskutiert, zumal virale Antigene in Läsionen nachgewiesen werden konnten. Bisher ist der Zusammenhang zwischen HHV-6 und MS nicht geklärt; möglicherweise spielt das Virus während eines umschriebenen Zeitpunkts während der MS-Pathogenese oder auch nur bei einer Untergruppe von Patienten eine Rolle (Jacobson 1998).

Klinische Symptomatik

Das *Exanthema subitum* (Roseola infantum, kritisches Dreitagefieber) ist eine benigne Erkrankung der ersten 2–3 Lebensjahre, die nach einer 3–4-tägigen Fieberphase mit einem makulopapulösen Exanthem einhergeht.
Neurologische Komplikationen beim Exanthema subitum sind generalisierte oder fokale epileptische Anfälle, die v.a. während des Fieberanstiegs beobachtet werden (Kimberlin und Whitley 1998). Aufgrund des positiven HHV-6-DNA-Nachweises im Liquor bei solchen Patienten muss eine direkte ZNS-Beteiligung im Sinne einer Enzephalitis postuliert werden. Die eigentliche HHV-6-induzierte Enzephalitis beginnt meistens vor dem Auftreten des typischen Exanthems und kann mit Bewusstseinsstörungen, Paresen und respiratorischer Insuffizienz einhergehen (Suga et al. 1993). Eine Mitbeteiligung

der Meningen im Sinne einer Meningoenzephalitis ist denkbar. Selten verläuft die Erkrankung letal, oder es kommt zur chronischen Epilepsie. Auch ein Zusammenhang der okkasionellen Fieberkrämpfe im Säuglings- und Kleinkindesalter mit der HHV-6-(Primär)Infektion wird diskutiert.
Das *chronische Müdigkeitssyndrom* (chronic fatigue syndrome, Lake Tahoe syndrome) ist ein bislang schlecht definiertes und möglicherweise heterogenes Krankheitsbild, das gehäuft bei Frauen im Alter von 35–38 Jahren auftritt. Neben einer ausgeprägten, paralysierenden Müdigkeit werden eine Vielzahl von Symptomen beschrieben (z. B. Konzentrationsstörungen, Angstsyndrome, Schlafstörungen, Myalgien, Kopfschmerzen, Lymphknotenschwellungen, Arthralgien, Fieber). In einigen Fällen wurde über neurologische Symptome wie Epilepsie, transiente Ataxie und flüchtige Paresen berichtet (Komaroff und Buchwald 1998).
Auch das *Guillain-Barré-Syndrom* wurde im Anschluss an HHV-6 Infektionen beobachtet. Es zeichnet sich nicht durch Besonderheiten der Befunde oder des klinischen Verlaufs aus.

Diagnostik

Wie auch bei anderen viralen Infektionen, beobachtet man im Blutbild initial eine Granulozytose, die bald in eine Leukopenie mit relativer Lymphozytose übergeht. Im Liquor findet sich bei der Enzephalitis eine lymphomonozytäre Pleozytose mit Proteinerhöhung bei normalem Laktatgehalt. Das EEG kann bei der Enzephalitis unspezifisch verändert sein. Im cCT können sich Areale verminderter Dichte zeigen. Der MRT-Befund kann wie bei akuter demyelinisierender Enzephalomyelitis aussehen (Kamei et al. 1997).
Der Erregernachweis erfolgt direkt über Viruskultur in den ersten Tagen oder indirekt über Darstellung einer Antikörperreaktion vom IgG- oder IgM-Typ. Möglicherweise können durch Bestimmung der Avidität der spezifischen IgG-Antikörper latente und rekurrente Infektionen von frischen Primärinfektionen unterschieden werden. In den ersten Monaten nach einer Primärinfektion fanden einige Autoren nur niedrig avide Antikörper, während hoch avide Antikörper erst später bzw. im Rahmen einer Sekundärinfektion oder Reaktivierung nachgewiesen wurden (Ward et al. 1993a, Ward et al. 1993b).
Die Amplifikation viraler DNA mit Hilfe der Polymerase-Kettenreaktion (PCR) gelingt aus dem Blut auch während der latenten Infektion. Positive Ergebnisse aus dem Liquor zeigen bei der aktiven Infektion sensitiv die Beteiligung des zentralen Nervensystems an (Suga et al. 1993).

Differenzialdiagnose

Das Exanthema subitum muss von anderen exanthematisch verlaufenden Kinderkrankheiten abgegrenzt werden. Die Differenzialdiagnose der Meningoenzephalitis erstreckt sich auf nahezu alle Erreger, die ein solches Krankheitsbild hervorrufen können. Beim chronischen Müdigkeitssyndrom, das derzeit eine Ausschlussdiagnose ist, müssen insbesondere psychiatrische (z. B. Depression, Polytoxikomanie), neuromuskuläre (z. B. Myositiden, Polymyalgie, Polyneuropathien) und internistische Erkrankungen (z. B. Neoplasien, Autoimmunerkrankungen, Hypothyreose) ausgeschlossen werden (Komaroff und Buchwald 1998).

Therapie und Prognose

Gegenwärtig steht keine spezifische antivirale Therapie zur Verfügung. Wichtig ist die symptomatische Behandlung der epileptischen Anfälle und gegebenenfalls der respiratorischen Insuffizienz.

Literatur

Braun DK, Dominguez G, Pellett PE (1997) Human herpesvirus 6. Clin Microbiol Rev 10: 521–567
Corbellino C, Lusso P, Gallo RC, Parravicini C, Galli M, Moroni M (1993) Disseminated human herpesvirus 6 infection in AIDS. Lancet 342: 1242
Drobyski WR, Knox KK, Majewski BS, Carrigan DR (1994) Fatal encephalitis due to variant B Human Herpesvirus-6 infection in a bone marrow-transplant recipient. N Engl J Med 330: 1356–1360
Jacobson S (1998) Association of human herpesvirus-6 and multiple sclerosis: here we go again? J Neurovirol 4: 471–473
Kamei A, Ichinohe S, Onuma R, Hiraga S, Fujiwara T (1997) Acute disseminated demyelination due to primary human herpesvirus-6 infection. Eur J Pediatr 156: 709–712
Kimberlin DW, Whitley RJ (1998) Human herpesvirus-6: neurologic implications of a newly-described viral pathogen. J Neurovirol 4: 474–485
Komaroff AL, Buchwald DS (1998) Chronic fatigue syndrome: an update. Annu Rev Med 49: 1–13
Merelli E, Sola P, Faglioni P, Poggi M, Montorsi M, Torelli G (1992) Newest human herpesvirus (HHV-6) in the Guillain-Barre syndrome and other neurological diseases. Acta Neurol Scand 85: 334–336
Suga S, Yoshikawa T, Asano Y, Kozawa T, Nakashima T, Kobayashi I, Yazaki T, Yamamoto H, Kajita Y, Ozaki T, et al. (1993) Clinical and virological analyses of 21 infants with exanthem subitum (roseola infantum) and central nervous system complications. Ann Neurol 33: 597–603
Ward KN, Gray JJ, Fotheringham MW, Sheldon MJ (1993a) IgG antibodies to human herpesvirus-6 in young children: changes in avidity of antibody correlate with time after infection. J Med Virol 39: 131–138
Ward KN, Gray JJ, Joslin ME, Sheldon MJ (1993b) Avidity of IgG antibodies to human herpesvirus-6 distinguishes primary from recurrent infection in organ transplant recipients and excludes cross-reactivity with other herpesviruses. J Med Virol 39: 44–49

1.2.6 Humane Herpesviren 7 und 8 (HHV-7, HHV-8)

Andreas Bitsch

Die Rolle von HHV-7 und -8 bei neurologischen Erkrankungen ist noch nicht definitiv geklärt. HHV-7 scheint ein dem Exanthema subitum ähnliches Krankheitsbild hervorzurufen, in dessen Rahmen wohl auch Enzephalitiden entstehen können (Torigoe et al. 1996). Die Erkrankung kann auch ohne Exanthem verlaufen.
HHV-8 ist assoziiert mit dem Kaposi-Sarkom bei AIDS-Patienten und anderen seltenen benignen lymphoproliferativen Erkrankungen (z. B. angioimmunoblastische Lymphadenitis, Castleman's disease). Erste Fälle von Enzephalitis bei HIV-positiven und -negativen Patienten wurden beschrieben, eine endgültige Einschätzung ist allerdings noch nicht möglich (Said et al. 1997). HHV-8 wurde bei einigen primär zerebralen Lymphomen, die nicht alle AIDS-assoziiert waren, nachgewiesen (Corboy et al. 1998). Die Ergebnisse sind insgesamt jedoch noch widersprüchlich (Antinori et al. 1999). Selten kann sich ein Kaposi-Sarkom auch intrakraniell manifestieren (Ariza und Kim 1988, Buttner et al. 1997). Die Abgrenzung anderer AIDS-assoziierter ZNS-Erkrankungen gelingt nicht selten mit Hilfe der PCR (z. B. Toxoplasmose, primär zerebrales Lymphom (oft EBV-positiv)) (d'Arminio Monforte et al. 1997). In einigen Fällen kann jedoch immer noch eine Biopsie notwendig sein.

Literatur ANTINORI A, LAROCCA LM, FASSONE L, CATTANI P, CAPELLO D, CINGOLANI A, SAGLIO G, FADDA G, GAIDANO G, ORTONA L (1999) HHV-8/KSHV is not associated with AIDS-related primary central nervous system lymphoma. Brain Pathol 9: 199–208

ARIZA A, KIM JH (1988) Kaposi's sarcoma of the dura mater. Hum Pathol 19: 1461–1463

BUTTNER A, MARQUART KH, MEHRAEIN P, WEIS S (1997) Kaposi's sarcoma in the cerebellum of a patient with AIDS. Clin Neuropathol 16: 185–189

CORBOY JR, GARL PJ, KLEINSCHMIDT-DEMASTERS BK (1998) Human herpesvirus 8 DNA in CNS lymphomas from patients with and without AIDS. Neurology 50: 335–340

d'ARMINIO MONFORTE A, CINQUE P, VAGO L, ROCCA A, CASTAGNA A, GERVASONI C, TERRENI MR, NOVATI R, GORI A, LAZZARIN A, MORONI M (1997) A comparison of brain biopsy and CSF-PCR in the diagnosis of CNS lesions in AIDS patients. J Neurol 244: 35–39

SAID JW, TASAKA T, DE VOS S, KOEFFLER HP (1997) Kaposi's sarcoma-associated herpesvirus/human herpesvirus type 8 encephalitis in HIV-positive and -negative individuals. AIDS 11: 1119–1122

TORIGOE S, KOIDE W, YAMADA M, MIYASHIRO E, TANAKA-TAYA K, YAMANISHI K (1996) Human herpesvirus 7 infection associated with central nervous system manifestations. J Pediatr 129: 301–305

1.3 Adenoviren

HILMAR PRANGE

Zusammenfassung

Erreger: Adenovirustypen Typ 7; selten Typ 1, 2, 3, 5, 6, 12, 32

Krankheitsbilder: Erkrankungen des respiratorischen Systems, epidemische Keratokonjunktivitis, Pharyngokonjunktivalfieber, gastrointestinale Erkrankungen und hämorrhagische Zystitiden als Ersterkrankung; Meningitis, Enzephalitis (Typ 7) und Reye-Syndrom als ZNS-Komplikationen

Klinisches Bild: Aseptische Meningitiden, schwerer verlaufende Meningoenzephalitiden, subakute Enzephalitis bei Immunsuppression

Labordiagnostik: Erregerisolation (Stuhl, respiratorische Sekrete, Liquor, Konjunktivalabstrich), IgG-ELISA, 4facher Titeranstieg bei KBR

Zusatzdiagnostik: Liquoranalytik, EEG, MRT

Therapie: Symptomatisch; bei Keratokonjunktivitis lokal Interferon-beta

Prognose: Höhere Letalität bei Meningoenzephalitis (etwa 15–20 %).

Epidemiologie

Adenoviren sind keine typischen oder häufigen Erreger akuter ZNS-Erkrankungen. Die durch sie gewöhnlich hervorgerufenen Krankheitsbilder betreffen den Respirationstrakt, das Auge, bei Kleinkindern auch den Verdauungstrakt und das mesenteriale Lymphknotensystem. Im Zusammenhang mit den vorgenannten klinischen Manifestationen oder auch unabhängig von diesen können Meningitiden oder Enzephalitiden auftreten. Das Virus wird in den meisten Fällen auf fäkal-oralem Weg weitergegeben. Bei der epidemischen Keratokonjunktivitis erfolgt die Erregerakquisition vorzugsweise in Schwimmbädern oder in ophthalmologischen Praxen. Epidemien treten vor allem in Kasernen und unteren Schulklassen auf. Sie haben einen Winter-Frühjahrs-Gipfel. Bei Kindern erkranken 50 % der Infizierten an Krupp, Pharyngitis, Pneumonie, Keratokonjunktivitis und hämorrhagischer Zystitis. Etwa 5 % aller akuten respiratorischen Erkrankungen im Kindesalter sind durch Adenoviren erzeugt. Es wird angenommen, dass unter den Pneumoniefällen 2 % mit einer Meningitis und ca. 1,8 % mit einer Enzephalitis einhergehen (Chany et al. 1958).

Bei der Gesamtheit aller (viraler) Meningitiden spielen nur in 0,3–2 % Adenoviren eine ätiologische Rolle. Für Enzephalitiden liegt die Zahl in der gleichen Größenordnung, d. h. Adenoviren sind seltenere Enzephalitiserreger (Roos 1989). ZNS-Manifestationen sind bisher bei Adenovirus Typ 7, aber auch bei Typ 1, 2, 3, 5, 6, 12 und 32 beobachtet worden. Berichtet wurde auch über den Fall einer letalen Adenovirus-Meningoenzephalitis nach Knochenmarktransplantation (Davis et al. 1988). Die Erregertypen 40 und 41 verursachen Gastroenteritiden (enteritische Adenoviren), was für Typ 12 ebenfalls zutreffen kann.

Erregereigenschaften und Pathogenese

Das Adenovirus ist hüllenlos und hat einen Durchmesser von 70–90 nm; die Doppelstrang-DNA enthält ca. 36 Kilobasen. Das Kapsid besteht aus 252 Kapsomeren. Sie sind entsprechend der Ikosaederstruktur in 20 triangularen Oberflächen und 12 Ecken (Vertices) angeordnet. Die Dreieckflächen enthalten in den jeweils 6 Kapsomeren das Hexonprotein. Die Ecken werden von je 5 Kapsomeren umgeben. Pro Vertex besitzt das Virion eine Pentonbase. Vom Vertex geht auch ein antennenartiger Fortsatz (Fiber) aus, der nach allgemeiner Auffassung ein für die Haftung an der Wirtszelle verantwortliches Protein enthält. Weitere virusspezifische Proteine (z. B. die Core-Proteine) sind bekannt. Die Hexonantigene sind für alle humanpathogenen Adenoviren kreuzreagierend. Ansonsten können 6 Subgenera und 41 Typen (Species) unterschieden werden. Neutralisierende Antikörper werden durch Peptidgruppen von Hexon-, Fiberprotein und Pentonbase induziert.

Für die ZNS-Penetration des Adenovirus gelten die in Kap. 1.1 ausgeführten Pathomechanismen. Von speziellem Interesse für Epidemiologie und Krankheitsentstehung sind die Interaktionen zwischen Virus und Wirt. Sie äußern sich in 3 Variationen:

1. Das Virus hemmt die zelluläre DNA- und Proteinsynthese, multipliziert sich pro Zelle auf das 10.000fache und wird durch Zytolyse freigesetzt.
2. Das Virus persistiert latent in adenoiden oder lymphoiden Zellen. Geringere Virusquantitäten werden intermittierend aus den befallenen Zellen abgegeben, gerade ausreichend, um die Virusverbreitung aufrecht zu erhalten. Etwa in 50 % der infizierten Kinder trifft dieser Mechanismus zu. Bei späterem Eintreten einer passageren (EBV-Infektion) oder persistierenden Immunsuppression (AIDS, lymphoproliferative Erkrankungen) wird die latente Adenovirusinfektion reaktiviert.
3. Virale DNA wird in das Wirtszellchromosom integriert; das Genom vermehrt sich mit der DNA des Wirts. Infektiöse Virionen werden somit nicht produziert, doch sind Segmente der Virus-DNA am Transkriptions- und Translationsprozess beteiligt. Sie können eine neoplastische Transformation der Zelle induzieren, sind also potenziell onkogen. Dieser Mechanismus wurde mit einer virusbedingten Beeinträchtigung der MHC-I-Antigenexpression in Zusammenhang gebracht. Die transformierten Zellen entziehen sich auf diese Weise ihrer Erkennung und Beseitigung durch zytotoxische T-Lymphozyten (Roos 1989). Ein onkogener Effekt humanpathogener Adenoviren wurde bisher nur bei bestimmten Tierspezies festgestellt.

Klinische Krankheitsbilder

Die adenovirusbedingte *Meningoenzephalitis* unterscheidet sich nicht von anderen Virusmeningitiden oder -enzephalitiden. Herdsymptome sind selten. Im Vordergrund stehen Verhaltensänderungen, Somnolenz, Verwirrtheit, Krampfanfälle; auch Pyramidenbahnzeichen, Nystagmus und Ataxie kommen vor. Über Papillenödem und fehlende Pupillenreaktionen wurde berichtet. Der Krankheitsverlauf ist oft schwer; die Letalität dürfte bei 15–20 % liegen. Die Patienten werden komatös und entwickeln schließlich ein Dezerebrationssyndrom. Der Liquorbefund ist nicht immer pathologisch verändert. Im EEG findet sich eine Grundrhythmusverlangsamung oder eine allgemeine Dysrhythmie.

Eine *subakute Enzephalitis* tritt in seltenen Fällen bei Immunsupprimierten auf. Die Patienten zeigen Fieber, epileptische Anfälle, Lethargie, dann zunehmende Vigilanzstö-

rungen. Der Liquor weist eine lymphozytäre Pleozytose und eine Gesamtproteinerhöhung auf. Die neuropathologischen Untersuchungen erbrachten bilateral symmetrische Degenerationen mit lokalen Hämorrhagien im inferiomedialen Kortex des Schläfenlappens, Mandelkern, Hippocampus und Hypothalamus sowie in den Kernen des Hirnstamms. In einigen Fällen hat man große basophile Einschlusskörperchen, die in der elektronenoptischen Untersuchung hexagonale Viruspartikel zeigten, in den Kernen kortikaler Neuronen nachgewiesen.
Das *Reye-Syndrom* wurde auch bei Adenovirusinfektionen beobachtet; typischer und häufiger tritt es bei Infektionen durch Influenzavirus auf (siehe Kap. 1.19.2).
Als weitere neurologische Syndrome, die mit Adenovirusinfektionen assoziiert sein können, kommen eine Polyradikulitis Guillain-Barré, ein sensorineuraler Hörverlust (Hörsturz) und eine Einschlusskörperchenmyositis in Frage.

Diagnostik

Von einer Adenovirusinfektion wird erst gesprochen, wenn ein Virusnachweis aus Rachen-, Nasen- oder Konjunktivalabstrich, Stuhl oder Autopsiematerial gelingt und ein vierfacher Titeranstieg in der KBR besteht. Die virusspezifische IgM-Diagnostik ist wenig schlüssig. Der Antikörpergipfel, zu erfassen durch IgG-ELISA, HT oder passive Hämagglutination, besteht in der 2.–3. Krankheitswoche. Die Antikörper persistieren über Monate bis Jahre, möglicherweise auch der Erreger.
Bei ZNS-Erkrankungen wird die Erregerspezifität durch Virusnachweis im Liquor oder im Autopsiematerial verifiziert.
Die Basisdiagnostik des *Liquors* erbringt eine Zellzahl von normal bis 250/µl (selten bis 500/µl), wobei polymorphkernige oder gemischte Zellbilder nicht ungewöhnlich zu sein scheinen. Das Gesamtprotein ist normal bis stark erhöht, zumeist aber nur leicht angestiegen.
Über CT- und MRT-Befunde liegen derzeit noch nicht genügend Erfahrungen vor.
Das EEG ist allgemein verändert; eine generalisierte Dysrhythmie wurde wiederholt beschrieben (Roos 1989).

Therapie

Die Behandlungsmaßnahmen sind unspezifisch. Sie richten sich also nach Verlauf und klinischen Erscheinungsbild.
Spezifische und wirksame antivirale Substanzen sind nicht bekannt. Günstige prophylaktische therapeutische Effekte mit Interferon-beta nach lokaler Gabe von etwa 10.000 IU sind für die epidemische Keratokonjunktivitis beschrieben worden.

Rechtliche Gesichtspunkte

Laut § 7 (1) des Infektionsschutzgesetzes (IfSG) besteht eine namentliche Meldepflicht für den diagnostizierenden Laborarzt beim direkten Nachweis von Adenoviren im Konjunktivalabstrich.

Literatur CHANY C, LEPINE P, LELONG M et al. (1958) Severe and fatal pneumonia in infants and young children associated with adenovirus infections. Am J Hyg 67: 367–378

DAVIS D, HENSLEE PJ, MARKESBERY WR (1988) Fatal adenovirus meningoencephalitis in a bone marrow transplant patient. Ann Neurol 23: 385–389

ROOS RP (1989) Adenovirus. In: VINKEN PJ, BRUYN GW, KLAWANS HL (eds) Handbook of Clinical Neurology, vol 56, virus disease. Elsevier Amsterdam, pp 281–293

1.4 Pockenviren

Hilmar Prange

1.4.1 Erkrankungen durch Orthopockenviren und Impfschäden nach Pockenschutzimpfung

Zusammenfassung

Erreger: Monkeypox; Kuhpocken

Krankheitsbilder: Pockenähnliches Krankheitsbild

Klinisches Bild: Katarrhalisch-febril, Hauterscheinungen, ZNS-Symptome?

Labordiagnostik: Elektronenoptisch (Krusten), Virusanzüchtung, ELISA

Therapie: Symptomatisch; evtl. Hyperimmunserum

Prognose: Humane Monkeypox-Infektionen (Afrika) bis 15 % letal.

Epidemiologie

Während es 1972 weltweit noch ca. 200.000 Pockenkranke gab, wurde 1977 schließlich der letzte Erkrankungsfall in Somalia ausgeheilt. Die Eradikation der Pockenerkrankung war dadurch möglich, dass Variola- und Alastrimvirus kein Reservoir im Tierreich besitzen. In einigen Ländern Zentral- und Westafrikas hat man indes auch nach 1977 sporadische Pocken-ähnliche Krankheitsbilder beobachtet. Die Überträger des Virus auf den Menschen waren wild lebende Affen. Der Erreger („Monkeypox") ist serologisch eng verwandt mit dem Vaccinia-Virus. Bei nicht-geimpften Personen lag die Letalität der Erkrankung bei 10–15 %. Die Büffelpocken in Indien, deren Erreger als Subspezies des Vaccinia-Virus gilt, können ebenfalls auf Menschen übertreten. Auch in Mitteleuropa existieren potenziell humanpathogene Orthopockenviren („Kuhpocken"), deren natürliches Reservoir wild lebende Kleinnager, Arthropoden, möglicherweise auch Vögel darstellen. Als Vektor für die seit 1985 publizierten Einzelfälle von Orthopockeninfektionen erwiesen sich Katzen, die durch Kontakt mit Nagern oder Artgenossen das Virus akquirieren. Ein höherer Gefährdungsgrad ergibt sich bei entsprechender Exposition für immunsupprimierte Personen unter 20 Jahren wie etwa junge Asthmatiker unter Kortikosteroidmedikation, bei denen kein Impfschutz mehr besteht (Mayr 1993).

Erregereigenschaften

Die Pockenviren sind die größten aller tier- und humanpathogenen Viren. Ihre ovoide Form hat eine Ausdehnung von 300–450 × 170–260 nm. Das Virion ist umhüllt und hat eine komplexe innere Struktur, die aus Doppelstrang-DNA und Proteinschicht besteht. Die Hülle entstammt teilweise dem Golgi-Komplex der Wirtszelle; ihr wichtigstes Glykoprotein ist ein Hämagglutinin. Die Familie der Poxviridae zerfällt in mehrere Genera. An dieser Stelle zu erwähnen ist das Genus der Orthopockenviren, welches Variola-, Alastrim- und Vaccinia-Virus einschließt. Affen- und Kuhpockenvirus sind wahrscheinlich Subtypen des Vaccinia-Virus, welches seit dem 18. Jh. wegen seiner engen serologischen Verwandtschaft zu den eigentlichen Erregern der Pockenerkrankung, dem Variola- und dem Alastrimvirus, als Impfvirus verwendet wurde. Ende der 70er-Jahre wurde nach Ausrottung der Pocken weltweit die Pockenschutzimpfung (Vaccinia-Vakzination) eingestellt.

Klinische Aspekte

Orthopockenvirusinfektionen bei Kindern stellen eine neue Zoonose dar, deren epidemiologische Bedeutung noch nicht abzusehen ist. Die Krankheit äußert sich in lokalen pockenartigen Hauterscheinungen. Sie kann lebensbedrohliche Ausmaße annehmen. Über eine ZNS-Beteiligung liegen bisher keine konkreten Mitteilungen vor. Der Schweregrad des Leidens hängt offensichtlich von der Abwehrlage des Betroffenen ab. Konfluierende hämorrhagische Pusteln mit Ausdehnung über den ganzen Körper wurden bei Immunsupprimierten angetroffen.
Die Diagnostik erfolgt aus Krusten oder Ulzerationsmaterial, in denen elektronenoptisch die typischen Pockenviruspartikel nachgewiesen werden können. Als Bestätigungsreaktionen bieten sich Virusanzüchtung auf Zellkulturen (intrazytoplasmatische Einschlusskörperchen) sowie Antigen- oder Antikörper-ELISA an.
Therapeutisch werden eine medikamentöse Aktivierung des Immunsystems (Paramunisierung) und die Gabe eines polyklonalen Hyperimmunserums empfohlen (Mayr 1993). Die heute für Problemfälle, z. B. immunsupprimierte, nichtvakzinierte Personen mit Tierkontakt, verfügbare Schutzimpfung erfolgt mit einer Deletionsmutante des Vaccinia-Virus. Sie ist gegen alle Orthopoxviren wirksam und gilt als unschädlich.

Impfschäden nach Pockenschutzimpfung

Bis Anfang der 70er Jahre wurde die Pockenvakzination als Regelschutzimpfung gehandhabt. Sie verursachte zerebrale Impfreaktionen in einer Häufigkeit von 1:63 bis 1:300.000; die Letalitätsrate wurde mit mindestens 10 % angegeben (Johnson 1998). Eine bestimmte Personengruppe unter den heute über 25-Jährigen leidet an Residuen dieser Impfschäden, die je nach Schädigungsalter und -verlauf als postvakzinale Enzephalomyelitis oder als toxische (postvakzinale) Enzephalopathie klassifiziert wurden.
Die *postvakzinale Enzephalomyelitis* verlief wie andere postinfektiöse Enzephalomyelitiden (ADEM) mit Fieber, Nackensteife, Eintrübung; bald darauf stellten sich Bewegungsstörungen, Tremor, Ataxie und Pyramidenbahnzeichen ein. Trismus und Myoklonus waren weitere typische Symptome. Im *Liquor* zeigten sich praktisch immer eine Pleozytose und ein Proteinanstieg. Das EEG erbrachte ein typisches Muster mit langsamen spannungshohen Wellen. Das Krankheitsbild entwickelte sich etwa 9–12 (2–32) Tage nach der Vakzination; bei Zweitimpfung war die Latenzphase zumeist kürzer. Die Sterblichkeit wurde mit 10–50 % angegeben (Reichard 1958). Der pathohistologische Befund entsprach der perivenösen Enzephalomyelitis; allerdings wurde bei den Erkrankten das Vaccinia-Virus nicht nur im Blut, sondern auch in Liquor- und Gehirnmaterial nachgewiesen. Hiermit übereinstimmende tierexperimentelle Befunde wurden dahingehend interpretiert, dass sich das Vaccinia-Virus nur in mononukleären Phagozyten, nicht aber im Nervengewebe selbst vermehrt.

Eine Restitutio ad integrum trat bei gut einem Drittel der Patienten mit postvakzinaler Enzephalomyelitis ein. Dauerschäden wurden in der gleichen Größenordnung gefunden. Sie äußerten sich in Strabismus, Lähmungen und Wachstumsstörungen einzelner oder mehrerer Gliedmaßen (wie nach Poliomyelitis), extrapyramidalen Hyperkinesen, Retardierung, Demenz oder Epilepsie.
Bei Kleinkindern unter 2 Jahren wurde als weitere Impfkomplikation eine akute *toxische Enzephalopathie* beobachtet. Die Symptomatik war durch Konvulsionen, die auf der Höhe des Impffiebers zumeist ohne vorangehende Bewusstseinsstörung einsetzten, gekennzeichnet. Eine leichte meningeale Reizung war nicht obligat vorhanden. Mitunter verlief eine solche Enzephalopathie relativ milde mit Fieber, leichter Benommenheit, Schläfrigkeit, Misslaunigkeit, Inappetenz und Erbrechen.
Als neuropathologisches Substrat der postvakzinalen Enzephalopathie wurden weitgestellte Gefäße, perivaskuläre Exsudate und diffuses Hirnödem als Ausdruck einer defekten Blut-Hirn-Schranke beschrieben. Häufigkeit und Ausmaß der Residualschäden nach postvakzinaler Enzephalopathie blieben im Schrifttum umstritten (Doose 1976, Seits 1976).

Rechtliche Gesichtspunkte

Nach § 60 des Infektionsschutzgesetzes (IfSG) erhält jeder eine Entschädigung oder Rentenzahlung, der durch eine öffentlich empfohlene Impfung einen Impfschaden mit gesundheitlichen und wirtschaftlichen Folgen erlitten hat.
Für die Anerkennung des Impfschadens genügt nach § 52 BSeuchG, Abs. 2, die Wahrscheinlichkeit des ursächlichen Zusammenhangs zwischen Impfung und eingetretenem Schaden. Nach Auffassung des Bundessozialgerichts kann die Wahrscheinlichkeit des ursächlichen Zusammenhangs zwischen Impfung und Gesundheitsschaden angenommen werden, wenn nach dem Stand unseres Wissens mehr dafür als dagegen spricht.
Der Absatz 1 des § 52 BSeuchG enthält die Legaldefinition des Impfschadens.
Die Entschädigung oder Rentenzahlung nach anerkannten Impfschäden wird nach dem Bundesversorgungsgesetz geregelt.

Literatur

Doose H (1976) Pathogenese, klinisches Bild und Begutachtung von zerebralen Komplikationen nach der Pockenschutzimpfung. Dtsch Aerzteblatt 77: 167–169

Johnson RT (1998) Viral infections of the nervous system. 2nd ed. Lippincott-Raven Philadelphia p 192–194

Mayr A (1993) Gefährdung von Mensch und Tier durch Pockeninfektionen bei Katzen. Dtsch Aerzteblatt 90: 905–908

Reichard M (1958) Einführung in die Unfall- und Rentenbegutachtung. Fischer, Stuttgart

Seits D (1976) Impfschäden nach Pocken- und Poliomyelitis-Impfungen und ihre gutachterliche Beurteilung. Medizin Welt 27: 637–642

1.5 Die Frühsommer-Meningoenzephalitis und andere Arbovirus-Enzephalitiden

Bernd Kitze*

Arboviren („arthropod-borne viruses") sind Viren, die durch Gliederfüßler, verschiedene Arten von Zecken und Mücken, übertragen werden. Es handelt sich um einen epidemiologischen Begriff, der den engen Zusammenhang zwischen der Infektion der Vektoren, ihrem Lebenszyklus und der Übertragung auf den Menschen und auf andere Säugetiere betont. Arboviren sind dementsprechend eine heterogene Gruppe von Viren, sie gehören in der Systematik der Viren zu 4 Virusfamilien mit recht unterschiedlichen virologischen Eigenschaften (Tab. 1-9) (Murphy et al. 1995):

- Togaviridae: behüllte RNS-Viren mit einzelsträngiger, polyadenylierter RNS positiver Polarität
- Flaviviridae: behüllte RNS-Viren mit einzelsträngiger, nicht-polyadenylierter RNS positiver Polarität
- Bunyaviridae: behüllte RNS-Viren mit einzelsträngiger, segmentierter RNS negativer Polarität
- Reoviridae: unbehüllte RNS-Viren mit doppelsträngiger, segmentierter RNS

Arboviren können vier mehr oder weniger gut abgrenzbare klinische Syndrome verursachen (Johnson 1998):

1. Meningoenzephalitis
2. Typisches Gelbfieber (durch das Gelbfieber-Virus)
3. Hämorrhagisches Fieber (durch mehrere Arboviren, z. B. durch das Dengue-Virus)
4. Verschiedene tropische Fieber ohne weitere spezifische Befunde.

Bei schweren Verläufen von Gelbfieber und anderen hämorrhagischen Fiebern kann es im Rahmen der hämorrhagischen Diathese zu einer Beteiligung des zentralen Nervensystems kommen.

Die zahlreichen Arboviren, die Meningoenzephalitiden verursachen, unterscheiden sich im Hinblick auf das Ausbreitungsgebiet (Abb. 1-13), die Vektoren (Tab. 1-9) und die Tierarten, die ein natürliches Reservoir der Infektion darstellen. Weiterhin gibt es beim Menschen Unterschiede in der Häufigkeit inapparenter Infektionen, der Inzidenz der Enzephalitis sowie ihrer Letalität und Morbidität (vergleiche Johnson 1998). Die zentraleuropäische und russische Frühsommer-Meningoenzephalitis (Flaviviren, übertragen durch Zecken), die Japanische Enzephalitis in Ost- und Südostasien sowie in Indien (Flaviviren, übertragen durch Mücken), die St.-Louis-Enzephalitis in den USA (Flaviviren, übertragen durch Mücken), die California-Enzephalitis im Mittelwesten und Westen der USA (Bunyaviren, übertragen durch Mücken) und die Western-Enzephalitis in den westlichen Teilen der USA und Kanadas (Togaviren, übertragen durch Mücken) stellen weltweit gesundheitspolitisch aufgrund hoher Fallzahlen die wichtigsten Arbovirus-Enzephalitiden dar. Diese Erkrankungen können auch bei Reisen in oder aus den genannten Ausbreitungsgebieten von Bedeutung sein. Auch eine „Ver-

* Autor der 1. Auflage Thomas Börner (Stade)

Tab. 1-9 **Übersicht: Systematik, Vektor und Klinik wichtiger neurotroper Arboviren**

Familie	Genus	Serotyp	Vektor	Schwerpunkt der geographischen Ausbreitung	Klinik
Flaviviridae	Flavivirus	*„tick-borne" Enzephalitisvirus-Gruppe*			
		FSME* (CEE**, RSSE***)	Zecken	Karte	Text
		Louping-ill-virus		England	wie CEE
		Powassan-Enzephalitis		Kanada	wie CEE
		Japanische Enzephalitisvirus-Gruppe			
		Murray-Valley-Enzephalitis	Moskitos	Karte	Meningitis, Enzephalitis, Hämorrhagisches Fieber, ernste Prognose
		Japanische B-Enzephalitis	Moskitos	Karte	siehe Text
		West-Nile-Enzephalitis	Moskitos	Karte	Meningitis, Enzephalitis, Hämorrhagisches Fieber, ernste Prognose
		St.-Louis-Enzephalitis	Moskitos	Karte	Meningitis, Enzephalitis, Hämorrhagisches Fieber, ernste Prognose
		Denguevirus-Gruppe			
		Dengue-Virus	Moskitos	weltweit: Tropen, Subtropen	Gelenkschmerzen, Hämorrhagisches Fieber, Meningitis, Enzephalitis
		Gelbfiebervirus-Gruppe			
		Gelbfieber-Virus	Moskitos	Tropen: Afrika, Amerika	Hepatitis, Nephritis, Hämorrhagisches Fieber, Meningitis, Enzephalitis
Togaviridae	Alphavirus	Eastern Equine Enzephalitis	Moskitos	Karte	Meningitis, Enzephalitis, epileptische Anfälle, Koma, hohe Letalität
		Western Equine Enzephalitis	Moskitos	Karte	Meningitis, diffuse Enzephalitis, epileptische Anfälle, Koma, mäßige Prognose
		Venezuelan Equine Enzephalitis	Moskitos	Karte	Enzephalitis (Basalganglien, Substantia nigra), gute Prognose
Bunyaviridae	Phlebovirus	Toskana-Virus	Sandfliege	Italien	Meningitis, Enzephalitis, gute Prognose
Reoviridae	Coltivirus	Colorado tick fever	Zecken	Rocky Mountains der USA	Fieber, Meningitis

* FSME: Frühsommer-Meningoenzephalitis; ** CEE: Central European Encephalitis; *** RSSE: Russian Spring Summer Encephalitis

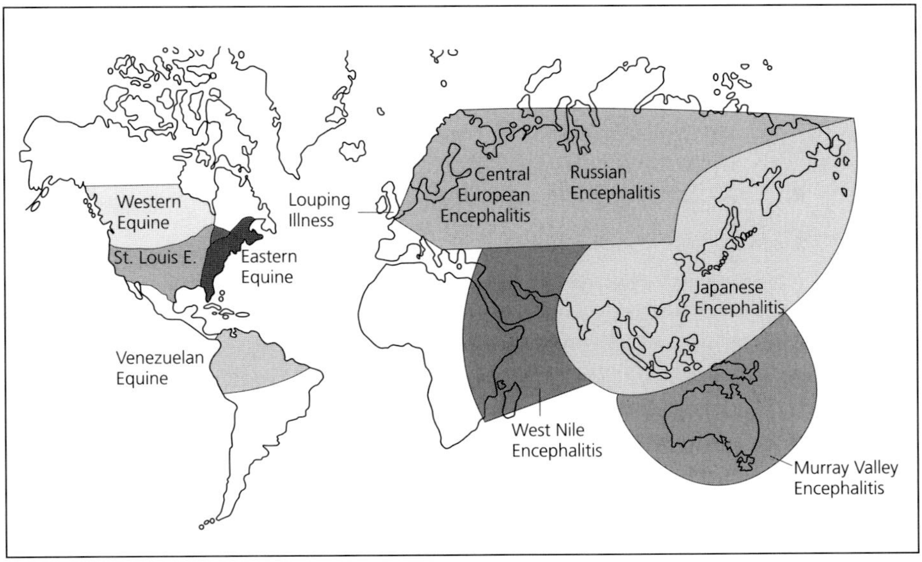

Abb. 1-13 Globale Verbreitung verschiedener Arbovirusenzephalitiden.

schleppung“ infizierter Vektoren durch moderne Verkehrsmittel (wie z. B. Flugzeuge) kann zu einem Ausbruch der genannten Erkrankungen an Orten führen, die bisher verschont waren. Ein aktuelles Beispiel ist das epidemische Auftreten einer Enzephalitis durch ein „West Nile-like Virus“ in New York im Herbst 1999 (Briese et al. 1999)

Das Spektrum der ZNS-Erkrankungen durch Arboviren reicht von einer leichten aseptischen Meningitis bis zu einer schweren lebensbedrohlichen Enzephalitis mit zurückbleibenden neurologischen Dauerschäden. Die Arbovirus-Infektionen werden durch Nachweis von IgM-Antikörpern und einen Anstieg der IgG-Antikörper im Serum belegt. Molekularbiologische Nachweisverfahren, insbesondere die Reverse Transkriptase Polymerase-Kettenreaktion (RT-PCR) sind noch im Entwicklungsstadium (Kuno 1998) und müssen in Zukunft klinisch evaluiert werden. Für die FSME, die Japanische Enzephalitis und Gelbfieber stehen Impfstoffe zur Verfügung. Die nun folgenden Ausführungen befassen sich mit den Meningitiden und Enzephalitiden, die durch Arboviren verursacht werden, wobei der Schwerpunkt auf der zentraleuropäischen Frühsommer-Meningoenzephalitis (FSME) liegt.

1.5.1 Frühsommer-Meningoenzephalitis (FSME)

Zusammenfassung

Erreger: Frühsommer-Meningoenzephalitis (FSME)-Virus (Familie der Flaviviridae)

Krankheitsbilder: Frühsommer-Meningoenzephalitis

Klinisches Bild: Biphasischer Verlauf mit unspezifischem Prodromalstadium (grippeähnliche Beschwerden), kurzer Latenzphase und schließlich Symptomen einer Meningitis, Enzephalitis, oder Meningoenzephalomyelitis mit oder ohne Radikulitis

Diagnostik: Serologie (IgM, IgG), Liquor (Antikörperspezifitätsindex), PCR (noch kein Standardverfahren), MRT (Läsionen v.a. in Basalganglien)

Therapie: Rein symptomatisch; bis auf postexpositionelle passive Immunisierung (in bestimmten Fällen) keine spezifische Therapie möglich; Prophylaxe durch aktive Immunisierung

Prognose: Letalität der FSME in Europa <5 %, neurologische und neuropsychologische Residuen in 25–50 %.

Epidemiologie

In der Bundesrepublik sind 7 Zeckenarten an der Übertragung des FSME-Virus beteiligt. Ihr wichtigster Vertreter ist die Schildzecke, Ixodes ricinus (sog. Holzbock, Abb. 1-14). Jedes Entwicklungsstadium der Zecke muss Blut von einem Wirbeltier aufnehmen, ehe es sich weiterentwickeln kann, und ist somit am Infektionskreislauf beteiligt. Die kleinen Larven scheinen dabei die wichtigsten Überträger zu sein. In den Monaten Mai und Juni bzw. September und Oktober kommt es besonders häufig zu Zeckenstichen. Dieses Aktivitätsmuster der Zecken führt zu der zweigipfeligen Jahreshäufigkeitsverteilung der FSME. In Nordeuropa und in Gebirgslagen können diese Zeiten allerdings in der Sommermitte zusammenfallen. Über 100 Wirtstiere sind als Reservoir der FSME bekannt, am bedeutendsten sind hierbei kleine Säugetiere, wie z. B. die Haselmaus oder die Feldmaus, wegen ihrer ausgeprägten und langandauernden Virämie. Die Zecken werden durch ihren Wirt vom niedrigen Pflanzenbewuchs abgestreift. Bevorzugte Orte eines Zeckenstiches beim Menschen sind Kopfhaar, Ohren, große Ge-

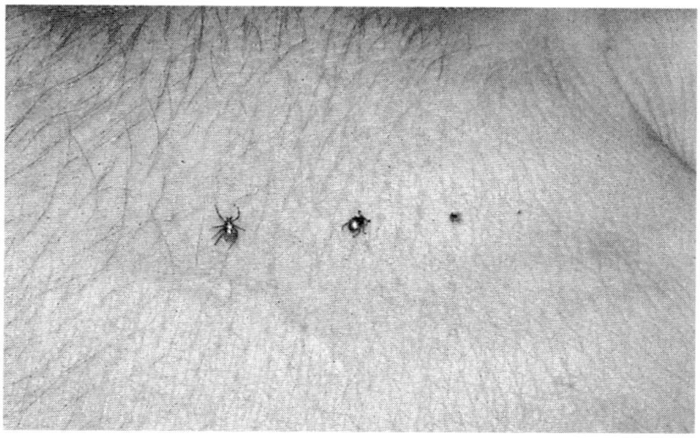

Abb. 1-14 **Vier verschiedene Größen von Ixodes ricinus (gemeiner Holzbock) auf einem Handrücken:** Im Larvenstadium ist dieser Vektor des FSME-Virus und von Borrelia burgdorferi nicht viel größer als ein Staubkorn.

lenkbeugen, Hände oder Füße. Der Speichel der Zecken wirkt anästhesierend und enthält die Krankheitserreger. Im Gegensatz zur Übertragung der Borrelien, die sich im Gastrointestinaltrakt der Zecken aufhalten und erst nach einigen Stunden auf den Menschen übertragen werden, ist daher längeres Blutsaugen zur Übertragung des FSME-Virus nicht notwendig. Häufig ist ein Zeckenstich vom Patienten nicht erinnerlich. Entscheidend ist die anamnestische Angabe des Aufenthalts in einem Endemiegebiet. Die Ausdehnung der FSME in Deutschland ist an das Vorhandensein der typischen Naturherde gebunden (Abb. 1-15). Eine Ausdehnung der Endemiezonen in der Bundesrepublik wird zurzeit diskutiert (Özdemir et al. 1999). Land- und forstwirtschaftliche Tätigkeiten sind Risikoberufe. Das Freizeitverhalten stellt einen wichtigen Risikofaktor dar. Infektiöse Zecken können auch über Hunde oder andere Haustiere in Haushalte eingeschleppt werden. Das Auftreten der FSME folgt dem Lebenszyklus der Zecken, so dass sich Erkrankungen im Sommer häufen.

In einem Endemiegebiet wurde bei 9,4 % der untersuchten Individuen Antikörper gegen das FSME-Virus gefunden (Kaiser et al. 1997b). Allein in Baden-Württemberg wurden in den Jahren 1994 und 1995 etwa 390 Patienten mit FSME registriert (Kaiser 1996). Das relative Risiko einer Virusübertragung durch einen Zeckenstich in den endemischen Gebieten Deutschlands wurde auf etwa 1:900 geschätzt. Das Infektionsrisiko ist in anderen Ländern Mittel- und Osteuropas, z.B in Österreich, Ungarn oder der Slowakischen Republik, deutlich höher.

Die Letalität der Erkrankung liegt bei der zentraleuropäischen FSME bei 1–2 %. Die russische FSME zeichnet sich durch eine höhere Letalität von 20–40 %, eine erhöhte Virulenz des Erregers und häufigere Spätschäden gegenüber dem in Mitteleuropa vorkommenden Typ der FSME aus.

Erregereigenschaften und Pathogenese

Die FSME-Viren gehören zu den Flaviviridae, d. h. sie sind behüllte RNS-Viren mit einzelsträngiger, nicht-polyadenylierter RNS positiver Polarität. Zurzeit sind zwei Subtypen bekannt, der Erreger der zentraleuropäischen FSME und der Erreger der russischen FSME. Die FSME weist gewöhnlich einen zweiphasigen Krankheitsverlauf auf, eine grippeähnliche erste Phase, die nach einem kurzen Intervall von der enzephalitischen Phase gefolgt ist. Dieser Verlauf spricht für eine Virusvermehrung im Stadium der Virämie mit anschließender Passage der Blut-Hirn-Schranke. Das FSME-Virus hat eine besondere Affinität zu den Neuronen der grauen Substanz tieferer Hirnstrukturen.

Klinische Symptomatik

Die zentraleuropäische FSME hat eine Inkubationszeit von etwa 7 Tagen (Spannweite von 4 bis maximal 28 Tagen). Im Stadium der Virämie kommt es bei der Mehrzahl der Infizierten zu Fieber, Kopfschmerzen, Muskel- und Gliederschmerzen, gastrointestinalen Symptomen oder Zeichen eines Infekts der oberen Luftwege. Nach dieser ersten Krankheitsphase schließt sich ein beschwerdefreies Intervall von wenigen Tagen an. Die zweite Phase beginnt mit erneutem Fieber über 39 °C, Kopfschmerzen, Übelkeit und Lichtscheu. In etwa 50 % der Fälle tritt lediglich eine Meningitis mit guter Prognose in Erscheinung, in etwa 40 % kommt es zu einer Meningoenzephalitis, etwa 10 % der Patienten entwickeln eine Meningoenzephalomyelitis mit oder ohne Radikulitis (Kaiser 1996). Die häufigsten Symptome der FSME sind Bewusstseinsstörungen, Ataxie, zen-

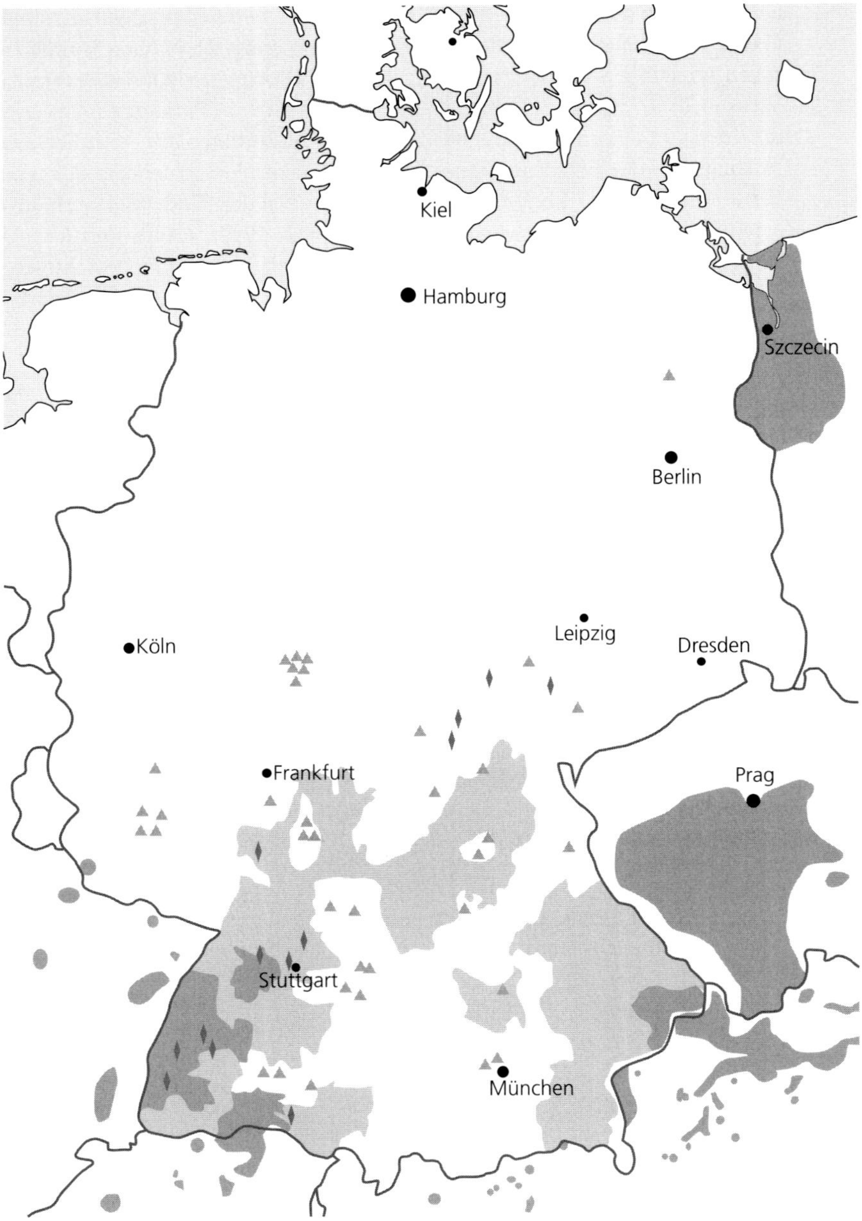

FSME-Risikogebiet Gebiet, in dem für Personen mit Zeckenexposition ein erhöhtes Infektionsrisiko durch eine infizierte Zeckenpopulation und/oder regelmäßige Erkrankungsfälle aktuell belegt ist, so dass präventive Maßnahmen für exponierte Einwohner, Berufstätige oder Touristen begründet sind.

FSME-Hochrisikogebiet Risikogebiet mit einem aktuell belegten besonders hohen Infektionsrisiko, das die Notwendigkeit präventiver Maßnahmen zusätzlich bekräftigt.

▲ Einzelne FSME-Erkrankungen, die in den vergangenen Jahren mit Infektionsort in diesem Gebiet dokumentiert wurden.

♦ In diesen Gebieten wurden mittels Polymerase-Kettenreaktion (PCR) Genom-Sequenzen des FSME-Virus direkt in Zecken nachgewiesen.

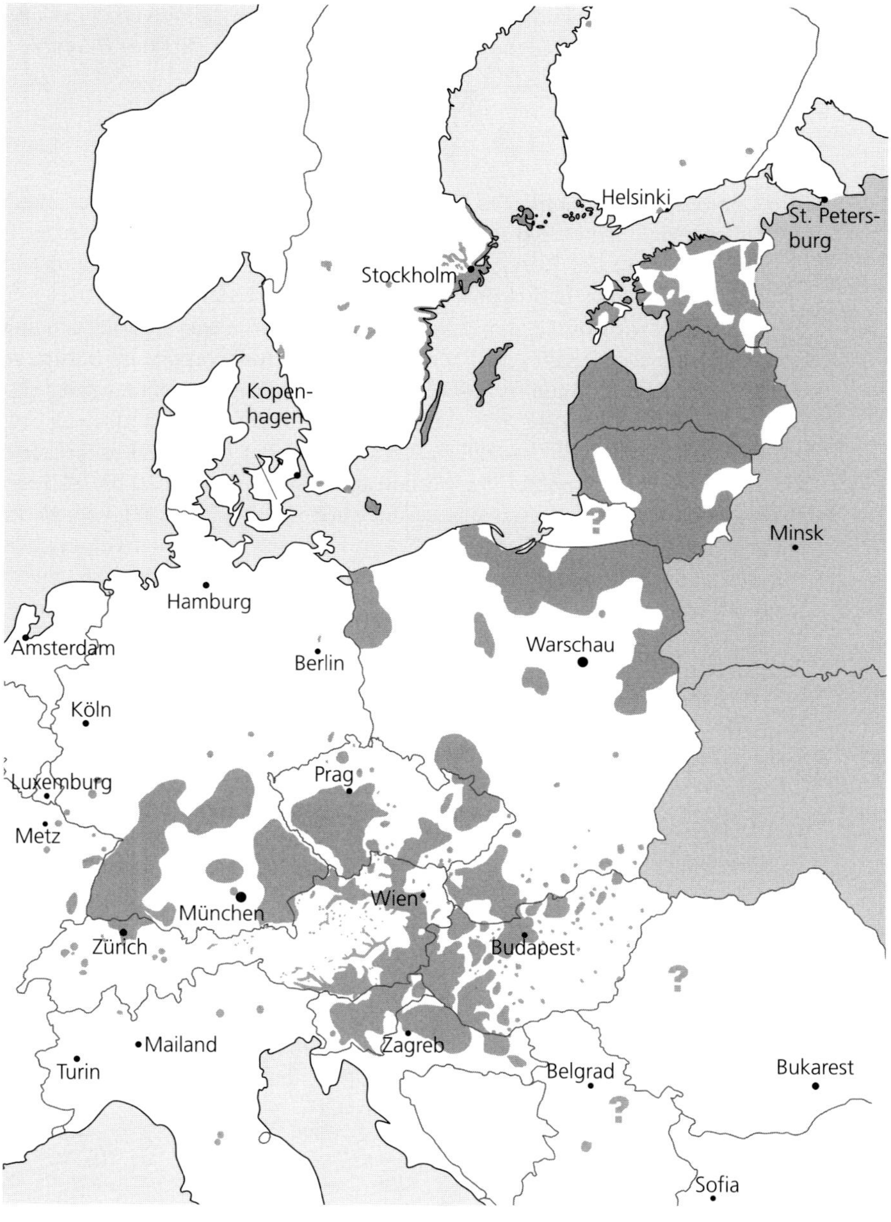

In diesen Gebieten: Schutzimpfung

- In diesen Gebieten sind in den vergangenen Jahren FSME-Erkrankungen aufgetreten und dokumentiert worden.
- In diesen Gebieten ist mit FSME-Erkrankungen zu rechnen. Eine genaue Dokumentation der einzelnen Erkrankungen liegt nicht vor.

Abb. 1-15 **FSME-Naturherde in Deutschland und Mitteleuropa.** Autoren und Verlag danken der Fa. Baxter für das Überlassen der neuesten Karten (Stand: Januar 2000).

trale Paresen und Hirnnervenstörungen. Seltenere Symptome sind extrapyramidale Störungen und Krampfanfälle. Typische Residuen nach Abklingen der schweren akuten Erkrankungsverläufe sind neurasthenische Symptome, Ataxie, Paresen, Hypakusis, Dysphagie und Dysarthrie (Kaiser et al. 1997a).

Diagnostik

Die Computertomographie des Gehirns wird meist initial zur Abgrenzung der relevanten Differenzialdiagnosen durchgeführt, bei der FSME zeigt sie aber in der Regel keine Auffälligkeiten. In der Kernspintomographie können sich Signalveränderungen insbesondere im Thalamus und in den Basalganglien darstellen (Abb. 1-16).
Die Diagnose wird durch den Nachweis von FSME-Virus-spezifischen IgM-Antikörpern und/oder den Anstieg von spezifischen IgG-Antikörpern im Serum gestellt, z. B. durch einen Enzymimmunoassay (EIA). IgM-Antikörper können gänzlich ausbleiben oder auch als kreuzreagierende Antikörper bei anderen entzündlichen Erkrankungen auftreten, so dass nur die zusätzliche Veränderung der IgG-Antikörperkonzentrationen diagnostische Sicherheit bei der Verlaufsuntersuchung nach 10 bis 14 Tagen erbringt. Bedeutsam ist, dass vorausgegangene Infektionen mit anderen Flaviviren oder entsprechende Impfungen, z. B. gegen Gelbfieber, zu falsch positiven serologischen Ergebnissen führen können. Einen wichtigen Fortschritt der serologischen Diagnostik stellt die Aviditätsbestimmung der spezifischen IgG-Antikörper dar (Gassmann und Bauer 1997). Bisher hat die molekularbiologische Diagnostik mittels RT-PCR keine praktische Bedeutung erlangt, obwohl auf diese Weise der direkte Virusnachweis in Liquor und Blut möglich ist. Ein wesentliches Problem stellen die speziellen Anforderungen an Probentransport und -aufbereitung (Harper 1998) dar, da die virale einzelsträngige RNS der Flaviviridae bedeutend empfindlicher ist als beispielsweise die DNS von Herpesviren.
Die Entzündungsmarker im Blut sind typischerweise verändert mit einer Leukozytose sowie einer leichten Erhöhung von C-reaktivem Protein (CRP) und Blutsenkungsgeschwindigkeit. Im Liquor zeigen sich eine Pleozytose und meist auch eine Schrankenstörung. In Speziallabors kann durch Untersuchung von Liquor und Serum eine intrathekale Synthese FSME-Virus-spezifischer Antikörper nachgewiesen werden (Antikörperspezifitätsindex), frühestens jedoch etwa eine Woche nach klinischem Beginn der FSME.
Die neurophysiologische Zusatzdiagnostik erfolgt gezielt je nach Erkrankungstyp zur Befund- und Verlaufsdokumentation (z. B. EEG bei Enzephalitis, EMG/NLG bei Radikulitis, SEP/Magnetstimulation bei Myelitis).

Differenzialdiagnose

Am Beginn der Erkrankung steht die ganze Breite der Differenzialdiagnostik der Meningitis bzw. Meningoenzephalitis. Durch bildgebende Diagnostik und die Liquoruntersuchung kann das Spektrum der infrage kommenden Erkrankungen bzw. Erreger zumeist deutlich eingeengt werden. In Endemiegebieten sollte es üblich sein, bereits initial bei klinischem Verdacht eine Serumprobe für die FSME-Diagnostik einzusenden. Bleibt der Verdacht auf eine Herpesenzephalitis, eine Borreliose oder eine bakterielle Herdenzephalitis nicht ausgeräumt, so muss zunächst auch mit Antibiotika und mit Aciclovir behandelt werden. Der klinische Verlauf, die Kernspintomographie, die Kontrol-

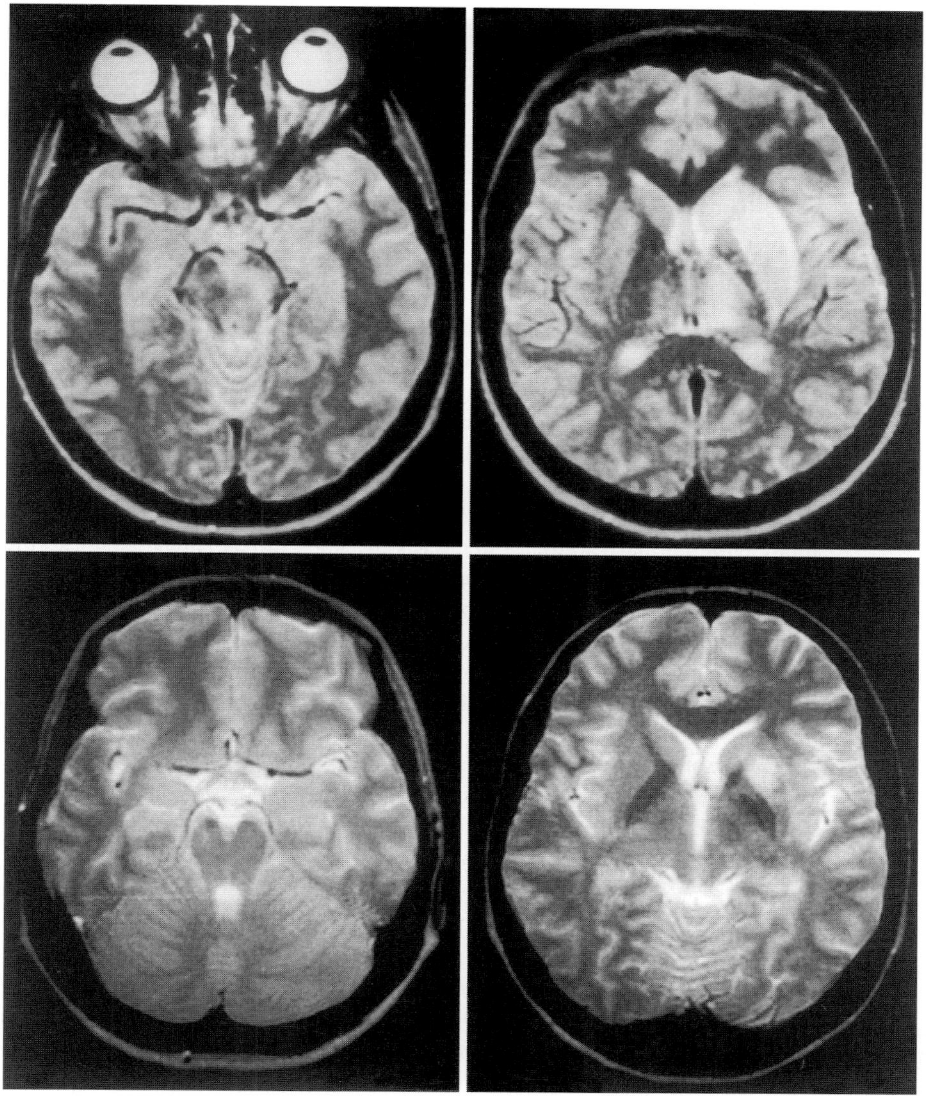

Abb. 1-16 **MRT-Befund (T_2-gewichtete Aufnahme) einer 26-jährigen Patientin mit FSME.** Bereits am Tage nach der stationären Aufnahme (obere Reihe) sind die entzündlichen Veränderungen im Bereich von Nucleus caudatus, Globus pallidus, Putamen und Mittelhirn erkennbar. Die Kontrolluntersuchung 14 Tage später zeigt eine deutliche Remissionstendenz.

len der Liquoruntersuchungen und der serologischen Tests ermöglichen im Verlauf die sichere Diagnose der FSME und den Ausschluss anderer erregerbedingter Meningitiden und Enzephalitiden.

Therapie

Gesicherte kausale Therapieansätze der FSME sind bisher nicht bekannt. Die symptomatische Therapie einer FSME besteht aus Bettruhe, Analgetika, Antipyretika, Flüssigkeits- und Elektrolytzufuhr, evtl. auch parenteraler Ernährung, Vitamingaben und Krankengymnastik. Antikonvulsiva können bei Krampfanfällen und Osmotherapeutika bei Hirnödem erforderlich werden. Etwa jeder 20. Patient muss zeitweise intensivmedizinisch behandelt werden. Isolierungsmaßnahmen sind nicht notwendig.
Eine *passive Immunisierung* gegen FSME ist für einen begrenzten Zeitraum auch nach der Exposition möglich. Bis zu 96 Stunden nach einem Zeckenstich in einem Endemiegebiet kann FSME-Hyperimmunserum verabreicht werden (FSME-BULIN® 0,2 ml/kg KG i.m.). Der Schutz ist wahrscheinlich deutlich geringer als 100 % und nimmt ab mit der Dauer des seit der Erregerübertragung verstrichenen Zeitraumes. Die Anwendung ist nicht unumstritten, da insbesondere bei Kindern nach relativ später passiver Immunisierung schwere Erkrankungsverläufe der FSME beobachtet wurden. Deshalb besteht eine Anwendungsbeschränkung auf Erwachsene und Jugendliche nach der Vollendung des 14. Lebensjahres. Weiterhin erscheint ein mehrfacher Einsatz des FSME-Immunglobulin nach wiederholten Zeckenstichen in Endemiegebieten wenig rationell im Vergleich zur Effektivität der aktiven Immunisierung.
Die *aktive Immunisierung* bei exponierten Individuen in Endemiegebieten wird durch drei Teilimpfungen mit inaktiviertem FSME-Virus (FSME-IMMUN®) im Abstand von 14 Tagen bis 3 Monaten zwischen der ersten und zweiten Impfung und 9 bis 12 Monaten zwischen der zweiten und dritten Impfung durchgeführt. Ausreichender Impfschutz besteht nach der zweiten Impfung, nach der dritten Impfung hält der Impfschutz 3 Jahre an. Lokale und systemische Impfreaktionen sind nicht selten, schwere Impfkomplikationen treten jedoch nur in ca. einem von 1.000.000 Fällen auf. In Österreich konnte nach Einführung der Impfung die Zahl der Krankheitsfälle von 400 pro Jahr Anfang der 80er-Jahre auf 100 im Jahre 1990 gesenkt werden.

Verlauf und Prognose

In der Regel haben Kinder und Jugendliche leichtere Erkrankungen als Erwachsene. Bei günstigen Verläufen bilden sich die ZNS-Symptome bereits nach 3 Tagen zurück, häufiger liegt die mittlere Krankheitsdauer allerdings bei 4 bis 5 Wochen. Die Letalität beträgt 1 bis 2 % in einem Endemiegebiet (Kaiser 1996). Kaiser und Mitarbeiter (1997a) berichteten auch, dass nach Entlassung aus der Klinik 59 von 63 Patienten neurasthenische Symptome aufwiesen, die sich allerdings innerhalb von 3 Monaten meist besserten. Die Hypakusis bei 7 (von 63) Patienten und die Dysarthrie und Dysphagie bei 4 Patienten waren jedoch nicht rückläufig. Lähmungen nach begleitender Radikulitis bildeten sich gut zurück, nicht aber Lähmungen im Rahmen einer Myelitis. Die russische FSME zeigt einen wesentlich schwereren Verlauf mit hoher Letalität und Morbidität, manchmal auch mit kardialer Beteiligung.

Rechtliche Gesichtspunkte

Isolierungsmaßnahmen entfallen. Nach § 7 des Infektionsschutzgesetzes (IfSG) ist der direkte oder indirekte Nachweis einer FSME-Virus-Infektion durch den Laborarzt namentlich meldepflichtig. Die aktive Immunisierung ist eine öffentlich empfohlene Indikationsimpfung bei erhöhter Gefährdung von Personen bzw. Angehörigen von Risikogruppen (z. B. bei Waldarbeitern in Endemiegebieten). Im Einzelfall kann es schwierig sein, einen kausalen Zusammenhang zwischen der FSME-Aktivimmunisierung und einer schweren neurologischen Erkrankung als vermuteter Impfkomplikation nachzuweisen, da offensichtlich schwere Komplikationen sehr selten und die empirischen Daten unvollständig sind.

1.5.2 Andere Arbovirus-Enzephalitiden

Es gibt weltweit über 400 verschiedene Arboviren, die jeweils in bestimmten Regionen endemisch vorkommen, abhängig vom Vorhandensein und dem Lebenszyklus der Vektoren sowie der verschiedenen Tierarten, die als Reservoir dienen. Bei manchen Arbovirus-Infektionen treten aber auch Epidemien auf. Diese sind auf klimatische Veränderungen zurückzuführen, welche die Vermehrung der Vektoren beeinflussen, sowie auf eine Veränderung der Erregervirulenz oder des Immunstatus der Tierarten, die das Reservoir darstellen. Landwirtschaftliche Maßnahmen wie die Bewässerung oder Zucht von Nutztieren, die zu einem Reservoir der Arboviren werden, beeinflussen die Häufigkeit von menschlichen Arbovirus-Infektionen und -Erkrankungen. Die unten ausgeführten Arbovirus-Erkrankungen verlaufen als typische virale Enzephalitiden mit Kopfschmerzen, Fieber, Nackensteife, Bewusstseinsstörungen, Halluzinationen, epileptischen Anfällen, Hirnnervenstörungen und zentralen Paresen (Reese und Betts 1991); bei einigen Formen kommen aber zusätzliche Symptome vor, die auf eine besondere Affinität des jeweiligen Erregers für bestimmte Neurone hinweisen.

Die *Japanische Enzephalitis* in Ost- und Südostasien sowie in Indien ist die weltweit häufigste und wichtigste Arbovirusenzephalitis mit mehr als 20.000 Fällen pro Jahr und hoher Letalität und Langzeitmorbidität. Erreger sind Flaviviren, die durch Reisfeld-Moskitos übertragen werden. Erregerreservoir sind Wasservögel, Schweine und junge Rinder. Die Erkrankung ist in Japan selten geworden, nimmt jedoch in Südostasien und Indien epidemisch zu. Inapparente Verläufe sind häufig. Die Enzephalitis beginnt nach einer Inkubationsphase von 6 bis 16 Tagen mit einer unspezifischen Prodromalphase wie die FSME. Dann folgt eine meist schwere Enzephalomyelitis, welche die Basalganglien, den Thalamus, den Hirnstamm und das zervikale Rückenmark betrifft (Johnson 1998). Dementsprechend finden sich klinisch Bewusstseinsstörungen, epileptische Anfälle, Koordinationsstörungen, schlaffe und spastische Paresen sowie Störungen der kardialen und respiratorischen Zentren im Hirnstamm. Die Letalität beträgt etwa 20 bis 35 %, Langzeitschäden wie kognitive Störungen, Lähmungen und extrapyramidale Störungen bleiben bei etwa 30 % der Patienten zurück. Eine kausale Therapie ist nicht bekannt. Eine aktive Immunisierung ist möglich.

Das Flavivirus der *St.-Louis-Enzephalitis* wird durch Moskitos in den USA übertragen und ist dem Virus der Japanischen Enzephalitis eng verwandt. Reservoir des Virus sind überwiegend Vögel. Es gibt in den USA sporadische Epidemien der Enzephalitis, bei denen bis zu 2.000 Menschen pro Jahr erkranken können (Johnson 1998; Reese und Betts 1991). Junge Menschen sind weniger schwer von der Enzephalitis betroffen. Bei einigen Patienten finden sich in der Prodromalperiode urologische Beschwerden, z. B. eine Dysurie. Aseptische Meningitiden treten nur bei einem Viertel der Patienten auf. Besondere

Symptome der häufigeren Meningoenzephalitiden sind Opsoklonus, Myoklonus, Blickparesen und das Syndrom der inadäquaten ADH-Synthese (SIADH). Die Letalität liegt bei 8 %, schwere Residualsyndrome finden sich bei weniger als 10 % der Betroffenen.

Ein Flavivirus, das sowohl dem Virus der Japanischen Enzephalitis als auch dem der St.-Louis-Enzephalitis verwandt ist, ist der Auslöser der *West-Nile-Enzephalitis.* Das Virus wird durch Mücken übertragen und tritt in Afrika, Südfrankreich, Indien, Indonesien sowie im Nahen und Mittleren Osten auf. Es verursacht meist einen fieberhaften Infekt mit Lymphknotenschwellung und einem makulopapulösen Exanthem. Selten tritt eine Meningoenzephalitis mit allerdings günstiger Prognose auf. In Rumänien wurde im Jahr 1996 eine Epidemie mit zahlreichen Fällen von ZNS-Beteiligung beobachtet (Tsai et al. 1998).

Verschiedene Bunyaviren, die durch Mücken übertragen werden, sind die Erreger der endemischen *California-Enzephalitis* im Mittelwesten und Westen der USA. Reservoir sind Eichhörnchen und Kaninchen. Es entsteht eine aseptische Meningitis oder eine leichte bis mittelschwere Meningoenzephalitis mit zumeist niedriger Letalität. Bei Kindern bleiben jedoch nach der akuten Erkrankung nicht selten Störungen des Verhaltens und der Konzentration bestehen. Der häufige Subtyp *„La Crosse"* scheint dagegen eine relativ hohe Neurovirulenz zu haben. Er kann schwere Enzephalitiden verursachen und ist endemisch insbesondere in den Staaten des Mittelwestens der USA zu finden. Es gibt weltweit verschiedene Endemiegebiete verwandter Bunyaviren, die selten leichtere Meningoenzephalitiden verursachen können (Tab. 1-9).

Die *Western-Enzephalitis* tritt wie die St.-Louis-Enzephalitis sowohl endemisch mit kleinen Fallzahlen, als auch in regelrechten Epidemien mit bis zu 1.000 Fällen in den westlichen Teilen der USA und Kanadas auf. Sie wird durch Togaviren verursacht und durch Mücken übertragen. Reservoir sind Vögel und kleine Säugetiere. Bei Erwachsenen verläuft die Erkrankung häufig inapparent oder als blande Enzephalitis. Bei Kleinkindern hingegen ist die Letalität relativ hoch und nicht selten bleiben Residualsymptome wie Retardierung, zerebrale Anfälle und spastische Lähmungen bestehen.

Literatur

Briese T, Jia XY, Huang C, Grady LJ, Lipkin WI (1999) Identification of a Kunjin/West Nile-like flavivirus in brains of patients with New York encephalitis. Lancet 354: 1261–1262

Gassmann C, Bauer G (1997) Avidity determination of IgG directed against tick-borne encephalitis virus improves detection of current infections. J Med Virol 51: 242–252

Harper DR (1998) Molecular Virology. 2. Ausgabe, Bios Scientific Publishers, Oxford

Johnson RT (1998) Viral infections of the nervous system. 2. Ausgabe, Lippincott-Raven Publishers, Philadelphia

Kaiser R (1996) Tick-borne encephalitis in southwestern Germany. Infection 24: 398–399

Kaiser R, Vollmer H, Schmidtke K, Rauer S, Berger W, Gores D (1997a) Follow-up and prognosis of early summer meningoencephalitis. Nervenarzt 68: 324–330

Kaiser R, Kern A, Kampa D, Neumann-Haefelin D (1997b) Prevalence of antibodies to Borrelia burgdorferi and tick-borne encephalitis virus in an endemic region in southern Germany. Zentralbl Bakteriol 286: 534–541

Kuno G (1998) Universal diagnostic RT-PCR protocol for arboviruses. J Virol Methods 72: 27–41

Murphy FA, Fauquet CM, Bishop DHL, Ghabrial SA, Jarvis AW, Martelli GP, Mayo MA, Summers MD (Hrsg.) (1995) Virus taxonomy: classification and nomenclature of viruses. Sixth report of the International Committee on Taxonomy of Viruses. Arch Virol Suppl 10, Springer-Verlag, Wien

Özdemir FA, Rosenow F, Slenczka W, Kleine TO, Oertel WH (1999) Frühsommermeningoenzephalitis (FSME). Ausbreitung des Endemiegebietes nach Mittelhessen. Nervenarzt 70: 119–122

Reese RE, Betts RF (1991) A practical approach to infectious diseases. 3. Ausgabe, Little, Brown and Company, Boston

Tsai TF, Popovici F, Cernescu C, Campbell GL, Nedelcu NI (1998) West Nile encephalitis epidemic in southeastern Romania. Lancet 352: 767–771

Farbtafeln

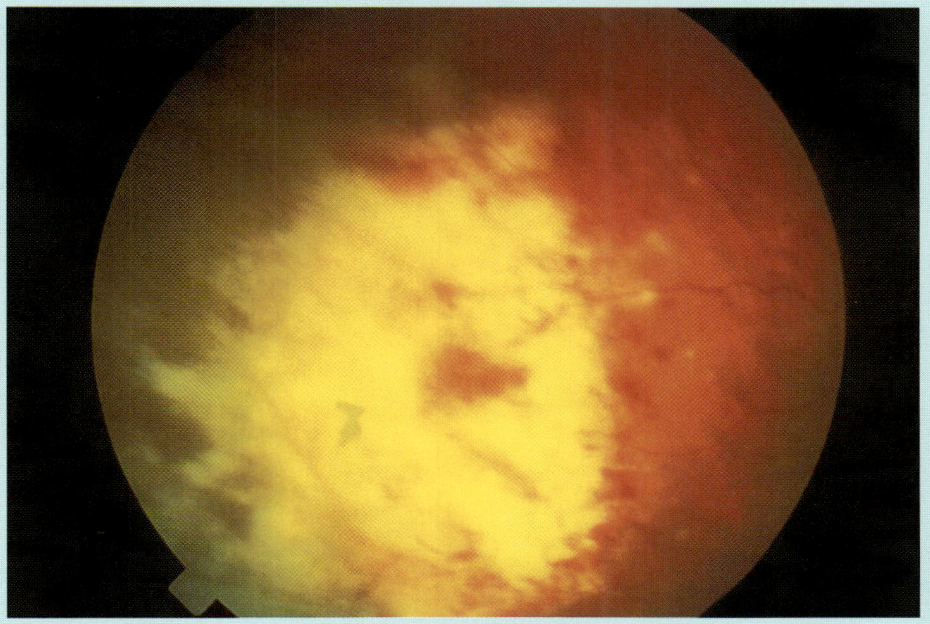

Abb. 1-11 CMV-Chorioretinitis bei einem AIDS-Patienten mit CMV-Enzephalitis (Fundoskopie).

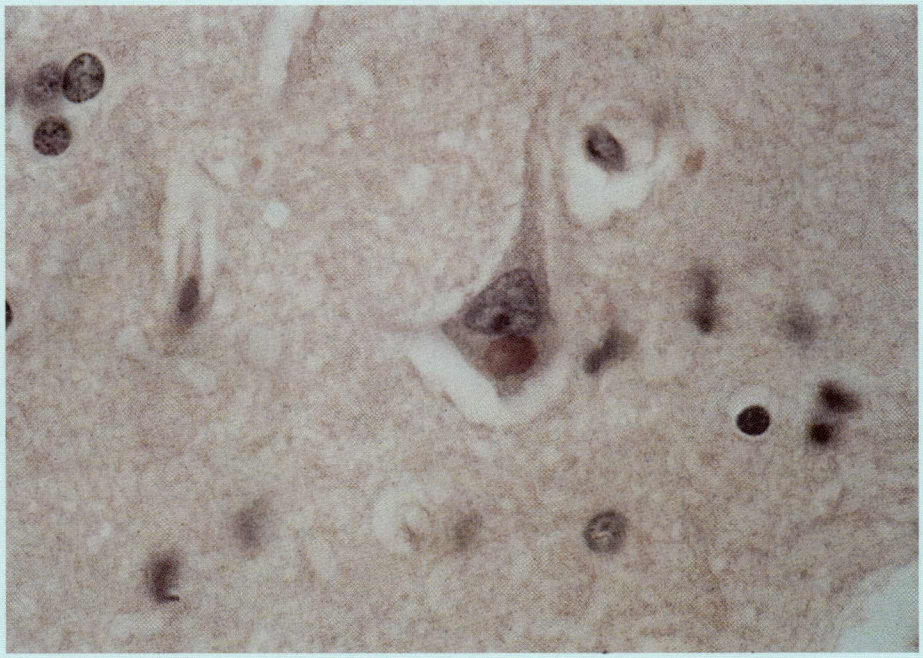

Abb. 1-17 Eosinophiles, kugeliges Negri-Körperchen im Zytoplasma einer Ganglienzelle bei Tollwut (HE-Färbung).

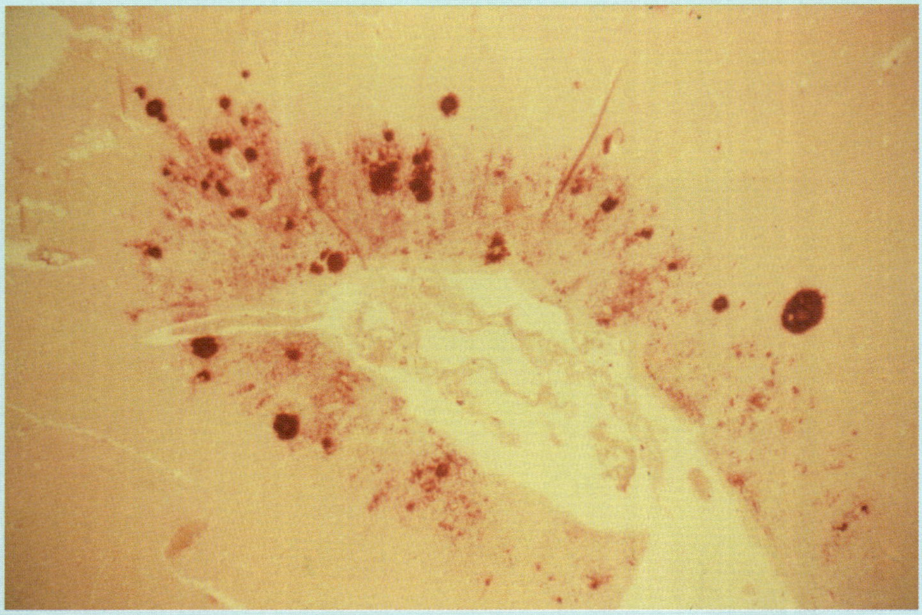

Abb. 2-2 Immunhistochemischer Nachweis von PrP^{sc}-Plaques im Kortex eines Patienten, der am Gerstmann-Sträussler-Scheinker-Syndrom verstarb.

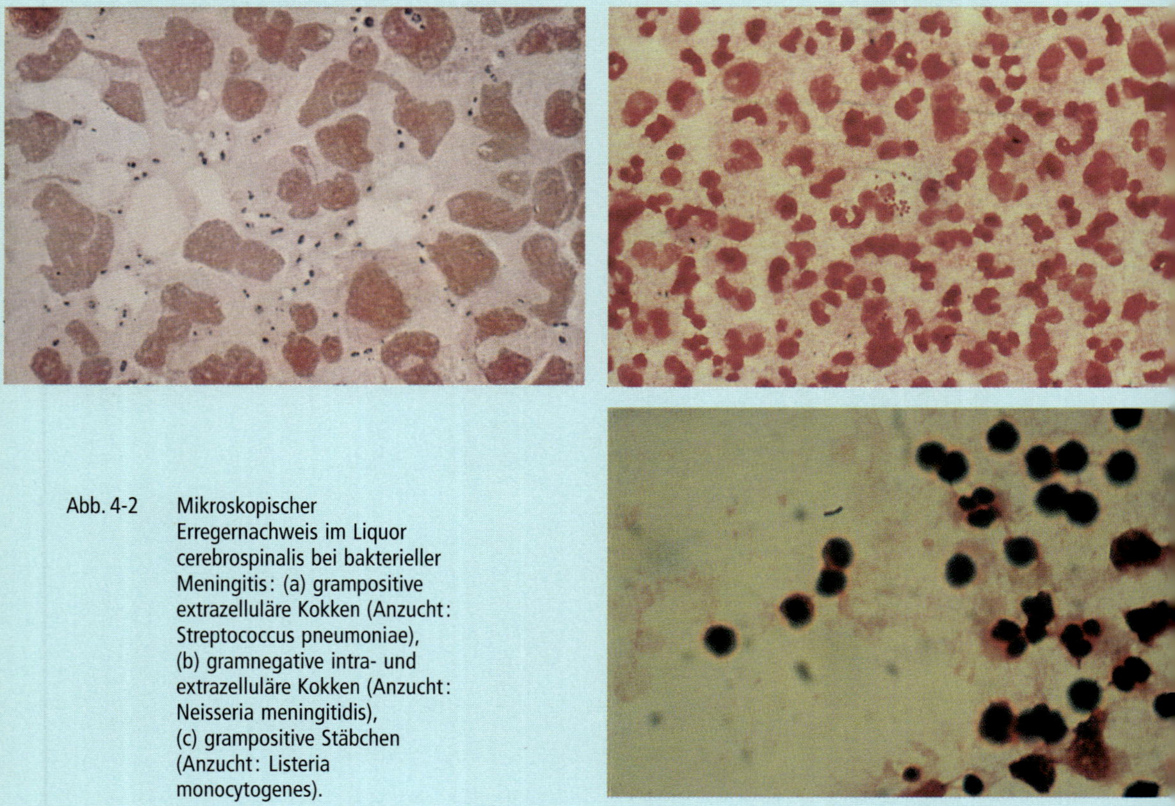

Abb. 4-2 Mikroskopischer Erregernachweis im Liquor cerebrospinalis bei bakterieller Meningitis: (a) grampositive extrazelluläre Kokken (Anzucht: Streptococcus pneumoniae), (b) gramnegative intra- und extrazelluläre Kokken (Anzucht: Neisseria meningitidis), (c) grampositive Stäbchen (Anzucht: Listeria monocytogenes).

Tafel 2

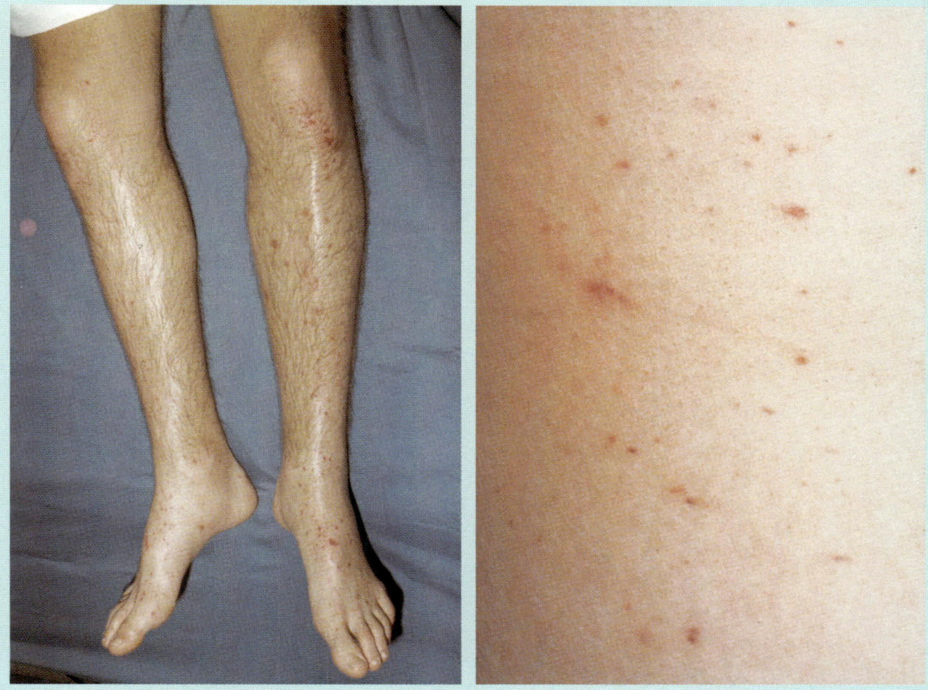

Abb. 4-4 Effloreszenzen an Extremitäten und Rumpf bei Meningokokken-Meningitis und -Sepsis.

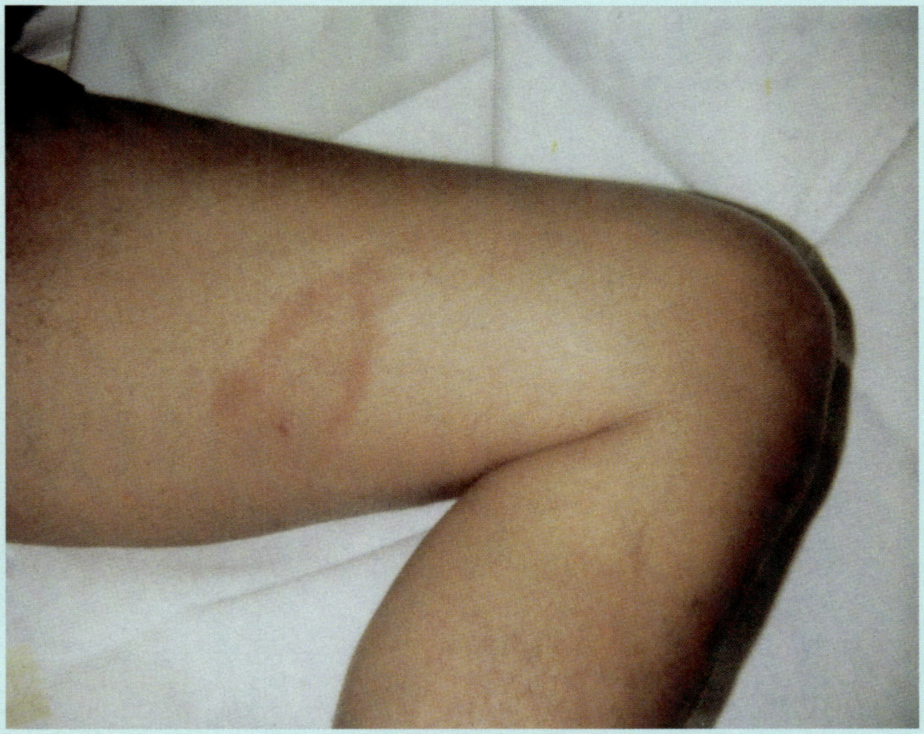

Abb. 4-14 Akutes Erythema migrans an der Innenseite des Oberschenkels. In der Mitte der Effloreszenz ist der Zeckenstich noch erkennbar, welcher zwei Monate zuvor erfolgte.

Abb. 4-17 (rechts) Acrodermatitis chronica atrophicans Herxheimer am rechten Bein. Eine früher durchgemachte Neuroborreliose war nicht erinnerlich. Die Hautveränderungen entwickelten sich langsam zunehmend im Laufe von 3 Jahren und gingen mit Schmerzen in Knie- und Sprunggelenk einher.

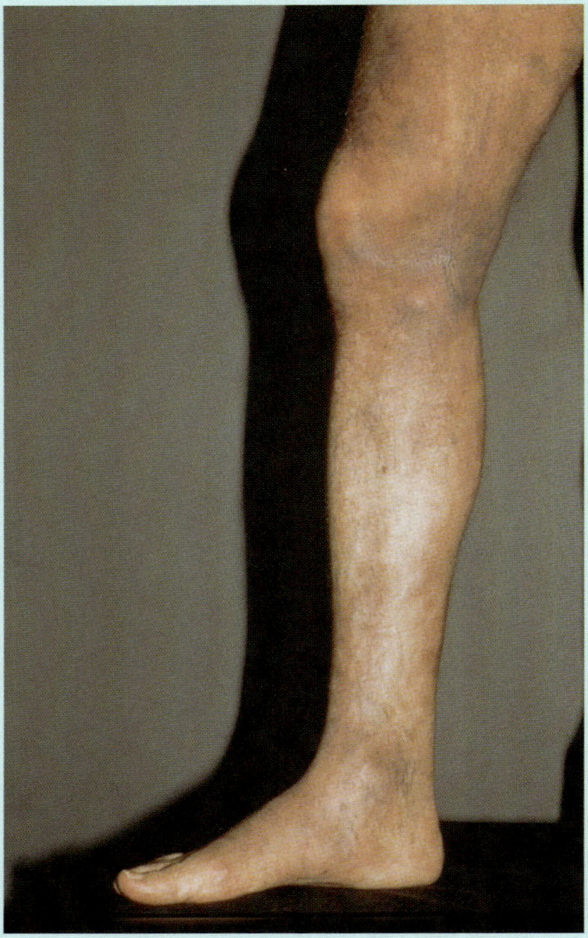

Abb. 4-28 (unten) Beispiel einer pyogenen Vaskulitis eines kleineren arteriellen Hirngefäßes bei septisch-embolischer Herdenzephalitis. Die bakterieninduzierten Entzündungsvorgänge führen zu einer Zerstörung der Gefäßwandstrukturen (Pfeile).

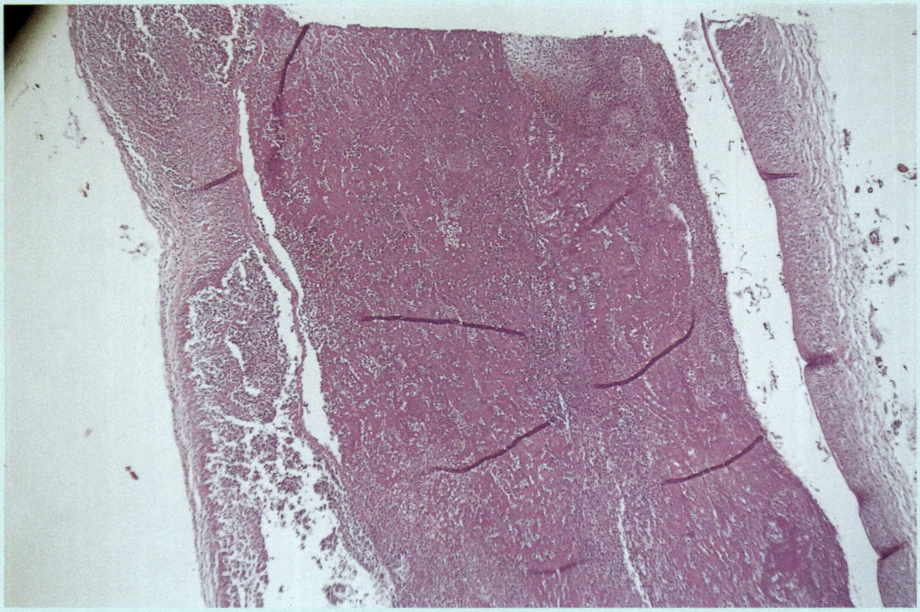

1.6 Bunyaviridae

Andreas Bitsch

1.6.1 Toskana-Virus

Zusammenfassung

Erreger: Toskana-Virus
Krankheitsbilder: Meningitis, Enzephalitis
Klinisches Bild: Fieber, Kopfschmerzen, Meningismus, zerebrale Anfälle, Bewusstseinsstörung
Diagnostik: Serologie, PCR
Therapie: Symptomatisch
Prognose: Gut.

Erregereigenschaften und Epidemiologie

Das Toskana-Virus ist ein einzelsträngiges RNS-Virus und gehört der Familie der Bunyaviridae an (Genus Phlebovirus; siehe auch Tab. 1-9 im Kap. 1.5). Es wird von der Sandfliege (Phlebotomus perniciosus) auf den Menschen übertragen. Das Virus ist in bestimmten Gegenden Italiens (z. B. Toskana) vornehmlich im Sommer für bis zu 50 % der akuten aseptischen Meningitiden bzw. Meningoenzephalitiden verantwortlich (Braito et al. 1998a). In der genannten Studie waren in 10 % Urlauber aus anderen europäischen Regionen betroffen. Auch bei erkrankten deutschen Urlaubern konnte das Virus identifiziert werden (Dobler et al. 1997). Kinder können ebenfalls durch das Toskana-Virus erkranken. Bis zu 80 % der viralen ZNS-Infektionen bei Kindern in Endemiegebieten im Sommer waren auf das Toskana-Virus zurückzuführen (Braito et al. 1998b). Die Erkrankung tritt am häufigsten in den Monaten August und September auf. In dieser Zeit ist die Aktivität der Sandfliege am größten. Die Inkubationszeit beträgt 2–6, maximal 15 Tage.

Klinische Symptomatik und Prognose

Die klinische Symptomatik beginnt in der Regel wie eine grippale Erkrankung mit Myalgien, Kopfschmerzen und abrupt einsetzendem Fieber (Nicoletti et al. 1996). Rückenschmerzen, retroorbitale Schmerzen, Konjunktivitis, Übelkeit, Erbrechen und unspezifischer Schwindel können hinzukommen. Wenn keine Beteiligung des Nervensystems eintritt, klingt die Erkrankung innerhalb von 1–2 Wochen folgenlos ab. In einigen Fällen kommt es jedoch nach 2–4 Tagen zur typischen Symptomatik einer viralen Meningitis oder Meningoenzephalitis. Fieber, Kopfschmerzen und Meningismus dominieren das klinische Bild der Meningitis. Zeichen der Enzephalitis wie zerebrale Anfälle, Bewusstseinsstörungen, Psychosyndrom oder EEG-Veränderungen finden sich nur in wenigen

Fällen. Vereinzelt wurden klinische Syndrome beobachtet, die an eine Herpes-simplex-Enzephalitis erinnerten. Zumeist verläuft die Erkrankung als reine aseptische Meningitis mit sehr guter Prognose. Die Erkrankung heilt in der Regel innerhalb von 1–2 Wochen (maximal 5 Wochen) folgenlos aus. Selten persistieren Kopfschmerzen über diesen Zeitraum hinaus. Andere Residualsyndrome wurden bisher nicht berichtet.

Diagnostik und Therapie

Die erregerspezifische Diagnostik erfolgt serologisch durch repetitive Bestimmung spezifischer Antikörper der Klassen IgG und IgM (z. B. indirekte Immunfluoreszenz, ELISA) (Ciufolini et al. 1999). Spezifische IgM-Antikörper sind oft schon zu Beginn der Erkrankung nachweisbar und beweisen zusammen mit einem Titeranstieg der IgG-Antikörper die frische Infektion (Nicoletti et al. 1996). Auch im Liquor können spezifische Antikörper nachgewiesen werden, über die Berechnung der intrathekalen Antikörpersynthese wurde bisher jedoch nicht berichtet (siehe Kap. 8.1). Auch der Direktnachweis des Virusgenoms mittels PCR aus dem Liquor ist möglich. Aus dem Liquor kann das Virus auch angezüchtet werden. Bildgebende Verfahren ergeben in der Regel keine wegweisenden Befunde. Die Liquorbefunde entsprechen denen anderer aseptischer Meningitiden. In seltenen Fällen können Zellzahlen bis zu 1.400/µl und Proteinkonzentrationen bis 1.800 mg/l beobachtet werden. Die Therapie ist rein symptomatisch.

1.6.2 Hantaviren

Zusammenfassung

Erreger: Hantaan-, Seoul-, Dobrava/Belgrad-, Puumalaviren

Krankheitsbilder: Hämorrhagisches Fieber mit renalem Syndrom (HFRS), Nephropathia epidemica (= europäische Variante des HFRS durch Puumalavirus), Enzephalitis, Meningitis, Guillain-Barré-Syndrom, intrazerebrale Blutung

Klinisches Bild: Fieber, Kopf-, Bauch-, Muskelschmerzen, Erbrechen, Diarrhoe, Schock, Nierenversagen, Meningismus, zerebrale Anfälle, Bewusstseinsstörungen, Zeichen der Koagulopathie

Diagnostik: Serologie, Blut (Entzündungszeichen, Thrombopenie, erhöhte Nierenretentionswerte), Liquor, MRT, EEG

Therapie: Symptomatisch

Prognose: Gut; Letalität bei der Nephropathia epidemica 0,2 %.

Epidemiologie

Zum Genus Hantavirus gehören verschiedene Viren, die beim Menschen ein hämorrhagisches Fieber mit renalem Syndrom (HFRS) hervorrufen können (siehe auch Tab. 1-1 im Kap. 1.1) (Wagner und Forslund 1999). In Europa kommt vornehmlich das Puumala-

Virus endemisch vor, dessen Zwischenwirt die Waldwühlmaus ist. Vor allem in Skandinavien und Russland verursacht das Puumala-Virus eine europäische Form des HFRS. Die Erkrankungsgipfel liegen im Frühjahr und Herbst. In Finnland sind bis zu 20 % der Bevölkerung seropositiv. Nicht selten verläuft die Erkrankung jedoch inapparent. Die Inkubationszeit beträgt 2–4 Wochen.
Ebenfalls in Europa, deutlich häufiger aber in Asien findet man das Hantaan-Virus (Zwischenwirt: streifige Feld- und Brandmaus). Das Seoul-Virus existiert weltweit, Zwischenwirte sind Ratten, so dass Epidemien vornehmlich in Städten und als Laborepidemien beobachtet werden. Das Dubrava/Belgrad-Virus findet sich in Kleinasien und auf dem Balkan. Zwischenwirt ist die gelbhalsige Feldmaus.

Erregereigenschaften und Pathogenese

Die Hantaviren sind behüllte Viren, die ein einzelsträngiges RNS-Genom besitzen. Die Viren werden durch den Kot der Zwischenwirte auf den Menschen übertragen, der diesen in Staubform inhaliert. Ein Übertragung von Mensch zu Mensch wurde bisher nicht beschrieben. Das wesentliche Merkmal der HFRS ist die vaskuläre Dysfunktion mit vermindertem Vasomotorentonus und erhöhter vaskulärer Permeabilität. Beides bildet die Grundlage für die nicht selten im Rahmen der schwer wiegenden Verläufe zu beobachtende Schocksymptomatik. Wahrscheinlich sind vaskuläre Mechanismen auch beteiligt an der Genese des Nierenversagens. Zusätzlich entwickeln sich Blutungen, die zum einen auf der genannten vaskulären Schädigung und zum anderen auf einem Mangel an funktionierenden Plättchen beruhen. Manchmal entwickelt sich eine disseminierte intravasale Gerinnung mit Verbrauchskoagulopathie. Die Hantaviren selbst können Endothelzellen infizieren. Darüber hinaus spielen wahrscheinlich auch immunpathogenetische Mechanismen eine Rolle. Über die Beteiligung des Nervensystems existieren bisher keine exakten pathogenetischen Vorstellungen. Nicht immer finden sich eindeutige Ursachen wie z. B. intrazerebrale Blutungen oder metabolische Enzephalopathien im Rahmen der Urämie. In den übrigen Fällen mit ZNS-Manifestationen dürfte es sich überwiegend um (Meningo-)Enzephalitiden handeln. Sowohl direkt erregervermittelte als auch immunpathogenetische Krankheitsmechanismen durch Freisetzung von proinflammatorischen Zytokinen und anderen Entzündungsmediatoren werden hier diskutiert. Im Liquor fanden sich Zeichen der Immunaktivierung (Neopterin, Interleukin-6, Interferon-gamma), ohne dass sich Hinweise auf eine Virusaktivierung ergaben (Ahlm et al. 1998).

Klinische Symptomatik

Das hämorrhagische Fieber mit renalem Syndrom (HFRS) ist die typische Erkrankung, die durch Hantaviren hervorgerufen wird. Die europäische Form wird auch als „Nephropathia epidemica“ bezeichnet. Beim HFRS handelt es sich um eine Multiorganerkrankung, welche die Nieren (akutes Nierenversagen), die Augen (Konjunktivitis, Linsenluxation), das Gerinnungssystem (z. B. Thrombopenie, disseminierte intravasale Gerinnung, Verbrauchskoagulopathie) und seltener auch andere Organe wie Leber, Herz und Gelenke befallen kann. Immer finden sich Allgemeinsymptome wie Fieber, Kopf-, Bauch- und Muskelschmerzen, Erbrechen und Durchfall. Kreislaufdepression ist ebenfalls häufig. Das zentrale Nervensystem ist nicht selten im Sinne einer (Meningo-)Enzephalitis mit betroffen. Die Symptome sind unspezifisch und nicht von durch andere Erreger verursachten Meningoenzephalitiden zu unterscheiden. Kopfschmerzen finden sich in über 90 % der Patienten und sind nicht immer Hinweis auf eine ZNS-Manifestation. Insomnie, Schwindel, Sehstörungen und Photophobie sind ebenfalls häufige Symptome (Ahlm et al. 1998). Schwer wiegende neurologische Symptome wie zerebrale Anfälle oder neurologische Herdsymptome sind mit ca. 1 % relativ selten (Alexeyev und Morozov 1995). Sie sollten immer dazu führen, dass intrazerebrale Blutungen im Rahmen der Gerinnungsstörungen mittels cCT ausgeschlossen werden. Selten entwickelt sich während oder nach der Allgemeinerkrankung ein typisches Guillain-Barré-Syndrom. Bei bestehender Urämie mit Bewusstseinsstörung und Psychosyndrom muss immer auch an das Vorliegen einer renalen Enzephalopathie gedacht werden. Auch Elektrolytstörungen müssen dann ausgeschlossen werden.

Diagnostik

Im Blut finden sich die Entzündungszeichen (CRP, Leukozyten) zum Teil stark erhöht. Bereits früh können sich eine deutliche Thrombozytopenie sowie ein Anstieg der Nierenretentionswerte entwickeln. Elektrolytstörungen sind aufgrund des Nierenversagens und des häufigen Erbrechens bzw. Durchfalls häufig.
Das MRT des Schädels kann in bis zu 50 % unspezifische Läsionen in der weißen Substanz darstellen (Ahlm et al. 1998). Ob es sich hier um entzündliche oder vaskuläre Läsionen handelt, ist ungeklärt. Das cCT dient dem Ausschluss intrezerebraler Blutungen.
Das EEG kann bei der Enzephalitis eine Allgemeinveränderung und auch Herdbefunde zeigen. Die Veränderungen sind zumeist reversibel. Bei der Urämie treten oftmals die typischen EEG-Veränderungen der metabolischen Enzephalopathie auf.
Der Liquorbefund ist unspezifisch. Eine Erregerisolierung aus dem Liquor scheint kaum zu gelingen. Die Diagnostik beruht im Wesentlichen auf serologischen Untersuchungen des Blutes. Mittels ELISA oder Immunfluoreszenz werden spezifische Antikörper vom Typ IgG und IgM nachgewiesen. Der Nachweis von IgM beweist die frische Infektion. Er gelingt in der Regel nicht gleich zu Beginn der Infektion sondern erst in ihrem Verlauf.

Differenzialdiagnose

Bei klinisch dominierender abdomineller Symptomatik kann es schwierig sein, Cholezystitis und Appendizitis abzugrenzen. Im Allgemeinen sind die vielfältigen internistischen Ursachen des akuten Nierenversagens differenzialdiagnostisch auszuschließen.

Therapie

Eine spezifische Therapie ist nicht erforderlich. Nichtsteroidale Antiphlogistika sind kontraindiziert, da diese die Niereninsuffizienz verstärken können. Paracetamol ist erlaubt. Wesentliches Augenmerk liegt auf der symptomatischen Therapie, die überwiegend internistisch ausgerichtet ist (z. B. Dialyse). Die neurologischen Komplikationen erfordern bis auf die intrazerebrale Blutung, die Krampfanfälle und das Guillain-Barré-Syndrom in der Regel keine spezifischen Maßnahmen. Eine Immunisierung ist zum jetzigen Zeitpunkt noch nicht verfügbar.

Verlauf und Prognose

In der Mehrzahl der Fälle klingt die Erkrankung innerhalb von 3–4 Wochen ab und hinterlässt keine Folgen. In bis zu 5 % finden sich schwer wiegende, protrahierte Verläufe, die z. B. durch intrazerebrale oder gastrointestinale Blutungen kompliziert werden. Die Letalität der Nephropathia epidemica liegt bei 0,2 %. Die überstandene Erkrankung hinterlässt eine ausreichende Immunität, um vor Zweitinfektionen lebenslang zu schützen.

Rechtliche Gesichtspunkte

Laut § 7 (1) des Infektionsschutzgesetzes (IfSG) besteht eine namentliche Meldepflicht für den diagnostizierenden Laborarzt beim direkten oder indirekten Nachweis einer akuten Infektion mit Hantaviren.

Literatur

Ahlm C, Linden C, Linderholm M, Alexeyev OA, Billheden J, Elgh F, Fagerlund M, Zetterlund B, Settergren B (1998) Central nervous system and ophthalmic involvement in nephropathia epidemica (European type of haemorrhagic fever with renal syndrome). J Infect 36: 149–155

Alexeyev OA, Morozov VG (1995) Neurological manifestations of hemorrhagic fever with renal syndrome caused by Puumala virus: review of 811 cases. Clin Infect Dis 20: 255–258

Braito A, Ciufolini MG, Pippi L, Corbisiero R, Fiorentini C, Gistri A, Toscano L (1998a) Phlebotomus-transmitted toscana virus infections of the central nervous system: a seven-year experience in Tuscany. Scand J Infect Dis 30: 505–508

Braito A, Corbisiero R, Corradini S, Fiorentini C, Ciufolini MG (1998b) Toscana virus infections of the central nervous system in children: a report of 14 cases. J Pediatr 132: 144–148

Ciufolini MG, Fiorentini C, di Bonito P, Mochi S, Giorgi C (1999) Detection of Toscana virus-specific immunoglobulins G and M by an enzyme-linked immunosorbent assay based on recombinant viral nucleoprotein. J Clin Microbiol 37: 2010–2012

Dobler G, Treib J, Haass A, Frosner G, Woesner R, Schimrigk K (1997) Toscana virus infection in German travellers returning from the Mediterranean. Infection 25: 325

Nicoletti L, Ciufolini MG, Verani P (1996) Sandfly fever viruses in Italy. Arch Virol Suppl 11: 41–47

Wagner B, Forslund T (1999) Nephropathia epidemica. Deutsches Ärzteblatt 96: 1106–1109

1.7 Rubella-Virus

Andreas Bitsch

Zusammenfassung

Erreger: Rubella-Virus (Familie der Toga-Viren)

Krankheitsbilder: Röteln, Enzephalitis, Meningoenzephalitis, Myelitis, Poly- oder Mononeuritis, Rubellapanenzephalitis (Slow virus-Infektion), Rötelnembryopathie (Gregg-Syndrom: Herzfehler, Taubheit, Katarakt, Chorioretinitis, Glaukom, Mikrozephalie, intrazerebrale Verkalkungen, Aquäduktstenose mit Hydrocephalus occlusus)

Labordiagnostik: Serologie in Blut und Liquor

Zusatzdiagnostik: MRT (unspezifisch)

Therapie: Keine spezifische Therapie verfügbar; Impfprophylaxe bei Frauen.

Epidemiologie

Das Rubella-Virus ist überall auf der Erde endemisch. Alle 6–9 Jahre kommt es zu größeren Epidemien. Die seroepidemiologische Durchseuchung beträgt im Alter von 15–20 Jahren 80 %, danach ca. 90 %. Die Übertragung erfolgt durch Nasopharynxsekrete. Eine Enzephalitis tritt als Komplikation der Röteln mit einer Häufigkeit von 1:6.000 bis 1:24.000 auf.

Die Inzidenz der Rötelnembryopathie wird mit 1:1.000 bis 1:100.000 angegeben. Während des 1. Trimenons kommt es bei der Erstinfektion der Mutter in 80 % zur Embryopathie. Jenseits der 16. Schwangerschaftswoche ist das Risiko nur noch äußerst gering.

Im Rahmen einer aktiven Immunisierung treten in einer Häufigkeit von 1:2 Mio zentralnervöse Komplikationen auf, die sich als Enzephalitis, Querschnittsmyelitis, Polyneuritis, Myeloradikuloneuritis oder Optikusneuritis manifestieren können. Etwas häufiger werden transiente lokale oder allgemeine Symptome wie Katarrh, Fieber, Lymphadenopathie, Exanthem und Arthralgien beobachtet.

Erregereigenschaften und Pathogenese

Das Rubella-Virus gehört zum Genus der Flaviviren innerhalb der Familie der Togaviridae. Das Virus ist nicht zytopathogen, aber es führt bei infizierten Zellen zu einer Erniedrigung der Wachstumsrate. Der Durchmesser der Virionen beträgt inklusive der sie umgebenden Lipidhülle 50–70 nm. Erbsubstanz ist eine ca. 11 Kilobasen große, einzelsträngige RNA.

Histopathologisch findet man bei der Rötelnenzephalitis eine diffuse unspezifische Degeneration im Sinne einer toxischen Enzephalopathie. Im Gegensatz dazu ist die Rubellapanenzephalitis als Slow virus-Infektion nicht nur durch eine Viruspersistenz, sondern auch durch perivaskuläre lymphoplasmazelluläre Infiltrate und eine ausgeprägte Demyelinisierung gekennzeichnet, was zusätzlich auf einen immunpathologischen Prozess hindeutet (Slagle und Wolinsky 1989).

Klinische Symptomatik

Klassisches Krankheitsbild sind die *Röteln*, eine exanthematische Erkrankung vorwiegend des frühen Kindesalters. Nach einer Inkubationszeit von 2–3 Wochen entwickelt sich ein 1–2 Tage dauerndes Prodromalstadium mit Katarrh, Arthralgien und Konjunktivitis. Danach wird das typische feinfleckige, makulopapulöse Exanthem sichtbar, das hinter den Ohren und im Gesicht beginnt. Zusätzlich kommt es zur Lymphadenopathie, gelegentlich auch zur Arthritis und zur thrombozytopenischen Purpura.
Die *Rötelnenzephalitis* entwickelt sich in 80 % schlagartig während der ersten Krankheitswoche. Häufige Symptome sind Bewusstseinstrübung, Apathie, Kopfschmerzen und Erbrechen. Seltener treten epileptische Anfälle, akute Psychosen, Hemiparesen, Papillenödem, zerebelläre oder extrapyramidal-motorische Syndrome oder Hirnnervenstörungen in Erscheinung. Recht typisch ist ein horizontaler und vertikaler Blickrichtungsnystagmus. Die Fremdreflexe sind abgeschwächt, während die Muskeleigenreflexe variabel verändert sein können. Eine Beteiligung der Meningen mit Meningismus im Sinne einer Meningoenzephalitis oder des Myelons mit Querschnittssymptomatik im Sinne einer Meningoenzephalomyelitis ist möglich. Auch eine Querschnittsmyelitis beim Erwachsenen wurde beschrieben (Hess und Bamborschke 1993).
Die *progressive Rubellapanenzephalitis* (PRP, Kap. 1.16.2) betrifft v. a. Knaben in der zweiten Lebensdekade. Sie tritt meistens nach einer Rötelnembryopathie auf, kann sich jedoch selten auch auf dem Boden einer natürlich erworbenen Rötelninfektion entwickeln. Die Symptomatik beginnt mit Verhaltensstörungen, intellektuellem Abbau und zunehmender spastischer Tonuserhöhung. Die Muskeleigenreflexe sind gesteigert, Pyramidenbahnzeichen sind auslösbar. Später treten Ataxie, Dysarthrie und Dysphagie hinzu. Die Symptomatik nimmt über mehrere Jahre langsam progredient zu, wobei der demenzielle Abbau im Vordergrund steht. Im Verlauf können Hirnstammsymptome (Ophthalmoplegie), Optikusatrophie und Mutismus hinzukommen.

Diagnostik

Im Blutbild findet man die für Virusinfektionen typische Leukopenie bei relativer Lymphozytose. Der Liquor ist bei der reinen Rötelnenzephalitis mitunter unauffällig; bei zusätzlicher Meningitis beobachtet man eine lymphozytäre Pleozytose von zumeist <100 Zellen/μl mit nur leichter Proteinerhöhung bei normalen Laktatwerten. Höhere Zellzahlen (>1.000/μl) wurden allerdings beobachtet. Bei der Panenzephalitis (PRP) fällt die Zellzahl häufig etwas niedriger aus (0–40 Zellen/μl). Hier findet sich oft eine lokale intrathekale Immunglobulinsynthese mit oligoklonalem Bandenmuster. Im EEG kann es bei beiden Manifestationsformen sowohl zur diffusen Verlangsamung als auch zu Herdbefunden kommen. Bei der Panenzephalitis werden gelegentlich hochgespannte transiente Entladungen beobachtet, die von der SSPE (Kap. 1.16.1) als Radermecker-Komplexe bekannt sind. Im cCT und MRT zeigen sich bei der Panenzephalitis häufig erweiterte Ventrikel und Kleinhirnatrophie.
Bei der virusspezifischen Diagnostik sind serologische Befunde entscheidend. Es stehen verschiedene Tests zur Verfügung, z. B. Hämagglutinationshemmtest (HHT), Immunfluoreszenz und ELISA. Initial, d. h. oft noch 1–2 Tage vor dem Exanthem, sind im Blut Antikörper vom IgM-Typ nachweisbar, die meistens ca. 6 Wochen, in Einzelfällen auch bis zu einem Jahr persistieren und für die Erstinfektion (auch des Fetus) beweisend sind. Im Anschluss kommt es zur Bildung von IgG-Antikörpern. Beim HHT sind die

zweizeitige Untersuchung im Abstand von ca. 7–10 Tagen und der mindestens vierfache Titeranstieg entscheidend. Bei der Panenzephalitis (PRP) spielt der Nachweis einer lokalen intrathekalen Synthese virusspezifischer Antikörper mit Hilfe des Antikörper-Spezifitätsindex die entscheidende diagnostische Rolle. Mit Hilfe immunzytochemischer Methoden können außerdem virale Antigene in Liquorzellen nachgewiesen werden.

Differenzialdiagnose

Wichtig ist die Abgrenzung der progressiven Rubellapanenzephalitis von der SSPE, die durch das Masernvirus hervorgerufen wird (siehe Kap. 1.16.1). Bei Verdacht auf Rötelnenzephalitis muss aufgrund der therapeutischen Konsequenzen v. a. die Herpesenzephalitis ausgeschlossen werden. Die intrathekale Synthese Rubella-spezifischer Antikörper (erhöhter Röteln-Antikörper-Spezifitätsindex) spricht bei disseminierter neurologischer Symptomatik für eine Multiple Sklerose, insbesondere wenn auch Antikörper gegen andere Viren wie Masern, Varicella Zoster oder Herpes simplex gebildet werden.

Prophylaxe, Therapie und Prognose

Die aktive Immunisierung wird auf freiwilliger Basis ab dem 15. Lebensmonat mit einem attenuierten Lebendimpfstoff durchgeführt, zumeist in Kombination mit Impfstoffen gegen Masern und Mumps. Eine Auffrischungsimpfung erfolgt im Alter von 6 Jahren. Mädchen, die nicht an diesen Impfungen teilgenommen haben, sollten zwischen dem 11. und 15. Lebensjahr gegen Röteln geimpft werden. Für nicht schwangere Frauen im gebärfähigen Alter, bei denen keine Rötelnantikörper nachweisbar sind, empfiehlt sich unter Konzeptionsverhütung über mindestens 2 Zyklen ebenfalls die Schutzimpfung. Eine Impfkontrolle ist erforderlich (HHT-Titer mindestens 1:32) (Impfkommission des Bundesgesundheitsamtes 1991). Erfahrungen aus den Vereinigten Staaten zeigen, dass die Häufigkeit der Rötelnembryopathie und anderer Rötelnkomplikationen durch systematische Impfung dramatisch gesenkt werden kann. Eine passive Immunisierung kommt während der Frühschwangerschaft möglichst innerhalb von 3 Tagen nach erfolgter Exposition bei fehlender Immunität in Betracht.
Für die Rötelnenzephalitis gibt es keine spezifische Therapie. Sie verläuft in 80 % blande und heilt nach einigen Tagen meistens ohne Residuen aus. In 20 % kommt es jedoch zu Koma und respiratorischer Insuffizienz mit ungünstigem Ausgang. In diesen Fällen mag der Einsatz von Glukokortikoiden als Ultima Ratio gerechtfertigt sein. Wichtiger ist gegebenenfalls die symptomatische Therapie des intrakraniellen Druckes. Für die Rubellapanenzephalitis existiert derzeit keine Therapie. Sie verläuft innerhalb von einigen Jahren immer letal.

Rechtliche Gesichtspunkte

Laut § 7 (3) des Infektionsschutzgesetzes (IfSG) besteht eine nicht namentliche Meldepflicht für den diagnostizierenden Laborarzt beim direkten oder indirekten Nachweis einer konnatalen Rubellainfektion.

Literatur HESS J, BAMBORSCHKE S (1993) Akute Querschnittmyelitis nach Rötelninfektion bei einem Erwachsenen. Nervenarzt 64: 278–281

Impfkommission des Bundesgesundheitsamtes (1991) Impfempfehlungen. Dtsch Ärzteblatt 88: 2363–2367

SLAGLE BL, WOLINSKY JS (1989) Rubella virus and central nervous system disease; in: Clinical and molecular aspects of neurotropic virus infection, hrsg. v. GILDEN DH, LIPTON HL; Kluwer, Boston 303–318

1.8 Picornaviren (Poliomyelitis, Meningitis myalgica, Entero- und ECHO-Virusenzephalitis u. a.)

Hilmar Prange

Zusammenfassung

Erreger: Poliovirus, Coxsackie-Viren A und B, ECHO-Viren, Enterovirus 68–71

Krankheitsbilder: Aseptische Meningitis, Enzephalitis, paralytische Erkrankung (Poliomyelitis), akute zerebelläre Ataxie, chronische Enterovirusinfektionen.

Klinisches Bild: Zumeist milde Krankheitsverläufe; Ausnahme: Poliomyelitis

Labordiagnostik: Erregerisolation (Stuhl, Rachenspülwasser), PCR, Serologie

Zusatzdiagnostik: Liquor, MRT/cCT, EEG, EMG

Therapie: Symptomatisch; Prävention: trivalenter Totimpfstoff nach Salk

Prognose: Zumeist gut; Ausnahmen: Polio (Defektsyndrome); letale ECHO-Virus-Infektionen bei X-chromosomaler Agammaglobulinämie.

Epidemiologie

Enteroviren verursachen 40–60 % aller viralen Meningitiden, die meisten Fälle einer paralytischen Poliomyelitis und eine kleinere Zahl von Enzephalitiden. Nur der Mensch ist der Wirt dieser weltweit verbreiteten Virusgruppe. Die Übertragung erfolgt normalerweise fäkal-oral, wobei Fliegen und Küchenschaben eine unterstützende Rolle zukommen dürfte. Üblicherweise ist die Ausbreitung horizontal, d. h. in gleichen Altersgruppen. Die Virusakquisition eines Familienmitgliedes führt im Falle von Coxsackie-Viren zur Infektion bei 70 % der nichtimmunen Familienmitglieder. Bei ECHO-Viren beläuft sich diese Zahl auf 43 % (Johnson 1998). Einige durch Coxsackie-Viren ausgelöste Krankheitsbilder wie die epidemische Myalgie (Bornholmsche Krankheit; Pleurodynie) und die sie komplizierende Meningitis myalgica oder auch die Herpangina sind gehäuft im Nord- und Ostseegebiet anzutreffen. ECHO-Viren befallen vorzugsweise Kinder in den ersten 3 Lebensjahren. Kinder und Adoleszenten mit X-chromosomaler Agammaglobulinämie neigen zu einer chronifizierten und schließlich letalen Meningoenzephalitis durch ECHO-Virus Typ 11. Der Enterovirustyp 70 erzeugt eine hämorrhagische Konjunktivitis. Das Enterovirus 71 tritt weltweit als Erreger sporadischer oder endemischer Meningitiden und Enzephalitiden in Erscheinung; Epidemien mit ungünstigem Verlauf wurden bei Kindern unter 5 Jahren beobachtet.

Die Poliomyelitis-Inzidenz zeigte in den Industrieländern zwischen 1955 und 1961 als Folge von Infektionsprophylaxe (Einführung der Salk-Vakzine) und gezielten Hygienemaßnahmen einen dramatischen Rückgang. Im Jahre 1952 wurden in den USA mehr als 200.000 Erkrankungen registriert; in den 80er-Jahren waren es nur noch ca. 10 Poliofälle pro Jahr. Bei knapp der Hälfte dieser Fälle handelte es sich um vakzineassoziierte Krankheitsbilder; sie schlossen immundefiziente Kinder als Kontaktpersonen der jeweils Geimpften mit ein.

Ansonsten haben heute nur noch Glaubensgemeinschaften, die Schutzimpfungen grundsätzlich ablehnen, und Immigranten aus Entwicklungsländern als Risikogruppen zu gelten. Kinder aus Entwicklungsländern sind das Hauptvehikel für die Ausbreitung des Leidens. Dass auch in Deutschland ein Wiederaufflammen von Polioepidemien noch möglich ist, demonstriert der Fall einer Poliovirus-Typ 1-Infektion im Jahre 1990 bei einem 2-jährigen Kind aus dem Landkreis Nienburg/Weser. Spezielle Markeruntersuchungen (rct/40-, Elutions- und McBride-Antigen-Marker) belegten, dass es sich bei dem verursachenden Erreger nicht um das Impfvirus Typ 1 handelte, sondern um ein Wildvirus, welches das nicht geimpfte Kind in unmittelbarer Umgebung akquiriert haben musste (Willers 1993).
Die Hauptjahreszeiten der Infektionen sind sowohl für Polioviren als auch für andere Enteroviren Sommer und Herbst. In tropischen Regionen gibt es allerdings keine saisonalen Häufungen. Epidemien können in mehreren Wellen verschiedener Subgruppen nacheinander auftreten. Die Inkubationszeiten der Enteroviruserkrankungen liegen zwischen 3 und 14 Tagen; bei Polioinfektionen können sie auch länger (bis 40 Tage) andauern.

Erregereigenschaften

Die humanpathogenen Picornaviren (Tab. 1-10) gliedern sich in die 3 Gattungen: 1. Enteroviren, 2. Rhinoviren und 3. Hepatoviren. Die geringe Größe von 20–30 nm und die Eigenschaft eines Einzelstrang-RNA-Virus gaben dieser Virusfamilie den Namen (pico – sehr klein, rna – ribonucleic acid). Das kubische Virus besteht zu 70 % aus Hüllproteinen und zu 30 % aus RNA mit ca. 7.800 Nukleotiden. Von den 4 Virusproteinen (VP) der Polioviren sind VP 1, 2 und 3 immunogen; VP 1 fungiert als Ligand für den Rezeptor auf der Wirtszelle (s. u.). Picornaviren besitzen keine Lipidhülle und sind deshalb gegen Ether, andere Desinfektionsmittel, Hitze und saure pH-Werte relativ resistent. Neuropathogen ist vor allem die Gattung Enteroviridae, die sich aus den Subgruppen der Polioviren (3 Serotypen), Coxsackie-Viren (Gruppe A: 23 Serotypen, Gruppe B: 6 Serotypen), ECHO-Viren (31 Serotypen) und der Enteroviren (4 Serotypen; Typ 68–71) zusammensetzt. Die Viren sind hochgradig zytozid bzw. zytolytisch. Sie treten ubiquitär auf und werden hauptsächlich oral akquiriert. Sie können aus Stuhl, Rachenspülwasser, aber auch aus Lymphknoten, Venenblut (in der Virämiephase), Liquor und Sektionsmaterial isoliert werden. Die erworbene Immunität ist typenspezifisch; bei der begrenzten Typenzahl ist die serologische Untersuchung (NT, KBR) als Suchreaktion gut einsetzbar (Lipton & Jubelt 1993).
Auch durch andere Gattungen der Picornaviridae, beispielsweise das Virus der Enzephalomyokarditis, werden gelegentlich ZNS-Krankheiten ausgelöst.

Pathogenese

Die Enteroviren benutzen von Typ zu Typ variierende Rezeptoren zum Haften an der Wirtszelle. Das Poliovirus nutzt ein Membranprotein, das der Immunglobulin-Superfamilie angehört und dessen eigentliche Funktion unbekannt ist. Es folgt die Penetration des Virus in die Zelle. Innerhalb kürzester Zeit setzt das Virus seine RNA im Zytoplasma der Wirtszelle frei und nützt deren Syntheseapparat für seine Replikation. Dabei wird mittels einer viruskodierten Protease die wirtseigene RNS von den Ribosomen verdrängt.

Die Virusaufnahme des Wirts erfolgt bei den Enteroviren vor allem im Oropharynx und Darm, aber auch über Konjunktiven und respiratorische Schleimhäute. Konjunktivitis, Pharyngitis und Gastroenteritis haben eine Inkubationszeit von 12–72 h. Bei Systemerkrankungen ist sie teilweise wesentlich länger. In 90–95 % der Fälle bleibt die Virusinfektion subklinisch oder inapparent.

Nach seiner Aufnahme in den Wirtsorganismus vermehrt sich das Virus zunächst einmal in der oropharyngealen oder intestinalen Schleimhaut. Daran anschließend breitet es sich auf lymphatisches Gewebe (Tonsillen, Peyer-Plaques) aus, um von dort die Lymphknoten zu besiedeln. Dieser lymphatischen Phase schließt sich eine virämische an, in der das Virus verschiedene Körperregionen, aber nur ausnahmsweise das ZNS erreicht. Zielorgane sind in dieser Phase für das Poliovirus verschiedene Fettgewebe, Coxsackie- und ECHO-Viren bevorzugen Muskel, Haut, Myokard, Perikard und Pankreas. In diesen Organen kommt es zur Virusamplifikation mit konsekutiver Virämie, die einen ZNS-Befall zur Folge haben kann. Auch ein retrograder axonaler Transport in das ZNS entlang peripheren Nerven wird diskutiert. Dies ist insbesondere bei vorhergehendem virämischen Befall der Muskulatur denkbar und spielt bei Coxsackie- und ECHO-Viren wohl eher eine Rolle als beim Poliovirus. Letzteres gelangt dort in das ZNS, wo die Blut-Hirn-Schranke unvollständig ist, beispielsweise in der Area postrema. Coxsackie- und ECHO-Viren penetrieren hingegen den Plexus chorioideus.

Es wird angenommen, dass das Poliovirus sich vom Ort seines Übertritts transaxonal im ZNS weiter ausbreitet. Die Schnelligkeit dieses Prozesses steigt mit zunehmendem Alter des Patienten. Deshalb verläuft das Leiden bei älteren Kindern und Erwachsenen heftiger als bei Kleinkindern. Das Virus befällt sukzessive (oder auch simultan) die motorischen Vorderhornzellen sowie einen noch nicht vollständig identifizierten kleinen Neuronentyp des Rückenmarks (Lipton & Jubelt 1993). Hinterhorn- und Stammganglienzellen sind selten mit einbezogen. Jedoch können Neuronen des Gyrus praecentralis, Thalamus, Hypothalamus sowie motorische (und sensible) Kerne der mittleren und unteren Hirnnervengruppe vom Krankheitsprozess miterfasst werden.

Die Formatio reticularis ist gelegentlich betroffen. Eine Hirnstammenzephalitis geht mit respiratorischer Insuffizienz und Kreislaufinstabilität einher. Läsionen im Bereich von Kleinhirnwurm und -kernen wurden ebenfalls wiederholt als Folge einer Poliovirusinfektion beschrieben.

Bis zum Auftreten der Chromatolyse ist die Neuronenschädigung noch reversibel. Bei Progredienz kommt es dann aber zu Kernschrumpfung, Erscheinen von Cowdry-Typ-B-Einschlusskörpern und schließlich zur Desintegration der Zellmembran. Begleitet wird dieses Geschehen von perivaskulären Infiltraten polymorphkerniger, später mononukleärer Zellen. Die Mikroglia proliferiert. Neuronophagie tritt ein. Während der geschilderte Ablauf für Polio- und Enteroviren (Typ 70 und 71) typisch ist, erfolgt der ZNS-Befall durch Coxsackie- und ECHO-Viren disseminiert über den Liquorraum. Dies mag der Grund dafür sein, dass letztgenannte Virussubgruppen eher eine aseptische Meningitis als eine Enzephalitis erzeugen. Untersuchungen an attenuierten Virusstämmen haben ergeben, dass die Neurovirulenz des Poliovirus u. a. durch 2 Regionen des viralen RNA-Genoms repräsentiert wird: 1. Sequenz in der nicht kodierenden 5'-Region (Nukleotid 472), welche die Wirksamkeit der viralen Translation beeinflusst, 2. Sequenzen, die das VP1-Oberflächenprotein kodieren und damit eine Rolle für die Rezeptoraktivität des Virions spielen. Solche Beobachtungen waren von Bedeutung für die Entwicklung neuer Impfstoffe.

In ihrem natürlichen Verlauf führt die Poliovirusinfektion innerhalb von 1–3 Tagen zum Auftreten von neutralisierenden IgM-Antikörpern, die nach 2–3 Wochen ihr Maximum erreichen und spätestens nach 3 Monaten wieder verschwunden sind. IgG-Antikörper erscheinen langsamer, mit maximalen Titern nach 2–3 Monaten. Sie persistieren mit abfallender Konzentration über viele Jahre. Die Viruselimination im ZNS erfolgt mittels lokal produzierter Antikörper. Die Rolle der zellulären Immunität bei Überwindung einer Enterovirusinfektion des ZNS ist nicht ausreichend aufgeklärt.

Klinische Syndrome (Tab. 1-10)

Aseptische Meningitis

Die typischen Erreger sind Coxsackie- und ECHO-Viren. Das Krankheitsbild beginnt mit einem katarrhalischen Vorstadium, gekennzeichnet durch niedriges Fieber, Pharyngitis, Übelkeit und Photophobie. Je nach Erregersubtyp und individueller Disposition treten weitere Organmanifestationen wie Perikarditis, Pleurodynie oder Hautausschlag hinzu. Die meningitische Symptomatik entwickelt sich abrupt mit Temperaturanstieg (38–40 °C), Kopfschmerz, Übelkeit und Nackensteife. Die Krankheitsdauer beträgt zumeist nur eine Woche, jedoch können Mattigkeit und Abgeschlagenheit über längere Zeiträume andauern. Insgesamt ist die klinische Symptomatik vieldeutig, und nur solche Symptome wie die Pleurodynie weisen auf eine Coxsackie-Virus-Ätiologie hin. Ansonsten lässt sich das Krankheitsbild nicht von Meningitiden, die durch andere virale Agentien, wie Mumps-, LCM- und HSV-2-Viren hervorgerufen werden, abgrenzen.

Tab. 1-10 Neurologische Syndrome bei Enteroviruserkrankungen

Syndrom	Virustyp
Aseptische Virusmeningitis	Polioviren 1–3 Coxsackie-Viren A 1–11, 14, 16–18, 22, 24 Coxsackie-Viren B 1–6 ECHO-Viren 1–7, 9, 11–25, 27, 30–33 Enterovirus 71
Enzephalitis	Polioviren 1–3 Coxsackie-Viren A 2, 4–9 Coxsackie-Viren B 1–6 ECHO-Viren 2–4, 6, 7, 9, 11, 14, 17–19, 25 Enteroviren 71 Hepatitis-A-Virus
Paralytische Erkrankungen	Polioviren 1–3 Coxsackie-Viren A 2–4, 6–11, 14, 16, 21 Coxsackie-Viren B 1–4, 6, 7, 9, 11, 13, 14, 16, 18–20, 30, 31 Enteroviren 70, 71
Akute zerebelläre Ataxie	Polioviren 1–3 Coxsackie-Viren A 2, 4, 7, 9 Coxsackie-Viren B 1–6 ECHO-Viren 6, 9 Enterovirus 71
Chronisch-persistierende Infektionen	Polioviren 1–3 Coxsackie-Viren A 15 Coxsackie-Viren B3 ECHO-Viren 2, 3, 5, 7, 9, 11, 15, 17–19, 22, 24, 25, 27, 29, 30, 33

Der *Liquor* ermöglicht die Unterscheidung von bakteriellen, mykotischen und parasitären Meningitiden durch ein zumeist mononukleäres Zellbild, normalen Laktatgehalt und fehlenden Nachweis mikroskopisch oder kulturell darstellbarer nichtviraler Erreger.

Enzephalitis durch Enteroviren

Zu Hirnentzündungen durch Coxsackie- und ECHO-Viren sowie Enterovirus Typ 71 neigen vor allem Kleinkinder. Bei älteren Kindern und Erwachsenen ist der Krankheitsverlauf sehr mild. Die Patienten haben die Symptome der aseptischen Meningitis einschließlich des grippeähnlichen Vorstadiums, zu dem sich die Zeichen eines Befalls des Gehirnparenchyms hinzugesellen. Hierzu gehören Vigilanz- und Verhaltensstörungen, Krampfanfälle und Herdsymptome. Typischer als Koma und Sopor sind Schwerbesinnlichkeit, Lethargie oder ein stuporartiges Bild. Manchmal bestehen bizarre Verhaltensabnormitäten mit Agitiertheit, Halluzinationen und Desorientiertheit. Ein Status epilepticus ist selten. Herdsymptome sind meistens transienter Natur. Ist der verursachende Erreger ein Poliovirus, so dominieren Hirnnervenstörungen (bulbäre Polio) und Funktionsstörungen des retikulären Aktivierungssystems (d. h. Koma und Ateminsuffizienz). Weniger häufig wird die Einbeziehung des motorischen Kortex oder das Auftreten umschriebener zerebraler Paresen beschrieben. Auch das Hepatitis-A-Virus (Hepatovirus; früher: Enterovirus 72) kann eine Enzephalitis hervorrufen. Mit Somnolenz und Verwirrtheit einhergehend, ist sie klinisch oft nicht eindeutig von einer hepatischen Enzephalopathie im Rahmen der akuten Hepatitis abgrenzbar.
Die Enterovirusenzephalitis macht in der Regel einen 3–4-wöchigen Krankenhausaufenthalt erforderlich. Residualsymptome werden mitunter bei Kindern gesehen.

Paralytische Enteroviruserkrankungen

Die klassische Form einer solchen Erkrankung ist die *Poliomyelitis acuta anterior* (spinale Kinderlähmung; Heine-Medin-Krankheit). Nur 0,1–2 % aller Poliovirusinfektionen bzw. 5 % aller klinisch apparenten Polioviruserkrankungen gehen mit spinalen und/oder bulbären Symptomen einher. Ansonsten handelt es sich um inapparente Infektionen (stille Feiung), abortive oder meningitische Verlaufsformen.
Das typische Krankheitsbild beginnt mit einem katarrhalischen Vorstadium, gekennzeichnet durch Fieber, Kopf- und Halsschmerz, Übelkeit und Abgeschlagenheit. Direkt und ohne Zwischenstadium oder spätestens nach 3–4 Tagen tritt eine meningitische Symptomatik (zweites Stadium) hinzu. Sie kann durch enzephalitische Zeichen wie Tremor, Agitation, Somnolenz, Reflexsteigerung und Spastik kompliziert sein. Etwa 2 Tage nach diesem 2. Stadium entwickelt sich schlagartig oder mit Prodromen wie Muskelschmerz und -krämpfen, Faszikulationen, radikulären Schmerzen das paralytische Stadium. Von einer „Morgenlähmung“ sprach man, wenn bei abends noch gesund zu Bett gebrachten Kindern morgens plötzlich die Lähmung vorhanden war. Die schlaffe Extremitätenlähmung bevorzugt lumbale Segmente; sie ist asymmetrisch und springt unvorhersehbar auf andere Muskelgruppen über. Zumeist sind proximale Muskeln mehr betroffen als distale. Die Muskeleigenreflexe verschwinden. Autonome Dysfunktionen, beispielsweise Hyperhidrose, reduzierte Hauttemperatur oder auch Harnverhalt sowie sensorische Störungen können hinzukommen. In 10–15 % der Fälle steigt die Lähmung bis zum Hirnstamm auf. Eine bulbäre Polioinfektion ohne Extremitätenbeteiligung wird bei Kindern häufiger beobachtet als bei Erwachsenen. Die Hirnnervenausfälle schließen vor allem den Fazialis, Glossopharyngeus, Vagus, seltener Trigeminus und Hy-

poglossus ein. Kardiorespiratorische Funktionsstörungen machen sich in Blutdruckabfällen und -anstiegen, kardialen Arrhythmien und Dysfunktionen der Atmung bemerkbar. Sie führen lebensbedrohliche Situationen herbei. Patienten mit derartigen Verläufen müssen auf einer Intensivüberwachungsstation mit Beatmungsmöglichkeiten behandelt werden. Das Lähmungsstadium verliert nach 5–6 Tagen seine Progredienz. Die Rückbildung der Ausfälle ist individuell sehr unterschiedlich.

Eine besondere Disposition zur paralytischen Poliomyelitis besteht nach Traumen, intramuskulären Injektionen und sportlichen Belastungen der später gelähmten Extremitäten. Ein erhöhtes Risiko für die paralytische Verlaufsform ist bei Schwangerschaften ebenfalls gegeben (Rindge 1957). Tonsillektomie prädisponiert zur bulbären Poliomyelitis.

Paralytische Krankheitsbilder werden auch durch andere Enteroviren hervorgerufen. Sie sind aber selten. So fand man in den Vereinigten Staaten zwischen 1976 und 1979 unter 52 Fällen mit paralytischen Enterovirosen 18-mal ECHO-Viren, 7-mal Coxsackie-Viren und 2-mal Enterovirus Typ 71 als ätiologisches Agens. Paralytische Syndrome, die sich nach 60 Tagen vollständig zurückgebildet haben, sprechen gegen eine Poliovirusätiologie. Bei ihnen handelt es sich mehrheitlich um Non-Polio-Enterovirus-Paralysen (Lipton & Jubelt 1993).

Zu erwähnen ist hier auch die *akute hämorrhagische Konjunktivitis* (AHC). Sie wird durch Enterovirus Typ 70 verursacht und tritt in Asien, Afrika, Lateinamerika und in den USA auf. In ca. 1:10.000–15.000 Fällen wird die AHC von neurologischen Ausfallserscheinungen begleitet. Der typische Verlauf ist wie folgt: Wenige Tage nach Beginn der Konjunktivitis klagt der Patient über Lumbalgien oder radikuläre Schmerzen. Bald darauf setzt eine asymmetrische schlaffe Parese der unteren Extremitäten ein. Bei der Hälfte der Erkrankten entwickeln sich in den folgenden Tagen auch Armschwäche, Hirnnervenläsionen (Fazialisparese), Schwindel, Pyramidenbahnzeichen und Harninkontinenz. Auch isolierte Hirnnervenparesen (N. VII, motorische Portion des N. V) treten im Rahmen der AHC auf.

Andere Enterovirussubgruppen rufen ebenfalls Hirnnervenschädigungen hervor. Polioähnliche Krankheitsverläufe wurden auch bei Epidemien durch Enterovirus Typ 71, dem Erreger des Hand-, Fuß- und Mundsyndroms, in Bulgarien, Ungarn und im US-Staat New York beobachtet.

Seltene neurologische Syndrome durch Enteroviren

Coxsackie-Viren hat man bei akuter infantiler Hemiplegie, kindlichem Opsoklonus-Myoklonus-Syndrom und Enzephalitiden, die in ein Parkinson-Syndrom übergingen, isolieren können. Eine Hemichorea als Folge einer Enterovirusenzephalitis wurde beschrieben. Querschnittsmyelitiden entwickeln sich in seltenen Fällen als Folge von Polio-, ECHO- und Hepatitis-A-Infektionen. Auch die Polyradikulitis (Guillain-Barré) kann durch Coxsackie-, ECHO- und Hepatitis-A-Viren induziert werden.

Chronisch-persistierende Enterovirusinfektionen

Tierversuche mit Theilers murinem Enzephalomyelitis-Virus und Mäuse-adaptierten Poliovirus-Typ-2-Stämmen (Lansing) haben gezeigt, dass – trotz ihres normalerweise raschen zytolytischen Effektes – Enteroviren auch persistierende Erkrankungen in Darm und ZNS zu verursachen vermögen. Typische pathohistologische Merkmale der chronischen Theiler-Virus-Infektion (TO-Stamm) sind Viruspersistenz in Oligodendroglia und Makrophagen, Demyelinisierung und Apoptose der Oligodendrozyten. Im

Rahmen von Mausmodellen mit Poliovirus Typ 1 und 2 konnte man bis 12 Monate nach der Virusübertragung noch erregerspezifische RNA in Zellen des Gehirns und Rückenmarks nachweisen (Johnson 1998). In gewisser Übereinstimmung damit demonstrierten Davis et al. (1977) die Persistenz von Polioviren im ZNS bei Kindern mit Hypogammaglobulinämie. Klinisch wiesen die betroffenen Kinder ein chronisch progredientes neurologisches Leiden auf. Viruspersistenz wurde auch für Infektionen durch andere Enteroviren bei immundefizienten Patienten festgestellt. Die jeweilige klinische Symptomatik variierte von chronischem Kopfschmerz und Verhaltensstörungen über Krampfanfälle bis zu Pyramidenbahnläsionen und Tremor. Die histopathologische bzw. bioptische Untersuchung erbrachten das Bild einer chronischen Inflammation. Besondere Aufmerksamkeit schenkte man den ECHO-Virus-Infektionen bei Kindern mit X-chromosomaler Agammaglobulinämie (ECHO-Typ 3, 5, 11), die sich als chronische Meningoenzephalitiden manifestieren und in der Regel letal verlaufen. Therapieversuche mit intrathekaler IgG-Verabfolgung schienen die Überlebenszeit zu verlängern (Erlendson et al. 1985, Hadfield et al. 1985). Erleichtert wurde die Erregerdiagnostik solcher persistierenden Virusinfektionen durch die Einführung der Polymerase-Kettenreaktion (PCR).

Diagnostik und Differenzialdiagnose

Die diagnostischen Maßnahmen bestehen in Lumbalpunktion, EEG, kranialem Computertomogramm, MRT und Erregernachweis (siehe auch Abb. 1-4, Kap. 1.1.2).
Die Befunde der *Liquordiagnostik* entsprechen den Angaben der Tabelle 1-2.
Das *EEG*, zumeist nur leicht bis mäßig allgemein verändert, ist unspezifisch, trägt wenig zur differenzialdiagnostischen Abgrenzung von anderen Krankheiten bei. Das Computertomogramm zeigt selten pathologische Veränderungen, die, falls sie überhaupt in Erscheinung treten, nur unspezifischer Natur sind. Die Erfahrungen bezüglich der MRT-Untersuchung sind noch unzureichend. Umschriebene Entzündungsherde sind möglicherweise auf den T_2-gewichteten Aufnahmen bei Polioenzephalitis mit bulbärer oder dienzephaler Symptomatik zu erwarten. Auch spinale T_2-gewichtete Aufnahmen können zur Verifizierung von Rückenmarkherden hilfreich sein.
Der *Erregernachweis* erfolgt über: 1. Erregerisolation, 2. Serologie und 3. Polymerase-Kettenreaktion (PCR).
Für die Virusisolation eignen sich besonders Oropharynxabstriche (frühe Krankheitsstadien) und Stuhlproben. Letztere sind etwas später, dafür aber länger (bis 8 Wochen) positiv. Während der Virämiephase ist der Errger auch aus dem Blut anzüchtbar; allerdings ist die Virämie bei Auftreten der ZNS-Symptome bereits abgeschlossen. Enterovirus Typ 70 kann nur von Konjunktivalabstrichen angezüchtet werden. Coxsackie- und ECHO-Viren lassen sich aus dem Liquor isolieren, was für Polioviren und Entero-Virus Typ 70 sowie 71 praktisch nicht zutrifft. Der Nachweis von Enteroviren im Stuhl kann namentlich in epidemischen Phasen unspezifisch sein. Deshalb sollte die Virusserologie immer zur Verifikation der Ätiologie einer Enterovirusinfektion des ZNS durchgeführt werden. Ein mindestens vierfacher Anstieg ist im Zeitraum zwischen Krankheitsbeginn und Genesungsphase zu erwarten. Die Ermittlung des Antikörperspezifitätsindex (s. Kap. 8.1) durch parallele Blut- und Liquoruntersuchungen gehört zum modernen Repertoire der Diagnostik viraler ZNS-Erkrankungen.
Die PCR hat sich für die Diagnostik von Enterovirusinfektionen bei Kindern bereits als sehr nützlich erwiesen. Die gut konservierte, nicht kodierende 5'-Region ist für die

RNA-Amplifikation besonders gut geeignet; die hierzu erforderlichen Oligonukleotid-Primer lassen sich synthetisieren.

Therapie und Prophylaxe

Die Behandlung der Enteroviruskrankheiten besteht in allgemeinen und spezifisch antiviralen Maßnahmen.
Die *allgemeinen Maßnahmen* haben bei enzephalitischen und paralytischen Verlaufsformen einen besonders hohen Stellenwert. So sind kardiale Stützung und Überwachung erforderlich. Blutdruckspitzen werden mit Urapidil oder einem Nitropräparat kupiert. Für Blutdruck-Abfälle bieten sich in erster Wahl Dobutamin/Dopamin, in zweiter Wahl Adrenalin oder Noradrenalin an. Bei tachykarden Rhythmusstörungen wird die Digitalisierung bevorzugt. Bradykardien werden mit Atropin oder Orciprenalin behandelt.
Die Flüssigkeits- und Elektrolytzufuhr soll exakt bilanziert werden. Überwässerung ist ebenso zu vermeiden wie ausgeprägte Dehydratation. Eine leichte Dehydratation begünstigt die Therapie der intrakraniellen Druckerhöhung, sofern eine solche überhaupt vorhanden ist.
Atmungsüberwachung ist bei paralytischen und bulbären Krankheitsbildern von Anfang an erforderlich. Für die Prognose spielt auch der Zeitpunkt der Intubation eine Rolle. Ihre Indikation ergibt sich aus Vitalkapazität, aktueller Sauerstoffsättigung und Wachheit des Patienten. Zu beachten ist, dass auch bei ausreichender Sauerstoffsättigung eine CO_2-Anschoppung und somit die Entwicklung einer CO_2-Narkose möglich ist.
Dekubitus- und Thromboseprophylaxe werden günstigerweise mit pulsierenden aufblasbaren Matratzen und Beinmanschetten durchgeführt. Wichtig ist die Anwendung physikalischer und physiotherapeutischer Maßnahmen zur Vermeidung von Kontrakturen. Später werden entsprechende Schienungen und Stützen angefertigt. Orthopädische Operationen sind erst 1–2 Jahre nach Abklingen des paralytischen Krankheitsbilds indiziert.
Als *spezifische Therapiemaßnahme* können das Virostatikum Arildone und dessen Derivat Disoxaril gelten (beides derzeit nicht in der Roten Liste enthalten). Beide Substanzen sind in Tiermodellen der Poliomyelitis erfolgreich eingesetzt worden, aber nicht verfügbar. Sie könnten aber einen Ausgangspunkt für die Entwicklung neuer Medikamente gegen Enteroviruserkrankungen darstellen (Lipton & Jubelt 1993).
Für die *Prophylaxe* der Poliomyelitis stehen zwei Impfregime zur Verfügung:

1. Impfungen mit inaktivierten Polioviren nach Salk (i.m. oder s.c. Gabe).
2. Schluckimpfung mit genetisch verändertem Virus nach Sabin.

Die Schluckimpfung hat den Vorteil, dass durch die orale Gabe des Lebendimpfstoffs eine humorale Antikörperantwort im Darm mit Bildung spezifischer sekretorischer Antikörper der Klasse IgA induziert wird. Eine Replikation des Erregers im Darm lässt sich so verhindern. Diese Impfung wurde in den meisten Industrienationen bevorzugt, weil durch sie die Menge des in der Bevölkerung zirkulierenden Virus abnimmt und dadurch insgesamt die Infektionsgefahr zurückgedrängt wird („Herdeneffekt"). Die Grundimmunisierung beginnt im 3. Lebensmonat durch 3-malige Schluckimpfung im Abstand von 6 Wochen. Für die Wiederholungsimpfungen nach 1 Jahr und dann alle 10 Jahre ist die einmalige Gabe des trivalenten Impfstoffs (Oral-Virelon, Oral-Polio-

SSW) ausreichend. Der Nachteil dieser Impfung besteht darin, dass das geimpfte Kind das Impfvirus bis zu 8 Wochen mit dem Stuhl ausscheidet. In dieser Zeit ist das ursprünglich durchaus gewollte Risiko der Infektion anderer Familienmitglieder nahe liegend. Bei immunsupprimierten Kontaktpersonen kann allerdings durch das Impfvirus eine Krankheit auslöst werden, die als Vakzine-assoziierte Poliomyelitis (VAP) bezeichnet wird. Da das VAP-Risiko mit allgemeiner Zunahme von erworbener Immunschwäche und therapeutischer Immunsuppression ansteigt, hat sich die ständige Impfkommission am Robert-Koch-Institut (STIKO) entschlossen, nicht länger die orale Schluckimpfung zu empfehlen. Der trivalente Totimpfstoff nach Salk trägt nicht das VAP-Risiko. Er wird deshalb seit neuestem auch in Deutschland bevorzugt. Bei Verwendung des Sabin-Impfstoffes (Schluckimpfung) muss der Impfling bzw. der Sorgeberechtigte auf die Möglichkeit einer Ansteckungsgefahr für Dritte hingewiesen (VAP-Risiko: 1–2 Fälle pro Jahr in Deutschland) und über die zur Vermeidung einer Ansteckung gebotenen Schutzmaßnahmen informiert werden.

Postpolio-Syndrom (PPS) und progessive postpoliomyelitische Muskelatrophie (PPMA)

Die PPMA setzt 30–40 Jahre nach einer paralytischen Poliovirusinfektion ein und verläuft schleichend. In den vorgeschädigten Muskelgruppen nehmen Kraft und Muskelvolumen kontinuierlich ab, ohne dass Muskelbiopsie und EMG eine klare differenzialdiagnostische Abgrenzung von einem stabilen Residualsyndrom nach Poliomyelitis zulassen. Die Abgrenzung zum Postpolio-Syndrom (PPS) ist unscharf. Letzteres ist durch folgende Symptome definiert: 1. neu aufgetretene, aber schleichend verlaufene Muskelschwäche mehrere Dekaden nach einer überstandenen Poliomyelitis, 2. Atrophie der betroffenen Muskeln, 3. Muskelschmerz bei gleichzeitigem Ausschluss orthopädischer Schmerzursachen, 4. Faszikulationen (grober aber weniger intensiv als bei ALS), 5. Schwäche in den bulbär versorgten und den respiratorischen Muskeln, 6. Neigung zu Schlaf-Apnoe. Die Punkte 3. bis 6. sind fakultativ. Die Diskussion über die Ursache des PPS ist nicht abgeschlossen, mögliche Pathomechanismen sind in Tabelle 1-11 dargestellt. Der Befund einer intrathekalen Synthese von Polio-spezifischen IgM-Antikörpern wurde nur von einer Autorengruppe demonstriert (Sharief et al. 1991). Auch der Nachweis von Polio- oder Enterovirus-spezifischer RNA in Liquor oder Gewebsproben fiel jeweils nur vereinzelt im Untersuchungsmaterial von PPS-Patienten positiv aus und ließ sich somit nicht verallgemeinern (Lit. bei Johnson 1998). Sicher ist, dass die Progredienz der PPS intra- und interindividuell variiert; nach einer Phase rascherer Kraftabnahme treten oft auch wieder Stabilisierungsphasen auf. Über längere Zeiträume

Tab. 1-11 Mögliche Pathomechanismen des Postpolio-Syndroms (PPS)

- Verschleiß chronisch überlasteter Motoneuronen
- Folge des normalen Altersprozess spinaler Neuronen bei gleichzeitigem Fehlen von Reserve-Neuronen
- Immunpathologische Reaktion
  - Persistierende Entzündung in Rückenmark und Muskel
  - Pathologische Antikörper- und Zytokin-Konzentrationen im Liquor
- Persistierende Poliovirus-Infektion
  1. IgM-Antikörper gegen Poliovirus im Serum
  2. Intrathekale Synthese von IgM-Antikörpern gegen Polioviren
  3. Nachweis von Polio-RNS im Liquor mittels PCR

schreitet das Leiden nur langsam fort (Dalakas 1995). Therapeutisch empfohlen werden ein angepasstes Übungsprogramm mit leichter Belastung und Ausruhen bei Ermüdung, Gewichtsreduktion sowie Vermeidung von intensivem Training, Extrem- und Dauerbelastung.

Rechtliche Gesichtspunkte

Nach § 6 des Infektionsschutzgesetzes (IfSG) sind Krankheitsverdacht, Erkrankung und Tod an einer Poliomyelitis namentlich meldepflichtig. Als Krankheitsverdacht gilt jede nicht traumatisch bedingte, akute schlaffe Lähmung. Die Meldepflicht betrifft jeden behandelnden oder sonst hinzugezogenen Arzt. Nach § 7 (1) ist jeder direkte oder indirekte Nachweis des Poliovirus namentlich meldepflichtig, wenn die Nachweise auf eine akute Infektion hinweisen. Zur Meldung verpflichtet ist in diesem Falle der diagnostizierende Laborarzt. Laufende Desinfektionen aller Ausscheidungen des Patienten und infektionsverdächtiger Gegenstände sind durchzuführen. Weitere rechtlich relevante Gesichtspunkte sind in den Abschnitten 4 (Verhütung übertragbarer Krankheiten) und 6 (Vorschriften für Schulen und sonstige Gemeinschaftseinrichtungen) geregelt (s. auch Kap. 1.2.2).
Die in Mitteleuropa (außer Holland) bisher übliche Schluckimpfung trägt das Risiko eines paralytischen Krankheitsverlaufs (1:1.000.000 Fälle) in sich, da ein Lebendimpfstoff verabfolgt wird. Impfschäden können angenommen werden, wenn

1. der Beginn der Erkrankung zwischen dem 4. und 30. Tag nach Verabreichung des infrage kommenden Virustyps liegt und der Beginn der Parese nicht vor dem 6. Tag nach der Impfung auftritt,
2. die Paresen persistieren und auf das zweite Motoneuron (Vorderhornzellen) beschränkt sind,
3. Laborbefunde gegeben sind, die der Vermehrung des verabreichten Impfvirus nicht widersprechen, bzw. das Impfvirus noch im akuten bzw. subakuten Stadium angezüchtet wird (außerdem Typenbestimmung, Ausschluss anderer Enteroviren als ätiologisches Agens, Nachweis eines Antikörperanstiegs),
4. kein Hinweis auf eine Erkrankung des ersten Motoneurons (Pyramidenbahnläsion), keine Sensibilitätsstörungen, kein Fortschreiten oder Wiederaufflackern der paralytischen Erkrankung länger als 1 Monat nach Krankheitsbeginn bestehen.

Die Entschädigung von Personen, die einen Impfschaden erlitten haben, ist in Abschnitt 12 des IfSG reguliert (s. auch Kap. 1.4).

Literatur
Dalakas MC (1995) The post-polio syndrome as an evolved clinical entity: definition and clinical description. Ann NY Acad Sci 753: 68–80
Dalakas MC (1995) Pathogenetic mechanisms of post-polio syndrome: morphological, electrophysiological, virological, and immunological correlations. Ann NY Acad Sci 753: 167–185
Davies LE, Bodian D, Price D et al. (1977) Chronic progessive poliomyelitis secundary to vaccination of an immunosuppressed child. N Engl J Med 297: 241–245
Erlendson K, Swartz T, Dwyer JM (1985) Successful reversal of echovirus encephalitis in X-linked hypogammaglobulinemia by intrventricular administration of immunoglobulin. N Engl J Med 312: 351–353
Hadfield MG, Seidlin M, Houff SA et al. (1985) Echovirus menigomyeloencephalitis with administration of intrathecal immunoglobulin. J Neuropathol Exp Neurol 44: 520–529

Johnson RT (1998) Viral infections of the nervous system; 2nd ed. Lippincott-Raven Philadelphia
Lipton HL, Jubelt B (1993) Enterovirus infections of the central nervous system. In: Tyler KL, Martin JB (eds) Infectious diseases of the central nervous system. FA Davis, Philadelphia, pp 103–130
Rindge ME (1957) Poliomyelitis in pregnancy: A report of 79 cases in Connecticut. N Engl J Med 256: 281–285
Willers H (1993) Noch immer Poliomyelitis-Wildvirus-Infektionen. Niedersächsisches Ärztebl 66: 32

1.9 Paramyxoviren

HILMAR PRANGE

Zu den Paramyxoviridae werden Parainfluenzaviren (4 Typen), Mumps- und Masernvirus gezählt. Das Respiratory-Syncytial-(RS-)Virus wird der Subfamilie der Pneumoviren zugeordnet. ZNS-Erkrankungen rufen nur bestimmte Viren dieser Familie hervor: Parainfluenzavirus Typ 1, ein typischer Erreger von Pneumonien und Krupp im Säuglingsalter, kann meningitisartige Syndrome bei Kleinkindern induzieren. Das Mumpsvirus, Erreger der Parotitis epidemica (Ziegenpeter), ist für 7 % aller Virusmeningitiden und 2 % aller Virusenzephalitiden (Zahlen der amerikanischen CDC von 1981) verantwortlich. Maserninfektionen sollen etwa 1 % aller Virusmeningitiden und 0,3 % aller Virusenzephalitiden zugrunde liegen. Typischer für dieses Virus ist jedoch die parainfektiöse Enzephalomyelitis, die unter Erregereinfluss immunpathogenetisch ausgelöst und deshalb der Gruppe der ADEM (siehe Kap. 1.19.1) zugeordnet wird. Ebenfalls durch das Masernvirus verursacht wird die subakute sklerosierende Panenzephalitis. Als Slow virus-Erkrankung führt sie nach jahrelangem Verlauf zum Tode.

Allgemeine Merkmale der Para- und Orthomyxoviren

Die Myxoviren (Paramyxoviridae, Orthomyxoviridae) haben eine Affinität zu Muzinen. Ihre Struktur ist pleomorph; filamentöse und sphärische Partikel (80–200 nm) werden beobachtet.
Die Paramyxoviren besitzen eine aus einem einzigen Molekül bestehende Einzelstrang-RNS. Bei den Orthomyxoviren liegen hingegen 8 unterschiedliche Einzelstrang-RNS-Segmente vor, die über Genaustausch zu einer genetisch instabilen Viruspopulation führen können. Das helikale Ribonukleoprotein wird von einer Proteinhülle (Matrix oder M-Protein) und einer Lipiddoppelschicht umgeben. Die Lipiddoppelschicht ist mit Hämagglutinin (Glykoprotein H) und Neuraminidase spikeförmig besetzt (HN-Spikes). Die Neuraminidase bahnt dem Virus den Weg durch den Muzinbelag der Schleimhäute. Hämagglutinin ist für die Adsorption des Virus an Rezeptoren der Wirtszelle und zusammen mit der Neuraminidase für die Zellpenetration verantwortlich. Bindung an Erythrozyten hat die Entstehung von Erythrozyt-Virus-Aggregaten (Hämagglutination) zur Folge. Ein Fusionsprotein (F-Spikes) ist für die Ausbreitung des Erregers im Gewebe von Bedeutung. Durch Formalinbehandlung wird dieses Protein zerstört, was u. a. für die Impfstoffherstellung von Bedeutung ist.

1.9.1 Erkrankungen durch Parainfluenza- und RS-Virus

Die Parainfluenzaviren werden von einigen Autoren unterschiedlichen Genera zugeordnet: Parainfluenza 2 und 4 dem Genus Rabulavirus, dem dann auch das Mumpsvirus zugehört. Typ 1 und 3 bilden hingegen das Genus Paramyxovirus. Grundsätzlich sind die Parainfluenzaviren wenig zytopathogen und, wie das RS-Virus, vorwiegend pneumotop. Weit verbreitet ist vor allem das Parainfluenzavirus Typ 1. Nach ter Meulen

et al. (1972) ist es in mindestens einem Fall aus dem Gehirn eines MS-Kranken isoliert worden. Das Virus verursacht im Tierexperiment ZNS-Erkrankungen, die allerdings beim Menschen nicht verifiziert werden konnten. Ähnliches trifft für das RS-Virus zu, welches ein typischer Erreger epidemisch auftretender respiratorischer Erkrankungen bei Kindern ist.
Über die Rolle des Parainfluenzavirus bei der Auslösung immunpathogenetischer ZNS-Erkrankungen, insbesondere der akuten demyelinisierenden Enzephalomyelitis (ADEM), gibt es wenig gesichertes Wissen.

1.9.2 Mumps (Ziegenpeter)

Zusammenfassung

Krankheitsbilder: Parotitis, Pankreatitis und Diabetes mellitus, Orchitis, Meningoenzephalitis

Klinisches Bild: Gutartige Meningitis, Enzephalitis leicht bis schwer verlaufend; auch spinale Manifestationen, z.T. milde Syndrome wie Poliomyelitis

Labordiagnostik: KBR, IgM- und IgG-ELISA

Zusatzdiagnostik: Funktionstests von Parotis und Pankreas (α-Amylase), Liquor, evtl. MRT

Therapie: Symptomatisch; Schutzimpfung im 12.–15. Lebensmonat und 6. Lebensjahr

Prognose: Grundsätzlich gut; jedoch Enzephalitisletalität bis 1,5 %.

Epidemiologie

Das Mumpsvirus ist weltweit verbreitet. Es ist als Einzelvirus der häufigste Erreger einer „aseptischen Meningitis". Man geht davon aus, dass Hippokrates bereits mit dem Krankheitsbild der Parotitis epidemica vertraut war. Seit etwa zwei Jahrhunderten kennt man den epidemischen Charakter des Leidens, das vor allem in eng zusammenlebenden Gemeinschaften auftritt. In kühleren und gemäßigten Klimazonen sind die Epidemien im Winter und Frühjahr gehäuft, wenn die Familien sich auf engerem Raum in ihren Häusern aufhalten. Mumps ist also recht kontagiös. In tropischen Regionen gibt es keine jahreszeitlichen Häufungen. Größere Epidemien werden alle 2–7 Jahre beobachtet. In diesen Intervallen wächst eine genügend umfangreiche Zahl von Kindern und Jugendlichen heran, welche bis dahin nicht mit dem Virus in Berührung gekommen sind. Die Inkubationszeit beträgt 14–18 Tage.
In städtischen Regionen weisen 80–90 % der 16-Jährigen bereits Antikörper gegen das Mumpsvirus auf. In ländlichen Gemeinschaften sind die Zahlen niedriger. Das typische Erkrankungsalter liegt zwischen 5 und 9 Jahren. Jungen sind häufiger betroffen als Mädchen; bei ihnen werden auch öfter neurologische Komplikationen beobachtet (m:w = 3:1). Nach Einführung einer Lebendvakzine um 1967 gingen in den USA die Inzidenz der Mumps und das Auftreten von ZNS-Komplikationen um mehr als 90 % zurück. Allerdings wurde Anfang der 90er Jahre die Immunisierungsrate noch als unzureichend eingeschätzt; denn ca. 15 % der 15–24-Jährigen waren seronegativ, also wahr-

scheinlich nicht geimpft. Etwa 30–50 % der Mumpsinfektionen sollen inapparent verlaufen. Bei manifesten Erkrankungen treten in ca. 10 % ZNS-Symptome in Erscheinung. Unter den Meningitiserkrankungen, deren Erregergenese aufgeklärt werden kann, ist in 25 % der Fälle das Mumpsvirus das ursächliche Agens.

Erregereigenschaften und Pathogenese

Das Mumpsvirus ist mit 110–360 nm das größte der Paramyxoviren. Es wird heute dem Genus Rabulavirus zugerechnet. Als Antigen ist das Mumpsvirus einheitlich und verfügt neben Neuraminidase und Hämagglutinin auch über Hämolysin. In der Gewebekultur ist es zytopathogen. Die Ausbreitung des Virus erfolgt über Tröpfcheninfektion oder Speichel von Mensch zu Mensch. Der akquirierte Erreger vermehrt sich in den oberen Luftwegen, insbesondere in den regionalen Lymphknoten. Danach findet lymphogen oder hämatogen die Dissemination auf Drüsengewebe (Speicheldrüsen, Testes, Ovarien, Mammae) statt. Während des Drüsenbefalls ist das erkrankte Individium infektiös. Das Virus wird über Speichel, respiratorische Sekrete, aber auch über Muttermilch und Urin (Virurie) ausgeschieden.
Das ZNS wie auch andere Drüsenorgane werden in der Regel später vom Virus befallen als die Parotis, wahrscheinlich als Folge einer sekundären Virämie. Das Virus penetriert in den Liquorraum via Plexus chorioideus. Es erreicht dabei die Ependymzellen, von wo aus es in das Hirnparenchym eindringen kann. Im ZNS entfaltet das Mumpsvirus nur einen geringfügigen zytoziden Effekt. Deshalb verläuft die Enzephalitis leicht. Aufgrund der geringen Letalität liegen kaum detaillierte pathologische Befunde vor. Kenntnisse zur Pathogenese entstammen hauptsächlich Tierversuchen. Dort hat sich u. a. die Präferenz eines Befalls der Ependymzellen herausgestellt. Dieser erzeugt beim Neugeborenen eine Aquäduktstenose mit konsekutivem Hydrozephalus. Die Ausbreitung des Erregers im ZNS ist individuell unterschiedlich, vielleicht auch vom jeweiligen Virusstamm abhängig. Die intrathekale Antikörperproduktion persistiert mitunter über längere Zeiträume (Vandvik et al. 1978). Im Liquorraum erscheinen im akuten Stadium Typ-1-Interferone (Morishima et al. 1980) und spezifisch sensibilisierte T-Lymphozyten. Ihre jeweilige Rolle in der Viruselimination ist nicht völlig geklärt. Die zelluläre Abwehr ist möglicherweise nicht nur gegen das Virus selbst, sondern auch – überschießend – gegen Myelin gerichtet. Schwere demyelinisierende ZNS-Krankheiten mit perivenösen Rundzellinfiltraten wurden beobachtet. Sie weisen darauf hin, dass die Mumpsinfektion auch durch eine parainfektiöse Enzephalomyelitis (ADEM) kompliziert werden kann. Derartige Krankheitsbilder haben eine höhere Letalität.

Klinische Symptomatik

Fast 50 % aller Parotitis epidemica-Erkrankungen weisen eine Liquorpleozytose auf. In der Mehrzahl der Fälle sind keine Symptome des ZNS-Befalls vorhanden. Dessen ungeachtet ist Mumps in nichtvakzinierten Populationen eine wesentliche Ursache von aseptischen Meningitiden. Typische Symptome sind Stirnkopfschmerz oder Schmerz hinter den Augen, Fieber, Schüttelfrost, Lichtscheu, Nackenschmerz und Nackensteife. Die Parotisschwellung ist nur bei ca. 50 % der an Mumpsmeningitis oder -enzephalitis Erkrankten klinisch apparent. Falls eine Parotitis besteht, so geht sie 2–10 Tage (im Extremfall 1–21 Tage) der Meningitis voraus. Nur selten manifestiert sich die Meningitis vor der Parotitis.

Die Definition der *Mumpsenzephalitis* ist üblicherweise unscharf. In manchen Feldstudien werden ihr reine Meningitiden zugeordnet. Deshalb wird ihre Häufigkeit oft überschätzt. Manche Autoren gehen davon aus, dass 5–20 % aller Enzephalitisfälle durch das Mumpsvirus erzeugt sind. Das Krankheitsbild äußert sich in Fieber, Kopfschmerz, Übelkeit, Nackensteife, Verwirrtheit, Lethargie, Tremor und Krampfanfällen. Delirant-amentielle Bilder sind nicht ungewöhnlich.

Wesentlich seltener treten schwere Enzephalitiden und Enzephalomyelitiden auf, deren Genese in der Regel nicht direkt erreger-, sondern immunpathogenetisch bedingt ist. Sie sind an sich der Krankheitsgruppe der *akuten demyelinisierenden Enzephalomyelitis (ADEM)* zuzuordnen. Ihre Symptomatik besteht in Hemiplegien mit plötzlichem Beginn, Schwindel, Ataxie, Dysarthrie, Doppelbildern und anderen Hirnstammsymptomen, schließlich in Sopor und Koma. Die Latenzperiode zwischen Parotitis und ADEM ist im Mittel länger als zwei Wochen. Die Differenzierung zwischen direkt virusbedingter und postinfektiöser (immunpathogenetischer) Enzephalomyelitis gestaltet sich im Einzelfall schwierig. Bei der postinfektiösen Enzephalomyelitis bestehen im Liquor keine Zeichen der intrathekalen Synthese spezifischer Antikörper (Antigenspezifitätsindex <1,5).

Als ungewöhnliche, selten mit Mumpsinfektionen assoziierte ZNS-Manifestation sind Querschnittsmyelitis, zerebelläre Ataxie und Vorderhornerkrankungen, vergleichbar mit den paralytischen Enterovirussyndromen, zu nennen. Letztere verlaufen milder als die Poliomyelitis. Fälle von kortikaler Blindheit entsprechen einer oligosymptomatischen Mumpsenzephalitis. Ähnliches trifft für plötzliche Ertaubung zu; sie erscheint oft auch ohne weitere ZNS-Symptome oder Liquorveränderungen. Fazialisparesen entwickeln sich am ehesten als Folge der Parotisschwellung oder als periphere Neuritis. Die Hirnnerven II, III und VI beteiligen sich seltener, und dann auch nur isoliert, am entzündlichen Prozess. Über Aquäduktstenose und Hydrozephalus nach prä- oder perinataler Mumpsinfektion wurde nur in seltenen Fällen berichtet. Die Polyneuroradikulitis Guillain-Barré ist mitunter mit einer Mumpsvirusinfektion assoziiert.

Nicht unerwähnt bleiben darf, dass Funktionsstörungen außerhalb des ZNS, die im Rahmen einer Mumpserkrankung auftreten, sehr vielfältig sein können. Sie schließen Symptome der oberen Luftwege (Pharyngitis), Bronchitis, Pneumonie, Myalgie, Orchitis, Oophoritis, Pankreatitis, Diabetes mellitus, Augenkomplikation (Konjunktivitis, Iritis), Thrombozytopenie, Myokarditis und Nephritis mit ein. Auch Thyreoidea, Brustdrüse und Prostata können in den Prozess involviert sein.

Ähnlich wie bei den Enteroviren wird auch im Zusammenhang mit Mumps eine mögliche Viruspersistenz im ZNS, die mit chronisch-progredienter Enzephalomyelitis einhergeht, diskutiert. So wurden progressiver mentaler Abbau kombiniert mit schwer verlaufender Epilepsie wie auch multifokale ZNS-Entzündungen mit persistierender intrathekaler Antikörpersynthese als Folge von Mumpserkrankungen beschrieben. Auf jeden Fall stellen derartige Krankheitsbilder eine extreme Rarität dar (Julkunen et al. 1985, Ito et al. 1991).

Diagnostik und Differenzialdiagnose

Bei den Blutuntersuchungen imponieren Leukozytenanstieg (um 20.000) und pathologische Amylasewerte. Eine Leukopenie wird seltener beobachtet.

Im *Liquor* besteht eine lymphozytäre Pleozytose zwischen 25 und 500 Zellen/μl; Werte über 1.000/μl und polymorphkernige Zellbilder wurden angetroffen. Gesamtprotein

und Laktat sind normal oder leicht erhöht. Oligoklonales IgG und eine intrathekale Antikörperproduktion erscheinen im Krankheitsverlauf. Die spezifischen Antikörper entsprechen häufiger dem IgG- als dem IgM-Typ (Ukkonen et al. 1981). Eine mäßige Liquorpleozytose kann über Monate und das oligoklonale IgG über Jahre persistieren. Als Erregerdiagnostik kommt die Virusisolierung aus Liquor, Speichel (nahe dem Ausgang der Parotisdrüse) und Rachenspülwasser in der frühen Krankheitsphase infrage. Auch die PCR hat in letzter Zeit eine zunehmende klinische Bedeutung erlangt. Serologische Untersuchungen schließen vorzugsweise ELISA und KBR ein. Die oft über Monate oder Jahre persistierenden Serumantikörper sind gegen das S-Antigen (des Nukleokapsids) und das V-Antigen (Hämagglutinin-Neuraminidase-Protein) gerichtet. Die Antikörper gegen V-Antigen überdauern länger. Für die Verifizierung der Mumpsinfektion im Allgemeinen wird ein vierfacher Titeranstieg im Serum gefordert. Die KBR zeigt diesen Antikörperanstieg meistens in der 2. Krankheitswoche mit Gipfelwert zwischen der 2. und 5. Woche.
Bezüglich der *Differenzialdiagnose* ist zu beachten, dass die meningitische und enzephalitische Symptomatik wenig spezifisch ist. Begleitkrankheiten wie Parotitis oder Orchitis sind ebenfalls nicht für eine Mumpsinfektion beweisend. Sie können auch durch bakterielle und andere virale Krankheiten (LCM, CMV, Influenza, Parainfluenza, ECHO-Viren, VZV) hervorgerufen werden. Anzustreben sind deshalb immer Virusisolation und Antikörperdiagnostik. Der ELISA-Test erlaubt den Nachweis von IgM-Antikörpern zumeist schon in der ersten Krankheitswoche. Bei IgG-Bestimmungen sind Kreuzreaktionen mit Parainfluenzaviren möglich.

Therapie, Prophylaxe und Prognose

Eine spezifische Therapie der Mumpsmeningitis und -enzephalitis ist nicht bekannt. Die unspezifischen Maßnahmen entsprechen den bei den Enteroviren (Kap. 1.8) beschriebenen. Der oft bestehende Orchitisschmerz wird mit Morphinderivaten behandelt. Bei schweren Parotitis- oder Orchitisfällen ist ein Therapieversuch mit Kortikosteroiden gerechtfertigt (Christie 1990). Über die Wirkung der neuen Neuraminidasehemmer (z.B. Zanamivir) liegen noch keine klinischen Erfahrungen vor.
Die prophylaktisch sehr effektive Schutzimpfung (95 % Serokonversion) erfolgt mit attenuierter Lebendvakzine ab dem 15. Lebensmonat, auch postexpositionell bis zum 3. Inkubationstag. Kontraindikationen der Schutzimpfung sind Schwangerschaft, Immundefizienz sowie eine Allergie gegen Ovalbumin und bestimmte Antibiotika.
Für Immunglobulinpräparate wurde bisher keine therapeutische Effektivität gesichert. Die Prognose der Virusmeningitis und -enzephalitis ist gut. Residualsymptome sind seltener und geringfügig. Die Enzephalitis verläuft in 1,5 % der Fälle letal. Die postinfektiöse Enzephalomyelitis hat eine ungünstigere Prognose.

Rechtliche Gesichtspunkte

An Mumps Erkrankte werden nur bei Komplikationen stationär aufgenommen. Dabei ist eine Verhinderung der Ausbreitung auf Nichtinfizierte zu beachten. Während der infektiösen Phase sollte das Pflegepersonal mit Mund- und Nasenschutz arbeiten und die Hygieneregeln (Händewaschen/-desinfektion) beachten.
Schüler, Lehrer und sonstige Schulbedienstete dürfen dem Schulbetrieb dienende Räume nicht betreten, wenn eine Erkrankung an oder Verdacht auf Mumps vorliegt (§ 34 IfSG).

Literatur Christie AB (1990) Mumps (Parotitis epidemica). In: Warrell DA (Hrsg) Infektionskrankheiten. VCH-Verlag Weinheim, S 103–107
Ito M, Go T, Okuno T, Mikawa H (1991) Chronic mumps virus encephalitis. Pediatr Neurol 7: 467–470
Julkunen I, Koskiniemi M, Lehtokoski-Lehtiniemi E et al. (1985) Chronic mumps virus encephalitis. J Neuroimmunol 8: 167–175
Morishima T, Miyazu M, Ozaki T et al. (1980) Local immunity in mumps meningitis. Am J Dis Chil 134: 1060–1064
Ukkonen P, Granström M-L, Räsanen J et al. (1981) Local production of mumps IgG and IgM antibodies in the cerebrospinal fluid of meningitis patients. J Med Virol 8: 257–265
Vandvik B, Norrby E, Stehen-Johnson J, Stensvold K (1978) Mumps meningitis: prolonged pleocytosis and occurence of mumps virus-specific oligoclonal IgG in the cerebrospinal fluid Eur Neurol 17: 13–22

1.9.3 Masern

Zusammenfassung

Erreger: Masernvirus

Krankheitsbilder: Exanthematisch-katarrhalisches Krankheitsbild mit vielfältigen Komplikationsmöglichkeiten

Klinisches Bild: Schwer verlaufende Enzephalomyelitis; persistierende ZNS-Infektion bei Störung der zellvermittelten Immunität

Labordiagnostik: Virusisolation, Antikörpernachweis (KBR, ELISA)

Zusatzdiagnostik: Liquor, MRT, EEG, Suche nach sonstigem Organbefall

Therapie: Symptomatisch, Schutzimpfung, passive Immunisierung für spezielle Fälle

Prognose: Letalität der Enzephalomyelitis 10–20 %.

Epidemiologie

Verlauf und Zeitpunkt der Erregerakquisition hängen bei Maserninfektionen vor allem vom sozialökonomischen Status der jeweiligen Population ab. In den Industrieländern des Westens werden die Kinder zwischen 3 und 6 Jahren infiziert. Die Letalität der Masern ist mit 0,05 % niedrig. Die Morbidität hängt vom Grad der begleitenden, oft schweren Immunsuppression ab. Epidemien traten vor der Ära der breiten Anwendung der Vakzination etwa alle 2 Jahre auf.
In der sog. Dritten Welt liegt das Infektionsalter mit 12–24 Monaten wesentlich niedriger, und die Letalität ist mit 3–15 % höher. Verantwortlich hierfür sind die hohen Virusdosen, denen die Infizierten ausgesetzt sind, und die zum Teil schlechten Ernährungsbedingungen. Letztere spielen eine wesentliche Rolle für die Langzeitmorbidität und -letalität; sie soll in manchen Weltregionen bis an 40 % heranreichen. Krankenstationen und Kliniken wirken oft als Infektionszentren.
In isolierten Populationen können Masernepidemien verheerende Folgen haben, wie man auf den Färöer, in Grönland und Tristan da Cunha erfahren konnte (Whittle 1990). In den meisten epidemiologischen Arealen liegt indes die Durchseuchung bei 90 %.

Das Masernvirus verursacht eine systemische Infektion, die nur selten subklinisch verläuft. In einem von 1.000 Fällen kommt es zu ZNS-Störungen. Dabei handelt es sich um eine postinfektiöse (immunpathogenetische) Enzephalomyelitis, entsprechend der ADEM. Der unmittelbare Erregerbefall des ZNS ist nur für die subakute Masernenzephalitis (SME) bei Personen, vornehmlich Kindern, mit Störung der zellvermittelten Immunität belegt (Johnson 1998). Die subakute sklerosierende Panenzephalitis SSPE ist als Slow virus-Erkrankung ebenfalls durch das Masernvirus verursacht. Das Leiden tritt in 8,3 Fällen pro 1.000.000 Maserninfektionen auf (Zahlen der amerikanischen Centers for Disease Control, 1982).
Nach Einführung der Masernvakzination um 1963 kam es in den USA zu einem dramatischen Abfall der Masernerkrankungen (um 90 %). Parallel dazu verminderten sich die enzephalitischen Komplikationen. Zeitlich versetzt um etwa 7 Jahre sank die Inzidenz der SSPE ebenfalls auf ca. 10 % des Ausgangswerts. Eine Studie des Walter-Reed-Instituts in Washington um 1990 erbrachte allerdings, dass bei US-Amerikanern der Altersgruppe 15–24 Jahre in 17,2 % Seronegativität gegenüber Masern besteht, was eindeutig auf eine Impflücke mit Zunahmetendenz hindeutet.

Erregereigenschaften und Pathogenese

Dem Masernvirus, mit 120–140 nm das kleinste Paramyxovirus, fehlt die Neuraminidase. Es besitzt aber Hämolysin. Masern sind hoch kontagiös; die Exposition führt bei nicht immunen Individuen fast immer zur manifesten Erkrankung. Das Virus wird durch Tröpfchen, also Husten oder Niesen, übertragen. Es setzt sich im Epithel der oberen Atemwege oder in den Konjunktiven fest. Nach 4–6 Tagen erreicht es hämatogen oder lymphogen das RES von Leber und Milz, in dem es sich weiter vermehrt. NK-Zellen und zytotoxische T-Lymphozyten limitieren jetzt die freie Virusausbreitung. Auch die Antikörperproduktion der B-Zellen beginnt in dieser Phase. Etwa am 8. Tag gelangt das Virus frei im Blut oder innerhalb von mononukleären Zellen zu seinen Zielorganen, nämlich Epithelgewebe von Schleimhaut, Konjunktiva, Lunge und Darm. Eine erneute Virusreplikation findet in verschiedenen Schleimhautarealen, insbesondere in den Koplik-Flecken der Wangenschleimhaut, statt. In diesem Stadium kann das Virus aus nasopharyngealen Sekreten kultiviert werden. Das Antigen befindet sich in den Riesenzellen der Wangenschleimhaut sowie in B- und T-Lymphozyten. Um den 14.–16. Tag bricht der Hautausschlag aus. Er stellt die Manifestation einer starken allergischen Reaktion des Epithelgewebes auf Virusantigene dar. Die betroffenen Gewebe sind mit mononukleären Zellen, Antikörpern, Immunkomplexen und Komplement infiltriert. Der Hautausschlag reflektiert eine massive zellvermittelte Immunantwort, welche für die Viruselimination entscheidend ist. Ohne sie kommt es zu erneuten Virusmultiplikationen. Der Erreger ist 2–3 Tage nach Beginn des Ausschlags im Epithel nicht mehr nachweisbar. Die infizierten Zellen sind zerstört, und das freigesetzte Virus wird durch Antikörper neutralisiert.
Zuerst erscheint ein Antikörper gegen Nukleoproteinantigene; wichtiger ist ein Zweiter, gegen das Hämagglutininprotein gerichteter Antikörper. Ein dritter Antikörper, gegen das Fusionsprotein, verhindert den Zell-zu-Zell-Ausbreitungsmodus des Virus.
In diesem fortgeschrittenen Krankheitsstadium kann sich der Zustand einer Immunsuppression einstellen. Der Erkrankte weist jetzt eine besondere Empfänglichkeit für Sekundärinfektionen von Lunge (z. B. Tuberkulose), Mund, Auge und Magen-Darm-Trakt auf. Hierfür ist folgende immunologische Reaktionskette verantwortlich: Durch Repli-

kation in Makrophagen und dendritischen Zellen induziert das Virus eine Apoptose mit konsekutivem IL-12-Mangel. Dies führt zur Dominanz des T_{H2}-Reaktionsmuster (Vorherrschen von IL-4, IL-5 und IL-10 bei gleichzeitigem Defizit von IL-2, Ifn-γ und Lymphotoxin). Es kommt nunmehr zu einer Beeinträchtigung der T- und NK-zellgestützten Immunabwehr. Weitere Folgen sind (via B-Zellaktivierung) die Neigung zu immunallergischen Reaktionen und Bildung zirkulierender Immunkomplexe. Reaktivierung von HSV und CMV können für eine weitere virusbedingte Immunsuppression sorgen. Tuberkulin- und Candida-Hauttest werden negativ, d. h. die Hypersensitivitätsreaktion vom verzögerten Typ (Typ IV nach Coombs & Gell) ist praktisch nicht mehr auslösbar. In der dritten Krankheitswoche erholt sich der Patient bei massiver Antikörperproduktion. Das Virus persistiert wahrscheinlich latent in der Milz und anderen Organen und stimuliert zeitlebens die weitere Antikörperproduktion. Überdauern Erreger im Gehirn, so bedeutet dies die Entwicklung einer chronischen destruktiven Gehirnerkrankung. Die überschießende „immunallergische" Abwehrreaktion kann postinfektiös auch bestimmte ZNS-Strukturen (insbesondere Myelinproteine) attackieren. In einem solchen Fall entwickelt sich eine zumeist schwer verlaufende Enzephalomyelitis, deren spezielle Pathogenese in Kap. 1.19 beschrieben wird.

Klinische Symptomatik

Das Krankheitsbild verläuft unterschiedlich schwer. Wir sahen wiederholt bei ungeimpften jungen Erwachsenen Manifestationen von sog. hämorrhagischen Masern mit schweren enzephalitischen Krankheitserscheinungen. Normalerweise verläuft das Leiden entsprechend der Pathogenese in mehreren klinischen Stadien:
Am 10.–14. Tag nach der Infektion erscheinen Prodrome wie Fieber, Nasenlaufen, Konvulsionen, Konjunktivitis, gerötete Schleimhäute, Koplik-Flecken und Diarrhö. Die Koplik-Flecken, hellrote, unregelmäßige Punkte auf der Wangenschleimhaut, können zum Riesenzellnachweis abgestrichen werden. Nach einem nicht immer auftretenden kurzen fieberfreien Intervall tritt das Exanthem um den 14.–18. Tag auf. Der großflächige, konfluierende Hautausschlag wird an Stirn und Hals sichtbar und breitet sich während der nächsten 3–4 Tage auf dem Rumpf aus, begleitet von trockenem Husten und Schmerzhaftigkeit der Mundschleimhaut. Frühe Komplikationen wie Pneumonie, Stomatitis, Augeninfektion, Pyodermien und auch die Enzephalomyelitis entwickeln sich um den 18.–30. Tag nach der Infektion. Späte Komplikationen, insbesondere Marasmus und erhöhte Infektionsneigung, sind in Mitteleuropa ungewöhnlich.
Die *Enzephalomyelitis*, eine Komplikation mit höherer Letalität, beginnt am 4.–7. Tag nach dem Hautausschlag, selten früher oder auch später. Relativ typisch ist die abrupte Manifestation mit Krampfanfällen, neuerlichen Fieberschüben, Reizbarkeit, Kopfschmerz und/oder Verwirrtheit. Verschiedenste neurologische Symptome – Reflexsteigerung, Pyramidenbahnzeichen, Paresen – werden registriert. Das Krankheitsbild kann in ein komatöses Stadium einmünden. Der *Liquorbefund* mit mäßiger lymphozytärer Pleozytose, Gesamtproteinerhöhung, positiven oligoklonalen IgG-Banden und fehlendem Nachweis einer intrathekalen Produktion von erregerspezifischen Antikörpern wurde bereits in Tabelle 1-2 (unter ADEM) aufgeführt. Eine Interferonsynthese im Liquor ließ sich im Gegensatz zu erregerbedingten Enzephalitiden nie nachweisen (Lebon et al. 1979).
Das EEG ist praktisch immer pathologisch mit unspezifischer diffuser Verlangsamung. Das Leiden, das ähnlich einer experimentell allergischen Enzephalitis auf der Basis ei-

ner autoaggressiven Immunreaktion, also „neuroallergisch“ entsteht, scheint mit zunehmendem Alter des Erkrankten häufiger zu werden. Letalität und Morbidität sind hoch; 10–20 % der Erkrankten sterben. Bleibende Residualsyndrome tragen 25–50 % der Enzephalomyelitispatienten davon (Griffin 1993).
Es wurde immer wieder postuliert, dass auch bei unkomplizierten Masern das ZNS vom Krankheitsprozess betroffen wird (Hanninen 1980). Als Indiz hierfür galten pathologische Befunde im EEG und eine Liquorpleozytose. Möglicherweise dringen die Viren tatsächlich früh in das ZNS ein, werden dort aber rasch eliminiert. Unter solchen Bedingungen ließe sich das Auftreten der *subakuten Masernenzephaltitis (SME)* leicht erklären: Bei immunkompromittierten Patienten ist der Prozess der Virusklärung des ZNS beeinträchtigt. Deshalb persistiert der Erreger und induziert eine Einschlusskörperchenenzephalitis mit wochenlangem Verlauf.
Nach Griffin (1993) ist indes eine frühe Liquorpleozytose während einer unkomplizierten Masernerkrankung nicht beweisend für den direkten Virusbefall des ZNS. Eine systemische Immunaktivierung kann ebenfalls zur Liquorpleozytose führen, wie sich in klinischen Therapieversuchen mit Verabfolgung von CD3-Antikörpern herausstellte.

Diagnostik und Differenzialdiagnose

Die Diagnostik der Masernenzephalitis basiert auf Liquoruntersuchung (s. Tab. 1-2), MRT-Technik (s. Abb. 1-3) und auf der EEG-Ableitung. Der Einsatz weiterer diagnostischer Verfahren hängt von den klinischen Ausfällen ab.
Die Antikörperdiagnostik des Liquors wird unergiebig bleiben. Serologische Befunde des Blutes haben hier eine größere diagnostische Relevanz. Sie schließen den Antikörpernachweis durch Neutralisation, Hämagglutinationshemmung oder Komplementbindung ein, wobei KBR sowie IgG- und IgM-ELISA bevorzugt werden.
Kurioserweise wird ein akuter Beginn der Multiplen Sklerose (Schilder-Marburg) oder eine Neuromyelitis optica (Devic), also Krankheiten, die nach heutigem Wissensstand nicht durch Myxoviren verursacht sind, eher mit einer intrathekalen Produktion von Masern-Antikörpern (sowie Röteln-, HSV- und/oder VZV-Antikörpern) einhergehen als die postinfektiöse Masernenzephalomyelitis.

Behandlung und Prophylaxe

Abgesehen von der Tatsache, dass Ribavirin möglicherweise das Masernvirus in vivo hemmt aber klinisch bisher nicht evaluiert wurde, kann die Therapie der Masern ebenso wie die der postinfektiösen Enzephalitis nur symptomatisch sein: Vermeidung von Dehydratation, antibiotische Behandlung bakterieller Komplikationen, ausgewogene vitaminreiche Nahrung. Vitamin A wird bei ophthalmologischen Symptomen empfohlen. Bei der Nahrungsauswahl ist an die katabole Stoffwechsellage des Patienten zu denken. Die Ernährung sollte dementsprechend kalorisch ausreichend hoch sein. Candidainfektionen des Mundes und Darmes sprechen gut auf Nystatin an. Pneumonien werden mit Aminopenizillinen in Kombinationen mit Gentamicin oder mit Co-trimoxazol allein behandelt. Enteritiden können durch Anaerobier (Bacteroides), Enterobacteriaceae oder Hospitalisationskeime hervorgerufen werden. Dies sollte bei der Auswahl der Antibiotika bedacht werden.
Die Therapie der Enzephalomyelitis erfolgt ebenfalls symptomatisch mit Sedierung, rechtzeitiger Intubation, antikonvulsiver Einstellung und je nach Ausbildung eines

Hirnödems mit ICP-senkenden Maßnahmen (Osmotherapie, kontrollierte Hyperventilation, Barbituratkoma). Die Gabe von Interferon-beta ist umstritten. Die Effektivität von Kortikosteroiden konnte bisher in Ermangelung klinischer Studien nicht belegt werden. Bei allen schweren Verläufen, kompliziert durch Hirnödem, kann eine hoch dosierte Prednisolongabe (z. B. 1 g/d über 3–5 Tage i.v.) in Betracht gezogen werden.
Die *Prophylaxe* erfolgt mittels einer Masernlebendimpfung ab dem 15. Lebensmonat, Wiederholung ab dem 6. Lebensjahr. Sie erbringt wahrscheinlich lebenslangen Schutz. Bei nicht immunen Personen ist eine Schutzimpfung innerhalb von 72 h nach Masern-Kontakt zu erwägen (Impfempfehlungen der STIKO, März 1997). Eine postexpositionelle Prophylaxe mit einem humanen Gammaglobulin (0,2–0,4 mg/kg KG i.m.) kann bis zum 2. Inkubationstag die Erkrankung verhindern und bis zum 6. Tag das Leiden mitigieren. Sie spielt praktisch nur bei Patienten mit besonderer Gefährdung oder Kontraindikationen gegen die aktive Impfung eine Rolle.

Rechtliche Gesichtspunkte

Nach § 6 des Infektionsschutzgesetzes (IfSG) sind Krankheitsverdacht, Erkrankung und Tod an einer Maserninfektion namentlich meldepflichtig. Die Meldepflicht betrifft jeden behandelnden oder sonst hinzugezogenen Arzt. Nach § 7 (1) ist jeder direkte oder indirekte Nachweis des Masernvirus namentlich meldepflichtig, wenn die Nachweise auf eine akute Infektion hinweisen. Zur Meldung verpflichtet ist in diesem Falle der diagnostizierende Laborarzt. Ein Schulbesuch ist ausgeschlossen (§ 34); die Sperrfrist gilt bis nach Abklingen der klinischen Symptome, bei Ansteckungsverdächtigen in der Regel 2 Wochen.
Impfschäden werden entsprechend Abschnitt 12 IfSG geregelt (s. Kap. 1.4).

Literatur

Griffin DE (1993) The immunology of CNS viral infections. In: Tyler KL, Martin JB (eds) Infectious diseases of the central nervous system. Davis, Philadelphia, pp 23–46

Hanninen P, Arstila P, Lang H et al. (1980) Involvement of the central nervous system in acute, uncomplicated measle virus infection. J Clin Microbiol 11 : 610–613

Hinweise zur Neufassung der Impfempfehlungen der Ständigen Impfkommisssion am Robert Koch-Institut (STIKO) (1997) Dtsch Ärzteblatt (Suppl) 94: 3–18

Johnson RT (1998) Viral infections of the nervous system, 2nd Ed. Lippincott-Raven, pp 83–84

Lebon P, Ponset G, Aicardi J et al. (1979) Early intrathecal synthesis of interferon in herpes encephalitis. Biomedicine 31 : 267–271

Whittle HC, Dossetor J, Oduloju A et al. (1978) Cell-mediated immunity during natural measle infection. J Clin Invest 62: 1287–1291

1.10 Orthomyxoviren (Neurologische Komplikationen der Virusgrippe)

Hilmar Prange

Zusammenfassung

Erreger: Influenza-Virus Typ A, B und C

Krankheitsbilder: Myositis, Guillain-Barré-Syndrom, akute disseminierte Enzephalomyelitis (ADEM), toxische Enzephalopathie (Reye-Syndrom) und aseptische Meningitis

Klinisches Bild: Akute Krankheitsverläufe, zumeist kein direkter Erregerbefall

Labordiagnostik: Serologisch (KBR mit vierfachem Titeranstieg), HHT, Antigen-IFT, Anzucht

Zusatzdiagnostik: Je nach Syndrom bzw. Funktionsstörung

Therapie: Symptomatisch; Prophylaxe durch Schutzimpfung, Amantadin (Influenza A) oder Neuraminidasehemmer

Prognose: Abhängig vom Krankheitsbild – ungünstig bei ADEM und Reye-Syndrom.

Epidemiologie

Die Influenza (Grippe) ist eine hoch kontagiöse Zivilisationsseuche. Ihre Ausbreitung erfolgt vorzugsweise über Tröpfcheninfektion und vollzieht sich in Städten schneller als in ländlichen Regionen. Typ A-Epidemien treten ungefähr alle 2–3 Jahre, Typ B-Epidemien alle 3–6 Jahre auf. Zu Kontinente-übergreifenden Epidemien (Grippe-Pandemien) ist jedoch nur das Influenza-Typ-A-Virus fähig. Durch den Austausch von RNS-Segmenten (Antigenshift s. u.) kann dieses Virus seine Erregereigenschaften verändern und so die erworbene Immunität eines Wirts unterlaufen. Die Existenz eines durch Antigenshift neu entstandenen Subtypes beträgt etwa 10–25 Jahre. In dieser Periode werden bei Pandemien bis 70 % der Weltbevölkerung erfasst. Die Durchseuchung derart großer Teile der globalen Population führt schließlich zum Abklingen der Pandemie, der mehr oder weniger regelhaft eine weitere folgt. Unter diesen Bedingungen vermag wohl die Etablierung jährlicher Schutzimpfungen namentlich unter älteren Bevölkerungsgruppen und besonders Disponierten die Grippemorbidität und -letalität zu senken; eine Ausrottung der Influenza ist indes unwahrscheinlich. Ein großes Virusreservoir – insbesondere Vogelspezies, die den Erreger von Kontinent zu Kontinent weiter tragen können – schafft die Möglichkeit eines ständig neuen Austauschs von Gensegmenten und damit das Auftreten neuer Virussubtypen. Beispielsweise kam es 1997/1998 in Hongkong zum Ausbruch einer Influenza-A-Epidemie beim Geflügel. Der Virussubtyp (H5N1) wurde auch bei humanen Erkrankungen nachgewiesen, deshalb entschloss man sich zur Vernichtung der Geflügelbestände. Aus Gründen der Infektionsprophylaxe war dieser Schritt unumgänglich (Yuen et al. 1998, Ciaas et al. 1998).

Erregereigenschaften und Pathogenese

Die wesentlichen Merkmale der Orthomyxoviren, deren einziger Genus die Influenza-Viren Typ A, B und C sind, wurden bereits im Kap. 1.9 beschrieben. Der morphologische Unterschied zu den Paramyxoviren besteht darin, dass die Einzelstrang-RNS nicht als Knäuel sondern segmentiert im helikalen Nukleokapsid vorliegt. Die Virushülle ist mit den Glykoproteinen H (Hämagglutinin) und N (Neuraminidase) assoziiert. Die Fähigkeit von Influenzaviren, periodisch Epidemien auszulösen, hängt, wie schon erwähnt, mit den Phänomenen der Antigendrift und des Antigenshift zusammen. Die *Antigendrift* ist Folge von Punktmutationen im H-Antigen. Obwohl hierbei das Antigen im Prinzip gleich bleibt, treten geringfügige Variationen in der Aminosäuresequenz auf. Letzteres vollzieht sich beim Befall einer Wirtspopulation, lässt sich aber auch durch Passagen des Virus in Labortieren, die Antikörper gegen das Virus aufgebaut haben, reproduzieren. Durch die Antigendrift kann der jeweilige Virussubtyp eine erneute Erkrankung in einer Population auslösen. Weil aber ein partieller Antikörperschutz gegen das modifizierte, jedoch mit dem primären Subtyp noch eng verwandte Virus besteht, wird keine umfassendere Epidemie hervorgerufen. Dieser Mechanismus ist typisch für den Virustyp B.

Beim *Antigenshift*, charakteristisch für Virustyp A, kommt es dagegen zum Austausch von funktionellen RNS-Segmenten nach Doppelbefall eines Wirtes mit humanen und tierischen Influenzaviren (z. B. Schweine als sog. „Mischgefäße"). Die Folge sind Änderungen des H- und/oder N-Antigens („reassortment"), möglicherweise auch beider Antigene. Das Virus besitzt nunmehr andere (antigene) Merkmale. Aufgrund mangelnder immunologischer Kreuzreaktionen zum Ausgangssubtyp ist die vom veränderten Virus befallene Population ungeschützt. Pandemien werden möglich.

In den letzten Jahren gelang es, den Mechanismus der *Viruspenetration* in den menschlichen Organismus aufzuklären. Er ist wahrscheinlich exemplarisch für alle Myxoviren. Nachdem das an die Nasenschleimhaut angedockte Virus von der befallenen Zelle in einem Endosom aufgenommen worden ist, wird durch das hier befindliche leicht saure Milieu das Glykoprotein H (Hämagglutinin) proteolytisch so verändert, dass ein fadenförmiges Fusionspeptid freigelegt wird. Dieses verankert sich in der Endosommembran und zieht teleskopartig das Virus an die Membran heran bis es mit dieser verschmelzen kann. Schließlich wird das Nukleokapsid in das Zytoplasma der Wirtszelle freigesetzt und kann den Replikationsprozess starten.

Der durch Influenzaviren am Flimmerepithel erzeugte Primärschaden erleichtert sekundäre bakterielle Infektionen im Respirationstrakt. Die Häufung von Meningokokken-Infektionen während oder kurz nach Influenza-A-Epidemien wird allerdings mit einer virusbedingten Immunsuppression in Zusammenhang gebracht (Cartwright et al. 1991). Influenzaviren sind nicht neurotrop, vermögen aber auf immunpathogenetischem Wege verschiedenartige neurologische Erkrankungen auszulösen. Der diesem Prozess zugrunde liegende Pathomechanismus wird in den Abschnitten über ADEM (s. Kap. 1.19.1) und Guillain-Barré-Syndrom (s. Kap. 1.19.3) beschrieben.

Neurologische Krankheitsbilder

Grippemyositis

Menschliche Muskelzellen reagieren in vitro höchst empfindlich auf Infektionen mit Influenzaviren. Im Rahmen einer Grippeerkrankung oder kurz danach kann es namentlich bei Kindern zu Muskelschmerz, Schwäche der unteren Extremitäten wie auch Muskelkrämpfen kommen. Betroffen sind besonders die distalen Extremitätenmuskeln. Bei Erwachsenen wird eine Influenzaerkrankung mitunter durch eine akute Myoglobinurie kompliziert. In einem derartigen Falle wurde ein Influenza-B-Virus aus Muskelgewebe isoliert. Pathogenetisch soll die Myositis entweder durch eine direkte virusbedingte Zytolyse oder durch einen immunpathogenetischen (postinfektiösen) Prozess bedingt sein. Im EMG finden sich myopathische Veränderungen.

Polyradikulitis Guillain-Barré

Diese akute demyelinisierende Erkrankung der peripheren Nerven wird keinesfalls nur durch Influenzaviren ausgelöst. Die jährliche Inzidenz liegt bei 1–2 Fällen/100.000. Typisch für die Polyradikulitis Guillain-Barré sind die symmetrisch aufsteigenden Lähmungen, der Liquorbefund einer albuminozytologischen Dissoziation sowie die elektroneurographischen Merkmale von Leitungsblock (Verlust der F-Welle) und verzögerter Nervenleitgeschwindigkeit.
Die Letalität des Leidens liegt bei 2–6 %; die Häufigkeitsangaben von Residualsyndromen variieren mit 10–43 % erheblich. Die Polyradikulitis wird nach allgemeiner Auffassung nicht durch direkten Virusbefall von Nervenwurzeln und peripheren Nerven, sondern durch einen wahrscheinlich zellvermittelten immunpathogenetischen Mechanismus ausgelöst. Dementsprechend geht die virale Infektion der aufsteigenden Lähmung in der Regel um 1–4 Wochen voraus.

Grippemeningitis

Das typische Krankheitsbild der aseptischen Meningitis mit Kopfschmerz, Fieber, Nackensteife, Übelkeit und Liquorpleozytose wurde auch im Rahmen einer Grippeinfektion (Influenza A2) beobachtet (Johnson 1982). Der ätiologische Nachweis wurde in Serum-, nicht in Liquorproben geführt. Es bleibt also unbestimmt, ob diese Meningitisfälle direkt erregerbedingt oder immunpathogenetisch verursacht waren. Wie in Bezug auf die Maserninfektion schon erwähnt wurde, kann eine Liquorpleozytose auch durch eine systemische Immunaktivierung ausgelöst werden. IL-2-Injektionen führten im Modellversuch ebenso wie die Gabe von CD3-Antikörpern zu einer Aktivierung von T-Lymphozyten und einer akuten aseptischen Meningitis. Es wird angenommen, dass die systemische Immunaktivierung einen gesteigerten Übertritt von Lymphozyten in ZNS- und Liquorraum anregt, ohne dass dort infektiöse Agenzien vorhanden sein müssen (Griffin 1993).

Akute disseminierte Enzephalomyelitis (ADEM)

Die ADEM kann bekanntermaßen durch verschiedene Viren hervorgerufen werden (Masern-, Varicella-Zoster und Rubellavirus). Das Krankheitsbild ist mit Vigilanzstörungen, Verwirrtheit, Krampfanfällen, Hemi- oder Tetraspastik, manchmal auch Hirnstammsymptomen und Liquorpleozytose unspezifisch. Im Rahmen der großen Epidemien „asiatischer Grippe“ beobachtete man in den späten 50er-Jahren derartige Enzephalitiden. Sie waren im Verlauf milder als ADEM-Fälle bei Mumps-, Rubella- oder Masernerkrankungen. Eine Erregerisolation aus dem ZNS gelang bei keinem Patienten. Das Vorliegen einer perivenös-demyelinisierenden Enzephalitis wurde daher postuliert. Auch akute Querschnittsmyelitiden scheinen eine seltene Komplikation der Influenzavirusinfektionen darzustellen (Johnson 1982).

Reye-Syndrom (toxische Enzephalopathie)

Beim Reye-Syndrom handelt es sich um eine toxisch-viral induzierte Mitochondrienschädigung in Gehirn und Leber; sie ist nicht spezifisch für Influenzaviren, wird aber auch im Rahmen von Influenza-A- und -B-Infektionen beobachtet. Das Syndrom tritt in der Regel nur bei Kindern auf. Es äußert sich klinisch als dramatisch verlaufendes Krankheitsbild mit Bewusstseinsstörungen, Hirnschwellung und Hepatomegalie. Eine detailliertere Beschreibung erfolgt im Kap. 1.19.2.

Diagnostik

Die Diagnostik neurologischer Erkrankungen bei Influenzavirusinfektionen schließt Liquoruntersuchung, Erregernachweis (in Serum, Nasopharyngealsekret, Liquor) und Antikörperentwicklung (ELISA, KBR, HHT) ein. Als Schnelltest findet der Antigen-IFT in Bronchialepithelzellen Verwendung.
Zusätzlich werden je nach klinischem Syndrom bildgebende Verfahren wie kraniales CT, kraniales, spinales oder Muskel-MRT durchgeführt. Da bei diesen Untersuchungen keine pathognomonischen Befunde zu erwarten sind, haben sie eher eine differenzialdiagnostische Bedeutung.
Der Grad der jeweiligen Funktionsstörungen lässt sich durch elektrodiagnostische Untersuchungsmethoden (EEG, EMG, Elektroneurographie, evozierte kortikale Potenziale) dokumentieren.

Therapie und Prophylaxe

Die Behandlungsmaßnahmen sind symptomatisch und richten sich nach den jeweiligen klinischen Syndromen.
Amantadin entfaltet einen prophylaktischen Effekt gegenüber Influenza-A-Infektionen. Es greift in frühen Phasen der Virusreplikation ein und spielt nur im Initialstadium der Infektion eine therapeutische Rolle. Da die Nebenwirkungen gerade bei älteren Personen nicht unerheblich sind (Schlafstörungen, Verwirrtheit), sollte seinem prophylaktischen Einsatz bei besonders gefährdeten Patienten während Grippeepidemien eine klare Nutzen-Risiko-Abwägung vorausgehen. Die in letzter Zeit auf den Markt gekommenen Neuraminidasehemmer – Zanamivir (Relenza®) und Oseltamivir (Tamiflu®: USA und Schweiz) – werden bezüglich ihrer prophylaktischen Wirkung verglichen mit Amantadin als günstiger beurteilt. Der Effekt ist nicht nur auf Influenza A begrenzt und die Nebenwirkungen sind wahrscheinlich geringer (Anonymus 1999, Field u. Kinchington 1999).
Bei gefährdeten Personen kann die (jährliche) Schutzimpfung mit einer geeigneten Totvakzine empfohlen werden. Als harmlose Nebenwirkung wird gelegentlich über Missempfindungen am geimpften Arm von unterschiedlicher Dauer geklagt.

Rechtliche Gesichtspunkte

Laut § 7 (1) des Infektionsschutzgesetzes (IfSG) besteht eine namentliche Meldepflicht für den diagnostizierenden Laborarzt beim direkten Nachweis einer akuten Infektion mit Influenzaviren.

Literatur

ANONYMUS (1999) Oseltamivir in den USA zugelassen. Dtsch Apotheker Zeitung 139: 52

CARTWRIGHT KAV, JONES DM, SMITH AJ et al. (1991) Influenza A and Meningococcal disease. Lancet 338: 554–557.

CLAAS EC, OSTERHAUS AD, VAN BEEK R, DE JONG JC, RIMMELZWAAN GF, SENNE DA, KRAUSS S, SHORTRIDGE KF, WEBSTER RG (1998) Human influenza A H5N1 virus related to a highly pathogenic avian influenza virus. Lancet 351 (9101): 472–477

FIELD HJ, KINCHINGTON D (1999) The 12th international conference on antiviral research. Internat Antiviral News 7: 34–38

GRIFFIN DE (1993) The immunology of CNS viral infections. In: Tyler KL, Martin JB (eds) Infectious diseases of the central nervous system. Davis, Philadelphia, pp 23–46

JOHNSON RT (1982) Viral infections of the nervous system. Raven New York

YUEN KY, CHAN PK, PEIRIS M, TSANG DN, QUE TL, SHORTRIDGE KF, CHEUNG PT, TO WK, HO ET, SUNG R, CHENG AF (1998) Clinical features and rapid viral diagnosis of human disease associated with avian influenza A H5N1 virus. Lancet 351(9101): 467–471

1.11 Rhabdoviren: Tollwut (Rabies, Lyssa)

Hilmar Prange

Zusammenfassung

Erreger: Rabies-Virus (Gruppe Rhabdoviren)

Krankheitsbild: Enzephalitis mit Funktionsstörungen von Hirnstamm und limbischem System

Klinisches Bild: Akuter zweiphasiger Verlauf (1. Prodromalstadium, 2. rasende/stillle Wut)

Labordiagnose: Kornealtest, Liquor-PCR, Nachweis von Negri-Körperchen im ZNS

Zusatzdiagnostik: Hautbiopsie, allgemeine Liquoruntersuchung, EEG, EMG/ENG

Therapie: Symptomatisch

Prävention: Prä- oder postexpositionelle Vakzination; Immunglobuline (nach Exposition)

Prognose: 15 % der Bissereignisse führen zur Erkrankung, die dann immer letal verläuft.

Epidemiologie

Die Rabies ist weltweit endemisch. Jährlich sterben mehr als 35.000 Personen an Tollwut, in Indien allein 15.000–25.000. Präventionsprogramme in einigen westlichen Ländern waren dahingehend erfolgreich, dass die humanen Tollwutfälle drastisch sanken. Für den Zeitraum 1981–1997 wurden in den USA nur noch 34, davon 14 im Ausland erworbene, und in Deutschland 4 Krankheitsfälle registriert. Zu den tollwutfreien Ländern zählen Großbritannien, Island, Skandinavien (ohne Dänemark), Zypern, Hawaii und Japan. Das Virusreservoir stellen verschiedene Säuger dar, in Europa vor allem Füchse, Waschbären, Wildschweine, Rehe, Marder, Dachse, Wiesel, Nager und Fledermäuse (sylvatische Tollwut). Auf den Menschen wird das Virus in 90 % der Fälle durch Hunde- und Katzenbisse, außerdem durch Kratzverletzungen und Tierkontakte bei vorbestehenden Hautläsionen übertragen. Die Möglichkeit der inhalativen Virustransmission wurde experimentell in Fledermaushöhlen untersucht und bestätigt (Constantine 1971). Auch bei Laborpersonal kam es in einigen Fällen durch Aerosole zu Rabiesinfektionen (Winkler et al. 1971, CDC 1977). Über eine Propagation des Virus von Mensch zu Mensch (z. B. von einer stillenden Amme zum Säugling) liegen nur anekdotische Mitteilungen mit eingeschränkter Verlässlichkeit vor. Zumindest für europäische Länder ist dieser Infektionsweg nicht belegt: Bei Angehörigen bzw. engen Kontaktpersonen von Erkrankten kam es bisher nie zu Infektionen, selbst wenn das Virus in Speichel, Atemwegssekretion, Tränenflüssigkeit und Urin des Patienten enthalten war.
Die Ökologie des Rhabdovirus besteht in urbanen und sylvatischen Phasen. Letztere beziehen sich auf die wellenförmige Ausbreitung im Wildtierkreis. Obgleich in Westeuropa 86 % aller Rabiesisolate von Füchsen stammen, werden Menschen von Wildsäugetieren selten infiziert. Die Hauptvektoren sind vielmehr Hauskatzen und -hunde (urbane Phase), die sich untereinander oder bei Wildtieren infizieren. Die urbane Tollwut schließt Haustiere, u. a. auch Geflügel mit ein. In manchen Ländern sind bis zu 3 % der streunenden Hunde infiziert. In Regionen Lateinamerikas wird das Virusreservoir durch Blut saugende Fledermäuse (Vampire) unterhalten. Von dort gelangt der Erreger

zu anderen Tieren und ausnahmsweise auch zum Menschen. In Europa wird die derzeitige Rabiesepizoonose vor allem durch unkontrollierte Vermehrung der Füchse weitergetragen. Sie dringt seit dem 2. Weltkrieg von Polen ausgehend jährlich um 30–40 km nach Westen vor. Die Impfung von Katzen und Hunden reduzierte die Seuchengefahr, ohne sie völlig zu beseitigen. Etwa 3 % der infizierten Füchse überleben und werden immun. Für die Bekämpfung der Tollwut ist die Verkleinerung des Virusreservoirs (Beseitigung streunender Hunde und Katzen, orale Immunisierung der Füchse) von grundsätzlicher Bedeutung.

Erregereigenschaften

Der Tollwut-Erreger wird als Negativ-Einzelstrang-RNS-Virus der Gruppe Rhabdoviren zugeordnet. Das Rabiesvirus hat eine projektil-ähnliche Gestalt mit einer Größe von 80×180 nm. Das Genom enthält 12,0 Kb; die helikale RNS und das N-Protein bilden das Nukleokapsid, welches von einer aus Lipid und M-Protein bestehenden Hüllmembran umgeben ist. Die mit einem Glykoprotein (G) besetzten spike-ähnlichen Fortsätze spielen für die Virulenz eine Rolle. Gegen dieses G-Protein sind neutralisierende Antikörper und die zellvermittelte Immunantwort des Wirts gerichtet. Weitere Proteine des Virus (NS, L) sind bekannt. Das L-Protein ist mit einer Transkriptaseaktivität assoziiert. Das Rabiesvirus lässt sich leicht durch Ether, Seifenlösungen und quaternäre Ammoniumverbindungen inaktivieren; nur gegen Phenol ist es relativ resistent. Es wächst in verschiedenen Zellkulturen und ist im Allgemeinen nicht zytopathogen. Mittels monoklonaler Antikörper und Sequenzierungsdaten hat man allein in den Vereinigten Staaten 8 verschiedene Varianten differenzieren können, die auf bestimmte Regionen bzw. dort lebende (Säuge-)Tiere beschränkt sind. Der bei tollwutkranken Tieren und Patienten gefundenen Erreger wird als „Straßenvirus“ bezeichnet. Das auf Pasteur zurückgehende „Virus fixe“ hat durch intrazerebrale Kaninchenpassagen seine ursprüngliche Virulenz verloren und wurde deshalb zur Impfstoffherstellung (Hempt-Vakzine) verwendet.
Andere dem Tollwut-Erreger verwandte Rhabdoviren (Mokola- und Duvenhage-Virus) wurden namentlich in Südafrika isoliert; sie entfalten ähnliche humanpathogene Eigenschaften (v. Teichman et al. 1998).

Pathogenese

Im Tierexperiment ließ sich demonstrieren, dass sich intramuskulär inokulierte Viren zunächst in Muskelzellen vermehren, dann aber via Muskelspindel oder neuromuskuläre Endplatte den peripheren Nerv erreichen. Sie lassen sich etwas später in Spinalganglien und motorischen Vorderhornzellen nachweisen, wo sie sich offensichtlich erneut vermehren. Nach Erreichen des ZNS findet eine massive Virusreplikation in Perikaryon und dendritischen Prozessen der Neuronen statt. Der weitere Ausbreitungsmodus entspricht dem Zell-zu-Zell-Typ. Neuronen sind stärker betroffen als Gliazellen. Der retrograde axonale Transport im ZNS soll mit einer Geschwindigkeit von 200–400 mm/d vonstatten gehen, dabei nutzen die Virionen das neuronale Mikrotubulin-Netzwerk. Colchicin hemmt die Virusausbreitung. Eine selektive Vulnerabilität besteht im frühen Krankheitsstadium für Neuronen des limbischen Systems (Johnson 1998). Die entzündlichen Veränderungen sind, kontrastierend zum klinischen Bild, nicht sehr ausgeprägt. Später findet man wohl typische Zeichen der Virusenzephalitis mit Aggregation der Mikroglia und perivaskulären Infiltraten in Hirnstamm, Rückenmark, Thalamus, Kortex, Basalganglien, Kleinhirn und Hippokampus. Die Entzündungszeichen variieren individuell erheblich; Gewebsnekrosen und Neuronophagie sind eher ungewöhnlich. Negri-Körper, das pathohistologische Merkmal der Rabies, enthalten basophile Innenkörperchen. Sie entsprechen dem Replikationsort der Viren und werden in 75–80 % der humanen Tollwutfälle in großen Neuronen (Purkinje-Zellen, Hippokampus-Neuronen) intrazytoplasmatisch nachgewiesen (Abb. 1-17, s. Farbtafel). Ein anderer charakteristischer pathohistologischer Befund ist die ausgeprägte Proliferation der Kapselzellen in den Spinalganglien. Über die vegetativen Verbindungen von Gehirn und Rückenmark bzw. über das autonome Nervensystem gelangt das Virus in verschiedene Organe wie Speicheldrüsen, Darm, Pankreas, Nebennieren, Nieren, Harnblase, verschiedene Schleimhäute, Herzmuskel, Retina, Kornea und Haarfollikel. Es wird jetzt auch über den Speichel ausgeschieden.

Die Rolle der körpereigenen Abwehr ist nicht geklärt. Trotz längerer Inkubationszeit (20–90 Tage, im Extremfall bis zu 6 Jahren) tritt eine Immunantwort des Wirts erst beim Erscheinen klinischer Symptome auf. Es kommt zur lokalen Interferonproduktion. Im Mausmodell wird die Krankheitsüberwindung durch die zellvermittelte Immunität gewährleistet. Neutralisierende Antikörper sind im Serum etwa ab 7. Tag, im Liquor etwas später erfassbar. Bei längerem Überleben erreichen sie hohe Werte, ohne einen Einfluss auf den Verlauf der Enzephalitis entfalten zu können. Bei der prä- und postexpositionellen Präventionsbehandlung (Schutzimpfung) scheint das Auftreten von neutralisierenden Antikörpern jedoch mit dem präventiven Effekt zu korrelieren. Zumindest wurde es in zahlreichen Studien als Effektivitätskriterium der Vakzination verwendet.

Klinische Symptomatik

Prodromalsymptome: Als frühestes Symptom geben viele Patienten Juckreiz, Schmerz oder Parästhesien an der heilenden Bisswunde an. Unspezifische Krankheitszeichen sind Schwäche, Müdigkeit, Kopf- und Muskelschmerz, Krankheitsgefühl, Fieber, Schüttelfrost, dann auch Reizbarkeit, Depression, Angstzustände, Photophobie und katarrhalische Zeichen der oberen Atemwege und des Magen-Darm-Traktes. Der weitere Verlauf richtet sich danach, ob das Gehirn oder das Rückenmark stärker befallen ist.

Die *rasende Wut* (furiose Wut) entspricht weitgehend der enzephalitischen Manifestationsform. Sie gilt als erregertypisch und wird am häufigsten angetroffen. Klinisch nahezu pathognomonisch und kaum imitierbar ist die Hydrophobie. Sie entsteht durch Angst und inspiratorischen Muskelkrampf mit oder ohne schmerzhaften Laryngospasmus. Das reflexähnliche Geschehen wird zunächst nur beim Trinkversuch ausgelöst. Später erscheint es bereits durch Wasserspritzer bzw. Anblick, Geräusch oder Erwähnung von Wasser. Schließlich wird es durch die Aufforderung an den Patienten, den eigenen Speichel zu schlucken, oder durch Blasen von Luft ins Gesicht des Patienten (Aerophobie) aktiviert.

Der inspiratorische Spasmus äußert sich in einer krampfartigen Kontraktion von Sternokleidomastoideus, Überstreckung des Rumpfes, Kontraktion der Gesichtsmuskulatur mit Mundöffnung; die Arme werden nach oben geworfen. Dieser Zustand kann in einen generalisierten Krampfanfall mit Herz- und Atemstillstand münden. Als weitere Symptome treten episodenartige Erregungszustände mit Halluzinationen, manchmal auch Aggressionen auf, die sich mit luziden Intervallen abwechseln.

Der neurologische Status ist entweder normal oder variierend. Beschrieben wurden Meningismus, Hirnnervenausfälle (III, IV, VII, IX–XII), Pyramidenbahnzeichen, Faszikulationen und vegetative Dysregulationen. Zu letzteren gehören Speichel- und Tränenfluss, abnorme Blutdruckschwankungen, Schweißausbrüche und endokrinologische Fehlsteuerungen (Diabetes insipidus, Syndrom der inadäquaten ADH-Produktion, Priapismus, spontane Orgasmen). Spätestens eine Woche nach Beginn der Symptome werden die Patienten komatös, sofern sie nicht schon vorher in Phasen des hydrophoben Spasmus versterben.

Die *stille Wut* (paralytische Wut) macht nur 20 % der Tollwutfälle aus. Spinale Symptome dominieren. Es kommt zu schlaffen Lähmungen der gebissenen Extremität in symmetrischer oder asymmetrischer Weise bei gleichzeitig bestehenden Schmerzen und Muskelfaszikulationen. Später treten Paraplegie, Blasen-Mastdarm-Störungen, Lähmung der Atmung und der Schluckmuskulatur und Somnolenz auf. Final können pharyngeale Spasmen vorhanden sein. Wutanfälle fehlen bei dieser Verlaufsform.

Durch rechtzeitige Intubation und Beatmung sind längere Überlebenszeiten möglich. Das Krankheitsbild kann zunächst als rasch aufsteigende Polyradikulitis oder Poliomyelitis verkannt werden.

Eine Mitbeteiligung anderer Organe ist möglich. So sieht man eine primäre Rabiespneumonie, kardiale Arrhythmien verschiedener Art, Myokarditis oder Lungenödem sowie Stressulzera und Mallory-Weiss-Syndrom. Ausnahmsweise kann die Enzephalitis mit einer intrakraniellen Druckerhöhung einhergehen.

Diskutiert wurde immer wieder, ob die Krankheit überlebt werden kann. Einzelfälle wurden diesbezüglich mitgeteilt, bei denen der Verlauf zwar schwer aber atypisch war und/oder eine Postexpositionsbehandlung stattgefunden hatte (Warrell 1990, Johnson 1998).

Diagnose und Differenzialdiagnostik

Die wesentlichen diagnostischen Maßnahmen bei Verdacht auf Tollwut sind 1. Nachweis von Antigenen im Immunfluoreszenztest, 2. Liquor-PCR und 3. Tierversuch oder Infektion einer Zellkultur. Das geeignete Material für den Antigennachweis wird durch Abklatschen von Korneazellen, Hautstanzen im Nackenbereich (Haarfollikel), ggf. auch Nervenbiopsien im Bissbereich gewonnen. Der kulturelle Erregernachweis kann in der ersten Woche durch Virusisolation aus Speichel, Liquor oder Urin geführt werden. Beim Tierversuch wird u. a. nach Negri-Körperchen im Hirnschnitt gefahndet. Antikörper sind ab der 2. Krankheitswoche mit steigendem Titer in Blut und Liquor vorhanden. Eine intrathekale Antikörperproduktion spricht für echte Rabies und gegen eine Impfenzephalomyelitis.

Als allgemeine Laborparameter findet man eine leichte Leukozytose im Blutbild, mitunter auch Hypo- oder Hypernatriämie aufgrund von endokrinen Störungen.

Der *Liquor cerebrospinalis* weist normale oder leicht erhöhte Zellzahlen (5–30/µl, selten auch wesentlich mehr) mit Überwiegen mononukleärer Zelltypen auf. Das Gesamtprotein liegt zwischen 500 und 1.000 mg/l. Liquorzucker und -laktat sind normal. Eine intrathekale Antikörperproduktion kann sich bei längerem Krankheitsverlauf entwickeln (Johnson 1998).

Das Hirnstrombild zeigt regelhaft eine Verlangsamung; auch Suppressionsphasen, aus denen Paroxysmen steiler Wellen hervortreten, sind mitunter vorhanden. Im EMG lässt sich nach bisherigen Erfahrungen eine axonale Neuropathie feststellen (Prier et al. 1979). Das kraniale CT erbringt normale Verhältnisse oder irreguläre Hypodensitäten in grauer und weißer Substanz.

Differenzialdiagnostisch kann die stille Wut als Polyradikulitis Guillain-Barré, Poliomyelitis oder auch akute hepatische Porphyrie verkannt werden.
Die Herpes-simiae-Enzephalomyelitis durch Affenbisse erzeugt in seltenen Fällen bei exponiertem Laborpersonal ähnliche Krankheitsbilder wie die Rabies; jedoch ist die Inkubationszeit kürzer.
Die rasende Wut wird manchmal irrtümlich bei Fällen mit Tetanus (Trismus, normaler Liquor), bei Intoxikationen und bei dystonisch-dyskinetischen Syndromen nach Neuroleptikagabe angenommen. Letztere sind einfach durch eine Injektion von 2,5–5 mg Biperiden langsam i.v. zu beseitigen.

Therapie, Prognose, Präventionsmaßnahmen

Die *Therapie* der Tollwut besteht vor allem in starker Sedation bzw. Analgosedation des erkrankten Patienten. Ansonsten sind die üblichen Maßnahmen der allgemeinen Intensivmedizin anzuwenden: Behandlung von Herzrhythmusstörungen, rechtzeitige Intubation, Elektrolytbilanzierung, Gabe von Desmopressin (DDAVP) bei Diabetes insipidus, Fiebersenkung, antikonvulsive Maßnahmen hoch dosiert (Diazepam oder Clonazepam), bei Bedarf Senkung des intrakranialen Druckes durch Osmotherapie, Hyperventilation und/oder Barbituratkoma.
Eine effektive spezifische Therapie gibt es bisher nicht. Antivirale Substanzen wie Vidarabin (Ara-A) oder Isoprinosine blieben ohne erkennbare Wirkung. Die im Tierversuch günstigen Ergebnisse mit Interferon (Postic & Fenje 1971, Baer 1982, Merigan et al. 1983) ließen sich bei Menschen nicht reproduzieren.
Grundsätzlich ist die *Prognose* nach Tierbiss durch ordentliche Wundreinigung (zunächst Seife oder Detergenzien, Spülung mit fließendem Wasser für mindestens 5 min, Fremdkörperentfernung, dann in Praxis oder Klinik Säuberung und Spülung tiefer Wunden mit 70 %igem Alkohol oder Polividon, nicht vernähen!) und Anwendung der Postexpositionsimpfung zum Zeitpunkt des Tierbisses deutlich zu verbessern. Vorgenannte Maßnahmen senken das Erkrankungsrisiko von 15–30 % (unbehandelt) auf etwa 5 %. Die schlechteste Prognose haben tiefe Bisse im Kopfbereich.
Die *Präventionsmaßnahmen* sind vom jeweiligen Zeitpunkt – prä- oder postexpositionell – abhängig. Besteht nach einem Tierbiss der Verdacht auf Tollwutübertragung, so ist das Tier einzufangen und zu isolieren. Bei einem erkrankten Hund ist der Speichel nicht eher als 5–7 Tage vor Ausbruch der Erkrankung infektiös. Der Hund ist also 7 Tage unter Quarantäne zu halten. Entweder tritt in diesem Zeitraum die Krankheit auf oder das Tier war nicht infiziert. In ersterem Fall erfolgt die Hirnsektion, um durch Demonstration von Negri-Körperchen im Hippokampus die Diagnose zu bestätigen. Eine Virusisolation kann darüber hinaus versucht werden. Ist das Tier nach dem Biss unauffindbar, muss vom Expositionsverdacht ausgegangen werden. Bei stattgehabter Exposition oder Expositionsverdacht, d. h. das übertragende Tier ist noch in Quarantäne oder ist nicht auffindbar, sind folgende Maßnahmen vorzunehmen:
1. Konsultation der nächsten amtlich zugelassenen Wutschutzstelle. Bei Bestätigung des Expositionsverdachtes ist das folgende Vorgehen (WHO-Empfehlung) obligat:
2. Exzision der Wunde und Behandlung mit starker Seifenlösung oder Detergenzien; Umspritzen der Wunde mit Anti-Tollwut-Hyperimmunglobulin; Tetanusprophylaxe.
3. Gabe eines Hyperimmunglobulin möglichst 24–72 h nach dem Biss (Berirab®, 20 IU/kg) – etwa die die Hälfte der Präparatmenge soll um die Bissstelle herum, die andere Hälfte in eine davon entfernte Muskelgruppe verabfolgt werden

4. Schutzimpfung mit inaktiviertem Virus an den Tagen 0, 3, 7, 14, 30. Verfügbar sind PCEC- (vermehrt auf Hühnerfibroblasten) und HDC (humane Diploid-Zellkultur)-Impfstoffe.

Die präexpositionellen Präventionsmaßnahmen sind bei Förstern und Waldarbeitern in Endemiegebieten, sowie bei Laborpersonal, das infiziertes Material untersucht, gerechtfertigt. Sie umfassen 3 Impfstoff-Injektionen i.m. an den Tagen 0, 28 und 56 oder 0, 7 und 21 mit Auffrischimpfung nach 1 Jahr und dann alle 2–5 Jahre. Der durch die Hyperimmunglobulin-Gabe erzeugte suppressive Effekt auf die Immunogenität des Impfstoffes ist nur bei der postexpositionellen Präventionsbehandlung gegeben. Feldstudien erbrachten, dass mit Hyperimmunglobulin vorbehandelte Patienten nicht zu 100 % eine Serokonversion erreichen (Lang et al. 1998). Ausgehend von solchen Befunden stellte sich die Frage, ob jede postexpositionelle Behandlung die Gabe von Hyperimmunglobulin einschließen soll, oder ob vielmehr bei weniger gefährlichen Verletzungen (Bisse an den distalen Extremitätenenden) die alleinige Impfstoffgabe günstiger ist.
Die Impfstoffe (Rabipur®, Rabivac®) gelten als sehr gut verträglich; als Komplikation sind lediglich allergische Reaktionen (ca. 1:1.000) aufzuführen. Bekannt geworden sind auch drei Fälle von Guillain-Barré-Syndrom im zeitlichen Zusammenhang mit der Schutzimpfung. Eine zufällige Koinzidenz war bei diesen Fällen nicht auszuschließen (Johnson 1998). Die von der früher verwendeten Hempt- oder Semple-Vakzine bekannten Komplikationen wie die letale demyelinisierende Polyneuritis und die akute perivenöse demyelinisierende Enzephalomyelitis werden heute nicht mehr beobachtet.

Rechtliche Gesichtspunkte

Nach § 6 des Infektionsschutzgesetzes (IfSG) sind Krankheitsverdacht, Erkrankung und Tod an Tollwut namentlich meldepflichtig. Die Meldepflicht betrifft jeden behandelnden oder sonst hinzugezogenen Arzt. Nach § 7 (1) ist jeder direkte oder indirekte Nachweis des Rabiesvirus namentlich meldepflichtig, wenn die Nachweise auf eine akute Infektion hinweisen. Zur Meldung verpflichtet ist in diesem Falle der diagnostizierende Laborarzt. Außerdem ist nach § 7 (4) die Verletzung eines Menschen durch ein tollwutkrankes, verdächtiges oder ansteckungsverdächtiges Tier sowie die Berührung eines solchen Tieres oder Tierkörpers namentlich meldepflichtig.
Während der Inkubationszeit gilt ein anamnestisch als infiziert anzusehender Mensch nicht als infektiös. Auch wenn die Übertragung der Tollwut von Mensch zu Mensch bisher nicht sicher belegt ist, sollte das medizinische Personal auf Intensivstationen, wo die Behandlung Tollwutkranker durchgeführt wird, über einen ausreichenden Impfschutz gegen Rabies verfügen. Das Pflegepersonal ist auf die Infektionsgefahr, die vom virushaltigen Speichel ausgeht, aufmerksam zu machen. Es wird empfohlen, Schutzbrillen, Gesichtsmasken und Schutzhandschuhe zu tragen. Quarantänebestimmungen für die Behandlung von Kranken mit Rabies bestehen nicht. Für Desinfektionsmaßnahmen gibt es spezielle Anweisungen, die dem entsprechenden Gesetzestext zu entnehmen sind.
Beachtung der Impfkomplikationen: Mit dem älteren Semple-Impfstoff wurden neurologische Komplikationen in einer Häufigkeit von 1:25.000 Impfungen gesehen. Letale Verläufe traten in 10–15 % dieser Fälle auf (Rubin et al. 1969); auch über höhere Zahlen wurde berichtet. Die pathologischen Veränderungen entsprechen zumeist den für die ADEM beschriebenen. Impfschäden werden gemäß Abschnitt 12 IfSG entschädigt.

Literatur BAER GM (1981/82) The effect of interferon on rabies infection of animals. Texas Rep Biol Med 41: 526–531

Centers of Disease Control (1977) Rabies in a laboratory worker. New York. MMWR 26: 183–184

CONSTANTINE DG (1971) Bat rabies: current knowledge and future research. In: NAGANO Y, DAVENPORT FM, eds. Rabies. Tokyo; University of Tokyo Press, p 272–288

JOHNSON RT (1998) Viral infections of the nervous system, 2. ed. Lippincott-Raven, Philadelphia, p 169–179

LANG J, SIMANJUNTAK GH, SOERJOSEMBODO S, KOESHARYONO C (1998) Suppressant effect of human or equine rabies immunoglobulins on the immunogenicity of post-exposure rabies vaccination under the 2-1-1 regimen: a field trial in Indonesia. Bull WHO 76: 491–495

MERIGAN T, BAER GM, WINKLER WG et al. (1983) Human leukocyte interferon administration to patients with symptomatic and suspected rabies. Ann Neurol 16: 82–87

POSTIC B, FENJE P (1971) Effect of administered interferon on rabies in rabbits. Appl Microbiol 22: 428–431

PRIER S, GIEBERT C, BODROS A et al. (1979) Neurophysiological changes in non-vaccinated rabies patients. Lancet I: 620

RUBIN RH, GREGG MB, SIKES RK (1969) Rabies in citizens of the United States, 1963-1968. J Infect Dis 120; 168–173

VON TEICHMAN BF et al. (1998) Mokola virus infection: description of recent South African cases and a review of the virus epidemiology. J S Afr Vet Assoc 69: 169–171

WARRELL DA (1990) Rhabdoviren: Rabies und rabiesverwandte Viren. In: WARRELL DA (Hrsg) Infektionskrankheiten. VCH-Verlag, Weinheim, S 127–137

WINKLER WG, FASHINELL TR, LEFFINGWELL L et al. (1973) Airborne rabies transmission in a laboratory worker JAMA 226: 1219–1221

1.12 Arenaviren

Hilmar Prange

Die Familie der Arenaviridae, benannt nach dem körnigen Aussehen der Viren unter dem Elektronenmikroskop (Arena: Sand), besteht aus mehreren Mitgliedern. Ein Gensegmentaustausch (siehe Antigenshift, Kap. 1.10) soll bei dieser Virusgruppe ebenfalls vorkommen. Dem Genus Arenavirus gehören nach derzeitigen Kenntnisstand 6 humanpathogene Erreger an: LCM-Virus, Lassa-Virus, Junin-Virus, Machupo-Virus, Guanarito-Virus und Sabia-Virus. Die vier letztgenannten Vertreter wurden bisher nur in der Neuen Welt isoliert. Das natürliche Reservoir der Arenaviren sind verschiedene Nagetierspezies.
Primär neurologische Krankheitsbilder werden nur vom LCM-Virus hervorgerufen. Es handelt sich dabei um die in der Regel gutartige lymphozytäre Choriomeningitis (LCM). Die fünf anderen Erreger verursachen zumeist schwer verlaufende febrile Krankheitsbilder mit hoher Infektiosität und Letalität, bei denen ZNS-Symptome nicht im Vordergrund stehen, sich aber früher oder später im Krankheitsverlauf mit vielgestaltigen Syndromen entwickeln können. Da diese Erkrankungen in Europa nicht vorkommen, werden sie im Folgenden nur kurz erwähnt: 1. argentinisches hämorrhagisches Fieber (Junin-Virus, argentinische Pampa), 2. bolivianisches hämorrhagisches Fieber (Machupo-Virus, Nordostbolivien), 3. Lassa-Fieber (Lassa-Virus, Nigeria bis Sierra Leone), 4. venezolanisches hämorrhagisches Fieber (Guanarito-Virus; 1989 isoliert) und 5. ein in Brasilien beobachtetes hämorrhagisches Fieber (Sabia-Virus; 1994 isoliert).

1.12.1 Lymphozytäre Choriomeningitis

Zusammenfassung

Erreger: LCM-Virus

Krankheitsbilder: Katarrhalische Krankheit, Meningitis, Meningoenzephalomyelitis

Klinisches Bild: Zumeist milde lymphozytäre Meningitis, schwere ZNS-Erkrankungen selten

Labordiagnostik: IgM- und IgG-ELISA; Virusisolierung aus Blut oder Liquor; PCR

Zusatzdiagnostik: Liquor, bildgebende Verfahren zur Differenzialdiagnostik

Therapie: Symptomatisch

Prognose: Niedrige Letalität; vollständige Restitution oder leichtere Residualsyndrome.

Epidemiologie

Die Angaben über die Inzidenz der LCM sind nicht unumstritten. Eine amerikanische Studie von 1941–1958 erbrachte, dass 8 % der „akuten Infektionskrankheiten mit ZNS-Manifestation offensichtlich viraler Genese“ auf das LCM-Virus zurückzuführen seien.

Positive Seroreaktionen im semiquantitativen Neutralisationstest wurden für amerikanische und deutsche Populationen mit 5–11 % angegeben. Die WHO-Zahlen deuten eher auf eine niedrigere Inzidenz hin (Lehmann-Grube 1989). In Skandinavien und Australien sollen Erkrankungen durch das LCM-Virus nicht auftreten.
Bezüglich des Infektionsmodus werden 3 Varianten unterschieden: In ländlichen Gegenden übertragen Mäuse mit ihren Ausscheidungen das Virus. Da Mäuse in der kalten Jahreszeit vermehrt die Wohnhäuser der Menschen aufsuchen, kommt es im Winter zu einer Krankheitshäufung. In der Stadtbevölkerung spielt eher der Hamster als Haustier eine Rolle für die Infektion, die vor allem von frisch erworbenen Tieren ausgeht. Labormäuse (und Laborratten) sind ebenfalls oft infiziert. Sie führen zu Probenkontaminationen und stellen eine gewisse Gefährdung für Laborarbeiter dar. Eine Übertragung von Mensch zu Mensch gibt es nicht; auch von Tier zu Tier ist eine Infektion ohne den Umweg über Ausscheidungen und Sekrete unwahrscheinlich.

Erregereigenschaften

Das 60–280 nm große LCM-Virus ist seit 1934 bekannt. Es besiedelt weltweit Muridae (Mäuse, Ratten), die lebenslang den Erreger mit Körperflüssigkeiten und Exkrementen ausscheiden. Die Virionen enthalten positive und negative RNS-Strangabschnitte. Das Nukleokapsid ist von einer Hülle umgeben. Die körnige Struktur rührt möglicherweise daher, dass der Erreger RNS-Fragmente vom Wirt übernehmen kann, die allerdings für die Infektiosität nicht relevant sind. Die genetische Information der RNS und die Strukturproteine des Virus sind teilweise bekannt.

Pathogenese

Die Pathogenese ist ebenso wie die Übertragung nicht in jedem Punkt aufgeklärt. Umstritten ist beispielsweise noch, ob bei humanen Infektionen die Zellen des Zielorgans direkt durch das Virus oder durch immunpathogenetische Mechanismen geschädigt werden. Letzteres trifft jedenfalls für das Wirtstier, die Maus, zu, wenn die Infektion jenseits der Perinatalperiode erfolgt. Das Virus dringt über die Atemwege oder den Gastrointestinaltrakt in den Körper ein und vermehrt sich anschließend in den lokalen Lymphknoten bzw. im lymphatischen Gewebe. Via RES befällt das Virus die Zellen der humoralen und zellulären Immunantwort, mit denen es mutmaßlich seine Zielorgane erreicht.
Im ZNS spielt sich der entzündliche Prozess vor allem in Arachnoidea und arachnoidalen Gefäßen ab. Massive rundzellige Infiltrationen fand man in den Virchow-Robin-Räumen und den Sulci der Hirnkonvexität sowie in den Rückenmarkhäuten. Das Parenchym wird seltener geschädigt, auch wenn Fälle von hämorrhagisch-nekrotischer Enzephalitis mit Betonung von Kortex, Kleinhirn und Pons beobachtet wurden. Auch gibt es Berichte über spinale Neuronenläsionen. Perivaskuläre Infiltrationen und Gliaknötchen, oft verbunden mit Hirnödem und Neuronenuntergang, sprechen – abweichend von den Befunden bei Rodenzien – eher für den direkten Virusbefall als für einen immunpathogenetischen Schädigungstyp.

Klinische Symptomatik

Die Infektion mit dem LCM-Virus kann beim Menschen in 4 verschiedenen Varianten ablaufen: 1. inapparente Infektion, 2. febrile grippeähnliche Erkrankung, 3. aseptische

Meningitis und 4. Meningoenzephalomyelitis. Schwere Verläufe der Meningoenzephalomyelitis sind ausgesprochen selten.
Die Inkubationszeit beträgt 6–13 Tage; auch wesentlich längere Intervalle (bis 123 Tage) wurden angegeben. Die grippeartige Erkrankung geht mit mäßigem bis hohem Fieber, Krankheitsgefühl, Muskelschmerz, Nasenlaufen und Bronchitis einher. Sie wird selten ätiologisch aufgeklärt und kann als Vorstadium für die folgenden Krankheitsbilder erscheinen.
Bei der *meningitischen Manifestation* kommen unmittelbar oder nach einem kurzen freien Intervall Nackensteifigkeit, Kopfschmerz, Übelkeit und Brechneigung als Symptome hinzu. Zu diesem Zeitpunkt erbringt die Lumbalpunktion eine lymphozytäre Pleozytose (150–400 Zellen/μl) sowie eine leichte Proteinerhöhung im Liquor. Glukose- und Laktatwerte sind kaum von der Norm abweichend. Das Blutbild zeigt eine Leukopenie, später eine Lymphozytose. Die Meningitis verläuft mild und klingt nach einigen Tagen wieder ab. Schwere Verläufe mit längerer Bettlägerigkeit sind weniger häufig. Grundsätzlich unterscheidet sich das klinische Bild nicht von dem anderer viraler ZNS-Krankheiten. Ein begleitender Befall anderer Organe (Parotitis, Orchitis, Diarrhö, Hautausschlag, Gelenkschwellung, Husten) ist möglich.
Die *Meningoenzephalomyelitis* ist manchen Autoren zufolge nicht so selten, wie zumeist angenommen wird (Lehmann-Grube 1989). Auch ist sie mehrheitlich milde im Verlauf. Man findet Bewusstseinseinschränkungen, Psychosen, verschiedene Herdsymptome, Hirnnervenausfälle, flüchtigen Sehverlust und/oder Hemisyndrome. Auch Querschnittsmyelitiden wurden beschrieben. Todesursache sind eher Gerinnungsstörungen und Multiorganversagen als Hirnödem oder schwere ZNS-Nekrosen.
Infektionen bei Frauen in der Frühschwangerschaft haben oft den Fruchttod bzw. einen Abort zur Folge. Wird das Virus in der Spätschwangerschaft akquiriert, so kann mit Malformationen, Hydrozephalus und/oder Chorioretinitis gerechnet werden. Auch ein Fall mit angeborener und postnatal tödlich verlaufener Meningoenzephalitis wurde publiziert (Komrower et al. 1955).

Diagnostik

Es gibt keine pathognomonischen Zeichen der LCM-Infektionen. Auf die Liquorveränderungen wurde bereits hingewiesen (Tabelle 1-2). Als gleichsam unspezifische und atypische Befunde wurden Liquoreosinophilie und Hypoglykorrhachie gesehen.
Der Virusnachweis erfolgt aus dem Liquor durch Injektion einer kleinen Probenmenge in das Gehirn erwachsener Mäuse. Auch die PCR wurde als diagnostisches Verfahren etabliert. Virusantikörper lassen sich relativ früh über ELISA oder Immunfluoreszenztest erfassen. Die Durchführung der KBR wird hingegen nicht empfohlen, weil sie zu wenig empfindlich ist. Die infizierten Patienten produzieren Antikörper der Klassen IgG, IgM und IgA. Nur bei Neugeborenen, die intrauterin das Virus akquirieren, fehlen IgM- und IgA-Antikörper. Eine intrathekale Antikörperproduktion kann bei ZNS-Befall erwartet werden.
Die bildgebenden und elektrodiagnostischen Verfahren erbringen nach heutigem Kenntnisstand keine spezifischen Befunde.

Therapie, Prophylaxe und Prognose

Die *Therapie* der ZNS-Manifestation des LCM-Virus ist symptomatisch und richtet sich nach der Schwere des Verlaufs und dem zusätzlichen Befall anderer Organe.

Ein spezifisches antivirales Medikament ist nicht verfügbar. Jedoch darf an dieser Stelle nicht unerwähnt bleiben, dass in Fällen mit Lassa-Fieber die intravenöse Ribaviringabe therapeutisch effektiv zu sein scheint (Senkung der Letalität von 76 auf 9 % bei frühem Therapiebeginn). Auch das Machupo-Virus spricht in vivo auf Ribavirin an; dies zeigten zumindest Experimente an Primaten (Simpson et al. 1990). Für die Behandlung des argentinischen hämorrhagischen Fiebers (Junin-Virus) hat sich die Verabfolgung eines Hyperimmunserums mit hoher neutralisierender Kapazität bewährt. Es wurde die einmalige Dosis von mindestens 3.000 therapeutischen Einheiten/kg innerhalb der ersten 8 Krankheitstage empfohlen (Lehmann-Grube 1989).
Die *Prophylaxe* der LCM-Infektion besteht in der Mäusebekämpfung in Endemiegebieten und im hygienischen Umgang mit Haustieren (insbesondere Goldhamstern). Schwangere sollten den Kontakt mit diesen Nagern vermeiden.
Die *Prognose* der LCM ist in der Regel gut. Im Gegensatz zu den erwähnten febrilen Erkrankungen durch andere Arenaviren ist die Letalität niedrig. Bisher sind nur sporadische Todesfälle publiziert worden. Sie entstammen vor allem dem älteren Schrifttum aus den Jahren zwischen 1942 und 1973.
Residualsyndrome sind namentlich nach meningoenzephalitischen und myelitischen Formen nicht so selten. Hierzu gehören über Monate persistierende Kopfschmerzen und Schwäche, Paresen, Persönlichkeitsänderungen, ausnahmsweise auch Parkinsonismus, Taubheit und schlaffe Paraparesen.

Rechtliche Gesichtspunkte

Im Gegensatz zum Bundesseuchengesetz, das zum 1.1.2001 vom Infektionsschutzgesetz (IfSG) abgelöst wird, beinhaltet das IfSG keine allgemeine Meldepflicht für virale Meningoenzephalitiden. In § 6 wird allerdings darauf hingewiesen, dass eine Meldepflicht besteht, wenn eine bedrohliche Krankheit oder zwei oder mehr gleichartige Erkrankungen auftreten, bei denen ein epidemischer Zusammenhang wahrscheinlich oder vermutet wird, wenn dies auf eine schwer wiegende Gefahr für die Allgemeinheit hinweist.
Die Bekämpfung tierischer Schädlinge, die nach Art, Lebensweise oder Verbreitung, Krankheitserreger auf den Menschen übertragen können, wird entsprechend Abschnitt 4 IfSG geregelt.
In wissenschaftlichen Laboren Tätige, die mit Mäusen, Ratten oder Hamstern arbeiten, sollten bei entzündlichen ZNS-Erkrankungen auch auf eine LCM-Genese untersucht werden. Eine solche Erkrankung ist unter bestimmten Gegebenheiten als Berufskrankheit bzw. Arbeitsunfall anzuerkennen.
Offensichtlich gibt es auch kontaminierte Zellkulturen, die eine Übertragung des LCM-Virus möglich machen (Lehmann-Grube 1989).
Erkrankungen an virusbedingtem hämorrhagischen Fieber sind nach § 6 (1) IfSG bereits im Verdachtsfall meldepflichtig.

Literatur

Komrower GM, Williams BL, Stones BP (1955) Lymphocytic choriomeningitis in the newborn. Probable transplacental infection. Lancet I: 697–698
Lehmann-Grube F (1989) Diseases of the nervous system caused by lymphocytic choriomeningitis virus and other arena viruses. In: Vinken PJ, Bruyn GW, Klawans HL (eds). Handbook of clinical neurology, vol 56, viral diseases. Elsevier, Amsterdam, pp 355–381
Simpson DIH, Bowen ETW (1990) Arenaviren. In: Warrell DA (Hrsg) Infektionskrankheiten. VCH-Verlag Weinheim, S 162–168

1.13 Filoviren: Marburg- und Ebolavirus

Hilmar Prange

Die Familie der Filoviridae schließt Marburg- und Ebolavirus ein. Die genannten Viren erlangten in den letzten Jahren in der Allgemeinheit einen ungewöhnlichen Bekanntheitsgrad, nachdem in den Medien über Einzelfälle eingeschleppter Infektionon mit dramatischem Verlauf berichtet worden war. Bei den Viren handelt es sich um lange fadenförmige Gebilde mit einer Größe von 80 × 1.000 nm, wobei die filamentöse Struktur bis zu 14.000 nm erreichen kann. Das Genom besteht aus einer negativen Einzelstrang-RNS, die von einer Hülle mit Spikes umgeben wird. Die Viren erzeugen Epidemien eines *hämorrhagischen Fiebers*. Krankheitsausbrüche mit dem Ebolavirus wurden 1976, 1995, 1996 und 1999 in Zaire, Sudan und Gabun beobachtet. Sie gingen mit einer Letalität von 70–90 % einher. Die Virusübertragung erfolgte in Familien und Krankenhäusern durch engen persönlichen Kontakt, kontaminierte Spritzen, Leichenwäsche und auch transsexuell.

Das Marburgvirus wurde erstmalig 1967 in Marburg, Frankfurt und Belgrad bei Tierpflegern bzw. Laborpersonal, die mit Affen aus Uganda arbeiteten und an hämorrhagischem Fieber erkrankten, isoliert. Die Übertragung von den Affen auf die erkrankten Personen ließ sich durch zellulären Virusnachweis vor allem bei den Verstorbenen (7 von 38) verifizieren. Marburgvirus-Infektionen wurden später auch in Ost- und Südafrika registriert; die Letalität lag bei 30 %.

Die klinische Symptomatik besteht in abruptem Auftreten von Fieber, Schüttelfrost, Kopfschmerz, Erbrechen, Diarrhö und ausgedehnten Hämorrhagien.

Verhaltensauffälligkeiten, Lethargie, Koma und Hemiparesen entwickeln sich im weiteren Krankheitsverlauf. Eine Liquorpleozytose ist in der Regel nicht vorhanden. Histopathologisch stellt sich das Bild der „Knötchen-Enzephalitis" mit perivaskulären Infiltraten von Lymphozyten und Erythrozyten dar.

Die Erregerdiagnostik kann durch immunhistologischen Antigennachweis, Elektronenmikroskopie, Virusisolierung, und PCR (Monozyten) sowie durch Antikörperbestimmung (IFT, Immunoblot) erfolgen.

Die Therapie ist symptomatisch.

Die Meldepflicht ist zu beachten.

Literatur

Johnson RT (1998) Viral infections of the nervous system, 2nd ed. Lippincott-Raven Philadelphia, p 17 u. 109

1.14 Retroviren

PETER RIECKMANN

Zu Beginn der 80er-Jahre gelang erstmals die Isolierung und Charakterisierung eines humanen Retrovirus aus Leukämiezellen. Dieses Virus wurde in Assoziation mit einer T-Zell-Leukämie gefunden und erhielt daher den Namen *„humanes T-lymphotropes Virus Typ 1"* (HTLV-1) (Poiesz et al. 1980). Wenig später wurde ein verwandtes Virus bei einem Patienten mit Haarzell-Leukämie entdeckt, das analog als HTLV-2 klassifiziert wurde. Beide Viren werden den Onkoviren zugeordnet.
Als 1981 die Symptome einer neuen erworbenen Immunschwächekrankheit (acquired immunodeficiency syndrome, AIDS) zunächst bei Homosexuellen und i.v. Drogensüchtigen beschrieben wurden, erbrachte die Suche nach dem infektiösen Agens die Entdeckung eines weiteren humanpathogenen Retrovirus: HTLV-3, das später in humanes Immundefizienzvirus Typ 1 (HIV-1) umbenannt wurde. Eine Variante dieses Virus (HIV-2) wurde bei Patienten in Westafrika beschrieben (Coffin 1986).
Während die humanpathogene Rolle von HTLV-2 bisher nicht geklärt ist, sind die 3 anderen Retroviren eindeutig als Ursachen von Erkrankungen des lymphatischen Systems identifiziert worden. Neben dem ausgesprochenen Lymphotropismus ist besonders das Auftreten neurologischer Symptome nach Infektionen mit HTLV-1, HIV-1 oder HIV-2 klinisch bedeutsam. Diese Beobachtung hat bereits früh nach ihrer Entdeckung zu der Vermutung geführt, dass die genannten Viren auch in das Nervensystem einwandern (Snider et al. 1983). Aufgrund ihres Übertragungswegs durch Geschlechtsverkehr, intravenöse Drogenapplikation mit unzureichend sterilisierten Nadeln, Bluttransfusion, Muttermilch oder diaplazentar und wegen der z. T. langen Inkubationszeit stellen die retroviral bedingten Erkrankungen des Nervensystems weltweit ein zunehmendes Problem dar.

1.14.1 HTLV-1 assoziierte Myelopathie oder tropische spastische Paraparese (HAM/TSP)

Zusammenfassung

Erreger: HTLV-1

Krankheitsbilder: HTLV-1 assoziierte Myelopathie oder tropische spastische Paraparese (HAM/TSP)

Klinisches Bild: Chronisch progrediente spastische Paraparese mit Blasenfunktionsstörungen und Sensibilitätsausfällen

Diagnostik: Serologie, PCR

Therapie: Keine spezifische Therapie bekannt

Prognose: Innerhalb von 10 Jahren in 80 % der Fälle schwere Gangstörung.

Epidemiologie

Das Auftreten der HAM/TSP beschränkt sich weitestgehend auf die Endemiegebiete in Südjapan, Zentralafrika und der Karibik, wo die Prävalenz der Erkrankung zwischen 8,6 und 128/100.000 Einwohner liegt. Die jährliche Inzidenz liegt in diesen Gebieten zwischen 0,04 und 3/100.000 Einwohner. Für Japan wurde die Prävalenz der Erkrankung unter HTLV-1-infizierten Personen mit 68,3/100.000 angegeben. Sporadische Fälle sind auch in den USA und Mitteleuropa aufgetreten. HTLV-1 kann durch Geschlechtsverkehr, infizierte Blutprodukte, unzureichend sterilisierte Nadeln bei Drogenabhängigen und durch die Muttermilch übertragen werden. Gleichzeitig vorhandene genitale Ulzera oder eine Syphilis erhöhen das Risiko einer Übertragung durch Geschlechtsverkehr. Eine familiäre Häufung findet sich bei <10 % der beschriebenen Fälle. Kürzlich wurden HLA-Polymorphismen bei HTLV-1 Infizierten beschrieben, die mit einem erhöhten Risiko, an HAM/TSP zu erkranken, assoziiert sind (Jeffery et al. 1999).

Erregereigenschaften und Pathogenese

Bei dem Erreger HTLV-1 handelt es sich um ein Retrovirus mit einem Durchmesser von ca. 100 nm. Das elektronendichte Nukleokapsid besteht aus einem Ribonukleoprotein, das von einer Proteinhülle umgeben ist. Das Virusgenom setzt sich zusammen aus zwei identischen Ribonukleinsäureketten, die für die gruppenspezifischen Antigene (gag), die RNA-abhängige Polymerase, eine Proteinase sowie eine Integrase (pol), die Hüllantigene (env) und für zwei HTLV-1-spezifische Regulatorproteine (tax und rex) kodieren. Flankiert wird das Genom an beiden Seiten von einem „long terminal repeat" (LTR). Diese nicht kodierenden Abschnitte sind für die Replikationskontrolle des Virus sowie für die korrekte Verpackung des Genoms im fertigen Virion von entscheidender Bedeutung (Gessain 1996).
Das Virus infiziert T-Lymphozyten und unter diesen vorwiegend CD4-positive Zellen. Bisher ist ein spezifischer Rezeptor auf der Oberfläche dieser Zellen, über den die Infektion vermittelt wird, nicht identifiziert worden. Nach Penetration in das Zytoplasma löst sich das Viruspartikel auf, und die freiliegende RNA wird mit Hilfe der virusspezifischen reversen Transkriptase in DNA umgeschrieben, in den Zellkern transportiert und dort als Provirus polyklonal in das Wirtsgenom eingebaut. Erst durch Aktivierung der Zelle kommt es zur Freisetzung neuer Viruspartikel, was in der Kultur zur Transformation der Zellen führt (Wigdahl und Brady 1996). Ob das Virus in vivo auch Zellen des Nervensystems befällt, ist bisher nicht eindeutig geklärt. Sequenzanalysen von verschiedenen Virusisolaten aus Blut und Liquor jeweils derselben Patienten haben keine verwertbaren Differenzen ergeben, so dass die Existenz „neurotroper Stämme" unwahrscheinlich ist (Daenke et al. 1990). Ein entscheidender Faktor für die Pathogenität des Virus ist das transaktivierende Genprodukt tax, das zur verstärkten Expression des Interleukin-2-Rezeptors und weiterer für das Wachstum von T-Zellen relevanter Faktoren führt (Wigdahl und Brady 1996). Unklar ist bisher, weshalb das Virus bei einigen Menschen zu einer akuten T-Zell-Leukämie (ATL) führt, hingegen bei anderen zu einer chronisch progredienten Myelopathie. Entscheidende Faktoren in der Ausprägung der Krankheitsmanifestation sind 1. die Art und Stärke der Immunantwort gegenüber HTLV-1 und 2. die Kompartimente bzw. die Organe, in denen die entzündliche Reaktion induziert wird (Yodoi und Uchiyama 1992). So sind z. B. zirkulierende, zytotoxische,

Tab. 1-12 Dynamik neuropathologischer Veränderungen im ZNS bei HAM/TSP

Veränderung	früh	spät
Atrophie des Rückenmarks	+	++
Seitenstrangdegeneration	+	++
Verdickte Leptomeningen	+	+++
Zelluläre Infiltrate	+++	+
– B-Lymphozyten, Plasmazellen	++	+
– $CD4^+$-T-Lymphozyten	++	+
– $CD8^+$-T-Lymphozyten	++	+++
– Makrophagen	+	++

CD8-positive T-Lymphozyten ganz vorwiegend bei Patienten mit der HAM/TSP, aber kaum bei Patienten mit ATL zu finden.
Die neuropathologischen Veränderungen zeigen einen chronisch entzündlichen Prozess im Bereich des thorakalen Rückenmarks mit perivaskulären Infiltraten aus Lymphozyten (vorwiegend CD8-positive Zellen) und Makrophagen (Tab. 1-12). Es finden sich Demyelinisierungsherde und – vor allem in späteren Stadien – axonale Degeneration. Auf Höhe des befallenen Rückenmarks weisen die Leptomeningen lymphozytäre Infiltrate und Verklebungen auf. Für das Zustandekommen der charakteristischen histopathologischen Veränderungen werden verschiedene immunpathogenetische Mechanismen vermutet. Aktivierte, HTLV-1 infizierte T-Lymphozyten können zahlreiche neuro- und myelinotoxische Zytokine nach Penetration der Blut-Hirnschranke freisetzen. Weiterhin wird die Möglichkeit autoimmuner Reaktionen gegen hirneigene Proteine – ausgelöst durch ein molekulares Mimikry – diskutiert (Levin und Jacobson 1997).
In mononukleären Blutzellen von Patienten mit HAM/TSP lassen sich mit Hilfe der Polymerasekettenreaktion bis zu 50fach höhere Kopien proviraler HTLV-1-DNA nachweisen als bei asymptomatischen Virusträgern. Southern-Blot-Analysen zeigen eine polyklonale Integration des Virus in das Wirtsgenom (Greenberg et al. 1989). Mit Hilfe der In-situ-Hybridisierung konnten 0,1–1 % befallene Zellen im Blut der Patienten nachgewiesen werden. Ein Großteil der betroffenen Lymphozyten zeigen charakteristische, mehrfach gelappte Zellkerne. Die Inkubationszeit von der Infektion bzw. Serokonversion bis zum Auftreten der ersten Krankheitssymptome beträgt in der Regel 10–15 Jahre, aber es wurden auch erste neurologische Symptome wenige Monate nach der Infektion berichtet.

Klinische Symptomatik

Die ersten Symptome der Erkrankung treten in der Regel im 3. oder 4. Lebensjahrzehnt auf. Frauen sind häufiger betroffen als Männer (2:1). Neben einer langsam progredienten Gehschwäche mit Steifheit der Beine beschreiben die Patienten als häufiges Initialsymptom dumpfe Schmerzen im Bereich des thorakolumbalen Übergangs. Hinzu kommen sensible Reizerscheinungen wie Taubheitsgefühle, Brennen oder Nässegefühl in den unteren Extremitäten. Im weiteren Verlauf treten Blasenentleerungsstörungen und erektile Impotenz auf. Diese Symptome nehmen an Schwere zu, so dass nach 10 Jahren 40–50 % der Patienten sich nur noch im Rollstuhl fortbewegen können und 45 % dauerhaft eine Gehhilfe benötigen (Montgomery 1989) (Tab. 1-13).

Tab. 1-13 Initialsymptome bei 380 Patienten mit HAM/TSP (Gessain und Gout 1992)

Syndrom	Häufigkeit %
Paraparese	87
Parästhesien	57
Rückenschmerzen	54
Blasendysfunktion	60

Bei der klinischen Untersuchung findet sich fast immer eine spastische Paraparese mit beidseits positiven Pyramidenbahnzeichen. Die Muskeleigenreflexe der unteren Extremität sind gesteigert. Der Gang ist spastisch. Die motorische Schwäche betrifft vorwiegend die proximalen Muskelgruppen. Muskelatrophien und Faszikulationen können auftreten. Obwohl Parästhesien und andere Gefühlsstörungen oft vom Patienten angegeben werden, finden sich bei der Sensibilitätsprüfung nur geringe Ausfälle. Die Spitz-stumpf-Diskrimination und das Vibrationsempfinden sind dann meist beeinträchtigt. Ein sensibles Niveau lässt sich nur selten festlegen. Die Blasenentleerungsstörungen sind meistens durch eine Detrusor-Sphinkter-Dyssynergie bedingt. Ein Befall der Hirnnerven ist die Ausnahme, wohingegen ein Intentionstremor als Hinweis auf eine Kleinhirnfunktionsstörung bei bis zu 20 % der Patienten gefunden wird. Die kognitiven Funktionen sind nicht beeinträchtigt. Neben dem neurologischen Krankheitsbild sind auch eine HTLV-1-assoziierte Alveolitis, Arthropathie oder Uveitis beschrieben worden.

Diagnostik

Bei klinischem Verdacht sowie entsprechender Anamnese (Herkunft aus Endemiegebiet oder Bluttransfusion) wird definitionsgemäß der Nachweis von Antikörpern gegen HTLV-1 im Serum oder Liquor cerebrospinalis die Diagnose einer HAM/TSP sichern (Gessain et al. 1985). Als Suchtest können Enzym-Immunoassays (ELISAs) verwandt werden, zur Bestätigung dient der Western-blot oder die Radioimmunopräzipitation (RIPA). Die diagnostische Treffsicherheit dieser Tests liegt bei über 98 %. Signifikant erhöhte Antikörper gegen die Hüllproteine (gp46 und gp62) im Vergleich zu gesunden, seropositiven Individuen werden im Serum von Patienten mit HAM/TSP gefunden. Ebenso deuten intrathekal gebildete HTLV-1-spezifische Antikörper vom IgG-Typ auf das Vorliegen einer HAM/TSP hin. Das sensitivste Verfahren zum Nachweis einer HTLV-1 Infektion ist die Amplifikation einer Sequenz aus dem proviralen HTLV-1 Genom mit Hilfe der PCR. Dies gelingt bei der Mehrzahl der HAM/TSP-Patienten sowohl in Blut- als auch in Liquorzellen. Bei 80 % der Patienten findet sich darüber hinaus oligoklonales IgG im Liquor. Der Gesamtproteingehalt des Liquors ist zumeist normal. In der Hälfte der Fälle findet man eine leichte Pleozytose von bis zu 50 Zellen/μl. Hierbei imponiert ein lympho-monozytäres Zellbild mit vereinzelten atypischen Zellen (gelappte Kerne).
Für das Vorliegen eines entzündlichen Prozesses im Zentralnervensystem sprechen auch die erhöhten Liquorspiegel von Neopterin, Interleukin 6, Tumor-Nekrose-Faktor alpha (TNF-α) und anderen pro-inflammatorischen Zytokinen sowie von löslichen Adhäsionsmolekülen, IL-2- und TNF-Rezeptoren. Diese Befunde sind jedoch nicht spezifisch für die HAM/TSP, sondern können auch bei Patienten mit anderen chronisch-entzündlichen ZNS-Erkrankungen wie der MS auftreten. Sie sind daher nur im Zusam-

menhang mit einer positiven HTLV-1-Serologie und einer intrathekalen Antikörperbildung gegen das Virus verwertbar. Quantitative Untersuchungen haben aber bisher keinen sicheren Zusammenhang zwischen den Spiegeln dieser Marker und der Krankheitsaktivität herstellen können.
Mit Hilfe der Kernspintomographie lassen sich oft eine Atrophie des Thorakalmarks und auch diffuse Signalintensitäten im T_2-gewichteten Bild darstellen. Unspezifische zerebrale Läsionen finden sich bei 58 % der Patienten.
Elektrophysiologische Untersuchungsmethoden können zur Aufdeckung subklinischer Veränderungen herangezogen werden. Besonders hilfreich sind in diesem Zusammenhang die transkranielle Magnetstimulation, die somatosensorisch evozierten Potenziale und die Elektromyographie.

Differenzialdiagnose

Die häufigste Differenzialdiagnose in unseren Breiten ist die Multiple Sklerose und hier besonders die chronisch progrediente Verlaufsform mit spinaler Beteiligung. Ihre Abgrenzung gegenüber der HAM/TSP kann am ehesten durch den Liquorbefund (fehlende Antikörper gegen HTLV-1 bei der MS) und durch eine kranielle Kernspintomographie mit dem Nachweis periventrikulärer Entmarkungsherde (bei der MS) gestellt werden. Zusätzlich muss bei beschriebener Symptomatik immer auch an eine chronische Borrelieninfektion oder einen Vitamin-B_{12}-Mangel gedacht werden. In den Tropen ist die differenzialdiagnostische Abgrenzung der HAM/TSP gegenüber einer Vielzahl spastischer Paraparesen vorzunehmen. Diese sind oft assoziiert mit chronischer Intoxikation (Zyanide, Lathyrismus) oder Malnutrition (z. B. Vitamin-B_{12}-Mangel). Weitere wichtige Erkrankungen, die zu einer progressiven spastischen Paraparese führen können, sind intraspinale Raumforderungen, Infektionen und vaskuläre Malformationen sowie heriditäre Formen der spastischen Paraparese (Tab. 1-14).

Therapie und Prognose

Bisher gibt es keine allgemein anerkannte Therapie der HAM/TSP. Neben der symptomatischen Behandlung von Spastik, Sphinkterdysfunktion und Dysästhesien kann die Gabe von Kortikosteroiden zu einem vorübergehenden Aufhalten der Krankheitsprogression führen (Osame et al. 1990). Aufgrund der in vitro-Hemmung der Virusreplika-

Tab. 1-14 Differenzialdiagnose der spastischen Paraparese

- Spinale Form der Multiplen Sklerose
- Zervikale Myelopathie
- Intraspinaler Tumor
- Vaskuläre Myelopathie
- Hereditäre spastische Spinalparalyse
- Amyotrophe Lateralsklerose
- Myelitis (EBV, CMV, VZV, HIV-1, Borreliose)
- Syphilis
- Lathyrismus
- Funikuläre Myelose bei Vitamin-B_{12}-Mangel
- Strahleninduzierte Myelopathie
- Adrenomyeloneuropathie
- Paraneoplastische nekrotisierende Myelopathie

tion durch Azidothymidin und 2'3'-Dideoxycytidin (ddC) sind Therapiestudien initiiert worden, deren Ergebnisse aber bisher nicht überzeugend waren. Der Verlauf der Erkrankung ist vorwiegend durch die Komplikationen der zunehmenden Immobilität bestimmt. Innerhalb von 10 Jahren leiden 80 % der Patienten an hilfsmittelbedürftigen Gangstörungen. Das gemeinsame Auftreten einer ATL und einer Myelopathie bei demselben Patienten ist äußerst selten.

Rechtliche Aspekte (Meldepflicht)

Eine Meldepflicht für die Erkrankung besteht nicht. Für die Entsorgung infektiösen Materials gelten die gleichen Kriterien wie bei HIV (siehe Kap. 1.14.2).

1.14.2 HIV-1 und HIV-2

Zusammenfassung

Erreger: Humanes Immundefizienzvirus (HIV) 1 und 2

Krankheitsbilder:
- Neurologische Frühkomplikationen: Aseptische Meningitis, Myelitis, Polyneuritis/-radikulitis
- HIV-assoziierte neurologische Erkrankungen: Chronisch rezidivierende Meningitis, entzündlich demyelinisierende Polyradikuloneuropathie, Mononeuritis multiplex, Polymyositis, AZT-bedingte mitochondriale Myopathie
- Neurologische Spätkomplikationen: HIV-Enzephalopathie, vakuoläre Myelopathie, distal symmetrische sensible Polyneuropathie

Klinisches Bild: Variabel, abhängig von den betroffenen Strukturen, keine „HIV-spezifischen" Syndrome

Diagnostik: Serologie, PCR, MRT

Therapie: Hoch aktive antiretrovirale Therapie (HAART), Therapie der Folgekrankheiten

Prognose: Verbessert durch die HAART.

Epidemiologie

Die weltweite HIV/AIDS-Epidemie hat sich zu einem der größten Gesundheitsprobleme der heutigen Zeit entwickelt. Da es in den meisten Ländern keine Meldepflicht für die HIV-Infektion und AIDS-Erkrankung gibt, lassen sich zur Prävalenz nur vorsichtige Schätzungen angeben. Nach Angaben der Weltgesundheitsorganisation (WHO) waren 1998 weltweit über 33 Millionen Menschen mit HIV infiziert. Die Zahl der Neuinfektionen für 1998 wurde auf 5,8 Millionen und die der Todesfälle auf 2,5 Millionen für das gleiche Jahr geschätzt. Die sich weiterhin ausbreitende Epidemie hat besonders in Afrika und Teilen Süd-Ost-Asiens aufgrund schwieriger Aufklärungsarbeit und vor Ort kaum verfügbarer therapeutischer Optionen in einigen Ländern bereits zu schwer wiegenden sozio-ökonomischen Konsequenzen geführt (Gölz et al. 1999).

Das Virus kann durch Geschlechtsverkehr, Blutkontakt oder die Gabe von Blutprodukten sowie diaplazentar oder während der Geburt von der Mutter auf das Kind übertragen werden. Der wichtigste Transmissionsweg ist die Virusübertragung durch Sexualverkehr. Mehr als 80 % aller HIV-Infizierten haben sich auf diesem Weg angesteckt. Hierbei ist nach dem AIDS-Melderegister des Robert-Koch-Instituts der Anteil homo- oder bisexueller Männer von 75 % im Jahr 1992 auf 58 % im Jahr 1998 zurückgegangen. Der Übertragungsweg über den Blutweg bei i.v. Drogenabhängigen konnte durch Präventionsstrategien deutlich reduziert werden (Robert-Koch-Institut 1998). In Ländern der Dritten Welt spielt nach wie vor die vertikale Transmission, d.h. die Übertragung des Virus von der Mutter auf das Kind eine wichtige Rolle, wobei die peripartale Übertragung die häufigste Ursache der neonatalen HIV-Infektionen darstellt.
Die mittlere Inkubationszeit vom Zeitpunkt der Infektion bis zum Auftreten von AIDS ohne antiretrovirale Therapie beträgt bei Erwachsenen zwischen 8 und 10 Jahren und ca. 2 Jahre bei Kindern.
Bei 50 % aller AIDS-Patienten finden sich neurologische Symptome oder Hinweise auf kognitive Defizite, und bei ca. 10 % treten diese Symptome als Erstmanifestation von AIDS auf. Insgesamt finden sich bei Autopsien pathologische Veränderungen im Nervensystem bei über 80 % der Patienten (Tab. 1-15). Es wird zwischen den Frühmanifestationen, die bereits zum Zeitpunkt der Serokonversion, noch vor der eigentlichen Immundefizienz auftreten können (z.B. aseptische Meningitis) und den Spätmanifestationen, die zum Vollbild AIDS gehören (z.B. die HIV-bedingte, multifokale Riesenzellenzephalitis), unterschieden. Darüber hinaus erfolgt die Einteilung der bei AIDS auftretenden neurologischen Erkrankungen in 4 Kategorien: 1. Primär durch HIV-Infektion des Nervensystems bedingte Störungen, 2. opportunistische Infektionen durch Parasiten, Pilze, Viren oder Bakterien, 3. Neoplasien des Zentralnervensystem, 4. Metabolisch, immunologisch oder vaskulär bedingte Störungen im Rahmen der fortschreitenden Immundefizienz.

Tab. 1-15 Häufige neuropathologische Veränderungen bei 345 zentraleuropäischen AIDS-Patienten (Wiestler et al. 1992)

Befund	Prozentuales Auftreten
Opportunistische Infektionen:	
Toxoplasmaenzephalitis	24 %
Zytomegalievirusenzephalitis	8 %
Progressive multifokale Leukenzephalopathie (PML)	5 %
Kryptokokkenmeningoenzephalitis	3 %
Tuberkulöse Meningitis	<1 %
Listerienmeningitis	<1 %
Candidiasis	<1 %
Neoplasien:	
Primäres ZNS-Lymphom	4 %
Lymphomabsiedlung	4 %
HIV-assoziierte Veränderungen:	
HIV-Enzephalitis	10 %
HIV-Leukenzephalopathie	10 %
Vakuoläre Myelopathie	4 %

Erregereigenschaften und Pathogenese

Das Humane-Immundefizienz-Virus (HIV) gehört zu einer Untergruppe der Retroviren, den zytoziden Lentiviren, die im Wirtsorganismus zu chronischen Immunmangelzuständen führen. HIV-1 und HIV-2 (ein naher Verwandter des *simian immunodeficiency virus*, SIV) verursachen AIDS beim Menschen. Lentiviren sind auch für die Entstehung ähnlicher, chronisch verlaufender Krankheitsbilder beim Pferd (EIAV), beim Schaf (Maedi-Visna-Virus), bei Ziege (CAEV), Katze (FIV) und Rind (BIV) verantwortlich (Coffin 1986).
Der Durchmesser der rundlichen Viruspartikel beträgt ca. 100 nm. Die Struktur ist ähnlich dem HTLV-1 (s. o.) mit dem Unterschied, dass das Hüllprotein von HIV (gp120) wesentlich größer als bei HTLV-1 ist. Neben den Strukturproteinen verfügt das Virus noch über sieben verschiedene Regulationsproteine, von denen zwei (tat und rev) für die Virusvermehrung unverzichtbar sind.
Die Infektion der Wirtszelle erfolgt über eine spezifische Interaktion zwischen HIV-gp120 und dem CD4-Epitop auf der Oberfläche der Zielzelle. Durch diese hochaffine Bindung kommt es zu konformationellen Veränderungen des gp120-Proteins. Dadurch freigelegte Epitope binden an einen für die Fusion wichtigen Chemokinrezeptor (CXCR4 auf T-Zellen oder CCR5 auf Monozyten/Makrophagen) (Dimitrov 1997). Entsprechend ihres Tropismus werden T-Zell-trope (T-trope) und monozytotrope (M-trope) HIV-Isolate unterschieden. Bei der Transmission werden in der Regel M-trope HIV-Isolate übertragen. Offensichtlich sind in der Frühphase im Organismus die M-tropen Isolate vorherrschend, während im Verlauf der Erkrankung zunehmend ein Übergang zu T-tropen Viren stattfindet. Dieser „shift" ist mit einem rascheren Krankheitsverlauf und einer schlechteren Prognose assoziiert (Zhu et al. 1993). Molekularbiologisch wird der Tropismus verschiedener Isolate wesentlich durch Sequenzen in der dritten variablen Schleife (V3-Loop) des Virushüllproteins gp120 determiniert. Der nicht Syncytien-bildende M-trope Virusstamm wird gehäuft im Hirngewebe von AIDS-Patienten gefunden. Das Gehirn stellt darüber hinaus ein Hauptreservoir für diese Virusspezies unter der intensiven anti-retroviralen Therapie dar (Schrager und D'Souza 1998). Dies ist auch unter therapeutischen Gesichtspunkten von immenser Bedeutung, da sich bei verminderter Blut-Hirnschrankenpermeabilität zahlreicher antiretroviraler Substanzen Selektionsvorteile für resistente Virusstämme im Gehirn ergeben. Erst nach Aktivierung der Zielzelle (z. B. durch Antigenstimulus und Zytokine) kommt es zur Integration des Provirus in das Wirtsgenom und somit zur produktiven Infektion. Nach einer initialen Virämie stellt sich bei der HIV-Infektion zunächst eine klinische Latenzperiode ein. Während dieser Zeit sind die follikulären dendritischen Zellen in den lymphatischen Organen das Hauptreservoir für HIV (Abb. 1-18).
Durch Zellfusion entstehen mehrkernige Riesenzellen, die einen wichtigen Pathogenitätsfaktor bei AIDS darstellen und u. a. zu den charakteristischen, histopathologischen Veränderungen der HIV-Enzephalopathie gehören. Das Virus gelangt zumeist durch infizierte Monozyten/Makrophagen über die Blut-Hirn-Schranke in das Zentralnervensystem, wo es bereits kurz nach der Serokonversion nachweisbar ist (Koenig et al. 1986). Ob die Infektion hirneigener Zellen oder aber die funktionellen Veränderungen, bedingt durch Freisetzung neurotoxischer oder potenter vasoregulatorischer Substanzen (Endothelin oder Stickstoff-Monoxid) aus den infizierten Zellen hämatogenen Ursprungs (Ehrenreich et al. 1993), bei der Entstehung der HIV-assoziierten neurologischen Erkrankungen die entscheidende Rolle spielen, ist bisher nicht geklärt (Gray et al. 1996). Kürzlich konnte gezeigt werden, dass Chemokinrezeptoren auf hirneigenen

Abb. 1-18 **Klinischer Verlauf der HIV-Infektion in Bezug zu wesentlichen virologischen und immunologischen Parametern:** CD4-positive T-Helferzellen, HIV-Replikation und Plasmavirämie.

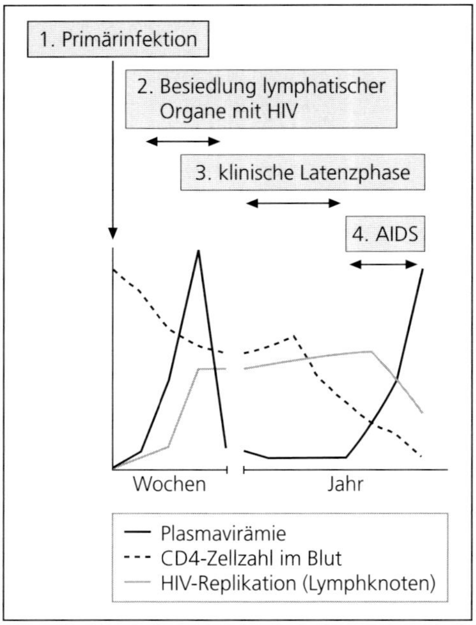

Zellen einen wichtigen Faktor in der Pathogenese HIV-assoziierter Erkrankungen des ZNS darstellen (Miller und Meucci 1999). Zu den typischen neuropathologischen Veränderungen bei der HIV-Enzephalitis gehören multiple, z. T. nekrotisierende Läsionen, bestehend aus aktivierter Mikroglia, Makrophagen und multinukleären Riesenzellen. Fakultativ wird der Nachweis HIV-infizierter Zellen mit hinzugerechnet. Bei fehlender Entzündungsreaktion und überwiegender Demyelinisierung spricht man auch von einer diffusen HIV-Leukenzephalopathie.

Das Virus lässt sich in allen Stadien der Infektion (Tab. 1-16 und 1-17; Abb. 1-18) aus dem Liquor isolieren und wird im Gehirn meistens in den multinukleären Riesenzellen oder aber in Mikroglia, Endothelzellen oder Astrozyten gefunden.

Tab. 1-16 **Klinische Stadieneinteilung der HIV-Infektion (nach dem Center for Disease Control, Atlanta, GA, USA und Weltgesundheitsorganisation, Genf 1993)**

Kategorie A	Latente HIV-Infektion einschließlich akuter HIV-Infektion und persistierender generalisierter Lymphadenopathie
Kategorie B	Krankheitssymptome und Erkrankungen, die häufig mit der HIV-Infektion assoziiert sind bzw. auf eine Störung des zellulären Immunsystems basieren
Kategorie C	Erkrankungen, die nach der CDC-Klassifikation als AIDS-definierende Erkrankungen genannt sind

Tab. 1-17 **CDC-Stadieneinteilung der HIV-Infektion (AIDS 2000)**

Klinische Einteilung	CD4-Lymphozyten pro µl		
	>500	200–499	<200
A	A1	A2	A3
B	B1	B2	B3
C	C1	C2	C3

Tab. 1-18 Die primär HIV-bedingten neurologischen Krankheitsbilder

Frühkomplikationen (zum Zeitpunkt der Serokonversion)
▪ Akute aseptische Meningoenzephalitis
▪ Akute Myelitis
▪ Akute Polyneuritis
Während der Latenzperiode
▪ Chronisch-rezidivierende Meningitis
▪ Entzündlich demyelinisierende Polyneuropathie/Polyneuritis
▪ Mononeuritis multiplex
▪ Polyneuritis cranialis
▪ Polymyositis
Spätkomplikationen im Vollbild AIDS
▪ HIV-Enzephalopathie
▪ HIV-Enzephalopathie des Kindes
▪ Vakuoläre Myelopathie
▪ Distal-symmetrische, sensible Polyneuropathie
▪ Lumbosakrale Polyradikulopathie
▪ Toxische (AZT-) Myopathie (nicht HIV-bedingt)

Klinische Symptomatik, Diagnostik und Therapie

Wie bereits eingangs erwähnt, können vielfältige neurologische Krankheiten im Bereich des zentralen, aber auch des peripheren Nervensystems durch HIV verursacht werden. Es sollen in den folgenden Abschnitten nur die primären HIV-bedingten Neuromanifestationen dargestellt werden (Tab. 1-18); die Beschreibung der klinischen Symptomatik bei opportunistischen ZNS-Infektionen erfolgt in den entsprechenden Kapiteln des Buches. Therapie und Prognose häufiger opportunistischer Infektionen des ZNS werden in den erregerbezogenen Abschnitten beschrieben.
Neben den hier besprochenen Veränderungen können noch zahlreiche neurologische Symptome im Rahmen von metabolischen Störungen durch zerebrale Hypoxie, Elektrolytstörungen, Malnutrition oder toxische Medikamentennebenwirkungen auftreten. Ebenso sind vaskuläre Probleme im Rahmen von Gerinnungsstörungen, Endokarditiden, Hypotonien oder begleitender Syphilis beschrieben worden. Wichtig ist die Feststellung, dass es hierbei keine typischen Erscheinungsbilder der HIV-bedingten neurologischen Erkrankungen gibt, sondern es eher in der Ausprägung bei ätiologisch unterschiedlichen Krankheitsprozessen zu Überschneidungen in der Symptomatik kommen kann. Darüber hinaus treten bei einigen Patienten mehrere neurologische Komplikationen gleichzeitig auf (z. B. kann es bei bestehender HIV-Enzephalopathie plötzlich zu einer zerebralen Toxoplasmose kommen), so dass dadurch komplexe klinische Mischbilder entstehen können.

Rechtliche Gesichtspunkte

Die HIV-Infektion ist eine übertragbare Erkrankung im Sinne des Infektionsschutzgesetzes (IfSG). Es besteht jedoch keine namentliche Meldepflicht. Anzeigepflichtig in anonymer Form beim Bundesgesundheitsamt durch den Laborarzt sind lediglich die positiven Ergebnisse der HIV-Bestätigungstests, auf deren Grundlage die bundesweiten, epidemiologischen Daten erhoben werden (§ 7 (3) IfSG). HIV-kontaminierter Abfall kann sowohl hitzesterilisiert als auch mit einer Reihe von Detergenzien, Desinfektionsmitteln und Fixativen inaktiviert werden. Am schnellsten (1 min Einwirkungszeit) und sichersten lässt sich das Virus durch 0,5 %ige Natriumhypochloridlösung, 25 %iges Ethanol oder 0,5 %iges NP-40 abtöten.

1.14.2.1 Neurologische Frühkomplikationen zum Zeitpunkt der Serokonversion

Akute aseptische Meningoenzephalitis

Bei 1–5 % der HIV-infizierten Personen findet sich um den Zeitpunkt der Serokonversion ein neurologisches Krankheitsbild, das durch Kopfschmerzen, Meningismus, leichte Temperaturerhöhung, z. T. mit progredienter Bewusstseinseintrübung und generalisierten Krampfanfällen verbunden, sowie unspezifische entzündliche Liquorveränderungen charakterisiert ist. Selten kommt es zu fokalen Symptomen. Da sich aufgrund dieser Symptomatik bei noch nicht vorliegender HIV-Serologie auch der Verdacht auf eine Herpes-simplex-Enzephalitis ergibt (Abschnitt 1.2.1), sollte bis zur endgültigen Diagnosestellung der Patient probatorisch mit Aciclovir behandelt werden.
Da Antikörper gegen HIV zu diesem frühen Zeitpunkt oft noch nicht im Serum nachweisbar sind, sollte bei entsprechendem Verdacht immer auch der Virusnachweis mittels Antigentest oder Polymerase-Kettenreaktion (PCR) im Liquor angestrebt werden.
Neben einer symptomatischen Therapie der Beschwerden kann bereits zu diesem Zeitpunkt eine kombinierte, antiretrovirale Dreifachtherapie mit zwei Nukleosidanaloga und einem Proteaseinhibitor unter Berücksichtigung der Liquorgängigkeit (s. u.) sinnvoll sein (Tab. 1-19). Die akute HIV-Meningoenzephalitis klingt praktisch immer vollständig ab. Nach bisherigen Erkenntnissen hat diese Frühmanifestation keine wesentliche prognostische Bedeutung für den weiteren Verlauf der HIV-Infektion.
Neben dieser Frühmanifestation kann es auch zu diffusen Rückenschmerzen mit proximaler Schwäche der Beinmuskulatur, gesteigerten Beineigenreflexen und Sensibilitätsstörungen in den unteren Extremitäten kommen. In diesem Fall spricht man von einer akuten *HIV-Myelitis.* Als dritte, frühe HIV-bedingte Erkrankung kann bereits zum Zeitpunkt der Serokonversion eine akute *Polyneuritis/Polyradikulitis* bei ca. 1 % der Infizierten auftreten. Häufiger findet sich diese Komplikation aber im Verlauf des Latenzstadiums der HIV-Infektion (s. u.).
Aufgrund der möglicherweise noch nicht positiven HIV-Serologie zum Zeitpunkt des Auftretens o. g. Erkrankungen ist es unerlässlich, bei entsprechendem Verdacht (Hinweise für HIV-Risikoverhalten in der Anamnese) **wiederholte** Untersuchungen auf HIV-Antikörper, -Antigen, oder Nukleinsäuren in Blut und Liquor durchzuführen. Unabhängig von der Art dieser Frühmanifestationen haben die o. g Erkrankungen meist eine gute Prognose.

Tab. 1-19 First-line-Therapie (mögliche Kombinationen) mit Medikamenten, die bei oraler Applikation wirksame antiretrovirale Hemmkonzentrationen im Liquor erreichen (Schrager und D'Souza 1998).

Nukleosidanaloga (fixe Kombination)	**plus**	Proteaseinhibitor	**oder**	NNRTI
Stavudin + Abacavir Stavudin + Lamivudin Zidovudin + Abacavir Zidovudin + Lamivudin		Indinavir Ritonavir + Indinavir		Nevirapin

1.14.2.2 HIV-assoziierte neurologische Erkrankungen

Chronisch-rezidivierende Meningitis

Diese Erkrankung kann sich aus der zuerst genannten aseptischen Meningitis entwickeln und ist gekennzeichnet durch rezidivierende mittelschwere Kopfschmerzen wechselnder Lokalisation, die über Tage bis einige Wochen anhalten können. Gelegentlich kann es auch zu Hirnnervenparesen (vorwiegend Nn. III, VI und VII) kommen. Da das Auftreten von Hirnnervenausfällen immer auch Initialsymptom einer meningealen Lymphomaussaat oder einer tuberkulösen oder Kryptokokkenmeningitis sein kann, ist die Abklärung mit Hilfe bildgebender Verfahren (Kontrastmittel-cCT und Kernspintomographie) sowie der Lumbalpunktion dringend indiziert. Neben einer mäßig ausgeprägten Pleozytose bis 300 Zellen/μl und einer nur geringen Blut-Liquor-Schrankenstörung (Albuminquotient: $8{,}5–12 \times 10^{-3}$) sind bei über 50 % der Patienten oligoklonale IgG-Banden und eine intrathekale Antikörpersynthese gegen HIV zu finden. Die Erkrankung zeigt primär eine gute Spontanremission, kann jedoch nach Monaten wieder auftreten. Nach den derzeit geltenden Empfehlungen (Carpenter et al. 1998) besteht bei HIV-assoziierten Erkrankungen, bei denen bereits ein deutlicher Immundefekt vorliegt, die Indikation zur Einleitung einer antiretroviralen Therapie (Tab. 1-19).

Entzündlich demyelinisierende Polyradikuloneuropathie

Diese Erkrankung kann in allen Phasen der HIV-Infektion auftreten, wird jedoch vorwiegend in der Latenzperiode oder beim Lymphadenopathiesyndrom gefunden. Von den Patienten werden über Tage progrediente aufsteigende Muskelschwächen berichtet, wohingegen die sensiblen Störungen nur sehr gering ausgeprägt sind. Die Muskeleigenreflexe sind herabgesetzt oder fehlen ganz. Die Symptomatik kann analog zum Guillain-Barré-Syndrom (GBS) verlaufen. Pathologische autonome Funktionstests können ebenfalls auftreten, werden aber eher in den späteren Stadien der Erkrankung gefunden.
Im Gegensatz zum klassischen GBS findet man bei der HIV-bedingten Polyradikulitis neben der Proteinerhöhung (Albuminquotient $>12 \times 10^{-3}$) oft auch eine Zellzahlerhöhung im Liquor bis 50/μl. Neurophysiologisch zeigen sich die typischen Befunde einer primär demyelinisierenden Polyneuropathie mit deutlicher Verlangsamung der Nervenleitgeschwindigkeiten, verlängerter distalmotorischer Latenz sowie verspäteter oder fehlender F-Welle. Differenzialdiagnostisch müssen vor allem erregerbedingte Polyradikulitiden (z. B. CMV oder Borrelien) ausgeschlossen werden.
Pathophysiologisch handelt es sich wahrscheinlich um einen autoimmunologischen Prozess, ähnlich dem GBS. Die Prognose ist im Allgemeinen gut. Bei rasch aufsteigender Lähmung sollte aber dennoch eine Therapie mit intravenösen Immunglobulinen (4 g/kg Körpergewicht für 5 Tage), analog der Behandlung eines akuten Guillain-Barré-Syndroms, durchgeführt werden.

Mononeuritis multiplex

Die Mononeuritis multiplex tritt zumeist im Stadium der Lymphadenopathie oder beim Vollbild von AIDS auf. Sie ist gekennzeichnet durch Taubheitsgefühl, Parästhesien oder umschriebene Paresen im Versorgungsgebiet einzelner Nerven. Als Sonderform kann eine Polyneuritis cranialis auftreten. Neurophysiologisch finden sich die Zeichen einer multifokalen, gemischt axonal-demyelinisierenden Neuropathie mit Leitungsblock und Spontanaktivität im EMG. Die histologische Untersuchung von Nervengewebe zeigt entzündliche Veränderungen bis hin zum Vollbild einer nekrotisierenden Vaskulitis.

Aufgrund der vielfältigen Symptome (je nach Nervenbefall) ergibt sich eine breite Differenzialdiagnose: Meningitiden durch CMV, Kryptokokken, Mycobacterium tuberculosis oder HIV, meningeale Lymphomaussaat, Varicella-Zoster-Ganglionitis (charakteristische Bläschenbildung im entsprechenden Dermatom), entzündlich bedingte Plexusläsionen (z. B. durch CMV), druckbedingte Plexusläsionen durch Raumforderungen (z. B. Lymphome). Schließlich muss bei Plexusaffektionen auch an Drogen, vor allem Heroin und Kokain, als Ursache gedacht werden.
Tritt die Erkrankung in der Frühphase der HIV-Infektion bei noch erhaltener Immunkompetenz (CD4-Zellzahl >500/μl) auf, so heilt sie meistens spontan aus und bedarf keiner spezifischen Therapie. Bei ausbleibender Spontanbesserung innerhalb der ersten beiden Wochen nach Symptombeginn kann probatorisch die Gabe von Kortikosteroiden erwogen werden. Bei Patienten mit dem Vollbild AIDS ist das Auftreten einer Mononeuritis multiplex ein ungünstiges Zeichen. Sie entwickelt sich häufig in Assoziation mit einer systemischen CMV-Infektion oder einem Lymphom. Es sollte daher bei Verdacht auf eine CMV-vermittelte Neuropathie rasch mit einer spezifischen antiviralen Behandlung (Ganciclovir, Foscarnet oder Cidofovir) begonnen werden.

Polymyositis

Müdigkeit und Muskelschmerzen sind häufige Beschwerden von HIV-Infizierten. Hinweise für eine Myopathie ergeben sich, wenn zusätzlich proximal betonte Paresen (der Beine mehr als der Arme) bei nur gering veränderten Muskeleigenreflexen auftreten. Gleichzeitig besteht dann eine Erhöhung der Kreatinkinase (CK) im Serum. Im EMG findet sich ausgeprägte Spontanaktivität. In der Muskelbiopsie finden sich Muskelfasernekrosen, oft auch entzündliche Infiltrate, die vorwiegend aus $CD8^+$-Zellen und Makrophagen bestehen (Lange 1994). Die Erkrankung tritt meist vor dem AIDS-Vollbild auf und spricht gut auf Kortikosteroide an (1–1,5 mg/kg Körpergewicht oral über 3–4 Wochen mit langsamem Ausschleichen).
Wichtig ist die Abgrenzung gegenüber den infektiösen Polymyositiden (hier besonders durch Kryptokokken, Toxoplasmen und Mykobakterien) sowie der durch Azidothymidin (AZT) bedingten mitochondrialen Myopathie. Diese Myopathie tritt nur bei Patienten mit AIDS auf, die bereits über mehrere Monate AZT eingenommen haben. Während unter der früher üblichen Hochdosistherapie mit 1.000–1.500 mg/d häufiger Myopathien (ca. 8 %) anzutreffen waren, ist die Inzidenz nach Einführung niedriger Tagesdosen (500–600 mg) im Rahmen der antiretroviralen Kombinationstherapie auf ca. 1,5 % zurückgegangen. Die klinischen Beschwerden sowie die charakteristischen mitochondrialen Veränderungen („ragged red fibers") verschwinden in der Regel 4–6 Wochen nach Absetzen des AZT. Bleibt innerhalb dieser Zeit die Symptomatik bestehen, so muss an eine HIV-bedingte Myopathie gedacht werden.

1.14.2.3 Neurologische Spätkomplikationen der HIV-Infektion

HIV-Enzephalopathie

Das Auftreten dieser Krankheit gehört zu den Komplikationen, die das klinische Vollbild von AIDS definieren (Tab. 1-20). Darüber hinaus ist die Enzephalopathie auch die häufigste neurologische Manifestation der HIV-Infektion überhaupt. Die klinische Inzidenz wird in verschiedenen Serien mit 30–60 % angegeben. Aus diesem Grund ist es besonders wichtig, die diagnostischen Kriterien sowie die wesentlichen Differenzial-

Tab. 1-20 AIDS-definierende Erkrankungen, die mit neurologischen Symptomen einhergehen können

- HIV-Enzephalopathie
- Toxoplasmose-Enzephalitis
- CMV-Retinitis, -Enzephalitis, -Myeloradikulitis
- Kryptokokken-Meningitis
- Tuberkulose
- Maligne Lymphome
- Kaposi-Sarkom
- Progressive multifokale Leukenzephalopathie (PML)
- Wasting-Syndrom

diagnosen zu kennen. Es gibt eine ganze Reihe von Synonymen (AIDS-Demenz-Komplex, AIDS-Lethargie-Syndrom, subakute HIV-Enzephalitis), die z.T. auch heute noch für die Beschreibung dieser Erkrankung verwendet werden. Nach den Kriterien der amerikanischen Centers for Disease Control (CDC) ist das Krankheitsbild definiert als „Einschränkung der kognitiven und motorischen Fähigkeiten, die die Ausübung des Berufs oder von Freizeittätigkeiten behindern, nachdem andere Erkrankungen, die diese Einschränkungen erklären könnten, ausgeschlossen sind. Hierzu sind eine Liquoruntersuchung und bildgebende Verfahren (cCT oder MRT) notwendig."

Symptomatik

Die initialen, vorwiegend psychopathologischen Symptome der HIV-Enzephalopathie sind unspezifisch und können leicht mit einer reaktiven Depression verwechselt werden. Die Patienten klagen über Müdigkeit, Gedächtnis- und Konzentrationsstörungen; der Antrieb ist vermindert und die affektive Schwingungsfähigkeit eingeschränkt. Hinzu kommen Interesselosigkeit und zunehmende Verlangsamung bis hin zu stuporösen Zuständen. In der Regel wird von Freunden oder Angehörigen über einen zunehmenden sozialen Rückzug des Patienten berichtet. Im Gegensatz zur Depression fehlen jedoch meist ausgeprägte Traurigkeit, Grübeln oder innere Verzweiflung. Erst im Verlauf von Wochen bis Monaten treten neurologische Symptome wie Okulomotorikstörungen, Tremor, Hypokinese, Gangunsicherheit oder Blasenstörung auf.

Diagnostik

Bei der eingehenden neurologischen Untersuchung lassen sich oft bereits zu Beginn der Beschwerden eindeutig organische Veränderungen wie Nystagmus, vergröberte Blicksakkaden oder Aktionstremor finden. Zusätzlich können Bradydiadochokinese, Rigor sowie gesteigerte Muskeleigenreflexe und Enthemmungszeichen wie Schnauz-, Greif- oder Palmomentalreflex auftreten. Zunehmend entsteht über Monate bis Jahre ein hypokinetisches Syndrom mit den Zeichen einer subkortikalen Demenz.

In den neuropsychologischen Untersuchungen finden sich Auffälligkeiten bei komplexen Anforderungen, Verarbeitung rasch wechselnder oder gleichzeitig angebotener Muster, Problemlösungen unter Zeitdruck und Sprachfluss, wobei aber das Vokabular und das formale Gedächtnis zunächst wenig beeinträchtigt sind.

Die bildgebenden Verfahren, neurophysiologischen Zusatzuntersuchungen und die Liquordiagnostik liefern keine spezifischen Veränderungen, sind aber zum Ausschluss opportunistischer Infektionen und Neoplasien von großer Bedeutung.

Abb. 1-19 **HIV-Enzephalitis.** Kraniales MRT eines AIDS-Patienten mit innerer und äußerer Hirnatrophie sowie diffusen Marklagerveränderungen.

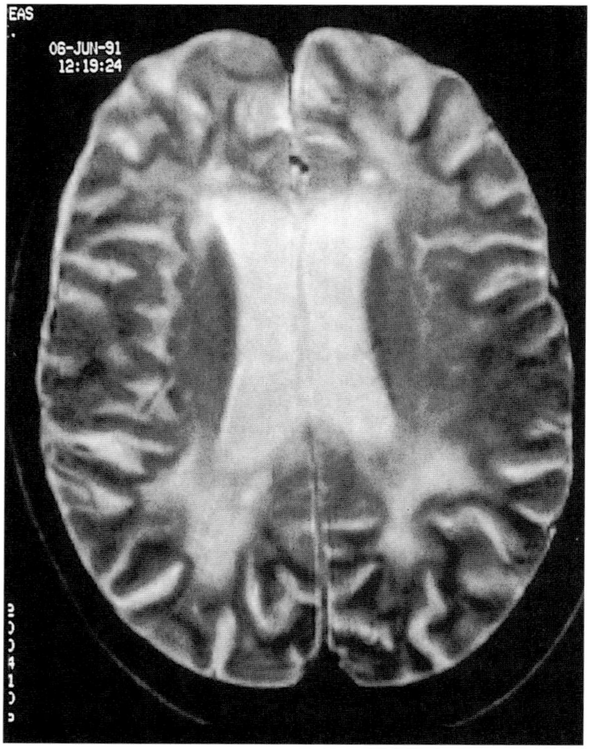

Im cCT finden sich bei klinisch manifester HIV-Enzephalopathie in ca. 80 % Zeichen einer inneren und äußeren Atrophie als Hinweis auf eine kortikale und subkortikale Substanzminderung. Im MRT ergibt sich darüber hinaus oft das Bild einer gleichzeitig bestehenden Leukenzephalopathie mit signalintensen Veränderungen (T_2-gewichtetes Bild) der weißen Substanz unterschiedlichen Verteilungsmusters (Abb. 1-19). Eine Korrelation zwischen dem Ausmaß der Atrophie sowie den Parenchymveränderungen und der klinischen Ausprägung der HIV-Enzephalopathie besteht nicht. Mit Hilfe der SPECT- oder PET-Untersuchung lassen sich bereits frühzeitig Minderperfusion und Hypometabolismus in den temporoparietalen Hirnarealen nachweisen. Diese können sich aber unter der antiretroviralen Therapie durchaus noch zurückbilden.

Das EEG zeigt typischerweise eine über die Zeit zunehmende Verlangsamung der parietookzipitalen Grundaktivität, welche gut mit der Schwere der klinisch und neuropsychologisch feststellbaren kognitiven Defizite korreliert. Das Auftreten von Herdbefunden im EEG sollte den Verdacht auf eine opportunistische Infektion oder Neoplasie lenken.

Im *Liquor* finden sich normale Zellzahlen oder eine nur geringgradig ausgeprägte lymphomonozytäre Pleozytose mit dem Nachweis aktivierter B-Lymphozyten, eine leichte Blut-Liquor-Schrankenstörung, oligoklonale Banden sowie intrathekal gebildete Antikörper gegen HIV. Diese Veränderungen finden sich unabhängig vom Krankheitsstadium bei 40–80 % aller HIV-Infizierten und sind auch in früheren Stadien der HIV-Infektion oft schon vorhanden. Das Auftreten gemischtzelliger Pleozytosen sowie deutlich ausgeprägter Schrankenstörungen ist eher verdächtig auf eine opportunistische Infektion und sollte Anlass zur Durchführung weiterer Liquoruntersuchungen (intrathekale Antikörpersynthese gegen Toxoplasmen, CMV oder Herpesviren, Spezialfärbung und Antigennachweis für Kryptokokken bzw. Mykobakterien) und einer bildgebenden Diagnostik (MRT oder Kontrastmittel-cCT) geben. Eine gewisse Korrelation zum klinischen Schweregrad der HIV-Enzephalopathie zeigt die Viruslast im Liquor. Sie kann aber auch bei opportunistischen Infektionen mit Mycobacterium tuberculosis oder Kryptokokken stark erhöht sein.

Pathogenese

Die Pathogenese der HIV-Enzephalopathie ist nach wie vor nicht eindeutig geklärt. Vermutlich gelangt das Virus bereits kurz nach der Infektion durch befallene Monozyten, die die Blut-Hirnschranke überwinden, in das zentrale Nervensystem. Dort vermehrt sich HIV in residenten Makrophagen und Mikrogliazellen. Durch deren Sekretionsprodukte kann es dann zu neuronalen Funktionsstörungen kommen. Hierzu gehören verschiedene Zytokine (u. a. IL-1β, TNF-α), neurotoxische Substanzen wie Chinolinsäure, N-methyl-D-aspartat (NMDA)-Rezeptor-Agonisten und Arachidonsäuremetaboliten sowie vasoaktive Substanzen wie Stickstoffmonoxid oder Endotheline. Kürzlich konnte gezeigt werden, dass Chemokine und Metalloproteinasen eine wichtige Rolle beim Übertritt HIV-infizierter Monozyten über die Blut-Hirnschranke spielen (Conant et al. 1999, Miller und Meucci 1999).

Therapie

Anfang der 90er Jahre konnte die therapeutische Wirksamkeit von AZT auf die Symptome der HIV-Enzephalopathie in großen, placebokontrollierten klinischen Studien belegt werden, wobei damals je nach Verträglichkeit Dosen von 800–1.600 mg täglich oral verabreicht wurden. Mit Einführung einer Vielzahl weiterer antiretroviraler Substanzen konnten ähnlich valide Aussagen zur klinischen Wirksamkeit der neueren Nukleosidanaloga oder Protease-Inhibitoren bei der HIV-Enzephalopathie auf der Basis plazebokontrollierter Studien nicht mehr gewonnen werden. Aus pharmakokinetischen Gesichtspunkten ist AZT den meisten anderen antiretroviralen Substanzen überlegen, da im Liquor bis zu 60 % der Serumspiegel erreicht werden können (Tab. 1-19) und somit der Resistenzentwicklung M-troper Virusstämme im ZNS vorgebeugt werden kann (Schrager und D'Souza 1998). Mit Einführung der HAART *(highly active antiretroviral therapy)* ist die Inzidenz der HIV-Enzephalopathie deutlich zurückgegangen. Durch die Vielfalt der jetzt zur Verfügung stehenden Substanzen muss in der Kombinationtherapie aufgrund der o. g. Argumente immer auch die Liquorgängigkeit der einzelnen Komponenten berücksichtigt werden. Wie der Tabelle 1-19 zu entnehmen ist, werden stabile Virushemmkonzentrationen im Liquor von den Nukleosidanaloga Zidovudin, Stavudin und Abacavir, von dem Proteaseinhibitor Indinavir und dem Reverse-Transkriptase-Hemmer Nevirapin erreicht. Um also die häufig deutlich erhöhte Viruslast im Liquor von Patienten mit HIV-Enzephalopathie zu senken, sollte auf alle Fälle eine Kombinationstherapie unter Verwendung von zwei oder drei der o. g. Substanzen durchgeführt werden. Bei der Auswahl der Medikamente ist darüber hinaus zu bedenken, dass aufgrund der mannigfaltigen pharmakokinetischen Effekte zahlreicher antiretroviraler Substanzen (Enzyminduktion, Interaktion mit dem Cytochrom-P450-System) Kombinationen mit bestimmten anderen Medikamenten vermieden werden sollten (Tab. 1-21).

Tab. 1-21 Medikamente, die bei gleichzeitiger antiretroviraler Therapie vermieden werden sollten

Antiretrovirale Substanz	keine Komedikation mit
Indinavir	Rifampicin, Terfenadin, Astemizol, Cisaprid, Alprazolam, Midazolam, Triazolam
Ritonavir	Pethidin, Piroxicam, Amiodaron, Propafenon, Chinidin, Rifabutin, Terfenadin, Cisaprid, Doxepin, Clozapin, Pimozid, Alprazolam
Nevirapin	Dicumarol, Erythromycin, Tolbutamid
Delavirdin	Carbamazepin, Dexamethason, Midazolam, Nifidepin, Phenytoin, Rifampicin, Terfenadin, Cisaprid
Efavirenz	Terfenadin, Astemizol, Cisaprid

HIV-Enzephalopathie des Kindes

Diese Erkrankung ähnelt in vielem der HIV-Enzephalopathie des Erwachsenen, ist aber aufgrund der entwicklungsbedingten Veränderungen bei den betroffenen Kindern sowie der unterschiedlichen Befunde in den bildgebenden Verfahren als Entität abgegrenzt. Bei den meist diaplazentar oder peripartal infizierten Kindern kommt es zu einem Stillstand der motorischen und intellektuellen Entwicklung. Diese Veränderungen sind häufig die ersten Zeichen einer manifesten HIV-Infektion beim Kind. Es besteht oft eine Mikrozephalie, und fokale neurologische Auffälligkeiten wie Pyramidenbahnzeichen, Paresen, Rigor, Pseudobulbärparalyse oder Krampfanfälle können auftreten. Neben der Hirnatrophie bestehen oft Verkalkungen der Basalganglien und des periventrikulären Parenchyms, die im Verlauf der Erkrankung zunehmen. Entzündliche Liquorveränderungen sind nur selten vorhanden.
Auch bei dieser Erkrankung hat die frühzeitige Behandlung mit AZT deutliche Remissionen erbracht. Die empfohlene orale Tagesdosis liegt bei 200 mg/m^2. Die Erfahrungen mit Kombinationstherapien bei diesem Krankheitsbild sind noch nicht eindeutig beurteilbar.

HIV-assoziierte (vakuoläre) Myelopathie

Das allmählich einsetzende und langsam progrediente Krankheitsbild der Myelopathie findet sich bei 20–25 % aller AIDS-Patienten und tritt oft in Verbindung mit der HIV-Enzephalopathie auf. Die Patienten klagen über Schwäche und Steifigkeit der Beine, aufsteigende Gefühlsstörungen sowie Harninkontinenz. Schmerzen sind selten. Klinisch finden sich eine spastische Paraparese, spinale Ataxie mit Pallhypästhesie an den unteren Extremitäten sowie Blasenfunktionsstörungen. Eine Beteiligung der oberen Extremität ist sehr selten. Differenzialdiagnostisch muss diese vermutlich metabolisch bedingte Störung von meist akut auftretenden, schmerzhaften Myelitiden (Herpes-simplex-, Herpes-zoster-Virus, Syphilis), tuberkulösen spinalen Abszessen und spinalen Lymphomabsiedlungen sowie einer funikulären Myelose oder der HTLV-1-bedingten tropischen, spastischen Paraparese abgegrenzt werden.
Die Befunde der MRT-Untersuchungen sind normalerweise unauffällig. Der Liquor kann die bereits erwähnten unspezifischen Zeichen einer Entzündung zeigen. Mit Hilfe der somatosensorisch evozierten Potenziale lässt sich der Befall der Hinterstränge dokumentieren. Eine kausale Therapie ist nicht bekannt. Zur Vermeidung von Sekundärkomplikationen müssen die Blasenfunktionsstörungen symptomatisch behandelt werden. Wegen der Gefahr mutilierender Verletzungen bei den oft deutlich ausgeprägten sensiblen Störungen sollten entsprechende prophylaktische Maßnahmen bei den erkrankten Patienten eingeleitet werden.

Distal symmetrische, sensible Polyneuropathie

Bei dieser Form der peripheren Nervenschädigung handelt es sich um eine subakute, bei ca. 30–50 % aller AIDS-Patienten zumeist im Spätstadium der Erkrankung auftretende Polyneuropathie, die mit quälenden Dysästhesien und Parästhesien im Bereich der Fußsohlen einhergeht. Charakteristisch ist zudem eine hochgradige Berührungsempfindlichkeit, die zumeist die Ferse ausschließt, so dass klinisch häufig ein ausgeprägter Hackengang auffällt. Daneben findet sich eine Minderung aller Gefühlsqualitäten in distal-symmetrischer Verteilung. Distale Paresen und Atrophien kommen gelegentlich vor. Der Achillessehnenreflex ist beidseitig deutlich abgeschwächt oder erloschen. Neurophysiologisch findet man die Zeichen einer primär axonalen Schädigung mit Denervierungszeichen im EMG. Bei wurzelnahem Befall kann es auch zu einer Liquoreiweißerhöhung kommen.

Die Pathogenese der Polyneuropathie ist nicht eindeutig geklärt. Vermutlich wandern HIV-infizierte T-Zellen und Makrophagen in die peripheren Nerven ein und induzieren eine Kaskade zytokinvermittelter Schädigungsmechanismen, die zur Axondegeneration führen. Andere toxisch-metabolische Ursachen einer axonalen Polyneuropathie sind auszuschließen. Hierzu gehören: Vitamin-B_{12}-Mangel, Diabetes mellitus, Alkoholabusus, vorausgegangene Therapie mit Isoniazid, Nitrofurantoin, Metronidazol, Vincristin oder den neueren antiretroviralen Substanzen wie 2'3'-Dideoxycytidine (ddC) oder 2'3'-Dideoxyinosine (ddI). Aber auch infektiöse Ursachen wie Herpes zoster, CMV-Infektion oder Syphilis müssen ausgeschlossen werden.

Eine kausale Therapie dieser, den Patienten in seiner Lebensqualität oft stark beeinträchtigenden Neuropathie ist bisher nicht möglich. Besserungen der Symptome sind unter AZT oder symptomatischer Therapie mit Carbamazepin oder Antidepressiva berichtet worden. Zu beachten sind hierbei die potenziellen Wechselwirkungen mit antiretroviralen Medikamenten (Tab. 1-21 und 1-22).

Tab. 1-22 Therapie und Prognose wichtiger HIV-assoziierter, neurologischer Komplikationen

Diagnose (Häufigkeit)	Behandlung	Prognose
Akute HIV-Meningoenzephalitis (2–5 %)	Symptomatisch (Analgetika) Frühe Dreifach-Therapie (2 Nukleosidanaloga + Proteinase-Inhibitor)	Remission innerhalb von Tagen bis 2 Wochen
HIV-Enzephalopathie (7–60 %)	AZT 2 × 1.000 mg p.o. (ggf. mit Abacavir und Nevirapin kombinieren)	Partielle Remission oder Stabilität kann mit den ZNS-gängigen Medikamenten erreicht werden
HIV-assoziierte Myelopathie (20–25 %)	Symptomatisch, physikalisch, Prophylaxe von Sekundärkomplikationen	Progredienter Verlauf
Distal-symmetrische sensomotorische Polyneuropathie (32–44 %)	Trizyklische Antidepressiva, Carbamazepin, Gabapentin, Tramadol, Mexilitin; Cave: Interaktionen mit antiretroviralen Medikamenten	Progredienter Verlauf, Ziel: Schmerzreduktion
Akute Polyradikulitis (1–3 %)	Intravenöse Immunglobuline 0,4 g/kg KG, Plasmapherese; chronischer Verlauf: Prednisolon (1 mg/kg KG)	Spontanremission möglich. Chronischer Verlauf mit schlechter Prognose
Myopathie (<1 %)	Prednisolon (1 mg/kg KG) IVIg 0,4 g/kg KG, Plasmapherese	

Lumbosakrale Polyradikulopathie

Bei dieser akut bis subakut auftretenden Erkrankung finden sich Hinweise auf eine oft asymmetrische Paraparese unterschiedlicher Ausprägung sowie diffuse Sensibilitätsstörungen der unteren Extremitäten mit einer charakteristischen Reithosenanästhesie und Blasenentleerungsstörungen. Da häufig als Ursache für diese Erkrankung eine behandelbare CMV-Infektion vorliegt, ist der rasche Beginn einer antiviralen Behandlung mit Ganciclovir, Foscarnet oder Cidofovir bei Vorliegen einer gemischtzelligen Pleozytose (in der Regel >400/μl) sowie beim Nachweis verdickter Kauda-Wurzeln im Myelogramm oder in der Kernspintomographie indiziert. Gesichert wird die Diagnose durch den Nachweis von CMV-Genom im Liquor mittels PCR.

Neoplasien

Bei fortgeschrittenem Immundefekt ($CD4^+$-Zellen <50/μl) finden sich maligne Lymphome bei bis zu 15 % der AIDS-Patienten. Meistens handelt es sich um EBV-positive Non-Hodgkin-(B-Zell-)Lymphome, die häufig zu neurologischen Symptomen führen. Das primäre ZNS-Lymphom ist nach der Toxoplasmose die häufigste raumfordernde Läsion im ZNS. Neben EBV wurde in einigen intrazerebralen Lymphomen auch das humane Herpesvirus 8 (HHV-8) nachgewiesen.

Bei dem rasch wachsenden Tumor kann es innerhalb weniger Tage neben hirnorganischen Veränderungen zu Krampfanfällen und Hirndruckzeichen (Kopfschmerzen,

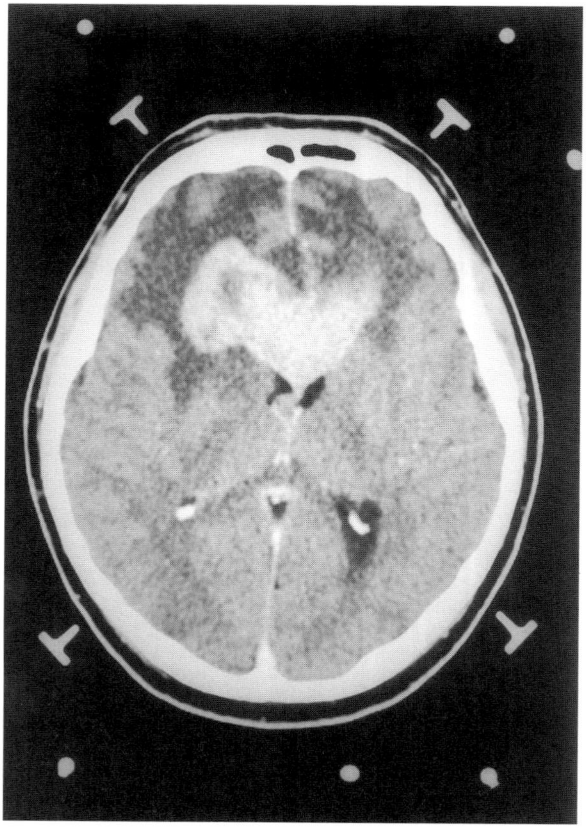

Abb. 1-20 **Primär zerebrales Lymphom.** cCT-Befund eines AIDS-Patienten mit zerebralem Lymphom. Der frontal im Marklager befindliche Prozess reichert diffus Kontrastmittel an, zeigt ein ausgeprägtes Perifokalödem und komprimiert die Vorderhörner der Seitenventrikel und den rostralen Anteil des Balkens.

Erbrechen, Singultus, Bewusstseinstrübung und Anisokorie) kommen. Bei meningealem Sitz finden sich zusätzlich Hirnnervenausfälle; bei spinalem Auftreten bestimmen progrediente Querschnittssyndrome das klinische Erscheinungsbild. Die Tumoren imponieren im Kontrastmittel-CT als in der Regel diffus anreichernde, solitäre (59 %) oder multiple (41 %) Raumforderungen mit Perifokalödem und sind vorwiegend supratentoriell lokalisiert (Abb. 1-20). Die sichere Unterscheidung gegenüber einer zerebralen Toxoplasmose (wichtigste Differenzialdiagnose!) gelingt auch mit Hilfe der Kernspintomographie nicht. Im Liquor lassen sich Lymphomzellen in ca. 20 % der Fälle mikroskopisch oder immunzytochemisch nachweisen. Der Nachweis von EBV-Genom im Liquor mit Hilfe der PCR gelingt in 60–80 % mit einer Spezifität von 90–95 %. Gelingt die Diagnosestellung mit diesen Methoden nicht, kann eine stereotaktische Hirnbiopsie indiziert sein. Da die Prognose der ZNS-Lymphome auch nach antiödematöser Therapie mit Kortison (z.B. Dexamethason 3×4–8 mg), Radiatio oder Chemotherapie schlecht ist und die mittlere Überlebenszeit nach Diagnosestellung nur wenige Monate beträgt, sollte bis zum Beweis des Gegenteils unter dem Verdacht einer ZNS-Toxoplasmose antibiotisch behandelt werden. Ex juvantibus ergibt sich bei der ZNS-Toxoplasmose in der Regel eine klinische Besserung mit Rückgang der intrazerebralen Raumforderung innerhalb von 10 Tagen.
Aufgrund der geschilderten neurologischen Krankheitsbilder wird deutlich, dass es für den betreuenden Arzt unerlässlich ist, bei einem HIV-infizierten Patienten Symptome

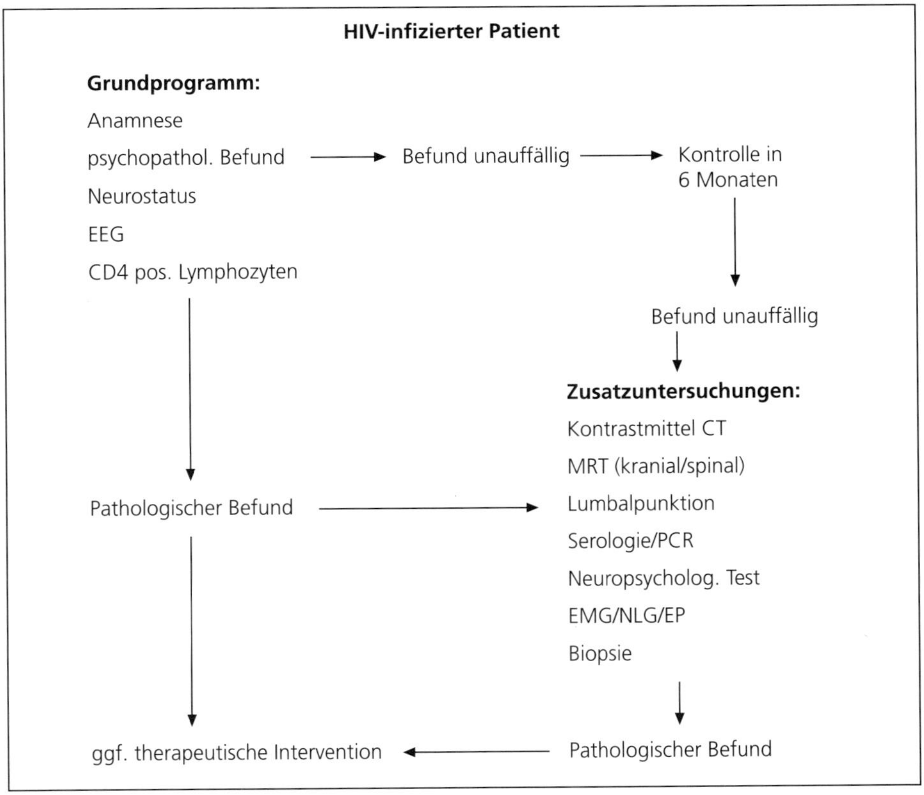

Abb. 1-21 Standardisierte nervenärztliche Betreuung HIV-infizierter Personen.

wie Kopfschmerzen, Sensibilitätsstörungen, Blasendysfunktion oder Adynamie rechtzeitig zu erkennen und entsprechende weiterführende Untersuchungen einzuleiten. Hierbei sollte nach dem in Abbildung 1-21 angegebenen Schema verfahren werden.

Literatur

Carpenter C, Fischl M, Hammer S. et al. (1998) Antiretroviral therapy for HIV infection in 1998. updated recommendations of the International AIDS Society USA panel. JAMA 280: 78–86

Coffin J (1986) Genetic variation in AIDS viruses. Cell 46: 1–4

Conant K, McArthur J, Griffin D et al. (1999) Cerebrospinal fluid levels of MMP-2, 7 und 9 are elevated in association with human immunodeficiency virus dementia. Ann Neurol 46: 391–398

Daenke S, Nightingale S, Cruickshank J et al. (1990) Sequence variants of human T-cell lymphotropic virus type 1 from patients with tropical spastic paraparesis und adult T-cell leukemia do not distinguish neurological from leukemic isolates. J Virol 64: 1278–1282

Dimitrov D (1997) How do virus enter cells? The HIV co-receptor teach us a lesson of complexity. Cell 91: 721–730

Ehrenreich H, Rieckmann P, Sinowatz F et al. (1993) Potent stimulation of monocytic endothelin-1 production by HIV-1 glycoprotein 120. J Immunology 150: 4601–4609

Gessain A (1996) Virological aspects of tropical spastic paraparesis/HTLV-1 associated myelopathy und HTLV-1 infection. J Neurovirol 2: 299–306

Gessain A, Barin F, Vernant J. et al. (1985) Antibodies to HTLV-1 in patients with tropical spastic paraparesis. The Lancet 2: 407–410

Gessain A und Gout O (1992) Chronic myelopathy associated with human T-lymphotropic virus type 1 (HTLV-1). Ann Intern Med 117: 933–946

Gölz J, Mayr C und Heise W (1999) HIV und AIDS. Verlag Urban & Fischer; 3. Auflage

Gray F, Scaravilli F, Everall I et al. (1996) Neuropathology of early HIV-1 infection. Brain Pathol 6: 1–15

Greenberg S, Jacobson S, Waldmann T et al. (1989) Molecular analysis of HTLV-1 proviral integration und T cell receptor arrangement indicates that T cells in TSP are polyclonal. J Infect Dis 159: 741–744

Jeffery K, Usuku K, Hall S et al. (1999) HLA alleles determine human T-lymphotropic virus-1 (HTLV-1) proviral load und the risk of HTLV-1-associated myelopathy. Proc Natl Acad Sci USA 96: 3848–3853

Koenig S, Gendelman H, Orenstein J et al. (1986) Detection of AIDS virus in macrophages in brain tissue from AIDS patients with encephalopathy. Science 233: 1089–1093

Lange D (1994) Neuromuscular diseases associated with HIV-1 infection. Muscle Nerve 17: 16–30

Levin M und Jacobson S (1997) HAM/TSP: a chronic progressive neurologic disease associated with mmunologically mediated damage to the central nervous system. J Neurovirol 3: 126–140

Miller RJ und Meucci O (1999) AIDS und the brain: is there a chemokine connection? Trands Neurosci 22: 471–479

Montgomery R (1989) HTLV-1 und tropical spastic paraparesis. 1. Clinical features, pathology und epidemiology. Trans R Soc Trop Med Hyg 83: 724–728

Osame M, Igata A, Matsumoto M et al. (1990) HAM: Treatment trials, retrospective survey, und clinical und laboratory findings. Hematol Rev 3: 271–284

Poiesz B, Ruscetti F und Mier J (1980) T-cell lines established from human T-lymphocyte neoplasias by direct response to T-cell growth factor. Proc Natl Acad Sci USA 77: 6815–6819

Robert-Koch-Institut (1998) Eckdaten zu HIV/AIDS in Deutschland. III Quartal 1998. Epidem Bull 48: 344–345

Schrager LK und D'Souza MP (1998) Cellular und anatomical reservoirs of HIV-1 in patients receiving potent antiretroviral combination therapy. JAMA 280: 67–71

Snider W, Simpson D und SN (1983) Neurological complications of the acquired immune deficiency syndrome: analysis of 50 patients. Ann Neurol 14: 403–418

Wiestler O, Leib S, Brüstle O et al. (1992) Neuropathology und pathogenesis of HIV encephalopathies. Acta Histochem Suppl 17: 107–114

Wigdahl B und Brady J (1996) Molecular aspects of HTLV-1: relationship to neurological diseases. Neurovirol 2: 307–322

Yodoi J und Uchiyama T (1992) Diseases associated with HTLV-1: virus, IL-2 receptor dysregulation und redox regulation. Immunol Today 13: 405–411

Zhu T, Mo H, Wang N et al. (1993) Genotypic und phenotypic characterization of HIV-1 in patients with primary infection. Science 261: 1179–1181

1.15 Papovaviren

Frank Weber

1.15.1 Progressive multifokale Leukenzephalopathie (PML)

Zusammenfassung

Erreger: JC-Virus (JCV)

Krankheitsbild: Subakute, demyelinisierende Leukenzephalopathie

Klinisches Bild: Neurologische Herdsymptome (z. B. Hemiparese, Hemi- oder Quadrantenanopsie), kognitive Störungen, Dysarthrie

Diagnostik: PCR (Liquor), intrathekale JCV-spezifische Antikörperproduktion, cCT, MRT, Hirnbiopsie, Nachweis einer Immunsuppression (z. B. HIV-Infektion, Lymphom)

Therapie: Versuch mit Cidofovir, Camptothecin oder Interferon α, Therapie der Grunderkrankung

Prognose: Letalität praktisch 100 %.

Epidemiologie

Der Erreger der PML ist das JC-Virus (JCV), das ebenso wie das Simian-Virus 40 (SV40) und das BK-Virus zur Familie der Papovaviridae der Gattung Polyomavirus gehört. JCV tritt ubiquitär auf. Die Verbreitung erfolgt sehr wahrscheinlich über eine Tröpfchen- oder Schmierinfektion. Eintrittspforte sind die Tonsillen. Die Infektion erfolgt ohne spezifische Symptome in der Kindheit und im Jugendalter. Im Alter von 17 Jahren haben bereits 65 % der Jugendlichen JC-Virus-spezifische Antikörper. Im Erwachsenenalter sind 92 % seropositiv. Die Infektion bleibt jedoch latent, solange die Immunabwehr funktionsfähig ist. Bei Gesunden wird das Virus z. B. bei interkurrenten Infekten oder in der Schwangerschaft reaktiviert und im Urin ausgeschieden. Die gegen JCV gerichteten Antikörper sind in der Regel vom Typ IgG. Nur selten werden IgM-Antikörper gebildet. Dies spricht dafür, dass die Primärinfektion zumeist länger zurückliegt.

In den 60er-Jahren war die PML selten und trat überwiegend bei Patienten mit lymphoproliferativen Erkrankungen oder medikamentöser Immunsuppression auf. Im Zuge der AIDS-Pandemie nahm die Zahl der PML-Fälle sprunghaft zu. Es wird davon ausgegangen, dass ca. 5 % der AIDS-Patienten eine PML entwickeln (Berger und Concha 1995).

Erregereigenschaften und Pathogenese

JCV ist ein DNA-Virus, dessen Kapsid eine Ikosaeder-Struktur von 45–55 nm Durchmesser aufweist. Als Polyomavirus besitzt es keine Hülle. Es ist deshalb gegen fettlösende Substanzen resistent.

Das zirkuläre Genom von JCV besteht im Wesentlichen aus der regulatorischen Region sowie den frühen und späten Genen. Die regulatorische Region liegt zwischen den frühen und den späten Genen und enthält den Replikationsursprung sowie die Promotorregion. Die frühen Gene kodieren für zwei Proteine, die als großes „T" und kleines „t" bezeichnet werden. Das große T ist ein multifunktionelles Phosphoprotein, das überwiegend im Zellkern lokalisiert ist. Es stimuliert die Synthese zellulärer DNS, leitet die Replikation der viralen DNS ein und kann zur malignen Transformation der Wirtszelle führen. Über die Funktion des kleinen t ist wenig bekannt. Bei dem nahe verwandten SV40, das im Tiermodell Tumoren auslöst, wurde nachgewiesen, dass das kleine t die Transformation erleichtert, sofern das große T nur in begrenzter Konzentration vorliegt. Bei Hamstern und Eulenaffen induziert JCV bei intrathekaler Injektion Astrozytome und maligne Neuroblastome sowie weitere Hirntumoren. Beim Menschen sind einige wenige Fälle von Patienten mit Hirntumoren und PML dokumentiert. Es fehlen jedoch eindeutige Hinweise auf eine Tumorinduktion beim Menschen.

Die späten Gene kodieren für das Kapsid und das Agnoprotein. Das Kapsid wird von drei Proteinen gebildet, die mit VP1 bis 3 bezeichnet werden. Über die Funktion des Agnoproteins ist nur bekannt, dass es DNS binden kann und in den Reifungsprozess des Virus integriert ist.

Nach Infektion in Kindheit oder Jugendalter breitet sich das Virus in der Niere, im Knochenmark und lymphatischen System aus. Eine Persistenz in diesen Organen, insbesondere in B-Zellen, ist erwiesen. Ob bereits in diesem Stadium eine Infektion des Zentralnervensystems erfolgt, ist umstritten. Hierbei könnte JCV entweder im Rahmen einer Virämie in das ZNS eindringen oder durch infizierte B-Zellen in das Gehirn eingeschleppt werden. Im ZNS von Patienten, die keine Symptome einer PML aufwiesen, konnten manche Arbeitsgruppen eine Viruspersistenz nachweisen, was aber von anderen Arbeitsgruppen nicht bestätigt wurde.

Im Stadium der Immunsuppression erfolgt entweder eine Vermehrung von JCV in den genannten Organen und anschließend – über eine Virämie – die Infektion des Gehirns, oder das bereits im Gehirn persistierende Virus wird reaktiviert. Beide Wege führen zu einer lytischen Infektion der Oligodendrozyten mit anschließender Demyelinisierung, welche typisch ist für die PML.

Interessanterweise sind Virusisolate aus der Niere von PML-Patienten zumeist identisch, während die Isolate aus dem Gehirn Unterschiede in der regulatorischen Region aufweisen. Mutationen in diesem Bereich des Virusgenoms, das die Promotorregion enthält, könnten somit eine Anpassung an das Wachstum im Gehirn bedingen (Major et al. 1992).

Neben der lytischen Infektion der Oligodendrozyten wird die Myelinsynthese gestört. Das bereits erwähnte große T hemmt die Transkription der Strukturproteine des Myelins in den Oligodendrozyten. Es besteht eine gewisse Homologie zwischen der Aminosäurensequenz des basischen Myelinproteins (MBP) und dem T-Protein von JCV. Die Phosphorylierung des MBP wird hierdurch kompetitiv gehemmt, was eine Blockierung der Myelinproteinsynthese und eine Reifungshemmung der Oligodendroglia zur Folge hat (Weiner 1993).

Eine Interaktion zwischen JCV- und HIV-Befall des ZNS erklärt die Häufung der PML bei HIV-Patienten. Hierbei kann das tat-Protein, das von HIV-1 kodiert wird, den lytischen Zyklus des JCV durch Stimulation der Genexpression positiv beeinflussen.

Mehrere Befunde weisen darauf hin, dass eine Beeinträchtigung der zellulären Immunität, nicht jedoch der humoralen Immunität für die Manifestation der PML von Bedeutung ist:

- Die PML tritt besonders bei Erkrankungen auf, bei denen die zelluläre Immunabwehr supprimiert ist wie z. B. bei Patienten mit Lymphomen oder bei immunsupprimierten Transplantatempfängern. Patienten mit Antikörpermangelsyndrom dagegen entwickeln äußerst selten eine PML.
- Histologisch lässt sich eine Expression von MHC-Klasse I- und II-Molekülen in den befallenen Hirnarealen nachweisen, die auf eine Antigenpräsentation im ZNS hinweist (Major und Ault 1995).
- Bei HIV-infizierten PML-Patienten korreliert die Abnahme der $CD4^+$-T-Lymphozyten mit der Progression der Erkrankung (Berger et al. 1998).

Histopathologisch finden sich demyelinisierte Herde, die wenige Millimeter bis zu mehreren Zentimetern messen und meist an der kortikomedullären Grenze lokalisiert sind. Analog zur Verteilung im Kernspintomogramm finden sich die Herde vor allem im Marklager der Hemisphären, aber auch im Hirnstamm, im Kleinhirn und gelegentlich im Rückenmark. Die Oligodendrozyten sind vergrößert; die angeschwollenen basophilen Kerne können durch HE-Färbung darstellbare eosinophile Einschlüsse enthalten. Die Astrozyten nehmen massiv an Größe zu und entwickeln bizarre Formen mit irregulär gelappten, hyperchromatischen Kernen (Abb. 1-22). Immunzytochemisch oder mittels in situ-Hybridisierung ist in den Läsionen JCV-Antigen bzw. JCV-DNS nachweisbar. Im weiteren Verlauf kommt es zur Ansammlung infizierter Oligodendrozyten, die zerfallen, demyelinisierte Foci hinterlassen und konfluieren können.
In den PML-Läsionen befinden sich auch perivaskuläre Infiltrate. Diese bestehen aus mononukleären Zellen. Die Zahl der Plasmazellen korreliert hierbei mit der Menge der JC-Virus-spezifischen Antikörper, die intrathekal gebildet wird (Weber et al. 1997). Die

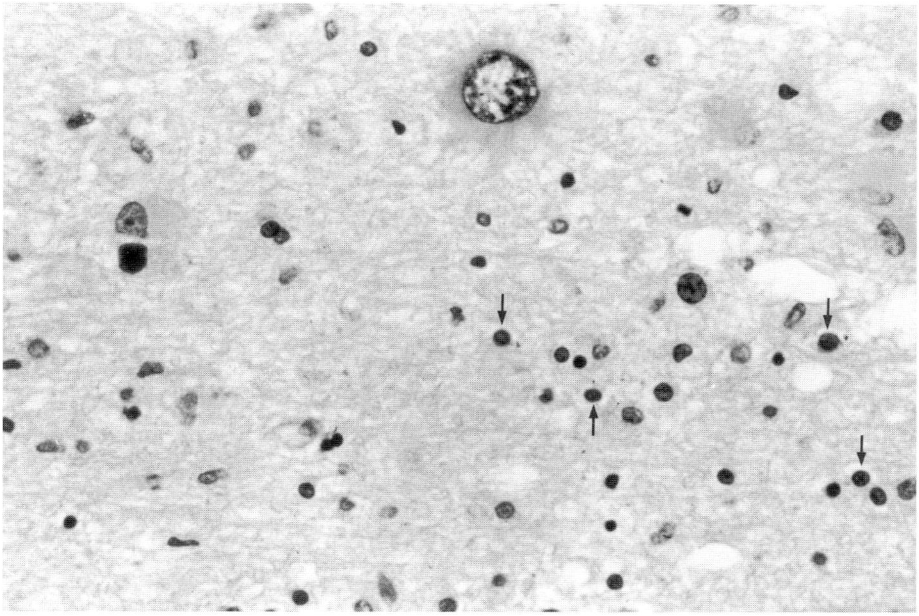

Abb. 1-22 **Histologische Befunde bei progressiver multifokaler Leukenzephalopathie (HE-Färbung).** Erkennbar sind ein hochgradig vergrößerter Astrozyt mit monströsem Kern von grober Chromatinstruktur und einzelne Oligodendrozyten (Pfeile) mit kompaktem, basophilem Kern und dünnem Zytoplasmasaum.

Anzahl der perivaskulären Infiltrate ist bei HIV-infizierten PML-Patienten höher als bei PML-Patienten mit anderen Grundkrankheiten.
Elektronenoptisch sind die Virionen in den Oligodendrozyten als sphärische oder filamentöse Partikel auszumachen, die aufgereiht zwischen den Lamellen der Myelinscheiden lokalisiert sind.

Klinische Symptomatik

Die PML beginnt meist subakut mit neurologischen Ausfällen, die entweder auf eine Läsion oder bereits auf mehrere Läsionen zu beziehen sind. Im frühen Stadium ist der Krankheitsprozess zumeist nur in einer Hemisphäre lokalisiert. Dementsprechend stellen Hemiparesen oft ein Frühsymptom dar. Die Krankheit kann sich auch mit zerebralen Anfällen, Aphasie, Dysarthrie, Hirnstammsymptomen, Ataxie, Vertigo und/oder Nausea manifestieren. Kopfschmerz, kognitive Beeinträchtigungen oder Gesichtsfeldstörungen sind manchmal die ersten Zeichen, mit denen die Krankheit aus der Latenz hervortritt. Unabhängig von den initialen Symptomen entwickeln die Patienten multiple neurologische Ausfälle, welche die multifokalen Demyelinisierungsareale reflektieren.
Als Spätsymptome werden Demenz, Ataxie, Sprachverfall, spastische Tetraparese, kortikale Blindheit und schließlich Dezerebrationszeichen angetroffen. Die relative Häufigkeit der initialen neurologischen Funktionsstörungen bei HIV-positiven und HIV-negativen PML-Patienten sind in Tabelle 1-23 aufgeführt.

Diagnostik

Bei Patienten, deren klinische Symptome auf das Vorliegen einer PML hinweisen, sind zunächst bildgebende Verfahren indiziert. Im kranialen CT stellen sich hypodense Areale im Marklager dar, die zumeist kein Kontrastmittel anreichern. Das MRT besitzt eine höhere Sensitivität. Es zeigt auf den T_2-gewichteten Aufnahmen fokale oder multifokale Areale mit erhöhter Signalintensität (Abb. 1-23). Diese sind normalerweise zunächst asymmetrisch, nicht raumfordernd und zeigen in der Regel keine Gadolinium-Anreicherung. Auch graue Substanz, also Kortex oder Stammganglien, wird mitunter in die konfluierenden Herde mit einbezogen. Die kernspintomographischen Befunde besitzen eine hohe Sensitivität, sind jedoch häufig zu Beginn der Erkrankung unspezifisch.

Tab. 1-23 Die initialen neurologischen Symptome (Angaben in %) bei HIV-negativen und HIV-positiven PML-Patienten (Berger und Concha 1995)

Neurologische Manifestation	HIV-positiv (AIDS) (n = 40) [%]	HIV-negativ (n = 107) [%]
Kognitive Störungen	30,0	36,1
Demenz	12,5	11,6
Mono- oder Hemiparese	52,5	33,3
Sensibilitätsstörungen	7,5	5,8
Sehstörungen	22,5	33,3
Sprachstörungen	30,0	17,3
Koordinationsstörungen	32,5	13,0
Kopfschmerzen	12,5	7,2
Schwindel	7,5	4,3
Anfälle	7,5	5,8

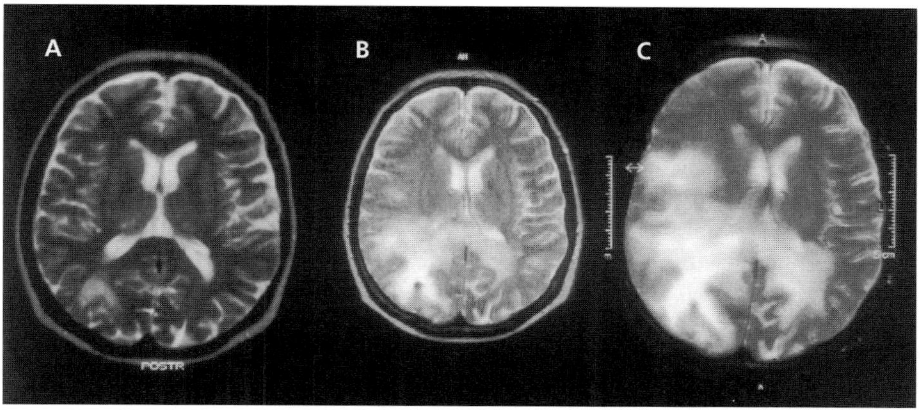

Abb. 1-23 **Kraniales MRT (T_2-Wichtung) im Verlauf bei einer 63-jährigen Patientin, die unter der Therapie einer chronisch-lymphatischen Leukämie eine PML entwickelte.** Die JC-Virus-spezifische PCR im Liquor war positiv, in der Hirnbiopsie wurden Papovaviren nachgewiesen. Die Erkrankung ging klinisch mit einer Gang- und Sprachstörung sowie im weiteren Verlauf mit einer rasch progredienten Hemiparese und demenziellen Entwicklung einher. Ausgehend von einer umschriebenen rechts-okzipitalen Marklagerläsion zu Beginn der Erkrankung (A) entwickelt sich im weiteren Verlauf eine ausgedehnte, flächige, die Marklager beider Hemisphären betreffende Hyperintensität (B, nach 1 Monat; C, nach 2 Monaten).

Die Untersuchung des *Liquors* erlaubt die Diagnosestellung auch zu Beginn der Erkrankung mit hoher Sicherheit. Hinsichtlich der Routineparameter Zellzahl und Proteingehalt ist der Liquor der PML-Patienten meistens unauffällig. Mit Hilfe der Polymerase-Kettenreaktion (PCR) gelingt jedoch der Nachweis viraler DNS im Liquor. Dieser Test besitzt eine Sensitivität von ca. 75 % und eine Spezifität von ca. 98 % (Weber und Major 1997). Später im Krankheitsverlauf lässt sich eine intrathekale Produktion von JC-Virus-spezifischen Antikörpern feststellen. Die Sensitivität und Spezifität dieses Verfahrens ist ähnlich wie bei der PCR (Weber et al. 1997).
Bei typischem klinischen Verlauf, entsprechender Bildgebung und positivem Ergebnis von PCR oder dem Nachweis einer intrathekalen Produktion JCV-spezifischer Antikörper ist eine Hirnbiopsie entbehrlich, die früher die einzige Möglichkeit zur Diagnosesicherung darstellte.
Die Methoden der Elektrodiagnostik tragen nicht zur Diagnosesicherung, aber zur Dokumentation des jeweiligen Schädigungsgrads bei. Das EEG kann bei zerebralen Anfällen zur Lokalisation des Fokus beitragen. Die Befunde der evozierten Potenziale und der kortikalen Magnetstimulation dürften je nach Krankheitsstadium und Herdtopologie wechselnd ausfallen. Bei HIV-positiven Patienten ist die Überwachung der Zahl der $CD4^+$-T-Lymphozyten wichtig. Der Verlauf dieses Parameters hat für die Einschätzung der Prognose und der Therapiemaßnahmen eine wesentliche Bedeutung.

Differenzialdiagnose

In der Frühphase der Erkrankung kann die Abgrenzung der PML gegen eine diffuse zerebrale Toxoplasmose, ein zerebrales Lymphom, ein Gliom oder eine zerebrale Ischämie Schwierigkeiten bereiten. Die wichtigste neuroradiologische Differenzialdiagnose ist die HIV-bedingte Demyelinisierung im Rahmen der HIV-Enzephalitis, die sich jedoch zumeist symmetrischer und eher periventrikulär lokalisiert darstellt.

Therapie

Bisher steht keine etablierte Therapie der PML zur Verfügung. Mehrere Medikamente wie die Nukleosidanaloga Cytosinarabinosid (Alexan®) und Cidofovir (Vistide®), sowie Camptothecin – ein Topoisomerase-Inhibitor – unterdrücken in der Zellkultur die Vermehrung des JC-Virus. Eine kontrollierte klinische Studie hat jedoch gezeigt, dass Cytosinarabinosid unwirksam ist. Auf Grund der Nebenwirkungen der Substanz nahmen die mit Verum behandelten Patienten einen schlechteren Verlauf als die Placebogruppe. Cytosinarabinosid sollte deshalb nicht mehr zur Therapie der PML eingesetzt werden (Hall et al. 1998). Cidofovir, Camptothecin und Interferon α (IFNα) haben in Einzelbeobachtungen oder in einer retrospektiven Studie zu einer Verlängerung der Überlebenszeit geführt (Vollmer-Haase et al. 1997, Huang et al. 1998, Taoufik et al. 1998, De Luca et al. 1999, Happe et al. 1999). Cidofovir wird derzeit in einer größeren Therapiestudie getestet. Ergebnisse liegen noch nicht vor.
Weiterhin hat eine Besserung der Grundkrankheit, die mit einer Erholung der zellulären Immunantwort einhergeht, einen günstigen Einfluss auf den Verlauf der PML. Als Beispiel kann die AIDS-Therapie dienen. Eine hoch aktive antiretrovirale Therapie (HAART) mit einer Drei- oder Vierfachkombination von antiretroviralen Medikamenten kann die HIV-Viruslast senken und einen Anstieg der $CD4^+$-Zellzahl bewirken. Diese Therapie ist in der Lage, die Überlebenszeit bei HIV-infizierten PML-Patienten zu verlängern (Cinque et al. 1998, Clifford et al. 1999).
Die übrigen therapeutischen Maßnahmen sind symptomatisch und richten sich nach Art und Grad der neurologischen Ausfallerscheinungen (von Einsiedel et al. 1993).

Verlauf und Prognose

Der Verlauf ist rasch progredient. Die mittlere Überlebenszeit beträgt bei HIV-infizierten PML-Patienten 4–6 Monate. Ca. 7 % der HIV-positiven PML-Patienten sind 12 Monate nach der Diagnosestellung noch am Leben. Die HIV-negativen PML-Fälle sind so selten, dass keine statistische Auswertung vorliegt. Die Erkrankung verläuft jedoch weniger fulminant als bei AIDS-Patienten.

Literatur

Berger JR, Levy RM, Flomenhoft D und Dobbs M (1998) Predictive factors for prolonged survival in acquired immunodeficiency syndrome-associated progressive multifocal leukoencephalopathy. Ann Neurol 44: 341–349

Berger JR und Concha M (1995) Progressive multifocal leukoencephalopathy: the evolution of a disease once considered rare. J Neurovirol 1: 5–18

Cinque P, Casari S und Bertelli D (1998) Progressive multifocal leukoencephalopathy, HIV, and highly active antiretroviral therapy. N Engl J Med 339: 848–849

Clifford DB, Yiannoutsos C, Glicksman M, Simpson DM, Singer EJ, Piliero PJ, Marra CM, Francis GS, McArthur JC, Tyler KL, et al. (1999) HAART improves prognosis in HIV-associated progressive multifocal leukoencephalopathy. Neurology 52: 623–625

De Luca A, Fantoni M, Tartaglione T und Antinori A (1999) Response to cidofovir after failure of antiretroviral therapy alone in AIDS-associated progressive multifocal leukoencephalopathy. Neurology 52: 891–892

Hall CD, Dafni U, Simpson D, Clifford D, Wetherill PE, Cohen B, McArthur J, Hollunder H, Yainnoutsos C, Major E, et al. (1998) Failure of cytarabine in progressive multifocal leukoencephalopathy associated with human immunodeficiency virus infection. AIDS Clinical Trials Group 243 Team [see comments]. N Engl J Med 338: 1345–1351

HAPPE S, BESSELMANN M, MATHEJA P, RICKERT CH, SCHUIERER G, REICHELT D, HUSSTEDT IW (1999) Cidofovir (Vistide®) in der Therapie der Progressiven Multifokalen Leukenzephalopathie (PML) bei AIDS. Nervenarzt 70: 935–943

HUANG SS, SKOLASKY RL, DAL PAN GJ, ROYAL W, 3rd und MCARTHUR JC (1998) Survival prolongation in HIV-associated progressive multifocal leukoencephalopathy treated with alpha-interferon: an observational study. J Neurovirol 4: 324–332

MAJOR EO, AMEMIYA K, TORNATORE CS, HOUFF SA und BERGER JR (1992) Pathogenesis und molecular biology of progressive multifocal leukoencephalopathy, the JC virus-induced demyelinating disease of the human brain. Clin Microbiol Rev 5: 49–73

MAJOR EO und AULT GS (1995) Progressive multifocal leukoencephalopathy: clinical und laboratory observations on a viral induced demyelinating disease in the immunodeficient patient. Curr Opin Neurol 8: 184–190

TAOUFIK Y, GASNAULT J, KARATERKI A, PIERRE FEREY M, MARCHADIER E, GOUJARD C, LANNUZEL A, DELFRAISSY JF und DUSSAIX E (1998) Prognostic value of JC virus load in cerebrospinal fluid of patients with progressive multifocal leukoencephalopathy. J Infect Dis 178: 1816–1820

VOLLMER-HAASE J, YOUNG P und RINGELSTEIN EB (1997) Efficacy of camptothecin in progressive multifocal leucoencephalopathy. Lancet 349: 1366

VON EINSIEDEL RW, FIFE TD, AKSAMIT AJ, CORNFORD ME, SECOR DL, TOMIYASU U, ITABASHI HH und VINTERS HV (1993) Progressive multifocal leukoencephalopathy in AIDS: a clinicopathologic study und review of the literature. J Neurol 240: 391–406

WEBER T, TREBST C, FRYE S, CINQUE P, VAGO L, SINDIC CJ, SCHULZ-SCHAEFFER WJ, KRETZSCHMAR HA, ENZENSBERGER W, HUNSMANN G, et al. (1997) Analysis of the systemic und intrathecal humoral immune response in progressive multifocal leukoencephalopathy. J Infect Dis 176: 250–254

WEBER T und MAJOR EO (1997) Progressive multifocal leukoencephalopathy: molecular biology, pathogenesis und clinical impact. Intervirology 40: 98–111

WEINER LP (1993) Chronic und slow infections of the central nervous system. In: TYLER KL, MARTIN JB (eds) Infectious diseases of the central nervous system. Davis, Philadelphia, pp 131–153

1.16 Slow virus-Erkrankungen

Hilmar Prange

1.16.1 Subakute, sklerosierende Panenzephalitis (SSPE)

Zusammenfassung

Erreger: Masernvirus

Krankheitsbild: Chronische Enzephalitis

Klinisches Bild: Subakuter oder chronischer Verlauf in 4 Stadien, zumeist kontinuierlich fortschreitend bis hin zum vegetativen Status, manchmal passagere Phasen einer Teilremission

Labordiagnostik: Antikörperbestimmung gegen Masernvirus in Liquor und Serum

Zusatzdiagnostik: EEG (Radermecker-Komplexe), MRT (Marklagerdegeneration, okzipital betont), cCT (Erweiterung der inneren Liquorräume; später auch der äußeren)

Therapie: Symptomatisch; Therapieversuche mit Inosin-(dimepranol-4-acetamidobenzoat), Amantadin und Interferon-alpha oder -beta

Prognose: Immer letal.

Epidemiologie

Die SSPE ist weltweit verbreitet. Ihre Inzidenz wurde mit 8,5 Fällen pro 1 Mio Masernerkrankungen angegeben. Die Latenz zwischen ihrem Auftreten und der früheren Maserninfektion beträgt durchschnittlich 7 Jahre. Vor Einführung der Masernschutzimpfung fand man in den USA eine Krankheitshäufigkeit von 0,61 Fällen pro 1 Mio Gesamtbevölkerung; nach allgemeiner Anwendung der Vakzination fiel diese Zahl auf 0,06 Fälle pro 1 Mio ab. Das Erkrankungsrisiko nach Vakzination mit Lebendimpfstoffen beträgt 0,7 SSPE-Fälle pro 1 Mio Vakzinationen.
Das Leiden betrifft vor allem Kinder und Jugendliche zwischen 5 und 15 Jahren. Der älteste Erkrankte war 35 Jahre alt. Knaben erkranken 3-mal häufiger als Mädchen. Die ländliche Bevölkerung scheint bevorzugt betroffen zu sein. Eine Maserninfektion vor Ende des 2. Lebensjahrs – bei 50 % der Erkrankten zutreffend – erhöht das Krankheitsrisiko. SSPE-Patienten ziehen sich aus statistischer Sicht die vorausgehende Maserninfektion früher zu als die Durchschnittsbevölkerung.

Erregereigenschaften und Pathogenese

Seit Anfang der 50er-Jahre ist sicher, dass es sich bei der von Dawson (1933) beschriebenen subakuten Einschlusskörperchenenzephalitis, der Panenzephalitis nodosa nach Pette und Döhring (1939) und der subakuten sklerosierenden Leukenzephalitis nach van Bogaert (1945) um ein und dasselbe Krankheitsbild handelt, welches fortan auf Vorschlag von Greenfield (1950) als subakute, sklerosierende Panenzephalitis (SSPE) bezeichnet wurde. Mitte der 60er-Jahre stellte sich heraus, dass die für diese Krankheit typischen intranukleären Einschlusskörper (Cowdry-Typ A) nicht durch Herpes-, sondern durch Masernviren (siehe Kap. 1.9.3) verursacht werden. Weitergehende Forschungen erbrachten dann, dass offensichtlich ein regulärer viraler Reproduktionszyklus in den befallenen Hirnzellen nicht stattfindet: Normalerweise reihen sich in einer von Masernviren befallenen Zelle die RNS enthaltenden Nukleokapside benachbart der Zellmembran auf und umgeben sich mit einer teilweise aus Wirtsmaterial bestehenden Hülle. Das nunmehr assemblierte Virion verlässt via „budding" (Knospung) die Wirtszelle. Genau dieser Prozess findet bei der SSPE nicht statt. Die Persistenz des Masernvirus in den ZNS-Zellen ist die Folge einer defekten Virusreplikation. Molekulare Untersuchungen zur Expression des Masernvirusgenoms bei SSPE offenbarten schließlich Defizite bei den Proteinen M (Matrix), H (Hämagglutinin) und F (Fusionsprotein). Die Verminderung des Matrixproteins resultiert höchstwahrscheinlich aus einer beeinträchtigten M-Gen-Transkription, einer vorzeitig abgebrochenen M-Protein-Translation oder der Produktion eines instabilen M-Proteins. Die festgestellten genetischen Defekte entsprechen insofern keinen zufälligen Mutationen, als sie in identischer Weise auch bei der subakuten Masernenzephalitis (SME) vorhanden sind. Bei der SME handelt es sich ebenfalls um eine Einschlusskörperchenenzephalitis, die durch Masernviren bedingt ist. Es kann also angenommen werden, dass die genomischen Mutationen unter dem Einfluss der Wirtszelle erfolgen. Hierfür wurden zwei Möglichkeiten diskutiert: 1. Die in höheren Konzentrationen vorhandenen antiviralen Antikörper reduzieren die Menge verfügbarer Masernvirusproteine und stören dabei das „assembly" der Viren. Sie erreichen dadurch jedoch nicht die Eliminierung der intrazellulär lokalisierten Viren, sondern das Gegenteil, nämlich deren Persistenz in mutierter Form. 2. Die Replikation von Masernviren in ZNS-Zellen ist beeinträchtigt durch vorzeitigen Abbruch der Transkription viraler mRNA. Es folgt eine Synthesebeeinträchtigung der viralen Hüllproteine. Die Virionen können somit die Zelle nicht verlassen. Hieraus resultiert eine Anhäufung von Mutationen in den nachfolgenden Replikationszyklen, die ihrerseits die Transkription und Translation weiter beeinträchtigen und damit die Entwicklung der SSPE weiter vorantreiben. Der Pathomechanismus des schließlich eintretenden Zelltods ist nicht bekannt.

Die Gehirne der Verstorbenen weisen Entzündungszeichen und Nekrosen auf. Letztere bestehen in perivaskulären Aggregationen von Lymphozyten, Plasmazellen und Makrophagen, sowie in diffusen Infiltraten von Mikrogliazellen innerhalb der grauen und weißen Substanz. Weit verbreiteter Neuronenuntergang und zusätzlicher Befall der Oligodendrozyten ziehen schließlich eine Demyelinisation nach sich. Es kommt zur reaktiven Astrogliose. Masernantigen-enthaltende intranukleäre und intrazytoplasmatische Einschlusskörperchen werden in Astrozyten, Oligodendroglia und Neuronen gefunden. Elektronenoptische Untersuchungen bestätigten das Fehlen des „budding" der Virionen bei der SSPE (Weiner 1993).

Klinische Symptomatik

Der Verlauf der SSPE wird in 4 Stadien unterteilt, die fließend ineinander übergehen. Das *Stadium 1* äußert sich in Verhaltensstörungen mit Nachlässigkeit, Irritabilität, Vergesslichkeit, Rückzugstendenzen und schließlich Lethargie. Ein erstes Zeichen ist oft die Verschlechterung der Leistungen in der Schule oder im Sportverein. Im *Stadium 2* wird der intellektuelle Abbau deutlicher und es treten neurologische Funktionsstörungen wie Krampfanfälle, Myoklonien, Optikusatrophie, Koordinationsstörungen, Abasie

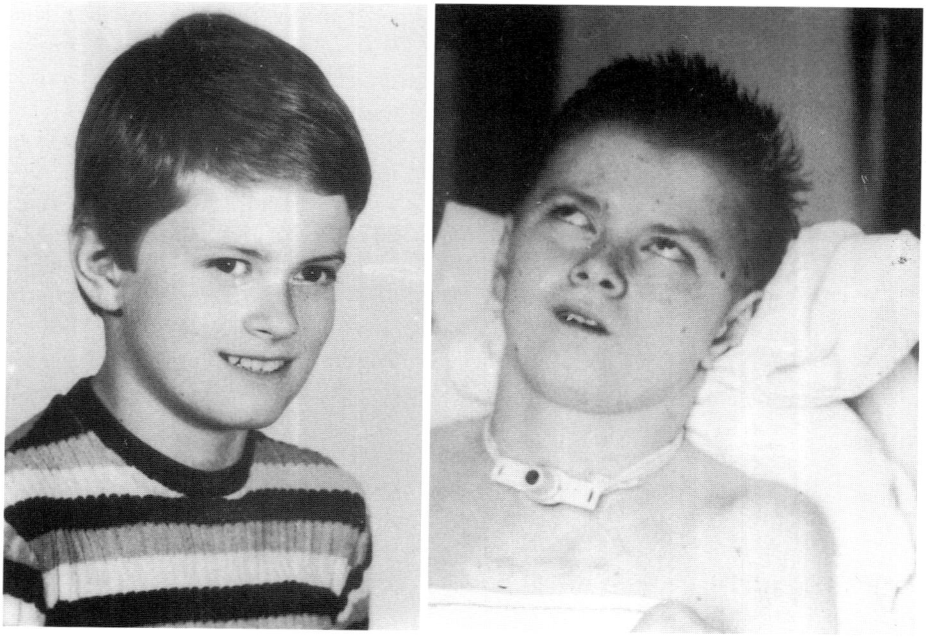

Abb. 1-24 **Portraitaufnahme eines SSPE-Patienten.** Das linke Bild wurde bei dem 13-jährigen Jungen kurz vor Krankheitsbeginn aufgenommen. Das rechte Bild entstand 5 Jahre später. Zu diesem Zeitpunkt befand sich der Patient im Stadium 3 der SSPE. Er verstarb nach weiteren 3 Jahren.

und Tremor hinzu. Die Myoklonien haben eine nahezu konstante Rhythmizität (z. B. 5–10/min), die von Radermecker-Komplexen im EEG reflektiert wird. Die Sprache ist beeinträchtigt. Im *Stadium 3* entwickeln sich choreoathetoide Bewegungsstörungen, Dystonie, Rigor und ein Stupor-ähnliches Zustandsbild. Im *Stadium 4* (Abb. 1-24) imponieren Dezerebrationsstarre, massive Muskelspastik, Atemstörung und Koma. Präkomatös besteht oft das typische Bild eines apallischen Syndroms mit Beugekontrakturen der Extremitäten, pathologischem Weinen, Reflexabnormitäten und Schreckreaktionen auf plötzliche Geräusche hin.
Der zeitliche Ablauf der SSPE ist variabel. Früher endete die Erkrankung in 80 % der Fälle nach 1–3 Jahren letal. Die Fortschritte der Intensivmedizin ermöglichen längere Überlebenszeiten; eine 10-jährige Krankheitsdauer ist heute nicht ungewöhnlich. Passagere Phasen einer Teilremission treten immer wieder einmal auf und erschweren die Einschätzung der Wirksamkeit antiviraler Substanzen. Fulminante Verläufe, die in wenigen Monaten zum Tode führen können, kommen gelegentlich vor. Es ist ein Fall einer schwangeren Patientin bekannt; bei ihr durchlief die Krankheit innerhalb von 6 Wochen alle Stadien. In der 29. Schwangerschaftswoche trat der Hirntod ein. Das zu diesem Zeitpunkt per Sectio entbundene Kind wies keine Krankheitszeichen auf und entwickelte sich im weiteren Leben normal (Thiel et al. 1996).

Diagnostik

Die Diagnostik der SSPE ist einfach, da folgende pathognomonische Befundkonstellation zu erwarten ist:

1. Liquor: Normale Zellzahl, ausgeprägte intrathekale IgG-, leichte IgM-Produktion, positives oligoklonales IgG (90 % masernspezifisch); intrathekale Synthese von Masernantikörpern (Antikörperspezifitätsindex $\geqslant 1{,}5$)
2. Serum: Erhöhter Titer der Masernantikörper (ELISA, KBR)
3. EEG: Synchrone hochamplitudige bi- oder triphasische Wellen, die aus einer relativ flachen Grundaktivität entstehen und rhythmisch alle 5–15 s wiederkehren (Radermecker-Komplexe, Abb. 1-25).
4. Kraniales CT: Im Stadium 1 noch normal; später mit erweiterten inneren und äußeren Liquorräumen und fleckförmigen Hypodensitäten im Marklager.
5. MRT: Subkortikale und periventrikuläre Läsionen (im Marklager), die früher und deutlicher in den T_2-gewichteten Aufnahmen erkennbar werden.

In der Regel lassen sich andere chronisch-entzündliche ZNS-Prozesse leicht von der SSPE abgrenzen. Den letzten Ausschlag wird die erregerspezifische Antikörperdiagnostik erbringen, die beispielsweise bei der progressiven Rötelnpanenzephalitits oder bei einer juvenilen progressiven Paralyse mit negativen Masern-ASI einhergeht.

Therapie

Das beste Mittel, eine SSPE zu verhindern, ist die Masernschutzimpfung im zweiten Lebensjahr.
Therapieversuche mit Thymektomie, Plasmapherese, Liquoraustausch, Transferfaktor und Interferoninduktoren waren nicht überzeugend.

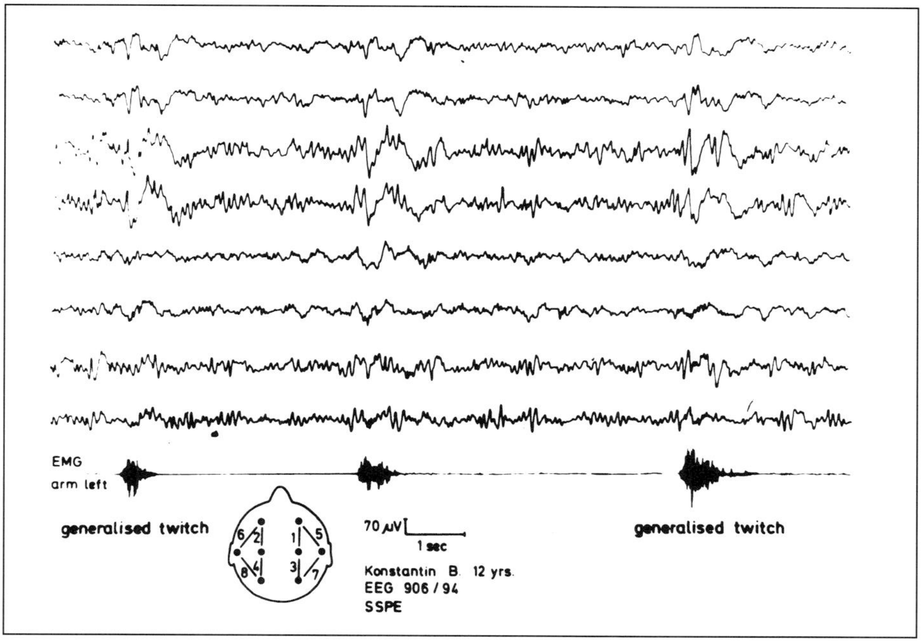

Abb. 1-25 **Radermecker-Komplexe im EEG eines SSPE-Patienten**; die Grundaktivität wird regelmäßig von spannungshohen, zumeist triphasischen Wellen mit frontotemporaler Betonung unterbrochen. Im EMG (unterste Linie) sind die Myoklonien simultan zu den Radermecker-Komplexen aufgezeichnet.

Inosin-(dimepranol-4-acetamidobenzoat) (Delimmun®, Isoprinosine®) in einer Dosierung von 7 mg/kg tägl. erbrachte eine gewisse Verzögerung des Verlaufs, ohne endgültig den letalen Ausgang abzuwenden (Dyken et al. 1982, Griffin 1991). Ähnliches wird dem Amantadin (3,5–10 mg/kg tägl.) nachgesagt (Weiner und Fleming 1984).
Die Gabe von Interferon-alpha, systemisch oder intrathekal, soll einen günstigen Effekt hinsichtlich der Stabilisierung des Befindens und Hemmung der Progredienz mit sich bringen (Hatanaka et al. 1989). Eigene Erfahrungen mit Interferon-alpha und -beta (i.m., i.v. und intrathekal) erbrachten keine therapeutische Effektivität (Feldmann et al. 1989).
Die wesentlichen Therapiemaßnahmen sind somit symptomatisch. Sie bestehen in Sedierung, antikonvulsiver Therapie, guter kalorischer Versorgung; in späteren Stadien Pneumonie-, Thrombose- und Dekubitusprophylaxe.

Literatur

van Bogaert L (1945) Une leuco-encephalite sclerosante subaigu. J Neurol Neurosurg Psychiatry 8: 101
Dawson JR (1933) Cellular inclusions in cerebral lesions of lethargic encephalitis. Am J Pathol 9: 7–15
Dyken PR, Swift A, Durant RH (1982) Long-term follow-up of patients with subacute sclerosing panencephalitis treated with inosiplex. Ann Neurol 11: 359–364
Feldmann M, Schäfer U, Prange H (1989) Subakute sklerosierende Panenzephalitis. Therapieversuche mit Interferon. Akt Neurol 16: 93–98
Greenfield JG (1950) Encephalitis and encephalomyelitis in England and Wales during the last decade. Brain 73: 141–166
Griffin DE (1991) Treatment of viral infections of the central nervous system. Antiviral Res 15: 1–10
Hatanaka T, Sigimoto T, Yohnosuke K (1989) Electroencephalographic changes during interferon therapy in a case of subacute sclerosing panencephalitis. Eur Neurol 29: 6–9
Pette H, Döhring G (1939) Über einheimische Panencephalitis vom Charakter der Encephalitis japonica. Dtsch Z Nervenheilkd 149: 7–44
Thiel A, Nau R, Fischer F et al. (1996) Healthy infant delivered by a mother with subacute sclerosing panencephalitis during pregnancy. Neurology 47: 1604
Weiner LP (1993) Chronic and slow infections of the central nervous system. In: Tyler KL, Martin JB (eds) Infectious diseases of the central nervous system. Davis, Philadelphia, pp 131–153
Weiner LP, Fleming JO (1984) Viral infections of the nervous system. J Neurosurg 61: 207–224

1.16.2 Progressive Rubellapanenzephalitis (PRP)

Zusammenfassung

Erreger: Rubellavirus
Krankheitsbild: Progrediente Enzephalitis
Klinisches Bild: Langsam sich entwickelnde Symptomatik mit neurologischen Funktionsstörungen und geistigem Abbau
Labordiagnostik: Liquor (Rubella-ASI $\geqslant$ 1,5), intrathekale IgG-Synthese
Zusatzdiagnostik: Röteln-Serologie (erhöhte Antikörpertiter), cCT und MRT (Kleinhirnatrophie, hyperintense Marklagerherde in den T_2-Sequenzen)
Therapie: Symptomatisch
Prognose: Nach langem Verlauf letal
Besonderheit: Nur männliches Geschlecht, zumeist mit kongenitalem Rubella-Syndrom.

Epidemiologie

Die progressive Rubella-Panenzephalitis ist eine chronisch progrediente Rötelnerkrankung des ZNS, die selten bei Kindern, Adoleszenten oder jungen Erwachsenen männlichen Geschlechts auftritt. Das Leiden wurde erstmalig 1974 anhand der Kasuistik eines 12-Jährigen, der keine Zeichen einer kongenitalen Rubellainfektion aufwies, beschrieben (Lebon und Lyon 1974). Spätere Fallberichte bezogen sich auch auf Patienten, die wahrscheinlich eine kongenitale Rubellainfektion durchgemacht hatten und um das 10. Lebensjahr eine progrediente neurologische Symptomatik entwickelten (Wolinsky 1976).
Das Krankheitsbild ist so selten, dass in den letzten 20 Jahren lediglich 20 Fälle beschrieben wurden. Es tritt zwischen dem 8. und 19. Lebensjahr auf und zeigt keine regionalen Schwerpunkte.

Klinische Symptomatik

In den meisten Fällen weisen die Patienten Symptome des kongenitalen Rubella-Syndroms wie Retardierung, Hörverlust, verzögertes Wachstum, Mikrozephalie, Katarakt und Herzgeräusche auf. Im zweiten Lebensjahrzehnt kommt es dann zu Leistungsabfall in der Schule, Krampfanfällen, Bewegungsungeschicklichkeit, später auch zu Pyramidenbahnzeichen, Spastik, Gangstörungen, Ataxie, Dysarthrie und Dysphagie. Myoklonien sind weniger häufig als bei der ansonsten sehr ähnlich verlaufenden SSPE. Optikusatrophie und Zeichen der Rubellaretinitis wurden beschrieben.
Das Syndrom schreitet über viele Jahre kontinuierlich fort. Passagere Phasen der Teilremission sind möglich. In späteren Stadien imponieren insbesondere schwere Demenz, spastische Tetraparese und Hirnstammsyndrome, z. B. eine Ophthalmoplegie.
Allgemeine Infektzeichen wie Fieber, Kopfschmerz, Meningismus oder entzündliche Laborparameter sind nicht vorhanden.

Diagnostik

Die Krankheitsmerkmale sind nicht so eindeutig wie bei der SSPE. Die Diagnosestellung stützt sich auf folgende Befunde:

1. Liquor: lymphozytäre Pleozytose (0–37 Zellen/mdl), mäßige Gesamtproteinerhöhung (600–1.420 mg/l), positive oligoklonale IgG-Banden, intrathekale IgG-Produktion, Antikörperspezifitätsindex für lokal synthetisierte Rötelnantikörper $\geqslant 1{,}5$. Allerdings sollen auch uncharakteristische Liquorbefunde vorkommen.
2. Serum: Hinweis auf eine erhöhte Antikörperaktivität gegen das Rubella-Virus in der KBR und im Hämagglutination-Hemmtest. Zirkulierende Immunkomplexe enthalten rubellaspezifische IgG-Antikörper und eine Komponente des Rubella-Virus-E1-Moleküls.
3. EEG: verlangsamte Grundaktivität ohne Herdbefund. Radermecker-Komplexe sind mitunter vorhanden.
4. Kraniales CT: Erweiterung der inneren Liquorräume, vor allem aber ausgeprägte Kleinhirnatrophie.
5. Hirnbiopsie: typische Befunde einer subakuten Panenzephalitis (Gliaknötchen, Gliose, perivaskuläre Rundzellinfiltrate, Myelinuntergang). Einschlusskörperchen werden nicht gefunden.

Bei der autoptischen Untersuchung des Gehirns imponieren schwere kortikale Neuronenuntergänge, neuronale Rarefikationen im Stammganglienbereich sowie ein fast völliger Ausfall der Purkinje-Zellen und der Körnerzellen des Kleinhirns. Außerdem kommt es zu einer ausgedehnten Destruktion der weißen Substanz. Perivaskulär findet sich PAS-positives Material. Ein weiteres typisches Merkmal ist die (zerebrale) Vaskulitis, die möglicherweise eine Immunkomplex-Genese aufweist. Rubella-Viren wurden aus Hirngewebe isoliert.

Therapie und Prophylaxe

Eine erfolgreiche antivirale Therapie ist für die PRP nicht bekannt. Inosin-(dimepranol-4-acetamidobenzoat) und Amantadin erwiesen sich als unwirksam. Über die Anwendung eines Typ-1-Interferon liegen keine Berichte vor.
Die PRP kann wahrscheinlich durch die Vakzination mit einem attenuierten Impfvirus weitgehend oder vollständig verhindert werden.

Literatur

JOHNSON RT (1998) Viral infections of the nervous system, 2nd Ed. Lippincott-Raven, Philadelphia, pp 239–241

LEBON P, LYON G (1974) Non-congenital rubella encephalitis. Lancet 2: 468

WOLINSKY JS, BERG BO, MAITLAND DJ (1976) Progressive rubella panencephalitis. Arch Neurol 33: 722–723

1.17 Parvovirus B19

Andreas Bitsch

Das Parvovirus B19 ist ein kleines (20–25 nm), unbehülltes Einzelstrang-DNA-Virus, dessen Erstbeschreibung 1975 erfolgte. Seitdem wurden eine Fülle vorwiegend internistischer Erkrankungen identifiziert, die mit Parvovirus B19-Infektionen assoziiert sind (Tab. 1-24) (Balkhy et al. 1998).

Die Primärinfektion manifestiert sich überwiegend im Alter zwischen 4 und 11 Jahren und verläuft häufig asymptomatisch. Bis zum Alter von 70 Jahren sind 70 % der Bevölkerung seropositiv. Die Übertragung erfolgt in der Regel über den Respirationstrakt. Selten sind Infektionen durch Blutprodukte, Transplantationen und diaplazentar. Die primäre Zielzelle des Virus ist der Erythrozytenprogenitor, der einen Rezeptor (P-Antigen) exprimiert. Die Diagnostik erfolgt zunächst serologisch. In 90 % der Fälle sind im Rahmen der Primärinfektion Antikörper vom Typ IgM nachweisbar. IgG-Antikörper entwickeln sich später und persistieren für Jahre. Bereits vor der Entwicklung einer humoralen Immunantwort kann das Virus direkt, z. B. mittels PCR, im Blut der Patienten nachgewiesen werden.

Die klinische Manifestation einer Parvovirus B19-Infektion hängt von den Bedingungen im Wirt ab. Insbesondere Störungen des Immunsystems oder des hämatopoetischen Systems prädisponieren für schwerwiegende Formen einer Knochenmarksaplasie bis hin zur aplastischen Krise. Auch chronische Verläufe sind möglich.

Neurologische Manifestationen sind selten. In Einzelfällen ist der Nachweis viraler DNA im Liquor gelungen. Eine Plexusneuritis des Armplexus sowie eine Enzephalitis oder Meningitis sind möglich (Heegaard et al. 1995, Koduri und Naides 1995, Staud et al. 1995, Tabak et al. 1999). Die Assoziation einer Parvovirus B19-Infektion mit einer Vaskulitis wird ebenfalls diskutiert. Das Virusgenom konnte bei verschiedenen Vaskulitisformen nachgewiesen werden (z. B. M. Wegener, Panarteriitis nodosa, Arteriitis temporalis, Purpura Schoenlein-Henoch), ohne dass jedoch eine ätiologische Beteiligung des Virus bisher plausibel zu machen war. Möglicherweise handelt es sich in diesem Zusammenhang um eine opportunistische Infektion (Finkel et al. 1994). Bei den genannten Vaskulitisformen kann das ZNS jeweils mit betroffen sein. Insgesamt ist die Symptomatik der Parvovirus B19-Manifestationen am Nervensystem unspezifisch. Sie richtet sich nach den betroffenen Strukturen. Eine etablierte spezifische Therapie der Parvovirus B19-Infektion ist nicht verfügbar. Über günstige Effekte einer Immunglobulintherapie wurde berichtet.

Eine endgültige Bewertung der Rolle von Parvovirus B19 bei neurologischen Syndromen ist derzeit noch nicht möglich.

Tab. 1-24 Internistische Manifestationen der Parvovirus B19-Infektion

- Infektion des Feten
  Anämie, Herzinsuffizienz, Abort
- Infektion im Kindesalter
  Erythema infectiosum (Ringelröteln, 5. Krankheit): Kinderkrankheit mit typischem Exanthem der Wangen
- Infektion Erwachsener
  Aplastische Anämie/Thrombozytopenie (v. a. bei Prädisposition: Sichelzellanämie, HIV-Infektion), Arthritis, Myokarditis (nach Herztransplantation), Vaskulitis

Literatur

Balkhy HH, Sabella C, Goldfarb J (1998) Parvovirus: a review. Bull Rheum Dis 47: 4–9

Finkel TH, Torok TJ, Ferguson PJ, Durigon EL, Zaki SR, Leung DY, Harbeck RJ, Gelfand EW, Saulsbury FT, Hollister JR and others (1994) Chronic parvovirus B19 infection and systemic necrotising vasculitis: opportunistic infection or aetiological agent? Lancet 343: 1255–1258

Heegaard ED, Peterslund NA, Hornsleth A (1995) Parvovirus B19 infection associated with encephalitis in a patient suffering from malignant lymphoma. Scand J Infect Dis 27: 631–633

Koduri PR, Naides SJ (1995) Aseptic meningitis caused by parvovirus B19. Clin Infect Dis 21: 1053

Staud R, Davidson RA, Corman LC (1995) Brachial plexitis in a patient with acute parvovirus B19 infection. Br J Rheumatol 34: 480–481

Tabak F, Mert A, Ozturk R, Koksal V, Akbas I, Aktuglu Y (1999) Prolonged fever caused by parvovirus B19-induced meningitis: case report and review. Clin Infect Dis 29: 446–467

1.18 Borna disease-Virus (BDV)

Bernd Kitze und Andreas Bitsch

Das Borna disease-Virus (BDV) ist der Erreger der „hitzigen Kopfkrankheit der Pferde", der Bornaschen Krankheit (Zwick 1927), benannt nach einem Ort in Sachsen, in dem zwischen 1894 und 1896 eine Epidemie bei Pferden auftrat. Heute weiß man, dass auch häufig Schafe und seltener Rinder, Ziegen, Kaninchen, Katzen, Lamas und Strauße von der Erkrankung betroffen sein können. Es wird allgemein vermutet, dass die natürlichen Infektionen nasal übertragen werden, wobei das Virus über die olfaktorischen Neurone ins Gehirn gelangt (Bechter et al. 1997). Experimentell kann die Infektion auch auf Ratten, Mäuse, Tupaias und Rhesusaffen übertragen werden. Der Verlauf und die Symptomatik der Erkrankungen unterscheiden sich von Spezies zu Spezies: Bei Pferden, Schafen und Kaninchen treten akute Meningoenzephalitiden mit Ataxie, Tetraparese und dystonen Störungen auf, die häufig letal enden. Bei experimentell infizierten Tupaias und Ratten werden auch chronische Verläufe beobachtet. Bei Tupaias fallen soziale Verhaltensstörungen auf, bei Ratten Antriebsstörung, Infertilität und Gewichtszunahme. Histopathologisch findet sich eine nicht-eitrige Meningoenzephalitis mit perivenösen und parenchymatösen Infiltraten mononukleärer Zellen insbesondere im limbischen System. Untersuchungen an experimentell infizierten Ratten legen nahe, dass die Meningoenzephalitis bei persistierender BDV-Infektion im ZNS durch eine zelluläre virus-spezifische Immunantwort ausgelöst wird (Richt et al. 1990, Lewis et al. 1999). Unter tierexperimentellen Bedingungen ließ sich durch BDV eine Hypersensitivitätsreaktion vom verzögerten Typ (Typ IV nach Coombs & Gell), also eine granulomatöse Überempfindlichkeitsreaktion induzieren.

Der Erreger, das Borna disease-Virus, ist ein behülltes Virus mit einzelsträngiger, nicht segmentierter RNS von negativer Polarität. Es repliziert in den Kernen infizierter Zellen (Cubitt et al. 1994). Die Organisation des Genoms und der ausgeprägte Neurotropismus legen eine Verwandtschaft zu den Rhabdoviridae (Tollwut-verwandte Viren) nahe. Alle bisher beschriebenen Isolate weisen eine hohes Maß an Homologie der Strukturproteine auf. Die Virusreplikation konnte in vitro durch Ribavirin gehemmt werden, Typ I-Interferone waren nur bei einzelnen BDV-infizierten Zellinien wirksam, die publizierten Ergebnisse im Hinblick auf Amantadin sind widersprüchlich.

In Anbetracht des breiten Wirtsspektrum der BDV-Infektionen, der vielgestaltigen Krankheitsbilder bei Tieren, des interessanten Immunpathomechanismus und des Nachweises von BDV-Antikörpern beim Menschen (Rott et al. 1985) besteht eine langjährige Kontroverse, ob menschliche neuropsychiatrische Erkrankungen durch BDV ausgelöst werden können (Bechter et al. 1997). Die Problematik entsteht durch besondere Schwierigkeiten des spezifischen serologischen und molekularbiologischen Nachweises der Infektion. Darüber hinaus fehlen etablierte Kriterien, die im Einzelfall einen Zusammenhang von Infektion und Krankheit beweisen. Am Beispiel des Nachweises von BDV-Antikörpern bei deutschen Patienten mit Multipler Sklerose (MS) kann die aktuelle Situation verdeutlicht werden: Bode et al. (1992) fanden bei 13,2 % der MS-Patienten im Vergleich zu 2,2 % der gesunden Kontrollen BDV-Antikörper, während in einer eigenen Untersuchung (Kitze et al. 1996) kein einziger von 50 MS-Patienten BDV-Antikörper aufwies. Entsprechend kontroverse serologische Resultate werden bei verschiedenen psychiatrischen Erkrankungen berichtet. Auch molekularbiologische

Ansätze zum Virusnachweis in Leukozyten des Blutes ergaben keine übereinstimmenden Befunde (Lieb et al. 1997, Bode at al. 1996). Die Wahl der Methodik und ihre diagnostische Sensitivität und Spezifität bestimmen zurzeit in deutlichem Maße die berichteten Prävalenzen der Infektion bei Gesunden und Kranken. Aus diesen Gründen wird ein Ringversuch der Speziallaboratorien, die serologische und molekulardiagnostische BDV-Diagnostik aus wissenschaftlichen Gründen in Deutschland durchführen, die Grundlage für aussagekräftige und umfassende epidemiologische Untersuchungen legen. Bis derartige Resultate vorhanden sind, sollten Untersuchungen auf BDV bei einzelnen Patienten mit entzündlichen ZNS-Erkrankungen nur im Falle von außergewöhnlichen Befunden und Verläufen erfolgen. Die Ergebnisse müssen vorsichtig interpretiert werden, um eine unangemessene Verunsicherung für den Patienten und seine Familie zu vermeiden.

Literatur

Bechter K, Herzog S, Richt JA, Schüttler R (1997) Zur Pathogenität von Borna-disease-Virus für psychiatrische und neurologische Störungen beim Menschen. Derzeitiger Forschungsstand und kritischer Kommentar. Nervenarzt 68: 425–430

Bode L, Dürrwald R, Rantam FA, Ferszt R, Ludwig H (1996) First isolates of infectious human Borna disease virus from patients with mood disorders. Molecular Psychiatry 1: 200–212

Bode L, Riegel S, Lange W, Ludwig H (1992) Human infections with Borna disease virus: Seroprevalence in patients with chronic diseases and healthy individuals. J Med Virol 36: 1828–1829

Cubitt B, de la Torre JC (1994) Borna disease virus (BDV), a nonsegmented RNA virus, replicates in the nuclei of infected cells where infectious BDV ribonucleoproteins are present. J Virol 68: 1371–1381

Kitze B, Herzog S, Rieckmann P, Poser S, Richt J (1996) No evidence of Borna disease virus-specific antibodies in multiple sclerosis patients in Germany. J Neurol 243: 660–662

Lewis AJ, Whitton JL, Hatalski CG, Weissenbock H, Lipkin WI (1999) Effect of immune priming on Borna disease. J Virol 73: 2541–2546

Lieb K, Hallensleben W, Czygan M, Stitz L, Staeheli P (1997) No Borna disease virus-specific RNA detected in blood from psychiatric patients in different regions of Germany. The Bornavirus Study Group. Lancet 350: 1002

Richt J, Stitz L, Deschl U, Frese K, Rott R (1990) Borna disease virus-induced meningoencephalomyelitis caused by a virus-specific $CD4^{+}$ T cell-mediated immune reaction. J Gen Virol 71: 2565–2573

Rott R, Herzog S, Fleischer B, Winokur A, Amsterdam J, Dyson W, Koprowski H (1985) Detection of serum antibodies to Borna disease virus in patients with psychiatric disorders. Science 228: 755–756

Zwick W, Seifried O, Witte J (1927) Experimentelle Untersuchungen über die seuchenhafte Gehirn- und Rückenmarks-Entzündung der Pferde (Bornasche Krankheit). Zeitschrift für Infektionskrankheiten der Haustiere 30: 42–136

1.19 Postinfektiöse und postvakzinale ZNS-Erkrankungen

Frank Weber

1.19.1 Akute disseminierte Enzephalomyelitis (ADEM)

Zusammenfassung

Krankheitsbild: Akute, monophasische, demyelinisierende Enzephalomyelitis (ADEM) oder akute hämorrhagische Leukenzephalitis (Hurst)

Klinisches Bild: Kopfschmerz, Bewusstseinstrübung, gelegentlich Koma mit/ohne Ateminsuffizienz, neurologische Herdsymptome (Para- oder Tetraparese, Hirnnervenausfälle), zerebrale Anfälle, ggf. Exanthem (nach vorausgegangener Infektion)

Diagnostik: Liquor, cCT (bilaterale Hypodensitäten in der weißen Substanz), MRT (Demyelinisierung insbesondere der markfaserreichen Strukturen), Hirnbiopsie (perivenöse Infiltrate und Entmarkungsherde, Gliareaktion; Einblutungen bei Hurst-Enzephalitis)

Therapie: Hoch dosiert Kortikosteroide, Plasmapherese, intravenöse Immunglobuline, symptomatische Maßnahmen

Prognose: Offen, Restitutio ad integrum möglich.

Epidemiologie

Am häufigsten tritt die ADEM im Kindesalter und jugendlichen Erwachsenenalter auf, vermutlich weil in diesen Lebensphasen die Häufigkeit von Primärinfektionen mit einer Vielzahl von Erregern und Impfungen am größten ist. Insbesondere die 20- bis 30-Jährigen sind bei einer Erstinfektion gefährdet. Bekannt ist seit längerem die postvakzinale Enzephalomyelitis nach Pockenschutzimpfung, für die eine variable Inzidenz von einem Krankheitfall pro 63 bis zu einem Krankheitsfall pro 4×10^6 Geimpften angegeben wurde (Johnson 1998). Die Ursache für die erstaunlichen Unterschiede in der Inzidenz zwischen verschiedenen Impfpopulationen ist unbekannt. Nach anderen Impfungen (Masern, Mumps, Polio, Rabies) kommt es seltener zum Auftreten einer Enzephalomyelitis. Postinfektiöse Manifestationen differieren in ihrer Häufigkeit erheblich in Abhängigkeit von der vorausgehenden Viruserkrankung. So sind die entsprechenden Zahlen für Masern 1:1.000, Varizellen 1:10.000 und Röteln 1:20.000. Nach Mumps kommt es vermutlich relativ oft (0,5–5 %) und nach Influenzainfektion seltener zum Krankheitsbild der Enzephalomyelitis. Die besondere Abhängigkeit vom Impfstoff lässt sich beispielhaft für die Anti-Tollwut-Vakzination demonstrieren. Das auf Nervengewebe vermehrte und dann inaktivierte Virus (Pasteur-Vakzine) führte bei einem von 1.000 Geimpften zur Enzephalomyelitis. Bei den Hempt- und Semple-Vakzinen (produziert in Entenembryonen oder Rodentengehirnen) lag die Rate für diese Komplikation bei 1:25.000. Seit Einführung der PCEC und der HDC-Vakzine ist keine postvakzinale Enzephalomyelitis mehr gemeldet worden.

Pathogenese

Die Pathogenese beruht vermutlich auf einer autoimmunologisch vermittelten Entmarkung, die durch eine vorausgehende Infektion oder Impfung getriggert wird. Alle Versuche, einen für die Erkrankung direkt verantwortlichen Erreger aus dem Gehirn zu isolieren, scheiterten. Die Erkrankung wird mit der experimentellen allergischen Enzephalomyelitis (EAE) beim Versuchstier verglichen, die durch Injektion von Rückenmarkhomogenat und Freundschem Adjuvans hervorgerufen wird. Diese Modellerkrankung weist ähnliche klinische und neuropathologische Befunde auf.
Wahrscheinlich besteht die Ursache der ADEM in einer immunologischen Kreuzreaktion. Aminosäuresequenzhomologien sind zwischen viralen Proteinen und Myelinproteinen bekannt (Alvord 1985). Ein weiterer möglicher Mechanismus besteht darin, dass durch die vorausgegangene Infektion zunächst anerge, autoaggressive T-Zellen unspezifisch stimuliert werden. Sie entgleiten daraufhin der Kontrolle des Immunsystems. Dieses Phänomen wird als „Bystander-Aktivierung" bezeichnet. Eine Aktivierung von potenziell autoaggressiven T-Zellen kann wahrscheinlich auch durch sog. „Superantigene" bakterieller Herkunft erfolgen. Das Spektrum der ursächlichen Infektionen ist unüberschaubar. Selbst Medikamente oder sonstige vom Körper aufgenommene chemisch definierte Substanzen, die als Haptene an körpereigene Proteine gebunden werden, können – nunmehr immunogen – eine Autoimmunreaktion auslösen.
Histopathologisch handelt es sich bei der ADEM um eine perivenöse lymphozytäre Entzündung mit Demyelinisierung. Das Ausmaß der Lymphozyteninfiltration kann schwanken. Wesentliche Effektorzellen der Entmarkung sind die Makrophagen, die danach das Bild beherrschen und eine intensive Anfärbung bei der Oil-red-O-Färbung als Zeichen der Phagozytose von Lipid- bzw. Myelinbestandteilen aufweisen. Charakteristisch ist auch die Proliferation von Mikroglia in der perivenösen Entmarkungszone.
Die Besonderheit der *akuten hämorrhagischen Leukenzephalitis (Hurst)* besteht in perivenösen Blutungen. Die Wand der Gefäße und das perivaskuläre Gewebe sind nekrotisch und fibrinoid verquollen. Bei längerem Verlauf entstehen nach 4 Tagen neben Petechien auch perivenöse Entmarkungsherde und Mikrogliareaktionen um die verbliebenen Gefäße.

Klinische Symptomatik

Das klinische Erscheinungsbild der ADEM ist unabhängig von der Art der vorausgehenden Infektion oder Impfung. Bei exanthematösen Infektionskrankheiten treten neurologische Symptome kurz nach Erscheinen des Exanthems (nach 3–5, maximal 14 Tagen) auf. Bei Masern kann der Beginn der ADEM in Einzelfällen dem Exanthem vorangehen oder erst nach 3 Wochen folgen. Zumeist ist das Exanthem bereits in Rückbildung und das Fieber der akuten Infektion oder der Impfreaktion ist bereits gesunken. Es kommt zu einer akuten und oftmals dramatischen klinischen Verschlechterung mit Kopfschmerz, Bewusstseinstrübung und fokalen neurologischen Ausfällen. Generalisierte oder fokale Krampfanfälle sind häufig. Oftmals treten in den ersten Tagen oder Wochen schwere spastische Para- oder Tetraparesen in Erscheinung (Abb. 1-26). Auch Hirnnervenausfälle sind nicht ungewöhnlich. Komatöse Zustände mit Ateminsuffizienz und vegetativen Entgleisungen entwickeln sich gelegentlich. Selten einmal führt die Autoimmunreaktion gleichzeitig zu Entmarkungen im zentralen und peripheren Nervensystem mit den Symptomen einer Polyneuropathie oder Polyradikulitis (Amit et al. 1992).

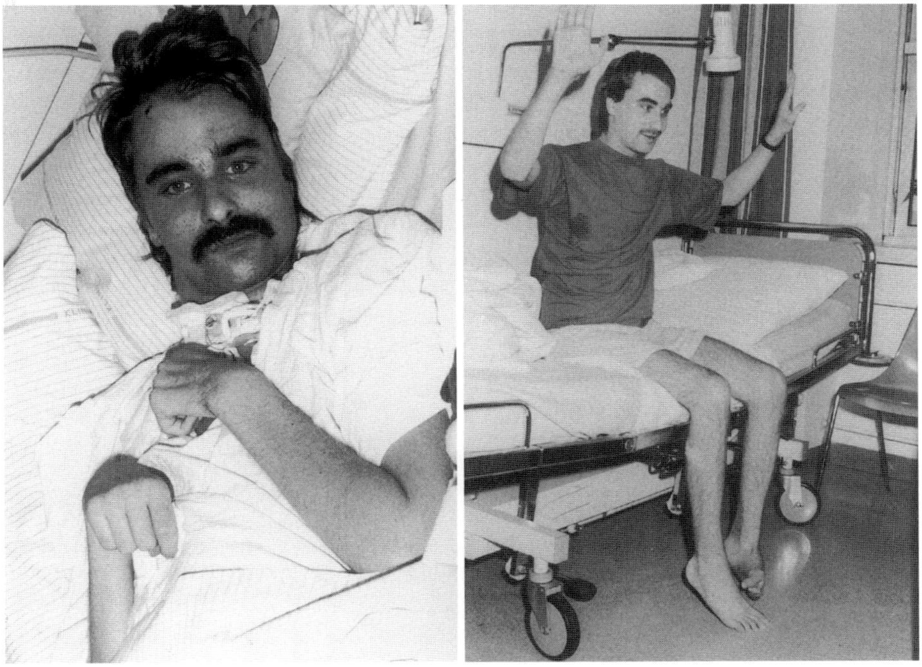

Abb. 1-26 **22-jähriger Patient während und nach akuter demyelinisierender Enzephalomyelits:** Das linke Bild entstand etwa dreieinhalb Wochen nach Krankheitsbeginn. Der Patient ist tracheotomiert und erhält wegen der massiven Tetraspastik kontinuierlich Baclofen (bis 800 µg/d). 6 Monate später (rechtes Bild) hat sich die Symptomatik vollständig zurückgebildet; lediglich links besteht noch eine Fußdeformität als Folge der Spastik.

Diagnostik

Im cCT zeigen sich früh bilaterale Hypodensitäten in der weißen Substanz. Im MRT sind die Signalveränderungen oft ausgeprägt und morphologisch nicht von Veränderungen wie bei Multipler Sklerose zu unterscheiden (Kesselring et al. 1990). Wichtig ist der bevorzugte Befall der markfaserreichen Strukturen, der im Bereich des Centrum semiovale mehr oder weniger symmetrisch ist (Abb. 1-27). Oft sind die Herde bei der ADEM aber im Vergleich zur Multiplen Sklerose größer und haben eine stärkere Tendenz zum Konfluieren.

Die *Liquorveränderungen* sind unspezifisch. Nach eigenen Erfahrungen besteht zumeist eine Zellzahlerhöhung mit Dominanz von Makrophagen und beigemischten Granulozyten. Häufig besteht eine Blut-Liquor-Schrankenstörung ohne intrathekale Immunglobulinproduktion. Ein passageres Auftreten oligoklonaler Banden (ohne Serumkorrelat) wurde beschrieben. Der Liquor kann ausnahmsweise auch völlig normal sein. Die Diagnose muss dann klinisch gestellt werden. Im Blut finden sich nur dann Entzündungszeichen, wenn die vorausgegangene Infektion noch nicht ganz abgeklungen ist. Serologische Untersuchungen können Aufschluss über den verursachenden Erreger geben; Screeninguntersuchungen verlaufen jedoch wegen der großen Zahl der infrage kommenden Erreger oft negativ.

Im EEG finden sich Allgemeinveränderungen und gelegentlich auch Herdbefunde. Die visuell evozierten Potenziale und die Befunde der kortikalen Magnetstimulation sind

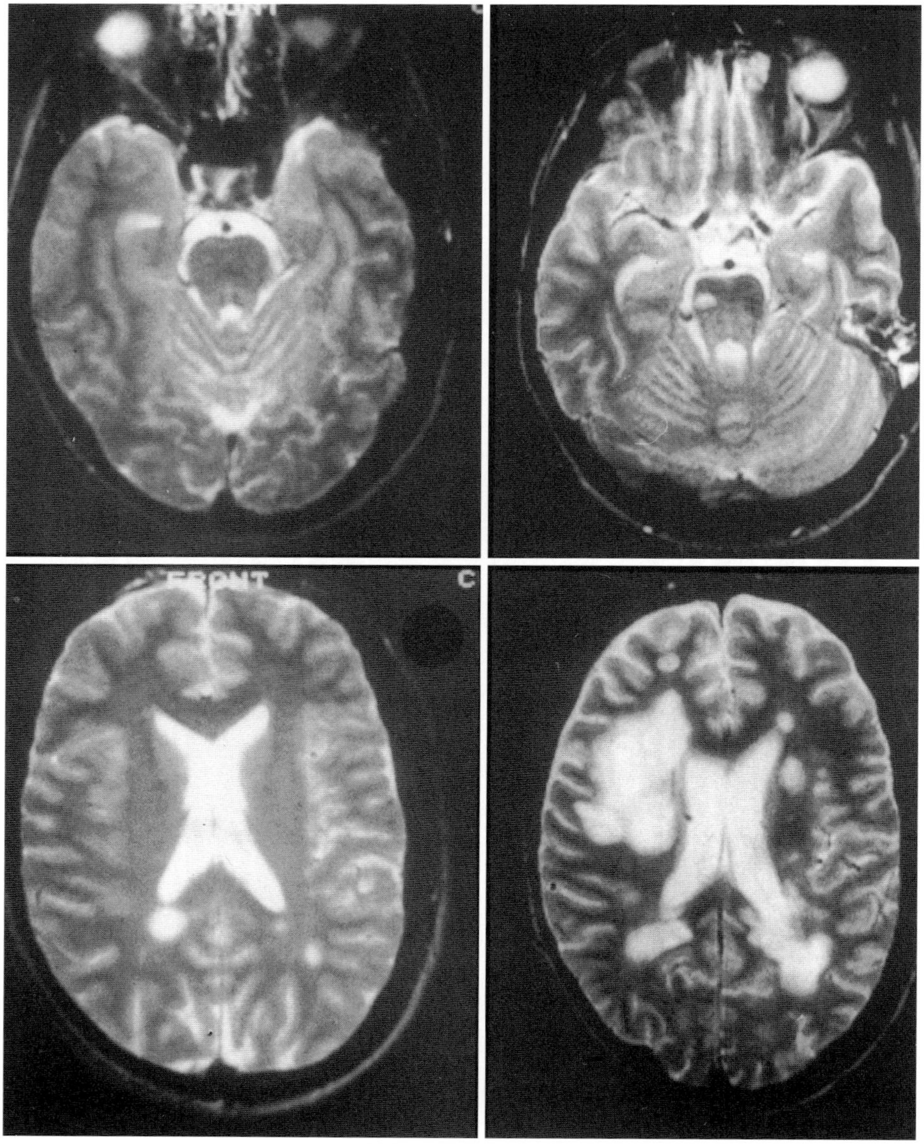

Abb. 1-27 **MRT-Befund (T_2) des in Abb. 1-26 demonstrierten Patienten.** Neben den teils großen und konfluierenden, hyperintensen Herden im Marklager stellt sich ein weiterer runder Entmarkungsherd in der rechten Brückengegend dar.

ebenfalls oft pathologisch. Sie haben für die Diagnosestellung kaum eine Bedeutung, dienen jedoch der Dokumentation der Funktionsstörung, was für spätere Verlaufsuntersuchungen wichtig sein kann. Die Hirnbiopsie zeigt die schon beschriebenen Veränderungen, die nach Zeitpunkt und Ort der Entnahme von perivaskulärer mononukleärer Infiltration bis zu Entmarkungsherden und Gliareaktion mit und ohne Einblutungen variieren können.

Differenzialdiagnose

Klinisch geben eine akute Manifestation der Multiplen Sklerose (der sog. Marburg-Typ), die Neuromyelitis optica (Devic), Intoxikationen wie SMON (subakute Myelooptikoneuropathie nach Oxychinolinabusus) und der Lathyrismus zu Verwechslungen Anlass. Auch osmotische Myelinolysen – pontin wie auch extrapontin – können ähnliche Krankheitsbilder hervorrufen. Hier fehlt dann allerdings in der Regel ein infektiöses Vorstadium. Histopathologisch müssen andere infektiöse Entmarkungen wie die progressive multifokale Leukenzephalopathie (PML) und die tropische spastische Paraparese abgegrenzt werden.

Therapie

Die Therapie besteht aus kausalen und symptomatischen Maßnahmen. Die kausale Behandlung wurde allerdings bisher nicht in kontrollierten, ausreichend großen klinischen Studien überprüft. Verschiedene Möglichkeiten stehen zur Auswahl. Als Standard gilt zunächst die Therapie mit Kortikosteroiden. Plasmapherese oder intravenös verabreichte Immunglobuline kommen dann zum Einsatz, wenn der Verlauf trotz Kortikosteroidgabe weiter fortschreitet oder keine ausreichende klinische Besserung erfolgt.

- Kortikosteroide: 1 g Prednisolon pro Tag als Kurzinfusion über 3–7 Tage
- Plasmapherese: Jeden 2. Tag, insgesamt 4–6 Behandlungen (Stricker et al. 1992)
- Intravenöse Immunglobuline: Dosierung wie bei Guillain-Barré-Syndrom; täglich 0,4 g/kg KG über 5 Tage (Pradhan et al. 1999).

Solange sich Hinweise auf bakterielle (Super-)Infektionen finden (z. B. stark erhöhtes CRP), sollte eine antibiotische Therapie erfolgen.
Die symptomatische Therapie dient der Prophylaxe von Komplikationen oder deren Therapie:

- Stabilisierung des Wasser- und Elektrolythaushalts. Vorsichtiger Ausgleich der gelegentlich anzutreffenden Hyponatriämie
- Rechtzeitige Intubation (Tracheotomie erwägen, da oft eine mehrwöchige Beatmung erforderlich ist)
- Antispastische Behandlung, ggf. mit intrathekaler Baclofengabe zur Verhinderung schwerer Kontrakturen
- Intensive physiotherapeutische Maßnahmen, z. B. krankengymnastische Behandlung auf neurophysiologischer Grundlage
- Prophylaktische Maßnahmen zur Verhinderung von Stressulzera, Dekubitus, Lagerungsschäden und Phlebothrombosen.

Verlauf und Prognose

Der Verlauf ist variabel. Nach Impfungen verläuft die ADEM oft gutartig mit spontaner Remission und Restitutio ad integrum. Die Letalität nach Infektionserkrankungen ist insgesamt höher, z. B. 10–40 % bei postinfektiöser Masernerkrankung. Bei den Überlebenden persistieren häufig neurologische Defekte. Nicht selten bleibt eine Epilepsie oder intellektuelle Beeinträchtigung zurück. Zu Beginn der Erkrankung ist in der

Regel keine prognostische Aussage möglich. Ein lang anhaltendes Koma weist aber auf einen ungünstigen Verlauf mit letalem Augang oder schweren Defekten hin. Andererseits kann selbst bei Fällen mit längerem Koma später eine sehr gute Restitutio eintreten. In seltenen Fällen kommen chronisch rekurrente Verläufe vor. Sie haben Ähnlichkeiten mit der Multiplen Sklerose.

Literatur

ALVORD EC (1985) Disseminated encephalomyelitis: its variations in form and their relationships to other diseases of the nervous system. In: Koetsier JC (ed) Handbook of Clinical Neurology. vol 3 (47). Elsevier, Amsterdam, pp 467–502

AMIT R, GLICK B, ITZCHAK Y, DGANI Y, MEYEIR S (1992) Acute severe combined demyelination. Childs Nervous System 8: 354–356

JOHNSON RT (1998) Viral infections of the nervous system. Raven, New York

KESSELRING J, MILLER DH, ROBB SA, KENDALL BE, MOSELEY IF, KINGSLEY D, DU-BOULAY EP, MCDONALD WI (1990) Acute disseminated encephalomyelitis. MRI findings and the distinction from multiple sclerosis. Brain 113: 291–302

PRADHAN S, GUPTA RP, SHASHANK S PANDEY N (1999) Intravenous immunoglobulin therapy in acute disseminated encephalomyelitis. J Neurol Sci 165: 56–61

STRICKER RB, MILLER RG, KIPROV DD (1992) Role of plasmapheresis in acute disseminated (postinfectious) encephalomyelitis. J Clin Apheresis 7(4): 173–179

1.19.2 Reye-Syndrom

Zusammenfassung

Krankheitsbild: Akute, nichtinflammatorische Enzephalopathie

Klinisches Bild: Progrediente Vigilanzstörung, Leberdysfunktion, vorausgehende virale Infektion

Labordiagnostik: SGOT (AST), SGPT (ALAT), Ammoniak, Liquor

Zusatzdiagnostik: CCT, MRT, Leberbiopsie

Therapie: Symptomatische Therapie (Elektrolytausgleich, Fiebersenkung, ggf. Intubation), Therapie des Leberversagens (Vitamin K, Fresh-frozen Plasma, Citrullin, bei intestinaler Blutung ggf. Neomycin p.o. zur Senkung des Ammoniaks), Therapie des erhöhten intrakraniellen Druckes

Prognose: Letalität ca. 30 %.

Epidemiologie

Die mittlere Häufigkeit des Reye-Syndroms bei Kindern und Jugendlichen unter 18 Jahren wird mit 0,6–0,7/100.000 angegeben. Die Inzidenzzahlen schwanken in Abhängigkeit vom allgemeinen Auftreten der Influenzainfektionen. Eine enge Korrelation scheint zu den Influenza-Typ-B-Epidemien zu bestehen. Es werden zwei unterschiedliche epidemiologische Erscheinungsmuster differenziert:

- Ein epidemieartiger Winter- und Vorfrühlingsgipfel geht parallel mit Grippewellen (durch Influenza B und A)

- Ein endemisches Inzidenzmuster des Leidens ist mit dem Auftreten anderer Viruserkrankungen, insbesondere dem der Windpocken, zeitlich assoziiert und zeigt keine jahreszeitliche Häufung.

Das typische Erkrankungsalter liegt zwischen 5 und 15 Jahren. Beim varizelleninduzierten Reye-Syndrom ist es etwas niedriger (5–9 Jahre) und nach Influenza-B-Infektionen etwas höher (10–14 Jahre). Weltweit besteht ein leicht bevorzugter Befall des weiblichen Geschlechts, der weißen Population und der ländlichen Regionen.
Eine Assoziation des Reye-Syndroms mit länger dauerndem Konsum von Acetylsalicylsäure (ASS) wird auch von den amerikanischen CDC anerkannt. Mit dem Rückgang der ASS-Einnahme bei Kindern und Jugendlichen reduzierte sich auch die Inzidenz des Reye-Syndroms (Monto 1999).

Erregerspektrum und Pathogenese

Zweifelsfrei tritt das Reye-Syndrom am häufigsten im Zusammenhang mit Influenza-B- und -A-Infektionen auf. Aber auch andere Viren können das Syndrom auslösen, beispielsweise Adenoviren, Coxsackie-A- und -B-Virus, CMV, EBV, HSV, VZV, Mumps-, Parainfluenza-, RS-Viren, Rubeola- sowie Polio-, Rubella- und Vaccinia-Viren. Häufig gelingt die Anzucht von Viren, insbesondere von Influenza-B und -A, sowie von VZV aus dem Respirations- und Gastrointestinaltrakt, während Proben aus Blut, Liquor, Leber und Gehirn nahezu immer steril sind.
Die morphologischen Veränderungen des Gehirns sind durch nichtentzündliche, metabolisch-degenerative Läsionen und ein massives zytotoxisches Hirnödem charakterisiert. Die Pathologie der Leber äußert sich in fettiger Degeneration der Hepatozyten. Lipidakkumulationen wurden auch in renalen Tubuluszellen, Myokard, Pankreas und Muskelzellen beobachtet. Die Muskelzellen zeigen Glykogenmangel, geschwollene Mitochondrien, gesteigerten Lipidgehalt und Strukturänderungen des sarkoplasmatischen Retikulums.
Die *Pathogenese* des Reye-Syndroms ist nicht aufgeklärt. Diskutiert werden 5 Hypothesen:

- Durch die Virusinfektion wird ein virales oder vom Wirt stammendes Protein freigesetzt, das toxisch auf Leber und Hirnparenchym wirkt. Etwas Entsprechendes ist beim Adenovirus (Pentonprotein), nicht aber bei Influenzaviren gefunden worden.
- Die primäre Virusinfektion triggert eine metabolische Sequenz, möglicherweise mit Endotoxinfreisetzung, die eine sekundäre Hirn- und Leberschädigung induziert. Hierfür könnten die zeitliche Latenz des Krankheitsbeginns nach der Virusinfektion und der regelhafte Endotoxinnachweis im Blut der Patienten sprechen.
- Virus plus Kofaktor (z. B. Acetylsalicylsäure) führen zu Hirn- und Leberschädigung. Diese Hypothese wird gestützt durch die bekannte Mitochondrienschädigung durch ASS sowie durch die Parallelität des Auftretens von Reye-Syndrom und allgemeinem ASS-Verbrauch. Tierexperimente scheinen diese Hypothese zu stützen. Sie wurden allerdings wegen methodischer Unzulänglichkeiten kritisiert.
- Die Viren erzeugen eine nonpermissive Infektion von Leber und Gehirn, d. h. sie dringen wohl in die Zellen ein, beginnen den Replikationszyklus, erreichen aber nicht die Reifungsstufe des „Progeny"-Virions. Damit ist die Virusvermehrung nicht abgeschlossen und demzufolge sind Virionen elektronenoptisch nicht nachweisbar. In vitro und in vivo konnte dieses Phänomen für Influenzaviren demonstriert werden.

Das Reye-Syndrom entsteht auf der Grundlage einer genetischen Prädisposition. Virustoxin und genetischer Defekt führen zu einer Mitochondrienschädigung in Leber und Gehirn, die dann eine Kaskade von Stoffwechselstörungen nach sich zieht und im toxischen Hirnödem gipfelt. Auch diese Hypothese ließ sich bisher nicht verifizieren. Familiäre Häufungen wurden nicht beobachtet.

Unklar ist auch, ob die Leberzellschädigung mit den vielfältigen Stoffwechselentgleisungen wie Hyperammoniämie, Auftreten freier Fettsäuren oder veränderte Aminosäuremuster im Blut tatsächlich der zerebralen Läsion vorausgeht und welche Rolle die demonstrierte Mitochondrienschwellung tatsächlich spielt.

Klinische Symptomatik

Das Reye-Syndrom läuft in mehreren aufeinander folgenden Stadien ab:
Im *Stadium 0* kommt es zu Erbrechen und Laborabnormitäten, aber nicht zu mentalen Veränderungen des Patienten.
Das *Stadium I* ist durch abrupt einsetzendes, sich wiederholendes, heftiges Erbrechen, Lethargie und Irritierbarkeit gekennzeichnet. Die Patienten haben oft Fieber und Leberschwellung, aber einen normalen Neurostatus. Sie reagieren noch weitgehend adäquat. Die Leberbiopsie zeigt bereits pathologische Befunde. Dieses Stadium ist oft spontan reversibel.
Das *Stadium II* entspricht im Wesentlichen einem toxischen Delirium mit motorischer Hyperaktivität, teilweise kombiniert mit Aggressivität, Verwirrtheit und vegetativen Dysregulationen wie Schwitzen, Tachykardie, Tachypnoe und erweiterten Pupillen. Die Eigenreflexe sind gesteigert, verbunden mit positivem Babinski-Zeichen. Krampfanfälle sind gehäuft. Dieses Stadium dauert nur einige Stunden, maximal 1–2 Tage an.
Im *Stadium III* wird der Patient komatös. Die Arme sind gebeugt, die Beine gestreckt. Abwehrbewegungen nach Schmerzreizen sind nur noch teilweise gezielt. Die Atmung ist unregelmäßig. Der Neurostatus erbringt pathologische Reflexe (z. B. Babinski positiv) und ein beginnendes Papillenödem. Ca. ein Drittel bis die Hälfte der Patienten zeigt Anfälle. Auch in diesem Stadium gibt es Spontanremissionen. Ansonsten tritt nach 1–2 Tagen der Übergang in das Stadium IV ein.
Das *Stadium IV* entspricht einer Dezerebrationssymptomatik. Die Atmung ist jetzt ataktisch, unregelmäßig. Der Patient liegt mit überstrecktem Nacken, steifen überstreckten und innenrotierten Extremitäten. Die Hirnstammreflexe, insbesondere der Okulozephalreflex, verschwinden nach und nach.
Im *Stadium V* weicht die Dezerebrationsrigidität einer allgemeinen Muskelhypotonie. Es gibt keine Schmerzreaktion mehr. Muskeleigen- und Hirnstammreflexe verschwinden allmählich.
Der Übergang vom Stadium I bis zum Stadium V erfolgt in wenigen Stunden bis maximal 4 Tagen. Wenn das Stadium V erreicht ist, überleben nur wenige der Patienten. Begleitreaktionen anderer Organe als der Leber sind meistens vorhanden. Es handelt sich dabei vor allem um Bronchopneumonien, interstitielle Pneumonien und kardiale Funktionsstörungen.

Diagnostik

Pathologische Befunde des Blutes betreffen Transaminasenerhöhungen (bis zum 20fachen der Normgrenze), Hyperammoniämie (150–500 µg/dl), Laktazidose und pH-Abfall des Blutes, Aminoazidämie, Auftreten kurzer und mittellanger freier Fettsäuren, Abfall des Serumcholesterins, Prolaktinerhöhung.
Die *Lumbalpunktion* erbringt bis auf eine allenfalls minimal erhöhte Zellzahl (<8/µl) einen Normalbefund. Spezialuntersuchungen zeigen allerdings erhöhte Konzentrationen von Glutamin, Homovanillinsäure und Katecholaminen im Liquor.
Das EEG ist allgemein verändert und kann epilepsietypische Muster aufweisen. In fortgeschrittenen Stadien tritt eine Burst-suppression-Aktivität, später eine isoelektrische Stille ein. Triphasische Komplexe, die für das hepatische Koma typisch sind, werden normalerweise nicht gesehen.
Im kranialen CT stellt sich ein generalisiertes Hirnödem mit Hypodensitäten in der weißen Substanz dar. Die MRT-Befunde zeigen ebenfalls ein diffuses zerebrales Ödem (Kinoshita et al. 1996).
Die Diagnose kann durch eine bioptisch nachgewiesene fettige Metamorphose der Leber, vergesellschaftet mit dem erheblichen Transaminasenanstieg im Blut, verifiziert werden.

Differenzialdiagnose

Differenzialdiagnostisch sind alle Enzephalopathien anderer Genese, natürlich auch Enzephalitiden und Meningitiden, dekompensierte erworbene oder genetische Stoffwechselerkrankungen und Intoxikationen auszuschließen. Insbesondere sollte an Pilzvergiftungen und Valproinsäureintoxikationen gedacht werden.

Therapie

Behandlungsziele sind Kontrolle der vitalen Funktionen, Ausgleich der hepatischen Funktionsstörungen und Verhinderung sekundärer zerebraler Läsionen durch eine Erhöhung des intrakraniellen Drucks (ICP). Alle Patienten im präkomatösen Stadium gehören auf eine Intensivstation, weil sich die Bewusstseinslage und der vegetative Status schlagartig ändern können. Zunächst erfolgt eine bilanzierte Flüssigkeits-, Elektrolyt- und Energiezufuhr (10–15 %ige Glukoselösung). Bei respiratorischer Insuffizienz muss rechtzeitig unter bedarfsgerechter Analgosedierung intubiert werden; ein p_aO_2 (arterieller Sauerstoffpartialdruck) von 100–150 mmHg sollte gehalten werden. Eine Hyperthermie wird durch externe Kühlung gesenkt. Acetylsalicylsäure ist kontraindiziert. Potenzielle hepatotoxische Medikamente sind zu vermeiden. Antikonvulsiva werden i.v. gegeben (Phenytoin oder Barbiturate). Zur Prophylaxe von Gerinnungsstörungen im Rahmen der Leberschädigung sollte Vitamin K verabreicht werden. Die Gabe von Fresh-frozen-plasma oder Gerinnungsfaktoren ist nur in Ausnahmefällen erforderlich. Bei bestehender Hyperammoniämie kann die zusätzliche intestinale Synthese und Resorption von NH_4, die insbesondere bei gastrointestinalen Blutungen auftritt, durch die orale Gabe von Neomycin vermindert werden. Ansonsten sollen Citrullingaben den Abfall des Serumammoniaks fördern.
Spätestens im Stadium III ist die Implantation einer epiduralen Drucksonde zu erwägen. Anstiege des ICP über 25 mmHg werden zunächst mit kontrollierter Hyperven-

tilation, dann mit gezieltem Einsatz von Mannit (20 %ig als Kurzinfusion; 0,75 g/kg) behandelt. Auf die Serumosmolalität ist zu achten. Sie darf 320 mOsmol/l nicht übersteigen. Glyzerin- oder Sorbitgaben zur Hirndrucksenkung werden wegen der hepatischen Insuffizienz nicht empfohlen. Kortikosteroide sind ineffektiv. Die Gabe von Furosemid (1 mg/kg alle 3–6 h) als obligate Maßnahme erscheint wenig plausibel.
Bei ungenügender Senkung des intrakraniellen Drucks wird hochdosiert Thiopental oder Pentobarbital (Ropper AH 1993), am besten via Infusionspumpe, verabfolgt. Dies erfolgt unter kontinuierlicher Kontrolle von ICP und EEG. Ein Burst-suppression-Muster im EEG ist anzustreben. Der Effekt einer kontinuierlichen Gabe von Gamma-hydroxibuttersäure (Somsanit®) wurde bisher nicht klinisch evaluiert. Hypothermie zwischen 30 und 32 °C verbesserte nicht die Überlebensrate. Eine dekompressive Kraniotomie könnte als Ultima Ratio zur Anwendung kommen.

Verlauf und Prognose

Durch die intensivmedizinische Betreuung von Patienten mit Reye-Syndrom ist die Letalität gesunken. Sie beträgt derzeit jedoch noch ca. 30 %. Junges Alter, schnelle Progression und Ammoniakspiegel über 300 µg/ml im arteriellen Blut weisen auf eine schlechte Prognose hin. Überlebende können ausgeprägte neurologische Ausfälle wie z. B. eine Hemi- oder Tetraparese, kortikale Blindheit oder eine Epilepsie zurückbehalten. Andere zeigen geringere Ausfälle wie z. B. eine psychomotorische Retardation.

Literatur
KINOSHITA T, TAKAHASHI S, ISHII K, HIGANO S, MATSUMOTO K, SAKAMOTO K, HAGINOYA K, IINUMA K (1996) Reye's syndrome with cortical laminar necrosis: MRI. Neuroradiology 38: 269–272
MONTO AS (1999) The disappearance of Reye's syndrome – a public health triumph. N Engl J Med 340: 1423–1424
ROPPER AH (1993) Neurological and neurosurgical intensive care. Raven Press, New York, p 43

1.19.3 Guillain-Barré-Syndrom (GBS)

Zusammenfassung

Krankheitsbild: Polyradikulitis
Klinisches Bild: Relativ symmetrische, schlaffe Paresen (typischerweise an den Beinen beginnend und nach kranial aufsteigend, häufig Hirnnervenbeteiligung), Areflexie, vegetative Störungen
Diagnostik: Liquor (dissociation albumino-cytologique), EMG, NLG (proximale Leitungsverzögerung oder Leitungsblock)
Therapie: Immunglobuline, Plasmapherese, symptomatische Maßnahmen
Prognose: Restitutio ad integrum ca. 85 %, weiterbestehende neurologische Ausfälle 5 %, Letalität 2–6 %.

Epidemiologie

Die jährliche Inzidenz beträgt zwischen 0,5 und 2 pro 100.000 Einwohner, wobei Männer etwas häufiger als Frauen betroffen sind. Jede Altersgruppe, sogar Kleinkinder, kann befallen sein. Eine saisonale Häufung ist nicht belegt. Bei 70 % der Patienten gehen der neurologischen Manifestation Infektionen des Respirations- oder Gastrointestinaltraktes um ca. 1–3 Wochen voraus. Tabelle 1-25 zeigt eine Zusammenstellung der am häufigsten assoziierten Erreger. Am besten belegt ist die Assoziation mit Campylobacter (C.) jejuni. Hier fanden sich bei ca. 30 % der Patienten Hinweise für eine frische Infektion. Weiterhin wurden IgM-Antikörper gegen das Zytomegalie-Virus bei 15 % und gegen Epstein-Barr-Virus bei 8 % der GBS-Patienten nachgewiesen. Auch vorausgehende operative Eingriffe oder Impfungen können ein GBS auslösen. So wurde u. a. 1976 in den USA ein Impfprogramm gegen Influenza abgebrochen, da eine Häufung von GBS-Fällen unter den Geimpften auftrat (Schonberger et al. 1979). Die verfügbaren Daten beruhen allerdings auf einer methodisch angreifbaren Feldstudie.

Pathogenese

Das GBS wird heute allgemein als Autoimmunerkrankung aufgefasst. Hierfür spricht die bereits beschriebene enge Assoziation mit vorausgegangenen Infektionen und die klinische, neurophysiologische und histopathologische Ähnlichkeit mit der experimentellen, allergischen Neuritis (EAN). Immunologische und histopathologische Untersuchungen weisen darauf hin, dass autoreaktive T-Zellen die Destruktion des peripheren Nerven in Gang setzen. Hierbei wird eine Aktivierung der autoreaktiven T-Zellen im Rahmen der vorausgegangenen Infektion – möglicherweise durch eine Antigengemeinschaft zwischen Nerv und infektiösem Agens im Sinne eines molekularen Mimikry – postuliert. Anschließend tragen Makrophagen, Zytokine und Antikörper zum Fortschreiten des Entzündungsprozesses und zur Demyelinisierung bei. Histopathologische Veränderungen finden sich insbesondere an der Vereinigung von Vorder- und Hinterwurzel, aber auch in anderen Bereichen des peripheren und autonomen Nervensystems. In frühen Läsionen dominieren $CD4^+$-T-Lymphozyten, später herrschen Makrophagen vor. Im Bereich der Infiltrate findet sich eine segmentale Demyelinisierung mit einer vesikulären Degeneration des Myelins und einem Ablösen der Myelinscheiden durch Makrophagen. Später zeigt sich eine Proliferation von Schwannzellen (Asbury et al. 1969).

Klinische Symptomatik

Etwa die Hälfte der Patienten verspürt zu Beginn der Erkrankung Parästhesien an den Füßen und nachfolgend an den Händen. Seltener bestehen auch Schmerzen. Bald darauf entwickelt sich eine Schwäche – in klassischen Fällen zuerst an den Beinen. Innerhalb weniger Tage breiten sich die Paresen nach kranial aus und können in schweren Fällen zu einer Tetraplegie und Atemlähmung führen. Etwa die Hälfte der Patienten entwickelt eine Fazialisparese, jedoch nur ca. 5 % eine externe Ophthalmoplegie. In anderen Fällen beginnt die Schwäche im Gesicht und breitet sich nach kaudal aus. Obligat für die Diagnose des GBS ist eine progrediente Parese mehr als einer Extremität und die Areflexie, wobei bei Bizeps- und Patellarsehnenreflex eine Hyporeflexie ausreichend ist (Asbury und Cornblath, 1990).

Bei der akuten Polyradikulitis haben die neurologischen Ausfälle nach ca. 2–4 Wochen ihr Maximum erreicht und bilden sich nach einem Plateau von ebenfalls 2–4 Wochen in der umgekehrten Reihenfolge ihres Auftretens zurück. Die motorischen Ausfälle sind relativ symmetrisch, wobei geringe Seitenbetonungen nicht ungewöhnlich sind. Sensibilitätsstörungen sind in der Regel gering ausgeprägt und fehlen gelegentlich völlig. Häufig treten vegetative Störungen in Form von Rhythmusstörungen, labiler Hypertonie und Schweißsekretionsstörungen auf. Fieber ist ungewöhnlich.
Bei tetraplegischen, maschinell beatmeten Patienten mit GBS können sich visuelle Wahrnehmungsstörungen manifestieren, die zu vom Patienten als real empfundenen szenischen Erlebnissen führen. Dieses Phänomen wird auch als Oneiroid bezeichnet und kann für die Patienten eine außerordentliche psychische Belastung darstellen. Dies macht sich nicht selten nur indirekt bemerkbar (Tachykardie, vermehrtes Schwitzen). In der akuten Phase können die Patienten in der Regel ihre Ängste kaum direkt dem Therapeuten mitteilen, so dass ein besonderes Einfühlungsvermögen verlangt wird. Auch nach Ablauf der akuten Phase schildern die Patienten nur selten die von ihnen als sehr bedrohlich erlebten Oneiroide. Es muss daher gezielt nachgefragt und aufgeklärt werden, um eine adäquate Verarbeitung zu ermöglichen.
Eine Sonderform des GBS ist das *Miller-Fisher-Syndrom*. Es ist gekennzeichnet durch die Trias Ataxie, Areflexie und Hirnnervenparesen (in der Regel Augenmuskelparesen). Langsam chronisch-progrediente GBS-Verläufe, zum Teil mit zwischenzeitlichen Remissionen werden unter dem Überbegriff *chronisch-inflammatorisch demyelinisierende Polyneuropathie (CIDP)* zusammengefasst.

Diagnostik

Der Liquor zeigt eine „dissociation albumino-cytologique", d. h. eine Eiweißvermehrung bis zu 3 g/l bei normaler oder nur gering erhöhter Zellzahl. Dieser Befund tritt jedoch gelegentlich erst später im Verlauf der Erkrankung auf, so dass bei initial unauffälligen Liquorbefund eine Kontrollpunktion erfolgen sollte. Im Gegensatz zum klassischen Befund zeigen HIV-Patienten häufig eine Pleozytose von über 50 Zellen/μl. Bei der neurophysiologischen Untersuchung findet man als Zeichen der Demyelinisierung eine Verzögerung der Erregungsleitung – insbesondere proximal gelegene Leitungsblöcke. Bei der Untersuchung mehrerer Nerven ist bei ca. 50 % der Fälle eine verlängerte distale Latenzzeit nachweisbar. Pathologische Spontanaktivität ist selten und weist in den ersten 4 Wochen auf eine schlechte oder zumindest verzögerte Erholungstendenz hin. Bei entsprechender klinischer Symptomatik und Zweifel an der Diagnose muss mittels MRT oder Myelographie eine intraspinale Raumforderung ausgeschlossen werden. Manchmal finden sich serologisch Hinweise auf die vorausgehende Infektion (Tab. 1-25). Ein HIV-Test sollte immer durchgeführt werden. Ein erhöhter Titer von Antikörpern gegen das Gangliosid GM1 ist mit dem GBS assoziiert. Beim Miller-Fisher-Syndrom hingegen finden sich häufig erhöhte Antikörpertiter gegen das Gangliosid GQ_{1b} (Willimann et al. 1997).

Differenzialdiagnose

Das GBS muss gegen andere idiopathische, entzündliche, toxische und metabolische Neuropathien (z. B. Porphyrie), sowie gegen eine Vielzahl weiterer Erkrankungen abgegrenzt werden (Tab. 1-26). Auch an die Poliomyelitis sollte gedacht werden, wenn kei-

Tab. 1-25 **Häufige mit einem Guillain-Barré-Syndrom assoziierte Erreger**

- Campylobacter jejuni
- Epstein-Barr-Virus (EBV)
- Zytomegalie-Virus (CMV)
- Varicella-Zoster-Virus (VZV)
- Hepatitis A-, B-, C- und Delta-Virus
- Humanes Immundefizienz-Virus (HIV)
- Vaccinia-Virus
- Enteroviren

Tab. 1-26 **Differenzialdiagnose des Guillain-Barré-Syndroms**

- Chronisch inflammatorische demyelinisierende Polyneuropathie (CIDP, chronisches GBS)
- Multifokale, motorische Neuropathie
- Hereditäre Neuropathien
- Neuropathien durch:
  - Monoklonale Gammopathien
  - Vaskulitiden
  - Bakterien (Lepra, Diphtherie, Borrelien, Lues)
  - Viren (VZV, HIV, Rabies)
  - Porphyrie
  - Toxine (Organophosphate, Alkohol)
  - Diabetes mellitus
  - Medikamente (Isoniazid, Vinca-Alkoide, Amiodaron, Phenytoin)
- Myelon-Kompression (z. B. zervikaler Bandscheibenvorfall mit Myelopathie)
- Myelitis
- Myasthenia gravis pseudoparalytica
- Akute Myopathie
- Botulismus
- Poliomyelitis
- Elektrolytstörungen (z. B. Hyper-, Hypokaliämische Lähmung)
- Funktionelle Lähmung
- Hirnstammischämie

ne Sensibilitätsstörungen vorhanden sind und der Patient aus einer Region stammt, in der die Schutzimpfung nicht konsequent durchgeführt wird. Auch an ungewöhnliche Zusammenhänge sollte gedacht werden. So wurde bei Patienten mit Rheumatoider Arthritis nach einer Operation mit Intubationsnarkose eine progrediente Tetraparese festgestellt, die Folge einer Dislokation des Dens axis war.

Therapie

Für Plasmapherese und hoch dosierte intravenöse Immunglobulin (IVIG)-Therapie konnte in großen Multizenterstudien an Patienten, die auf Grund des GBS nicht mehr gehfähig waren, eine Wirksamkeit beim GBS nachgewiesen werden. Beide Therapien sind am wirksamsten, wenn sie früh im Krankheitsverlauf eingesetzt werden. Bei früh erkanntem, mäßig ausgeprägtem, aber progredientem GBS sollte der Krankheitsverlauf daher extrapoliert werden und ggf. frühzeitig mit der Behandlung begonnen werden.
Anhand von zwei großen, randomisierten Studien wurde demonstriert, dass die Plasmapherese die Zeit bis zur Wiedererlangung der Gehfähigkeit um 4,5 bzw. 6 Wochen ver-

kürzt (The Guillain-Barre syndrome Study Group 1985, French Cooperative Group on Plasma Exchange in Guillain-Barre syndrome 1987). Der Anteil an Patienten mit residualen Ausfällen konnte jedoch nicht reduziert werden. Es werden 4–6 Plasmapheresebehandlungen an alternierenden Tagen durchgeführt, wobei jeweils 40–50 ml/kg Plasma gegen Albumin oder Frischplasma ausgetauscht werden. Als mögliche Komplikationen sind Allergien, Thrombosen, Blutungen, Elektrolytstörungen und Infektionen zu nennen.

Die hoch dosierte IVIG-Therapie war in einer randomisierten prospektiven Studie der Plasmapherese zumindest gleichwertig (van der Meche und Schmitz, 1992). Die mit IVIG behandelten Patienten waren eine kürzere Zeit intubiert und hatten nach 4 Wochen einen günstigeren klinischen Verlauf als die Patienten mit Plasmapherese. Allerdings bestand nach 3 Monaten kein Unterschied zwischen beiden Gruppen und die Patienten, die mit Plasmapherese behandelt wurden, schnitten im Vergleich zu früheren Studien schlechter ab. Die Immunglobuline werden in einer Dosierung von 0,4 g/kg/Tag an 5 aufeinander folgenden Tagen angewendet. Kontraindikationen sind Allergien gegen Immunglobuline, selektiver IgA-Mangel und schwere kardiovaskuläre Erkrankungen. Seltene Nebenwirkungen sind akutes Nierenversagen, zerebrovaskuläre Komplikationen, Allergie, Tachykardie und Hypotonie.

Welcher Wirkmechanismus beiden Therapien zu Grunde liegt, ist unbekannt. Die Plasmapherese könnte einen myelinotoxischen Serumfaktor (z. B. Antikörper) entfernen. Die Immunglobuline könnten Oberflächenrezeptoren auf Makrophagen blockieren oder über anti-idiotypische Wechselwirkungen pathogene Antikörper neutralisieren.

Beide Therapien sind etwa gleich wirksam. Die Nebenwirkungsrate ist bei den Immunglobulinen etwas geringer. Außerdem ist diese Therapieform aus logistischen Gründen meist eher verfügbar. Weiterhin zeigte eine retrospektive Analyse, dass bei einer Untergruppe von GBS-Patienten mit axonaler Schädigung und nahezu ausschließlichen motorischen Ausfällen ohne Hirnnervenbeteiligung die Immunglobulintherapie der Plasmapherese überlegen war (Visser et al. 1995). Aus diesen Gründen wird die IVIG-Therapie als Therapie der ersten Wahl empfohlen. Zur Therapie der GBS-Varianten (z. B. des Miller-Fisher-Syndroms) wird in Einzelfallberichten ebenfalls die IVIG-Therapie empfohlen. Die Kombination aus Plasmapherese und anschließender IVIG-Gabe hat nur geringe nicht signifikante Vorteile (Plasma Exchange/Sandoglobulin Guillain-Barré Syndrome Trial Group, 1997). Als weitere Therapieoption wird die selektive Immunadsorption untersucht, eine definitive Beurteilung hinsichtlich der Wirksamkeit im Vergleich zu den etablierten Therapien ist zum jetzigen Zeitpunkt noch nicht möglich. Für Steroide und Liquoraustausch ist ein Effekt nicht nachgewiesen. Nur bei der CIDP wird eine günstige Wirkung einer längerdauernden Steroidtherapie postuliert. Auch hier sollten jedoch primär IVIG oder Plasmapherese eingesetzt werden.

Bei Patienten mit florider EBV-Infektion ist die Plasmapherese-Behandlung problematisch. Bei einer 21-jährigen Patientin kam es im Anschluss an die Plasmapherese zu einer schweren Sepsis, an der Hospitalkeime und Candidaspezies beteiligt waren, sowie zu einer lang dauernden Beatmungsbedürftigkeit.

Ein wichtiger Aspekt bei der Behandlung von Patienten mit GBS ist die symptomatische Therapie und die Prophylaxe von Komplikationen wie der tiefen Beinvenenthrombose (Tab. 1-27).

Tab. 1-27 Symptomatische Therapie des Guillain-Barré-Syndroms

Adäquate Pflege (v. a. Lagerung)
Ausreichend kalorische, vitaminsubstituierte Ernährung (ggf. über Magensonde)
Intensivüberwachung bei (drohender) respiratorischer Insuffizienz (Vitalkapazität $<1{,}5$ l)
Thromboseprophylaxe (bei Paraplegie PTT-wirksame i.v. Heparinisierung)
Physiotherapie
Intubation bei Abfall der Vitalkapazität auf ca. 15 ml/kg; bei absehbarer Langzeitbeatmung (>1–2 Wochen) Tracheotomie
Bei Bradykardien ggf. passagerer Schrittmacher
Bei Schmerzen: nichtsteroidale Antiphlogistika, Amitriptylin, Carbamazepin, Opiate, Steroide
Kontinuierliche psychologische Unterstützung, ggf. Sedierung/Anxiolyse z. B. mit Lorazepam

Verlauf und Prognose

Die Erholungsphase kann über ein halbes Jahr in Anspruch nehmen. Bei ca. 85 % der Patienten kommt es zur vollen Remission ohne oder mit nur geringen verbleibenden Ausfällen. Ca. 5 % der Patienten behalten deutliche Paresen. Höheres Alter, rasche initiale Progression, Beatmungspflichtigkeit, deutlich erniedrigte Muskelsummenaktionspotenziale (als Hinweis für eine axonale Schädigung) und eine vorausgehende C. jejuni-Infektion weisen auf eine schlechtere Prognose hin. Die C. jejuni-Infektion führt häufig zu einem GBS mit ausgeprägter axonaler Schädigung. Früher betrug die Letalität des GBS zwischen 10 und 20 %. Durch Intensivpflege, kontinuierliche Überwachung von Atmung und Kreislauf und ggf. frühzeitige Beatmung konnte die Letalität auf 2–6 % reduziert werden. Die häufigste Todesursache stellen kardiovaskuläre Komplikationen dar. Rezidivierende GBS-Episoden wurden bei 2–5 % der Patienten beschrieben. Typischerweise kommt es hierbei zu rasch auftretenden Paresen mit anschließender weitestgehender Erholung.

Literatur

Asbury AK, Arnason BG and Adams RD (1969) The inflammatory lesion in idiopathic polyneuritis. Its role in pathogenesis. Medicine (Baltimore) 48: 173–215

Asbury AK and Cornblath DR (1990) Assessment of current diagnostic criteria for Guillain-Barre syndrome. Ann Neurol 27 Suppl: S21–24

French Cooperative Group on Plasma Exchange in Guillain-Barre syndrome (1987) Efficiency of plasma exchange in Guillain-Barre syndrome: role of replacement fluids. Ann Neurol 22: 753-761

Plasma Exchange/Sandoglobulin Guillain-Barre Syndrome Trial Group (1997) Randomised trial of plasma exchange, intravenous immunoglobulin, and combined treatments in Guillain-Barre syndrome. Lancet 349: 225-230.

Schonberger LB, Bregman DJ, Sullivan-Bolyai JZ, Keenlyside RA, Ziegler DW, Retailliau HF, Eddins DL and Bryan JA (1979) Guillain-Barre syndrome following vaccination in the National Influenza Immunization Program, United States, 1976–1977. Am J Epidemiol 110: 105–123

The Guillain-Barre syndrome Study Group (1985) Plasmapheresis and acute Guillain-Barre syndrome. Neurology 35: 1096–1104

van der Meche FG and Schmitz PI (1992) A randomized trial comparing intravenous immune globulin and plasma exchange in Guillain-Barre syndrome. Dutch Guillain-Barre Study Group. N Engl J Med 326: 1123–1129

Visser LH, van der Meche FG, Van Doorn PA, Meulstee J, Jacobs BC, Oomes PG and Kleyweg RP (1995) Guillain-Barre syndrome without sensory loss (acute motor neuropathy). A subgroup with specific clinical, electrodiagnostic and laboratory features. Dutch Guillain-Barre Study Group. Brain 118: 841–847

Willimann P, Lechner-Scott J, Ferracin F, Miescher G, Steck AJ (1997) Klinische Bedeutung der Anti-GQ_{1b}-Antikörper bei Patienten mit Miller-Fisher-Syndrom. Akt Neurologie 24: 67–70

2 Prion-Erkrankungen

Timon Bogumil und Wolfgang Beuche

Zusammenfassung

Erreger: Pathologisches Prionprotein

Krankheitsbilder: Spongiforme Enzephalopathien (Creutzfeldt-Jakob-Krankheit [CJK], „Neue Variante" der CJK, Kuru, Gerstmann-Sträussler-Scheinker-Syndrom [GSS], Tödliche Familiäre Insomnie [fatal familial insomnia, FFI])

Klinisches Bild: Rasch progressive Demenz, Myoklonien, Sehstörungen, zerebelläre Zeichen, Pyramidenbahnzeichen, extrapyramidale Störungen, akinetischer Mutismus

Labordiagnostik: Liquor (14-3-3-Protein, NSE, Tau-, S-100β-Protein), Serum (S-100β-Protein)

Zusatzdiagnostik: MRT (Hyperintensitäten der Basalganglien in T_2- und Protonenwichtung), EEG (periodische sharp-wave-Komplexe)

Therapie: Keine verfügbar

Prognose: Letalität 100 %.

Epidemiologie

Die subakuten spongiformen Enzephalopathien, deren Gemeinsamkeiten in einem charakteristischen spongiformen (schwammähnlichen) Umbau des Hirnparenchyms und in ihrer Übertragbarkeit bestehen, werden auch als Prion-Erkrankungen bezeichnet. Der Begriff Prion entstand als Abkürzung von „small *pro*teinaceous *in*fectious particles which resist inactivation by procedures that modify nucleic acids" (Prusiner 1982). Das Prion ist nach derzeitiger Auffassung das ursächliche Agens dieser Krankheitsgruppe.
Die Epidemiologie der häufigsten Prionerkrankung des Menschen, der *Creutzfeldt-Jakob-Krankheit (CJK)*, weist nicht die typischen Charakteristika einer Infektionskrankheit auf. Die Inzidenz entspricht etwa 1–1,5 Fälle pro 1 Mio. Einwohner. Das Erkrankungsalter liegt zwischen 20 und 80 Jahren mit einer Häufung in der 6. und 7. Dekade; Frauen erkranken etwas häufiger als Männer. Örtliche Krankheitshäufungen sind nach heutigem Kenntnisstand eher mit familiären Fällen als mit geografischen oder umgebungsbedingten Faktoren korreliert, eine erbliche Genese liegt in 4–10 % aller Fälle vor. Insgesamt kennt man bisher 5 Prionosen des Menschen: Neben der CJK und der Kuru zählt man auch das Gerstmann-Sträussler-Scheinker-Syndrom (GSS), die tödliche familiäre Insomnie (fatal familial insomnia, FFI) und neuerdings die „neue Variante" der CJK zur Gruppe der humanen spongiformen Enzephalopathien.
Die als „*Kuru*" bezeichnete Erkrankung („Zittern" in der Sprache des Fore-Stamms) kommt nur im östlichen Bergland von Neuguinea vor. Zum Zeitpunkt ihrer Entdeckung in den 50er-Jahren lag die Inzidenz bei 1 % der Gesamtbevölkerung. Die Krankheit war in allen Altersgruppen vertreten und kam am häufigsten bei Frauen vor. Ursächlich war ein ritueller Kannibalismus mit vermutlich oraler Übertragung der Prionen. Transdermale oder konjunktivale Inokulationswege werden auch diskutiert. Die orale Übertragbarkeit der Kuru wurde um 1980 durch Verfütterung von Hirnmaterial an Affen demonstriert. Es treten immer noch jedes Jahr wenige Einzelfälle von Kuru auf, obwohl seit Ende der 50er-Jahre kein ritueller Kannibalismus mehr stattfindet. Dieses unterstreicht die variable, teilweise jahrzehntelange Inkubationszeit der Prionkrankheiten beim Menschen.
Die Beschreibung der CJK geht auf Jakob zurück, der 1921 die Symptomatik und Morphologie der „spastischen Pseudosklerose" anhand seiner Befunde von 3 und später

weiteren 2 Patienten publizierte. Er zitierte auch eine Kasuistik, über die von Creutzfeldt bereits 1920 berichtet worden war. Dabei handelte es sich um einen knapp 17-jährigen Patienten, der nach 5-jährigem demenziellen Prozess verstorben war. Bei der Autopsie fand man sowohl kongenitale Störungen als auch Veränderungen der Neuronen in den Hemisphären. Der Erkrankte hatte zwei geistig behinderte Geschwister. Die von Jakob geschilderten Patienten, die alle zu Krankheitsbeginn wesentlich älter waren, zeigten die typischen Merkmale der spongiformen Enzephalopathie. Die Mehrzahl der CJK-Erkrankungsfälle entsteht sporadisch, wobei sich hierfür in epidemiologischen Studien bislang kein sicherer prädisponierender Faktor hat belegen lassen. Daneben sind Fälle bekannt, bei denen es iatrogen zur Übertragung der CJK kam: Allein mehr als 100 Krankheitsfälle wurden durch kontaminierte Hormonpräparate (Wachstumshormone und gonadotrope Hormone) induziert. Weitere Infektionen erfolgten über Korneatransplantate. Die ebenfalls beschriebenen Übertragungen im Rahmen von EEG-Ableitungen mit intrazerebralen Tiefenelektroden oder der Verwendung von kontaminierten neurochirurgischen Instrumenten erfolgten über Geräte, die z. T. zwei Jahre nach Alkohol- und Formalinsterilisation noch infektiös waren. Als Inkubationszeit ergaben sich unterschiedlich lange, mehrjährige Perioden. Symptomatische Patienten mit Creutzfeldt-Jakob-Erkrankung haben bisher in keinem dokumentierten Fall die Krankheit auf Pflegende oder Angehörige verbreitet; eine Übertragung von Mensch zu Mensch über Stuhl, Urin, Speichel oder Schweiß gilt als weitgehend ausgeschlossen und eine Isolation der Erkrankten ist gemäß derzeitigem Kenntnisstand nicht erforderlich.
Im Tierreich sind verschiedene übertragbare spongiforme Enzephalopathien bekannt: die wichtigsten sind die Scrapie (Traberkrankheit) der Schafe und Ziegen, die „chronic wasting disease“ amerikanischer Hirscharten, die bovine spongiforme Enzephalopathie (BSE) und die übertragbare Nerz-Enzephalopathie. Daneben existieren noch weitere Prionkrankheiten bei diversen Haus- und Zootierarten, welche alle auf die Verfütterung kontaminierten Futters zurückgeführt werden können.
Die *Scrapie* der Schafe und Ziegen ist die älteste bekannte Prionkrankheit, sie ist seit mehr als 250 Jahren in England endemisch. Die Inkubationszeit beträgt im Durchschnitt 2–5 Jahre, die Infektion erfolgt früh im Lämmeralter. Zunächst hielt man sie für eine erbliche Krankheit, 1936 wurde dann die Übertragbarkeit bewiesen. Experimentelle Untersuchungen ergaben, dass sich das Prionprotein in einer Phase, die der Neuroinvasion wahrscheinlich vorausgeht, nach der Aufnahme über den Darm im lymphoretikulären System repliziert. Die „chronic wasting disease“ kommt bei amerikanischen Hirscharten vor, und zwar sowohl bei in Gefangenschaft gehaltenen als auch bei in Freiheit lebenden Tieren. Ebenso wie die Scrapie verbreitet sie sich auf natürliche Art und nicht über kontaminiertes Futter. Die lediglich bei Tieren in Gefangenschaft auftretende Nerz-Enzephalopathie ist 1947 erstmals beobachtet worden. Für sie wird wie auch für die BSE eine Übertragung über Speziesgrenzen hinweg durch kontaminiertes Futter angenommen.
Die BSE trat Mitte der achtziger Jahre in Großbritannien auf, mittlerweile sind mehr als 170.000 Fälle diagnostiziert worden. Es wird angenommen, dass die Entstehung dieser neuen Krankheit beim Rind mit der Verfütterung von Kadavern und Schlachtabfällen von an Scrapie erkrankten Schafen zusammenhängt, wobei die Änderung der Futtermittelherstellung (niedrigere Temperaturen als in älteren Herstellungsverfahren und Verlassen der Fettextraktion mit alkalischen Lösungsmitteln) wahrscheinlich dazu führte, dass das infektiöse Agens nicht mehr genügend inaktiviert wurde. Außerhalb von Großbritannien sind BSE-Fälle u. a. in der Schweiz, in Frankreich, in Portugal und auch in Deutschland aufgetreten.

In den letzten Jahren sind diverse Fälle einer sog. *„neuen Variante" der CJK* beschrieben worden, die überwiegend in Großbritannien auftraten und wahrscheinlich mit der Epidemie der BSE in Zusammenhang gebracht werden müssen. Als ursächlich für die Übertragung der BSE vom Rind auf den Menschen wird der Verzehr von kontaminiertem Fleisch angenommen. Analog zur Scrapie wird eine Wanderung des Erregers über die Peyerschen Darmplaques in das lymphatische System vermutet. Nach einer neuerlichen Replikation kommt es dann zur Neuroinvasion. Diese Replikation findet höchstwahrscheinlich in den follikulären dendritischen Zellen des lymphoretikulären Gewebes statt, jedoch ist eine Aufnahme des Prionproteins durch B-Lymphozyten möglich, mit der Folge der prinzipiell denkbaren Übertragbarkeit der Erkrankung von Mensch zu Mensch via Blut-, Organ- und Knochenmarksspenden.

Erregereigenschaften und Pathogenese

Auslösendes Agens der Prionerkrankungen ist nach heutigen Erkenntnissen ein wahrscheinlich nukleinsäurefreies Protein, das Prionprotein. Dieses Protein kann verschiedene Tertiärstrukturen annehmen: Die natürliche α-helikale Form des Proteins ist ein vor allem in Nervenzellmembranen vorkommendes Protein, das nach allgemeiner Übereinkunft als zelluläre Isoform des Prionproteins (PrP^{c}) bezeichnet wird. Die erkrankten Individuen akkumulieren im ZNS die pathologische Variante dieses Proteins (PrP^{sc}, sc steht für Scrapie = spongiforme Enzephalopathie bei Schafen), welche wahrscheinlich für die spätere Krankheitsentwicklung verantwortlich ist. PrP^{sc} weist gegen-

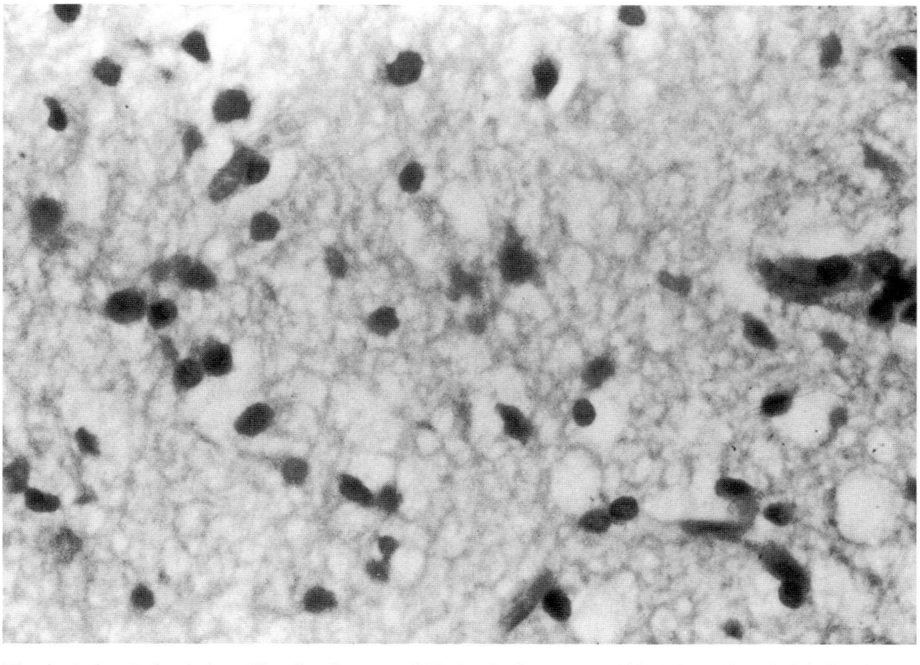

Abb. 2-1 **Histologischer Befund eines Biopsiepräparates (HE) des Patienten von Abb. 2-3, parietookzipitaler Kortex.** Man erkennt die spongiforme Auflockerung im mittleren bis tiefen Rindenabschnitt mit vielen ovalen Vakuolen im Neuropil. Nur noch ganz vereinzelte Neurone kommen zur Darstellung. Der Neuronenverlust wird von einer Astrozytenproliferation begleitet.

über PrP^c eine veränderte Tertiärstruktur (β-Faltblatt) auf; dieses führt zu einer partiellen Resistenz gegenüber abbauenden Proteasen. Im Rahmen des Degradationsprozesses entstehen Polypeptide, die sich im Gewebe anreichern, polymerisieren und als amyloide Stäbchen erkannt werden können.
Die familiären Fälle der humanen spongiformen Enzephalopathien weisen Mutationen im Prionprotein-Gen auf. Nahezu alle hereditären Formen haben eine Penetranz von 100 %. Der Phänotyp der Erkrankung (familiäre CJK oder GSS oder FFI) ist abhängig vom Ort der Mutation im Prionprotein-Gen.
Das histopathologische Bild aller Prionerkrankungen zeigt eine spongiforme Vakuolisierung des Neuropil, einen Nervenzellverlust und eine astrozytäre Gliose (Abb. 2-1). Die spongiformen Veränderungen, variabel in ihrer Intensität, sind bei der CJK in Kortex, Putamen, Nucleus caudatus, Thalamus und Zerebellum am deutlichsten sichtbar. PAS-positive Amyloidplaques sind vor allem beim GSS regelmäßig nachweisbar. Mittels Färbung durch spezifische Antiseren wird gezeigt, dass die Plaques aus filamentären Anhäufungen von Prionproteinen bestehen (Abb. 2-2, s. Farbtafel). Entzündliche Reaktionen in Hirnparenchym, Rückenmark oder Meningen kommen bei den spongiformen Enzephalopathien nicht vor. Ausführliche Übersichten über Pathophysiologie und Histopathologie finden sich bei Kretzschmar 1998 sowie bei Prusiner 1998a und b.

Klinische Symptomatik

Creutzfeldt-Jakob-Krankheit

Die klinischen Zeichen dieser Erkrankung sind relativ charakteristisch: Am Anfang stehen unspezifische Störungen von Konzentration, Allgemeinbefinden, Schlaf und Appetit sowie Müdigkeit, gelegentlich auch Schwindel, Tinnitus, Hörminderung und Überempfindlichkeit auf Geräusche. Erinnerungsstörungen und eine depressive Reaktion auf die Abnahme der intellektuellen Leistungsfähigkeit sind retrospektiv am auffälligsten. Häufig berichten Angehörige, dass in der Frühphase der Krankheit eine nicht nachvollziehbare Eifersuchtsreaktion oder eine Bestehlungsidee auffiel. Auch illusionäre Verkennungen, möglicherweise im Zusammenhang mit den später deutlicher werdenden Sehstörungen, treten auf. So beklagte sich ein Patient darüber, dass aus dem Wasserhahn nur noch blaues Wasser herauskomme; ein anderer meinte, der Fußboden sei mit Erbsen übersät. Charakteristisch für die Prodromalphase sind soziale Rückzugstendenzen. Die Patienten lesen nicht mehr die Zeitung, interessieren sich kaum noch für öffentliche Angelegenheiten und vermeiden die Teilnahme an populären Festen. Typisch ist auch der Verlust der intellektuellen Flexibilität bei wechselnden Anforderungen. Nach einigen Wochen wird die Demenz deutlicher; es imponieren Denkverlangsamung, Denkhemmung und Inkohärenz des Gedankengangs. Eine Blasen- und Mastdarminkontinenz entwickelt sich erst sehr spät. Nach und nach fallen Aphasie, Agnosie, Amnesie, Apraxie und Halluzinationen auf. Hinzu kommen Symptome wie Pyramidenbahnzeichen, extrapyramidale Störungen, zerebelläre Ataxien, Sensibilitätsausfälle und Sehstörungen. Myoklonien sind erst im fortgeschrittenen Stadium vorhanden und lassen sich häufig durch sensorische Reize auslösen, die Patienten wirken schreckhaft. Die extrapyramidalen Störungen schließen vor allem Tremor, Rigor, Choreoathetose, auch Hemiballismus und Synkinesien ein. Eine Beteiligung der unteren Hirnnervengruppe ist dem Spätstadium zuzuordnen. Es kommt zu Schluckstörungen mit gehäuftem Verschlucken. Bei weiterer Progredienz entwickelt sich das Bild eines akinetischen Mutis-

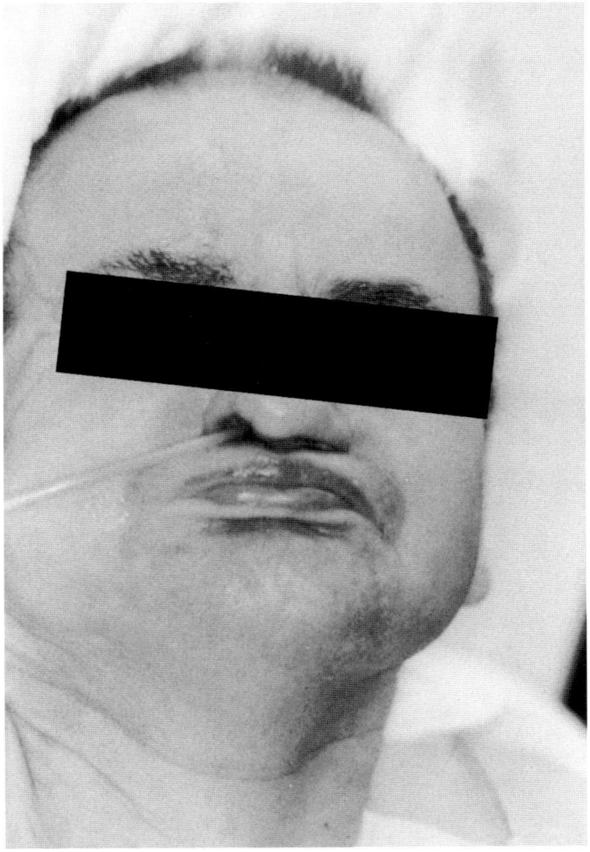

Abb. 2-3

Physiognomie eines 55-jährigen Patienten nach 10-monatigem Verlauf einer später autoptisch verifizierten Creutzfeldt-Jakob-Krankheit. Der Patient verstarb 2 Wochen nach Entstehen dieser Aufnahme.

mus, kombiniert mit fortbestehenden Myoklonien, Krampfanfällen, schließlich vegetativen Entgleisungen. Das Leiden geht langsam über in einen finalen Dezerebrationsstatus (Abb. 2-3). Die Patienten versterben an interkurrenten Infektionen, zumeist Pneumonien oder thrombembolischen Komplikationen.

Die Symptomkonstellation im Vollbild der Erkrankung (Tab. 2-1) kann abhängig von der überwiegend betroffenen Hirnregion sehr unterschiedlich akzentuiert sein. Beispielsweise kommt es bei besonderer Beteiligung des Rückenmarks zur sog. *amyotrophen Form*, die durch Faszikulationen gekennzeichnet ist. Der hauptsächliche Befall des Okzipitallappens führt zur sog. *Heidenhain-Variante.* Hier stehen Verkennungen, optische Halluzinationen und Agnosien im Vordergrund. Die sog. *Brownell-Oppenheimer-Variante* ist durch Zeichen der zerebellären Degeneration charakterisiert.

Gerstmann-Sträussler-Scheinker-Syndrom (GSS)

Dieses als Variante der CJK betrachtete Syndrom wurde zuerst 1936 beschrieben und als rein familiäre Krankheit betrachtet. Später wurden auch sporadische Fälle beobachtet, die Genese ist also offensichtlich heterogen. Etwa 2 % der humanen spongiformen Enzephalopathien verlaufen als GSS.

Die Beschwerdekonstellation wird im Frühstadium typischerweise von Gangunsicherheit, Schmerzen in den Beinen und Parästhesien bestimmt. Die neurologische Untersu-

Tab. 2-1 Symptomverteilung der Creutzfeldt-Jakob-Krankheit und Häufigkeit initial und im Verlauf (modifiziert nach Brown et al. 1986)

Symptom/Zeichen	initial (%)	im Verlauf (%)
Mentale Veränderungen	64	100
Demenz	31	96
Verhaltensstörungen	29	49
Höhere kortikale Funktionen	15	47
Zerebelläre Symptome	34	61
Visuelle Symptome	17	42
Okulomotorisch	6	16
Andere	14	31
Schwindel	7	10
Kopfschmerz	7	14
Sensorische Symptome	5	11
Hypothalamische (vegetative) Symptome	3	7
Motorische Symptome	5	100
Pyramidal	2	43
Extrapyramidal	2	67
Rigor	0	51
Andere	2	16
Bewegungsstörungen	0,4	91
Myoklonus	0	88
Andere	0,4	26
Peripheres Neuron	0,4	11
Epileptische Anfälle	0,4	8
Hirnnerven	0	0,4
Periodische EEG-Aktivität	0	80
Triphasisch 1/s	0	56
Slow-wave burst/suppression	0	32

chung zeigt eine zerebelläre Ataxie, eine Dysarthrie, eine okuläre Dysmetrie, eine Hypo- oder Areflexie der unteren Extremitäten mit positivem Babinskizeichen sowie eine Atrophie und eine Schwäche in den Beinen. Die Sensibilitätsstörungen beziehen sich, sofern sie vorhanden sind, auf das propriozeptive System. Im späteren Stadium wird der demenzielle Prozess erkennbar. Dysarthrie, Dysphagie, Inanition, dann auch Taubheit, Erblindung, Blickparesen und Rigor stellen sich ein. Myoklonien und Krampfanfälle sind selten. Die Überlebenszeiten reichen bis zu 5 Jahren. Das typische Inzidenzalter umfasst 4–6 Dekaden. In manchen Familien entfaltet ein Teil der Mitglieder die Symptome des GSS, während der andere Teil den typischen Verlauf der CJK aufweist.

Tödliche familiäre Insomnie (fatal familial insomnia, FFI)

Die FFI ist eine autosomal erbliche Variante der humanen spongiformen Enzephalopathien. Die Patienten zeigen eine nicht behandelbare progrediente Schlaflosigkeit mit Aufhebung der zirkadianen Rhythmik der Sekretion von Melatonin und anderen Hormonen. Die Demenz steht nicht im Vordergrund, jedoch werden Aufmerksamkeitsstörungen und andere neuropsychologische und psychiatrische Störungen beschrieben. Eine autonome Dysregulation mit erhöhter sympathischer Aktivität ist häufig, zusätzlich zeigen sich Ataxie, Myoklonien, Tremor und Hyperreflexie.

Die „neue Variante"

Seit 1996 ist eine „neue Variante" der CJK bekannt, die bislang fast 90-mal und nahezu ausschließlich in Großbritannien beschrieben wurde. Sie ist klinisch charakterisiert durch primäre psychiatrische Auffälligkeiten (z. B. Depression), erst später treten Ataxie, Demenz, Myoklonien oder choreatiforme Bewegungsstörungen hinzu. Für die CJK typische EEG-Veränderungen finden sich nicht, auch das 14-3-3-Protein lässt sich nicht im Liquor nachweisen (s.u.). Die Patienten weisen ein deutlich jüngeres mittleres Erkrankungsalter und eine längere mittlere Überlebenszeit auf als Patienten mit CJK. Die neuropathologische Untersuchung der Gehirne zeigt für die „neue Variante" typische histopathologische Veränderungen in Form von zerebralen und zerebellären PrP^{sc}-Plaques, die von einem Kranz vakuolärer spongiformer Veränderungen umgeben sind. Dieser Befund ist bislang bei humanen Prionerkrankungen noch nicht beschrieben worden und lässt sich vom histopathologischen Bild anderer humaner spongiformer Enzephalopathien sicher unterscheiden.

Kuru

Die Symptomatik ist bestimmt durch eine progressive Ataxie, die von Aktionsmyoklonien sowie choreatischen oder athetotischen Hyperkinesien begleitet wird. Die Patienten werden gehunfähig und marastisch, der Demenzprozess wird graduell erkennbar. Die Krankheitsdauer beträgt 3–24 Monate.
Bei der pathologischen Untersuchung imponiert die Kleinhirnatrophie, die sich im Untergang von Purkinje- und Körnerzellen sowie einer Proliferation der Bergmann-Glia äußert. Bei den Kuru-Plaques handelt es sich um Amyloidablagerungen. Weitere Läsionen sind in wechselnder Ausprägung in Dienzephalon, Kortex, Stammganglien und Rückenmark vorhanden.

Diagnostik

Die Diagnose ist klinisch zu stellen, wenn die typischen Symptome und ein rapid progressiver Krankheitsverlauf zusammentreffen. Nach den derzeit gültigen Kriterien (Masters et al. 1979) unterscheidet man sichere, wahrscheinliche und mögliche Fälle der Creutzfeldt-Jakob-Krankheit (Tab. 2-2).
Nur eine Minderzahl der Betroffenen zeigt unspezifische *Liquor*veränderungen; es handelt es sich dann vorzugsweise um Proteinerhöhungen. Entzündliche Veränderungen sprechen gegen die Diagnose einer spongiformen Enzephalopathie. Der Nachweis des sog. 14-3-3-Proteins im Liquor mittels Western-Blot-Analyse ist eine zusätzliche Möglichkeit, den klinischen Verdacht auf eine CJK zu erhärten, insbesondere in den Fällen, die zwar die klinischen Kriterien für eine CJK erfüllen, bei denen jedoch keine typischen EEG-Veränderungen gefunden werden (Zerr et al. 1998).
Auch der Nachweis erhöhter Konzentrationen von neuronenspezifischer Enolase (NSE), S-100β- oder Tau-Protein im Liquor stützen die Diagnose einer CJK (Otto et al. 1997a, b, Kropp et al. 1999).
Das *EEG* zeigt im mittleren bis späten Krankheitsverlauf charakteristische Veränderungen in Form von periodischen sharp-wave-Komplexen (Abb. 2-4). Die Sensitivität des Nachweises dieser Veränderungen wird in der Literatur mit 64 % bis 100 % angegeben, wobei hier sowohl die Anzahl der EEG-Ableitungen im Verlauf bedeutsam ist als auch die Ausweitung der zulässigen morphologischen EEG-Charakteristika auf Kosten

Tab. 2-2 Diagnostische Kriterien der Creutzfeldt-Jakob-Krankheit (modifiziert nach Masters et al. 1979, Poser et al. 1997)

Einstufung	Kriterien
Sicher	Neuropathologisch gesicherte spongiforme Enzephalopathie
Wahrscheinlich	1. Rasch progrediente Demenz 2. Krankheitsdauer unter 2 Jahren 3. Typische EEG-Veränderungen (periodische sharp-wave-Komplexe) oder Nachweis von 14-3-3-Protein im Liquor 4. Mindestens 2 der 4 folgenden klinischen Zeichen: – Myoklonien – Sehstörungen oder zerebelläre Zeichen – Pyramidenbahnzeichen oder extrapyramidale Störungen – Akinetischer Mutismus
Möglich	1. Klinische Kriterien erfüllt 2. Keine typischen EEG-Veränderungen und kein 14-3-3-Protein im Liquor

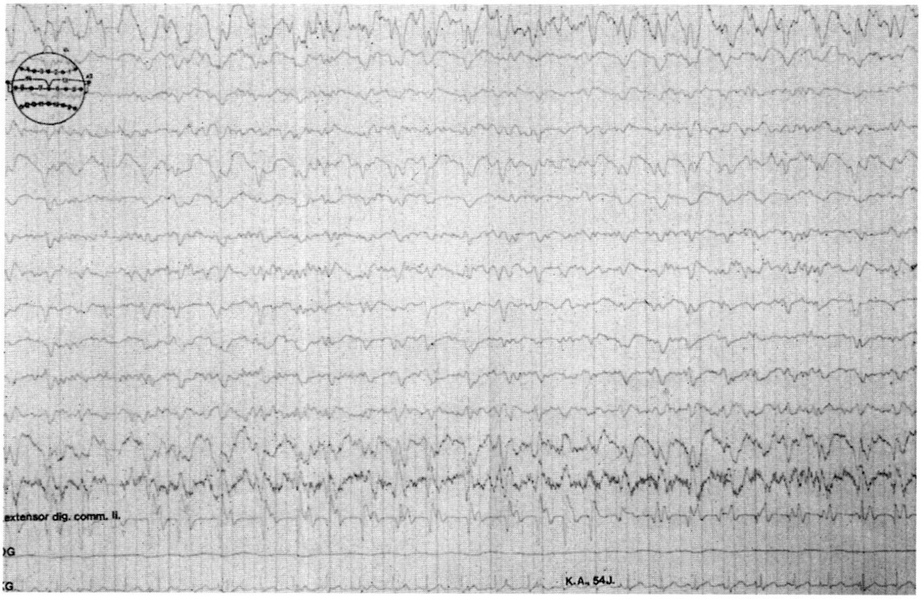

Abb. 2-4 **Typisches EEG eines Patienten mit Creutzfeldt-Jakob-Krankheit mit generalisierten, periodischen, triphasischen sharp-wave-Komplexen, die eine Rhythmizität von ca. 1/s aufweisen.** In der EMG-Spur sind die Myoklonien zu erkennen.

der Spezifität der Methode. Im präfinalen Stadium der Erkrankung weichen die periodischen sharp-wave-Komplexe einer Amplitudenabflachung im Sinne eines niedergespannten EEGs, das schließlich in eine weitgehende EEG-Inaktivität übergeht (Steinhoff et al. 1998).

Die *bildgebenden Verfahren* zeigen eine zerebrale Atrophie mit konsekutiver Erweiterung der inneren und äußeren Liquorräume. Im MRT (Abb. 2-5) werden bei ca. 80 %

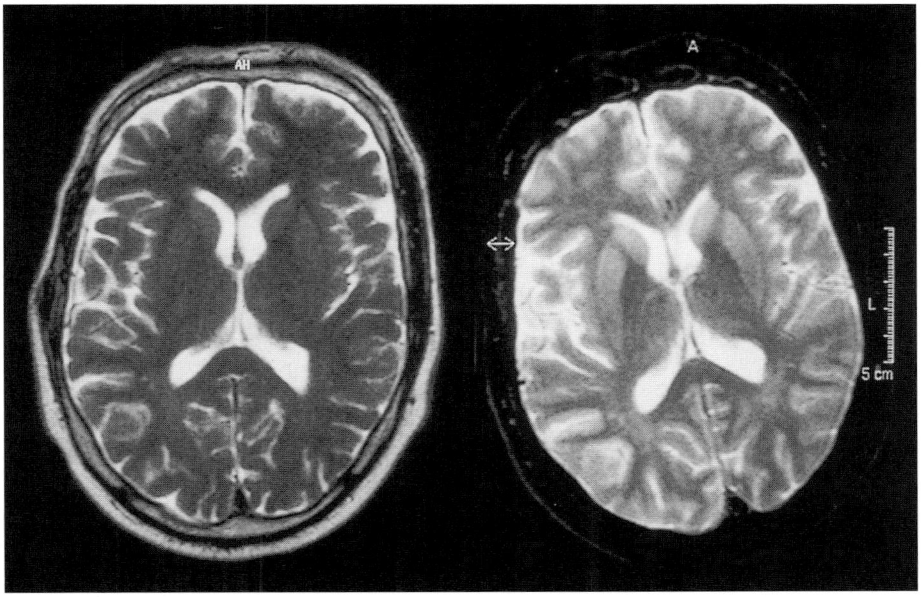

Abb. 2-5 **MRT eines Patienten mit Creutzfeldt-Jakobscher Erkrankung (T_2-Wichtung).** Das linke Bild ist zu Beginn der Erkrankung entstanden, das rechte zwei Monate später. Man erkennt deutlich die im Verlauf zunehmenden Areale erhöhter Signalintensität bilateral in den Basalganglien.

der Erkrankten erhöhte Signalintensitäten bilateral im Stammganglienbereich in der T_2- und in der Protonenwichtung gefunden (Finckenstedt et al. 1996). Die regionale Verminderung des zerebralen Metabolismus und der Hirndurchblutung kann mitunter in der Positronenemissionstomographie (PET) oder nuklearmedizinisch in der SPECT-Untersuchung demonstriert werden.

Die *genetische Analyse* ist nur bei den seltenen familiären Fällen diagnostisch sinnvoll. Die üblichen Laboruntersuchungen erbringen in der Regel Normalwerte. Erhöhte Serumkonzentrationen von S-100β-Protein lassen sich bei CJK-Patienten häufiger nachweisen als bei Patienten mit anderen Erkrankungen des ZNS und unterstützen die klinische Diagnose einer CJK (Otto et al. 1998).

Prinzipiell ist es möglich, die CJK mittels *Hirnbiopsie* sicher prämortal zu diagnostizieren. Auch wenn dieses Verfahren neben der sicheren Diagnose den Vorteil bietet, möglicherweise andere der chronisch progredienten Demenz zugrunde liegende Erkrankungen diagnostizieren und evtl. behandeln zu können, ist doch dieser diagnostische Weg aufgrund des aufwändigen und teuren Prozederes (praktisch ausschließlich Einwegmaterialien, Schutzkleidung wie doppelte Handschuhe und wegwerfbare Schutzbrillen) in Deutschland weitgehend verlassen worden.

Die „neue Variante" der CJK lässt sich im Gegensatz zur „klassischen" CJK höchstwahrscheinlich zu Lebzeiten des Patienten schon im frühen Krankheitsstadium mittels Tonsillenbiopsie diagnostizieren (Hill et al. 1999). Auch hier ist analog zur Hirnbiopsie der Gebrauch von Einwegmaterial und der Schutz des OP-Personals erforderlich.

Differenzialdiagnose

Bezüglich der Differenzialdiagnostik sei auf Tab. 2–3 verwiesen. Die Kardinalsymptome, Demenz und Myoklonie, können zu Fehldiagnosen führen. Zumeist ist der Verlauf der differenzialdiagnostisch in Frage kommenden Krankheiten länger, andere Symptome treten hinzu. Pathologische Labor- und Liquorbefunde weisen ebenso wie die bildgebenden Verfahren schließlich auf eine andere Ursache hin.

Therapie

Die Erkrankung verläuft tödlich. Für keine der spongiformen Enzephalopathien existiert eine effektive Therapie. Einige experimentelle Therapieansätze sind in den letzten Jahren vorgestellt worden: MS-8209, ein Amphotericin B-Derivat, und Anthracyclin verlängern beide im Tierversuch die Inkubationszeit experimentell übertragener spongiformer Enzephalopathien und verzögern die Akkumulation von PrP^{sc} in den Gehirnen der infizierten Tiere (Adjou et al. 1996, Tagliavini et al. 1997). Mit Dapson lässt sich im Tierversuch ebenfalls eine Verlängerung der Inkubationszeit erreichen, die Plaqueformation des akkumulierten PrP^{sc} wird hierdurch nicht beeinflusst (Manuelidis et al. 1998). Flupirtin, unter anderem ein Protektivum gegen Glutamat-induzierte Zytotoxizität, zeigt in vitro eine Verringerung der Apoptose von Nervenzellen nach Zugabe von PrP^{sc} (Perovic et al. 1998). Die intraperitoneale Applikation von Pentosan-Polysulfat führt im Tierversuch dosisabhängig zur Verlängerung der Inkubationszeit bis hin zum kompletten Schutz vor der Übertragung spongiformer Enzephalopathien (Farquhar et al. 1999).

Wichtig ist die Expositionsprophylaxe, die vor allem darin besteht, dass bei Organspendern in jedem Fall eine spongiforme Enzephalopathie ausgeschlossen wird, und dass medizinische Instrumente, die bei Patienten mit neurodegenerativen und demenziellen Prozessen verwendet wurden, insbesondere Nadeln und scharfe Objekte, sorgfältigst dekontaminiert werden. Für die Sterilisation wird als Minimalverfahren die Autoklavierung mit Dampf für 1 h bei 134 °C oder die Immersion des entsprechenden Instruments in 2 N Natronlauge für 1 h bei Zimmertemperatur empfohlen. Von manchen Autoren wird empfohlen, zwei Autoklavierzyklen à 1 h durchzuführen. Am sichersten erscheint derzeit die chemische Dekontamination mit anschließendem Autoklavieren. Zur chemischen Dekontamination kommt außer Natronlauge (sollte nicht für Aluminiumwa-

Tab. 2-3 Differenzialdiagnose der Creutzfeldt-Jakob-Krankheit

Morbus Alzheimer
Morbus Pick
Amyotrophe Lateralsklerose mit Demenz
Mitochondriale Enzephalopathie
Morbus Wilson
Heredoataxien
Striatonigrale Degeneration
Myoklonusepilepsie
Lance-Adams-Syndrom
Intoxikation (Lithium, Amitriptylin, Mangan, Quecksilber, Blei)
Metabolische Enzephalopathie
Hashimoto-Enzephalopathie
Enzephalitiden verschiedener Ätiologie

ren verwendet werden) auch 5 % NaOCl (frisch hergestellte Lösung, sehr schleimhautreizend, korrodiert Stahlwaren) in Betracht. Kürzeres Autoklavieren bei niedrigerer Temperatur ist ungeeignet zur Dekontamination von Prionmaterial wie auch die üblichen Sterilisationsverfahren mit kochendem Wasser, Ultraviolettbestrahlung, Ethylenoxidsterilisation, Ethanol, Formalin, Betapropioammonium-Verbindungen, Lysol, Iodlösungen, Aceton und Kaliumpermanganat.

Rechtliche Gesichtspunkte

Eine namentliche Meldepflicht besteht laut Infektionsschutzgesetz (IfSG) § 6(1) bei Krankheitsverdacht auf Erkrankung an sowie Tod durch „humane spongiforme Enzephalopathie außer familiär-hereditären Formen". Der Modus der namentlichen Meldung wird gemäß § 9 IfSG geregelt.
Eine Meldung von klinischen Verdachtsfällen an die Forschungsgruppe „Epidemiologie, Früherkennung und molekulare Pathologie der Creutzfeldt-Jakob-Krankheit" ist zu empfehlen (Tel. 0551-39-8401).

Literatur

Adjou KT, Demaimay R, Lasmézas CI, Seman M, Deslys J-P, Dormont D (1996) Differenzial effects of a new amphotericin B derivate, MS-8209, on mouse BSE and scrapie: implications for the mechanism of action of polyene antibiotics. Res Virol 147: 213–218

Brown P, Cathala F, Castaigne P, Gajdusek DL (1986) Creutzfeldt-Jakob-disease: clinical analysis of a consecutive series of 230 neuropathologically verified cases. Ann Neurol 20: 597–602

Farquhar C, Dickinson A, Bruce M (1999) Prophylactic potenzial of pentosan polysulphate in transmissible spongiform encephalopathies. Lancet 353: 117

Finckenstedt M, Szudra A, Zerr I, Poser S, Hise JH, Stoebner JM, Weber T (1996) MR imaging of Creutzfeldt-Jakob disease. Radiology 199: 793–798

Hill AF, Butterworth RJ, Joiner S, Jackson G, Rossor MN, Thomas DJ, Frosh A, Tolley N, Bell JE, Spencer M, King A, Al-Sarraj S, Ironside JW, Lantos PL, Collinge J (1999) Investigation of variant Creutzfeldt-Jakob-disease and other human prion diseases with tonsil biopsy samples. Lancet 353: 183–189

Kretzschmar H (1998) Übertragbare spongiforme Enzephalopathien (Prion-Krankheiten) – Molekulare Grundlagen und In-vitro-Modelle. Wien Med Wschr 148: 67–73

Kropp S, Zerr I, Schulz-Schaeffer WJ, Riedemann C, Bodemer M, Laske C, Kretzschmar HA, Poser S (1999) Increase of neuron-specific enolase in patients with Creutzfeldt-Jakob disease. Neurosci Lett 261: 124–126

Manuelidis L, Fritch W, Zaitsev I (1998) Dapsone to delay symptoms in Creutzfeldt-Jakob disease. Lancet 352: 456

Masters CL, Harris JO, Gajdusek DC, Gibbs CJ, Bernoulli C, Asher DM (1979) Creutzfeldt-Jakob disease: patterns of worldwide occurence and the significance of familial and sporadic clustering. Ann Neurol 5: 177–188

Otto M, Stein H, Szudra A, Zerr I, Bodemer M, Gefeller O, Poser S, Kretzschmar HA, Mäder M, Weber T (1997a) S-100 protein concentration in the cerebrospinal fluid of patients with Creutzfeldt-Jakob disease. J Neurol 244: 566–570

Otto M, Wiltfang J, Schütz E, Zerr I, Otto A, Pfahlberg A, Gefeller O, Uhr M, Giese A, Weber T, Kretzschmar HA, Poser S (1998) Diagnosis of Creutzfeldt-Jakob disease by measurement of S100 protein in serum: prospective case-control study. BMJ 316: 577–582

Otto M, Wiltfang J, Tumani H, Zerr I, Lantsch M, Kornhuber J, Weber T, Kretzschmar HA, Poser S (1997b) Elevated levels of tau-protein in cerebrospinal fluid of patients with Creutzfeldt-Jakob disease. Neurosci Lett 225: 210–212

Perovic S, Bohm M, Meesters E, Meinhardt A, Pergande G, Muller WE (1998) Pharmacological intervention in age-associated brain disorders by Flupirtine: Alzheimer's and prion diseases. Mech Ageing Dev 101: 1–19

Poser S, Zerr I, Schulz-Schaeffer WJ, Kretzschmar HA, Felgenhauer K (1997) Die Creutzfeldt-Jakob-Krankheit. Eine Sphinx der heutigen Neurobiologie. Dtsch Med Wschr 122: 1099–1105
Prusiner SB (1982) Novel proteinaceous infectious particles cause scrapie. Science 216: 136–144
Prusiner SB (1998a) Prion protein biology. Cell 93: 337–48
Prusiner SB (1998b) Prions. Proc Natl Acad Sci USA 95: 13363–83
Steinhoff BJ, Kropp S, Riedemann C, Eckardt KM, Herrendorf G, Poser S (1998) Elektroenzephalographische Charakteristika der Creutzfeldt-Jakobschen Krankheit und ihre Differenzialdiagnose. Fortschr Neurol Psychiatr 66: 357–365
Tagliavini F, McArthur RA, Canciani B, Giaccone G, Porro M, Bugiani M, Lievens M-J, Bugiani O, Peri E, Dall'Ara P, Rocchi M, Poli G, Forloni G, Bandiera T, Varasi M, Suarato A, Cassutti P, Cervini MA, Lansen J, Salmona M, Post C (1997) Effectiveness of Anthracycline against experimental prion disease in Syrian hamsters. Science 276: 1119–1122
Zerr I, Bodemer M, Gefeller O, Otto M, Poser S, Wiltfang J, Windl O, Kretzschmar HA, Weber T (1998) Detection of 14-3-3 protein in the cerebrospinal fluid supports the diagnosis of Creutzfeldt-Jakob disease. Ann Neurol 43: 32–40

3 Erkrankungen durch Mykoplasmen, Chlamydien, Rickettsien und Bartonellen

Im deutschsprachigen Raum sind die in diesem Kapitel besprochenen Erreger nur in Ausnahmefällen für neurologische Krankheitsbilder verantwortlich. Mykoplasmen und Chlamydien sind ubiquitär vorkommende Keime, die aber nur selten das ZNS befallen. Im Gegensatz dazu treten zentralnervöse Komplikationen bei schwer verlaufenden Rickettsiosen regelhaft auf. Abgesehen von dem auch in Europa vorkommenden Q-Fieber, das von Coxiellen hervorgerufen wird, ist das Verbreitungsgebiet der Rickettsien weitgehend auf den amerikanischen Kontinent beschränkt. Dieses stellt nicht nur an den Kliniker, der diese Erreger in seine Differenzialdiagnose einbeziehen muss, hohe Anforderungen, sondern auch an das Laborpersonal, das Erfahrung in der Durchführung des serologischen und direkten Erregernachweises besitzen muss. In der Tabelle 3-1 sind die Konsiliarlaboratorien des Robert-Koch-Institutes aufgeführt, an die man sich in Zweifelsfällen wenden kann.

Tab. 3-1 Konsiliarlaboratorien des Robert-Koch-Institutes

Chlamydien Herr Prof. Dr. E. Straube, Frau Dr. A. Groh Institut für Medizinische Mikrobiologie am Klinikum der Friedrich-Schiller-Universität Jena Semmelweisstraße 4 07740 Jena Tel: 03641/933105
Ehrlichia Herr Dr. V. Fingerle Max von Pettenkofer-Institut für Hygiene und Medizinische Mikrobiologie Lehrstuhl Bakteriologie Ludwig-Maximilians-Universität München Pettenkoferstraße 9a 80336 München Tel: 089/5160-5225, Fax: 089/5160-4757
Mykoplasmen Herr Prof. Dr. E. Jacobs Institut für Medizinische Mikrobiologie und Hygiene des Universitätsklinikums der TU Dresden Dürerstraße 24 01307 Dresden Tel: 0351/463-8570, Fax: 0351/463-8573
Respiratorische Infektionen durch Chlamydien, Coxiellen und Mykoplasmen Herr Prof. Dr. W. Slenczka Institut für Virologie der Universität Marburg Robert-Koch-Str. 17, 35037 Marburg Tel.: 06421/28-4313, Fax: 06421/28-5482

3.1 Mykoplasmen-assoziierte Erkrankungen

Alexander Dressel

3.1.1 Mycoplasma pneumoniae-assoziierte Erkrankungen

Zusammenfassung

Erreger: Mycoplasma pneumoniae

Krankheitsbilder: Pneumonie, Enzephalitis, aseptische Meningoenzephalitis, Polyradikuloneuritis

Klinisches Bild: Unspezifisch; abhängig von den betroffenen Strukturen

Diagnostik: Serologie, Kultur, PCR, Liquor, MRT

Therapie: Tetrazykline, Makrolide, ggf. immunsuppressiv/-modulierend

Prognose: Überwiegend gut.

Epidemiologie

Mycoplasma pneumoniae-Infektionen treten in Epidemien mit etwa 4–5-jährigem Rhythmus auf, jahreszeitliche Schwankungen spielen eine geringere Rolle.
Eine Infektion mit Mycoplasma pneumoniae führt normalerweise zu einem harmlosen Infekt der oberen Atemwege oder einer Tracheobronchitis. Eine klinisch apparente Pneumonie entwickelt sich nur in 3–10 % der Infektionen. Sie ist aber für bis zu 20 % aller Pneumonien verantwortlich und für bis zu 50 % der Pneumonien in geschlossenen Populationen (Kinderheime, Kasernen, etc.). Der Erreger befällt vor allem Kinder im Schulalter und nur selten Erwachsene jenseits des 40. Lebensjahrs. Daher wird der Pädiater häufiger als der Neurologe mit den zentralnervösen Komplikationen konfrontiert. Diese treten in bis zu 7 % der mit bronchopulmonalen Manifestationen hospitalisierten Patienten, aber nur bei 0,1 % aller Mycoplasma pneumoniae-Infektionen auf. Während sich der ZNS-Befall bei Kindern fast ausschließlich als akute Enzephalitis äußert, ist das Spektrum der klinischen Manifestationsformen bei den Erwachsenen sehr viel breiter (Tab. 3-2); so wurde in 5 % der Polyradikulitis-Patienten ein Hinweis auf eine Assoziation mit Mycoplasma pneumoniae gefunden (Goldschmidt 1979).

Erregereigenschaften und Pathogenese

Mykoplasmen haben eine Größe von 0,2–0,8 µm und besitzen keine Zellwand. Aufgrund dessen sind sie pleomorph und mikroskopisch kaum zu identifizieren. Antibiotika, welche die Synthese der Zellwand beeinträchtigen, sind wirkungslos. In der Gram-Färbung stellen sich Mykoplasmen gramnegativ dar. Sie sind die kleinsten auf zellfreien Medien anzüchtbaren Mikroorganismen. Auf den speziellen Nährböden, die zur Anzucht notwendig sind, bilden sie typische spiegeleiförmige Kolonien.

Tab. 3-2 **Mögliche zentralnervöse Manifestationen einer Mycoplasma pneumoniae (Mp)-Infektion.** EM: elektronenmikroskopisch; GBS: Guillain-Barré-Syndrom; KBR: Komplementbindungsreaktion; Mp: Mycoplasma pneumoniae; PCR: Polymerase-Ketten-Reaktion

Manifestationen	Typische klinische Symptome und charakteristische Befunde	Nachweis der Mykoplasmenassoziation durch[a]
Enzephalitis, Meningoenzephalitis (diffus, fokal, rekurrent, zerebellär, pontin)	Epileptische Anfälle, meningeale Reizerscheinungen, Somnolenz, Koma, Herdsymptome (z. B. Hemiparese, Ataxie, Dysarthrie, Choreoathetose), Hydrozephalus	Mykoplasmenserologie in Blut und Liquor, PCR
Aseptische Meningitis	Meningeale Reizerscheinungen, im Liquor oft lymphozytäre Pleozytose	Spezifische IgM-Produktion im Liquor (Michel 1981)
Myelitis (diffus, transversal, polioartig)	Querschnittssymptomatik bei transversaler Manifestationsform, ggf. Affektion des 2. Motorneurons	Mykoplasmenserologie in Blut und Liquor (Klimek 1976), Mykoplasmen-PCR (Abele-Horn 1998)[b]
Polyradikuloneuritis	Verlauf als klassisches GBS; Sensible Defizite, Liquorpleozytose und Fehlen der Proteinerhöhung wurden ebenfalls beschrieben	Kultur von Mykoplasmen aus Liquor bei einem Verlauf mit Liquorpleozytose (Fleischhauer 1972)[c]
Hirnnervenaffektionen	Visusminderung bei Optikusschwellung mit und ohne erhöhten Liquordruck; (Neuritis N. optici) Parese einzelner Hirnnerven, oft mit anderen Symptomen vergesellschaftet	Serologie im Blut (Schneider 1993)
Psychose	Verwirrtheit, Agitiertheit, optische und akustische Halluzinationen	Serologisch im Blut
Enzephalopathie	Diffuse EEG-Veränderungen bei normalem cCT, MRT und Liquorbefund	Serologisch im Blut
Granulomatöse Angiitis	Paresen, Pyramidenbahnzeichen, Kopfschmerzen, Desorientiertheit	EM-Morphologie post mortem (Arthur 1977)
Zerebrale Ischämie	Ischämiezeichen im cCT, Hemiparese, Verschluss der A. carotis interna	Serologie im Blut (Visudhipan 1992)

[a] Es ist der jeweils beste Nachweis aufgeführt. In der Literatur ist der Zusammenhang zwischen Mp und der neurologischen Erkrankung oft nur durch den zeitlichen Zusammenhang mit einer im Serum nachweisbaren Mp-Infektion und den Ausschluss anderer Erreger belegt worden.
[b] In diesem Fall konnten jedoch keine Mp-Antikörper im Liquor nachgewiesen werden.
[c] Als Besonderheit sei hier ein Fall von GBS mit aseptischer Meningitis erwähnt, bei dem ebenfalls Mp im Liquor nachgewiesen werden konnte (Bayer 1981).

Die Übertragung von M. pneumoniae erfolgt durch Tröpfcheninfektion von Mensch zu Mensch. Die Inkubationszeit beträgt 7–21, im Mittel 10 Tage. Es wird vermutet, dass zwei unterschiedliche Mechanismen an der Entstehung zentralnervöser Manifestationen beteiligt sind. Früh auftretende neurologische Symptome sollen durch eine direkte Erregerinvasion hervorgerufen sein. Parainfektiöse Krankheitsbilder, die wahrscheinlich durch M. pneumoniae-induzierte Autoantikörper verursacht werden, treten vermutlich erst später im Verlauf des Prozesses auf. Autoantikörper gegen Hirngewebe und Galactocerebroside wurden nachgewiesen (Biberfeld 1971, Nishimura 1996), welche pathogenetische Bedeutung sie besitzen, ist jedoch noch nicht geklärt.
Mittlerweile wurde in einer Studie eine Bakteriämie von M. pneumoniae nachgewiesen (Narita 1996). Dies deutet auf eine hämatogene Streuung des Erregers bei Multiorgan-

befall hin. Das Verschwinden der Tuberkulinreaktion in der Heilungsphase der Mykoplasmeninfektion weist auf eine Immunsuppression hin. Dies erklärt möglicherweise auch die lange Persistenz des Erregers und seine Tendenz zur Ausbreitung.

Klinische Symptomatik

Enzephalitis, aseptische Meningitis und Myelitis entwickeln sich typischerweise auf dem Höhepunkt der bronchopulmonalen Infektion und können mit anderen extrapulmonalen Symptomen gemeinsam auftreten. Eine Pneumonie ist nur bei 50–60 % der Patienten zum Zeitpunkt der ZNS-Manifestation vorhanden (Hirt 1992). Es wurden Superinfektionen mit Adenoviren (Michel 1981) oder Coxsackie-Viren (Koskinieni 1993) beschrieben, die möglicherweise auf die in der Heilungsphase eines Mykoplasmeninfekts auftretende Immunsuppression zurückzuführen sind. Die wichtigsten neurologischen Krankheitsbilder sind im Folgenden dargestellt, für die übrigen sei auf Tabelle 3-2 verwiesen. Wichtige extrapulmonale Manifestationen an anderen Organsystemen sind in Tabelle 3-3 aufgeführt.
Die *akute Enzephalitis oder Meningoenzephalitis* ist die häufigste Manifestationsform einer ZNS-Affektion. In einer finnischen Studie zeigten 78 % der Patienten mit ZNS-Manifestationen im Rahmen einer Mykoplasmainfektion meningitische Reizerscheinungen, etwa die Hälfte der Patienten erlitt Krampfanfälle. Zwei Drittel waren bei der Hospitalisierung somnolent oder komatös, 30 % der Patienten mussten intensivmedizinisch behandelt werden (Koskinieni 1993). Auch hohes Fieber und neurologische Herdsymptome gehören mitunter zum Krankheitsbild. Ursache sind oft Herdenzephalitiden, die sich überwiegend im Kleinhirn oder Hirnstamm abspielen und zusätzlich zu fokalen Symptomen manchmal einen Hydrozephalus verursachen. In einer retrospektiven Studie hielten die enzephalitischen Symptome in der Hälfte der Fälle weniger als einen Tag an (Koskinieni 1993). Neben der akuten Verlaufsform treten auch langwierige und rekurrierende Verläufe auf (Burman 1979).

Tab. 3-3 Extrapulmonale M. pneumoniae-assoziierte Erkrankungen, die nicht das ZNS betreffen

Dermatologische Manifestationen
- Stevens-Johnson-Syndrom (Erythema exsudativum multiforme)

Internistische Manifestationen
- Hämolytische Anämie
- Disseminierte intravasale Gerinnung
- Myokarditis und Perikarditis
- Myalgien
- Arthralgien und Arthritis
- Gastrointestinale Beschwerden
- Hepatitis
- Akute Glomerulonephritis
- Arteriosklerose und koronare Herzkrankheit (pathogenetischer Zusammenhang noch unklar)

Ophthalmologische Symptome[1]
- Konjunktivitis
- Iritis
- Uveitis
- Retinale Einblutungen

[1] Ophthalmologische Symptome sind oft mit neurologischen Symptomen vergesellschaftet.

Die entzündliche Reaktion der Hirnhäute manifestiert sich mit dem Bild einer akuten *lymphozytären Meningitis.* Sie hat eine gute Prognose, sofern sie nicht durch Beteiligung des Hirnparenchyms kompliziert wird.
Affektionen des Rückenmarks treten klinisch als *diffuse oder als transversale Myelitiden* in Erscheinung. Daneben wurde ein poliomyelitisartiges Krankheitsbild mit Befall des zweiten motorischen Neurons, aus dem sich im Verlauf eine transversale Myelitis entwickelte, beschrieben (Warren 1978).
Polyradikuloneuritiden können als Guillain-Barré-Syndrom (GBS) mit aufsteigenden Paresen aber auch sensiblen Defiziten verlaufen. Meistens wird die Symptomatik einige Tage bis Wochen nach dem abgelaufenen Mykoplasmeninfekt manifest. Es handelt sich also um eine postinfektiöse Komplikation. Im Liquor ist eine zytoalbuminäre Dissoziation zu finden. Beschrieben wurden auch Verläufe, die klinisch identisch imponieren, jedoch schon während des akuten Infekts auftreten und durch eine Liquorpleozytose charakterisiert sind. In zwei Fällen konnte Mycoplasma pneumoniae im Liquor nachgewiesen werden, was auf eine direkte Erregerinvasion hinzuweisen scheint (Fleischhauer 1972, Bayer 1981).

Diagnostik

Ein schneller zuverlässiger Test, der die Infektion mit Mykoplasma pneumoniae beweist, steht in Routinelabors bislang nicht zur Verfügung.
Der Verdacht auf eine Mykoplasmen-assoziierte Erkrankung ist gegeben, wenn bei einer frischen oder abgelaufenen Mykoplasmeninfektion eine Serumreaktion auftritt: Ein vierfacher Anstieg der Antikörpertiter in KBR oder ELISA 7–10 Tage nach der ersten Untersuchung ist beweisend für eine Mykoplasmeninfektion. Von einigen Autoren wird auch ein Titer >1:32 in der KBR als beweisend angesehen. Jedoch können auch IgM-Antikörper über Monate persistieren. Die heute üblichen serologischen Test sind KBR und ELISA für IgM, IgG und IgA. Die Demonstration eines Titeranstiegs von spezifischen Antikörpern im Liquor wird zur Sicherung der ZNS-Beteiligung herangezogen. Daten über intrathekale Antikörperproduktionen wurden aber bislang nur in wenigen Fällen publiziert (Bayer 1981, Goldschmidt 1979) und sind in den letzten Jahren nicht mehr berichtet worden. Ein Versuch des Erregernachweises durch PCR oder Anzucht aus dem Liquor sollte immer unternommen werden, um die Diagnose zu erhärten.
Der *Liquorbefund* ist nicht wegweisend. Er ist in mehr als der Hälfte aller Fälle vollständig normal (Koskinieni 1993). Es kann aber auch eine in der Regel lymphozytäre Pleozytose zwischen 5 und 1.200 Zellen/µl mit Proteinerhöhung und Laktatanstieg auftreten. Der Liquorbefund korreliert offensichtlich wenig mit der jeweiligen neurologischen Symptomatik, selbst wenn eine ausgeprägte Pleozytose häufiger bei Meningoenzephalitiden und Myelitiden als bei polyradikulären Manifestationen aufzutreten scheint.
Im Blutbild kann ein erhöhtes MCV (mittleres zelluläres Volumen) auf die Gegenwart von mykoplasmeninduzierten Kälteagglutininen hinweisen (siehe auch Kap. 3.1.3).
Im EEG finden sich bei zerebralen Manifestationen mittelschwere bis schwere Allgemeinveränderungen oder Herdhinweise, die über die akute Erkrankungsphase hinaus nachweisbar bleiben. Bei Enzephalitiden stellt sich in bildgebenden Verfahren (cCT, MRT) manchmal ein Ödem oder Herdbefund dar. Einen pathognomonischen Befund gibt es jedoch nicht.

Die Einführung der PCR wird in Zukunft einen schnelleren und sichereren Nachweis des Erregers ermöglichen. In ersten Untersuchungen konnte der Erreger sowohl im Liquor (Inoue 1998), als auch im Blut (Narita 1996) nachgewiesen werden. Es ist zu hoffen, dass die Einführung der PCR in die klinische Routinediagnostik und der Nachweis spezifischer Autoantikörper in Zukunft die sichere Unterscheidung von erregerbedingten und parainfektiösen Krankheitsbildern ermöglichen wird.

Differenzialdiagnose

Eine virale oder parainfektiöse Genese in Zusammenhang mit anderen Erregern muss ausgeschlossen werden. Daher ist eine umfangreiche serologische Diagnostik notwendig. Insbesondere sollte an Chlamydia pneumoniae gedacht werden, da dieser Keim wie Mycoplasma pneumoniae typischerweise zuerst den Respirationstrakt befällt (s. Kap. 3.2.1).

Therapie

Über die Therapie von mykoplasmenassoziierten ZNS-Erkrankungen gibt es keine gesicherten Erkenntnisse (Koskinieni 1993). Aufgrund fehlender diagnostischer Möglichkeiten ist es bislang nicht möglich, zwischen Erkrankungen, die unmittelbar durch Mykoplasmen hervorgerufen werden und parainfektiösen Geschehen zu unterscheiden. Einziger Hinweis kann der Verlauf der Erkrankung sein: Ein frühes Auftreten der Symptome könnte für eine unmittelbare Erregerinvasion sprechen; neurologische Manifestationen, die sich erst 8–10 Tage nach dem Höhepunkt einer bronchopulmonalen Infektion entwickeln, stehen möglicherweise mit der durch die Immunantwort gegen Mykoplasmen induzierten Antikörperproduktion im Zusammenhang.
Der Wert der antibiotischen Chemotherapie ist nicht sicher belegt, was durch den häufig verzögerten Therapiebeginn und den oft selbstlimitierenden Verlauf bedingt sein könnte. Gegen Mykoplasmen wirksame Medikamente sind Tetrazykline, Erythromycin (2-mal 1 g/d) oder Chloramphenicol (2–4-mal 1 g/d). Dabei ist von den Tetrazyklinen das Minocyclin (0,2 g/d) wegen der guten Penetration durch die Blut-Hirn-Schranke zu bevorzugen. Die neueren Makrolidantibiotika weisen sich zum Teil durch eine bessere Wirksamkeit gegen Mykoplasmen (Clarithromycin) oder besonders hohe Gewebespiegel (Azithromycin) aus (Simon 1993). Sie sind damit u. U. eine sinnvolle Alternative zu Erythromycin. Wegen der langen Persistenz der Erreger empfehlen einige Autoren, die Therapie nach dem Abklingen der klinischen Symptome für 8 Wochen fortzusetzen (Fleischhauer 1972).
Aufgrund der postulierten autoimmunen Genese enzephalitischer Krankheitsbilder wird manchmal der Einsatz von Prednisolon in hoher (ca. 250 mg Methylprednisolon/d) und dann rasch absteigender Dosierung empfohlen. Über den Nutzen anderer immunsuppressiver Substanzen liegen noch keine Erfahrungen vor. Es gibt eine Kasuistik, in der eine transversale Myelitis mit Psychose erfolgreich durch Plasmaaustausch behandelt wurde (Cotter 1983). Andere Autoren konnten dies nicht beobachten (Koskinieni 1993).

Verlauf und Prognose

Die Prognose von Polyradikulitiden, blanden Meningitiden und Psychosen ist gut. Residualsymptome und Todesfälle kommen vor allem bei enzephalitischen und myelitischen

Krankheitsbildern vor. Bezogen auf alle ZNS-Manifestationen beträgt die Letalität 8–10 %, die Häufigkeit der persistierenden neurologischen Defizite wird mit bis zu 25 % angegeben (Koskinieni 1993, Cassel 1981). Eine lange Bewusstlosigkeit verschlechtert die Prognose (Koskinieni 1993).

3.1.2 Andere Mykoplasmenspezies

Für andere humanpathogene Mykoplasmenspezies, wie Mycoplasma genitale und Mycoplasma hominis, die vorwiegend Infektionen des Urogenitaltraktes verursachen, wurde nur in Einzelfällen eine Beteiligung des ZNS berichtet. Hierbei handelte es sich überwiegend um perinatale Meningitiden.

3.1.3 Exkurs: Kälteagglutininkrankheit und Fallbericht

Zusammenfassung

Ursache: Parainfektiös oder paraneoplastisch auftretende Autoantikörper gegen Erythrozytenantigene

Krankheitsbilder: Hämolyse und Akrozyanose bei IgM-Autoantikörpern, paroxysmale Kältehämoglobinurie bei Donath-Landstein-Antikörpern

Diagnostik: Direkter Coombstest, Antikörpernachweis

Therapie: Behandlung der Grundkrankheit, evtl. immunsuppressiv

Prognose: Abhängig von der Grunderkrankung.

Pathogenese

Die Kälteagglutininkrankheit ist eine Autoantikörper-vermittelte parainfektiöse oder paraneoplastische Erkrankung. Autoantikörper der Klasse IgM, die gegen Oberflächenantigene auf Erythrozyten gerichtet sind, diese jedoch nur bei niedrigen Temperaturen binden, verursachen die klinische Symptomatik. Durch die Bindung der Antikörper kommt es sowohl zur Agglutination der Erythrozyten, als auch zur Komplement-vermittelten Hämolyse. Die Antikörper werden entsprechend ihrer antigenen Spezifität unterteilt in anti-i (exprimiert auf den adulten Erythrozyten) und anti-I (exprimiert auf fetalen Erythrozyten). Diese antigene Spezifität kann Hinweise auf die zugrunde liegende Erkrankung liefern, da anti-I-Antikörper vorwiegend bei Infektionen mit Mykoplasmen oder bei benignen lymphoproliferativen Erkrankungen auftreten, während anti-i-Antikörper häufiger bei aggressiven Lymphomen und infektiöser Mononukleose anzutreffen sind. Bei bis zu 50 % aller Mykoplasmeninfektionen können Kälteagglutinine nachgewiesen werden. Daher hatte dieser Test früher eine Bedeutung beim Nachweis einer Mykoplasmeninfektion. Aufgrund seiner für einen diagnostischen Test gerin-

gen Sensitivität und Spezifität sollten heute spezifischere Methoden eingesetzt werden. Eine megaloblastäre Anämie im Rahmen einer Infektionserkrankung unklarer Ätiologie sollte aber auch heute noch an Mykoplasmen denken lassen.
Durch die Bindung der Antikörper auf den Erythrozyten und der Aktivierung von Komplement kommt es zur Hämolyse, aber auch zur Aggregation von Erythrozyten. Die Ausprägung der Hämolyse oder thrombotischer Komplikationen wird wesentlich von der Antikörperkonzentration und von der Temperaturamplitude der Kälteagglutinine bestimmt. Die Temperaturamplitude besagt, bis zu welcher Temperatur die Antikörper noch an Erythrozyten binden. Gewöhnlich liegt diese zwischen 23 °C und 30 °C (im Extremfall bis zu 37 °C). Je höher die Temperaturamplitude ist, desto wahrscheinlicher kommt es zur Bindung und Hämolyse von Erythrozyten.
Ein Sonderfall sind die so genannten „Donath-Landsteiner-Antikörper“. Es handelt sich um Antikörper der Klasse IgG, die bei niedrigen Temperaturen an das P-Antigen der Erythrozyten binden und bei Erwärmung zur Hämolyse führen. Sie verursachen die paroxysmale Kältehämoglobinurie, die früher häufig im Rahmen der tertiären Syphilis auftrat, heute aber selten geworden ist. Sie wird aber als Komplikation bei Virusinfektionen und als eigenständige Autoimmunerkrankung beobachtet.

Diagnose

Der klinische Verdacht auf eine Kälteagglutininkrankheit sollte bei erhöhtem MCV, einer bei Abkühlung stark erhöhten BSG oder einer unklaren Anämie aufkommen. Die Diagnose wird dann laborchemisch im direkten Coombstest gestellt. Auf den Erythrozyten findet sich als Zeichen der Komplementaktivierung C3dg (degraded), das Abbauprodukt des Komplementfaktors C3. Dagegen finden sich keine IgM-Antikörper, da Erythrozyten für diese keinen Fc-Rezeptor besitzen. Im Gegensatz dazu lassen sich bei der paroxysmalen Kältehämoglobinurie nur bei sehr hohen Antikörpertitern C3 oder IgG im direkten Coombstest nachweisen. Der Verdacht auf Donath-Landsteiner-Antikörper lässt sich durch den Nachweis kälteinduzierter hämolytischer Antikörper oder spezieller Tests verifizieren.

Klinische Symptomatik

Die Kälteagglutininkrankheit äußert sich in einer Hämolyse, die in Einzelfällen eine Transfusionsbehandlung erforderlich machen kann. Außerdem kann bei Kälteexposition eine Akrozyanose auftreten, die sich vom Raynaud-Syndrom dadurch unterscheidet, dass kein Vasospasmus besteht. In Einzelfällen kann auch die Aufnahme kalter Speisen und Getränke zu einer Hämolyse führen.
Demgegenüber führen Donath-Landsteiner-Antikörper zu akuten Attacken bei Kälteexposition mit Hämoglobinämie, Hämoglobinurie, Fieber und Schüttelfrost. Dazu treten Rücken-, Glieder- und abdominelle Schmerzen auf. Die Patienten haben ein starkes Krankheitsgefühl und Kopfschmerzen. Trotz dieses schweren Bildes ist die Symptomatik bei Aufwärmung rasch rückläufig.

Therapie und Prognose

Bei der Kälteagglutininkrankheit ist die adäquate Therapie der zugrunde liegenden Erkrankung die entscheidende Maßnahme. Dies führt in der Regel zu einer raschen Bes-

serung. Symptomatisch muss eine Kälteexposition der Patienten vermieden werden, medikamentöse Behandlungsversuche sind hingegen nur selten erfolgreich. Bei chronischer Kälteagglutininerkrankung kann ein Therapieversuch mit Glukokortikoiden in Einzelfällen zu einer Besserung führen. Chlorambucil und Cyclophosphamid werden mit mäßigem Erfolg eingesetzt, eine Splenektomie ist wirkungslos. Die Prognose hängt von der Grunderkrankung ab.
Ist eine tertiäre Syphilis die Ursache der paroxysmalen Kältehämoglobinurie, dann bessert sich diese unter Therapie der Syphilis rasch. Bei anderer Genese kann die Erkrankung chronifizieren. Therapie der Wahl ist hier Prednisolon, Azathioprin oder Cyclophosphamid. Der Therapieerfolg scheint hier besser als bei der Kälteagglutininkrankheit zu sein. Trotz der Schwere der einzelnen Krankheitsschübe erstreckt sich der natürliche Verlauf der Erkrankung über viele Jahre.

Fallbeispiel

Vorgestellt wird der Fall eines 50-jährigen Patienten, der wegen allgemeinem Schwächegefühl bei Anämie stationär untersucht wurde. Im Verlauf ließen sich Kälteagglutinine nachweisen, ohne dass eine paraneoplastische oder parainfektiöse Genese sicher nachgewiesen werden konnte. Mykoplasmen- und Virenserologie sowie TPHA-Test waren negativ. Es fand sich allerdings eine tumorsuspekte Raumforderung im Bereich einer Niere. Nach der Entlassung des Patienten entwickelten sich rezidivierende sekundär generalisierte Krampfanfälle sowie Schluckstörungen. In der daraufhin durchgeführten Bildgebung demarkierten sich mehrere zerebrale Ischämien (Abb. 3-1). Diese

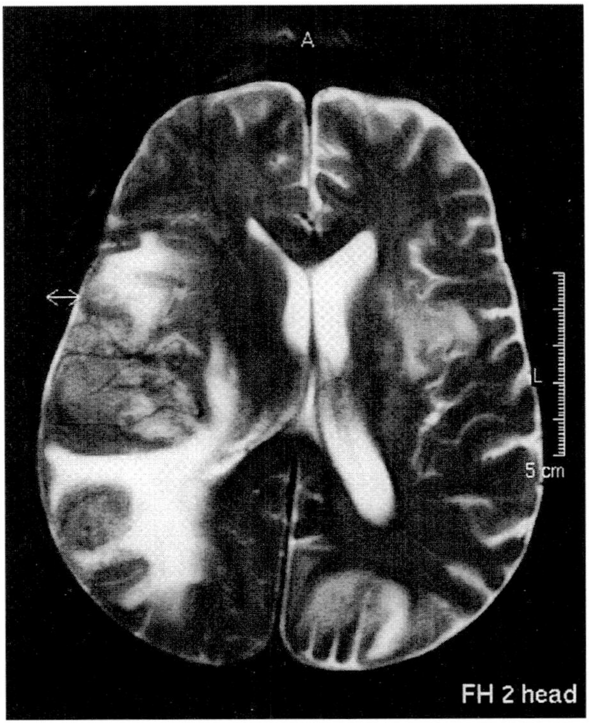

Abb. 3-1

Schädel-MRT eines Patienten mit multilokulären Hirninfarkten im Rahmen einer Kälteagglutininkrankheit.

führten in der Folge zu einem malignen Hirnödem, an dessen Folgen der Patient nach 17-tägiger Intensivbehandlung verstarb.
Dieser Fall illustriert, dass die im Regelfall blande verlaufende Kälteagglutininerkrankung in Einzelfällen zu letalen Komplikationen führen kann. Es ist davon auszugehen, dass in dem hier beschriebenen Fall thrombembolische Ereignisse zu den multilokulären Ischämien mit Ausbildung eines intensivmedizinisch nicht mehr zu beherrschenden Hirnödems geführt haben. Als besondere Variante ist hier das Auftreten von Kälteagglutininen des Typs IgG ohne Nachweis einer Treponema pallidum-Infektion hervorzuheben.

3.2 Durch Chlamydien verursachte Erkrankungen

Alexander Dressel

Chlamydien sind bekannt als Erreger der Ornithose (Chlamydia psittacii), des Trachoms und des Lymphogranuloma venerum (Chlamydia trachomatis). Die erst vor einigen Jahren entdeckte Art Chlamydia pneumoniae verursacht in erster Linie bronchopulmonale Infekte. Welche pathogenetische Bedeutung der Nachweis von Chlamydia pneumoniae in arteriosklerotischen Plaques für die Entwicklung vaskulärer Erkrankungen hat, ist derzeit noch ungeklärt. Meningitis und Enzephalitis stellen die überwiegenden zentralnervösen Manifestationen dar, die jedoch nur in Einzelfällen aufzutreten scheinen. Alle Chlamydienarten sind Tetrazyklin-empfindlich.

3.2.1 Chlamydia pneumoniae

Zusammenfassung

Erreger: Chlamydia pneumoniae

Krankheitsbilder: Pneumonie; in Einzelfällen Meningitis, Enzephalitis, Guillain-Barré-Syndrom

Klinisches Bild: Unspezifisch; abhängig von den beteiligten Strukturen

Diagnostik: Kultur, Antigennachweis, Serologie, PCR, Liquor, MRT

Therapie: Tetrazykline

Prognose: In der Regel gut.

Epidemiologie

Chlamydia pneumoniae scheint weltweit vorzukommen. Der Durchseuchungsgrad der Bevölkerung ist hoch und steigt mit zunehmendem Alter an; Männer sind häufiger betroffen als Frauen. Während sich bei Kindern unter 5 Jahren kaum Antikörper nachweisen lassen, steigt die Antikörperprävalenz zwischen dem 5. und 20. Lebensjahr sprunghaft an, um dann langsam weiter zuzunehmen. Bei etwa 50 % aller Erwachsenen lassen sich IgG-Antikörpertiter, die auf eine abgelaufene Infektion hindeuten, nachweisen. Aus Serumbänken gewonnene Daten zeigen, dass es sich bei Chlamydia pneumoniae nicht um einen neuen Erreger handelt: 8 % der Pneumonien im Zeitraum von 1963–1975 wurden nach diesen Daten von Chlamydia pneumoniae verursacht (Grayston 1992a). Der Ausbruch der „Ornithose" in Skandinavien in den Jahren 1981–1983 konnte in einer retrospektiven Untersuchung großteils auf einen Anstieg von Chlamydia pneumoniae-Infektionen zurückgeführt werden (Grayston 1989).

Erregereigenschaften und Pathogenese

Chlamydien sind obligat intrazelluläre Erreger, die sowohl DNA als auch RNA enthalten. In der Gram-Färbung stellen sie sich gramnegativ dar. Sie durchlaufen einen besonderen Vermehrungszyklus: Ein runder Elementarkörper (EK) mit einer Größe von 0,2–0,4 µm heftet sich an die Zellmembran über einen Rezeptor an und wird durch Phagozytose in die Zelle aufgenommen. Da keine Verschmelzung mit einem Lysosom stattfindet, können die Erreger in den Phagosomen persistieren. Sie wandeln sich in den nicht-infektiösen, aber metabolisch aktiven Initialkörper (IK) mit einer Größe von etwa 1 µm um. Dieser vermehrt sich durch Querteilung. Nach einigen Teilungszyklen verwandeln sich die IK wieder in die infektiösen EK, die dann durch Exozytose oder Lyse der Zellen freigesetzt werden. Bei diesem Vermehrungszyklus sind die Chlamydien auf den Energiestoffwechsel der Zelle angewiesen, da sie selbst kein ATP synthetisieren können. Während es sich bei der von Chlamydia psittaci verursachten Ornithose um eine Zoonose handelt, ist für Chlamydia pneumoniae kein tierisches Reservoir bekannt.
Die Ausbreitung der Erkrankungen, die durch Chlamydia pneumoniae verursacht werden, verläuft sehr langsam. Das Fall-zu-Fall-Intervall dauert im Mittel 30 Tage, kann aber auch 3 Monate betragen. Ob dies an der geringen Infektiosität des Erregers liegt oder tatsächlich die Inkubationszeit widerspiegelt, ist gegenwärtig nicht zu beantworten (Grayston 1992b).
Chlamydia pneumoniae konnte in arteriosklerotischen Plaques verschiedener Gefäße, darunter auch Karotiden (Wimmer 1996), nachgewiesen werden. Weiter wurde gezeigt, dass Chlamydia pneumoniae in der Lage ist, neben dem Respirationstrakt sowohl Makrophagen und Monozyten als auch Gefäßendothelien zu befallen (Knoebel 1997). Auf diese Beobachtungen stützen sich Hypothesen zur Assoziation von Chlamydia pneumoniae mit vaskulären Erkrankungen wie Myokardinfarkt und zerebralen Durchblutungsstörungen. Die bisherigen Erkenntnisse reichen noch nicht für eine Beurteilung aus, ob Chlamydia pneumoniae pathogenetisch an der Entwicklung arteriosklerotischer Plaques beteiligt ist oder ob es sich lediglich um eine sekundäre Besiedlung ohne Krankheitswert handelt. Erste Studien zur Wirksamkeit einer gegen Chlamydien gerichteten antibiotischen Therapie zur Behandlung und Prävention von Herzinfarkten geben noch kein klares Bild (Meier 1999, Schussheim 1999).
In den Gehirnen von Patienten, die an Alzheimerscher Erkrankung verstorben sind (Balin 1998), und im Liquor von Patienten mit Multipler Sklerose (Sriram 1999) konnte Chlamydia pneumoniae nachgewiesen werden. Die Bedeutung dieser Beobachtungen lässt sich gegenwärtig noch nicht beurteilen. Die Indizien reichen zurzeit nicht aus, um die genannten Patientengruppen außerhalb von klinischen Studien antibiotisch zu behandeln.

Klinische Symptomatik

Die Chlamydia pneumoniae-Pneumonie entwickelt sich typischerweise schleichend. Während vereinzelt akute Krankheitsbilder vorkommen, berichten die meisten Patienten von einer mehrwöchigen Phase mit persistierendem Husten, wenn sie zum ersten Mal einen Arzt aufsuchen. Dieser Husten hält gelegentlich auch noch längere Zeit nach dem Verschwinden der übrigen Krankheitssymptome an. In der Röntgenaufnahme des Thorax findet sich oft eine einzelne subsegmentale Infiltration (Grayston 1992). Klopfschmerzhafte Nasennebenhöhlen sind ein häufiges Symptom.

Tab. 3-4 Neurologische Manifestationen von Chlamydia psittaci- oder Chlamydia pneumoniae-Infektionen

Manifestationen	Erreger	Literatur
Enzephalitis	Chlamydia psittaci	(Shaked 1989)
	Chlamydia pneumoniae	(Freydén 1989)
Zerebellitis	Chlamydia psittaci*	(Shor 1992)
Meningitis	Chlamydia psittaci	(Shaked 1989)
	Chlamydia pneumoniae	(Sundelöf 1993)
Myelitis	Chlamydia psittaci	(Williams 1989)
Abduzensparese	Chlamydia psittaci*	(Zumla 1988)
Verwirrtheit	Chlamydia psittaci*	(Shor 1992)
Guillain-Barré-Syndrom	Chlamydia pneumoniae	(Haidi 1991)
Vaskuläre Erkrankungen	Chlamydia pneumoniae	siehe Text
Erhöhter ICP	Chlamydia psittaci*	(Prevett 1993)

* In den so gekennzeichneten Fällen wurde bei der Diagnose weder eine Chlamydia pneumoniae-Infektion serologisch ausgeschlossen, noch die Infektionsquelle gesichert.

Mit Chlamydia pneumoniae-Infektionen assoziierte neurologische Komplikationen, sind bislang nur in Einzelfällen beschrieben worden (s. Tab. 3-4). Auffallend ist, dass bei den bis jetzt publizierten Fällen überwiegend junge Patienten betroffen waren. Als Sonderfall muss eine Manifestation mit Meningitis, Hepatitis, Iritis und atypischem Erythema nodosum gelten (Sundelöf 1993).

Diagnostik

Der Nachweis einer Chlamydieninfektion ist durch Erregeranzucht, Antigennachweis, PCR oder serologische Methoden möglich. Da je nach verwendetem Nachweis unterschiedliche Arten der Probengewinnung und -behandlung erforderlich sind, empfiehlt sich eine Rücksprache mit dem Labor vor Probenentnahme. Wichtig ist, dass die Proben für den direkten Erregernachweis zelluläre Bestandteile enthalten, da Chlamydien intrazelluläre Erreger sind. Die Erregeranzucht ist der Goldstandard der Diagnostik, kann jedoch nur in Laboratorien mit Zellkulturmöglichkeiten durchgeführt werden. Im mikroskopischen Präparat lässt sich Chlamydia trachomatis als durch Iod anfärbbares intrazelluläres Einschlusskörperchen nachweisen. Die Einschlusskörperchen der anderen Chlamydienarten färben sich dabei nicht an. Eine PCR zum Nachweis des Genoms wurde für alle 3 Chlamydienspezies entwickelt (Figueroa 1991). Bei Verdacht auf eine systemische Chlamydieninfektion kann der serologische Nachweis benutzt werden. Die Mikroimmunfluoreszenz gilt dabei heute als Goldstandard der serologischen Diagnostik und erlaubt auch die Differenzierung zwischen den Chlamydienarten (Oehme 1999). Unspezifische Kreuzreaktionen sind leider relativ häufig. Zur Liquordiagnostik existieren keine systematischen Studien; unspezifische entzündliche Veränderungen können aber wohl vorkommen.

Differenzialdiagnose

Bei den respiratorischen Erkrankungen sind vor allem Mycoplasma pneumoniae, Chlamydia psittaci und Viren in die Differenzialdiagnose einzuschließen. Die Chlamydia pneumoniae-Infektionen verlaufen zumeist langwieriger, und die Patienten sind älter als bei Mycoplasma pneumoniae-Infektionen.

Therapie

Therapie der Wahl bei Erwachsenen sind Tetrazykline, ausgenommen bei schwangeren Patientinnen. Eine gesicherte Therapieempfehlung für ZNS-Manifestationen kann nicht gegeben werden. Aufgrund der besonders guten Liquorgängigkeit erscheint die Gabe von Minocyclin (2-mal 100 mg/d für 3 Wochen) bei ZNS-Infektionen sinnvoll. Alternativ kann Erythromycin (4-mal 500 mg/d für 3 Wochen) eingesetzt werden. Über die Wirksamkeit neuer Makrolidantibiotika und Chinolone bei ZNS-Infektionen liegen bislang keine Berichte vor.

Verlauf und Prognose

Die Prognose ist in der Regel gut. Bakterielle Superinfektionen oder Immunsuppression können zu ernsthaften Komplikationen führen.

Rechtliche Gesichtspunkte

Eine spezielle Meldepflicht für Chlamydia pneumoniae-Infektionen gibt es bislang nicht.

3.2.2 Ornithose (Psittakose, Papageienkrankheit)

Zusammenfassung

Erreger: Chlamydia psittaci

Krankheitsbilder: Ornithose, Endokarditis, Myokarditis, Hepatitis, aseptische Meningitis, in Einzelfällen Enzephalitis, Myelitis

Klinisches Bild: Kopfschmerzen, Tachypnoe bei starker pulmonaler Beteiligung, ansonsten unspezifisch; abhängig von den betroffenen Strukturen

Diagnostik: Kultur, Serologie, PCR

Therapie: Tetrazykline

Prognose: In der Regel gut.

Epidemiologie

Die Ornithose tritt vor allem bei Menschen auf, die beruflich oder in ihrer Freizeit mit Vögeln zu tun haben. Durch Kontakt mit infizierten Tieren kommt es immer wieder zu kleineren Ausbrüchen der Erkrankung. 1998 wurden dem Robert-Koch-Institut 156 Fälle gemeldet. Dabei ist jedoch von einer hohen Dunkelziffer nicht diagnostizierter oder nicht gemeldeter Fälle auszugehen.

Erregereigenschaften und Pathogenese

Das Reservoir für Chlamydia psittaci ist das Vogelreich. Vögel können an der Erkrankung sterben oder auch genesen und zu asymptomatischen Ausscheidern werden. Die Chlamydien sind in den Exkrementen, dem Nasensekret, den Federn und anderen Geweben der erkrankten Tiere nachweisbar. Die Infektion des Menschen erfolgt über den oberen Respirationstrakt durch Inhalation des Erregers. Nach hämatogener Streuung manifestiert sich sekundär die atypische Pneumonie.

Klinische Symptomatik

Nach einer Inkubationszeit von 1–3 Wochen kann sich die Ornithose mit starkem Fieberanstieg (>40 °C) und Schüttelfrost manifestieren, es treten aber auch protrahierte Verläufe mit allmählichem Temperaturanstieg über 3 bis 4 Tage auf. Oft findet sich eine relative Bradykardie. Ein trockener, quälender Husten, bei dem auch geringe Mengen blutigen Sputums produziert werden können, ist häufig schon initial vorhanden, kann sich jedoch auch erst im Verlauf manifestieren. Daneben treten auch typhöse Verläufe mit vorwiegend abdomineller Symptomatik auf. Weitere Organmanifestationen, wie aseptische Endokarditis, Myokarditis oder Ikterus bei Leberbefall, sind selten. Die Patienten haben ein allgemeines Krankheitsgefühl mit Gelenk- und Muskelschmerzen. In etwa 90 % aller Fälle kommt es zu starken bifrontalen Kopfschmerzen. Vergrößerungen der nuchalen Lymphknoten sind ein häufiges Symptom und können isoliert auftreten. Die Myalgien im Nacken können einen Meningismus imitieren und den Verdacht auf eine Meningitis lenken. Die *Liquor*untersuchung erbringt nur in Ausnahmefällen eine lymphozytäre Pleozytose als Zeichen einer aseptischen Meningitis. Bewusstseinsstörungen sind bei manchen Ausbrüchen der Erkrankung beschrieben worden. Sie treten jedoch nicht regelhaft auf. Weitere zentralnervöse Manifestationen sind selten (Tab. 3-4). Wie viele bislang als mögliche Komplikation einer Psittakose beschriebene Krankheitsbilder in Wirklichkeit auf eine Chlamydia pneumoniae-Infektion zurückgeführt werden müssen, kann gegenwärtig noch nicht beurteilt werden.

Diagnostik

Wegweisend für die Diagnose einer Ornithose ist die Anamnese; nach Kontakten mit Vögeln sollte immer gefahndet werden. Bei positiver Anamnese ist ein Tierarzt einzuschalten, um ggf. die Infektionsquelle zu sichern und zu eliminieren. Pulmonale Affektionen sind mit den röntgenologischen Zeichen einer atypischen Pneumonie verbunden. Die Blutsenkungsgeschwindigkeit ist normal oder gering erhöht, eine geringgradige Leukozytose findet sich erst im Verlauf nach einem initial unauffälligen oder leicht leukopenischen Blutbild.
Die Verfahren von Erregernachweis und serologischer Diagnostik wurden im vorhergehenden Abschnitt dargestellt.

Differenzialdiagnose

Die Differenzialdiagnose der Ornithose umfasst die infektiösen und nichtinfektiösen fieberhaften Erkrankungen mit pulmonaler Beteiligung. Die Abgrenzung von Chlamydia pneumoniae-Infektionen ist wesentlich. Das klinische Bild lässt auch an Typhus,

Miliartuberkulose, Legionärskrankheit oder infektiöse Mononukleose denken. Die neurologischen Symptome sind ebenfalls so unspezifisch, dass sich aus dem klinischen Bild keine Einengung der Differenzialdiagnose ergibt.

Therapie

Die Therapie entspricht der Therapie von Chlamydia pneumoniae-Infektionen (siehe dort).

Verlauf und Prognose

Die Prognose der Ornithose und ihrer zentralnervösen Komplikationen ist gut; eine vollständige Ausheilung ist die Regel, auch wenn Residuen im Sinne einer Querschnittslähmung nach transversaler Myelitis beschrieben wurden (Williams 1989).

Rechtliche Gesichtspunkte

Laut § 7(1) des Infektionsschutzgesetzes (IfSG) besteht eine namentliche Meldepflicht für den diagnostizierenden Laborarzt beim direkten oder indirekten Nachweis einer akuten Infektion mit Chlamydia psittaci. Die Ornithose kann als Berufskrankheit anerkannt werden.

3.2.3 Chlamydia trachomatis

Zusammenfassung

Erreger: Chlamydia trachomatis

Krankheitsbilder: Trachom, urogenitale Infektionen; sehr selten Meningitis, Enzephalitis, Myelitis

Klinisches Bild: Unspezifisch; abhängig von den beteiligten Strukturen

Diagnostik: Kultur, Serologie, PCR, Liquor

Therapie: Tetrazykline

Prognose: In der Regel gut.

Epidemiologie

Die urogenitale Chlamydia trachomatis-Infektion ist eine Geschlechtskrankheit, die bei der sexuell aktiven Bevölkerung am weitesten verbreitet ist. Die vom Trachom-Biovar verursachten urogenitalen Erkrankungen wurden in den USA auf 3–4 Mio Fälle geschätzt; bei 5–25 % aller Schwangeren konnte Chlamydia trachomatis in der Zervix nachgewiesen werden. Etwa 50 % der perinatal exponierten Kinder bildeten Antikörper, bei etwa 10 % der infizierten Kinder entwickelte sich eine Pneumonie (Stamm 1998).
In weiten Teilen Afrikas, Asiens und des Nahen Ostens ist das Trachom weiterhin endemisch und Hauptursache der vermeidbaren Erblindung. Der Erreger, vorwiegend Serotyp

A–C, wird dort mit Handtüchern, durch Hautkontakt und Schmierinfektionen von Auge zu Auge verbreitet. Okuläre Manifestationen in nichtendemischen Gebieten sind meistens Folge einer Schmierinfektion nach genitaler Infektion mit den Serotypen D bis K.
Das Lymphogranuloma venereum ist in Westeuropa und den USA selten geworden, während es in Asien, Afrika und Südamerika sowie in Hafenstädten weiterhin eine große klinische Bedeutung hat.

Erregereigenschaften und Pathogenese

Von Chlamydia trachomatis sind gegenwärtig 18 verschiedene Serotypen bekannt (Pearlman 1992), von denen 3 erst kürzlich isoliert werden konnten. Diese Serotypen werden in 3 Biovare (Biotypen) eingeteilt, die jeweils ein spezifisches Spektrum an Krankheiten verursachen.
Das Trachom-Biovar umfasst die Serotypen A bis K; eine Infektion mit Erregern aus diesem Biovar kann sich als Trachom, Schwimmbadkonjunktivitis oder urogenitale Erkrankung manifestieren. Perinatale Infektionen imponieren als Einschlusskörperchenkonjunktivitis oder „Late-onset"-Pneumonie. Die Serotypen A bis C werden häufiger bei primär okulären, die Serotypen D bis K häufiger bei urogenitalen und perinatalen Infektionen nachgewiesen. Die Serotypen L1, L2 und L3 bilden das Lymphogranuloma venereum-Biovar und sind Verursacher des Lymphogranuloma venereum (LGV). Ein Reiter-Syndrom kann als Komplikation einer Chlamydia trachomatis-Infektion beider Biovare auftreten. Das dritte Biovar ist Erreger der Mäusepneumonie und nach heutigem Wissensstand nicht humanpathogen.
Der Vermehrungszyklus der Chlamydien wurden bereits im Kapitel 3.2.1 dargestellt. Im Gegensatz zu den anderen Chlamydienarten lässt sich Chlamydia trachomatis mit Lugolscher Lösung als intrazelluläres Einschlusskörperchen darstellen.
Die Inkubationszeit variiert bei den einzelnen Krankheitsbildern: nichtgonorrhoische Urethritis 1–3 Wochen, okuläre Manifestationen 5–14 Tage, Neugeborenenpneumonie 2–16 Wochen post partum, LGV 3–30 Tage (Oehme 1991).
Eine relative Immunität gegen Chlamydia tracheomatis entsteht serotypspezifisch mit dem Auftreten von IgA-Antikörpern auf den Schleimhäuten. Diese Immunität kann aber durch massive Erregerinvasion oder nach langer Zeit ohne Antigenexposition überwunden werden (Pearlman 1992).

Klinische Symptomatik

Die klinischen Manifestationen der urogenitalen Infektion mit Chlamydia trachomatis aus dem Trachom-Biovar sind in den Lehrbüchern der Gynäkologie und Urologie dargestellt. Wichtigste okuläre Manifestation ist das Trachom (Serotypen A, B, Ba und C). Bei dieser vor allem in Afrika und Asien endemischen Erkrankung kommt es primär zu einer Infektion der tarsalen Konjunktiven, in denen sich dann kleine Lymphfollikel ausbilden. Die darauf folgende Narbenbildung mit Einziehung der Lider führt zu einer mechanischen Verletzung des Korneaepithels und im Verlauf letztlich zur Erblindung. In Europa tritt die Einschlusskörperchen- oder Schwimmbadkonjunktivitis auf, die von den Serotypen D-K hervorgerufen wird. Sie verläuft wesentlich milder als das Trachom und führt nur in Ausnahmefällen zur Erblindung.
Allgemeine Krankheitssymptome wie Fieber, Arthralgie und Myalgie entwickeln sich nach 2–6 Wochen während der lymphogenen Streuung des Erregers. Myalgien im

Nackenbereich können einen echten Meningismus vortäuschen. Kopfschmerzen treten in bis zu 50 % der LGV-Manifestationen auf (Schorre 1979). Meningitis, Meningoenzephalitiden, die sich durch Anfälle manifestieren können, sowie raumfordernde spinale Prozesse und Querschnittsmyelitiden sind heute eine Rarität. Die meisten beschriebenen Fälle von zentralnervösen Symptomen bei Chlamydia trachomatis-Infektion traten in Zusammenhang mit LGV auf und wurden in den 30er- und 40er-Jahren des 20. Jahrhunderts publiziert. In der neueren Literatur werden lediglich fünf Fälle von Enzephalitis (Korman 1997, Tankano 1992) beschrieben. In einem dieser Fälle war die Enzephalitis mit Hypopituitarismus assoziiert. Die Diagnose wurde serologisch gestellt, die daraufhin eingeleitete Minocyclin-Therapie war erfolgreich (Tankano 1992).

Diagnostik

Die Verfahren zum Nachweis der Chlamydien wurden bereits im Kapitel 3.2.1 beschrieben. Wichtig ist, dass die serologische Diagnostik zum Nachweis von urogenitalen Chlamydia trachomatis-Infektionen nicht eingesetzt werden kann, da bei fehlender systemischer Manifestation zu geringe Antikörpertiter auftreten.
Bei einer zentralnervösen Manifestation findet sich im *Liquor* eine meist lymphozytäre Pleozytose. Der Liquor kann blutig oder xanthochrom sein. Das Laktat ist lange erhöht (Schorre 1979). Neurophysiologische oder bildgebende Untersuchungen erbringen keine wegweisenden Befunde.

Differenzialdiagnose

Die möglichen klinischen Manifestationen der Chlamydia trachomatis (Trachom-Biovar)-Infektion sind denen einer Gonorrhoe sehr ähnlich; gleichzeitige Infektionen kommen vor. Die genitalen Ulzera des LGV lassen mitunter an einen syphilitischen Primärkomplex denken. Da die ZNS-Manifestation extrem selten ist, wird die Diagnose beim Fehlen typischer anderer Organmanifestationen wohl nur anamnestisch oder serologisch zu stellen sein.

Therapie

Eine gesicherte Therapieempfehlung für ZNS-Manifestationen kann nicht gegeben werden; eine 3-wöchige Therapie mit Minocyclin, 2-mal 100 mg/d, alternativ Erythromycin, 4-mal 500 mg/d, erscheint sinnvoll. Bei Erregern aus dem LGV-Biovar muss diese Behandlung u. U. in mehreren Zyklen durchgeführt werden. Viele Therapieversager sind auf nicht ausreichende Compliance ambulanter Patienten zurückzuführen; da es aber erste Berichte über tetrazyklinresistente Chlamydia trachomatis-Stämme gibt, sollte dies bei nicht ausreichendem oder fehlendem Therapieerfolg auch bedacht werden (Pearlman 1992). Mit Azithromycin steht ein Wirkstoff zur Verfügung, mit dem unkomplizierte genitale Chlamydia trachomatis-Infektionen durch eine einmalige Einnahme von 1 g behandelt werden können. Ofloxazin ist ebenfalls hoch wirksam. Beide Substanzen sind daher sinnvolle Alternativen, auch wenn bislang keine Erfahrungsberichte über die Wirksamkeit bei ZNS-Infektionen vorliegen.

Verlauf und Prognose

Bei rechtzeitiger und ausreichender antibiotischer Behandlung ist die Prognose gut.

3.3 Erkrankungen durch Rickettsien

ALEXANDER DRESSEL

Krankheiten, die durch eine Infektion von Erregern aus der Familie der Rickettsiaceae verursacht werden, sind in Deutschland selten. Daher wird die Verdachtsdiagnose oft nur durch eine sorgfältige Reiseanamnese gestellt werden können. Eine Ausnahme ist das Q-Fieber, das von Coxiella burnetii verursacht wird und auch bei heimischen Nutz- und Haustieren ein Reservoir hat. Wesentlich für die Prognose ist der frühzeitige Beginn einer suffizienten antibiotischen Therapie.

> Antibiotikum der Wahl für alle Rickettsiosen ist Doxycyclin. Eine Therapie mit einem Cephalosporin der 3. Generation plus einem Aminoglykosid ist nicht ausreichend wirksam.

3.3.1 Rocky Mountain Spotted Fever

Zusammenfassung

Erreger: Rickettsia rickettsii

Krankheitsbilder: Fieberhaftes exanthematisches Krankheitsbild mit Multiorganbefall, Meningoenzephalitis in >25 %

Klinisches Bild: Makulopapulöses Exanthem, gastrointestinale Beschwerden, Ikterus, Pneumonie, Kopfschmerzen, Bewusstseinstrübung, hirnorganisches Psychosyndrom, neurologische Herdsymptome, Meningismus

Diagnostik: Serologie, Blutbild, Elektrolyte, Leberwerte, Kreatinkinase (CK), Liquor, MRT

Therapie: Doxycyclin

Prognose: Letalität mit Therapie 3–6 %, ohne Therapie 20 %.

Epidemiologie

Das Rocky Mountain Spotted Fever (RMSF) ist primär auf den amerikanischen Kontinent beschränkt, in den USA wurden im Jahre 1996 den Centers for Disease Control 831 Fälle gemeldet. In Mitteleuropa muss mit importierten Fällen gerechnet werden. Das Auftreten der Erkrankung ist an die Aktivität des Vektors gekoppelt, so dass in der Zeit von Mai bis Oktober die meisten RMSF-Erkrankungen auftreten. In den USA hat eine regionale Verschiebung von den westlichen in die südlichen und östlichen Landesteile stattgefunden. Bei Kindern im Alter von 5–9 Jahren ist eine Häufung von RMSF festzustellen, bei Männern über 60 Jahren findet sich ein zweiter Altersgipfel (Weber, 1991).

Erregereigenschaften und Pathogenese

Rickettsien sind kleine (0,2–0,5 μm), obligat intrazelluläre, stäbchenförmige oder kokkoide, gramnegative Erreger. Im Regelfall wird die Erkrankung durch verschiedene Zeckenarten auf den Menschen übertragen. Es sind aber auch Infektionen durch Stichverletzungen mit kontaminierten Nadeln bei medizinischem Personal sowie nach Inhalation von Aerosolen bei Laboranten beschrieben worden. Rickettsia rickettsii ist hochvirulent; Experimente an Freiwilligen haben gezeigt, dass bereits ein Inokulum von 10 Rickettsien zu einer Infektion führen kann (Weber 1991). Sie werden am Ende der Blutmahlzeit infizierter Zecken mit dem Speichel freigesetzt. Über Lymph- und Blutgefäße verteilen sich die Erreger im gesamten Organismus. Gefäßendothelien nehmen die Rickettsien durch Phagozytose auf, nachdem diese sich an der Zellmembran angeheftet haben. Die Erreger entkommen anschließend aus den Phagosomen und liegen direkt im Zytosol oder Kernplasma der Zelle. Dort vermehren sie sich durch Teilung. Die Schädigung der Gefäßendothelien wird sowohl durch eine direkte Wirkung der Erreger als auch durch die körpereigene Immunantwort hervorgerufen. Außerdem werden die Zellen der glatten Muskulatur in Arteriolen und Venolen sowie Makrophagen von R. rickettsii direkt befallen. Neben der direkten Schädigung der betroffenen Organe treten Anämie und Hyponatriämie in Folge des Blutverlustes auf. Histologische Studien zeigen, dass eine disseminierte intravasale Gerinnung mit Gefäßverschlüssen durch Embolie keine pathogenetische Bedeutung hat. Der Verbrauch von Gerinnungsfaktoren spiegelt vielmehr den Versuch des Gerinnungsystems wider, die Blutungen aus den multiplen Endothelläsionen zu stillen. Die Inkubationszeit des RMSF beträgt 2–14 Tage.

Klinische Symptomatik

RMSF ist eine Multiorganerkrankung, deren Schwerpunkt bei den einzelnen Patienten variieren kann. Die charakteristischen makulopapulösen Hauteffloreszenzen unter Einschluss von Fußsohlen und Handflächen sind bei 50 % der Patienten am dritten Krankheitstag vorhanden. Bei 5–15 % der Patienten fehlen Hauteffloreszenzen gänzlich („spottless fever"). Die gastrointestinalen Beschwerden mit Übelkeit und Erbrechen, Durchfall oder Schmerzen können so massiv sein, dass explorative Laparatomien unter dem Verdacht einer Appendizitis durchgeführt werden. Eine Beteiligung von Milz und Leber mit gelegentlich auftretendem Ikterus, die Entwicklung einer Pneumonie oder eine Nierenaffektion machen eine interdisziplinäre Betreuung der Patienten notwendig. Kopfschmerzen als erstes Zeichen einer zentralnervösen Affektion treten bei 80–90 % aller Erkrankten auf. Die Meningoenzephalitis kann die primäre Manifestationsform des RMSF sein (Horney 1988). Die vielfältigen neurologischen Manifestationen und ihre Häufigkeit sind in Tabelle 3-5 aufgeführt.

Diagnostik

Der serologische Nachweis von Antikörpern gegen R. rickettsii sollte mit dem Immunfluoreszenztest durchgeführt werden. Dieser hat eine wesentlich höhere Sensitivität (94–100 %) und Spezifität als ältere serologische Methoden. Da die Antikörper jedoch

Tab. 3-5 Neurologische Manifestationen des Rocky mountain spotted fever (RMSF) und ihre Häufigkeit

Symptom	Häufigkeit [%]
Kopfschmerzen (bifrontal oder diffus)	80–90
Meningitische Zeichen	18
Delirantes Syndrom, Insomnie oder leichte Vigilanzminderung	25
Ataxie	5–18
Schwere Bewusstseinstörungen	10–15
Epileptische Anfälle	5–10
Neurologische Herdsymptome	2
Tonussteigerung der Muskulatur	keine Angaben
Pyramidenbahnzeichen	keine Angaben

erst 5–10 Tage nach Krankheitsbeginn nachweisbar werden, ist diese Methode nur geeignet, einen klinischen Verdacht durch einen vierfachen Titeranstieg retrospektiv zu bestätigen. Die nur in Speziallaboratorien durchgeführte direkte Immunfluoreszenz an Hautbiopsien erlaubt bei Patienten mit Hauteffloreszenzen die Diagnose innerhalb weniger Stunden. Die bislang verfügbaren PCR-Methoden sind nicht sensitiv genug, um für die klinische Diagnostik relevant zu sein. Eine Anzucht der Rickettsien ist nur in der Zellkultur möglich.

Im Blutbild fällt oft eine Linksverschiebung ohne deutliche Leukozytose auf. Der Flüssigkeitsverlust durch die Gefäßschädigungen und Blutungen kann über eine vermehrte ADH-Ausschüttung zu einer Hyponatriämie führen. Seltener ist eine Hypokalzämie. Alle weiteren Laborveränderungen wie Leberenzymerhöhung, CK-Erhöhung oder Bilirubinanstieg hängen von der Organmanifestation ab. Thrombozytopenie und Abfall plasmatischer Gerinnungsfaktoren spiegeln die Schwere der Erkrankung wider.

Im Liquor kann sich bei zerebraler Manifestation eine geringe Pleozytose mit Proteinerhöhung und leichtem Laktatanstieg nachweisen lassen. Sie ist aber nicht obligatorisch vorhanden.

In der apparativen Diagnostik finden sich nur unspezifische Zeichen: Im cCT sind Hirnödem und Hypodensitäten beobachtet worden, in manchen Fällen weist das EEG Zeichen der Allgemeinveränderung auf, die auch nach klinischer Remission über Monate persistieren.

Das Fehlen typischer Symptome in der Anfangsphase und der vom Patienten oft unbemerkt gebliebene Zeckenstich erschweren eine frühe Diagnose des RMSF außerhalb der endemischen Gebiete. Die für eine erfolgreiche Therapie notwendige frühe Diagnose lässt sich nur durch eine sorgfältige Reiseanamnese stellen. Eine Reise in Endemiegebiete in der Zeit von April bis Oktober bei einer unklaren fieberhaften Erkrankung muss den Verdacht auf RMSF aufkommen lassen. Die Diagnose wird oft erst retrospektiv durch serologische Untersuchungen zu sichern sein.

> Von April bis Oktober bei fieberhaften Multiorganerkrankungen und Reisen in die USA an RMSF denken.

Differenzialdiagnose

Die bei einer zerebralen Manifestation unspezifischen Symptome lassen den Kliniker zunächst an häufigere virale und bakterielle Erreger von Meningoenzephalitiden denken. Ein Zeckenstich in der Anamnese wird den Verdacht vor allem auf eine Neuroborreliose oder Frühsommer-Meningoenzephalitis (FSME) lenken. Die Hyponatriämie lässt an das Syndrom der inadäquaten ADH Sekretion (SIAD) denken.

Therapie

Therapie der Wahl ist Doxycyclin, 100 mg p.o. alle 12 h, oder Tetracyclin, 500 mg p.o. alle 6 h. Die Dauer der Therapie ist umstritten. Zu empfehlen ist eine 5–7-tägige Antibiotikagabe oder die Fortsetzung der Behandlung bis zum dritten Tag nach Entfieberung (Latham 1992). Auch eine 5-tägige Josamycin-Therapie wurde vorgeschlagen (Raoult 1991). Ciprofloxacin (1 g/d für 1 Tag) hat sich in einer Doppelblindstudie als wirksam erwiesen, war dem Doxycyclin in Bezug auf die Zeitspanne bis zur Entfieberung jedoch unterlegen (Raoult 1991). Bei Behandlung mit Chloramphenicol wurde eine im Vergleich zu Tetrazyklinen erhöhte Letalität beobachtet, die der von unbehandelten Patienten entsprach (Fishbein 1990). Das Therapieschema mit Chloramphenicol ist daher heute obsolet.

Verlauf und Prognose

RMSF ist eine subakut verlaufende schwere Erkrankung mit oft erst am dritten Krankheitstag auftretendem hohen Fieber, die ohne adäquate antibiotische Therapie nach 8–15 Tagen in 20 % der Fälle zum Tode führt. Bei adäquater Behandlung liegt die Letalität heute bei 3–6 %. Die seltenen fulminanten Verläufe sind durch das frühe Auftreten neurologischer Symptome und die oft fehlende Beteiligung der Haut gekennzeichnet. Sie treten besonders bei männlichen Patienten schwarzer Hautfarbe mit Glukose-6-phosphat-Dehydrogenase-Mangel auf und führen in weniger als 5 Tagen zum Exitus letalis (Walker 1995).

Auch bei den anderen Verläufen verschlechtert das Auftreten neurologischer Symptome, insbesondere die Entwicklung eines Komas, die Prognose. 86 % aller verstorbenen, aber nur 6 % aller überlebenden Patienten entwickelten ein Koma (Weber 1991). Bislang liegt erst eine Untersuchung zu den Spätfolgen des RMSF aus der antibiotischen Ära vor (Archibald 1995). Dabei zeigte sich, dass langdauernde Krankenhausbehandlung (14 Tage und mehr) und das Auftreten neurologischer Symptome mit einem vermehrten Auftreten von Spätfolgen assoziiert sind. Von 65 Patienten mit RMSF, die kürzer als 2 Wochen im Krankenhaus behandelt wurden, entwickelte keiner persistierende Beschwerden. Im Gegensatz dazu ließ sich bei sechs von 25 Patienten mit längerem stationären Aufenthalt ein neurologisches Defizit nachweisen. Bei drei weiteren beruhten die Behinderungen auf einer Amputation von Gliedmaßen.

3.3.2 Q-Fieber

Zusammenfassung

Erreger: Coxiella burnetii

Krankheitsbilder: Pneumonie, Hepatitis und andere Organmanifestationen; Meningoenzephalitis in bis zu 20 %, Myelitis; Endokarditis (chronisch)

Klinisches Bild: Kopfschmerzen, Fieber, Luftnot und andere Symptome der jeweiligen Organmanifestationen

Diagnostik: Serologie, PCR, Liquor, MRT

Therapie: Doxycyclin

Prognose: Gut bei akutem Verlauf; bei ZNS-Beteiligung können neurologische Residuen verbleiben; bei chronischem Verlauf Letalität 1–11 %.

Epidemiologie

Das Q-Fieber ist eine weltweit vorkommende Erkrankung. In Entwicklungsländern ist die Durchseuchung so hoch, dass sich bei nahezu allen Erwachsenen eine Immunität findet. Unter den Erwachsenen tritt die Erkrankung daher fast ausschließlich bei Neuankömmlingen auf (Derrick 1973). Über die tatsächliche Häufigkeit in Deutschland gibt es keine gesicherten Zahlen. Obwohl meldepflichtig, wurden zwischen 1980 und 1986 im Durchschnitt nur 46 Fälle pro Jahr gemeldet. Andererseits wurden allein im Universitätsklinikum Freiburg innerhalb von 29 Monaten 15 schwere Fälle diagnostiziert (Kohler 1992). Es ist also von einer erheblichen Dunkelziffer auszugehen. In Berlin kam es 1992 zu einer von Schafen verursachten Epidemie mit mindestens 80 Erkrankten (Schneider 1993). Meistens erkranken Männer im berufstätigen Alter, vor allem Arbeiter in Schlachthäusern, Landwirte, Veterinärmediziner, aber auch Menschen, die nichtpasteurisierte Milch und Rohmilchkäse verzehren.

Erregereigenschaften

Coxiella burnetii gehört zur Familie der Rickettsiaceae und ist der einzig bekannte Vertreter der Gattung Coxiella. Wie die anderen Rickettsien ist Coxiella burnetii ein kleines (0,3×1,0 µm), obligat intrazelluläres, gramnegatives Bakterium. Im Gegensatz zu den anderen Vertretern der Rickettsien wird Coxiella burnetii passiv in die Zelle aufgenommen und vermehrt sich in den Phagolysosomen. Rinder, Schafe, Ziegen, aber auch Katzen sind das tierische Reservoir für die Coxiellen, die den Keim über Exkremente, Milch und Plazenta verbreiten. Daher birgt die Anwesenheit beim Geburtsakt infizierter Tiere ein besonders hohes Infektionsrisiko. Die gegen Austrocknung resistenten und hoch infektiösen Coxiellen werden auf den Menschen durch Inhalation kontaminierter Stäube oder den Verzehr unbehandelter Milch und Milchprodukte übertragen. Übertragungen von Mensch zu Mensch oder durch Bluttransfusionen sind selten. Infektionen von medizinischem Personal bei der Betreuung an Q-Fieber erkrankter Patienten wurden bislang nicht publiziert.

Immunologisch und zytologisch lässt sich bei Coxiella burnetii ein Phasenwechsel nachweisen, der für die serologische Differenzierung von akutem und chronischem Q-Fieber bedeutsam ist. Eine von Antikörpern gegen Phase-II-Antigen gekennzeichnete Immunantwort ist für die akute, das Überwiegen von Antikörpern gegen Phase-I-Antigen für die chronische Infektion kennzeichnend. Die Inkubationszeit des akuten Q-Fiebers beträgt 14–30, im Mittel 20 Tage. Die chronische Verlaufsform manifestiert sich Monate oder Jahre nach der Primärinfektion.

Klinische Symptomatik

Die meisten Coxiella burnetii-Infektionen verlaufen klinisch inapparent (Dupont 1992). Eine Trias bestehend aus starken Kopfschmerzen, Fieber und Pneumonie dominiert das klinische Bild beim typisch verlaufenden akuten Q-Fieber. Es wird diskutiert, ob die Art der Erregeraufnahme – Aerosol oder Ingestion – das klinische Erscheinungsbild – Pneumonie oder Hepatitis – bestimmt (Dupont 1992). Pankreatitis, Orchitis, Nephritis, Arthralgien und Hauteffloreszenzen sind weitere mögliche Organmanifestationen. In seltenen Fällen kann das Fieber als Leitsymptom fehlen.

Über Kopfschmerzen hinausgehende Hinweise auf eine zentralnervöse Beteiligung, zumeist in Form von Meningitis, Enzephalitis und Enzephalomyelitis mit einer eher diffusen neurologischen Symptomatik, werden bei 10–20 % der Patienten mit akutem Q-Fieber beschrieben. Eine Übersicht über die neurologischen Symptome, die bei der akuten Verlaufsform des Q-Fieber beschrieben worden sind, gibt Tabelle 3-6.

Mitte der 80er-Jahre wurde eine Assoziation des Kawasaki-Syndroms mit Coxiellen vermutet (Swaby 1980, Weir 1985). Diese Beobachtung findet sich aber in der neueren Literatur nicht mehr wieder.

Die Endokarditis ohne kulturellen Erregernachweis ist die typische Manifestation der chronischen Verlaufsform des Q-Fiebers. Von dort erfolgt die hämatogene Streuung in andere Organe einschließlich des Zentralnervensystems. Die sich daraus entwickelnden Enzephalitiden zeigen in der serologischen Diagnostik ein Überwiegen von Antikörpern gegen das Phase-I-Antigen im Vergleich zum Phase-II-Antigen.

Diagnostik

Wie auch bei anderen seltenen Erkrankungen ist eine sorgfältige Anamnese, die eine mögliche Erregerexposition des Patienten aufdeckt, Schlüssel zur Diagnose. Pneumonie, Fieber und Kopfschmerzen sollten dazu führen, das akute Q-Fieber in die Differenzialdiagnose einzuschließen.

Serologisch können bei der akuten Verlaufsform Antikörper gegen das Phase-II-Antigen nachgewiesen werden. Der ELISA ist dabei der Immunfluoreszenz und der Komplement-Bindungsreaktion (KBR) überlegen. Lässt sich kein IgM mehr nachweisen, ist ein hoher Antikörpertiter allein nicht beweisend für eine akute Infektion, da hohe Titer noch ein Jahr nach durchgemachter Infektion vorhanden sein können (Reilly 1990). In Proben befallenen Gewebes lässt sich der Erreger mit Hilfe der Immunfluoreszenz auch direkt darstellen. Die PCR erlaubt den direkten Erregernachweis, jedoch keine Unterscheidung zwischen akuter und chronischer Infektion und hat bislang noch keinen Eingang in die Routinediagnostik gefunden.

Laborchemisch stellt sich oft nur eine mäßige Leukozytose dar, weitere von der Norm abweichende Befunde hängen von den befallenen Organen ab.

Tab. 3-6 Neurologische Symptome bei Q-Fieber

Herdsymptome	
Hirnstammaffektionen	
	Zentrale Faszialisparese Parese des N. abducens Vertikale Blickparese Ptose Tinnitus
Störungen des optischen Systems	
	Optikusneuritis Schmerzhafte Bulbusbewegungen Verschwommenes Sehen Doppelbilder Bitemporale Hemianopsie
Motorisches System, Sprachzentrum	
	Hemiparese Zentrale Monoparesen Pyramidenbahnzeichen Aphasie
Zerebelläre Symptome*	
	Ataxie Intentionstremor Dysarthrie
Diffuse meningitische und enzephalitische Symptome	
	Kopfschmerzen Meningismus Epileptische Anfälle Verwirrtheit, Agitiertheit Manische Psychose Bewusstseinsstörungen
Symptome bei Beteiligung des peripheren Nervensystems	
	Areflexie Parästhesien (z.T. schmerzhaft)

* Ein Zusammenhang zwischen Lithiumtherapie (aus psychiatrischer Indikation) und gehäuftem Auftreten zerebellärer Syptome wird diskutiert (Kohler 1992).

Der *Liquor* ist auch bei zerebraler Beteiligung nur uncharakteristisch verändert. Eine leichte Pleozytose und ein mäßig erhöhter Proteingehalt sind nicht ungewöhnlich. Es sind jedoch auch lymphozytäre und ein Fall von überwiegend neutrophiler Pleozytose mit 500–700 Zellen/µl beschrieben worden (Ferrante 1993). Dabei korrelieren Schwere der Erkrankung und Liquorbefund nicht miteinander. Ein Nachweis des Erregers aus dem Liquor gelang bislang nur in Einzelfällen (Hwang 1993).

CCT und MRT zeigen Normalbefunde oder unspezifische Veränderungen. Im EEG kann eine Allgemeinveränderung nachweisbar sein, es wurden auch an die Herpes-simplex-Enzephalitis erinnernde, periodische bilaterale Komplexe beschrieben (Mateos 1992).

Die chronische Verlaufsform imponiert klinisch als kulturnegative Endokarditis. Daher sollten bei dieser Konstellation die serologischen Untersuchungen zum Nachweis von

Antikörpern gegen Phase-I-Antigene von Coxiella burnetii in die Diagnostik einbezogen werden. Von befallenen Herzklappen lässt sich der Erreger in Speziallabors anzüchten.

Differenzialdiagnose

Die Differenzialdiagnose des akuten Q-Fiebers mit neurologischer Manifestation umfasst alle Erreger einer aseptischen Meningitis oder Enzephalitis. Beim Fehlen anderer Organmanifestationen müssen auch toxisch-metabolisch bedingte Bewusstseinsminderungen und Psychosyndrome ausgeschlossen werden.
Bei der chronischen Verlaufsform der Coxiella burnetii-Infektion müssen die anderen Erreger einer aseptischen Endokarditis bedacht werden.

Therapie

Behandlung der Wahl bei akutem Q-Fieber ist Doxycyclin, 2-mal 100 mg/d oder Tetracycline (Schneider 1993a). Alternativ werden Rifampicin oder ein Chinoloncarbonsäurederivat empfohlen. Die notwendige Therapiedauer ist nicht geklärt, gegenwärtig wird eine 3-wöchige Therapie empfohlen.
Beim chronischen Q-Fieber muss eine mehrmonatige bis lebenslange Behandlung mit einer Antibiotikakombination durchgeführt werden. Empfohlen werden folgende Kombinationen:

1. Doxycyclin 100 mg 2× tgl. plus Rifampicin 300 mg 1× tgl. für 3 Jahre (Walker 1998)
2. Doxycyclin 100 mg 2× tgl. plus Hydroxychloroquin 600 mg 1× tgl. für mindestens 3 Jahre (Walker 1998)
3. Tetrazyklin plus Trimethoprim-Sulfamethoxazol für 2 Jahre (Schneider 1993a).

Als Verlaufsparameter können die Antikörpertiter herangezogen werden. Vor Absetzen der Therapie sollten die Phase-I-IgA-Titer <50 und die Phase-I-IgG-Titer <200 sein. Wird die Therapie früher abgesetzt, können Rückfälle auftreten. So sind nach 16-monatiger Therapie noch Coxiellen von Herzklappen angezüchtet worden. Über die Notwendigkeit einer chirurgischen Sanierung der Klappen besteht derzeit kein Konsens, sie ist in manchen Fällen aber aus kardialer Indikation notwendig.
Humane Impfstoffe mit guter Wirksamkeit und Verträglichkeit sind entwickelt worden. Dabei hat sich eine Immunisierung mit Phase-I-Antigenen der Immunisierung mit Phase-II-Antigen überlegen gezeigt. Bislang steht der Impfstoff jedoch nur besonders exponiertem Laborpersonal in den USA zur Verfügung und ist nach Auskunft des Robert-Koch-Institutes in Deutschland nicht erhältlich.

- Dominanz von Antikörpern gegen Phase-II-Antigene: akutes Q-Fieber $\rightarrow$ 3 Wochen Doxycyclin
- Dominanz von Antikörpern gegen Phase-I-Antigene: chronisches Q-Fieber $\rightarrow$ jahrelange Therapie mit Antibiotikakombinationen (s. o.)

Verlauf und Prognose

Die meisten Coxiella burnetii-Infektionen verlaufen klinisch inapparent (Dupont 1992). Tritt die Infektion als akutes Q-Fieber in Erscheinung, so meist als eine fieberhafte Erkrankung mit Selbstheilungstendenz. Das Erscheinen neurologischer Komplikationen ging in einer Untersuchung in bis zu 40 % mit Residualsymptomen einher (Reilly 1990). Die Entwicklung eines chronischen Q-Fiebers ist selten, verschlechtert die Prognose aber wesentlich, da dieses in 1–11 % der Fälle letal verlaufen kann. Zur Überwachung des Erfolges der antibiotischen Therapie ist eine vierteljährliche Titerkontrolle notwendig.

Rechtliche Gesichtspunkte

Laut § 7(1) des Infektionsschutzgesetzes (IfSG) besteht eine namentliche Meldepflicht für den diagnostizierenden Laborarzt beim direkten oder indirekten Nachweis einer akuten Infektion mit Coxiella burnetii. Das Q-Fieber kann als Berufskrankheit anerkannt werden.

3.3.3 Ehrlichosen

Zusammenfassung

Erreger: Ehrlichia chaffensis (HME), humane granulozytotrophe Ehrlichiaart (HGE) und Ehrlichia ewingii (HGE)

Krankheitsbilder: Humane monozytäre Ehrlichose (HME), humane granulozytäre Ehrlichose (HGE), Enzephalitis

Klinisches Bild: Zeichen der Allgemeininfektion mit variablem Organbefall; Kopfschmerzen, hirnorganisches Psychosyndrom, variable neurologische Herdsymptome

Diagnostik: Lichtmikroskopie (Blut- und Liquor-Leukozyten), Serologie, Blutbild, Leberwerte, Liquor

Therapie: Doxycyclin

Prognose: Bei Immunsuppression oder verspäteter Therapie sind letale Verläufe möglich.

Epidemiologie

Humane monozytäre (HME) und granulozytäre (HGE) Ehrlichose sind beide zuerst in den USA beschrieben worden. Die HME wurde in Europa bisher nur serologisch aber noch nicht molekularbiologisch gesichert, so dass noch kein Beweis für das Vorkommen von E. chaffensis in Europa vorliegt (Petrovec 1997). Der Erreger der HGE konnte jedoch mehrfach in Mitteleuropa identifiziert werden (Lotric-Furlan 1998). Da die Ehrlichose beim Zeckenstich übertragen wird, ist ihr Auftreten auf die Sommermonate beschränkt. Über die Prävalenz dieser neu identifizierten Erkrankung lassen sich bislang noch keine gesicherten Angaben machen. Die mit den kriegerischen Auseinandersetzungen auf dem Territorium von Ex-Jugoslawien verbundenen Menschenbewegungen (Soldaten und Flüchtlinge) könnten die ansonsten durch den Tourismus bedingte Verschleppung der Ehrlichiae beschleunigen.

Erregereigenschaften und Pathogenese

Ehrlichiae sind obligat intrazelluläre gramnegative Bakterien aus der Familie der Rickettsiaceae. Sie gehören jedoch nicht in die Unterfamilie der Rickettsieae sondern in die Unterfamilie der Ehrlicheae. Der Erreger der HME ist E. chaffensis. Aufgrund der engen Verwandtschaft mit E. canis besteht eine serologische Kreuzreaktivität, so dass die ersten Fälle der HME aufgrund eines Antikörpertiteranstieges gegen E. canis diagnostiziert wurden (Anderson 1991). Der Erreger der HGE ist bislang nur als humane granulozytotrophe Ehrlichiaart bezeichnet worden. Diese hat eine große Homologie zu den tierpathogenen E. phagocytophila und E. equi, stellt aber möglicherweise eine eigene Art dar. Zecken dienen als Vektor dieser Zoonose. In den USA sind Ixodes scapularis für den HGE-Erreger und Amblyomma americanum für E. chaffensis als Vektoren identifiziert worden. In Europa wird Ixodes ricinus, die Zeckenart, die auch Überträger der Borreliose ist, als Vektor angesehen (Lotric-Furlan 1998). Inwieweit andere Zeckenarten ebenfalls an der Transmission der Erkrankung beteiligt sind, ist noch unklar. Das tierische Reservoir ist bisher nicht sicher identifiziert, der Erreger wurde aber bei Mäusen und Rotwildarten nachgewiesen.

Die Inkubationszeit der Erkrankung scheint bei 1–4 Wochen zu liegen. Die beiden Erreger unterscheiden sich in ihrem Zelltropismus. E. chaffensis befällt Monzyten, der Erreger der HGE hingegen Granulozyten. Beide Erreger bilden in den von ihnen infizierten Zellen so genannte Morulae, dies entspricht intrazellulären Clustern von Ehrlichiae. Der genaue Lebenszyklus der Ehrlichiae und die pathogenetischen Mechanismen der humanen Ehrlichose wurden bislang nicht völlig aufgeklärt.

Im Rahmen von PCR-Untersuchungen wurde jetzt auch E. ewingii als humanpathogene Ehrlichiaart identifiziert. Morulae konnten in Granulozyten nachgewiesen werden (Buller 1999).

Klinische Symptomatik

Die klinische Symptomatik beider Ehrlichosen (HME und HGE) ist identisch und von einem allgemeinen Krankheitsgefühl mit Fieber geprägt. Der Schweregrad der Erkrankung kann von einem banalen Infekt bis zur tödlich verlaufenden Erkrankung mit Multiorganversagen reichen.

Neurologische Manifestation sind meistens Zeichen einer diffusen zentralnervösen Affektion mit Kopfschmerzen, Verwirrtheit, epileptischen Anfällen, Muskeltonuserhöhung und allgemeiner Reflexsteigerung sowie Bewusstseinsstörungen bis zum Koma. Es wurden aber auch Verläufe mit neurologischen Herdsymptomen beschrieben (Parese des IV-Hirnnerven, Monoparese einer Extremität und Aphasie) (Carter 1997, Grant 1997).

> Zeckenstich mit fieberhaftem Infekt ohne Hauteffloreszenzen: an Ehrlichose denken!

Diagnostik

Die Diagnose lässt sich entweder serologisch über einen Antikörperanstieg auf das Vierfache des Ausgangswertes oder durch den direkten Erregernachweis stellen. Dabei ist eine Anzucht beider Erreger im Forschungslabor gelungen (Goodman 1996, Paddock 1997). Diese Methode steht aber derzeit in Routinelabors nicht zur Verfügung. Bei einigen Patienten können jedoch die Erreger direkt als Morulae in den Leukozyten lichtmikroskopisch identifiziert werden. Da die Bedeutung der Ehrlichiae als Verursacher humaner Erkrankungen erst seit kurzem bekannt ist, sollten moderne molekularbiologische Methoden eingesetzt werden, um den Keim eindeutig zu identifizieren.
Typische Laborbefunde sind Leberenzymerhöhung, Leukopenie und Thrombozytopenie. Die weiteren Befunde variieren mit den befallenen Organsystemen. Bei Verläufen mit meningitischer Symptomatik fand sich im *Liquor* cerebrospinalis eine geringe bis mäßige Pleozytose. Morulae konnten inzwischen auch in Liquorleukozyten nachgewiesen werden (Dunn 1992, Buller 1999).

Differenzialdiagnose

Im klinischen Alltag wird die Ehrlichose selten die primäre Verdachtsdiagnose sein. Sie sollte jedoch bei fieberhaften Erkrankungen nach Zeckenstich in die Differenzialdiagnose einbezogen werden, insbesondere dann, wenn die typischen Hauteffloreszenzen der Borreliose oder des RMSF fehlen.

Therapie

Die Therapie der Wahl ist Doxycyclin (100 mg 2× tgl. bei Erwachsenen oder 4 mg/kg in 2 aufgeteilten Dosen bei Kindern ab 8 Jahren) oder Tetrazyklin (4× 500 mg pro Tag). Es wird empfohlen, die Therapie für mindestens 7 Tage durchzuführen (Schaffner 1996). Erfolgreiche Behandlungen mit Chloramphenicol sind bei Kindern beschrieben (Goodman 1996). In vitro-Daten lassen jedoch eine geringere Wirksamkeit als bei anderen Rickettsiosen vermuten (Brouqui 1992). Die antibiotische Behandlung sollte bereits bei dem Verdacht auf eine Ehrlichose eingeleitet werden, da die Diagnosesicherung den Therapiebeginn erheblich verzögern würde. Hierbei ist es klinisch hilfreich, dass sowohl das Stadium 1 der Borreliose, als auch die anderen Rickettsiosen erfolgreich mit Doxycyclin behandelt werden können.

> Fieberhafter Infekt nach Zeckenstich: Therapie mit Doxycyclin

Verlauf und Prognose

Es ist eine Letalität von 5 % vermutet worden (Schaffner 1996). Wir gehen jedoch davon aus, dass diese Annahme zu hoch ist, da zunehmend deutlich wird, dass viele Ehrlichosen, die als blande, selbstlimitierende Infekte verlaufen, nie erkannt werden. Bei den publizierten letalen Verläufen handelte es sich entweder um immunsupprimierte Patienten oder Fälle, in denen die antibiotische Therapie erst in einem fortgeschrittenen Stadium der Erkrankung eingeleitet wurde (Paddock 1997).

3.3.4 Andere Rickettsiosen

Neurologische Manifestationen anderer Rickettsienarten sind in Tabelle 3-7 zusammengefasst.

Tab. 3-7

Von Rickettsien verursachte Erkrankungen mit zerebralen Manifestationen außer RMSF, Q-Fieber und Ehrlichosen

Erreger	Krankheit	Vektor	Verbreitung	Inkubationszeit	Klinisches Bild	Neurologische Manifestationen	Prognose	Therapie
Fleckfiebergruppe								
R. conorii	Mittelmeerfieber	Zecken	Südeuropa, Mittelmeerländer, Asien, Afrika	7–10 Tage	Fieber, Taches noires, Hautausschlag, Konjunktivitis, meist milderer Verlauf als bei RMSF	Meningoenzephalitis, selten periphere Neuropathie	Letalität 1,4–5,6 %	Doxycyclin, 200 mg/d für 5 Tage oder Ciprofloxacin, 1,5 g/d für 5 Tage, oder Chloramphenicol, 2 g/d für 7–10 Tage
Typhusgruppe								
R. tsutsugamushi	Scrub-Typhus	Milben	Südpazifik, Australien, Süd- und Ostasien	10–12 Tage	Taches noires, Hautausschlag, Fieber, Schüttelfrost, Kopfschmerzen, konjunktivale Injektion, Hepatitis, pulmonale und renale Manifestationen	Aseptische Meningitis bei 5–10 % aller Patienten; (Meningo-)Enzephalitis, Koma, Hirndruck, Zeichen der Herdneurologie, epileptische Anfälle	Unbehandelt Letalität >30 %, sonst gut. Die Enzephalitis hat eine ernste Prognose	Doxycyclin, 200 mg/d oder Chloramphenicol, 2 g/d beide für 7–15 Tage
R. prowazekii	1. Epidemisches Fleckfieber	Läuse	Südamerika, Asien, Europa (Kriegszeiten)	ca. 7 Tage	Ähnlich R. tsutsugamushi	In ca. 12 % neurologische Symptome wie bei R. tsutsugamushi	Letalität unbehandelt >40 %	Wie R. tsutsugamushi
	2. Brill-Zinser-Krankheit (Rückfallerkrankung von 1.)			4–50 Jahre nach der Ersterkrankung	oft milder als 1.		Letalität 1,5 %	
R. typhi (R. mooserii)	Murines Fleckfieber	Floh, Laus, Ratten	Weltweit wärmere Länder	6–14 Tage	Leichterer Verlauf mit Fieber, Kopfschmerzen, Exanthem, Konjunktivitis	Selten ZNS-Beteiligung (2 %) Subakute Meningoenzephalitis als Leitsymptom beschrieben	Geringe Letalität	Wie R. tsutsugamushi

Literatur

Abele-Horn M, Franck W, Busch U, Nitschko H, Roos R, Heesemann J (1998) Transverse myelitis associated with Mycoplasma pneumoniae infection. Clin Infect Dis 26: 909–912

Anderson BE, Dawson JE, Jones DC, Wilson KH (1991) Ehrlichia chaffeensis, a new species associated with human ehrlichiosis. J Clin Microbiol 29: 2838–2842

Archibald LK, Sexton DJ (1994) Long term sequelae of Rocky Mountain Spotted Fever. Clin Infect Dis 20: 1122–1125

Arthur G, Margolis G (1977) Mycoplasma-like structures in the granulomatous angiitis of the central nervous system. Arch Pathol Lab Med 10: 382–387

Balin BJ, Gerard HC, Arking EJ, Appelt DM, Branigan PJ, Abrams JT, Whittum-Hudson JA, Hudson AP (1998) Identification and localization of Chlamydia pneumoniae in the Alzheimer's brain. Med Microbiol Immunol (Berl) 187: 23–42

Bayer AS, Galpin J, Theofilopoulos AN, Guze LB (1981) Neurologic disease associated with mycoplasma pneumoniae pneumonitis. Ann Intern Med 94: 15–20.

Biberfeld G (1971) Antibodies to brain and other tissues in Mycoplasma pneumoniae infection. Clin Exp Immunol 8: 319–333

Brouqui P, Raoult D (1992) In vitro antibiotic susceptibility of the newly recognized agent of ehrlichiosis in humans, Ehrlichia chaffeensis. Antimicrob Agents Chemother 36: 2799–2803

Buller RS, Arens M, Hmiel SP, Paddock CD, Sumner JW, Rikihisa Y, Unver A, Gaudereault-Keener M, Manian FA, Liddel AM, Schmulewitz N, Storch GA (1999) Ehrlichia Ewingii a newly recognized agent of Human Ehrlichosis. New Engl J Med 341: 148–155

Burman LG, Löfgren S (1979) Recurrent pneumonia and encephalitis due to mycoplasma pneumoniae. Scand J Infect Dis 11: 170–172

Carter N, Miller NR (1997) Fourth nerve palsy caused by Ehrlichia chaffeensis. J Neuroophthalmol 17: 47–50

Cassel GH, Cole BC (1981) Mycoplasmas as agents of human disease. N Engl J Med 304: 80–89

Cotter FE, Bainbridge D, Newland AC (1983) Neurological deficit associated with mycoplasma pneumoniae reversed by plasma exchange. Br Med J 286: 22

Derrick EH (1973) The course of infection with Coxiella burnetti. Med J Aust (7): 134–138

Dunn BE, Monson TP, Dumler JS, Morris CC, Westbrook AB, Duncan JL, Dawson JE, Sims KG, Anderson BE (1992) Identification of Ehrlichia chaffeensis morulae in cerebrospinal fluid mononuclear cells. J Clin Microbiol 30: 2207–2210

Dupont H, Raoult D, Brouqui P, Janbon F, Peyramond D, Weiller P, Chicheportiche C, Nezri M, Poirir R (1992) Epidemiologic features and clinical presentation of acute Q fever in hospitalized patients: 323 French Cases. Am J Med 93: 427–434

Ferrante MA, Dolan MJ (1993) Q-Fever meningoencephalitis in a soldier returning from the Persian Gulf War. Clin Infect Dis 16: 489–496

Figueroa M, Rasheed S (1991) Molecular pathology and diagnosis of infectious diseases. Am J Clin Pathol 95 (Suppl 1): 8–21

Fishbein D, Frontini M, Giles R, Vernon L (1990) Fatal cases of rocky mountain spotted fever in the United States, 1981–1988. Ann N Y Acad Sci 590: 246–247

Fleischhauer P, Hüben U, Sethi K, Thürmann D (1972) Nachweis von Mycoplasma pneumoniae im Liquor bei akuter Polyneuritis. Dtsch Med Wochenschr 97: 678–682

Freydén A, Kihlström E, Maller R, Persson K, Romanus V, Ånséhn (1989) A clinical and epidemiological study of "ornithosis" caused by chlamydia psittaci and chlamydia pneumoniae (strain TWAR). Scand J Infect Dis 21: 681–691

Goldschmidt B, Menonna J, Fortunato J, Dowling P, Cook S (1979) Mycoplasma antibody in Guillain-Barré syndrome and other neurological disorders. Ann Neurol 7: 108–112

Goodman JL, Nelson C, Vitale B (1996) Direct cultivation of the causative agent of human granulocytic agent. N Engl J Med 334: 209–215

Grant AC, Hunter S, Partin WC (1997) A case of acute monocytic ehrlichiosis with prominent neurologic signs. Neurology 48: 1619–1623

Grayston J, Mordhorst C, Brun A-L, Vene S, Wang S-P (1989) Countrywide epidemics of chlamydia pneumoniae, strain TWAR, in Scandinavia, 1981–1983. J Infect Dis 159: 1111–1114

Grayston J (1992a) Chlamydia pneumoniae, strain TWAR pneumonia. Ann Rev Med 43: 317–323

Grayston J (1992b) Infections caused by chlamydia pneumoniae strain TWAR. Clin Infect Dis 15: 757–763

HAIDI S, IVARSSON S, BJERRE I, PERRSON K (1991) Guillain-Barré syndrome after chlamydia pneumoniae infection. N Engl J Med 326: 576–577
HIRT H (1992) Enzephalitis. Monatsschr Kinderheilkd 140: 6–18
HORNEY L, WALKER D (1988) Meningoencephalitis as a major manifestation of rocky mountain spotted fever. South Med J 81: 915–918
HWANG YM, LEE MC, SUH DC, LEE WY (1993) Coxiella (Q fever)- associated myelopathy. Neurology 43: 338–342
INOUE S, OHFU M, MOROOKA T, TSURU N, MITSUDOME A, NARITA M (1998) [A case of encephalitis due to Mycoplasma pneumoniae: detection of specific DNA from cerebrospinal fluid and elevation of interleukin-6]. Kansenshogaku Zasshi 72: 771–775 (Artikel in japanischer Sprache)
KLIMEK JJ, RUSSMAN BS, QUINTILLIANI R (1976) Mycoplasma pneumoniae meningoencephalitis and transverse myelitis in association with low cerebrospinal fluid glucose. Pediatrics 58: 133–135
KNOEBEL E, VIJAYAGOPAL P, FIGUEROA II JE, MARTIN DH (1997) In vitro infection of smooth muscle cells by Chlamydia pneumoniae. Infect Immunity 65: 503–506
KOHLER J, MERGNER T, BOHLE M, NEUMANN-HAEFLIN D (1992) Neurologische Komplikationen bei Q-Fieber (Coxiella burnetii). Fortschr Neurol Psychat 60: 110–113
KORMAN TM, TURNIDGE JD, GRAYSON ML (1997) Neurological complications of chlamydial infections: case report and review. Clin Infect Dis 25: 847–851
KOSKINIENI M (1993) CNS manifestations associated with mycoplasma pneumoniae infections: summary of cases at the university hospital and review. Clin Infect Dis 17 (Suppl 1): 52–57
LATHAM R (1992) Rocky Mountain Spotted (and Spottless) Fever. Compr Ther 18: 18–21
LOTRIC-FURLAN S, PETROVEC M, AVSIC-ZUPANC T, NICHOLSON WL, SUMNER JW, CHILDS JE, STRLE F (1998) Human ehrlichiosis in central Europe. Wien Klin Wochenschr 110: 894–897
MATEOS V, SALAS-PUIG J, LEIVA P, LAHOZ C (1992) Meningoencefalitis aguada por coxiella burnetii con complejos periodicos EEG. Neurologia 7: 30–33
MEIER CR, DERBY LE, JICK SS, VASILAKIS C, JICK H (1999) Antibiotics and risk of subsequent first-time acute myocardial infarction. J Am Med Ass 281: 427–431
MICHEL D, LAURENT B, GRANOUILLET G, GAUDIN-TERASSE OD (1981) Infections Aigues, Récentes et parfois persistantes a mycoplasma pneumoniae, associeés a des manifestations neurologiques. Rev Neurol (Paris) 137: 393–413
NARITA M, MATSUZONO Y, ITAKURA O, TOGASHI T, KIKUTA H (1996) Survey of mycoplasmal bacteremia detected in children by polymerase chain reaction. Clin Infect Dis 23: 522–525
NISHIMURA M, SAIDA T, KUROKI S, KAWABATA T, OBAYASHI H, SAIDA K, UCHIYAMA T (1996) Post-infectious encephalitis with anti-galactocerebroside antibody subsequent to Mycoplasma pneumoniae infection. J Neurol Sci 140: 91–95
OEHME A, MUSHOLT P, DREESBACH K (1991) Chlamydiae as pathogens – an overview of diagnostic techniques, clinical features, and therapy of human infections. Klin Wochenschr 69: 463–473
OEHME A, FREIDANK HM (1999) Verfahren zum Nachweis von Antikörpern gegen Chlamydien: Bewertung. Hygiene und Mikrobiologie 1/99: 50–54
PADDOCK CD, SUMNER JW, SHORE GM, BARTLEY DC, ELIE RC, MCQUADE JG, MARTIN CR, GOLDSMITH CS, CHILDS JE (1997) Isolation and characterization of Ehrlichia chaffeensis strains from patients with fatal ehrlichiosis. J Clin Microbiol 35: 2496–2502
PEARLMAN M, MCNEELY S (1992) A review of the microbiology, immunology, and clinical implications of chlamydia trachomatis infections. Obstetr Gynecol Survey 47: 449–461
PETROVEC M, LOTRIC FURLAN S, ZUPANC TA, STRLE F, BROUQUI P, ROUX V, DUMLER JS (1997) Human disease in Europe caused by a granulocytic Ehrlichia species. J Clin Microbiol 35: 1556–1559
PREVETT M, HARDING A (1993) Intracranial hypertension following psittacosis. J Neurol Neurosurg Psychiatr 56: 425–426
RAOULT D (1991) Antibiotic treatment of rickettsiosis, recent advances and current concepts. Eur J Epidemiol 7: 276–281
REILLY S, NORTHWOOD L, CAUL E (1990) Q Fever in Plymouth 1972–1988. Epidemiol Infect 105: 391–408
SCHAFFNER W, STANDAERT SM (1996) Ehrlichiosis – in pursuit of an emerging infection. N Engl J Med 334: 62–63
SCHNEIDER T, JAHN H, STEINHOFF D, GUSCHORECK H, LIESENFELD O, MÄTER-BLÖHM H, WESIROW A, LODE H, LUDWIG W, DISSMANN T, ZEITZ M, RIECKEN E (1993) Q-Fieber-Epidemie in Berlin. Dtsch Med Wochenschr 118: 689–695

Schneider T, Lange R, Wachmann E, Schein E (1993a) Rickettsiosen. Die Entzündlichen Erkrankungen des Zentralnervensystems. Henkes H, Kölmel HW (eds) Ecomed Verlag, Landsberg/Lech, II/6–7
Schorre W (1979) Die Infektionskrankheiten des Nervensystems. Urban & Schwarzenberg, München Wien Baltimore
Shaked Y, Saqmra Y (1989) Q fever meningoencephalitis associated with bilateral abducens nerve paralysis, bilateral optic nerve neuritis and abnormal cerebrospinal fluid findings. Infection 17: 394–395
Schussheim AE, Fuster V (1999) Antibiotics for myocardial infarction? A possible role of infection in atherogenesis and acute coronary syndromes. Drugs 57: 283–291
Shor A, Kuo C, Petton D, (1992) Detection of chlamydia pneumoniae in coronary artery fatty streaks and atheromatous plaques. S Afr Med J 82: 158–161
Simon C, Stille W (1993) Antibiotika-Therapie in Klinik und Praxis. 8. Auflg. Schattauer, Stuttgart New York
Sriram S, Stratton CW, Yao S, Tharp A, Ding L, Bannan JD, Mitchell WM (1999) Chlamydia pneumoniae infection of the central nervous system in multiple sclerosis. Ann Neurol 46: 6–14
Stamm WE (1998) Chlamydial infections. Harrison's principles of Internal Medicine. Fauci A, Braunwald E, Isselbacher K, Wilson J, Martin J, Kasper DL, Hauser SL, Longon D (eds) 14. ed. McGraw-Hill Book Company, New York 1055–1064
Sundelöf B, Gnarpe H, Gnarpe J (1993) An unusual manifestation of chlamydia pneumoniae infection: meningitis, hepatitis, iritis and atypical erythema nodosum. Scand J Infect Dis 25: 259–261
Swaby E, Fisher-Hoch S, Lambert H, Stern H (1980) Is Kawaski disease a variant of Q-fever? Lancet 2: 146
Tankano Y, Hashimoto Y, Seto T, Adaehi K, Araki S (1992) [Chlamydia trachomatis infection with symptoms and signs of central nervous system damage – a case report]. Rinsho Shikeigako 32: 642–644
Visudhipan P, Chiemchanya S, Sirinavin S (1992) Internal carotid artery occlusion associated with mycoplasma pneumoniae infection. Pediatr Neurol 8: 237–239
Walker DH (1995) Rocky Mountain Spotted Fever: A seasonal alert. Clin Infect Dis 20: 1111–1117
Walker D, Raoult D, Brouqui P, Marrie T (1998) Rickettsial diseases. Harrison's principles of Internal Medicine. Fauci A, Braunwald E, Isselbacher K, Wilson J, Martin J, Kasper DL, Hauser SL, Longon D (eds) 14. ed. McGraw-Hill Book Company, New York 1045–1052
Warren P, Fishbein C, Mascoli N, Rudolph J Hodder D (1978) Poliomyelitis-like syndrome caused by Mycoplasma pneumoniae. J Pediatr 93: 451–452
Weber D, Walker D (1991) Rocky mountain spotted fever. Infect Dis Clin North America 5: 19–35
Weir W, Bouchet V, Mitford E, Taylor R, Smith H (1985) Kawasaki disease in european adult associated with serological response to Coxiella burneti. Lancet 2: 504
Williams W, Sunderland R (1989) As sick as a pigeon – psittacose myelitis. Arch Dis Childhood 64: 1626–1628
Wimmer ML, Sandmann-Strupp R, Saikku P, Haberl RL (1996) Association of chlamydial infection with cerebrovascular disease. Stroke 27: 2207–2210
Zumla A, Lipscomb G, Lewis D (1988) Sixth cranial nerve palsy complicating psittacosis. J Neurol Neurosurg Psychiatr 51: 1462

3.4 Erkrankungen durch Bartonellen

TIMON BOGUMIL*

3.4.1 Katzenkratzkrankheit

Zusammenfassung

Erreger: Bartonella henselae

Krankheitsbilder: Enzephalopathie

Klinisches Bild: Papel an Inokulationsstelle, regionale Lymphknotenschwellung, bei Enzephalopathie Kopfschmerz, Krampfanfälle, Vigilanzminderung

Labordiagnostik: Serologie, PCR, leichte Liquorpleozytose, Liquoreiweißvermehrung nicht über 1 g/l

Zusatzdiagnostik: cCT/MRT, Lymphknoten- oder Hautbiopsie

Therapie: Meistens nicht notwendig. Bei Immunsuppression und/oder disseminierter Symptomatik Gentamycin, Erythromycin, Clarithromycin, Azithromycin, Doxycyclin, Minocyclin oder Rifampicin

Prognose: Sehr gut (bei Enzephalopathie 78 % der Patienten nach 12 Wochen und nahezu 100 % nach einem Jahr beschwerdefrei).

Epidemiologie

Die Krankheit kommt weltweit vor, sie betrifft vor allem Kinder und Jugendliche (85 % der Patienten sind unter 18 Jahren). Es geht fast immer ein Kontakt mit Katzen voraus. Katzen mit Bartonella henselae-Bakteriämie sind asymptomatisch, jüngere Katzen sind häufiger bakteriämisch als ältere. Der Übertragungsmodus von der Katze auf den Menschen ist (trotz des Namens) nicht mit Sicherheit geklärt. Neben der Infektion infolge der Katzenkratzverletzung werden als Vektor auch Flöhe vermutet. Der Erkrankungsgipfel liegt im Herbst und Winter. ZNS-Symptome treten nur bei 2–3 % der Erkrankten auf.

Erregereigenschaften und Pathogenese

Als Erreger der Katzenkratzkrankheit wird heute ein pleomorphes, mikroaerophiles, gramnegatives Stäbchen angenommen, Bartonella (früher Rochalimaea) henselae (Regnery und Tappero 1995). Nach lokaler Invasion des Erregers kommt es zu einer regionalen, teilweise abszedierenden, Lymphadenopathie. Bei Immunkompetenten treten nur selten weitere Komplikationen auf.
Ursächlich für die Enzephalopathie werden neben der direkten Erregerinvasion in das ZNS auch eine primäre Vaskulitis der Hirn- und Rückenmarksgefäße und eine Neurotoxinwirkung diskutiert.

* Autor der ersten Auflage: Thomas Börner (Stade)

Klinische Symptomatik

An der Inokulationsstelle tritt eine Papel, Pustel oder Schleimhautschwellung auf, der eine regionale Lymphknotenschwellung (inguinal, axillär oder zervikal) folgt. Neben dieser sich über 1–2 Wochen herausbildenden Lymphknotenschwellung entwickeln sich bei 30 % der Patienten Abgeschlagenheit, Inappetenz und mittelgradiges Fieber. In 15 % kommt es zu einer Abszedierung der betroffenen Lymphknoten. Nach 2–4 Monaten erfolgt in unkomplizierten Fällen eine Spontanheilung.
Konjunktivale Granulome und Schwellung der präaurikulären Lymphknoten (okuloglanduläres Syndrom nach Parinaud) sind seltener, ebenso wie Erythema nodosum, Knochenbefall, atypische Pneumonie und thrombozytopenische Purpura.
Schwere Verläufe sind durch Myalgie, Arthralgie, Gewichtsverlust, Splenomegalie und Pleurodynie gekennzeichnet. Eine Endokarditis kann ebenfalls im Rahmen der B. henselae-Bakteriämie komplizierend hinzutreten. Die disseminierte Form wird bei immunkompromittierten Patienten angetroffen. Hierbei stellen sich zusätzlich Hauteruptionen und Synovitis ein.
Neurologische Komplikationen sind bei Immunkompetenten selten. Eine Enzephalopathie tritt einen Tag bis 5 Wochen nach den Erstsymptomen in Erscheinung und äußert sich in Kopfschmerz, Krampfanfällen und Vigilanzminderung bis hin zum Koma. Auch ein Status epilepticus, zerebrale Herdsymptome, Para- und Tetraparesen sowie ein Brown-Séquard-Syndrom wurden beobachtet. In der Regel bildet sich die ZNS-Symptomatik nach 2–14 Tagen zurück (Wheeler et al. 1997, Easley et al. 1997).
Andere extraneurale Manifestationen der Bartonella henselae-Infektion sind die *bazilläre Angiomatose* und die *bazilläre Peliosis (hepatis)*. Beide Krankheitsbilder treten vorzugsweise bei HIV-Infizierten auf. Bei diesem Personenkreis werden auch chronische oder rekurrierende Bakteriämien, die zu infektiösen Allgemeinsymptomen (Leistungsknick, Fieber, Gliederschmerz, Gewichtsverlust) führen, angetroffen.

Diagnostik

Vor der Entdeckung von B. henselae stützte sich die Diagnose auf:

1. Typische Vorgeschichte mit Katzenexposition und Vorliegen einer Primärläsion distal von geschwollenen Lymphknoten
2. Positiver Hauttest mit einem Antigen, das aus dem Lymphknotenpunktat von Patienten mit Katzenkratzkrankheit gewonnen wurde
3. Ausschluss anderer Ursachen der Lymphadenopathie
4. Charakteristische Histopathologie der Lymphknoten- oder Hautbiopsie (epitheloide Granulome mit zentraler Nekrose und Lymphozyteninfiltration).

Drei dieser vier Kriterien sollten erfüllt sein, um die Diagnose stellen zu können. Mittlerweile lassen sich Antikörper gegen B. henselae nachweisen (Sensitivität 83–99 %), so dass folgende modifizierte Kriterien vorgeschlagen wurden:

1. Typische Vorgeschichte mit Katzenexposition
2. Papel oder primäre Hautläsion (Auge, Kinn, Schleimhaut) 3–10 Tage nach Katzenkratzverletzung
3. Regionale Lymphadenopathie 1–2 Wochen nach Exposition

4. Positive B. henselae-Serologie und/oder Histopathologie einer Lymphknoten- oder Hautbiopsie vereinbar mit Katzenkratzkrankheit.

Bei Immunkompromittierten können Antikörper fehlen.
In Eiter oder befallenem Gewebe kann mittels PCR der Erreger auch direkt nachgewiesen werden (Sensitivität nur 61 %). Für den mikroskopischen Nachweis im Gewebematerial hat sich auch die Versilberungsmethode (Warthin-Starry-Färbung) bewährt. Die Kultur von B. henselae erweist sich trotz optimierter Kulturbedingungen (spezielle Kulturmedien, erhöhte CO_2-Spannung, Bebrütung bis zu 12 Wochen) vor allem aus Biopsiematerial als schwierig (Nadal und Zbinden 1996).
Der *Liquor* ist normal oder zeigt eine leichte Pleozytose und eine Gesamtproteinerhöhung bis 1 g/l. Bei den Laborwerten des Blutes imponieren nur unspezifische Zeichen wie Leukozytose und Senkungsbeschleunigung.
Das EEG zeigt Allgemeinveränderungen, seltener auch Herdbefunde. Im cCT oder MRT sieht man bei Patienten mit neurologischer Herdsymptomatik mitunter infarktähnliche Bilder.

Differenzialdiagnose

Die Katzenkratzkrankheit sollte bei jeder mild verlaufenden Allgemeinkrankheit mit regionaler Lymphknotenschwellung erwogen werden. Differenzialdiagnostisch abzugrenzen sind Viruskrankheiten (EBV, CMV), atypische Mykobakteriosen, Toxoplasmose und Hämoblastosen.

Therapie und Prognose

Bei immunkompetenten Patienten verläuft das Leiden mit und ohne Behandlung meistens gutartig. Erkrankte, die ein Immundefizit, eine begleitende Endokarditis und/oder eine disseminierte Symptomatik aufweisen, sollten antibakteriell behandelt werden. B. henselae ist hoch empfindlich auf die meisten β-Laktamantibiotika und Aminoglykoside, von denen Gentamycin das wirksamste ist. Alternativen bestehen in der Behandlung mit Erythromycin, Clarithromycin, Azithromycin, Doxycyclin, Minocyclin oder Rifampicin.
Eine Therapiedauer von 2–3 Monaten wird empfohlen.
Die Prognose der Enzephalopathie ist sehr gut, wenn keine fokalen Auffälligkeiten in der zerebralen Bildgebung oder prominente myelopathische Zeichen vorliegen. 78 % der Patienten erholen sich komplett innerhalb von 1–12 Wochen, nach einem Jahr sind nahezu alle Patienten beschwerdefrei.

3.4.2 Mittelamerikanische Bartonellose

Zusammenfassung

Erreger: Bartonella bacilliformis

Krankheitsbilder: Oroyafieber, Verruga peruana, Meningoenzephalitis

Klinisches Bild: Kopfschmerzen, Bewusstseinsstörung, neurologische Herdsymptome. Frühphase: Fieber, hämolytische Anämie. Spätphase: typische Hautveränderungen

Labordiagnostik: Blutkultur, Kreuzreaktion mit Proteusantikörpern

Zusatzdiagnostik: Liquor, MRT

Therapie: Penicilline, Streptomycin, Chloramphenicol, Tetrazyklin. Ggf. Bluttransfusionen.

Epidemiologie

Die mittelamerikanische Bartonellose (auch Carrión's disease, Oroyafieber, Verruga peruana oder Guaitarafieber) ist in den Flusstälern der nördlichen Anden endemisch. Die weiblichen Sandfliegen der Gattung Phlebotomus sind der wichtigste Vektor. Besonders betroffen sind Peru, Bolivien, Chile, Ecuador und Kolumbien. Die Endemie wird durch das humane, häufig symptomfreie oder symptomarme Erregerreservoir aufrechterhalten. Eine Häufung von Krankheitsfällen soll in der warmen Jahreszeit vorkommen. Ein Impfstoff steht nicht zur Verfügung.

Erregereigenschaften und Pathogenese

Bei der mittelamerikanischen Bartonellose handelt es sich um eine durch Bartonella bacilliformis hervorgerufene systemische Infektion, die in jedem Stadium zu einer Meningoenzephalitis führen kann. Bartonella bacilliformis ist ein aerobes, gramnegatives, kokkoides Stäbchen, das polar begeißelt und beweglich ist und sich in der Giemsa-Färbung tiefrot anfärbt.

Der Erreger wurde um 1909 von A. L. Barton im Blut von Patienten, die an Verruga peruana (= peruviana) litten, aufgefunden. Schon 25 Jahre zuvor hatte sich der peruanische Medizinstudent D. A. Carrión im Selbstversuch mit Material von einem Verruga peruana-Patienten inokuliert. Er verstarb mit dem Bild des Oroya-Fiebers und bewies so den ätiologischen Zusammenhang von Oroya-Fieber und Verruga peruana.

Im Falle der Infektion mit B. bacilliformis erfolgt aus der primären Läsion eine rasche Ausbreitung und intrazelluläre Vermehrung der Erreger in den roten Blutkörperchen und den Zellen des retikuloendothelialen Systems. Dies führt zu einer hämolytischen, coombsnegativen Anämie sowie zu einer schweren Immunsuppression. Letztere wird häufig durch bakterielle Sekundärinfektionen kompliziert. Das neuropathologische Bild ist durch ein ausgeprägtes Hirnödem und perivaskuläre Infiltrate gekennzeichnet. Bei längeren Verläufen kommt es zur Gliaproliferation in den Meningen, dem Hirnparenchym und dem Plexus chorioideus. Mikroskopisch zeigen die Neurone das Bild ischämischer Schädigung.

Klinische Symptomatik

Die erste Krankheitsphase (Oroya-Fieber) entspricht dem Bild akuter febriler Erkrankungen. Im Vordergrund stehen die Symptome der hämolytischen Anämie und Immunsuppression. Die Fieberattacken wiederholen sich, nehmen bei günstigen Verläufen allmählich an Intensität und Häufigkeit ab. Wird diese Phase überlebt, entwickelt sich bei vielen Patienten ein chronisches Krankheitsbild (Verruga peruana), das durch seine typischen Hautveränderungen gekennzeichnet ist. Besonders im Gesicht und an den Extensorenseiten der Gliedmaßen zeigen sich die roten knötchenförmigen und schmerzlosen Läsionen, die einen Durchmesser zwischen wenigen Millimetern und mehreren Zentimetern erreichen und leicht bluten.

In jeder Krankheitsphase kann es zu einer zerebralen Beteiligung unter dem Bild der Meningoenzephalitis kommen. Schwere Kopfschmerzen und Bewusstseinsstörungen gehen fokalen neurologischen Symptomen voran. Neben epileptischen Anfällen werden besonders pyramidale und zerebelläre Ausfälle beobachtet.

Selten kommt es bei einer Bartonellose zu dem Bild einer Mononeuritis multiplex.

Diagnostik

Die Diagnose in der akuten Krankheitsphase gelingt durch den Erregernachweis aus dem Blut. Agglutinierende Antikörper lassen sich im Blut von Patienten mit Oroya-Fieber und Verruga peruana nachweisen. Die Krankheit hinterlässt im Falle des Überlebens eine bleibende Immunität, die mit der Ausbildung spezifischer Antikörper einhergeht.

Differenzialdiagnose

Andere fieberhafte Erkrankungen mit Anämie, wie z. B. Malaria, müssen ausgeschlossen werden. Leitsymptom des Spätstadiums sind die typischen Hautveränderungen. Hier kommen differenzialdiagnostisch andere infektiöse Angiomatosen der Haut (bazilläre Angiomatose, Kaposi-Sarkom, Granuloma teleangiectaticum) in Betracht.

Therapie

Bartonella bacilliformis ist empfindlich gegen Penicilline, Streptomycin, Chloramphenicol und Tetrazyklin. Nach einer Therapie sollte eine Beobachtungsphase angeschlossen werden, in der auf Erreger im Blut und die typischen Hautveränderungen geachtet wird. Häufig sind Bluttransfusionen notwendig. Im Falle einer Meningoenzephalitis sind die üblichen supportiven Therapiemaßnahmen indiziert. Glukokortikoide sind kontraindiziert.

Unbehandelt verläuft das Oroya-Fieber in 10–40 % innerhalb von 2–3 Wochen tödlich.

3.4.3 Sonstige Bartonellosen

Als weitere humanpathogene Bartonellenerkrankungen sind neben der bazillären Angiomatose (endothelproliferative Erkrankung mit kutaner Manifestation ähnlich der Verruga peruana) und der bazillären Peliose (Bildung blutgefüllter Zysten in Leber und Milz) auch das Wolhynische Fieber (Fünftage-Fieber) und die „kulturnegative" Endokarditis bekannt. Als Erreger namentlich der letzten beiden Krankheitsmanifestationen gilt Bartonella quintana. Der ubiquitär verbreitete Erreger wird von der Kleiderlaus übertragen.

Das *Wolhynische Fieber* verläuft gutartig mit rezidivierenden Fieberanfällen in 3–5-tägigem Abstand, die nach und nach abklingen. Konjunktivale Injektion und starke Kopfschmerzen im Stirn- und Orbitalbereich sind typische Symptome in der Fieberphase, auch Tibiaschmerzen gelten als charakteristisch. Über das Auftreten sonstiger ZNS-Symptome liegen in der neueren Literatur keine Angaben vor, in älteren Arbeiten wird eine ZNS-Beteiligung als obligat angenommen (von Baeyer & Baumer 1944), wobei es sich wahrscheinlich um radikulomyelitische Prozesse mit Beteiligung der hinteren Wurzeln des Lumbalmarks handelt.

Literatur

Easley RB, Cooperstock MS, Tobias JD (1999) Cat-scratch disease causing status epilepticus in children. South Med J 92: 73–76

Nadal D, Zbinden R (1996) Erkrankungen durch Bartonellen. Katzenkratzkrankheit, bazilläre Angiomatose, bazilläre Peliosis hepatis, Endokarditis. Internist 37: 890–894

Regnery R, Tappero J (1995) Unraveling mysteries associated with cat-scratch disease, bacillary angiomatosis, and related syndromes. Emerg Infect Dis 1: 16–21

Von Baeyer W, Baumer L (1944) Das Wolhynische Fieber – eine entzündliche Erkrankung des Nervensystems? Z Neurol I, 178: 136

Wheeler SW, Sheldon MW, Steinberg EA (1997) Cat-scratch encephalopathy. Neurology 49: 876–878

4 Bakterielle ZNS-Erkrankungen

Bakterielle Erkrankungen des Zentralnervensystems werden auf der Grundlage des verursachenden Erregers klassifiziert. Bei den meisten bakteriellen ZNS-Erkrankungen ist die Anzucht des Erregers und/oder seine mikroskopische Darstellung möglich. Der Nachweis von erregerspezifischen Antikörpern tritt demgegenüber in den Hintergrund. In der klinischen Routine stellt der Antikörpernachweis lediglich bei den Spirochätenerkrankungen die Grundlage für die Diagnose dar, weil sich Spirochäten nur schwer oder gar nicht anzüchten lassen, aber regelhaft eine ausgeprägte Synthese spezifischer Antikörper auslösen.

Dieses Kapitel ist, sofern sinnvoll, nach den zugrunde liegenden Erregern gegliedert. Ausnahmen bilden die Erkrankungen, bei denen verschiedene Erreger ein nahezu gleichförmiges klinisches Syndrom verursachen, nämlich die eitrige Meningitis, der Hirnabszess, der epidurale Abszess, das subdurale Empyem und die metastatisch-embolische Herdenzephalitis.

4.1 Akute purulente ZNS-Erkrankungen

Die Bakterien erreichen zentralnervöse Strukturen 1. über den Blutweg, 2. durch Fortleitung von Nachbarschaftsprozessen und 3. von Haut und Schleimhäuten des Kopfes ausgehend. Letzteres trifft vor allem nach Schädel-Hirntraumen zu. Im ZNS vermehren sich die Erreger und lösen eine Entzündungsreaktion des Wirts aus, die sich typischerweise, aber nicht immer, durch Veränderungen der Zerebrospinalflüssigkeit bemerkbar macht. Sowohl die sich vermehrenden Organismen, als auch die Immunantwort des Wirts können eine vorübergehende oder dauerhafte Schädigung des zentralen Nervensystems verursachen. Der Anteil beider Pathomechanismen an der ZNS-Schädigung ist von Erreger zu Erreger verschieden und wird bei den einzelnen Erkrankungen besprochen. Die klinischen Symptome sind abhängig von den Strukturen, die der Erreger bevorzugt befällt, von der Abwehr des Wirtsorganismus und von der Geschwindigkeit, mit der sich der Erreger vermehrt.

4.1.1 Eitrige Meningitis

Roland Nau und Hilmar Prange

Zusammenfassung

Erreger: Streptococcus pneumoniae, Neisseria meningitidis, Haemophilus influenzae, Listeria monocytogenes, Staphylokokken, E. coli, Pseudomonas species u. a.

Krankheitsbilder: Eitrige Meningitis/Meningoenzephalitis, als Komplikationen Vaskulitis, Sinusvenenthrombose, Abszess und Empyem

Klinisches Bild: Kopfschmerzen, Meningismus, Fieber, ggf. Bewusstseinsstörung

Diagnostik: Liquor, Kultur, Entzündungszeichen im Blut (v. a. CRP, Procalcitonin)

Therapie: Cephalosporin der 3. Generation plus Aminopenicillin; bei Kindern Dexamethason vor der ersten Antibiotikagabe (bei Erwachsenen noch umstritten)

Prognose: Abhängig von dem Beginn der Therapie, Letalität bis 20 %.

> Die bakterielle Meningitis ist ein medizinischer Notfall, der rasches diagnostisches und therapeutisches Handeln erfordert.

Epidemiologie

Meningitiden und Enzephalitiden sind in der Bundesrepublik Deutschland meldepflichtig. Im Jahre 1998 wurden dem Robert-Koch-Institut 3.455 Erkrankungen mitgeteilt. Hierunter waren 729 Meningokokken-Meningitiden, 1.214 „sonstige bakterielle Meningitiden“, 891 Virusmeningoenzephalitiden und 621 übrige Formen. Die Erreger der nicht durch Meningokokken verursachten bakteriellen Meningitiden werden in der Statistik des früheren Bundesgesundheitsamts nicht weiter aufgeschlüsselt. Die Sterblichkeit der Meningokokken-Meningitis lag bei 8,5 %, die der „sonstigen bakteriellen Meningitiden" bei 7,7 % und die der Virusmeningoenzephalitis bei 1,8 % (Robert-Koch-Institut 1999).

In einer Kinder und Erwachsene jeden Alters umfassenden Stichprobe aus Sachsen, Thüringen, Sachsen-Anhalt, Brandenburg, Berlin und Mecklenburg-Vorpommern war Neisseria meningitidis der häufigste Erreger der bakteriellen Meningitis (39 % aller Fälle). Unter den Erregern der 254 sonstigen bakteriellen Meningitiden dominierten die Pneumokokken (39 % aller sonstigen Fälle), gefolgt von „sonstigen Streptokokken" (10 %), Borrelien (8 %), Staphylokokken (7 %), Listerien (6 %), Haemophilus influenzae (4 %) und Escherichia coli (2 %) (Robert-Koch-Institut 1999).

In den Kliniken für Neurologie und Neurochirurgie der Universität Göttingen wurden retrospektiv über einen 5-Jahres-Zeitraum die Erreger von Erwachsenen mit einer außerhalb des Krankenhauses erworbenen bakteriellen Meningitis oder Enzephalitis (n = 52), mit einer postoperativen ZNS-Infektion (n = 92) und die aus dem ventrikulären Liquor bei liegender externer Ventrikeldrainage und fehlenden Zeichen einer ZNS-Infektion isolierten Bakterienstämme analysiert. Die außerhalb des Krankenhauses erworbene Meningitis bzw. Meningoenzephalitis wurde am häufigsten durch Pneumokokken, Meningokokken und andere Streptokokken verursacht (Abb. 4-1). Koagulasenegative Staphylokokken, Staphylococcus aureus und Streptokokken dominierten bei Infektionen nach neurochirurgischen Eingriffen und bei Isolaten aus dem Liquor von externen Ventrikeldrainagen ohne Infektionszeichen (Abb. 4-1). Unter allen 201 Isolaten waren nur 16 gramnegative Stäbchen. Die Ergebnisse dieser Untersuchung zeigen, dass an einem Krankenhaus der Maximalversorgung mit zahlreichen operativen Eingriffen am zentralen Nervensystem die außerhalb des Krankenhauses erworbenen Meningitiden mittlerweile seltener sind als die nosokomialen ZNS-Infektionen. Demzufolge sind

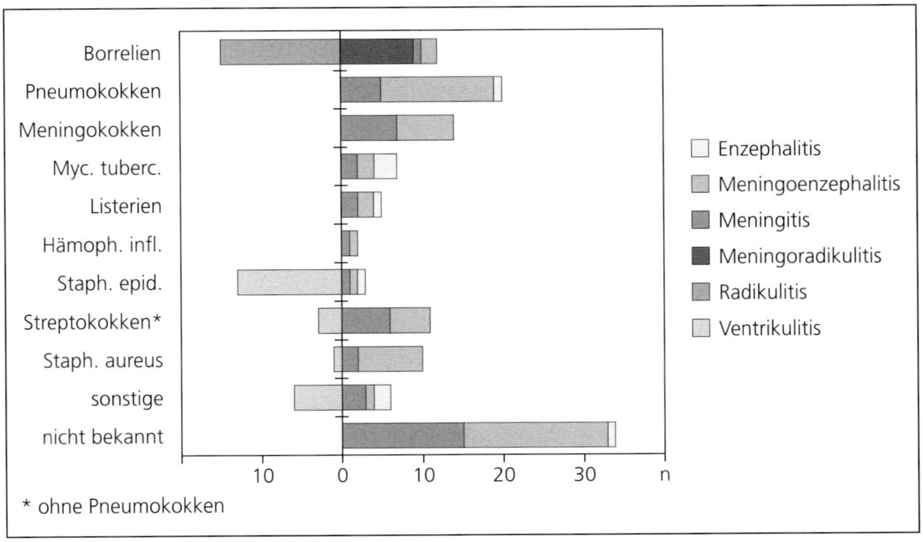

Abb. 4-1 Erregerspektrum der bakteriellen ZNS-Infektionen, die von 1986 bis 1991 in der Neurologischen Universitätsklinik Göttingen behandelt wurden.

durch Staphylokokken verursachte ZNS-Infektionen häufiger als Hirnhautentzündungen infolge der klassischen Meningitiserreger Streptococcus pneumoniae und Neisseria meningitidis (Zysk et al. 1994).
Die Vorgeschichte kann Schlüsse auf die wahrscheinlich beteiligten Erreger ermöglichen. Meningokokken befallen in der Regel junge, zuvor gesunde Menschen und Personen mit (seltenen) Defekten des Komplementsystems, während Pneumokokken häufiger bei Älteren, Alkoholikern, Splenektomierten, Patienten mit Pneumonie, Sinusitis und anderen Erkrankungen eine Meningitis verursachen. Haemophilus influenzae-Meningitiden treten fast ausschließlich bei Kindern auf, bei Erwachsenen kommen sie als Komplikation einer HNO-Infektion (vor allem Otitis media) oder Liquorfistel vor. Staphylokokken-Infektionen des ZNS treten häufig bei Schädel-Hirn-Traumata, neurochirurgischen Eingriffen und Liquordrainagen auf, aber auch bei Diabetikern, im Rahmen einer Endokarditis oder fortgeleiteter Staphylokokken-Infekte. Niedrig virulente, Koagulase-negative Staphylokokken-Stämme, die gegen zahlreiche Antibiotika resistent sind, besiedeln vorzugsweise die Ventrikelkatheter und verursachen ZNS-Infektionen, deren Symptomatik bei den zumeist schwer kranken Patienten klinisch schlecht beurteilbar ist. Hohes Alter und ein supprimiertes Immunsystem prädestinieren zu Infektionen mit ungewöhnlichen Erregern. Nosokomiale, d. h. im Krankenhaus erworbene ZNS-Infektionen werden in Kap. 4.9 behandelt.
Listerien, gramnegative Stäbchen, Enterokokken und Tuberkelbakterien sind vorwiegend bei alten und/oder durch eine Grundkrankheit bzw. therapeutische Immunsuppression abwehrgeschwächten Patienten für ZNS-Infektionen verantwortlich (Hooper et al. 1982, Nau et al. 1990). Die klinische Symptomatik eines Hirnabszesses entwickelt sich meistens subakut im Verlauf mehrerer Tage bis Wochen; doch kommen akute Verläufe mit Meningismus, insbesondere bei Einschmelzung und Anschluss des entzündlichen Prozesses an den Subarachnoidalraum, vor.

Erregereigenschaften

Zu den häufigsten Erregern bakterieller ZNS-Erkrankungen zählen, wie gezeigt, Staphylokokken, Pneumokokken (Streptococcus pneumoniae), Meningokokken (Neisseria meningitidis), sonstige Streptokokken, Listerien, Haemophilus influenzae und Escherichia coli. Bei Hirnabszessen spielen auch Anaerobier bzw. mikroaerophile Bakterien wie Peptostreptokokken, Bakteroides und Propionibacterium-Arten eine Rolle (De Louvois et al. 1977, Scheld & Winn 1985, Simon & Stille 1993).
Unter den **Staphylokokken**, der Familie der Micrococcaceae zugehörig, spielen Staphylococcus aureus (Koagulase-positiv) und die Koagulase-negativen Erreger der Staphylococcus epidermidis-Gruppe eine wesentliche Rolle bei entzündlichen ZNS-Prozessen. Es handelt sich um grampositive, traubenförmig gelagerte, fakultativ anaerobe Kokken, die verschiedenartige eitrige Prozesse auslösen. Zwei wesentliche Virulenzfaktoren von S. aureus sind die freie Koagulase und der Clumping Factor (C.F.). Nach Bindung an Prothrombin entfaltet die Koagulase eine proteolytische Aktivität, die zur Umwandlung von Fibrinogen zu Fibrin führt. Auf diese Weise bildet sich eine Fibrinkapsel um die erreger-verursachte Läsion, beispielsweise die Abszesskapsel. Der Clumping Factor wirkt als Rezeptor für Fibrinogen. Er ermöglicht den Staphylokokken die Bindung an Fibrinogen im verletzten Gewebe, an Implantate und Katheter. Ähnlich wie der „spreading factor" der A-Streptokokken begünstigt die Staphylokokken-Hyaluronidase die Ausbreitung der Keime im Gewebe. S. aureus kann eine Kapsel bilden, welche als

zusätzlicher Virulenzfaktor die Phagozytose behindert. Letzteres trifft in ähnlicher Form auch für S. epidermidis zu. Der von diesem Erreger nach der Adhärenz sezernierte Polysaccharidschleim stellt einen Phagozytoseschutz dar. Für die Adhärenz des Erregers sind die oberflächlichen Polysaccharide und bestimmte Proteine zuständig. Von Bedeutung für die Therapie ist das häufige Vorkommen von Plasmiden, auf denen Antibiotika-Resistenzfaktoren kodiert werden. Sie können durch Konjugation auf andere Bakterien einschließlich S. aureus übertragen werden. Normalerweise ist S. epidermidis ein Erreger der physiologischen Haut- und Schleimhautflora.

Unter den **Streptokokken** ist vor allem der Streptococcus agalactiae (B-Streptokokken, grampositive Kettenkokken) bei Meningitiden anzutreffen. Normalerweise im Urogenital- und Intestinaltrakt vorkommend, kann er eine Neugeborenen-Meningitis verursachen. Auch bei Erwachsenen sind Einzelfälle mit B-Streptokokken-Meningitis bekannt. A-Streptokokken sind als typische Eitererreger vor allem bei Hirnabszessen und ZNS-Folgekrankheiten der Endokarditis von kausaler Bedeutung. Als Peptostreptokokken (Familie Peptococcaceae) werden grampositive, obligat anaerobe Kokken mit speziellen Merkmalen bezeichnet, die unter physiologischen Bedingungen auf Haut und Schleimhäuten vorkommen. Sie werden aber auch in Hirnabszessen und Herzklappenvegetationen bei Endokarditiden aufgefunden.

Pneumokokken sind grampositive Diplokokken, die eine eigene α-hämolysierende Spezies innerhalb der Gattung Streptococcus bilden (Abb. 4-2a, s. Farbtafel). Sie besiedeln die Rachenschleimhaut bei 40–70 % aller gesunden Personen. Die in der Zellwand des Erregers vorhandene Teichonsäure hat man als C-Substanz bezeichnet. Letztere wird in vitro durch ein Akut-Phase-Protein vom β-Globulin-Typ, das *C-reaktive Protein (CRP)*, ausgefällt. Frisch isolierte Pneumokokkenstämme weisen eine schleimige Kapsel aus Polysaccharid (S-Formen) auf. Die Kapsel erschwert die Phagozytose und stellt einen wesentlichen Virulenzfaktor der S-Formen dar. Bei Autolyse der Erreger wird Pneumolysin, ein Phagozyten und Lymphozyten hemmendes und zum Zelltod führendes Hämolysin, frei. Die Erreger können auch Hyaluronidase und IgA1-Protease sezernieren.

Bei **Neisseria meningitidis** handelt es sich um gramnegative, aerob wachsende Diplokokken, die ausschließlich beim Menschen vorkommen (Abb. 4-2b, s. Farbtafel). Gesunde tragen nicht selten Meningokokken auf der Schleimhaut des Nasopharynx oder der Genitalien. Die Erreger enthalten eine Polysaccharidkapsel, deren Struktur die Serogruppe (A,B,C,Y) bestimmt. Für die Adhärenz an menschlichen Zellen werden variable Pili (fadenförmige polymere Anhängsel) und Oberflächenadhäsine (Opa, Opc) ausgeprägt. Die hämatogene Dissemination wird durch die Expression von Kapselsubstanz und Lipooligosacchariden (LOS) gewährleistet. Der Endotoxinanteil (Abb. 4-3) der LOS ist entscheidend für die Entzündungsreaktion bis hin zum Vollbild der Sepsis. Der in Deutschland vorherrschende Serotyp B löst praktisch keine Antikörperreaktion aus. Im sog. Meningokokkengürtel (Zentralafrika, Brasilien) dominieren andere Serotypen. Diese stimulieren durchaus eine Antikörperreaktion; deshalb ist dort auch eine Schutzimpfung sinnvoll.

Listerien sind grampositive, fakultativ anaerobe Stäbchen, die im Darm von Haus- und Wildtieren wie auch beim Menschen vorkommen (Abb. 4-2c, s. Farbtafel). Sie lassen sich desweiteren aus Erdproben, Wasser, Abfällen und pflanzlichem Material isolieren. In Milch und Milchprodukten finden sie sich gehäuft. Die Listerieninfektion geht in der Regel vom Darm aus. Neben der Aufnahme kontaminierter Nahrungsmittel kann auch der Umgang mit infizierten Tieren die Erregerakquisition begünstigen.

Abb. 4-3 Grundstruktur des Endotoxins (Lipopolysaccharid).

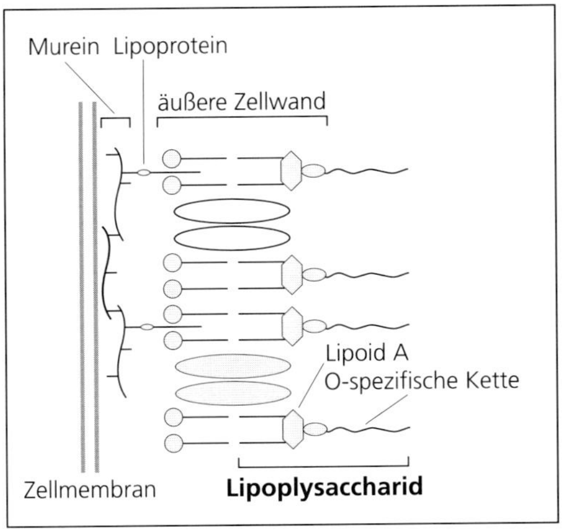

Haemophilus influenzae Typ B – früher der häufigste Meningitiserreger im Kindesalter – ist ein gramnegatives, fakultativ anaerobes, bekapseltes Stäbchen. Virulenz und Serotyp hängen maßgeblich vom Kapseltyp ab. Während unbekapselte Haemophilus-Stämme ubiquitär sind, finden sich bekapselte nur bei Erkrankten (mit Meningitis, Sepsis, Epiglottitis) und Kontaktpersonen. Die Zellwand des Erregers enthält Endotoxin.
Escherichia coli gehört zur Familie der Enterobacteriaceae und ist Teil der physiologischen Bakterienflora des Darmes. Der Erreger ist nur dann pathogen, wenn er in andere Körperregionen verschleppt wird. Es handelt sich um ein gramnegatives, fakultativ-anaerobes Stäbchen, bei dem – wie bei allen gramnegativen Bakterien – Lipopolysaccharide (LPS, Endotoxin, Abb. 4-3) ein Strukturbestandteil der äußeren Membran darstellen. Durch LPS werden Fieber, Komplementaktivierung, hypotoner Schock, Verbrauchskoagulopathie und die Freisetzung von Entzündungsfaktoren (TNF-α und bestimmte Interleukine) induziert. E. coli produziert zahlreiche β-Laktamasen, die bei der Antibiotikaresistenz von grundsätzlicher Bedeutung sind.

Pathogenese

Der Erreger einer außerhalb des Krankenhauses erworbenen Meningitis muss verschiedene Abwehrsysteme überwinden: Er muss zunächst die Schleimhäute kolonisieren, bei hämatogenen Infektionen in das Gefäßsystem eindringen und dort überleben, und schließlich entweder auf dem Blutweg (typische Erreger: Neisseria meningitidis und Listeria monocytogenes) oder per continuitatem (typischer Erreger: Streptococcus pneumoniae) die Schrankensysteme des ZNS überwinden. Zuletzt muss er in der Lage sein, im Subarachnoidalraum zu überleben und sich zu vermehren (Quagliarello und Scheld 1992).
Um die nasopharyngealen Schleimhäute zu besiedeln, brauchen die Erreger einen Schutz gegen das vom Wirt sezernierte IgA und den mukoziliaren Transport. Deshalb produzieren fast alle bei Meningitispatienten isolierten Stämme von Haemophilus influenzae, Neisseria meningitidis und Streptococcus pneumoniae Proteasen, die IgA inaktivieren (Plaut 1983). Neisseria meningitidis und Haemophilus influenzae scheinen zusätzlich die Epithelzellen und deren Zilien zu schädigen.

Ein wesentliches unspezifisches Abwehrsystem gegenüber den in den Intravasalraum eingedrungenen Bakterien ist das Komplementsystem und hier vor allem der sog. „alternative path". Die Fähigkeit, einer Zerstörung durch das Komplementsystem zu entgehen, ist bei den häufigsten Meningitiserregern von den Polysacchariden der Kapsel abhängig (Joiner 1988). Für den Übertritt in den Subarachnoidalraum scheint insbesondere die Fähigkeit von Bakterienstämmen verantwortlich zu sein, sich an Oberflächen zerebraler Endothelien zu binden (Quagliarello und Scheld 1992). Pneumokokken binden wahrscheinlich an den Rezeptor für den Plättchen-aktivierenden Faktor (PAF) und treten dann durch die Endothelzellen hindurch (Ring et al. 1998). Wenn Bakterien einmal den Subarachnoidalraum erreicht haben, ist ihre Überlebenschance relativ groß. In der normalen Zerebrospinalflüssigkeit sind die Konzentrationen von Immunglobulinen und Komplementfaktoren sehr gering, und es gibt nahezu keine phagozytierenden weißen Blutzellen.
Die Anwesenheit einer ausreichenden Zahl von Bakterien im Subarachnoidalraum führt zu einer Freisetzung von verschiedenen Zytokinen durch Makrophagen, Glia- und Endothelzellen: Am besten untersucht sind der Tumor-Nekrose-Faktor alpha (Kachexin, TNFα) und Interleukin 1 (IL-1). Im Tierexperiment kommt es binnen 1–3 h nach intrazisternaler Gabe von Lipopolysacchariden oder Zellwandfragmenten von Pneumokokken zur Freisetzung von IL-1 und TNFα. Sie geht der Einwanderung weißer Blutzellen und dem Einstrom von Eiweiß aus dem Serum in den Liquorraum voraus. Auch die intrathekale Gabe von TNFα und IL-1 induziert eine meningeale Entzündungsreaktion; hierbei wirken beide Zytokine synergistisch (Quagliarello et al. 1991). Wenn Haemophilus influenzae-Lipopolysaccharide gemeinsam mit Antikörpern gegen TNFα oder IL-1 injiziert werden, kommt es zu einem geringeren Einwandern von Zellen und Proteinen in den Subarachnoidalraum. Jedoch führt auch die gemeinsame Gabe von Antikörpern gegen TNFα und IL-1 nicht zu einer vollständigen Blockade der Entzündungsreaktion. Dies spricht dafür, dass noch weitere Zytokine bzw. Chemokine an der Mediation der Leukozytenmigration in den Liquorraum beteiligt sind, z. B. die makrophagen-inflammatorischen Peptide 1 und 2 (MIP 1 und 2) (Saukkonen et al. 1990). In Liquores von Menschen mit bakterieller Meningitis wurden erhöhte Werte von Interleukin-8 (IL-8), GRO-α (growth regulated oncogene) und MCP-1 (monocyte chemoattractant proteine) gefunden. IL-8 und GRO-α korrelierten mit der Granulozytenzahl, MCP-1 mit der Zahl mononukleärer Zellen im Liquor (Sprenger et al. 1996).
Auf Endothelzellen induzieren Zytokine die Expression von Adhäsionsmolekülen (ICAM-1, ICAM-2, GMP-140, ELAM-1 und anderen). Gleichzeitig werden auf Leukozyten Selektine und Integrine (z. B. CD11/CD18) exprimiert. Hierdurch kommt es zu einer Adhäsion und in deren Folge zum Austritt von Granulozyten und (in geringerem Maß) Monozyten in den Subarachnoidalraum und ins Hirngewebe. In den Subarachnoidalraum eingewanderte Granulozyten werden dort von Zytokinen stimuliert, so dass sie degranulieren und andere entzündungsaktive Substanzen freisetzen. Zu diesen gehören Proteasen, freie Radikale und Metaboliten der Arachidonsäure. Diese Stoffe führen zu einer Permeabilitätssteigerung der Schrankensysteme des ZNS, indem sie eine Öffnung der interzellulären Verbindungen zwischen den Endothelzellen sowie eine Zunahme des vesikulären Transports induzieren (Quagliarello und Scheld 1992). Hierin besteht die pathophysiologische Grundlage des vasogenen Hirnödems bei der bakteriellen Meningitis. Im weiteren Verlauf dieser Krankheit kommt es zu einer kapillären Minderperfusion, entweder auf dem Boden der Leukozytenadhäsion oder durch vaskulitische Gefäßveränderungen und Vasospasmen.

Häufig tritt bei der bakteriellen Meningitis eine *Steigerung des intrakraniellen Drucks (ICP)* auf. Daran sind 3 Mechanismen in jeweils unterschiedlichem Ausmaß beteiligt:

1. Das zunächst vasogene, im Fall von Nerven- und Gliazellschädigungen später auch zytotoxische Hirnödem führt zu einer Volumenzunahme des Gehirns.
2. Durch Verlegung der subarachnoidalen Räume und der Pacchioni-Granulationen sowie durch eine Viskositätssteigerung der Zerebrospinalflüssigkeit kommt es zu einer Liquorabflussbehinderung und hierdurch unmittelbar zu einer Steigerung des intrakraniellen Drucks, mittelbar aber auch zu einem interstitiellen Hirnödem mit Volumenzunahme des Hirngewebes (Scheld et al. 1980).
3. Die zerebrovaskuläre Autoregulation ist frühzeitig beeinträchtigt. In der Initialphase steigt der Blutfluss in den zerebralen Gefäßen. Dies hat zunächst eine Zunahme des intrakraniellen Blutvolumens zur Folge. Im weiteren Verlauf führen Hirnödem und entzündliche Gefäßveränderungen zu einer Abnahme der zerebralen Durchblutung. Es entsteht nunmehr eine sekundäre ischämische Zellschädigung (Tureen et al. 1990, Tureen et al. 1992).

Die geschilderten pathophysiologischen Mechanismen rufen, wenn sie nicht rechtzeitig durchbrochen werden, irreversible neuronale Schädigungen hervor und können den Exitus letalis verursachen.
Sowohl im Tiermodell als auch beim Menschen lassen sich neuronale Apoptosen (nicht-nekrosebedingte Zelluntergänge durch Nukleinsäure-Kondensation) im Gyrus dentatus der Hippocampus-Formation sowie Nekrosen im Neocortex und in den verschiedenen weiteren Arealen des Hippocampus beobachten (Zysk et al. 1996, Leib et al. 1996a, Leib et al. 1996b, Braun et al. 1999, Nau et al. 1999a). Ein entscheidender Anteil an der neuronalen Schädigung bei der bakteriellen Meningitis, insbesondere in der Hippocampus-Formation, scheint exzitatorischen Aminosäuren zuzukommen (Leib et al. 1996a, Tumani et al. 1999). Im Neocortex spielt wahrscheinlich die Ischämie auf dem Boden einer Vaskulitis eine wichtige Rolle (Leib et al. 1996a, Leib et al. 1996b). Sauerstoffradikale sind an verschiedenen pathophysiologischen Prozessen bei der bakteriellen Meningitis beteiligt (Koedel und Pfister 1999), u. a. auch an durch exzitatorische Neurotransmitter verursachten Neuronenschäden (Schulz et al. 1995). Bei der Meningitis der neugeborenen Ratte verringerte der Sauerstoffradikalenfänger Phenyl-butyl-nitron die neuronale Schädigung im Neocortex und in der Formatio hippocampi (Leib et al. 1996b).

Klinische Symptomatik

Im Prodromalstadium bakterieller Meningitiden finden sich häufig Fieber, leichtere Kopfschmerzen, allgemeines Krankheitsgefühl und eine geringgradige Nackensteife.
Die klinischen Leitsymptome des Vollbilds der bakteriellen Meningitis sind Kopfschmerzen, Fieber, Nackensteife (Meningismus) bis hin zum Opisthotonus und Bewusstseinstrübung. Einzelne Symptome können fehlen (z. B. der Meningismus bei tief komatösen Patienten oder das Fieber bei an einer Meningitis erkrankten Neugeborenen). Neben der Nackensteife sind häufig auch die Dehnungszeichen nach Lasègue, Kernig und Brudzinski positiv. Hämorrhagische Exantheme (Petechien, flächige Einblutungen) (Abb. 4-4, s. Farbtafel) sind typisch, aber nicht spezifisch für die Meningokokken-Meningitis und -Sepsis.

Die klinischen Besonderheiten der durch häufige bakterielle Erreger verursachten Meningitiden werden im Folgenden beschrieben.

4.1.1.1 Pneumokokken-Meningitis

Pneumokokken besiedeln die Nasen- und Rachenschleimhäute zahlreicher Gesunder. Sie sind die häufigsten Erreger von Sinusitiden, Mittelohrentzündungen und Pneumonien. In den Liquorraum gelangen sie auf verschiedenen Wegen: durch eine Infektionsausbreitung per continuitatem bei Entzündungen des Mittelohrs, der Nasennebenhöhlen und nach Schädelfrakturen. Insbesondere bei knöchernen Defekten der Schädelbasis kann es noch Jahre nach dem Trauma zu Pneumokokkeninfektionen des ZNS kommen. Gelegentlich entwickelt sich die Meningitis auf dem Boden einer Pneumonie durch hämatogene Streuung des Erregers. Die Ausbreitung in das zentrale Nervensystem kann während der insuffizienten antibiotischen Behandlung einer Pneumokokkenpneumonie, z. B. mit Ciprofloxacin, erfolgen (Bitsch et al. 1997). Selten entsteht eine Pneumokokken-Meningitis auf dem Boden einer Endokarditis. Im Vergleich mit den durch andere Erreger ausgelösten Meningitiden ist die Pneumokokken-Meningitis durch besonders starke Eiteransammlungen im Subarachnoidalraum charakterisiert. Schwere Verläufe unter dem Bild der sog. *apurulenten Meningitis*, bei denen sich im Liquorraum massenhaft Bakterien, ein hohes Liquorlaktat und -gesamteiweiß, jedoch nur eine geringe Zahl von Leukozyten finden (Abb. 4-5), werden immer wieder beobachtet und sind mit einer ungünstigen Prognose assoziiert. Septische Pneumokokkeninfektionen bei Patienten mit (funktioneller) Asplenie verlaufen foudroyant und besitzen eine

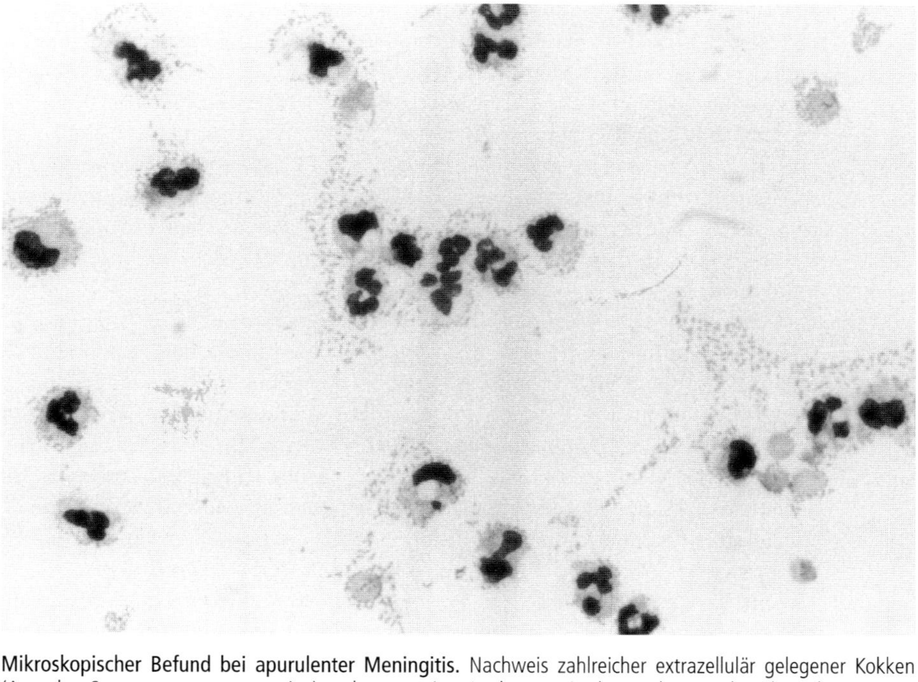

Abb. 4-5 **Mikroskopischer Befund bei apurulenter Meningitis.** Nachweis zahlreicher extrazellulär gelegener Kokken (Anzucht: Streptococcus pneumoniae) und nur weniger Leukozyten in der zerebrospinalen Flüssigkeit.

hohe Letalität. Man spricht hier auch von *OPSI-Syndrom* (overwhelming post-splenectomy infection). Wie bei der Meningokokken-Sepsis (s. u.) steht bei solchen Krankheitsverläufen oft die Sepsis mit all ihren internistischen Komplikationen im Vordergrund. Petechiale und flächige Hauteinblutungen können bei dieser seltenen Pneumokokken-Erkrankung auftreten. Einen gewissen prophylaktischen Effekt gegenüber der Entwicklung eines OPSI-Syndroms bietet die Pneumokokken-Vakzination, die etwa 90 % der an Infektionen beteiligten Pneumokokkenstämme abdeckt. Das Unterlassen der Vakzination vor oder nach Splenektomie hat heute als Therapiefehler zu gelten.
Im Regelfall verläuft die Pneumokokken-Meningitis mit akutem oder subakutem Beginn. Etwa 25 % der Patienten entwickeln rasch das Vollbild der Hirnhautentzündung, während bei den Übrigen über Tage bis wenige Wochen vorwiegend respiratorische Prodromen bestehen. Neurologische Herdsymptome sowie Krampfanfälle sind häufiger als bei der Meningokokken- und Haemophilus influenzae-Meningitis, aber seltener als bei der Neurotuberkulose und -listeriose. Relativ oft kommt es im Rahmen einer Pneumokokken-Meningitis zur Entwicklung eines oder mehrerer (zumeist subkortikaler) Hirnabszesse, eines subduralen Empyems, einer Sinusvenenthrombose oder einer Vaskulitis mit ischämischer Parenchymschädigung.

4.1.1.2 Meningokokken-Meningitis

Der primäre Fokus der Meningokokken-Meningitis und -sepsis ist der Nasopharynx. Meningokokken erreichen den Subarachnoidalraum entweder direkt durch die Lamina cribrosa oder hämatogen durch eine Septikämie. Eine Meningokokkenerkrankung kann ausschließlich als Sepsis ohne Beteiligung der Meningen ablaufen. Auch tödliche foudroyante Verläufe ohne Meningitis kommen vor.
In ca. 50 % der Erkrankungen bestehen in der Prodromalphase Zeichen einer Infektion der oberen Luftwege. Häufig aber erkranken Kinder, Jugendliche und junge Erwachsene aus voller Gesundheit heraus. Der Verlauf und die Schwere einer Meningokokken-Meningitis und -sepsis variieren interindividuell. Von allen Erregern der bakteriellen Meningitis können Meningokokken den schnellsten und dramatischsten Krankheitsverlauf induzieren. Sie sind in der Lage, einen zuvor Gesunden binnen weniger Stunden ad exitum zu bringen. Die sofortige Behandlung mit Antibiotika ist die einzige gesicherte Maßnahme, mit der foudroyante Verläufe beeinflussbar sind. Ein kleiner Teil der Erkrankten scheint aber bereits zu dem Zeitpunkt, an dem die Diagnose vermutet werden kann, nicht mehr zu retten zu sein (Abbott et al. 1985).
Bei Meningokokken-Meningitis und -Sepsis finden sich in 50–70 % Petechien, eine Purpura oder konfluierende Blutungen (Abb. 4-4, s. Farbtafel); häufig treten diese verschiedenen Effloreszenzen bei demselben Patienten nebeneinander auf. Petechien kommen auch bei durch andere Erreger (insbesondere Staphylokokken, ECHO-Viren, seltener Pneumokokken und Haemophilus influenzae) verursachten Meningitiden vor. Charakteristisch für Meningokokkenerkrankungen ist das frühzeitige Auftreten eines septischen Schocks mit den Zeichen einer Verbrauchskoagulopathie (Verminderung der Thrombozyten und des Fibrins im Blut, Anstieg der partiellen Thromboplastinzeit, Abfall des Quick-Werts und Anstieg der Fibrinspaltprodukte im Blut).
Die als *Waterhouse-Friderichsen-Syndrom* bezeichneten perakuten Verlaufsformen gehen mit Nekrosen der Nebennierenrinden einher und führen häufig binnen weniger Stunden zum Tode. Unmittelbare Todesursache bei Meningokokkenerkrankungen ist neben dem Hirnödem häufig die Herzbeteiligung im Sinne einer akuten interstitiellen

Myokarditis oder eine Herzbeuteltamponade infolge einer Perikarditis (Hardman und Earle 1969, Morse et al. 1971).
Die übrigen Krankheitssymptome der Meningokokken-Meningitis unterscheiden sich nicht von den durch andere Erreger verursachten akuten Meningitiden.
Auch wenn die typischen Erreger rezidivierender Meningitiden Pneumokokken sind, kann auch Neisseria meningitidis selten rezidivierende Meningitiden verursacht. Patienten mit rezidivierenden Meningokokken-Meningitiden leiden häufig unter einem Mangel bzw. Defekt der Komponenten C5, C6, C7, C8 oder C9 des Komplementsystems (Ross und Densen 1984). Das seltene Krankheitsbild der *chronischen Meningokokkämie* ist durch über Wochen bis Monate wiederkehrende Fieberschübe, makulopapulöse oder polymorphe Hautausschläge und Gelenkbeschwerden charakterisiert. Es verläuft nicht immer mit Beteiligung des zentralen Nervensystems.

4.1.1.3 ZNS-Listeriose

Listeria monocytogenes kann im Zentralnervensystem verschiedene Krankheitserscheinungen hervorrufen. Das Bakterium erreicht das ZNS auf dem Blutweg. Es ist bisher unbekannt, warum es bei einem Teil der Erkrankten eine Meningitis, bei den anderen eine Hirnstammenzephalitis, einen Hirnabszess oder lediglich eine Sepsis verursacht. Neben der individuellen Disposition des Wirts scheint den Eigenschaften des jeweiligen Erregerstamms eine wesentliche Rolle zuzukommen.
Die *Meningitis/Meningoenzephalitis* ist mit einem Anteil von 90 % die häufigste Erscheinungsform der ZNS-Listeriosen (Nieman und Lorber 1980, Nau et al. 1990). Der Beginn ist in der Regel akut mit wenige Stunden bis Tage anhaltendem unspezifischem Prodromalstadium. Seltener setzen die Prodromi mehr als eine Woche vor der eigentlichen Krankheitsmanifestation ein. Regelmäßig ist eine Nackensteifigkeit vorhanden, 60–90 % der Erkrankten zeigen eine Bewusstseinsstörung, 20–30 % Krampfanfälle. In der Mehrzahl der Fälle, d. h. wesentlich häufiger als bei Meningokokken- oder Pneumokokken-Meningitiden, kommt es im Verlauf der Listerien-Meningitis zu neurologischen Herdsymptomen.
Mit 5–10 % aller ZNS-Listeriosen ist die *Hirnstammenzephalitis* am zweithäufigsten. Autoptische Untersuchungen der Verstorbenen zeigten im Hirnstamm zahlreiche einzelne oder konfluierende Herde einer eitrigen Enzephalitis mit Einblutungen und Nekrosen, in der Regel ohne oder mit nur geringer Hirnhautbeteiligung. Wenn sie unzureichend behandelt wird, kann die Hirnstammenzephalitis mitunter in eine Meningoenzephalitis übergehen. Pathologisch-anatomisch entspricht die humane Listerien-Hirnstammenzephalitis der bereits seit längerem bekannten Drehkrankheit der Schafe.
In typischen Fällen nimmt die Hirnstammenzephalitis einen zweiphasigen Verlauf: Für 3–10 Tage entwickeln die Kranken Fieber, Übelkeit, Kopfschmerzen und häufig Erbrechen. Die Zeichen einer Meningitis sowie neurologische Ausfälle fehlen in der ersten Phase. Mit Beginn der zweiten Phase treten rasch Herdsymptome wie Doppelbilder, Ptose, Dysarthrie und Schluckstörungen, Fazialisparesen oder Hemiparesen auf. Am häufigsten von Schädigungen betroffen sind der III., V., VI., VII. und IX. Hirnnerv (Brun-Buisson et al. 1985). Unbehandelt entwickelt sich eine zunehmende Bewusstseinstrübung. Binnen weniger Tage sterben die Kranken an einem Atemstillstand oder einem zentralen Herz-Kreislauf-Versagen. Bei rascher Einleitung einer antibiotischen Behandlung kann die Erkrankung mit Residualsymptomen oder auch mit einer Restitutio ad integrum überlebt werden.

Durch Listerien verursachte größere *Hirnabszesse* sind selten. Kleine Abszesse (<1 cm) kommen im Rahmen der Hirnstammenzephalitis vor. Listerienhirnabszesse unterscheiden sich von Abszessen mit anderen Erregern durch einen relativ akuten Krankheitsverlauf und häufig stärkere meningeale Beteiligung: In ca. 40 % kann der Erreger aus dem Liquor angezüchtet werden. Die ZNS-Infektion erfolgt nach bisherigem Kenntnisstand ausschließlich auf dem Blutweg. Mit über 50 % liegt die Letalität höher als bei Hirnabszessen anderer Ätiologie.
In den vergangenen Jahrzehnten wurden einige Fälle von *chronischer ZNS-Listeriose* beschrieben. In der präantibiotischen Ära konnte bei einer erwachsenen Patientin, die eine Meningitis durchmachte und mit Residuen überstand, innerhalb von 4 Monaten in 11 Liquorkulturen Listeria monocytogenes angezüchtet werden. Bei einem weiteren Meningitispatienten mit Gewichtsverlust und Wesensänderung wurde das Bakterium 15 Wochen nach Erkrankungsbeginn aus dem Liquor angezüchtet, obwohl die initialen Liquorkulturen steril waren. Ein 65-jähriger Patient mit Demenz und einem normotensiven Hydrozephalus bot über mehrere Monate eine vorwiegend lymphozytäre Pleozytose. Nach Anzucht von Listerien, mehrwöchiger antibiotischer Behandlung und Anlage einer Liquordränage besserte sich der Zustand des Patienten und die Infektion heilte aus (Zusammenfassung der publizierten Fälle in Nau et al. 1990).

4.1.1.4 Haemophilus influenzae-Meningitis

Haemophilus influenzae ist weltweit der häufigste Meningitiserreger bei Kindern unter 5 Jahren und jenseits des Neugeborenenalters. Bei Personen über 10 Jahren liegt die Inzidenz unter 0,1 Fällen pro 100.000 der Gesamtbevölkerung. Erkrankungen Erwachsener sind Raritäten. In Ländern, in denen eine große Zahl von Kindern geimpft wird (die Impfung ist in Deutschland öffentlich empfohlen), ist es zu einem starken Rückgang der Erkrankungshäufigkeit bei Kindern gekommen.
Der Erreger besiedelt den oberen Respirationstrakt zahlreicher Gesunder. Die Fähigkeit, in das Blut zu gelangen, ist von den Kapselantigenen abhängig: Unbekapselte Stämme gelangen von den Schleimhäuten aus nicht in den Blutstrom; von den bekapselten Stämmen (Typen a–f) sind diejenigen des Typs b am stärksten pathogen. Die Kapsel schützt die Erreger vor der bakteriziden Aktivität des Komplementsystems. Haemophilus influenzae erreicht das ZNS wahrscheinlich meistens über den Blutstrom und über den Plexus chorioideus.
Bei der Mehrzahl der Kinder mit Haemophilus influenzae-Meningitis bildet sich die Krankheitssymptomatik über einen Zeitraum von 24–72 h aus, aber auch rasch progrediente Fälle mit einer Entwicklung des Vollbilds der Meningitis über wenige Stunden kommen vor. Neurologische Herdsymptome sind seltener als bei der Pneumokokken-Meningitis, und bei adäquater Behandlung liegt die Letalität mit 2–6 % unter derjenigen der Pneumokokken- und Meningokokken-Meningitis.

4.1.1.5 Staphylokokken-Meningitis

Staphylokokken sind die häufigsten Erreger von bakteriellen ZNS-Infektionen infolge von Schädel-Hirn-Verletzungen und neurochirurgischen Eingriffen. Die Symptomatik ist vielgestaltig. Sie reicht von minimalen neurologischen und psychiatrischen Auffälligkeiten bis zu schwersten Krankheitsbildern mit Bewusstseinstrübung und dem Vollbild einer bakteriellen Meningitis, wenn die Erreger in den Subarachnoidalraum eindringen.

Der Neurologe trifft am häufigsten auf durch externe und interne Liquorableitungen verursachte Infektionen mit Koagulase-negativen Staphylokokken, seltener mit S. aureus (s. Kap. 4.9.1 u. 4.9.2). Bei Kranken, denen keine Liquordrainage angelegt wurde, kommt es oft im Rahmen einer Spondylodiszitis bzw. eines epiduralen spinalen Abszesses nach Erregereinbruch in den Subarachnoidalraum sekundär zu einer durch S. aureus verursachten Meningitis. Bei vielen dieser Patienten besteht gleichzeitig ein schweres septisches Krankheitsbild. Meningitiden und Enzephalitiden als Folge einer septisch-embolischen Streuung bei extrazerebralen Herden – am häufigsten bei Endokarditiden – werden ebenfalls nicht selten durch S. aureus verursacht.

4.1.1.6 Meningoenzephalitiden durch Enterobakterien und Pseudomonas-Species

Jenseits der Neugeborenenperiode sind durch gramnegative aerobe Stäbchen verursachte bakterielle Meningitiden selten. Am häufigsten kommen sie nach neurochirurgischen Eingriffen einschließlich Liquorableitungen (s. Kap. 4.9) und nach knöchernen Verletzungen des Schädels und der Wirbelsäule vor. Als Folge einer gramnegativen Sepsis kann sich ebenfalls eine Invasion des Subarachnoidalraums und eine Meningitis entwickeln. Dies ist innerhalb des Krankenhauses insbesondere bei Patienten mit Urosepsis, Leberzirrhose, Diabetes mellitus und bösartigen Neubildungen der Fall. Vorwiegend bei älteren Menschen werden jedoch auch außerhalb des Krankenhauses erworbene, durch gramnegative aerobe Stäbchen (am häufigsten: Escherichia coli und Klebsiella pneumoniae) verursachte Meningitiden beobachtet. Die Prognose hat sich mit der Entwicklung neuer Antibiotika in den letzten 30 Jahren stark verbessert. Die Letalität sank von 40–80 % auf 10–20 % (Quagliarello und Scheld 1997).

4.1.1.7 Tuberkulöse Meningitis

Die tuberkulöse Meningitis (s. Kap. 4.3) ist nicht so selten, wie allgemein angenommen wird. Sie macht in Industrienationen ca. 5 % der bakteriellen Meningitiden des Erwachsenenalters aus. Aufgrund ihres subakuten Verlaufs nimmt sie eine Sonderstellung ein und wird im Kapitel 4.3 zusammen mit anderen Erkrankungen an Mykobakterien abgehandelt.

4.1.1.8 Diagnostik der eitrigen Meningitis

Das typische klinische Syndrom der Meningitis besteht aus Fieber, Nackensteifigkeit (Meningismus) und Kopfschmerzen, im weiteren Krankheitsverlauf tritt eine Bewusstseinstrübung hinzu. In der Regel erlaubt das klinische Syndrom rasch die Diagnose einer Meningitis. Bei Neugeborenen und jungen Säuglingen, Immunsupprimierten und sehr alten Menschen fehlen aber häufig die typischen Zeichen einer Meningitis. Im tiefen Koma verschwindet der Meningismus. Patienten, die, bevor sie gefunden werden, längere Zeit zu Hause oder im Freien gelegen haben, können beim Eintreffen ins Krankenhaus hypo- oder normotherm sein, obwohl sie an einer Meningitis leiden. Bei ätiologisch ungeklärtem Koma gehört deshalb neben dem kranialen Computertomogramm (cCT) die Liquorentnahme zur diagnostischen Routine. Der Algorithmus zum diagnostischen und therapeutischen Vorgehen bei klinischem Verdacht auf bakterielle Meningitis findet sich in Abb. 4-6. Wache Patienten ohne ausgeprägte neurologische Herdsymptomatik sollen nach Ausschluss einer Stauungspapille mittels Augenspiegeln sofort lumbalpunktiert werden. Ein cCT vor LP stellt bei diesen Patienten eine unnötige Verzögerung der LP und des Beginns der antibiotischen Behandlung dar. Bei entsprechender klinischer Symptomatik soll die *erste Antibiotika-Dosis unmittelbar nach der Entnahme des Liquors* verabreicht werden. Der Liquorbefund soll nicht abgewartet werden.

In der Notfalldiagnostik besteht die Indikation für ein cCT im Ausschluss bzw. Nachweis eines Hirnödems bei soporösen und komatösen Patienten (Abb. 4-7) bzw. einer

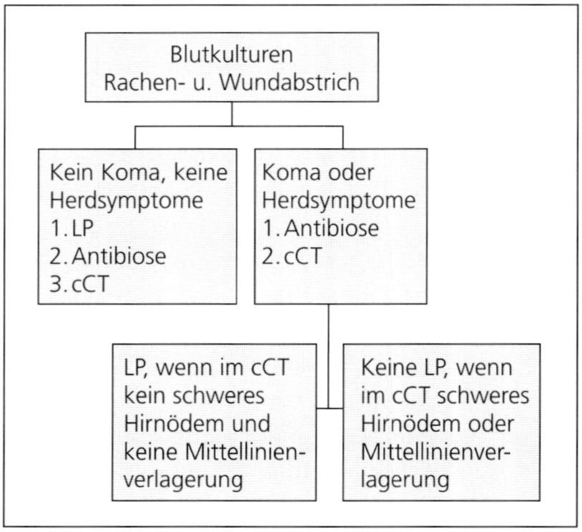

Abb. 4-6 Algorithmus zum diagnostischen und therapeutischen Vorgehen bei V. a. bakterielle Meningitis.

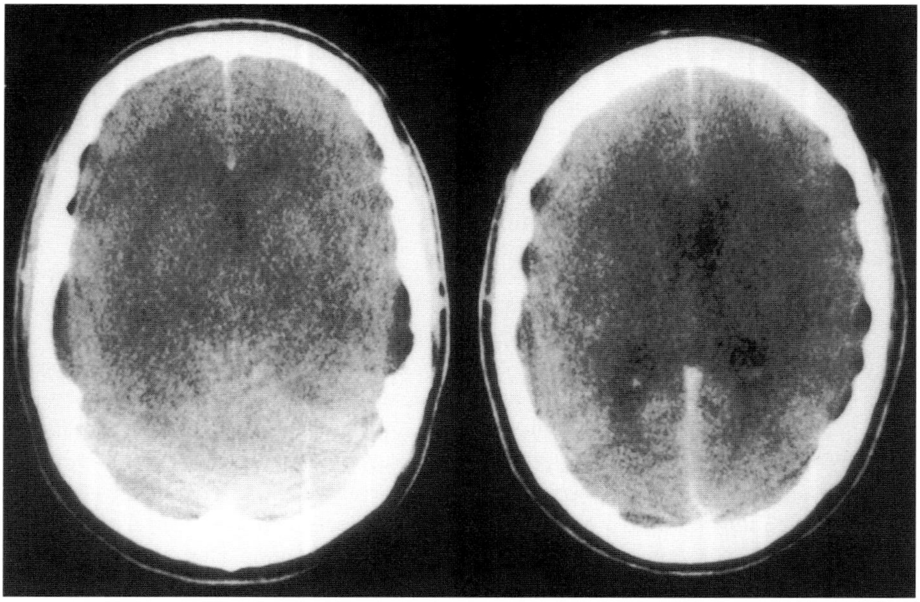

Abb. 4-7 **Schweres Hirnödem bei Meningokokken-Meningitis.** Im cCT sind die basalen Zisternen und die Sulci über der Konvexität verstrichen, die engen Ventrikel stellen sich unscharf dar, die Rinden-Mark-Grenze ist aufgehoben.

intrakraniellen Raumforderung bei Kranken mit ausgeprägten neurologischen Herdsymptomen. Wenn bei solchen Patienten ein dringender klinischer Verdacht auf eine bakterielle Meningitis besteht, soll nach Entnahme von Blutkultur sowie Rachen- bzw. Wundabstrich mit der antibiotischen Behandlung begonnen werden. Dann soll das cCT durchgeführt werden. Zeigt sich im cCT kein schweres Hirnödem bzw. keine intrakranielle Massenverschiebung, soll der Patient lumbalpunktiert werden. Bei schwerem Hirnödem bzw. großer intrakranieller Raumforderung muss zunächst auf die LP verzichtet werden. Sie kann später, wenn eine Einklemmungsgefahr nicht mehr besteht, vorgenommen werden.

Im Rahmen der ätiologischen Klärung einer bakteriellen Meningitis dient das cCT der Aufdeckung von zugrunde liegenden Erkrankungen wie Sinusitis, Otitis media, Cholesteatom, Hirnabszess und von Komplikationen wie Abszedierung, Hirninfarkt, -phlegmone oder Hydrozephalus. Wird im cCT eine Hypodensität gefunden, muss Kontrastmittel gegeben werden. Bei enzephalitischen Herden und in der Frühphase eines Hirnabszesses („Zerebritis“) kommt es zu keiner oder nur diffuser Kontrastmittelaufnahme, während der Hirnabszess nach Ausbildung einer Kapsel eine ringförmige Kontrastmittelanreicherung zeigt (s. Kap. 4.1.2).

Für den Nachweis einer enzephalitischen Beteiligung oder von Ischämien im Rahmen einer Vaskulitis ist die MRT-Untersuchung wesentlich sensitiver als das CT. Dies gilt insbesondere für den Hirnstamm. Mit dem MRT lassen sich z. B. enzephalitische Herde bei der durch Listerien verursachten Hirnstammenzephalitis frühzeitig darstellen, während sie im cCT entweder überhaupt nicht oder wesentlich später sichtbar sind. Verschiedene Methoden stehen zum Nachweis einer Liquorfistel zur Verfügung. Die sensitivste ist noch immer die Liquorszintigraphie (Schicha et al. 1985). Zur Klärung, ob es sich bei aus der Nase austretender Flüssigkeit um Liquor handelt, wird das β-Trace-Protein im Sekret mittels ELISA gemessen (Felgenhauer et al. 1987). Die Bestimmung des Zuckergehalts im Sekret ist weniger aussagekräftig.

4.1.1.9 Differenzialdiagnose eitriger Meningitiden

Im peripheren Blut sprechen Leukozytose, Linksverschiebung, Beschleunigung der Blutsenkung sowie erhöhte Werte von C-reaktivem Protein (CRP) und Procalcitonin für eine bakterielle und gegen eine virale Infektion. Bei Immuninkompetenten fehlen mitunter Leukozytose und Linksverschiebung. Erhöhte Leberwerte, Pankreas- und Muskelenzyme sowie harnpflichtige Substanzen weisen auf begleitende Organkomplikationen hin. Besonders zu achten ist auf Zeichen einer Verbrauchskoagulopathie – insbesondere auf Fibrinspaltprodukte, verminderte Thrombozytenzahl, erniedrigtes Fibrinogen, verlängerte partielle Thromboplastinzeit und erniedrigten Quick-Wert –, da sie unverzügliches therapeutisches Handeln erfordert. In jedem Fall des Verdachts auf entzündliche ZNS-Erkrankung muss sofort eine mikrobiologische Diagnostik mit Blutkulturen, Rachenabstrich (und zusätzlichen Abstrichen bei vorbestehenden Infektionsherden, z. B. einer Otitis media) eingeleitet werden. Die Entnahme von Blutkulturen und Sekreten vor Beginn der antibiotischen Therapie darf nicht vergessen werden. Etwa 10 ml Serum sollen für die eventuell nötige serologische Diagnostik asserviert werden.

Die *Liquorentnahme* erlaubt in der Regel die Differenzierung zwischen bakteriellen und viralen Meningoenzephalitiden. Die purulente Meningitis geht typischerweise mit einer Liquorleukozytenzahl über 1.000/μl, einem granulozytären Zellbild, einem Li-

quoreiweiß von über 1.000 mg/l und einem deutlich erhöhten Liquorlaktat (über 3,5 mmol/l) einher.
Die mikroskopische Darstellung der Erreger einer bakteriellen Meningitis mittels Gram-Färbung gestattet Rückschlüsse auf das verantwortliche Bakterium (Abb. 4-2, s. Farbtafel) und beeinflusst damit die Wahl des Antibiotikums. Diagnostisch entscheidend ist die Anzucht des Bakteriums aus Liquor und Blut oder aus Rachen-, Nasen- und Ohrsekreten.
Verhängnisvolle Fehldiagnosen sind bei der apurulenten bakteriellen Meningitis möglich, bei welcher der Liquor zwar häufig ein hohes Eiweiß und Laktat, jedoch nur eine geringe Liquorleukozytenzahl aufweist. Hier ist der mikroskopische Nachweis zahlreicher Bakterien diagnostisch wegweisend (Abb. 4-5). Die tuberkulöse Meningitis verursacht typischerweise eine lymphomonogranulozytäre Liquorpleozytose (sog. „buntes Zellbild") von einigen hundert Zellen pro Mikroliter sowie eine ausgeprägte Liquoreiweiß- und Laktaterhöhung.
Ein gleichartiger Liquorbefund kann allerdings auch bei Kryptokokkose und Listeriose des ZNS vorkommen (Nau et al. 1990). Spirochätenerkrankungen des ZNS gehen in der Regel mit einem überwiegend lymphozytären Zellbild einher (s. Kap. 4.2).
In der Initialphase viraler Meningitiden und Enzephalitiden kann das Liquorzellbild vorübergehend eine Granulozytose aufweisen, wobei die übrigen Befunde aber einer Viruserkrankung des ZNS entsprechen. Umgekehrt sind bei der ersten Liquorentnahme in ca. 10 % der bakteriellen Meningitiden über 50 % der Liquorzellen mononukleär – also Monozyten und Lymphozyten. Im Tierversuch wurde gezeigt, dass bei der bakteriellen Meningitis zuerst mononukleäre Zellen und später Granulozyten einwandern.
Eine Vielzahl immunologischer Methoden wurde zum Nachweis bakterieller Oberflächenantigene im Liquor entwickelt. Sie basieren auf der Gegenstromimmunelektrophorese, der Latexagglutination und der ELISA-Methode. Am breitesten erprobt wurden diese Nachweismethoden bei durch Haemophilus influenzae, Neisseria meningitidis, Streptococcus pneumoniae und Mycobacterium tuberculosis verursachten Meningitiden. Im Allgemeinen ist der Antigennachweis weniger sensitiv als die Bakterienkultur. Da der Antigennachweis nach Beginn der antibiotischen Behandlung noch gelingen kann, wenn sich der Erreger nicht mehr anzüchten lässt, sind diese Tests von besonderem Wert bei der Differenzierung zwischen anbehandelter bakterieller und viraler Meningitis. Mit einem ELISA gegen Teichon- und Lipoteichonsäuren aus der Zellwand von Pneumokokken ließen sich Pneumokokken-Antigene bis zu zwei Wochen nach Beginn der antibiotischen Behandlung nachweisen (Stuertz et al. 1998b).

4.1.1.10 Therapie der eitrigen Meningitis

Allgemeine Prinzipien der antibiotischen Therapie

Unter den für die Prognose bedeutsamen Parametern bei der bakteriellen Meningitis sind zahlreiche vom Therapeuten nicht zu beeinflussen (z. B. Alter, Grunderkrankung, Erreger). Umso wichtiger ist es, sich mit den beeinflussbaren Parametern zu befassen, um Letalität und neurologische Spätschäden zu senken. Beeinflussbare Faktoren, die mit der Prognose korrelieren, sind vor allem der Behandlungsbeginn und die Geschwindigkeit der Sterilisierung des Liquors durch die antibiotische Therapie.
Bei der Meningokokken-Sepsis und -Meningitis sinkt die Letalität, wenn die parenterale Antibiotikatherapie vor der Krankenhauseinweisung begonnen wird (Cartwright

et al. 1992, Strang und Pugh 1992). Bei einem hämorrhagischen Exanthem (Petechien oder Purpura) als Hinweis auf eine durch Meningokokken hervorgerufene Erkrankung und den klinischen Symptomen der Meningitis oder Sepsis soll deshalb vor dem Transport ins Krankenhaus Blut für eine Kultur entnommen und dann sofort mit der antibiotischen Behandlung begonnen werden.
Bei Meningitiden durch andere Erreger ist der Zusammenhang zwischen Behandlungsbeginn und Prognose weniger gut untersucht; die klinische Erfahrung spricht aber auch hier dafür, dass die frühzeitige antibiotische Therapie die Prognose verbessert.

> Ein Patient mit dem Verdacht auf eine bakterielle Meningitis ist deshalb ein neurologischer Notfall.

Die Diagnostik muss so rasch wie möglich abgeschlossen werden, um mit der antibiotischen Therapie zu beginnen.
Die bakterielle Meningitis ist eine Infektion in einem Kompartiment mit beeinträchtigter körpereigener Abwehr. Insbesondere die Phagozytose und Abtötung der Erreger durch Makrophagen und Granulozyten ist gestört. Deshalb sind zur Therapie der bakteriellen Meningitis in vivo bakterizid wirkende Antibiotika erforderlich. Die Behandlung von durch gramnegative Erreger verursachten Meningitiden bei Erwachsenen mit dem bakteriostatischen Antibiotikum Chloramphenicol hatte eine hohe Letalität und einen hohen Prozentsatz neurologischer Spätschäden zur Folge, obwohl die Erreger in vitro auf Chloramphenicol empfindlich waren (Cherubin et al. 1981). In den 70er- und frühen 80er-Jahren war in der Pädiatrie die Kombination Ampicillin plus Chloramphenicol weit verbreitet. Dies führte offenbar zu keiner verzögerten Liquorsterilisierung, weil Chloramphenicol auf Haemophilus influenzae, den häufigsten Erreger der kindlichen Meningitis jenseits des Neugeborenenalters, nicht jedoch auf andere häufige Meningitiserreger, bakterizid wirkt (Rahal und Simberkoff 1979). Demgegenüber kam es in einem Hundemodell der Pneumokokken-Meningitis zu einem ausgeprägten Antagonismus, wenn Chloramphenicol vor Penicillin G verabreicht wurde, und zu einem geringgradigeren Antagonismus, wenn Penicillin G vor oder gleichzeitig mit Chloramphenicol gegeben wurde (Wallace et al. 1965). Im Kaninchenmodell der Proteus mirabilis-Meningitis wurde der bakterizide Effekt von Gentamicin antagonisiert, wenn es mit Chloramphenicol gemeinsam verabreicht wurde (Strausbaugh und Sande 1978). Aus diesen Gründen sollen bei der bakteriellen Meningitis bakterizide und bakteriostatische Antibiotika nicht miteinander kombiniert werden.
Auch bei Verwendung bakterizider β-Laktam-Antibiotika führt eine verzögerte Sterilisierung des Liquors zu einer erhöhten Zahl neurologischer Spätschäden. Wenn bei der zweiten Liquorentnahme bei Kindern 18–36 h nach Therapiebeginn der Liquor noch nicht steril war, traten im Krankheitsverlauf signifikant gehäuft Krampfanfälle, subdurale Empyeme, Hemiparesen und neurologische Residualschäden zum Entlassungszeitpunkt auf (Lebel und McCracken 1989).
Die Empfindlichkeit gegenüber antibakteriell wirksamen Substanzen lässt sich in vitro durch die minimale Hemmkonzentration (MHK) und die minimale bakterizide Konzentration (MBK) charakterisieren: Die MHK ist die niedrigste Konzentration eines Antibiotikums, die das Wachstum des Erregers im Kulturmedium hemmt. Die MBK ist definiert als die geringste Konzentration des Antibiotikums, die zu einer Keimreduktion mindestens um den Faktor 103 binnen 24 h führt. In Tiermodellen, besonders im

Kaninchenmodell der experimentellen Meningitis, ist man der Frage nachgegangen, inwieweit die Aktivität von Antibiotika in vitro- mit der in vivo-Aktivität korreliert. Es ergaben sich die folgenden Befunde:

1. Bei verschiedenen Klassen von Antibiotika wirken Liquorkonzentrationen im Bereich oder geringgradig über der MBK nur bakteriostatisch oder minimal bakterizid (Täuber et al. 1984, Nau et al. 1995).
2. Wenn bei β-Laktam-Antibiotika (Täuber et al. 1984), Chinolonen (Nau et al. 1995) und Aminoglykosiden (Strausbaugh & Sande 1978) die Liquorkonzentrationen 4–10fach über der MBK liegen, werden halbmaximale Absterberaten von etwa $-0{,}5\Delta \log$ CFU pro ml und Stunde (Reduktion der vermehrungsfähigen Keime um den Faktor 3,16 pro Stunde) erreicht. Bei noch höheren Liquorkonzentrationen steigt die Absterberate der Bakterien weiter an. Bei maximaler Aktivität wird eine Keimreduktion im Liquor um eine Zehnerpotenz pro Stunde erreicht.
3. Rifampicin wirkt in vivo und in vitro gegenüber Pneumokokken langsamer bakterizid als β-Laktam-Antibiotika. In vivo erreicht es seine maximale Bakterizidie beim 40–120fachen der MBK (Nau et al. 1994).
4. Makrolide, obwohl in vitro gegenüber Pneumokokken bakterizid, wirken in vivo bei allen untersuchten Konzentrationen lediglich bakteriostatisch.

Verschiedene Faktoren werden für die Differenzen zwischen in vivo- und in vitro-Aktivität verantwortlich gemacht. Aminoglykoside und Makrolide verlieren in saurem Milieu an Aktivität, und die Zerebrospinalflüssigkeit bei bakterieller Meningitis besitzt einen pH von 6,7–7,1. Für die reduzierte Aktivität der β-Laktam-Antibiotika in vivo soll von Bedeutung sein, dass sich die Bakterien in der Zerebrospinalflüssigkeit langsamer vermehren als in Kulturmedien oder Blut. Analog zu den eigenen Daten bei der Pneumokokken-Meningitis fand man für Chinolone in einem Sepsismodell, dass Plasmakonzentrationen, die um den Faktor 10 über der MHK liegen, für eine erfolgreiche Therapie benötigt werden. An Kaninchen mit Pneumokokken-Meningitis konnte gezeigt werden, dass die Dauerinfusion von Penicillin gegenüber der intermittierenden Gabe keine Vorteile bringt. Die Behandlungsdauer muss ausreichend lang sein.

Antibiotische Therapie in Abhängigkeit vom Erreger

Die von uns für die jeweiligen Erreger bevorzugte antibiotische Therapie nebst Therapiealternativen ist in Tabelle 4-1 zusammengestellt. Die angegebenen Dosierungen beziehen sich auf einen normalgewichtigen Erwachsenen ohne schwerwiegende Nieren- oder Leberschäden. Bei Funktionsstörungen von Niere oder Leber sowie bei unter- oder übergewichtigen Personen müssen diese Dosierungsempfehlungen angepasst werden.

Haemophilus influenzae Typ B

Vor Einführung der Haemophilus influenzae-Schutzimpfung war die Meningitis von Kindern jenseits des Neugeborenenalters zu 50–80 % durch Haemophilus influenzae Typ B verursacht (Lebel et al. 1988, Odio et al. 1991), der gegen Cefotaxim und Ceftriaxon hoch empfindlich ist. Für Haemophilus influenzae kann bei Verwendung von Cefotaxim oder Ceftriaxon auch unter den Bedingungen einer intakten Blut-Liquor-Schranke mit bakteriziden Liquorkonzentrationen gerechnet werden. Die Dauer der Therapie beträgt 10 Tage.

Tab. 4-1 Therapie häufiger bakterieller ZNS-Erkrankungen bei Erwachsenen

Erreger	Standardtherapie (Tagesdosen)	Alternativtherapie
Streptococcus pneumoniae	Ceftriaxon, 1-mal 4 g[a] i.v. oder Cefotaxim, 3-mal 2–4 g	Penicillin G, 3–4-mal 10 Mio E oder Ampicillin, 3-mal 4 g i.v.
Neisseria meningitidis	Penicillin G, 3–4-mal 10 Mio E oder Ampicillin, 3-mal 4 g i.v.	Cefotaxim, 3-mal 2–4 g oder Ceftriaxon, 1-mal 4 g[a] i.v.
Haemophilus influenzae	Ceftriaxon, 1-mal 4 g[a] i.v. oder Cefotaxim, 3-mal 2–4 g	Ampicillin, 3-mal 4 g oder Chloramphenicol, 4-mal 1 g i.v.
Enterobakterien	Cefotaxim, 3-mal 2–4 g oder Ceftriaxon, 1-mal 4 g[a] oder Ceftazidim, 3-mal 2–4 g i.v.	Piperacillin, 3-mal 4–6 g i.v., mit β-Laktamase-Hemmer kombinieren
Listeria monocytogenes	Ampicillin, 3-mal 4 g + Aminoglykosid i.v.[b]	Cotrimoxazol, 2-mal 960 mg p.o. Chloramphenicol, 4-mal 1 g i.v.
Staphylococcus aureus + epidermidis	Flucloxacillin, 6-mal 2 g (+ Rifampicin 1-mal 600 mg) i.v.	Cefazolin 3–4-mal 2 g (+ Rifampicin 1-mal 600 mg) i.v. oder Rifampicin, 1-mal 600 mg + Vancomycin[c], 2-mal 1 g
Enterokokken	Ampicillin, 3-mal 4 g + Aminoglykosid i.v.[b]	
Pseudomonas aeruginosa	Ceftazidim, 3-mal 2–4 g + Aminoglykosid i.v.[b]	Ciprofloxacin, 2–3-mal 400 mg i.v.
Borrelia burgdorferi	Ceftriaxon, 1-mal 2 g i.v. oder Cefotaxim, 3-mal 2 g	Penicillin G, 3-mal 10 Mio E

[a] Wenn der Erreger voll empfindlich ist, kann die Tagesdosis auf 1-mal 2 g reduziert werden.
[b] Bisher übliche Dosierung bei Normalgewichtigen mit normaler Nierenfunktion: z. B. Gentamycin, 3-mal 80 mg i.v. Neuere Untersuchungen weisen auf die Bedeutung einer hohen Initialdosis sowie einen ausgeprägten postantibiotischen Effekt hin: Die tägliche hoch dosierte Einmalgabe (z. B. 1-mal 400–600 mg Netilmicin i.v.) ist wahrscheinlich mindestens so effektiv wie die Verteilung der Tagesdosis auf 3 Gaben (bisher ist aber nur Netilmicin vom BfArM für die tägliche Einmalgabe zugelassen).
[c] Vancomycin kann auch intrathekal verabreicht werden.

Meningokokken

Auch die Meningokokken-Meningitis lässt sich gut mit Cefotaxim und Ceftriaxon behandeln. Weil aber in Deutschland praktisch keine Penicillin-resistenten Neisseria-meningitidis-Stämme vorkommen, ist der Einsatz beider Pharmaka hierbei nicht nötig. Penicillin G und Ampicillin/Amoxicillin sind bei der Meningokokken-Meningitis preiswerte Behandlungsalternativen. Die Dauer der Therapie beträgt 10 Tage. Zur Umgebungsprophylaxe bei engem Kontakt in Familie, Schulen, Kindergärten, -heimen und Kasernen verwendet man Rifampicin oral (bei Erwachsenen 2-mal 600 mg, Kindern 2-mal 10 mg/kg KG und Säuglingen <1 Monat 2-mal 5 mg/kg für jeweils 2 Tage) oder Ceftriaxon (Erwachsene 250 mg i.m., Kinder 125 mg i.m. als Einzeldosis).

Pneumokokken

Obwohl Penicillin-G-resistente Pneumokokken weltweit zunehmen, liegt die Häufigkeit von Pneumokokken mit verminderter Empfindlichkeit gegenüber Penicillin G (MHK 0,1–1 mg/l) in Deutschland z. Z. bei etwa 2 % der Gesamtzahl der klinischen Isolate (Reinert et al. 1994). Gegen Penicillin G hoch resistente Pneumokokken (MHK >1 mg/l) sind eine Rarität. In den vergangenen Jahren wurde in unserer Region kein Pneumokokkenstamm mit verminderter Empfindlichkeit auf Penicillin G als Erreger einer ZNS-Infektionen isoliert. Aufgrund des Vorkommens von Stämmen mit verminderter Empfindlichkeit auf Penicillin G sind neuerdings bei der Pneumokokken-Meningitis Cefotaxim bzw. Ceftriaxon auch in Deutschland die Mittel der 1. Wahl. Die Behandlung kann mit Penicillin G oder Ampicillin/Amoxicillin fortgesetzt werden, wenn der isolierte Stamm in vitro auf Penicillin G hoch empfindlich ist (MHK ≤0,1 mg/l). In einer Klinik in Barcelona waren bereits vor mehreren Jahren von 66 Pneumokokken-Meningitiden 15 durch penicillinresistente Stämme verursacht, von denen wiederum die Hälfte auch gegen Chloramphenicol unempfindlich war (Viladrich et al. 1988). Bei ZNS-Infektionen durch multiresistente Pneumokokken, die auch gegen Cefotaxim und Ceftriaxon nicht genügend empfindlich sind und besonders in Südafrika und Spanien ein Problem darstellen, kommt neben Vancomycin und Teicoplanin auf Grund seiner günstigen Liquorkinetik auch die Anwendung von Rifampicin infrage. Im Tierexperiment wirkten Vancomycin und Ceftriaxon synergistisch gegen cephalosporinresistente Pneumokokken (Friedland et al. 1993b). Die Bakterizidie von Fosfomycin im Tierversuch ist unzureichend, so dass dieses Präparat bei der Pneumokokken-Meningitis nicht empfohlen werden kann. Die Aktivität der Chinolone Ofloxacin und Ciprofloxacin gegen Streptococcus pneumoniae ist zu gering, um sie bei der Pneumokokken-Meningitis einzusetzen. Neue Chinolone besitzen eine verbesserte Aktivität gegen Pneumokokken in vitro und in tierexperimentellen Meningitis-Modellen (Nau et al. 1995, Schmidt et al. 1998). Klinische Erfahrungen mit diesen Substanzen bei Pneumokokken-Meningitis sind aber noch nicht bekannt. Die Therapiedauer beträgt 14 Tage.

Staphylokokken

Da bei Staphylokokkeninfektionen des ZNS die Blut-Liquor-Schranke häufig nur geringgradig beeinträchtigt ist, sind Cefotaxim und Ceftriaxon auf Grund ihrer Liquorkinetik und der relativ hohen minimalen Hemmkonzentration (MHK) zahlreicher Staphylokokkenstämme nicht als Therapie der Wahl anzusehen. Oxacillinempfindliche Staphylokokken werden üblicherweise mit Flucloxacillin in hohen Dosen (z. B. 6-mal 2 g) oder mit Cefazolin (3–4×2 g) behandelt. Bedingt durch ihre Lipophilie, überwinden die beiden auch gegen oxacillinresistente Staphylokokken wirksamen Antibiotika Rifampicin und Ofloxacin die intakte oder geringgradig beeinträchtigte Blut-Liquor-Schranke und erreichen in den hier applizierten Dosen nach der ersten Gabe Liquorkonzentrationen, die um den Faktor 2–6 (Ofloxacin) bzw. ca. 10 (Rifampicin) über den MHK_{90} empfindlicher Stämme von S. aureus und epidermidis liegen. Obwohl die klinischen Erfahrungen mit beiden Präparaten bei Staphylokokkeninfektionen des ZNS gering sind, besitzen sie aus pharmakokinetischer Sicht gegenüber den β-Laktam-Antibiotika Vorteile. Rifampicin wird aber wegen der Gefahr einer raschen Resistenzentwicklung nicht allein verabreicht. Bei der Auswahl des geeigneten Kombinationspartners muss ein möglicher in vivo-Antagonismus berücksichtigt werden. Wird beim Vorliegen multiresistenter Staphylokokken der Einsatz von Vancomycin nötig, soll die Applikation (sofern eine externe Liquordrainage vorhanden ist) wegen des geringen Übertritts von Vancomycin in den Liquor gleichzeitig intravenös und intrathekal (10 mg/d) erfolgen. Die Dauer der Therapie darf aufgrund der hohen Rezidivgefahr 2 Wochen nicht unterschreiten. Empfohlen wird eine Behandlungsdauer von 21 Tagen.

Listerien

Listerieninfektionen des ZNS werden üblicherweise mit der Kombination Aminopenicillin/Aminoglykosid behandelt (Nau et al. 1990). Beim Versagen dieser Therapie kann das Aminoglykosid durch Rifampicin ausgetauscht werden, das in einem Tierexperiment mit immunsupprimierten Mäusen gegen Listerien wirksamer war als Ampicillin. Aminopenicilline und Rifampicin wirken wahrscheinlich auf die Mehrzahl der Listerienstämme synergistisch. Neuerdings wurden mit der Kombination Ampicillin + Cotrimoxazol in kleinen Behandlungsserien gute Ergebnisse erzielt. Die Therapiedauer beträgt 3 Wochen.

Enterobakterien

ZNS-Infektionen durch Enterobakterien werden mit den gegen diese Erreger hoch wirksamen neueren Cephalosporinen therapiert. Der Einsatz der in vitro ebenfalls gut wirksamen Chinolone ist aufgrund der niedrigen MHK von Cefotaxim und Ceftriaxon gegen die meisten Enterobakterienstämme in der Regel nicht nötig. Bei ZNS-Infektionen mit Pseudomonas, die üblicherweise mit der Kombination Ceftazidim/Aminoglykosid behandelt werden, ist die Gabe von Ciprofloxacin aufgrund tierexperimenteller und klinischer Erfahrungen sowie pharmakokinetischer Daten wahrscheinlich mindestens gleichwertig. Die in den vorliegenden Untersuchungen gemessenen Liquorkonzentrationen legen aber nahe, dass zum Erreichen suffizienter Liquorspiegel 3-mal 400 mg/d i.v. statt der häufig üblichen 2-mal 200 mg/d i.v. gegeben werden müssen.

Nicht identifizierter Erreger

Umstritten ist die *ungezielte Initialtherapie* bei noch nicht identifiziertem Erreger. Die meisten Autoren empfehlen für Kinder ab dem 3. Monat sowie für zuvor gesunde Erwachsene bis zum Alter von 50 Jahren eine Cefotaxim- bzw. Ceftriaxon-Monotherapie (Quagliarello und Scheld 1997). Aufgrund des in Deutschland vorhandenen Erregerspektrums ist bei der primären Meningitis des Erwachsenen (außerhalb des Krankenhauses erworben, keine enzephalitische Beteiligung im Rahmen einer Sepsis mit bekanntem Streuherd) ein Aminopenicillin den neueren Cephalosporinen überlegen. Hauptgrund ist die Primärresistenz von Listerien, die in manchen Gegenden bis 7 % der primären bakteriellen Meningitiden des Erwachsenen verursachen, gegen Cephalosporine (Nau et al. 1990). Seit die ersten nur mäßig auf Penicillin G und Ampicillin empfindlichen Pneumokokken als Meningitiserreger in Deutschland isoliert worden sind, kann allerdings auf die Gabe eines neueren Cephalosporins in der ungezielten Initialtherapie nicht mehr verzichtet werden.

> Bei Patienten ohne Vorerkrankungen sollte daher die hoch dosierte Kombination von Ampicillin (bzw. Amoxycillin) mit Cefotaxim oder Ceftriaxon (Tab. 4-2) bevorzugt werden.

Bei Immunsuppression und/oder Vorerkrankungen, die ein bestimmtes Keimspektrum nahe legen (z. B. Staphylokokken, Enterobakterien, Pseudomonas), ist die Kombination Aminopenicillin/neueres Cephalosporin im Hinblick auf diese Keime zu erweitern bzw. zu modifizieren.

Tab. 4-2 Ungezielte Initialtherapie bei außerhalb des Krankenhauses erworbener Meningitis mit unbekanntem Erreger (ohne klinische Hinweise auf Tuberkulose) (Tagesdosen)

Ampicillin, 3-mal 4 g + Ceftriaxon, 1-mal 4 g[a] oder Cefotaxim, 3-mal 2–4 g

[a] Aufgrund des Nebenwirkungsspektrums (Pseudocholelithiasis, Sludge) sollte nach einem angemessenen Zeitraum die Dosis auf 1-mal 2 g reduziert werden.

Adjuvante Behandlung

Umstritten ist der routinemäßige Einsatz von Kortikosteroiden im Zusammenhang mit bakteriellen Meningitiden des Erwachsenen. In zwei Studien an Kindern mit bakterieller Meningitis, die als antibiotische Therapie Cefotaxim, Ceftriaxon oder Cefuroxim erhielten, erlitten die 4 Tage lang 6-stündlich mit 0,15 g/kg Dexamethason Behandelten signifikant weniger Hörschäden (Lebel et al. 1988) bzw., wenn Dexamethason 15–20 min vor der ersten Antibiotikadosis gegeben wurde, darüber hinaus signifikant weniger neurologische Spätschäden (Odio et al. 1991). Die Letalität, die in beiden Studien sehr niedrig lag, blieb unbeeinflusst. Ob diese günstigen Ergebnisse nur für die kindliche Haemophilus influenzae-Meningitis gelten – Haemophilus influenzae war mit über 75 % der häufigste Erreger in allen Gruppen beider Studien – oder ob die Ergebnisse auf bakterielle Meningitiden mit anderen Erregern übertragbar sind, muss offen bleiben. Derzeit wird eine europäische randomisierte Doppelblindstudie bei Erwachsenen durchgeführt.

Kortikosteroide reduzieren die meningeale Entzündungsreaktion (Lebel und McCracken 1989) und können über diesen Mechanismus den Übertritt der Antibiotika in den Liquor cerebrospinalis beeinträchtigen. In Übereinstimmung hiermit wurden bei mit Dexamethason und Penicillin behandelten Patienten, die an Pneumokokken-Meningitis litten, nach Kontrollpunktionen wiederholt Erreger aus dem Liquor angezüchtet. Eine Verringerung der antibiotischen Liquorkonzentrationen durch Gabe von Kortikosteroiden ist bei der Pneumokokken-Meningitis besonders problematisch, weil die Häufigkeit von gegenüber Penicillin G mäßig empfindlichen und resistenten Pneumokokken weltweit zunimmt. Diese Pneumokokkenstämme weisen auch eine verminderte Empfindlichkeit gegen Cephalosporine auf, und zunehmend wird über ein Versagen der Therapie der Pneumokokken-Meningitis mit Cephalosporinen der 3. Generation berichtet. Darüber hinaus war im Kaninchenmodell der Pneumokokken-Meningitis der Neuronenschaden im Gyrus dentatus der Formatio hippocampi bei mit Dexamethason und Ceftriaxon behandelten Kaninchen ausgeprägter als bei nur mit Ceftriaxon behandelten Tieren (Zysk et al. 1996).

Demgegenüber ist bekannt, dass es bei septischen Krankheitsbildern zu einer überschießenden, den Körper schädigenden Entzündungsreaktion kommen kann. Für die bakterielle Meningitis existieren überzeugende in vitro- und tierexperimentelle Befunde, denen zufolge bei der antibiotikainduzierten Lyse von Haemophilus influenzae, Neisseria meningitidis, Streptococcus pneumoniae und Escherichia coli im Liquor große Mengen von Toxinen freigesetzt werden, die ihrerseits die Entzündungsreaktion verstärken (Friedland et al. 1993a, Stuertz et al. 1998a, Stuertz et al. 1999). Die Kortikosteroidgabe bei bakterieller Meningitis ist deshalb mit der Vorstellung verbunden, über eine Reduktion der meningealen Verklebungen, der Angiospasmen und der entzündlich oder ischämisch bedingten Gewebsuntergänge die Behandlungsergebnisse zu verbessern. Hiervon unabhängig ist der Einsatz von Kortikosteroiden (z. B. beginnend mit 4-mal 8 mg

Dexamethason pro Tag) bei schwerer meningoenzephalitischer Hirnschwellung indiziert. Auch bei gleichzeitig vorliegendem septischen Schock wird eine hoch dosierte parenterale Kortikosteroidgabe empfohlen (Simon und Stille 1993); sie ist ebenfalls umstritten.

Von manchen Klinikern wird die hoch dosierte Gabe von 15.000–30.000 E Heparin empfohlen. Dies soll einer disseminierten intravasalen Gerinnung vorbeugen und die zerebrale Vaskulitis günstig beeinflussen. Im Ratten-Modell der Pneumokokken-Meningitis hemmt Heparin die Leukozyten-Endothel-Interaktion und den Übertritt von Leukozyten in den Subarachnoidalraum (Weber et al. 1997). Randomisierte Studien am Menschen zur Heparin-Gabe bei bakterieller Meningitis existieren nicht.

Patienten mit einer akuten Meningitis oder Enzephalitis müssen während der akuten Phase auf einer Intensivstation behandelt und überwacht werden. Bei klinischen Hinweisen auf ein Hirnödem ist die Beatmungsindikation großzügig zu stellen. Extrazerebrale Infektionsherde, insbesondere Cholesteatome, Eiteransammlungen in Nasennebenhöhlen und Abszesse als septische Streuherde, sind operativ zu sanieren, eine infizierte Liquorableitung muss entfernt werden.

In den vergangenen Jahren wurden verschiedene Ansätze, den Entzündungsprozess bei der Pneumokokken- und Haemophilus-influenzae-Meningitis gezielter zu beeinflussen, im Tierexperiment untersucht:

- Die intravenöse Gabe von Indometacin, um die Bildung von Metaboliten der Arachidonsäure zu hemmen (Tureen et al. 1991)
- Die intrathekale Injektion von Antikörpern gegen TNFα und IL-1 (Mustafa et al. 1989, Saukkonen et al. 1990)
- Die systemische Applikation von Antikörpern gegen das CD18-Epitop auf Granulozyten (Tuomanen et al. 1989, Zysk et al. 1996, Braun et al. 1999), von Heparin (Weber et al. 1997) sowie des Endothelin-B-Rezeptor-Antagonisten BQ-788 (Koedel et al 1998) bzw. des Metalloproteinase-Inhibitors Batimastat (Paul et al. 1998), um die Migration von Leukozyten in den Subarachnoidalraum zu hemmen
- Die intrathekale Gabe von Antikörpern gegen Endotoxine sowie eines N-terminalen Fragments des Endotoxin-bindenden bactericidal/permeability-increasing protein (rBPI23) bei gramnegativer Meningitis bzw. von Antikörpern gegen Phosphorylcholin bei Pneumokokken-Meningitis (Kartalija et al. 1995, Cabellos et al. 1992)
- Die Behandlung der bakteriellen Meningitis mit Antibiotika, die rasch bakterizid wirken, aber nicht zu einer raschen Bakteriolyse führen, wie sie bei β-Laktam-Antibiotika beobachtet wird (Nau et al. 1999b)
- Die Injektion von Glutamat-Antagonisten zur Verringerung des exzitotoxischen Neuronenschadens (Leib et al. 1996a)
- Die Applikation von Antioxidanzien (Leib et al. 1996b, Zusammenfassung bei Koedel und Pfister 1999)
- Die intrazisternale Injektion eines Caspase-Inhibitors, um den apoptotischen Neuronenuntergang zu hemmen (Braun et al. 1999).

Keiner dieser Ansätze hat bisher Eingang in die klinische Praxis gefunden. Diese Versuche, die Mechanismen der neuronalen Schädigung spezifischer als mit Kortikosteroiden zu beeinflussen, stellen jedoch nach gegenwärtigem Erkenntnisstand den einzigen Erfolg versprechenden Ansatz dar, die Letalität und die Zahl neurologischer Spätschäden bei der bakteriellen Meningitis zu senken.

4.1.1.11 Komplikationen und Prognose der eitrigen Meningitis

Die häufigsten neurologischen Komplikationen einer bakteriellen Meningitis sind epileptische Anfälle (ca. 20 %), Störungen der Okulomotorik und Extremitätenparesen sowie Beeinträchtigungen der geistigen Leistungsfähigkeit. Im eigenen Krankengut waren bei Entlassung 54 % der Patienten vollständig wiederhergestellt, 17 % wiesen bei Klassifikation nach der Glasgow Outcome Scale eine leichte, 16 % eine schwere Defektheilung auf, und 13 % verstarben (Zysk et al. 1994). Neurologische Residualschäden treten am häufigsten bei der Pneumokokken-Meningitis auf. Subdurale Empyeme kommen bei Kindern mit Haemophilus influenzae-Meningitis in etwa 5 % der Fälle vor. Bleibende Taubheit als Folge einer Meningitis wird in etwa 10 % bei Kindern beobachtet; bei Erwachsenen ist diese Komplikation seltener. Am häufigsten treten Hörstörungen nach einer Pneumokokken-Meningitis auf.
Die Letalität der außerhalb des Krankenhauses erworbenen bakteriellen Meningitis beträgt im Erwachsenenalter 20–25 % (Durand et al. 1993): Sie liegt am höchsten bei der Staphylokokken-, Pneumokokken- und Listerien-Meningitis sowie bei durch gramnegative Stäbchen und Tuberkelbakterien verursachten Meningitiden. Die Letalität der Meningokokken-Meningitis liegt bei ca. 10 %. Die niedrigste Letalität wird bei der Haemophilus influenzae-Meningitis im Kindesalter beobachtet.

4.1.1.12 Rechtliche Gesichtspunkte bei der eitrigen Meningitis

Nach § 7 des Infektionsschutzgesetzes (IfSG), das zum 1. 1. 2001 in Kraft tritt, besteht eine namentliche Meldepflicht durch den diagnostizierenden Laborarzt beim direkten Nachweis von *Hämophilus influenzae* oder *Listeria monocytogenes* aus Blut oder Liquor. Außerdem besteht nach § 6 IfSG eine namentliche Meldepflicht für den Krankheitsverdacht, die Erkrankung sowie den Tod an *Meningokokken*meningitis oder -sepsis. Im Gegensatz zum Bundesseuchengesetz, das zum 1. 1. 2001 durch das IfSG ersetzt wird, sieht das IfSG keine allgemeine Meldepflicht für Meningitiden oder Meningoenzephalitiden vor. Neben den o. g. Fällen besteht eine Meldepflicht nach dem IfSG aber auch dann, wenn eine „bedrohliche Krankheit" oder zwei oder mehr gleichartige Erkrankungen auftraten, bei denen ein epidemischer Zusammenhang wahrscheinlich ist oder vermutet wird, wenn dies auf eine „schwerwiegende Gefahr für die Allgemeinheit" hinweist. Bei Infektionen durch Neisseria meningitidis muss eine Umgebungsprophylaxe durchgeführt werden.

4.1.2 Hirnabszess

Roland Nau

Zusammenfassung

Erreger: Streptokokken, Bacteroides-Spezies, Enterobakterien, Staphylokokken; oft Mischinfektionen mit Anaerobiern und Aerobiern

Klinisches Bild: Subakute Entwicklung neurologischer Herdsymptome, Kopfschmerzen, Bewusstseinsstörung, hirnorganisches Psychosyndrom, ggf. Fieber

Diagnostik: CCT (mit Kontrastmittel), MRT, Entzündungszeichen im Blut (v. a. CRP), stereotaktische Punktion, Kultur aus Abszessinhalt

Therapie:
Ungezielte Chemotherapie vor Erregernachweis:
Cefotaxim (3 × 4 g/d i.v.) plus Metronidazol (3–4 × 0,5 g/d i.v.)
plus
Operative Therapiemöglichkeiten: Abszessaspiration (meistens nach stereotaktischer Abszesspunktion), offene Kraniotomie mit Abszessexzision, offene Abszessevakuation ohne Kapselentfernung

Alleinige Chemotherapie nur bei:
1. Multiplen, tief gelegenen und/oder sehr kleinen Abszessen oder
2. Schlechtem Allgemeinzustand mit Kontraindikation für Operation oder
3. Hirnphlegmone ohne Kapsel

Prognose: Abhängig von Größe und Lage des Abszesses sowie dem Vorhandensein prädisponierender Grunderkrankungen, Letalität 5–15 %, häufig residuale Epilepsie.

Epidemiologie

Die Inzidenz von bakteriellen Hirnabszessen hat seit der Einführung der Antibiotika in die klinische Praxis abgenommen, vermutlich aufgrund der besseren Behandlung zugrunde liegender Erkrankungen wie der Otitis media. Die jährliche Inzidenz liegt bei 0,3 bis 1,0/100.000 Einwohner.

Neben zahlreichen Bakterien können auch Pilze und Protozoen Hirnabszesse verursachen. Durch diese Erreger hervorgerufene Abszesse werden in den Kapiteln 5 und 6 besprochen. Früher nahm man an, dass Staphylococcus aureus der häufigste Erreger des Hirnabszesses sei. Demgegenüber konnte durch die Anwendung sorgfältiger anaerober Kulturtechniken gezeigt werden, dass

1. in einem Hirnabszess in der Regel verschiedene Erreger vorkommen,
2. Anaerobier aus der Mehrzahl der Abszesse isoliert werden können,
3. auch nach dem Beginn der antibiotischen Behandlung in den meisten Fällen noch lebende Erreger in der Abszesshöhle anzutreffen sind.

Erregereigenschaften und Pathogenese

Die häufigsten Bakterienarten (Erregereigenschaften siehe Kap. 4.1.1, S. 246 ff.) sind:

- Streptokokken, vorzugsweise Streptococcus milleri und andere vergrünende und nicht-hämolysierende Arten (60–70 %), aber auch obligat anaerobe Erreger des Genus Peptostreptococcus,
- Bacteroides-Subspezies (20–40 %),
- Enterobakterien und Pseudomonas-Subspezies (23–33 %),
- Staphylococcus aureus (10–15 %) (Scheld und Winn 1985).

In der Mehrzahl der zerebralen Abszesse kommen anaerobe bzw. mikroaerophile Bakterien vor. In einer prospektiven Untersuchung wurden aus 46 Hirnabszessen in 36 Fällen Streptokokken (hiervon 20-mal Streptococcus milleri) isoliert (De Louvois et al. 1977).
Hirnabszesse sind am häufigsten im Frontallappen lokalisiert, gefolgt vom Parietal- und Temporallappen. Zerebelläre Abszesse treten vor allem bei Kindern auf. Selten ist eine Lokalisation in den Basalganglien, im Thalamus und im Hirnstamm. Etwa die Hälfte der Hirnabszesse entsteht als Folge von fortgeleiteten primären Infektionen der dem zentralen Nervensystem benachbarten Strukturen, insbesondere von Infektionen des Mittelohrs und der Nasennebenhöhlen (Abb. 4-8b). Abszesse des Temporallappens und des Kleinhirns entwickeln sich zu ca. 90 % auf dem Boden einer Mittelohrinfektion, solche des Frontallappens sind meistens durch eine Sinusitis bedingt. In bis zu 10 % der Fälle sind die Zähne der primäre Infektionsherd. In manchen Fällen gelangen die Erreger durch ein Schädel-Hirn-Trauma, durch eine penetrierende Schädel-Hirn-Verletzung oder durch eine neurochirurgische Infektion direkt ins Hirngewebe. Selten geworden ist die Entwicklung von Hirnabszessen im Gefolge einer bakteriellen Meningitis.
Ein hämatogener Streuherd lässt sich in etwa einem Viertel der Fälle nachweisen. Er liegt am häufigsten in der Lunge als Bronchiektasen, Pneumonie oder Lungenabszess vor. Patienten mit einem Herzfehler und Rechts-links-Shunt oder mit arteriovenösen Missbildungen der Lunge (z. B. Morbus Rendu-Osler) haben ein erhöhtes Risiko, an einem Hirnabszess zu erkranken. In ca. einem Viertel der Fälle lässt sich trotz gründlicher Suche keine primäre Infektionsquelle identifizieren. Bedingt durch eine Verlangsamung des Blutstroms in diesem Bereich, liegen hämatogene Hirnabszesse bevorzugt an der zerebralen Mark-Rinden-Grenze (Abb. 4-8a).
Die Entzündung beim Hirnabszess durchläuft typischerweise 4 Stadien (Britt und Enzmann 1983) (Tab. 4-3). Das *1. Stadium*, die Hirnphlegmone (englisch: „early cerebritis"), ist gekennzeichnet durch eine relativ kleine zentrale Nekrose, die umgeben ist von einer entzündlich veränderten hyperämischen Zone mit ausgeprägtem Hirnödem. Im *2. Stadium* (englisch: „late cerebritis") ist die nekrotische Zone von einer Schicht neugebildeter Gefäße und Fibroblasten umgeben. Im Stadium der frühen und späten Kapselbildung *(3. und 4. Stadium)* kommt es zu einer zunehmenden Komplettierung und Verdickung der Kapsel. Die Kapselbildung ist nach hämatogenen Infektionen häufig weniger ausgeprägt als nach Infektionen per continuitatem. Sie ist außerdem abhängig vom Erreger und der Immunantwort des Wirts. Insbesondere bei Immunsupprimierten kann die lokale Entzündungsreaktion sehr diskret sein. Kortikosteroide bewirken eine ausgeprägte Reduktion des perifokalen Hirnödems. Im Tierexperiment reduzierten sie außerdem die entzündliche Gefäßproliferation und die Fibroblastenvermehrung und führ-

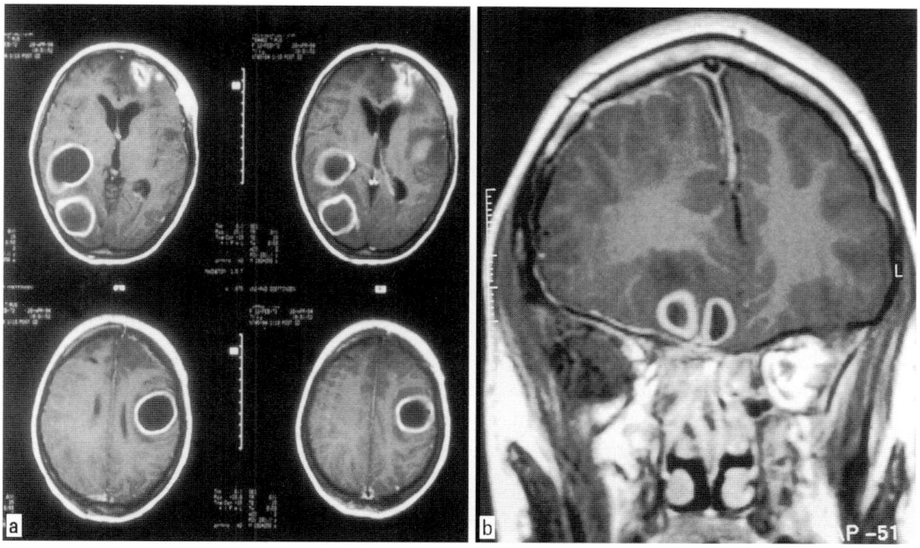

Abb. 4-8 **Hämatogene Hirnabszesse an der Mark-Rinden-Grenze (a), sinugene Hirnabszesse in unmittelbarer Nachbarschaft zu den im Rahmen einer Sinusitis entzündeten Sinus ethmoidalis (b).** Die MRT-Morphologie in der Kontrastmittel-verstärkten T_1-Wichtung ist charakterisiert durch ein hypointenses Zentrum (flüssiger Eiter) und einen Gadolineum-aufnehmenden Randsaum (Abszesskapsel) sowie ein ebenfalls hypointenses Begleitödem.

Tab. 4-3 Stadien des Hirnabszesses: Morphologie und cCT-Befund

Stadium des Hirnabszesses	Histologie	CT-Befund
Frühe „Zerebritis" (Hirnphlegmone)	Ödem, entzündliche Leukozyteninfiltrate, keine Kapsel, disseminierte Nekrosen	nativ: unscharf begrenzte Hypodensität KM: keine oder geringe diffuse Anreicherung
Späte „Zerebritis"	Ödem, Fibroblasten u. Retikulin zusätzlich zur Leukozyteneinwanderung, große zentrale Nekrose	nativ: unscharf begrenzte Hypodensität KM: unscharf begrenzte ringförmige Anreicherung
Frühe Kapselbildung	Rückgang des Ödems, Fibroblasten u. Makrophagen, Verkleinerung der zentralen Nekrose, Kollagenkapsel	nativ: Hypodensität mit strahlendichterem ringförmigem Zentrum KM: scharf begrenzte ringförmige Anreicherung
Späte Kapselbildung	Ödem fast verschwunden, kleine zentrale Nekrose, dichte Kollagenkapsel, Abnahme von Leukozyten u. Makrophagen	nativ: blasse ringförmige Hyperdensität in der Hypodensität KM: scharf begrenzte ringförmige Anreicherung

ten hierüber zu einer Hemmung der Abkapselung des Abszesses (Neuwelt et al. 1984). Durch eine frühzeitige wirksame antibiotische Behandlung kann die Entwicklung eines reifen Abszesses vermieden werden (Haley et al. 1983).

Klinische Symptomatik

Die klinische Symptomatik hängt von der Größe und Lokalisation des Abszesses, vom eventuellen Vorhandensein mehrerer Abszesse sowie von der Immunantwort des Wirts einschließlich des Ausmaßes des umgebenden Hirnödems ab. Am häufigsten (in 70–90 %) leiden die Patienten unter mäßigen bis starken Kopfschmerzen, seltener unter Übelkeit und Erbrechen (25–50 %), und in etwa der Hälfte der Fälle wird bei Aufnahme oder in den Tagen zuvor eine erhöhte Körpertemperatur bemerkt. In über 50 % kommt es zu Wesens- und Bewusstseinsveränderungen, die bis hin zum tiefen Koma reichen können. Typisch für Abszesse im Frontalhirn sind Veränderungen von Antrieb und Affektivität, die häufig durch Initiativlosigkeit, Echolalie und Echopraxie gekennzeichnet sind. Seltener ist bei dieser Lokalisation das Syndrom der orbitalen Rinde mit flacher Euphorie, Witzeln, Aggressivität und sexueller Enthemmung. Neurologische Herdsymptome lassen sich in 50–75 % der Fälle nachweisen, in ca. 30 % treten epileptische Anfälle und eine Nackensteifigkeit auf.

Diagnostik und Differenzialdiagnose

Die Laborparameter des Blutes sind uncharakteristisch verändert: In 75–90 % findet sich eine erhöhte Blutsenkungsgeschwindigkeit und in 60 % eine Leukozytose. Nützlich für die Differenzialdiagnose Abszess versus Tumor ist das C-reaktive Protein (CRP) im Serum. Beim Hirnabszess ist es in über 90 % der Fälle erhöht, so dass ein normales CRP den Abszess weniger wahrscheinlich macht. Das Vorhandensein von Fieber spricht für den Abszess und gegen einen hirneigenen Tumor.

Entscheidend für die Diagnose ist die *kraniale Computertomographie* (Britt und Enzmann 1983): während sich im Stadium der Hirnphlegmone lediglich eine raumfordernde Hypodensität ohne oder mit geringer, häufig unregelmäßiger Kontrastmittelanreicherung demarkiert, kommt es später zu der charakteristischen, zunächst relativ breiten, unscharf begrenzten ringförmigen Kontrastmittelanreicherung innerhalb des hypodensen Areals. Erst in den späteren Stadien der Abszessabkapselung ist der Ring angereicherten Kontrastmittels schärfer abgegrenzt, und die Wanddicke verschmälert sich. Häufig ist die Abszesskapsel bereits im Nativ-CT als flaue Hyperdensität sichtbar. Nach Ausheilung ist die Abszesskapsel im Nativ-CT isodens, und nach Kontrastmittelgabe kommt es zu keiner Anreicherung mehr (Tab. 4-3).

Computertomographische Befunde, die einen Hirnabszess vortäuschen können, bieten insbesondere maligne Gliome und Hirnmetastasen. Zur Differenzierung zwischen Abszess und Tumor wurde von einigen Arbeitsgruppen mit Erfolg die Leukozytenszintigraphie mit Indium-111-markierten patienteneigenen Leukozyten angewandt (Rehncrona et al. 1985). Der computertomographische Nachweis von Gasbläschen beweist die Diagnose Abszess in unklaren Fällen, sofern zuvor weder eine Operation noch ein Trauma stattgefunden hat.

Das zerebrale MRT ist sensitiver als das cCT beim Nachweis kleiner phlegmonöser Herde im Gehirn. Auch bei der Einschätzung der Ausdehnung des Hirnödems spielt es eine Rolle. Die Korrelation zwischen pathologischem und radiologischem Befund ist aber weniger gut untersucht als beim cCT.

Die Mehrzahl von Patienten mit Hirnabszessen zeigt im *Liquor cerebrospinalis* eine Erhöhung der Leukozytenzahl (in der Regel $<1.000/\mu l$) mit vorwiegend lymphomonozytären oder „bunten“ Liquorzellbildern. Das Gesamteiweiß im Liquor ist in der Regel

erhöht. In Einzelfällen kann es allerdings auch bei Tumoren, insbesondere bei hochmalignen Gliomen, zu einer Vermehrung der Liquorleukozyten und zu einer intrathekalen Immunglobulinsynthese kommen, so dass die Differenzialdiagnose erschwert wird. Wenn der Abszess nicht in den Subarachnoidalraum durchgebrochen ist, lassen sich keine Erreger aus dem Liquor anzüchten oder mikroskopisch darstellen. Aufgrund der Gefahr der Herniation ist die Liquorentnahme bei Patienten mit großen Abszessen mit einer Mittellinienverlagerung, den Zeichen einer beginnenden transtentoriellen Herniation oder mit einem ausgeprägten Hirnödem kontraindiziert.
Die zerebrale Angiographie und die Elektroenzephalographie besitzen für die Diagnose des Hirnabszesses keine Bedeutung mehr. Nativaufnahmen des Schädels, der Nasennebenhöhlen und des Felsenbeins helfen, den primären Infektionsherd zu identifizieren.

Therapie

Das therapeutische Vorgehen bei nachgewiesenem oder vermutetem Hirnabszess wird bis heute kontrovers diskutiert. Verschiedene operative und konservative Maßnahmen werden – auch in Kombination miteinander – je nach individueller Krankheitssituation eingesetzt (Wispelwey et al. 1997).

Konservatives Vorgehen

Eine alleinige Chemotherapie zur Abszessbehandlung ist nur gerechtfertigt, wenn multiple, tief gelegene und/oder sehr kleine Abszesse (<1–3 cm Durchmesser) vorhanden sind oder sich der Patient in einem so schlechten Allgemeinzustand befindet, dass ihm ein invasiver Eingriff nicht zugemutet werden kann. Im Stadium der frühen „Zerebritis" (Hirnphlegmone) – also vor Demarkierung des Abszesses im cCT mit Kontrastmittel – ist nur ein konservatives Vorgehen möglich (Wispelwey et al. 1997). Die hoch dosierte und früh beginnende Chemotherapie kann hier den Einschmelzungsprozess verhindern und damit das Risiko von Residualsyndromen reduzieren.
Die Entscheidung zur konservativen Therapie setzt voraus, dass 1. an der Abszessdiagnose kein Zweifel besteht und 2. das Erregerspektrum kalkulierbar ist. Ein Keimnachweis ist mitunter bei Sanierung des Primärfokus möglich.

Abszessaspiration

Die Vorteile der Abszessaspiration sind 1. die Kürze des Eingriffs mit entsprechend niedriger Operationsletalität, 2. die zügige Erregerdiagnostik und 3. die Möglichkeit, eine Spüldrainage einzulegen.
Die sog. *free-hand-Aspiration* sollte nur bei großen Abszessen und supratentorieller Lage durchgeführt werden. Bei kleinen oder tiefsitzenden Läsionen gilt das Verfahren als gefährlich. Multilokuläre Abszesse sind zur freihändigen Punktion nicht geeignet.
Die *stereotaktische Abszesspunktion* ist auch für kleinere Herde mit tiefer Lokalisation und bei multiplen Abszessen geeignet. Nach Auffassung vieler Autoren ist die stereotaktische Aspiration des Hirnabszesses die Therapie der ersten Wahl. Für Notfalleingriffe steht sie allerdings nicht überall jederzeit zur Verfügung.
In den letzten Jahren wurden auch Ultraschall-gesteuerte Verfahren eingesetzt.

Offene Kraniotomie mit Abszessexzision

Nach heutiger Auffassung ist die Abszessexzision – also die Entfernung mit Kapsel – indiziert, wenn 1. der Abszess gekammert ist, 2. sich im Abszessbereich Fremdkörper bzw.

Knochensplitter befinden, 3. Fisteln, revisionsbedürftige Frakturen oder Abszesse mit fester Konsistenz (Pilz-, Mykobakterien- oder Aktinomyces-Genese) vorliegen oder 4. eine massive intrakranielle Raumforderung besteht. Auch bei Nocardia asteroides-Abszessen ist die komplette Entfernung des Abszesses Methode der Wahl, weil durch Abszesspunktion und Chemotherapie in der Regel keine ausreichende Herdsanierung erreicht wird.
Die offene Exzision des Abszesses ist nicht indiziert 1. im Zerebritisstadium, 2. bei Lokalisation in der Nähe eloquenter Kortexareale, in den Stammganglien oder im Hirnstamm. Die Kortexläsion, die beim Freipräparieren des Abszesses entsteht, ist größer als die durch Abszesspunktion entstehende.

Offene Abszessevakuation ohne Kapselentfernung

Die Eiterevakuation im Rahmen einer offenen Kraniotomie führt im Vergleich zur Abszessexzision mit Kapsel zu einer Verkürzung und Verkleinerung des Eingriffs und damit zu einer geringeren operationsbedingten Hirnparenchymschädigung. Die offene Abszesspunktion ist bei kleinen und tiefsitzenden Abszessen ebenso wenig indiziert wie bei multiplen Abszessen oder einer Hirnstammlokalisation.
Die Sanierung eines eventuell bestehenden Fokus soll möglichst früh, d. h. unmittelbar vor oder nach dem operativen Angehen des zerebralen Herdes erfolgen.

Antibiotische Behandlung

Um den Erreger anzüchten zu können, sollte die Abszesspunktion möglichst vor Beginn der ersten Antibiotikagabe stattfinden. Ist der neurochirurgische Eingriff nicht binnen kurzer Zeit durchführbar, muss mit der ungezielten antibiotischen Behandlung begonnen werden. Die ungezielte antibiotische Therapie muss dem Erregerspektrum beim Hirnabszess gerecht werden. Besonders wichtig ist eine gute Wirksamkeit gegen Anaerobier. Bezüglich der Penetration verschiedener Antibiotika in Hirnabszesse liegen nur begrenzte Informationen vor. Systematische pharmakokinetische Studien am Menschen über die Penetration verschiedener Antibiotika in Hirnabszesse stehen nicht zur Verfügung. Die meisten Untersuchungsergebnisse beziehen sich auf Einzelmessungen der Konzentrationen in der Abszessflüssigkeit, die nicht im Steady state durchgeführt wurden. Dennoch lässt sich als allgemeine Regel formulieren, dass lipophile Antibiotika in höherem Ausmaß in den Abszess penetrieren als hydrophile Substanzen (Thea und Barza 1989); dies stellt z. B. die pharmakokinetische Grundlage für die Verwendung von Metronidazol beim Hirnabszess dar, obwohl zahlreiche beim Hirnabszess vorkommende Anaerobier in vitro auch gegen Penizilline empfindlich sind.
Für Cefotaxim wurde eine zur Abtötung der meisten infrage kommenden aeroben Keime (Streptokokken, Pneumokokken, Gram-negative Stäbchen) ausreichende Konzentration im Abszessinhalt nachgewiesen (Sjölin et al. 1991). Bei anaeroben Keimen wirkt das gut penetrierende Metronidazol bakterizid (Wispelwey et al. 1997). Dementsprechend gilt heute eine Kombination aus Cefotaxim (3×4 g/d i.v.) und Metronidazol (3–4×0,5 g/d i.v.) als Chemotherapie der ersten Wahl (Simon und Stille 1993). Weil Staphylokokken häufig beteiligt sind, geben wir als ungezielte Therapie vor Erregernachweis zusätzlich Rifampicin (1×0,6 g/d i.v.) oder Flucloxacillin (6×2 g/d i.v.). Liegt eine nosokomiale Abszessgenese mit möglicher Besiedelung durch Methicillin-resistente Staphylokokken vor, so ist Vancomycin (2×1 g/d) statt des Rifampicins als dritter Kombinationspartner zu wählen. Nach Anzucht der Erreger und Bestimmung der minimalen inhibitorischen Konzentrationen (MIC) mittels eines quantitativen Antibiogramms

Tab. 4-4 Ungezielte Initialtherapie für außerhalb des Krankenhauses erworbene Hirnabszesse, subdurale Empyeme und spinale epidurale Abszesse (Tagesdosen)

Cefotaxim, 3-mal 2–4 g
+ Metronidazol, 3–4-mal 0,5 g
+ Flucloxacillin, 6-mal 2 g, oder Rifampicin, 1-mal 600 mg, oder Vancomycin, 2-mal 1 g

kann die antibiotische Behandlung gezielt fortgesetzt werden (Tab. 4-4). Je nach Empfindlichkeit des angezüchteten Erregers wird die Therapie modifiziert. Bestimmte Gram-negative Problemkeime wie Pseudomonas- oder Serratia-Stämme machen den Einsatz von Ceftazidim plus Aminoglykosid, ggf. auch eines Gyrasehemmers erforderlich. Die lokale Antibiotika-Applikation kommt nur in ausgewählten Fällen mit Problemkeimen in Frage.

Die Chemotherapie des Hirnabszesses erstreckt sich über 4–8 Wochen, je nach klinischem Verlauf, Abszesslage und -größe sowie nach Art des chirurgischen Vorgehens. CT-Kontrollen erfolgen in Problemfällen kurzfristig. Für Patienten mit solitären Abszessen, die erfolgreich punktiert oder exzidiert wurden, ist eine cCT-Kontrolle alle 1 bis 2 Wochen ausreichend. Eine verzögerte Rückbildung der Kontrastmittelanreicherung der in situ verbliebenen Abszesskapsel ist normal und somit kein Hinweis für ein drohendes Rezidiv.

Adjuvante Therapie

Zur Bekämpfung eines bestehenden fokalen oder generalisierten Hirnödems ist die Gabe von *Osmotherapeutika* (Glyzerin, Mannit, Sorbit) indiziert. *Kortikosteroide* sind auf das vorwiegend vasogene Hirnödem beim Hirnabszess gut wirksam, verlangsamen aber die Kapselbildung und Eindämmung der Infektion durch den Wirt. Der Einsatz von Kortikosteroiden ist deshalb nach wie vor umstritten. Zweifelsfrei stabilisieren Kortikosteroid-Präparate die Blut-Hirn-Schranke und erschweren damit die Antibiotikapenetration in den Abszessinhalt (Kourtopoulos et al. 1983). Trotzdem werden bei voll empfindlichen Erregern auch unter Dexamethason-Applikation ausreichende Antibiotikakonzentrationen im Abszessinhalt erreicht. Daher kann eine Kortikosteroidgabe empfohlen werden, wenn 1. der Prozess raumfordernd ist bzw. eine Herniation droht, 2. multiple Abszesse vorliegen, die nur teilweise operativ angehbar sind, 3. Hirnregionen mit besonderer Ödemneigung (Kleinhirn) betroffen sind oder 4. ein ausgeprägtes perifokales Ödem vorliegt. Die Dosis des verwendeten Steroidpräparates sollte rasch reduziert werden.

Antikonvulsive Prophylaxe

Der häufigste neurologische Spätschaden nach Hirnabszess ist die Epilepsie, deren Häufigkeit mit 30–70 % angegeben wird. Obwohl kontrollierte Vergleichsstudien nicht vorliegen, besteht derzeit die Auffassung, dass minimal invasive Eingriffe bei der Abszesssanierung seltener eine residuale Epilepsie nach sich ziehen als die offene Kraniotomie mit Abszessexzision. Die meisten Autoren befürworten eine sechsmonatige bis zweijährige antikonvulsive Prophylaxe.

Verlauf und Prognose

Die Letalität des Hirnabszesses lag in der präantibiotischen Ära bei 70–90 %, sank mit der Einführung der Antibiotika auf 30–50 % und mit der Einführung des kranialen Computertomogramms zur Abszesslokalisation auf 5–15 %. Mit einer ungünstigen Prognose assoziiert sind:

1. Sehr geringes oder hohes Patientenalter
2. Verzögerte Diagnosestellung
3. Verzögerung einer indizierten chirurgischen Intervention
4. Inadäquate antibiotische Behandlung
5. Multiple Abszesse
6. Große Abszessausdehnung
7. Abszesse in Kleinhirn, Basalganglien, Hirnstamm oder Thalamus
8. Koma bei Diagnosestellung
9. Durchbruch in den Subarachnoidalraum oder das Ventrikelsystem
10. Immunsuppression.

Der häufigste neurologische Spätschaden ist in 30–70 % der Fälle eine Epilepsie, gefolgt von neurologischen Herdsymptomen und intellektuellen Defiziten (Nielsen et al. 1983). Die Rezidivrate nach abgeschlossener antibiotischer Behandlung liegt bei ca. 10 %, in Fällen einer persistierenden Kontrastmittelanreicherung im kranialen Computertomogramm nach ausschließlich konservativer Therapie bei etwa 20 % (Whelan und Hilal 1980).

4.1.3 Zerebrales subdurales Empyem und epiduraler Abszess

Roland Nau

Zusammenfassung

Erreger: Wie Hirnabszess; seltener Anaerobier und Mischinfektionen

Klinisches Bild: Fieber, Kopfschmerzen, Erbrechen, neurologische Herdsymptome, Bewusstseinsstörung

Diagnostik: CCT, MRT, Liquor (nicht bei starker Raumforderung)

Therapie: Operation, Antibiotika (wie beim Abszess)

Prognose: Letalität 20 %, oft residuale Epilepsie.

Epidemiologie

Unter den Infektionen, die im Bereich der Hirnhäute zu Eiteransammlungen führen, ist intrakraniell das subdurale Empyem am häufigsten. Demgegenüber ist die Dura fest mit der Schädelkalotte verbunden, sodass zerebrale epidurale Abszesse sehr selten sind.

Erregereigenschaften und Pathogenese

Das subdurale Empyem tritt im Gefolge einer Infektion des Ohres, der Nasennebenhöhlen oder im Verlauf einer bakteriellen Meningitis auf. Ursachen für intrakranielle epidurale Abszesse sind in der Regel Schädel-Hirn-Traumen und Kraniotomien, insbesondere im Zusammenhang mit einer Osteomyelitis. Das Erregerspektrum ist ähnlich dem des Hirnabszesses, wobei Anaerobier und Mischinfektionen seltener vorkommen (Smith & Hendrick 1983). Dura und Arachnoidea sind nur an der Schädelbasis, der Falx und dem Tentorium fest miteinander verbunden, während sich an den übrigen Stellen der Eiter großflächig zwischen Dura und Arachnoidea ausbreiten kann.

Klinische Symptomatik

Der Krankheitsverlauf ist in Analogie zu den anatomischen Gegebenheiten, die eine schnelle Infektionsausbreitung erlauben, in der Regel rasch progredient (im Unterschied zum zerebralen epiduralen Abszess). Typische Symptome sind Fieber, Kopfschmerzen, Erbrechen, neurologische Herdsymptome, Krampfanfälle und im weiteren Verlauf Bewusstseinstrübung. Daneben bestehen häufig Symptome von Seiten der Primärinfektion. Auf dem Boden eines subduralen Empyems können sich ein Hirnabszess, eine septische Sinusvenenthrombose und beim Durchbruch in den Subarachnoidalraum eine bakterielle Meningitis entwickeln.

Diagnostik

Das periphere Blutbild bietet oftmals eine Leukozytose. Als unspezifische Liquorveränderungen zeigen sich eine granulozytär-lymphozytäre Pleozytose und eine Erhöhung des Gesamteiweißes. Der Erreger lässt sich fast nie aus dem Liquor isolieren – außer die Infektion ist in den Subarachnoidalraum durchgebrochen. Bei ausgeprägterem Hirnödem oder Mittellinienverlagerung ist die Liquorentnahme wegen der Gefahr einer transtentoriellen bzw. bulbären Herniation kontraindiziert. Entscheidend für die Diagnosestellung ist die kraniale Computertomographie ohne und mit Kontrastmittel (Abb. 4-9). Ein CT der knöchernen Schädelbasis und der Nasennebenhöhlen kann wesentlich zur ätiologischen Klärung der ZNS-Infektion (Sinusitis, Osteomyelitis, Cholesteatom) beitragen.

Differenzialdiagnose

Weil das subdurale Empyem im cCT häufig isodens mit dem Hirngewebe ist, kann es im Nativ-cCT leicht übersehen werden. Die Abgrenzung zwischen einem subduralen Empyem und einem subakuten bzw. chronischen Hämatom kann auch nach Kontrastmittel-Gabe im cCT schwierig sein. Eine ausgeprägte KM-Anreicherung und das Vorhandensein von Entzündungsparametern im Blut (Leukozytose, Linksverschiebung oder erhöhtes C-reaktives Protein) sprechen in diesen Fällen für ein subdurales Empyem.

Therapie

Zur ungezielten Therapie erfolgt die Kombination von Cefotaxim und Metronidazol in einer Tagesdosis von 12 g bzw. 2 g mit einem gut gegen Staphylokokken wirksamen An-

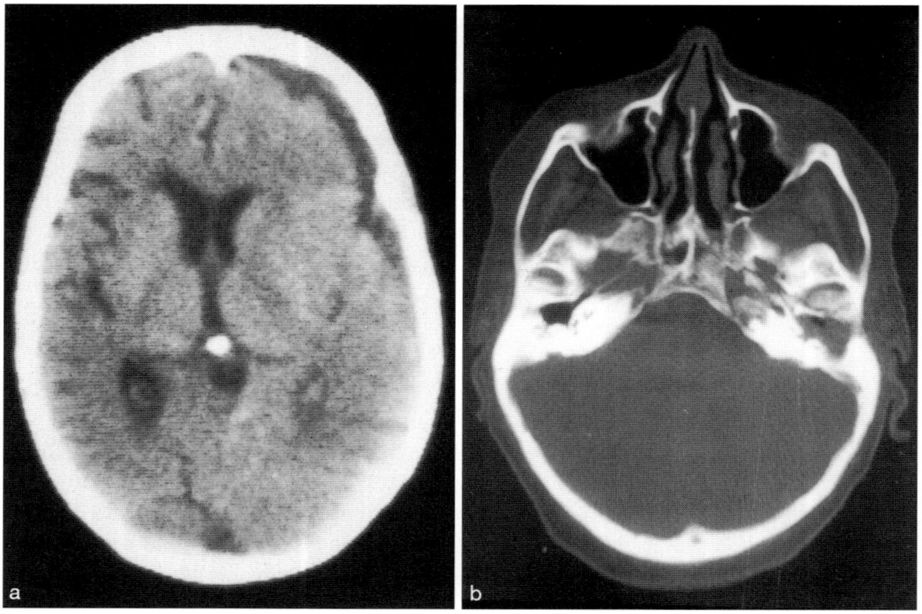

Abb. 4-9 **Links frontotemporales subdurales Empyem.** (a) Hypodenser konvex-konkaver Saum im Nativ-cCT. (b) Im CT der Felsenbeine stellt sich links ein den Knochen destruierendes Cholesteatom als primärer Infektionsherd dar.

tibiotikum, wie z. B. Flucloxacillin, Rifampicin oder Vancomycin (Tab. 4-4). Nach Erregeranzucht erfolgt die Weiterbehandlung gezielt.
Eine kunstgerechte Behandlung ist immer kombiniert antibiotisch/chirurgisch. Die Kraniotomie scheint der Trepanation und Drainage des Empyems überlegen zu sein, weil durch die Kraniotomie eine gründlichere Entfernung des Eiters gelingt (Bannister et al. 1981). Die alleinige konservative Therapie ist unzureichend. Der primäre Infektionsherd sollte ebenfalls rasch chirurgisch angegangen werden.

Verlauf und Prognose

Die Gesamtletalität des subduralen Empyems beträgt etwa 20 %. Von den bei Behandlungsbeginn komatösen Patienten sterben etwa drei Viertel. Häufigster Residualschaden ist eine Epilepsie. Die Prognose des früh behandelten epiduralen zerebralen Abszesses gilt als sehr gut.

4.1.4 Spinaler epiduraler Abszess und andere bakterielle Infektionen des Rückenmarks und seiner Hüllen

Roland Nau

Zusammenfassung

Erreger: Staphylococcus aureus, gramnegative aerobe Stäbchen, Streptokokken

Klinisches Bild: Rückenschmerzen, Klopfschmerz der Wirbelsäule, Querschnittssymptomatik

Diagnostik: MRT, bei Kontraindikation (z. B. Herzschrittmacher) Myelographie

Therapie: Operation, Antibiotika (Flucloxacillin + Ceftriaxon + Metronidazol)

Prognose: Abhängig vom Ausmaß der präoperativen neurologischen Defizite.

Epidemiologie

Die mit Abstand häufigste bakterielle Infektion des Rückenmarks und seiner Hüllen ist der epidurale Abszess. Er macht über ⅔ aller bakteriellen ZNS-Infektionen im Spinalkanal aus.

Erregereigenschaften und Pathogenese

In über 50 % der Fälle wird ein spinaler epiduraler Abszess durch Staphylococcus aureus verursacht. Seltenere Erreger sind gramnegative aerobe Stäbchen (Escherichia coli, Pseudomonas aeruginosa und Salmonellen) sowie aerobe und anaerobe Streptokokken. In etwa 10 % liegt eine Mischinfektion vor. Mycobacterium tuberculosis bleibt ein häufiger Erreger beim spinalen epiduralen Abszess, vor allem bei aus der Nachbarschaft fortgeleiteten Erkrankungen (Kaufman et al. 1980). Selten sind Nocardien, Aktinomyzeten, Fusobacterium necrophorum und Pilze als Erreger beschrieben worden.
Der Abszess ist am häufigsten dorsal und lateral des Rückenmarks lokalisiert, weil hier der Epiduralraum bereits beim Gesunden am ausgedehntesten ist. Ventral des Myelons ist die Dura zwischen dem 2. Halswirbel und dem Os sacrum am hinteren Längsband der Wirbelsäule fixiert.
Sowohl akute als auch chronische Verlaufsformen des epiduralen Abszesses kommen vor. Akute Abszesse entstehen häufiger hämatogen, während chronische Verlaufsformen oft durch eine Infektion in der Umgebung verursacht werden. Bei hämatogener Streuung sind als Primärinfekte Furunkel, Dekubitalgeschwüre, Zahninfektionen und chronische Lungenerkrankungen beschrieben. Disponierend hierfür ist insbesondere ein Diabetes mellitus. Fortgeleitete Infektionen entwickeln sich ausgehend von einer Diszitis, Spondylodiszitis oder Osteomyelitis. Auch eine Periduralanästhesie oder eine Lumbalpunktion können selten einen Epiduralabszess verursachen (Bergman et al. 1983, Bollensen et al. 1993).

Klinische Symptomatik

Die Symptomatik lässt sich gewöhnlich in 4 Phasen einteilen: Rückenschmerz, radikuläre Schmerzen, Parese und Plegie. In der Regel bestehen gleichzeitig Fieber, Abgeschlagenheit und eine erhöhte Blutsenkungsgeschwindigkeit. Eine Leukozytose im peripheren Blut kann fehlen. Der Rückenschmerz ist typischerweise stark und auf ein oder einige Segmente begrenzt. Fast immer ist der betroffene Abschnitt der Wirbelsäule klopfschmerzhaft. Bei der akuten Verlaufsform treten binnen 2–4 Tagen radikuläre Schmerzen und nach weiteren 4–5 Tagen Paresen, Sensibilitäts- und Blasen-Mastdarm-Störungen auf. Wird zu diesem Zeitpunkt nicht interveniert, schreiten die Paresen innerhalb eines Tages zur Plegie fort. Beim chronischen Abszess kann sich der beschriebene charakteristische Ablauf der Symptome auf Wochen bis Monate erstrecken.

Diagnostik

Methode der Wahl zur Diagnose eines spinalen epiduralen Abszesses ist heute das MRT. Hiermit lässt sich der Abszess in seiner gesamten Ausdehnung darstellen (Abb. 4-10). Die Myelographie zeigt bei über 80 % der Patienten eine vollständige Verlegung des Spinalkanals: In solchen Fällen ist die kraniale Begrenzung der intraspinalen Raumforderung mittels lumbaler Myelographie nicht darstellbar. Die Untersuchung des lumbalen Liquors ergibt häufig eine Erhöhung der Leukozytenzahl bis 1.000/μl (Lympho-, Mono- und Granulozyten) und in der Regel eine starke Erhöhung des Liquoreiweißes. Nach Durchbruch des Abszesses in den Subarachnoidalraum werden Liquorbefunde wie bei der bakteriellen Meningitis gefunden. In einem solchen Fall lässt sich der Erreger häufig aus dem Liquor anzüchten. Wenn kein MRT zur Verfügung steht, muss vorsichtig die Punktion des lumbalen Subarachnoidalraums erfolgen: Die Nadel wird in kleinen Schritten unter häufiger Aspiration vorgeschoben. Wird Eiter aspiriert, ist damit die Verdachtsdiagnose bestätigt und die Punktion des Subarachnoidalraums in dieser Höhe kontraindiziert, um eine Einschleppung der Erreger in den Subarachnoidalraum zu verhindern.

> Wenn die Möglichkeiten zur Durchführung eines MRT gegeben sind, ist die Lumbalpunktion zum Ausschluss eines spinalen epiduralen Abszesses kontraindiziert.

Differenzialdiagnose

Andere Ursachen einer spinalen Querschnittssymptomatik lassen sich mit Hilfe des MRT gut abgrenzen.

Therapie

Die Therapie des spinalen epiduralen Abszesses besteht in der sofortigen chirurgischen Dekompression in Verbindung mit einer adäquaten antibiotischen Therapie. Verzögerungen können eine inkomplette Parese in eine irreversible Plegie überführen. Angesichts der sich häufig über zahlreiche Segmente erstreckenden Abszesse (Abb. 4-10)

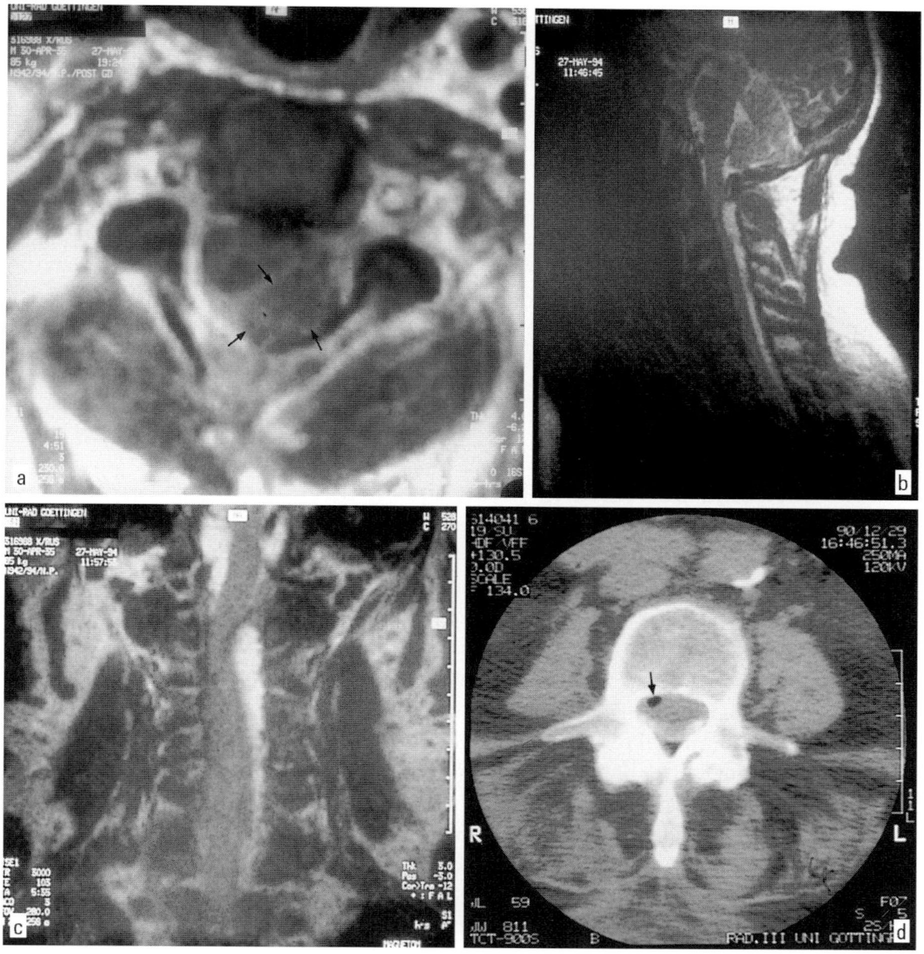

Abb. 4-10 **Zervikaler, dorsaler epiduraler Abszess in der MRT-Untersuchung.** (a) Koronare Schnittebene: Der Abszess (Pfeile) komprimiert das Myelon von dorsal. (b) Sagittale Schnittebene: Das Myelon wird durch den Abszess insbesondere in Höhe C2/C3 von dorsal her komprimiert. (c) Frontale Schnittebene: Kompression und Verdrängung des Myelons nach rechts und ventral durch den links dorsolateralen Abszess. (d) Im CT findet sich bei einem anderen Patienten eine durch Bakterien verursachte Gasbildung (Pfeil).

bringen die meisten Neurochirurgen 2 Drainagen an verschiedenen Punkten in den Epiduralraum ein. Gute Erfahrungen wurden mit Spül-Saug-Drainagen gemacht. Während der Operation muss Material zur mikroskopischen und kulturellen Untersuchung auf aerobe und anaerobe Bakterien, Mykobakterien und Pilze asserviert werden.
Die ungezielte antibiotische Therapie soll auf jeden Fall vor der Operation begonnen werden und ein gegen Staphylokokken gut wirksames Antibiotikum einschließen. Zusätzlich müssen gramnegative Erreger und Anaerobier abgedeckt werden.

> Bei noch nicht identifiziertem Erreger wird deshalb die Kombination Flucloxacillin (6-mal 2 g/d) + Ceftriaxon (4 g/d) + Metronidazol (2 g/d) empfohlen (Tab. 4-4).

Werden oxacillinresistente Staphylokokken vermutet oder nachgewiesen, stehen Vancomycin, Rifampicin oder Fosfomycin zur Verfügung. Vancomycin kann auch begleitend zur systemischen Therapie in die Abszesshöhle instilliert werden. Vermutet man hingegen Pseudomonas aeruginosa als kausales Agens (z. B. bei Infektionen nach Epiduralanästhesie), muss Ceftriaxon durch Ceftazidim ersetzt werden.

Verlauf und Prognose

Die Prognose ist abhängig vom Ausmaß der präoperativ bestehenden neurologischen Symptome. Besteht präoperativ noch keine Plegie, kann in der Mehrzahl der Fälle mit einer weitgehenden oder vollständigen Rückbildung der Ausfälle gerechnet werden.

4.1.5 Sonstige bakterielle Infektionen des Spinalkanals

ROLAND NAU

Im Spinalkanal sind subdurale und intramedulläre Abszesse sehr selten. Die klinische Symptomatik des subduralen Abszesses ist von der des epiduralen nicht unterscheidbar. Beim intramedullären Abszess stehen Schmerzen im Hintergrund; besonders imponieren Paresen sowie Sensibilitäts- und Blasen-Mastdarm-Störungen. Die Diagnose wird heute am besten mittels MRT gestellt. Wo diese nicht zur Verfügung steht, lässt sich der raumfordernde Prozess mittels Myelographie und Computertomographie darstellen. Wie beim epiduralen Abszess besteht die Therapie in der sofortigen chirurgischen Dekompression in Verbindung mit einer adäquaten antibiotischen Therapie. Das Erregerspektrum ist ähnlich dem des epiduralen Abszesses. Die Behandlungsergebnisse sind gut; beim intramedullären Abszess können sich lange bestehende neurologische Ausfälle unter angemessener Therapie noch zurückbilden (Dutton und Alexander 1954).

Literatur

ABBOTT JD, JONES DM, PAINTER MJ, YOUNG SEJ (1985) The epidemiology of meningococcal infections in England and Wales, 1912–1983. J Infect 11: 241–257

BANNISTER G, WILLIAMS B, SMITH S (1981) Treatment of subdural empyema. J Neurosurg 55: 82–88

BERGMAN I, WALD ER, MEYER JD, PAINTER MJ (1983) Epidural abscess and vertebral osteomyelitis following serial lumbar punctures. Pediatrics 72: 476–480

BITSCH A, PRANGE H, JANSEN J, NAU R (1997) Häufige Probleme bei der antibiotischen Chemotherapie bakterieller ZNS-Erkrankungen – Fallbeispiele und Vorschläge für die Initialbehandlung. Nervenarzt 68: 331–335

BOLLENSEN E, MENCK S, BUZANOSKI J, PRANGE HW (1993) Iatrogenic epidural spinal abscess. Clin Invest 71: 780–786

BRAUN JS, NOVAK R, HERZOG K-H, BODNER SM, CLEVELAND JL, TUOMANEN EI (1999) Neuroprotection by a caspase inhibitor in acute bacterial meningitis. Nature Med 5: 298–302

BRITT RH, ENZMANN DR (1983) Clinical stages of human brain abscesses on serial CT scans after contrast infusion. Computerized tomographic, neuropathological and clinical correlations. J Neurosurg 59: 972–989

BRUN-BUISSON CJ, DE GIALLULY R, GHERARDI R, OTTERBEIN G, GRAY F, RAPIN M (1985) Fatal nonmeningitic Listeria rhombencephalitis. Report of two cases. Arch Intern Med 145: 1982–1985

CABELLOS C, MACINTYRE DE, FORREST M, BURROUGHS M, PRASAD S, TUOMANEN E (1992) Differing roles of platelet-activating factor during inflammation of the lung and subarachnoid space. J Clin Invest 90: 612–618

CARTWRIGHT K, REILLY S, WHITE D, STUART J (1992) Early treatment with parenteral penicillin in meningococcal disease. BMJ 305: 143–147
CHERUBIN CE, MARR JS, SIERRA MF, BECKER S (1981) Listeria and Gram-negative bacillary meningitis in New York City, 1972–1979. Frequent causes of meningitis in adults. Am J Med 71: 199–209
DELOUVOIS J, GORTVAI P, HURLEY R (1977) Bacteriology of abscesses of the central nervous system: a multicentre prospective study. Br Med J 2: 981–984
DURAND ML, CALDERWOOD SB, WEBER DJ et al. (1993) Acute bacterial meningitis in adults. A review of 493 episodes. New Engl J Med 328: 21–28
DUTTON J, ALEXANDER G (1954) Intramedullary spinal cord abscess. J Neurol Neurosurg Psychiatry 17: 303–307
FELGENHAUER K, SCHÄDLICH HJ, NEKIC M (1987) Beta-trace-protein as marker for cerebrospinal fluid fistulas. Klin Wochenschr 65: 764–768
FRIEDLAND IR, JAFARI H, EHRETT E, RINDERKNECHT S, PARIS M, COULTHARD M, SAXEN H, OLSEN K, MCCRACKEN GH (1993a) Comparison of endotoxin release by different antimicrobial agents and the effect on inflammation in experimental Escherichia coli meningitis. J Infect Dis 168: 657–662
FRIEDLAND IR, PARIS M, EHRETT S, HICKEY S, OLSEN K, MCCRACKEN GH (1993b) Evaluation of antimicrobial regimens for treatment of experimental penicillin- and cephalosporin-resistant pneumococcal meningitis. Antimicrob Agents Chemother 37: 1630–1636
HALEY EC, COSTELLO GT, RODEHEAVER G, WINN HR, SCHELD WM (1983) Treatment of experimental brain abscess with penicillin and chloramphenicol. J Infect Dis 184: 737–744
HARDMAN JM, EARLE KM (1969) Myocarditis in 200 fatal meningococcal infections. Arch Pathol 87: 318–325
HOOPER DC, PRUITT AA, RUBIN RH (1982) Central nervous system infection in the chronically immunosuppressed. Medicine 61: 166–188
JOINER KA (1988) Complement evasion by bacteria and parasites. Annu Rev Microbiol 42: 201–230
KARTALIJA M, KIM Y, WHITE ML, NAU R, TUREEN JH, TÄUBER MG (1995) Effect of a recombinant N-terminal fragment of bactericidal/permeability-increasing protein (rBPI23) on cerebrospinal fluid inflammation induced by endotoxin. J Infect Dis 171: 948–953
KAUFMAN DM, KAPLAN JG, LITTMAN N (1980) Infectious agents in spinal epidural abscess. Neurology 30: 844–850
KOEDEL U, LORENZL S, GORRIZ C, ARENDT RM, PFISTER H-W (1998) Endothelin B receptor-mediated increase of cerebral blood flow in experimental pneumococcal meningitis. J Cerebr Blood Flow Metab 18: 67–74
KOEDEL U, PFISTER H-W (1999) Oxidative stress in bacterial meningitis. Brain Pathol 9: 57–67
KOURTOPOULOS H, HOLM SE, NORRBY R (1983) The influence of steroids on the penetration of antibiotics into brain tissue and brain abscesses. J Antimicrobial Chemother 11: 245–249.
LEBEL MH, FREJI BJ, SYROGIANNOPOULOS GA, CHRANE DF, HOYT MJ, STEWART SM, KENNARD BD, OLSEN KD, MCCRACKEN GH (1988) Dexamethasone therapy for bacterial meningitis: results of two double-blind, placebo-controlled trials. N Engl J Med 319: 964–971
LEBEL MH, MCCRACKEN GH (1989) Delayed cerebrospinal fluid sterilization and adverse outcome of bacterial meningitis in infants and children. Pediatrics 83: 161–167
LEIB SL, KIM YS, FERRIERO DM, TÄUBER MG (1996a) Neuroprotective effect of excitatory amino acid antagonist kynurenic acid in experimental bacterial meningitis. J Infect Dis 173: 166–171
LEIB SL, KIM YS, CHOW LL, SHELDON A, TÄUBER MG (1996b) Reactive oxygen intermediates contribute to necrotic and apoptotic neuronal injury in an infant rat model of bacterial meningitis due to group B streptococci. J Clin Invest 98: 2632–2639
MORSE JR, ORETSKY MI, HUDSON JA (1971) Pericarditis as a complication of meningococcal meningitis. Ann Intern Med 74: 212–217
MUSTAFA MM, RAMILO O, OLSEN KD, FRANKLIN PS, HANSEN EJ, BEUTLER B, MCCRACKEN GH (1989) Tumor necrosis factor in mediating experimental Haemophilus influenzae type B meningitis. J Clin Invest 84: 1253–1259
NAU R, KAYE K, SACHDEVA M, SANDE ER, TÄUBER MG (1994) Rifampin for experimental pneumococcal meningitis. Antimicrob Agents Chemother 38: 1186–1189
NAU R, SCHMIDT T, KAYE K, FROULA JL, TÄUBER MG (1995) Quinolone antibiotics in therapy of experimental pneumococcal meningitis in rabbits. Antimicrob Agents Chemother 39: 593–597

Nau R, Soto A, Brück W (1999a) Apoptosis of neurons in the dentate gyrus in humans dying from bacterial meningitis. J Neuropathol Exp Neurol 58: 265–274
Nau R, Wellmer A, Soto A, Koch K, Schneider O, Schmidt H, Gerber J, Michel U, Brück W (1999b) Rifampicin reduces early mortality in experimental Streptococcus pneumoniae meningitis. J Infect Dis 179: 1557–1560
Nau R, Schuchardt V, Prange H (1990) Zur Listeriose des Zentralnervensystems. Fortschr Neurol Psychiatr 58: 408–422
Neuwelt EA, Lawrence MS, Blank NK (1984) Effect of gentamicin and dexamethasone on the natural history of the rat Escherichia coli brain abscess model with histopathological correlation. Neurosurgery 15: 475–483
Nielsen H, Harmsen A, Gyldensted C (1983) Cerebral abscess: a long-term follow-up. Acta Neurol Scand 67: 330–337
Nieman RE, Lorber B (1980) Listeriosis in adults: A changing pattern. Report of eight cases and review of the literature, 1968–1978. Rev Infect Dis 2: 207–227
Odio CM, Faingezicht I, Paris M, Nassar M, Baltodano A, Rogers J, Saez-Llorens X, Olsen KD, McCracken GH (1991) The beneficial effects of early dexamethasone administration in infants and children with bacterial meningitis. N Engl J Med 324: 1525–1531
Paul R, Lorenzl S, Koedel U, Sporer B, Vogel U, Frosch M, Pfister HW (1998) Matrix metalloproteinases contribute to the blood-brain barrier disruption during bacterial meningitis. Ann Neurol 44: 592–600
Plaut AG (1983) The IgA 1 proteases of pathogenic bacteria. Annu Rev Microbiol 37: 603–622
Quagliarello V, Scheld WM (1992) Bacterial meningitis: pathogenesis, pathophysiology, and progress. N Engl J Med 327: 864–872
Quagliarello V, Scheld WM (1997) Treatment of bacterial meningitis. N Engl J Med 336: 708–716
Quagliarello VJ, Wispelwey B, Long WJ, Scheld WM (1991) Recombinant human interleukin-1 induces meningitis and blood-brain barrier injury in the rat: characterization and comparison with tumor necrosis factor. J Clin Invest 87: 1360–1366
Rahal JJ, Simberkoff M (1979) Bactericidal and bacteriostatic action of chloramphenicol against meningeal pathogens. Antimicrob Agents Chemother 16: 13–21
Rehncrona S, Brismar J, Holters S (1985) Diagnosis of brain abscess with indium-111-labelled leukocytes. Neurosurgery 16: 23–26
Reinert RR, Queck A, Kaufhold A, Kresken M, Lütticken R (1994) Antibiotic sensitivity of Streptococcus pneumoniae isolated from normally sterile body sites: first results of a multicenter study in Germany. Infection 22: 113–114
Ring A, Weiser JN, Tuomanen EI (1998) Pneumococcal trafficking across the blood-brain barrier. Molecular analysis of a novel bidirectional pathway. J Clin Invest 102: 347–60
Robert-Koch-Institut (1999) Infektionen des Zentralnervensystems. Epidemiologisches Bulletin 17/1999: 124–127
Ross SC, Densen P (1984) Complement deficiency states and infection: Epidemiology, pathogenesis and consequences of Neisseria and other infections in an immune deficiency. Medicine 63: 243–273
Saukkonen K, Sande S, Cioffe C, Wolpe S, Sherry B, Cerami A, Tuomanen E (1990) The role of cytokines in the generation of inflammation and tissue damage in experimental Gram-positive meningitis. J Exp Med 171: 439–448
Scheld WM, Dacey RC, Winn HR, Welsh JE, Jane JA, Sande MA (1980) Cerebrospinal fluid outflow resistance in rabbits with experimental meningitis: alterations with penicillin and methylprednisolone. J Clin Invest 66: 243–253
Scheld WM, Winn HR (1985) Brain abscess. In: Mandell GL, Douglas RG, Bennet JE (Eds) Principles and Practice of Infectious Diseases. John Wiley & Sons, New York, pp 582–592
Schicha H, Voth E, Emrich D (1985) Detection of occult and intermittent rhinorrhea using 111In-DTPA. Eur J Nucl Med 11: 76–79
Schmidt H, Dalhoff A, Stuertz K, Trostdorf F, Chen V, Schneider O, Kohlsdorfer C, Brück W, Nau R (1998) Moxifloxacin in the therapy of experimental pneumococcal meningitis. Antimicrob Agents Chemother 42: 1397–1401
Schulz JB, Henshaw DR, Siwek D, Jenkins BG, Ferrante JR, Cipolloni PB, Kowall NW, Rosen BR, Beal MF (1995) Involvement of free radicals in excitotoxicity in vivo. J Neurochem 64: 2239–2247
Simon C, Stille W (1993) Antibiotika-Therapie in Klinik und Praxis. Schattauer, Stuttgart – New York

Sjölin J, Eriksson N, Arneborn P, Cars O (1991) Penetration of cefotaxime and desacetylcefotaxime into brain abscesses in humans. Antimicrob Agents Chemother 35: 2606–2610

Smith HP, Hendrick EB (1983) Subdural empyema and epidural abscess in children. J Neurosurg 58: 392–397

Sprenger H, Rösler A, Tonn P, Braune HJ, Huffmann G, Gemsa D (1996) Chemokines in the cerebrospinal fluid of patients with meningitis. Clin Immunol Immunopathol 80: 155–161

Strang JR, Pugh EJ (1992) Meningococcal infections: reducing the case fatality rate by giving penicillin before admission to hospital. BMJ 305: 141–143

Strausbaugh LJ, Sande MA (1978) Factors influencing the therapy of experimental Proteus mirabilis meningitis in rabbits. J Infect Dis 137: 251–260

Stuertz K, Schmidt H, Eiffert H, Schwartz P, Mäder M, Nau R (1998a) Differenzial release of lipoteichoic and teichoic acids from Streptococcus pneumoniae as a result of exposure to ß-lactam antibiotics, rifamycins, trovafloxacin, and quinupristin-dalfopristin. Antimicrob Agents Chemother 42: 277–281

Stuertz K, Merx I, Eiffert H, Schmutzhard E, Mäder M, Nau R (1998b) Enzyme immunoassay detecting teichoic and lipoteichoic acids versus cerebrospinal fluid culture and latex agglutination for diagnosis of Streptococcus pneumoniae meningitis. J Clin Microbiol 36: 2346–2348

Stuertz K, Schmidt H, Trostdorf F, Eiffert H, Mäder M, Nau R (1999) Lower lipoteichoic and teichoic acid CSF concentrations during treatment of pneumococcal meningitis with non-bacteriolytic antibiotics than with ceftriaxone. Scand J Infect Dis 31: 367–370

Täuber MG, Doroshow CA, Hackbarth CJ, Rusnak MG, Drake TA, Sande MA (1984) Antibacterial activity of β-lactam antibiotics in experimental meningitis due to Streptococcus pneumoniae. J Infect Dis 149: 568–574

Thaper RK (1967) Incidence of positive bacteriology in cases of tuberculous meningitis in children. Indian J Pediatr 4: 169–173

Thea D, Barza M (1989) Use of antibacterial agents in infections of the central nervous system. Infect Dis Clin North Am 3: 553–570

Tumani H, Smirnov A, Barchfeld S, Olgemöller U, Meier K, Lange P, Brück W, Nau R (1999) Impaired glutamine synthetase activity increases neuronal apoptosis in dentate gyrus during rabbit meningitis. Poster, 9th European Congress of Clinical Microbiology and Infectious Diseases, Berlin, 21.–24. 3. 1999. Clinical Microbiology and Infection 5, Suppl. 3: 336

Tuomanen EI, Saukkonen K, Sande S, Cioffe C, Wright SD (1989) Reduction of inflammation, tissue damage, and mortality in bacterial meningitis in rabbits treated with monoclonal antibodies against adhesion-promoting receptors of leukocytes. J Exp Med 170: 959–968

Tureen JH, Dworkin RJ, Kennedy SL, Sachdeva M, Sande MA (1990) Loss of cerebrovascular autoregulation in experimental meningitis in rabbits. J Clin Invest 85: 577–581

Tureen JH, Täuber MG, Sande MA (1991) Effect of indomethacin on the pathophysiology of experimental meningitis in rabbits. J Infect Dis 163: 647–649

Tureen JH, Täuber MG, Sande MA (1992) Effect of hydration status on cerebral blood flow and cerebrospinal fluid lactic acidosis in rabbits with experimental meningitis. J Clin Invest 89: 947–953

Viladrich PF, Gudiol F, Linares J, Rufi G, Ariza J, Pallares R (1988) Characteristics and antibiotic therapy of adult meningitis due to Penicillin-resistant pneumococci. Am J Med 84: 839–846

Wallace JF, Smith RH, Garcia M, Petersdorf RG (1965) Antagonism between penicillin and chloramphenicol in experimental pneumococcal meningitis. Antimicrob Agents Chemother 5: 439–444

Weber JR, Angstwurm K, Rosenkranz T, Lindauer U, Freyer D, Bürger W, Busch C, Einhäupl KM, Dirnagl U (1997) Heparin inhibits leukocyte rolling in pial vessels and attenuates inflammatory changes in a rat model of experimental bacterial meningitis. J Cerebr Blood Flow Metab 17: 1221–1229

Whelan MA, Hilal SK (1980) Computed tomography as a guide in the diagnosis and follow-up of brain abscesses. Radiology 141: 703–707

Wispelwey B, Dacey RG, Scheld WM (1997) Brain abscess. In: Infections of the central nervous system, 2nd edition (eds: Scheld WM, Whitley RJ, Durack DT), Lippincott-Raven, Philadelphia-New York 1997, S. 463–494

Zysk G, Nau R, Prange HW (1994) Bakterielle ZNS-Infektionen bei Erwachsenen in Südniedersachsen. Nervenarzt 65: 527–535

Zysk G, Brück W, Gerber J, Brück Y, Prange HW, Nau R (1996) Anti-inflammatory treatment influences neuronal apoptotic cell death in the dentate gyrus in experimental pneumococcal meningitis. J Neuropathol Exp Neurol 55: 722–728

4.2 Erkrankungen durch Spirochäten

Die durch Spirochäten erzeugten ZNS-Leiden unterscheiden sich erheblich von den purulenten Krankheiten des Gehirns und Rückenmarks. Andersartig sind vor allem Pathogenese, Läsionsmuster, Liquorbefunde und nicht zuletzt auch die klinische Symptomatik, die in verschiedenen Stadien – akut, subakut oder chronisch – verläuft. Eine Persistenz der Erreger, bei denen es sich um lange fadenförmige Bakterien handelt, ist nicht ungewöhnlich. Die Spirochäten vermehren sich durch Teilung; ihre Form verändert sich bei den rotierenden und abknickenden Bewegungen vielfältig. Der Zellwandaufbau dieser Organismen gleicht weitgehend dem gramnegativer Keime; die Geißeln sind allerdings eher wie bei grampositiven Bakterien zusammengesetzt.
Zur Familie der Spirochaetaceae gehören die Gattungen Treponema, Borrelia und Leptospira. Zahlreiche Organismen dieser Gattungen sind apathogen. Nach allgemeiner Auffassung spielen sie bei der Entwicklung einer natürlichen Resistenz des Menschen gegen Spirochäten eine Rolle. Bekannte pathogene Keime sind die Erreger der Angina Plaut-Vincenti (B. vincenti), des undulierenden Fiebers (B. recurrentis, B. duttoni, B. hermsii etc.), der Frambösie (T. pallidum ssp. pertenue) und der Pinta (T. carateum). Diese Keime befallen normalerweise nicht das Nervensystem. Einen Neurotropismus besitzen nur wenige Vertreter der Spirochaetaceae. Die durch sie verursachten Krankheiten werden im Folgenden dargestellt.

4.2.1 Neurosyphilis

Hilmar Prange

Zusammenfassung

Erreger: Treponema pallidum ssp. pallidum

Krankheitsbilder: Meningitische, enzephalitische, meningovaskuläre und spinoradikuläre Syndrome, Hirninfarkte, Hirnstammsyndrome, isolierte Hirnnervenläsionen, Demenzprozesse und intraparenchymatöse Granulome (Gummata)

Klinischer Verlauf: Selten akut, zumeist subakut oder schleichend mit äußerst variabler Symptomatik (Syphilis – „der große Imitator" n. Hutchinson)

Labordiagnostik: Treponemen-Serologie in Blut und Liquor mit Index-Bestimmung zur Erfassung einer intrathekalen Synthese Treponemen-spezifischer Antikörper

Zusatzdiagnostik: Liquordiagnostik, Bildgebende Verfahren (Röntgenaufnahmen von Thorax, Wirbelsäule und Extremitäten, Schädel-CT, zerebrales und/oder spinales MRT, Aortendarstellung, ggf. Angiographie); elektrodiagnostische Techniken (Elektroneurographie, Elektromyographie, evozierte Potenziale, EEG), neuro-ophthalmologische, -otologische und -urologische Untersuchungen

Therapie: Penicillin G und Ceftriaxon (Präparate der ersten Wahl); Doxycyclin, Erythromycin, Chloramphenicol (Alternativpräparate für ausgewählte Fälle)

Prognose: Unbehandelt oft letal nach langem Krankheitsverlauf. Restitutio ad integrum nur bei früher Therapie im Primosekundärstadium. Spätformen mit Defektheilung.

Epidemiologie

Die Inzidenz der Neurosyphilis verläuft parallel zur Zahl der Syphilisneuinfektionen, die in manchen Weltregionen bis heute kontinuierlich ansteigen. In den Vereinigten Staaten lag 1990 die Inzidenzzahl bei 17 pro 100.000 Einwohner. Etwa zum gleichen Zeitpunkt überschritt sie in einzelnen afrikanischen Ländern 300/100.000 (Hutchinson & Hook 1990). Gegenwärtig ist insbesondere in osteuropäischen Ländern ein erheblicher Zuwachs zu beobachten. In der Russischen Föderation soll sich zwischen 1988 und 1995 ein 40facher Anstieg ereignet haben, der sich auch 1996 mit insgesamt 376.000 neu registrierten Syphilisfällen fortsetzte. Die höchste Inzidenz wurde mit 318 Neuerkrankungen pro 100.000 Einwohner aus St. Petersburg mitgeteilt.

In Deutschland bestand bis Anfang der neunziger Jahre bisher eine gegenläufige Entwicklung. Die Inzidenzrate der Syphilisneuinfektion fiel von 30/100.000 (1953) auf 1,4/100.000 (1990). Diese Zahl blieb vorerst konstant. Jedoch kam es zu punktuellen Zunahmen, beispielsweise stieg die Zahl der Neumeldungen in Berlin von 1995 auf 1996 um 27 % an (Angaben des Robert-Koch-Instituts 1997). Männer zwischen 25 und 30 Jahren haben das höchste Infektionsrisiko (4,9/100.000).

Für die *Neurosyphilis* fanden wir 1981 eine Prävalenz von 17/100.000 und eine Inzidenz von 1/100.000 (Prange & Ritter 1981). Diese Zahlen sind während der letzten 15 Jahre deutlich gesunken. Als epidemiologische Risikogruppe gelten heute vor allem heterosexuelle Drogenkonsumenten beiderlei Geschlechts. Ansonsten ist die Syphilisinzidenz bei bestimmten Personengruppen wie zum Beispiel Menschen mit häufig wechselnden Geschlechtspartnern, Immigranten aus bestimmten außereuropäischen Ländern sowie Berufsgruppen mit viel Reisetätigkeit erhöht.

Etwa 5–10 % aller unbehandelten Syphilisinfektionen entfalten im Spätstadium ZNS-Komplikationen, Männer sind häufiger betroffen als Frauen. Es bestehen Hinweise dafür, dass Alkoholabusus wie auch Schädel-Hirn-Traumen die Entwicklung einer Neurosyphilis begünstigen. Eine positive Korrelation scheint auch zwischen Diabetes mellitus und Tabes dorsalis zu bestehen (Göers 1989). Die Lebenserwartung der Neurosyphiliskranken ist gegenüber der Normalbevölkerung um ca. 20 % reduziert.

Erregereigenschaften

Der Erreger der Syphilis, Treponema pallidum ssp. pallidum (T.p.), ist mit denjenigen der Frambösie (T. pallidum ssp. pertenue), der Pinta (T. carateum) und der endemischen bzw. nichtvenerischen Syphilis (T. pallidum ssp. endemicum) eng verwandt. Es handelt sich um ein schraubenförmiges Stäbchen von 6–20 μm Länge und 0,1–0,35 μm Dicke. Charakteristisch ist seine haarnadelartige Bewegung mit Einknicken im Mittelteil.

Um den Zellkörper winden sich 3 Flagella, deren Insertionspunkte sich jeweils an den Enden des Organismus befinden. Der Protoplasmazylinder, Zellkörper der Treponemen, ist von 3 Hüllstrukturen umgeben: der zytoplasmatischen Membran, der Peptidoglykanschicht und der äußeren Zellmembran, die in unterschiedlich ausgeprägtem Maße eine Mukoidhülle enthalten kann. Die Peptidoglykanschicht stellt den Wirkort der beta-Laktam-Antibiotika dar; sie hemmen irreversibel die bakterielle Transpeptidasereaktion und damit die Integrität der Treponemenwand. Eine Reihe von Proteinen der äußeren Membran und der Flagella mit Antigenstruktur sind heute bekannt. Ein wesentlicher immunstimulierender Faktor ist dabei das 47 kDa-Lipoprotein, das wohl eine Endothel- und Makrophagenaktivierung induziert, aber verglichen mit dem Lipopolysaccharid (LPS) der gramnegativen Keime viel weniger gewebetoxisch ist. Wahrscheinlich wird dieses Lipoprotein nur von absterbenden Treponemen freigesetzt (Norgard et al. 1995).

Pathogenese

Es wird vermutet, dass T. pallidum unfähig ist, das N-Acetyl-D-Glucosamin, ein Bestandteil der Peptidoglykanschicht und der Mukoidhülle, selbst zu produzieren. Die fehlende Kultivierbarkeit und die besondere Tendenz von T.p. zum Befall mukoidhaltiger Gewebe wird hiermit begründet. Mit Hilfe seiner Mukopolysaccharidase gewinnt der Erreger das N-Acetylglucosamin von Oberflächenstrukturen der Wirtszelle. Das Enzym erlaubt dem Organismus das Haften an Kapillarzellen mit konsekutiver Extravasation. Die Mukopolysaccharidase spielt also die Rolle eines „spreading factor" (Fitzgerald & Repesh 1987). Treponema pallidum besitzt weder Endotoxin (Lipopolysaccharide), noch entfaltet es eine toxische oder zelldestruktive Wirkung. Entscheidend für seine Pathogenität ist die Haftung an der Wirtszelle, die parasitär bis zu ihrem Untergang ausgenutzt wird. Weitere Pathogenitätsfaktoren des Erregers sind seine Strategien, sich den Abwehrmechanismen des Wirtsorganismus zu entziehen. Hierzu gehören die Maskierung der Oberfläche mit wirtseigenem Material und das Aufsuchen immunologisch privilegierter Orte, z. B. Nervenzellen, deren Befall in Ermangelung einer Expression von MHC-I-Antigenen vom körpereigenen Immunsystem nicht erkannt werden kann (Joly et al. 1991). Immunmodulatorische Fähigkeiten der Treponemen scheinen hierbei auch eine Rolle zu spielen (Fitzgerald 1992).
Es wird davon ausgegangen, dass im *Primärstadium* bei 60–90 % der Erkrankten die lokale Erregerabwehr im Primäraffekt unterlaufen wird. Es kommt zur Bakteriämie und zum Übergang in das Sekundärstadium mit Befall von Haut, Schleimhaut, Auge, ZNS sowie pathologischen Reaktionen in verschiedenen anderen parenchymatösen Organen. Nach Wochen und Monaten klingt diese Krankheitsphase ab; das Leiden heilt aus oder geht in eine Latenzphase über. Letztere ist durch einen infektionsimmunologischen Gleichgewichtszustand zwischen Erreger und Wirt gekennzeichnet. Bei ⅓ der Infizierten entwickelt sich nach wenigen Jahren oder nach 1–2 Dekaden das Tertiärstadium, das sich als gummatöse Syphilis an Haut, Knochen und anderen Organen (ca. 15 % der Infizierten), als kardiovaskuläre Syphilis (10 %) oder als Neurosyphilis (5–10 %) manifestiert (Hutchinson & Hook 1990).
Die Invasion von T.p. in das Nervensystem ist in allen Krankheitsstadien möglich. Schon im Primäraffekt lässt sich gelegentlich das Eindringen des Erregers in periphere Nervenendigungen demonstrieren (Secher et al. 1982). Ob dieses bereits ein Hinweis auf eine transneurale Erregerwanderung zum Rückenmark ist, blieb bis heute ungeklärt. Die ZNS-Penetration von T.p. dürfte hauptsächlich hämatogen erfolgen. Auch dem Lymphsystem sind die Erreger durch aktive Beweglichkeit und anaerobes Wachstum angepasst.
Die Immunpathologie der Syphilis ist komplex. Die Infektiosität von T.p. ist mit 33 % relativ gering. Hierfür wird u. a. eine natürliche Resistenz verantwortlich gemacht. Einmal in den Makroorganismus eingedrungen, entgeht ein Teil der Treponemen der Abwehr durch Maskierung oder immunsuppressive Faktoren. Die Bildung von Schleimkapseln, eine T.-p.-induzierte Anergie, ein „shut down" der Immunabwehr, früheres Abwandern in immunologisch privilegierte Organe und intrazellulärer Aufenthalt gelten als wesentliche Überlebensmechanismen des Erregers. Hiervon unabhängig werden

bereits im *Sekundärstadium* Autoimmunprozesse aktiviert, in deren Folge u.a. eine Glomerulonephritis entstehen kann. Im Spätstadium des Leidens scheint eine überschießende Immunantwort auf eine geringe Antigenmenge das Bild zu bestimmen. Das Abwehrverhalten des Wirtes gleicht teils einer Überempfindlichkeitsreaktion vom verzögerten Typ, teils werden in überproportionalem Maße Antikörper gebildet, die zwar nicht zur Erregerfreiheit, möglicherweise aber zur Organschädigung führen. Nach Wicher und Wicher (1983) geht die Syphilis in ihrem Frühstadium bei massiver Erregerinvasion mit einer reduzierten systemischen und lokalen Immunreaktion des Wirts einher, während im Spätstadium eine nur geringe Erregerzahl eine ausgeprägte lokale Immunantwort hervorruft. Für eine autoaggressive Komponente bei der Entwicklung der Neurosyphilis gibt es zahlreiche Hinweise. Die Untersuchung der Histokompatibilitätsantigene deutet darüber hinaus auf eine genetische Determination der immunologischen Reaktion des Wirts hin.
Histologisch ist der Organbefall im Spätstadium der Syphilis durch perivaskuläre Anhäufung von Plasmazellen, Lymphozyten und endothelialen Zellen charakterisiert. Das Ausmaß der Parenchymzerstörung hängt von der Dauer und Intensität des entzündlichen Prozesses ab. Das Gumma stellt die Maximalform der T-zell-abhängigen granulomatösen Immunreaktion des Wirtes dar. Es besteht aus massiven Infiltraten von Lymphozyten, Plasmazellen und Makrophagen. Auch Riesenzellen kommen vor. Die Notwendigkeit in loco vorhandener Treponemen steht außer Zweifel, auch wenn sich T.p. fast nie in gummatösen Geweben nachweisen lässt.

Klinische Symptomatik

Frühsyphilitische ZNS-Beteiligung im Sekundärstadium

Rund ⅓ aller Patienten mit Sekundärsyphilis weist Liquorveränderungen auf, obwohl mehrheitlich keine Symptome seitens des ZNS bestehen oder nur leichter Kopfschmerz vorhanden ist. Der so genannte Meningealkatarrh entspricht einer leichten Meningitis, bei der die Pleozytose nicht sonderlich hoch ist. Eine ausgeprägte Meningitissymptomatik ist selten. Hirnnervenausfälle (Nervus VIII, VII, III) treten gelegentlich auf. Oft wird ihre syphilitische Genese nicht erkannt. Ähnliches trifft für neurasthenische Syndrome im Sekundärstadium zu. Seltene Manifestationen sind vaskuläre Hirnstammsyndrome und die syphilisassoziierte Polyradikulitis mit besonderer Beteiligung der Hinterwurzeln.

Asymptomatische und unklassifizierbare ZNS-Beteiligung im Tertiärstadium

Der Begriff „asymptomatische Neurosyphilis" soll Fälle bezeichnen, die typische Liquorveränderungen (Pleozytose oder lokale IgG-Produktion, positiver ITpA-Index, s. Kap. 8.1) ohne zusätzliche klinische Symptomatik aufweisen.
Die unklassifizierbare Neurosyphilis entspricht einem wenig ausgeprägten Krankheitsbild, bei dem Kopfschmerz, Schwindel, reduzierte Leistungsfähigkeit, Reflexabweichungen, Sensibilitätsstörungen und weniger häufig auch Gang- und Standataxien, Anisokorie und abnorme Pupillenreaktionen auftreten. Das Liquorsyndrom geht nahezu immer mit dem Befund einer lokalen Immunreaktion im ZNS und in etwa 50 % der Fälle mit einer geringen Pleozytose einher.

Meningovaskuläre Neurosyphilis (Syphilis cerebrospinalis)

Die meningovaskuläre Neurosyphilis manifestiert sich mit verschiedensten Frühsymptomen, wie Sehstörungen, Schwindel, Kopfschmerzen, aber auch apoplektiformen Erscheinungsbildern. Psychotische Episoden sind selten (10 %). Später entwickeln sich Hemisyndrome, Hirnnerven- und Hirnstammläsionen, Syndrome des vestibulären und kochleären Systems, chronische meningitische Krankheitsbilder, spinale Syndrome, chronische hirnorganische Psychosyndrome und Anfallsleiden. Rein vaskulitische Krankheitsbilder machen weniger als 10 % aller Neurosyphilisfälle aus. Bevorzugte Gefäßprovinzen sind die Aa. cerebri posterior, media, basilaris und cerebelli inferior posterior. Die klinische Herdsymptomatik richtet sich nach dem betroffenen Gefäß. Apoplektiformen Ereignissen gehen oft dumpfe frontale oder okzipitale Kopfschmerzen, seltener auch TIA-ähnliche Ereignisse (Wetterleuchten der Hirngefäßlues nach v. Sarbo 1935) voraus. Das Liquorsyndrom ist in Tabelle 4-5 dargestellt. Eine intrathekale IgG-Produktion lässt sich in ca. 20–25 % nicht nachweisen. Intrakranielle Blutungen und auch die Pachymeningitis haemorrhagica, eine chronisch-subdurale Blutung, sind heute ausgesprochen selten geworden.
Die meningitische Variante der meningovaskulären Neurosyphilis ist fast immer mit einer *chronischen Begleitvaskulitis* kombiniert. Der Entzündungsprozess ist vor allem im Bereich der basalen Meningen lokalisiert. Komplizierend sind Ependymgranulation, Aquäduktstenose und Okklusionshydrozephalus. Die Patienten klagen über Kopfschmerz, Schwindel, neurasthenische Symptome; ein Papillenödem entwickelt sich entweder als Folge eines syphilitischen Optikusbefalls oder einer intrakraniellen Druckerhöhung. Die Nn. statoacusticus, trigeminus oder facialis können ebenfalls betroffen sein. Die untere Hirnnervengruppe bleibt fast immer unbeeinträchtigt. Hypophysäre

Tab. 4-5 Liquorbefunde bei syphilitischem ZNS-Befall

Krankheitsbild	Zellzahl (pro µl)	Zellbild	Gesamtprotein	Intrathekale IgG-Produktion (IgG-Index)	Oligoklonales IgG	Andere Immunglobuline	ITpA-Index
Frühsyphilitische Meningitis	350 und mehr	zumeist mononukleär, selten neutrophil	n → ↑	0 oder (+)	0 oder (+)	0	n oder >3,0
Meningovaskuläre Neurosyphilis							
▪ Vaskulitische Variante	bis 100	mononukleär	(↑) → ↑	(+) selten 0	+ selten 0	?	n oder >3,0
▪ Meningitische Variante	bis 350	Lymphozyten, Monozyten, Granulozyten	↑ → ↑ ↑	(+) → +	+	IgA (IgM)	>3,0
Tabes dorsalis	bis 35 (oft <15/3)	mononukleär	n → ↑	+	+	(IgA) (IgM)	>3,0
Progressive Paralyse	bis 100	Lymphozyten, Plasmazellen, Granulozyten	↑ → ↑ ↑	++	+	IgM (IgA)	>3,0

n = normal
↑ = erhöht
↑ ↑ = stark erhöht
(+) = schwach ausgeprägt
\+ = positiv
++ = stark positiv (stark ausgeprägt)

Funktionsstörungen, zerebelläre Syndrome und Epilepsie sind bei diesem Krankheitsbild weniger häufig.
Das *syphilitische Hirngumma* ist eine seltene Komplikation. Bevorzugte Lokalisationen sind Kleinhirnbrückenwinkel, Hypophyse, perisellläre Zisternen, Spinalkanal einschließlich Cauda equina und auch periphere Nerven, wie der N. ischiadicus. Eine gummöse Meningealfibrose führt zu Liquorzirkulationsstörungen mit konsekutivem Hydrozephalus. Das klinische Bild des Hirngummas ist durch seine Lokalisation bestimmt. Spinale Manifestationsformen der meningovaskulären Neurosyphilis erzeugen MS-ähnliche Bilder, progrediente Paraparesen, Miktionsstörungen oder auch das Arteria-spinalis-anterior-Syndrom.

Tabes dorsalis

An eine Tabes ist immer bei gemeinsamem Auftreten von Gangunsicherheit, lanzinierenden Schmerzen, Überstreckbarkeit der Knie- und Hüftgelenke (Abb. 4-11) sowie Pupillenstörungen zu denken. Die neurologische Untersuchung erbringt darüber hinaus einen Reflexverlust der unteren Extremitäten, hochgradige Störungen von Tiefen- und Lageempfinden, ein positives Romberg-Zeichen, Miktionsstörungen i. S. der großen Überlaufblase, ausgeprägte Gangstörungen bei geschlossenen Augen („lokomotorische Ataxie") sowie gelegentlich Gelenkdeformitäten an den unteren Extremitäten. Die Patienten klagen über ein Gehen „wie auf Watte" und häufiges Stolpern im Dunkeln.
Unter *lanzinierenden Schmerzen* versteht man kurz dauernde, in die Beine einschießende Schmerzattacken schneidenden oder bohrenden Charakters. *Tabische Krisen* sind heftige kolikartige Beschwerden, oft mit Gürtelgefühl und ausgiebigem Erbrechen. Aufgrund ihrer Heftigkeit werden mitunter Laparotomien durchgeführt, ohne dass dabei ein pathologisches Substrat zu finden ist. Über Tage anhaltenden Singultus oder krisenhafte Temperaturanstiege bei Tabes-Patienten wurde ebenfalls berichtet. Die gestörte Pupillomotorik, bei mindestens ⅔ der Tabiker vorhanden, besteht in einer fehlen-

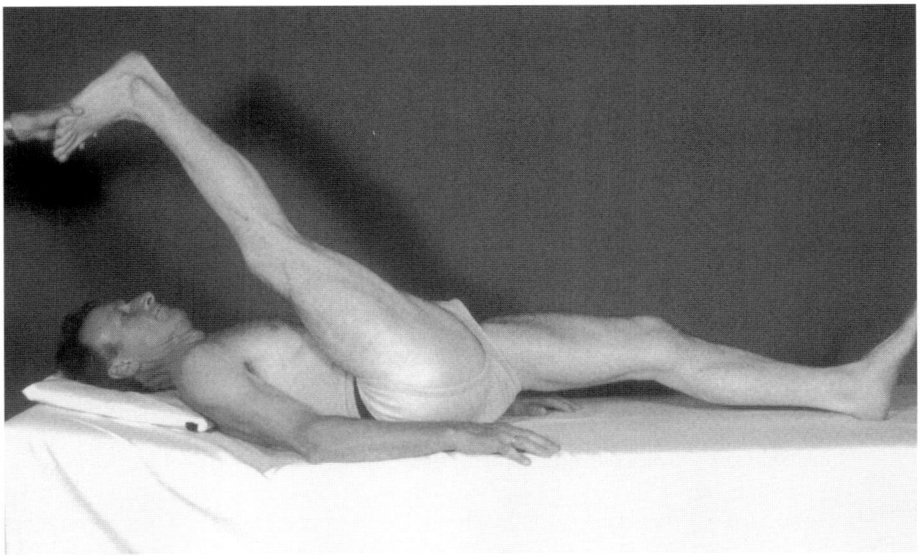

Abb. 4-11 Überstreckbarkeit der Hüftgelenke bei einem 59-jährigen Tabeskranken.

den direkten und konsensuellen Lichtreaktion mit erhaltener Konvergenzreaktion. Oft ist der Befund einseitig, sodass eine Anisokorie imponiert. Beim *Argyll-Robertson-Phänomen* sind zusätzlich Miose und andere Zeichen der Sympathikusschädigung vorhanden. Etwa 45 % der Tabiker entwickeln eine Optikusatrophie, die manchmal den übrigen krankheitstypischen Symptomen vorausgeht. Muskelatrophien, die sich zumeist auf bestimmte lumbale oder zervikale Segmente beschränken, sind nur bei wenigen Tabikern vorhanden. Hirnnervenausfälle betreffen bevorzugt den N. trigeminus. Liegen Läsionen der unteren Hirnnervengruppe vor, spricht man vom bulbärparalytischen Symptomenkomplex der Tabes.

Progressive Paralyse

Die charakteristische Symptomkonstellation der paralytischen Neurosyphilis besteht im psychoorganischen Syndrom, in Sprach- und Sprechstörungen, abnormen Pupillenreaktionen sowie dem Liquorbefund der massiven intrathekalen IgG-Produktion. Die psychopathologischen Veränderungen weisen keine „syndromalen Zusammenhänge typischer oder gar regelhafter Art“ auf (Zeh 1964). Die progressive Paralyse ist eine chronisch-progrediente Enzephalitis; der entzündliche Prozess spielt sich perivaskulär im Hirnparenchym und an meningealen Strukturen ab. Frontale und temporobasale Kortexareale sind besonders betroffen.

Das Leiden manifestiert sich in Wesensänderungen, artikulatorischen Störungen, Kopfschmerz, Schwindel, Verwirrtheit sowie aggressiven Durchbrüchen, oft verbunden mit Straftaten. Beim fortgeschrittenen Krankheitsbild kommen Reflexstörungen, Krampfanfälle, Koordinationstörungen, Pyramidenbahnzeichen, Harninkontinenz und schließlich das typische mimische Beben hinzu. Die Schwierigkeiten des Paralytikers beim Sprechen wurden im älteren Schrifttum als „Silbenschmieren“ charakterisiert. Unbehandelt entwickeln die Patienten schwerste Demenzzustände und Marasmus. Sie sterben schließlich an interkurrenten Infekten.

Die sog. Paralysepsychose mit expansiv-maniformer Symptomatik, Größenideen, aggressiv-reizbarem Verhalten, Agitiertheit und Witzelsucht ist gewiss seltener als allgemein angenommen wird. Sie entwickelt sich nur bei ca. 15 % der Paralytiker. Viel häufiger ist der einfache progrediente Persönlichkeitsverfall, von Janel (1935) als „stille Verblödung“ bezeichnet. Psychotische Episoden verschiedener Ausformung werden bei mindestens 50 % der Paralytiker irgendwann im Krankheitsverlauf beobachtet; 35 % der Erkrankten leiden unter epileptischen Anfällen.

Von einer *Lissauer-Herdparalyse* spricht man, wenn fokale Anfallsmechanismen mit zentralen Werkzeugstörungen, Gesichtsfeldausfällen sowie spastischer Hemiparese kombiniert sind. Hörstörungen, Pupillenanomalien, reflektorische Pupillenstörungen, sonstige Hirnnervenausfälle, Klagen über Schwindel und Gleichgewichtsstörungen sind bei Paralytikern nicht ungewöhnlich.

Seltene Manifestationsformen der Neurosyphilis

Die *syphilitische Amyotrophie* entwickelt sich als Folge isolierter Neuronenuntergänge im Vorderhornbereich. Klinisch gleicht das Krankheitsbild der amyotrophischen Lateralsklerose, wobei die Progredienz wechselnd ist. In der Regel wird das Krankheitsbild erkannt, bevor es eine lebensbedrohliche Ausprägung erreicht hat. Die *syphilitische spastische Spinalparalyse* unterscheidet sich in der klinischen Symptomatik kaum von der degenerativ bedingten spastischen Spinalparalyse; Blasenstörungen treten allerdings frühzeitig auf. Geschädigt sind vor allem die absteigenden Bahnen des Seiten-

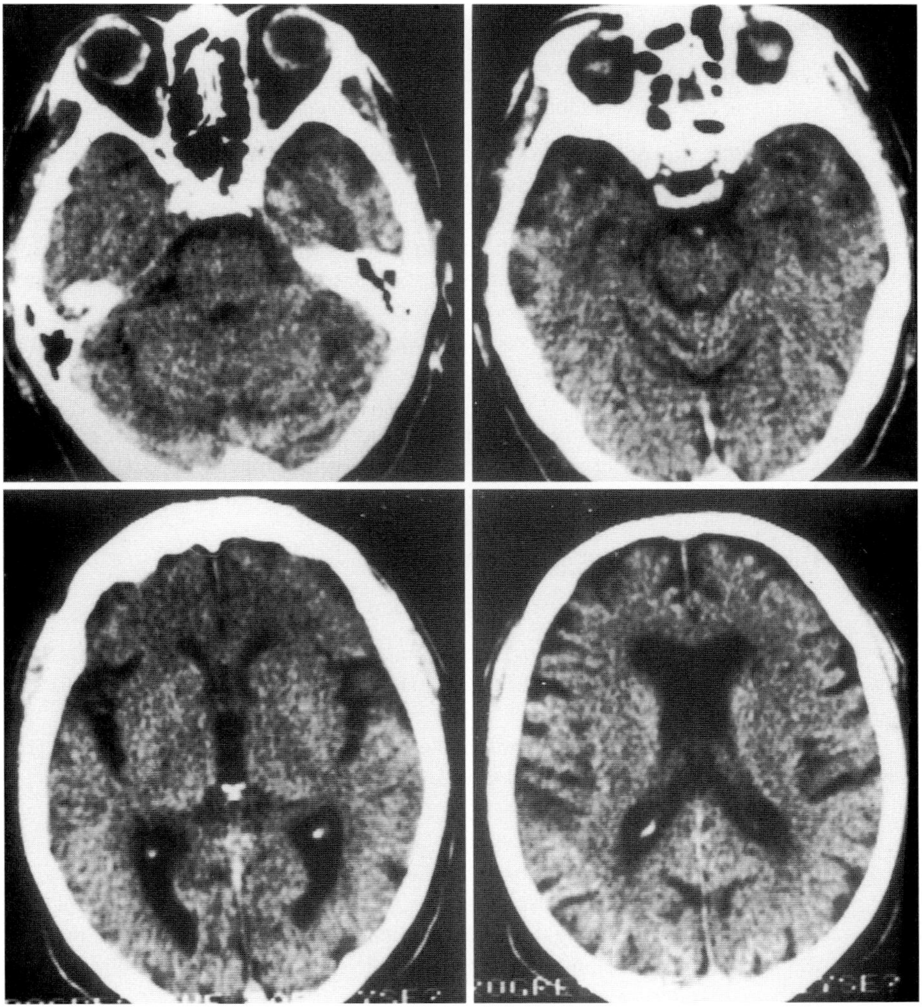

Abb. 4-12 Frontotemporal betonte Kortexatrophie bei progressiver Paralyse (50-jähriger Mann mit reizbar-hypomanischer Wesensänderung).

strangs mit Bevorzugung des Tractus corticospinalis. Die *Pachymeningitis cervicalis hyperplastica*, klinisch durchaus vergleichbar mit der weitaus häufigeren spondylogenen zervikalen Myelopathie, hat heute als ausgesprochen seltenes Krankheitsbild zu gelten. Typisch ist der Liquorbefund mit einer leichten Pleozytose und einer deutlichen Proteinerhöhung.

Die *konnatale Syphilis* führt nicht immer zu einer ZNS-Beteiligung. Die klassischen Stigmata mit Keratitis parenchymatosa, Innenohrtaubheit sowie Zahn- und Knochendeformitäten müssen heute als Rarität gelten. Häufiger ist die angeborene Syphilis, die im Verlauf der Kindheit das Tertiärstadium erreicht und dann das klinische Erscheinungsbild der juvenilen Tabes oder Paralyse entfaltet.

Diagnostik

Grundsätzlich sollte die Diagnose Neurosyphilis bei Personen mit positiver Syphilisserologie erwogen werden, wenn 2 der nachfolgenden 3 Kriterien positiv sind:

1. Chronisch-progredienter Verlauf einer neurologisch-psychiatrischen Symptomatik mit Phasen einer Teilremission oder einer akuten Verschlechterung; andere Krankheitsursachen sollten weitestgehend ausgeschlossen sein
2. Pathologischer Liquorbefund mit gemischt-zellulärer oder mononukleärer Pleozytose, Blut-Liquor-Schrankenstörung, Gesamtproteinerhöhung und/oder intrathekaler Immunglobulinsynthese
3. Günstige Beeinflussung von Krankheitsverlauf und/oder Liquorbefund durch antibiotische Behandlung.

Der Gang der Diagnostik schließt erregerspezifische und „allgemeine" Untersuchungsverfahren ein. Die erregerspezifische Diagnostik strebt entweder die Darstellung der verursachenden Treponemen oder den Nachweis der Immunantwort des Wirts an.

Mikrobiologische Diagnostik

Für die direkte Erregerdemonstration eignen sich

- Dunkelfeldmikroskopie (Probenmaterial: Wundabstriche, Exprimat aus Syphiliden)
- Fluoreszenz-Antikörper-Mikroskopie (Probenmaterial wie oben, spezifischer als Dunkelfeldmikroskopie)
- Antigennachweis durch monoklonale Antikörper oder Amplifikation erregerspezifischer Nukleinsäuresequenzen mittels PCR.

PCR und Antigennachweis haben noch keine breite klinische Anwendung gefunden. Daher kann ihre diagnostische Reliabilität bisher noch nicht endgültig eingeschätzt werden. Die Dunkelfeldmikroskopie muss sofort nach der Probenentnahme durchgeführt werden. Die Abgrenzung von apathogenen Treponemen ist oft schon durch Beachtung der speziellen Bewegungsmuster im Vergleich zu Treponema pallidum möglich. Der direkte Erregernachweis spielt vor allem in frühen Krankheitsphasen (Primär- und Sekundärsyphilis) eine Rolle.

Serologische Diagnostik

Die Domänen der serologischen Diagnostik sind die Latenzphase nach dem Primosekundärstadium und das Tertiärstadium. Die sich von der Wassermann-Reaktion ableitenden modernen *Lipoidantikörperreaktionen*, wie der Kardiolipinmikroflockungs-(CMF-) und der VDRL-Test, sind unspezifisch und werden nur noch zur Einschätzung der Prozessaktivität eingesetzt. Das verwendete Antigen ist eine Präparation aus Kardiolipin, Phosphatidylcholin und Cholesterin im Verhältnis 1:10:30. Die nachzuweisenden Antikörper erkennen den polaren Kopf des Kardiolipins (2 Phosphodiestergruppen, die über ein Glyzerolmolekül verbunden sind). Sie unterscheiden sich grundlegend von den gehäuft bei systemischem Lupus erythematodes anzutreffenden Antikardiolipinantikörpern, die polyspezifisch für anionische Phospholipide sind und als Epitop sich wiederholende einzelne negativ geladene Phosphodiestergruppen erkennen (McNeil et al. 1991). Kardiolipin tritt in größerer Quantität sowohl in Wandstrukturen von T.p.

als auch in Membranen und Organellen von Wirtszellen auf. Als Antigen wird es präsentiert in der Auseinandersetzung zwischen Erreger und Makroorganismus. Dies impliziert, dass die Lipoidantikörperreaktionen auch bei anderen entzündlichen oder neoplastischen Prozessen positiv ausfallen können. Es erklärt aber auch, dass diese Tests bei inaktiver (Neuro-)Syphilis negativ werden. Nach sanierender Antibiotikagabe verschwinden die gegen das Kardiolipin gerichteten Lipoidantikörper innerhalb von 3–12 Monaten; sie sind also zur Therapiekontrolle zu verwerten.
Die *treponemenspezifischen Tests*, unverzichtbar für die Verifizierung einer Infektion mit T.p., basieren auf dem Nachweis erregerspezifischer IgG- und IgM-Antikörper. Als gleichwertig gelten

- Fluoreszenz-Treponemen-Antikörper-(FTA-Abs-)Test und
- Treponema-pallidum-Hämagglutinationtest (TPHA-Test; MHA-TP-Test).

Diese erregerspezifischen Seroreaktionen persistieren unabhängig von den Therapiemaßnahmen in der Regel über Jahrzehnte. Falsch-positive Reaktionen sind mit jeweils ca. 2 % ausgesprochen selten. Da die Tests z. T. unterschiedliche T.p.-Epitope erkennen, kontrollieren sie sich gegenseitig. Der TPHA-Test lässt sich technisch einfach mit quantitativer Titerangabe durchführen. Dies ermöglicht den Vergleich der Antikörperaktivität in verschiedenen Kompartimenten (Liquor-Serum-Quotient etc.).
Zur Prozessaktivität geben TPHA- und FTA-Abs-Test aufgrund ihrer trägen Reaktionen nach Therapiemaßnahmen wenig Informationen. Hierfür eignen sich neben den Lipoid-Reaktionen (VDRL, CMF) nur solche serologischen Verfahren, die auf dem Nachweis treponemenspezifischer IgM-Antikörper basieren:

- 19S-(IgM)-FTA-Abs-Test
- T.p.-IgM-ELISA
- Solid-Phase-Hämabsorptionstest (SPHA-Test).

Der positive Testausfall zeigt eine aktive Erkrankung an. Nach sanierender Antibiotikagabe sollen die treponemenspezifischen IgM-Antikörper innerhalb von 12 Monaten aus dem Blut verschwinden (Müller 1981). In seltenen Fällen einer aktiven Neurosyphilis können Lipoidreaktionen und 19S-(IgM)-FTA-Abs-Test bereits zum Zeitpunkt der Krankheitserkennung negativ ausfallen. Unter diesen Bedingungen ist die Prozessaktivität sehr schwierig einzuschätzen.

Liquordiagnostik

Unter den allgemeinen Untersuchungen hat die Liquordiagnostik die größte Bedeutung. Die zu erwartenden Befunde bei den verschiedenen Verlaufsformen der Neurosyphilis sind in Tabelle 4-5 zusammengefasst.
Die Kombination von positivem FTA-Abs- und TPHA-Test im Serum mit intrathekaler IgG-Produktion sollte immer an eine Neurosyphilis denken lassen. Der Nachweis einer intrathekalen Produktion treponemenspezifischer Antikörper hat eine besondere Bedeutung zur Verifizierung einer Neurosyphilis erlangt (Prange et al. 1983). Er wird über einen Index aus Gesamt-IgG sowie TPHA-Titer in Serum und Liquor wie folgt geführt:

$$\text{ITpA-Index} = \frac{\text{TPHA-Titer (Liquor)}}{\text{Gesamt-IgG (Liquor)}} \times \frac{\text{Gesamt-IgG (Serum)}}{\text{TPH-Titer (Serum)}}$$

(ITpA: intrathekal produzierte Treponema-pallidum-Antikörper)

Bei fehlender Antikörperproduktion gegen T.p. im ZNS beträgt der ITpA-Index 1 (0,5–2,0). Ein Wert >2,0 deutet auf eine spezifische Antikörperproduktion im ZNS hin, ein Wert >3,0 beweist sie mit hoher Reliabilität (Sensitivität 84 %, Spezifität 100 %). Falsch-negative Befunde kommen gelegentlich bei ZNS-Befall im Sekundärstadium und bei vaskulitischer Neurosyphilis vor (Prange & Bobis-Seidenschwanz 1994).
Bei allen Fällen mit chronisch entzündlichen ZNS-Erkrankungen und Syphilisverdacht empfiehlt sich das folgende praktische Vorgehen:

1. TPHA-Test im Blut – falls positiv, dann als Kontrolle FTA-Abs-Test im Blut (der positive Ausfall beider belegt eine irgendwann stattgehabte Treponemeninfektion)
2. Lumbalpunktion mit Bestimmung von Zellzahl, Gesamtprotein, Liquor-Serum-Quotienten von Albumin und IgG sowie von Liquor- und Serumtiter im TPHA-Test (positiver ITpA-Index [und IgG-Index] beweist syphilitischen ZNS-Befall bzw. das Vorliegen einer Neurosyphilis)
3. 19S-(IgM)-FTA-Abs-Test im Blut (und VDRL-Test oder CMF) – positiver Testausfall belegt Prozessaktivität und somit Behandlungsbedürftigkeit, unter der Voraussetzung, dass in den letzten 12 Monaten keine Therapie stattgefunden hat.

Ist die Einschätzung der Prozessaktivität unsicher, so kann eine Liquorpleozytose oder ein positiver VDRL-Test im Liquor (CSF-VDRL-Test) den Verdacht auf floride Neurosyphilis bekräftigen.

Bildgebende Diagnostik

Raumfordernde Gummata, Ischämiefolgen nach Vaskulitis und sonstige krankheitstypische morphologische Veränderungen in Gehirn und Rückenmark werden am besten durch CT- oder MRT-Untersuchungen erfasst. Auch zum differenzialdiagnostischen Ausschluss sonstiger ZNS-Erkrankungen, die neben der Neurosyphilis bestehen oder sie vortäuschen können, sind die bildgebenden Verfahren wünschenswert. Das cCT zeigt bei progressiver Paralyse frontotemporal betonte kortikale Atrophien (Abb. 4-12), bei Tabes gelegentlich eine Kleinhirnatrophie und bei meningovaskulärer Neurosyphilis oftmals gefäßabhängige Parenchymläsionen. Auch ein behandlungsbedürftiger Hydrozephalus wird auf diesem Wege erkannt. Die MRT-Untersuchung ist zum Nachweis entzündlicher oder vaskulitischer Herde vor allem im Hirnstamm geeignet; in einigen Fällen kann das MRT ähnliche Pathologika zeigen wie bei der Multiplen Sklerose. Durch Sagittalschnittaufnahmen werden Aquäduktstenosen sichtbar gemacht. Die Angiographie ist nur bei Verdacht auf syphilitische Hirngefäßaneurysmen indiziert. Ein Aortenaneurysma sollte bei jedem Patienten mit Tertiärsyphilis mittels Thoraxröntgenaufnahme und ggf. auch Ultraschalluntersuchungen ausgeschlossen werden.

Elektrodiagnostische Verfahren

Die Verfahren der klinischen Neurophysiologie erbringen Informationen zum Ausmaß der funktionellen Beeinträchtigungen. Die visuell-evozierten Potenziale sind bedeutsam für die Erkennung einer „tabischen“ Optikusschädigung, die sich zunächst mitunter der ophthalmologischen Erkennung entzieht. Somatosensorisch-evozierte Potenziale können bei Paralytikern zur Feststellung einer tabischen Begleitsymptomatik und bei meningovaskulärer Neurosyphilis zur Erfassung spinaler Läsionen beitragen. Der Blinkreflex wird zur Aufdeckung pontomedullärer Funktionsstörungen durchgeführt; pathologische Verzögerungen der R1-Antwort sind bei Tabikern relativ häufig.

Da 15–25 % aller Neurosyphiliskranken unter epileptischen Anfällen leiden, gehört das EEG zur unverzichtbaren Zusatzdiagnostik. Dies trifft insbesondere bei progressiver Paralyse zu. Neben der Darstellung epileptischer Herde werden Allgemeinveränderungen und Herdbefunde, die bei Paralytikern in 52 % der Fälle vorhanden sind, dokumentiert. Nach erfolgreicher Therapie soll sich das EEG in Jahresfrist normalisiert haben (Zeh 1964). Elektromyographie und -neurographie sind bei der syphilitischen Amyotrophie und der Polyradikulitis von diagnostischem Nutzen.

Therapie der Neurosyphilis

Der Therapieerfolg ist von der Krankheitsdauer, dem Ausmaß der Parenchymschädigung des Gehirns oder Rückenmarks, aber auch vom Antibiotikum und von der Dosis abhängig. Als Therapeutikum der ersten Wahl hat zu gelten:

- 3-mal 10 Mio I.U. *Penicillin-G-Natrium* (3-mal 6 g) als i.v. Kurzinfusion in 100 ml 5 %iger Glukoselösung über 20 min, in 8-stündigen Abständen infundiert (Therapiedauer 14 Tage)
  (nur bei immunkompetenten Patienten):
- 2,4 Mio I.U. *Procainbenzylpenicillin G* (1,44 g) als tägliche Einzelgabe i.m. plus 4-mal 500 mg Probenecid oral in 6-stündigen Abständen über 10 Tage; anschließend Benzathinpenicillin G, 2,4 Mio I.U., einmal wöchentlich i.m. über 3 Wochen.

Eine attraktive Behandlungsalternative stellt die Gabe von *Ceftriaxon* (Rocephin) dar; sie kann auch bei Penizillinallergie eingesetzt und ab dem 3. Behandlungstag ambulant durchgeführt werden.
Verabfolgt wird Ceftriaxon als täglich einmalige Kurzinfusion: am 1. Tag 4 g, dann weitere 13 Tage 2 g/d. Im Falle einer nur geringgradigen oder fehlenden Störung der Blut-Liquor-Schranke ist eine konstante Tagesdosis von 4 g während des gesamten Behandlungszeitraums gerechtfertigt.
Substanzen wie Doxycyclin, Erythromycin oder Chloramphenicol sollten nur in seltenen und begründeten Ausnahmen eingesetzt werden.
An toxische oder allergische Antibiotikanebenwirkungen wie Krampfanfälle, Hautreaktionen (0,7–10 %), Anaphylaxie (0,015 %) ist immer zu denken. Die Herxheimer-Jarisch-Reaktion tritt, wenn überhaupt, nur in den ersten 24–48 h nach Behandlungsbeginn auf. Sie ist bei Neurosyphilis selten (2–3 %), im syphilitischen Frühstadium aber gehäuft (75–100 %). Ihre Letalität liegt bei 0,1 %.

Eine erfolgreiche Therapie ist erkennbar an
1. einem Abfall der Liquorzellzahl innerhalb einiger Wochen,
2. einem Abfall bzw. Negativwerden des 19S-(IgM)-FTA-Abs-Test im Serum innerhalb von 6–12 Monaten,
3. einer Rückläufigkeit der intrathekalen IgG-Produktion entsprechend einer logarithmisch-linearen Reaktionskurve sowie einer Normalisierung der zuvor beeinträchtigten Blut-Liquor-Schranke (erhöhter Albuminquotient),
4. einem Negativwerden des CSF-VDRL-Test innerhalb von 3–12 Monaten.

Traditionell wird, den Bedürfnissen des Klinikers folgend, zwischen *aktiver*, behandlungsbedürftiger Neurosyphilis, *sanierend behandelter* Neurosyphilis und *„ausgebrann-*

ter" Neurosyphilis unterschieden. Bei letztgenannter ist keine Aktivität (Floridität) nachweisbar, obwohl frühere antibiotische Behandlungen anamnestisch nicht zu eruieren sind. Zumeist ist das Treponemenleiden bei solchen Patienten im Rahmen früherer antibakterieller Therapiemaßnahmen (aus anderer Indikationsstellung) unbewusst mitbehandelt worden.
Bei langer Krankheitsdauer persistieren nach sanierender Behandlung Defektsyndrome, die oft eine symptomatische Langzeittherapie erforderlich machen. Erwähnt seien die Krisen bzw. lanzinierenden Schmerzen bei Tabes-Kranken, Epilepsie bei Paralytikern und (Hemi-)Paresen bei Patienten mit vaskulitischer Variante der meningovaskulären Neurosyphilis.
Die Prognose der Neurosyphilis ist bei frühzeitiger Erkennung und Behandlung gut. Im eigenen Patientengut erreichten die Tabiker ein mittleres Sterbealter von 68 Jahren. Patienten mit progressiver Paralyse und meningovaskulärer Neurosyphilis starben im Durchschnitt 5 bzw. 7 Jahre früher.

Rechtliche Gesichtspunkte

Laut § 7(3) des Infektionsschutzgesetzes (IfSG) besteht eine nichtnamentliche Meldepflicht für den diagnostizierenden Laborarzt beim direkten oder indirekten Nachweis einer akuten Infektion mit Treponema pallidum.

Literatur

FITZGERALD TJ (1992) The Th1/Th2-like switch in syphilitic infection: is it detrimental. Infect Immun 60: 3475–3479
FITZGERALD TJ, REPESH LA (1987) The hyaluronidase associated with Treponema pallidum facilitates treponemal dissemination. Infect Immun 55: 1023–1028
GÖERS R (1989) Die Neurosyphilis als Modell einer chronisch-entzündlichen ZNS-Erkrankung. Med. Diss Universität Göttingen
HUTCHINSON CM, HOOK EW (1990) Syphilis in adults. Med Clin North Am 74: 1389–1416
JAHNEL F (1936) Die Progressive Paralyse. In: BUMKE O, FOERSTER O (Hrsg) Handbuch der Neurologie Bd 12; Infektionen und Intoxikationen I. Springer, Berlin, S 647–731
JOLY E, MUCKE L, OLDSTONE MBA (1991) Viral persistence in neurons explained by lack of major histocompathibility class I expression. Science 253: 1283–1285
MACNEIL HP, CHESTERMAN CN, KRILIS SA (1991) Immunology and clinical importance of antiphospholipid antibodies. Adv Immunol 49: 193–280
NORGARD MV, RILEY BS, RICHARDSON JA et al. (1995) Dermal inflammation elicited by synthetic analogs of treponema pallidum and borrelia burgdorferi lipoproteins. Infec Immun 63: 1507–1515
PRANGE HW (1993) Neurosyphilis. In: HENKES H, KÖLMEL (Hrsg) Die entzündlichen Erkrankungen des Zentralnervensystems, Kap II-4 Ecomed, Landsberg S 1–34
PRANGE H, RITTER G (1981) Epidemiologie der Neurosyphilis. Nervenarzt 52: 32–35
PRANGE H, BOBIS-SEIDENSCHWANZ I (1994/95) Zur Evaluierung serologischer Aktivitätskriterien bei Neurosyphilis. Verh Dtsch Ges Neurol, Bd 8, S 789–791
PRANGE HW, MOSKOPHIDIS M, SCHIPPER HI, MÜLLER F (1983) Relationship between neurologic features and intrathecal synthesis of IgG antibodies to treponema pallidum in untreated human neurosyphilis. J Neurol 230: 241–252
Robert-Koch-Institut (1997) Epidemiologisches Bulletin RKI 16: 109–110
SECHER L, WEISMANN K, KOBAYASI T (1982) Treponema pallidum in peripheral nerve tissue of syphilitic chancre. Acta Derm Venereal (Stockh) 62: 407–411
SARBO A (1936) Syphilitische Erkrankungen des Zentralnervensystems. In: BUMKE O, FOERSTER O (Hrsg) Handbuch der Neurologie Bd 12: Infektionen und Intoxikationen. Springer, Berlin, S 252–442
WICHER K, WICHER V (1983) Immunopathology of syphilis. In: SCHELL RF, MUSHER DM (eds) Pathogenesis and immunology of treponemal infection. Dekker, New York Basel, S 139–159

4.2.2 Leptospirenerkrankungen

Hilmar Prange

Zusammenfassung

Erreger: Die Leptospirose ist eine Zooanthroponose, die durch den Leptospira-interrogans-Komplex ausgelöst wird. Am häufigsten ist der durch L. icterohaemorrhagiae verursachte M. Weil

Krankheitsbilder: Zyklische Allgemeininfektionen unterschiedlicher Schwere mit fakultativem ZNS-Befall (bis 24 %)

Klinischer Verlauf: Septische Phase und Immunphase; bevorzugt in der Immunphase können Meningitiden, Enzephalitiden, Enzephalomyelitiden, Myelitiden, Polio-ähnliche Verläufe, Polyradikulitiden und periphere Nervenläsionen auftreten

Labordiagnostik: Phasenabhängiger Erregernachweis: Liquor (1. Woche) und Urin (2. Woche); agglutinierende Antikörper treten ab 2. Woche auf. Eine Liquorpleozytose bis ca. 100 Zellen/ml weisen 60 % der M. Weil-Fälle auf

Zusatzdiagnostik: Schließt vor allem den Nachweis von Funktionsstörungen anderer Organsysteme ein

Therapie: Die Behandlung mit Antibiotika ist nur in der frühen Krankheitsphase sinnvoll; ansonsten stehen symptomatische Maßnahmen bis hin zur Intensivpflege im Vordergrund

Prognose: Die Letalität erreicht bis zu 10 %; persistierende Organschäden (Niere, Leber) sind nicht ungewöhnlich.

Epidemiologie

Das natürliche Reservoir der Leptospiren sind Ratten und Mäuse. Auch andere Säugetiere, vom Rind bis zur Spitzmaus, kommen als Wirte in Frage. Selbst aus Vögeln und Reptilien wurden Leptospiren isoliert. Die Erreger existieren oftmals im Wirtstier, ohne dass pathologische Veränderungen auftreten. Seronegative Ratten enthielten Leptospiren in Blut, Gehirn und Urin. Bei Nagern begünstigen alkalischer Urin und hoher pH-Wert des Nierengewebes das Überleben der Erreger mit permanenter renaler Ausscheidung. Die Übertragung auf den Menschen erfolgt vor allem durch Nagerexkrete. In feuchtwarmen Klimagebieten mit optimalem pH-Wert (7,0) können die Keime über Wochen in oberen Bodenschichten und Grundwasser überleben. In den Menschen dringen sie entweder durch Hautverletzungen oder durch intakte Schleimhäute ein. Der Verzehr kontaminierter Speisen in größeren Mengen kann zu einer Infektion der intestinalen Mukosa führen. Besonders exponiert sind Tierzüchter, Landwirte, Kanalisationsarbeiter, Laborpersonal und Wassersportler. Einzelne Serotypen weisen auf bestimmte Wirtstiere hin: L. icterohaemorrhagiae auf Rattenexposition, L. grippotyphosa auf Feldmauskontakt, L. sejroe auf Schweine, L. canicola auf Hunde, L. pomona auf Rinderkontakt.
In Mitteleuropa fand in den letzten Jahrzehnten eine deutliche Abnahme der Leptospiroseerkrankungen statt, was in erster Linie auf eine ständige Erhöhung der Hygienestandards zurückgehen dürfte. In den Jahren 1996 und 1998 wurden 25 bzw. 40 Krankheitsfälle gemeldet (Robert-Koch-Institut 1999). In Teilen Asiens begünstigt die künst-

liche Bewässerung größerer Anbauflächen (Reisanbau) die Verbreitung der Leptospiren.

Erregereigenschaften

Die Leptospiren sind fadenförmige, eng gewundene flexible Bakterien mit einer Krümmung am Ende (Kleiderbügelform), 2–20 µm lang und nur 0,1 µm breit. In der Gramfärbung reagieren sie schwach positiv. Ihr Zytoplasmazylinder wird von der inneren Membran und der Peptidoglykanschicht umgeben; die Flagella befinden sich unter der äußeren Membran. Die Keime wachsen unter aeroben Bedingungen in gepufferten alkalischen Nährmedien bei 28–30 °C.
Leptospira interrogans ist die einzige Art der Leptospiren. Sie unterteilt sich in den saprophytären Biflexa-Komplex und den pathogenen Interrogans-Komplex. Letzterer umfasst 23 Serumgruppen mit insgesamt etwa 200 Serotypen (Serovare). In Europa ist die Zahl der Leptospirentypen relativ gering. Zu ihnen gehören L. icterohaemorrhagiae, grippotyphosa, canicola, saxkoebing, sejroe und australis. Alle Serotypen sind miteinander serologisch verwandt. Identifiziert wurden bisher 2 Antigentypen: ein Proteinpolysaccharid-enthaltendes serotypspezifisches Oberflächenantigen und ein Somaantigen, das genusspezifisch ist und aus Lipopolysacchariden besteht. Die Keime besitzen Hämolysin sowie Katalase, Transamidasen, Lipase, Hyaluronidase und Oxidase; bei einigen Serotypen wurde Endotoxin nachgewiesen.

Pathogenese

Einmal in den menschlichen Körper eingedrungen, breiten sich die Leptospiren via Blutstrom in alle Organe aus. Die Replikation erfolgt im Blut wie auch im Gewebe. Innerhalb von 24 h sind die Keime in den meisten Geweben präsent, lediglich der Übertritt in Gehirn, Skelett, Muskel und Kammerwasser erfolgt verzögert. Die Keimelimination wird durch Phagozytose und humorale Abwehrmechanismen gewährleistet. Nach Auftreten agglutinierender Antikörper verschwinden die Erreger rasch aus dem Blut. Die bakteriämische Phase dauert in der Regel 4–7 Tage an. Danach ist der Keimnachweis nur noch in Nieren- und Augengewebe möglich. Die renale Erregerausscheidung dauert 1–4 Wochen. Für die Krankheitsentwicklung werden die folgenden 3 Pathomechanismen verantwortlich gemacht:

1. Direkte bakterielle Invasion
Die Gewebeschädigung in der Akutphase ist an die Präsenz und lokale Vermehrung des Erregers gebunden und unmittelbare Folge der bakteriellen Virulenz. Für die Erregerausbreitung sind Hyaluronidase und zytotoxische Faktoren verantwortlich. In der Akutphase stellt sich eine ausgeprägte periphere Leukozytose ohne neutrophile Parenchyminfiltration ein. Toxine spielen in diesem Stadium offensichtlich eine größere Rolle für die Organschädigung als die Auseinandersetzung zwischen Wirt und Erreger. Die typischen renalen Läsionen äußern sich als interstitielle Nephritis und tubuläre Nekrose. In der Leber kommt es zu zentrolobulären Nekrosen zusammen mit Proliferation der v. Kupffer-Zellen. Die Leptospiren erscheinen sehr früh in Liquor und Kammerwasser, zunächst ohne dort Schaden zu verursachen.

2. Unspezifische Entzündungsfaktoren
Typisch für die Leptospirose sind das Auftreten von Hypovolämie, Bluthyperviskosität und intravasaler Gerinnung. Die Hypovolämie soll u. a. Folge einer gesteigerten Perspiratio insensibilis sein. Auch eine verstärkte vaskuläre Permeabilität wird diskutiert. Die erhöhte Plasmaviskosität kommt durch den angestiegenen Fibrinogengehalt zu Stande. Fibrinabbauprodukte erscheinen im Blut als Zeichen der intravasalen Koagulation und beeinträchtigen die Mikrozirkulation.

3. Immunologische Mechanismen
Nach der Erregerinvasion treten zunächst IgM-, später IgG-Antikörper auf. Letztere persistieren für längere Zeit. Die Erregerabtötung erfolgt überwiegend durch Makrophagen sowie durch IgM und Komplement. Im Tierversuch ließ sich nachweisen, dass Immunglobulinablagerungen bei der Entstehung der Nierenläsion pathogenetisch bedeutsam sind. Für die Erkrankung beim Menschen konnte dies allerdings nicht bestätigt werden. Hier entwickeln sich die Parenchymschäden wohl eher unter dem Einfluss der zellulären Immunität des Wirts. Als rätselhaft gilt derzeit noch die Beobachtung, dass der systemische Antikörperanstieg mit dem Auftreten einer Meningitis oder Uveitis zeitlich zusammenfällt. Bei der Krankheitsentwicklung spielen hier offensichtlich immunpathogenetische Mechanismen und nicht die Leptospireninvasion selbst eine Rolle (Bey & Johnson 1982).
Pathomorphologisch verursachen die Leptospiren Alterationen der Gefäße. Ein zytotoxischer Faktor führt zur Endothelläsion mit konsekutiven Hämorrhagien in Schleimhäuten, Haut und verschiedenen parenchymatösen Organen. Die Blutungen treten bereits frühzeitig während der fieberhaften Phase auf. Meningitische Manifestationen gehen mit einer Verdickung der Hirnhäute bei geringfügiger Zunahme der arachnoidalen mononukleären Zellen einher. Enzephalitische Manifestationen weisen perivaskuläre Zellinfiltrationen in Basalganglien, Hippocampus, Kleinhirn und Rückenmark auf.

Klinische Symptomatik

Typisch ist ein zweiphasiger Verlauf, dem sich Rückfälle anschließen können.
Die septikämische Phase hält 4–7 Tage an und ist initial durch Fieber mit Schüttelfrost, Myalgien, Kopfschmerzen, Bauchschmerzen, Hautausschlag, Erbrechen und durch konjunktivale Injektion charakterisiert. Eine Nierenbeteiligung ist beim Vollbild der Erkrankung immer vorhanden. Sie äußert sich in Proteinurie, Leukozyturie, Hämaturie und granulären Sedimenten. Bei schweren Fällen kommen Ikterus und Einschränkung der Leberfunktion hinzu. Starke Kopfschmerzen werden im Stirnbereich empfunden. Sie sind pochend und reagieren schlecht auf Analgetika. Handelt es sich um einen Dauerschmerz, so liegt eine meningitische Komplikation vor, die in 7,6–24 % der Fälle zu erwarten ist (Suter et al 1983, Lecour et al. 1989). Die Patienten klagen auch über Myalgien im Waden-, Bauch- oder Lumbosakralbereich. Heftige Bauchschmerzen ziehen gelegentlich eine Laparotomie nach sich. Der Lungenbefall äußert sich in trockenem Husten, Rasselgeräuschen, Pleura- und Perikardreiben sowie blutig gefärbtem Sputum. Hautausschläge, sofern vorhanden, sind makulär, makulopapulös, erythematös, urtikariell oder hämorrhagisch. Sie beschränken sich vor allem auf den Stamm. Seltener kommt es zu Parotitis, Orchitis, Epididymitis, Prostatitis, Otitis oder Arthritis.
Die zweite Krankheitsphase, die Immunphase, dauert 4–30 Tage an. Mit dem Verschwinden der Leptospiren aus den meisten Geweben, ausgenommen Niere und Kam-

merwasser, geht das Fieber zurück. Etwa ⅓ der Fälle ist jetzt bereits symptomlos. Meningitis, Uveitis und sekundäres Fieber treten bevorzugt in dieser Phase auf.
Am häufigsten unter den ZNS-Manifestationen ist die lymphozytäre Meningitis, die sich in Kopfschmerz, Übelkeit, Erbrechen, Nackensteifigkeit, aber auch Somnolenz und Verwirrtheit äußert. Die Symptome persistieren in der Regel nicht länger als 2 Wochen. Die Liquorpleozytose, initial um 100 Zellen/ml, kann bis zu 80 Tagen andauern.
Andere ZNS-Manifestationen sind Enzephalitiden, Enzephalomyelitiden, Myelitiden, auch poliomyelitisähnliche Verläufe. Isolierte Hirnnervenausfälle, Polyradikulitis und Polyneuritis sowie Optikusbefall wurden ebenfalls beschrieben. Es wird davon ausgegangen, dass die Läsionen nervaler Strukturen immunpathogenetisch bzw. endotoxininduziert entstehen; ein direkter Erregereffekt ist weniger wahrscheinlich (Estavoyer et al. 1983, Lecour et al. 1989).
Nichtentzündliche ZNS-Schädigungen können Folge der Koagulopathie sein. Über Subarachnoidalblutungen, intrakranielle Spontanblutungen und extradurale spinale Hämatome wurde berichtet (Forwell et al. 1984).

Diagnostik

Bei den Laborwerten des Blutes imponieren Neutrophilie, gelegentlich auch Leukopenie, BKS-Erhöhung und Anstieg des Plasmafibrinogens (bis über 1.000 mg/dl); weniger häufig sind Thrombozytopenie und Fibrinogenspaltprodukte vorhanden. Der Komplementfaktor C3 ist in der Frühphase erniedrigt. Bei ⅔ der Patienten ist das Serumkreatinin erhöht. Cholestasezeichen (Anstieg von Gamma-GT und alkalischer Phosphatase) sind oft zu registrieren. Eine CK-Erhöhung deutet auf eine muskuläre Mitbeteiligung hin.
Die Liquordiagnostik erbringt zunächst eine polymorphkernige Pleozytose, die rasch in ein buntes oder mononukleäres Zellbild übergeht. Die Zellzahlen liegen in der Regel um oder unter 100/µl; sie können aber auf 1.000/µl ansteigen. Protein- und Laktaterhöhungen sind nicht regelhaft vorhanden.

Für die Erregerdiagnostik bestehen 3 Möglichkeiten:

1. Der *mikroskopische Erregernachweis* im Dunkelfeldpräparat gelingt seltener. Als Untersuchungsmaterial dienen in den ersten 3–4 Tagen Blut oder Liquor, etwa ab 8. Tag Urin.
2. Der *kulturelle Nachweis* erfordert spezielle, zumeist halbfeste Nährmedien mit optimaler Vermehrungstemperatur (28–30 °C) und pH-Werten zwischen 7,2 und 7,6. Da die Generationszeit des Erregers mit 7–16 h lang ist, muss die Kultur mehrere Wochen bebrütet werden. In der frühen Phase wird Blut oder Liquor, später Urin verwendet. Ein Tierversuch ist bei kontaminierten Proben möglich.
3. Die *serologischen Untersuchungen* haben die größte klinische Bedeutung. Sie werden aber erst ab der zweiten Krankheitswoche positiv. Als Screening-Verfahren verwendet man den makroskopischen Objektträgeragglutinationstest; bei positivem Ausfall werden Titer und spezifischer Serotyp durch die mikroskopischen Agglutinationstests (Dunkelfeldpräparat) bestimmt. Weitere serologische Verfahren sind Komplementbindungsreaktion, Hämolysetest, indirekter Immunfluoreszenztest. Ein ELISA-Verfahren weist Antikörper sowohl gegen die Oberflächen- als auch die Zytoplasmaantigene nach. Der mikroskopische Agglutinationstest reagiert dagegen nur mit Oberflächenantigenen. Ein mindestens 4facher Titeranstieg während des

Krankheitsverlaufs ist für die serologische Diagnose der Leptospirose ausreichend. Erhöhte mikroskopische Agglutinationstiter sind gewöhnlich ab dem 10. Krankheitstag gegeben. Ein Titer von 1:100 bestätigt eine stattgehabte Leptospireninfektion.

Die Differenzialdiagnose schließt fieberhafte Erkrankungen wie Malaria, fieberhafte Durchfall-Leiden, Rickettsienerkrankungen, Pfeiffersches Drüsenfieber, Brucellose, virale Hepatitiden, Rückfallfieber und atypische Pneumonien ein.

Therapie und Prognose

Die pathogenen Leptospiren sind insbesondere auf Penicillin, Streptomycin, Tetrazyklin und Erythromycin empfindlich. Die komplizierten Pathomechanismen der Leptospirose begründen die begrenzte Wirksamkeit von Antibiotika. Nach allgemeiner Auffassung ist die antibakterielle Chemotherapie nur dann effektiv, wenn sie innerhalb von 4–7 Tagen nach Krankheitsbeginn begonnen wird. Als Therapie der ersten Wahl wird Penicillin G (3-mal 10 Mio I.E/d) über 7–14 Tage empfohlen. Alternativ kommt Doxycyclin (1-mal 2,5 mg/kg KG tgl.) in Frage. Chloramphenicol gilt als unwirksam. Herxheimerähnliche Reaktionen wurden beschrieben. Die Verabfolgung von Kortikosteroiden ist dabei umstritten.
Zu den symptomatischen Therapiemaßnahmen gehört eine Flüssigkeits- und Elektrolytsubstitution. Sie ist bei febrilen Patienten besonders wichtig. Bei Nierenversagen (44–67 % der Krankheitsfälle) sind Hämodialyse oder Peritonealdialyse angezeigt. Hyperbilirubinämien können eine Blutaustauschbehandlung erforderlich machen. Eine Verbrauchskoagulopathie wird durch Substitution der fehlenden Faktoren behandelt; die Heparindosierung richtet sich nach den klinischen Erfordernissen.
Die Prognose der Leptospirenerkrankung ist bei älteren Patienten durch Multiorganbefall ungünstiger. Leptospireninfektionen in der Schwangerschaft führen zu einer hohen fetalen Mortalität. Die meisten Patienten erholen sich indes gut; die globale Letalität wird mit 10 % angegeben. Bei den Überlebenden zeigen die Organschäden, insbesondere das Nierenversagen, langfristig eine gute Remission.
Eine Immunisierung als Präventivmaßnahme ist aufgrund der vielen Serotypen nicht praktikabel, auch wenn Impfstoffe gegen einzelne Serotypen effektiv sind. Exponierte Personen sollen Schutzkleidung und Schutzhandschuhe tragen. Eine prophylaktische Injektion von Penicillin bei Personen, die in kontaminierten Gewässern arbeiten, wird als Vorsichtsmaßnahme diskutiert.

Rechtliche Gesichtspunkte

Laut § 7(1) des Infektionsschutzgesetzes (IfSG) besteht eine namentliche Meldepflicht für den diagnostizierenden Laborarzt beim direkten oder indirekten Nachweis einer akuten Infektion mit Leptospira interrogans. Bei beruflich Exponierten (z. B. Kanalisationsarbeiter, Arbeiter der Wasserwirtschaft, mit Versuchstieren Arbeitende) ist die Leptospireninfektion als Arbeitsunfall bzw. Berufskrankheit anzuerkennen.

Literatur
Bey RF, Johnson RC (1982) Immunogenicity and humoral and cell-mediated immune response to leptospiral whole cell, outer envelope, and protoplasmic cylinder vaccines in hamsters and dogs. Am J Vet Res 43 : 835–840

Estavoyer JM, Stimmesse B, Jacquet G, Bavale T (1983) Manifestations encephalitiques des leptospiroses. Med Malad Infect 13: 338–340
Forwell MA, Redding PJ, Brodie MJ, Gentleman DR (1984) Leptospirosis complicated by fatal intracerebral haemorrhage. BMJ 289: 1583
Lecour H, Miranda M, Magro C et al. (1989) Human leptospirosis – a review of 50 cases. Infection 17: 8–12
Robert-Koch-Institut (1999) Epidemiologisches Bulletin RKI, (16): 118
Suter F, Minolit, Parisi A et al. (1983) Current clinical aspects of leptospirosis. Minerva Med 74: 1179–1186

4.2.3 Neuroborreliose

Timon Bogumil und Wolfgang Beuche

Zusammenfassung

Erreger: Borrelia garinii und afzelii (Europa), Borrelia burgdorferi (USA)

Krankheitsbilder (stadienabhängig): Meningitis, Meningoradikulitis, chronische Enzephalomyelitis, Myositis

Klinisches Bild: Radikuläre Schmerzen, Kopfschmerzen, Myalgien, Fieber, periphere Paresen und sensible Defizite, Hirnnervenausfälle (vor allem Fazialisparese), chronische ZNS-Entzündungen mit variabler Symptomatik

Labordiagnostik: Liquorpleozytose, autochtone IgM- (und IgG-)Produktion, intrathekale spezifische Antikörperproduktion (ASI positiv). Serologie positiv. Erregeranzucht und/oder PCR aus Liquor unsicher

Therapie: Doxycyclin, Penicillin, Ceftriaxon, Cefotaxim.

Epidemiologie

Als Neuroborreliose bezeichnet man die ZNS-Manifestation einer systemischen Infektion mit Borrelien (Borrelia garinii, afzelii oder burgdorferi). Die Überträger der Borrelien, die Zecken, sind weltweit verbreitet, in Europa ist die Schildzecke (Ixodes ricinus) der häufigste Vektor der Borreliose. Auch andere Arthropoden wie Stechfliegen und Bremsen können im Laufe des Sommers Borrelien übertragen. Das Winterhalbjahr überdauern die Borrelien ausschließlich in den Eiern der Zecken. Die Verbreitung der Bakterien unter kleinen Nagern, von denen die Zecken wiederum den Erreger akquirieren, nimmt im Laufe der warmen Jahreszeit zu; auch größere Tiere und Menschen werden in saisonal zunehmendem Maße infiziert. Saisonal schwankend sind 15–30 % der Zecken infektiös. Auch die Larven und Nymphen können Borrelien übertragen. Etwa 1–3 % aller Zeckenstiche führen zu manifesten Infektionen durch Borrelien, erkennbar an Erythem und nachfolgender Serokonversion. Allerdings kann sich nicht einmal die Hälfte aller Erkrankten an ein zuvor aufgetretenes Erythem erinnern. Da die Durchseuchung der Zecken im Laufe des Jahres ansteigt und auch die Aktivitäten der Menschen in von Zecken bewohnten Gebieten in den wärmeren Monaten zunehmen, treten Borrelienerkrankungen im Sommer und Herbst (Mai bis Dezember) ge-

häuft auf. Die Häufigkeit ist regional unterschiedlich und schwankt jährlich. Für Deutschland wird die durchschnittliche Inzidenz auf 40 Neuinfektionen/100.000 Einwohner, d. h. etwa 30.000 Infektionen pro Jahr geschätzt. Bis zu 10-mal höher ist die Inzidenz in ländlichen Regionen mit hoher Borreliendurchseuchung der Zecken (Hassler et al. 1992). Die durch Borrelien verursachten Erkrankungen sind viel häufiger und weiter verbreitet als die virale Frühsommer-Meningoenzephalitis (FSME), die ebenfalls durch Zecken übertragen wird. In Dänemark liegt die Häufigkeit der Neuroborreliose bei 5–24 Fällen auf 1 Mio. Einwohner pro Jahr (Hansen und Lebech 1992).
Neben B. garinii, afzelii und burgdorferi sind auch andere Borrelienarten bekannt, die durch Zecken verbreitet werden, z. B. Borrelia hermisii; sie ruft das Rückfallfieber hervor. Das in Europa besser bekannte Läuserückfallfieber wird durch Borrelia recurrentis erzeugt. Eine Neuroborreliose kann auch bei diesen in Europa seltenen Borrelieninfektionen auftreten (Cadavid und Barbour 1998).

Erregereigenschaften und Pathogenese

Borrelien sind spiralige gramnegative Bakterien. Sie haben wie alle Spirochäten eine mehrlagig aufgebaute Zellwand mit einer äußeren Hülle. Zwischen dieser äußeren Hülle und der Peptidoglykanschicht befinden sich 5–9 Endoflagella. Sie machen den Hauptteil des immundominanten 40-kDa-Proteins aus. Auf Grund genetischer Untersuchungen und serologischer Subtypisierung wurden von der ursprünglichen Art B. burgdorferi sensu stricto als typischem amerikanischen Stamm die Arten B. afzelii und garinii, die in Europa vorherrschen, abgetrennt. Serologisch können mindestens 7 Serotypen unterschieden werden. Immunreaktionen und die Krankheitssymptome zeigen kontinentale Besonderheiten, so tritt in den USA die Arthritis relativ häufiger auf als in Europa.
Die Übertragung der Borrelien erfolgt im Rahmen eines Zeckenstiches. Die Larven, Nymphen und weiblichen adulten Zecken (Abb. 4-13 und 4-14) befinden sich in niederen Büschen, Gräsern und Farnen, wo sie von vorbeiziehenden Warmblütern abgestreift werden. Beim Menschen bohren sich die Zecken meistens an den Stellen durch die Haut, wo Kleiderfalten angepresst werden, z. B. am Hosenbund oder am Sockenrand. Beginnt die Zecke dann zu saugen, dauert es noch eine gewisse Zeit, bis die Bakterien aus ihrem Mitteldarm über die Speicheldrüsen in die Haut des Opfers gelangen. Bei Versuchen mit Mäusen waren erst am 2.–3. Tag des Zeckenbefalls mehr als 80 % aller Tiere infiziert.
Nach Eindringen von Borrelien in den Wirtskörper kommt es zu einer lokalen Vermehrung. Die initiale Auseinandersetzung zwischen Wirt und Erreger äußert sich in der Regel in einem Erythem und/oder einer Lymphadenosis – einem rötlich-lividen Knötchen mit charakteristischem lymphozytären Infiltrat (Sternhimmelzellen) – an der Stichstelle. In 10–15 % generalisiert die Erkrankung. Es kommt zum Befall verschiedener Organe mit akuter Allgemeinsymptomatik. Der Ort der primären Infektion bestimmt häufig den Schwerpunkt der Beschwerden, z. B. die Lokalisation einer Radikulitis. Eine transneuronale Erregerinvasion wurde deshalb immer wieder diskutiert. Die Hauptroute des ZNS-Befalls dürfte indes hämatogen sein. Haben die Borrelien das ZNS erreicht, so wird eine ausgeprägte humorale Immunreaktion mit IgM-Dominanz induziert. In seltenen Fällen konnte der Erreger auch ohne Reaktion des Wirts im Liquor nachgewiesen werden. Die meningitische, meningoradikulitische oder meningoenzephalitische Reaktion klingt auch ohne Therapie nach meist jahrelangem, quälendem Verlauf ab. Der Er-

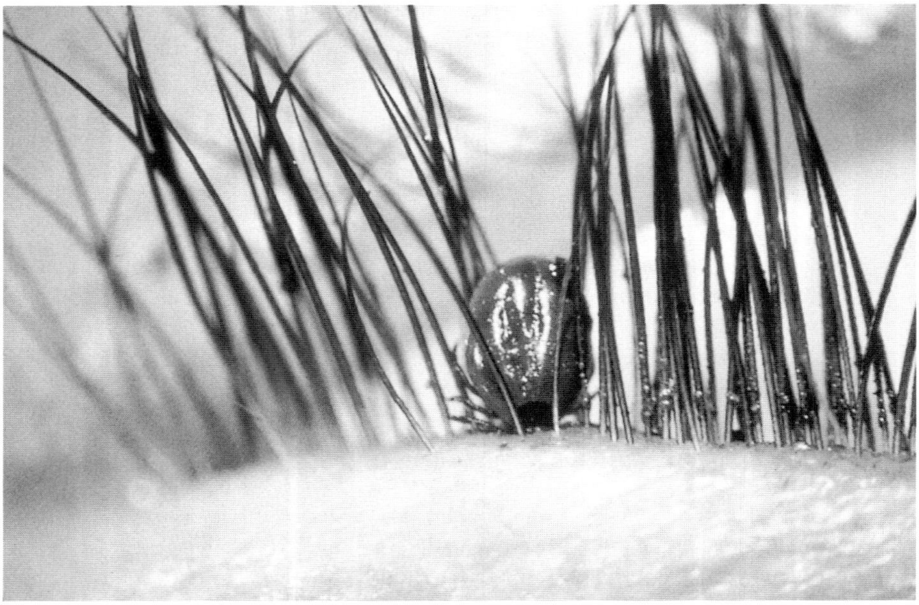

Abb. 4-13 Zecke (Ixodes ricinus) am linken oberen Augenlid.

reger kann jedoch im Körper persistieren und nach unterschiedlich langer Latenz im sog. Tertiärstadium verschiedene Krankheitsbilder hervorrufen.
Als seltene Manifestation einer Borreliose ist eine Borrelien-induzierte zerebrale Meningovaskulitis beschrieben worden (Schmitt et al. 1999).

Klinische Symptomatik

Die Borrelieninfektionen wird in 3 Stadien eingeteilt:
Im *1. Stadium*, wenige Tage nach der Infektion, besteht eine lokalisierte Hautmanifestation, das Erythema migrans, manchmal mit den Zeichen der hämatogenen Streuung.
Im *2. Stadium*, in der Regel 2–6 Wochen später, dominieren die Symptome der Organmanifestation an peripheren Nervenwurzeln, Meningen, Herz, Gelenken oder am Auge.
Im *3. Stadium* bestehen organzerstörende, chronisch degenerativ verlaufende Erkrankungen von Haut, Gelenken oder (sehr selten) Gehirn. Die Dauer der chronischen Erkrankung muss definitionsgemäß mehr als 6 Monate betragen, wobei der Zeitpunkt der Infektion diesen Patienten zumeist nicht mehr erinnerlich ist. Die größte Zahl der Infektionen wird im Stadium 1 überwunden. Nur etwa 10 % der infizierten Menschen gelangen nach einer Latenz von 1–10 Wochen in das Stadium 2. Der Prozentsatz derjenigen, die das chronische Stadium erleiden, ist nicht bekannt.
Im Einzelnen umfassen die klinischen Symptome die nachfolgend zu beschreibenden Manifestationen (siehe auch Tabelle 4-6).

Stadium 1

Im Stadium 1 entsteht das Erythema migrans, das nur bei länger als vierwöchigem Bestehen als chronisch bezeichnet werden soll (Erythema chronicum migrans). Die Efflo-

Tab. 4-6 Klinische Zeichen und Symptome der Neuroborreliose (nach Oschmann et al. 1998)

	gesamt (%)	erstes Zeichen der Erkrankung[1] (%)
Zeckenstich	37	
Erythema chronicum migrans	34	33
Radikuläre Schmerzen	70	41
Kopfschmerzen	18	10
Myalgien	13	7
Fieber	10	5
Periphere Paresen	45	2
Zentrale Paresen	9	2
Periphere sensible Defizite	44	6
Zentrale sensible Defizite	4	0,3
Fazialisparese	39	10
Andere Hirnnervenausfälle	8	2

[1] Mehrfachnennungen möglich

reszenz ist scharf begrenzt mit einem zentralen Lymphozytom (der Einstichstelle) und betonter Randzone (Abb. 4-14, s. Farbtafel). Die Ausbreitung nimmt innerhalb weniger Tage zu und das Erythem blasst meist von innen nach außen langsam ab. Bei massiver lymphozytärer Reaktion kann es zur Ausbildung des Borrelienlymphozytoms kommen, der Lymphadenosis benigna cutis.
Bei 20 % der Patienten findet sich initial ein grippales Syndrom, Leber- und Nierenwerte können erhöht sein; Kopfschmerz, Schlafstörungen und Abgeschlagenheit sind oft assoziiert. Die Diagnose ist erschwert, wenn die Angabe von Zeckenstichen fehlt und das Erythem nicht typisch ausgeprägt ist.

Stadium 2

Im Stadium 2, einige Wochen nach dem Erythema migrans, entwickelt ein Teil der Betroffenen eine schmerzhafte Meningoradikulitis (Bannwarth-Syndrom). Typischerweise beginnt der Schmerz im vormaligen Erythemgebiet. Er variiert in der Ausprägung von Tag zu Tag mit nächtlichen Exazerbationen. Das Schmerzsyndrom wird von Hyper- und Dysästhesien begleitet, ist gegen Analgetika refraktär und führt gelegentlich zu psychischen Belastungsreaktionen. Kopfschmerz kann als isoliertes Symptom zusammen mit geringem Meningismus vorkommen. Bei Kindern ist der Verlauf oft milder. Charakteristischerweise treten Kopfschmerz, lymphozytäre Meningitis und eine zumeist einseitige Fazialisparese auf. Seltenere neurologische Manifestationen sind Läsionen des N. trigeminus, N. vestibulocochlearis, des N. abducens oder des N. oculomotorius, radikuläre Schmerzen und Paresen (Tab. 4-7). Ausnahmsweise kommen auch Guillain-Barré-Syndrom-artige Krankheitsbilder, Querschnittsmyelitis oder andere lokalisierte Herdbefunde einer ZNS-Beteiligung in diesem Stadium vor. Ein direkter Befall des Hirnparenchyms tritt vermutlich nur in einer ganz kleinen Anzahl von Fällen auf, dann meistens mit Beteiligung des Myelons. Eine Augenbeteiligung ist selten. Etwas häufiger scheint die Herzbeteiligung zu sein, typischerweise mit Ausbildung eines AV-Blocks (Abb. 4-15). Die Häufigkeitsangaben schwanken in der Literatur zwischen 0,3 und 10 % der akuten Fälle. Nach eigenen Beobachtungen zeigen weniger als 1 % der neurologischen Patienten bedrohliche EKG-Veränderungen. Bei schwerwiegenderen Formen der Myoperikarditis ist selten sogar über Todesfolge berichtet worden (Van der Linde 1991). Differenzialdiagnostisch besonders schwierig sind die Gelenkbeteiligungen, die meistens intermittierend verlaufen. Vor allem sind die kleinen und mittelgroßen Gelenke der Extremitäten betroffen, am häufigsten Knie- und Sprunggelenke (Abb. 4-16) sowie Hand- und Zehengelenke.

Stadium 3

Das Stadium 3 entwickelt sich nach längerer Zeit bei einer Minderheit der Patienten als chronisches Krankheitsstadium mit einer Acrodermatitis atrophicans (Abb. 4-17, s. Farbtafel), einem Befall der kleinen und mittelgroßen Extremitätengelenke sowie verschiedenen neurologischen Manifestationen:

1. Die seltene *chronische Borrelienenzephalomyelitis* wird von spinalen und zerebellären Symptomen dominiert, auch Hörstörungen werden gelegentlich beobachtet. Einzelne Enzephalitisfälle mit organischer Wesensänderung, Demenz oder Psychose sind ebenfalls beschrieben worden. Im MRT finden sich meist multiple Entzündungsherde in Marklager, Hirnstamm und Rückenmark, ähnlich dem Bild einer Multiplen Sklerose, das Liquorsyndrom ist jedoch unterschiedlich (höhere Zellzahlen und Proteinkonzentrationen, intrathekale B.b.-Antikörpersynthese).

Tab. 4-7 Manifestationsformen der Neuroborreliose in Dänemark 1985–1990 (nach Hansen und Lebech 1992)

1. Bannwarth-Syndrom (Mononeuritis multiplex mit Paresen, meistens Fazialisparese)	61 %
2. Bannwarth-Syndrom ohne Paresen	24 %
3. Lymphozytäre subakute Meningitis	4,8 %
4. Myelomeningoradikulitis	3,7 %
5. Chronische lymphozytäre Meningitis >6 Monate Dauer	1,6 %
6. Chronisch-progrediente Enzephalomyelitis (6 Monate bis 6 Jahre)	4,3 %

Kinder weisen seltener radikuläre Schmerzen auf, klagen öfter über Kopfschmerz und haben häufig eine relativ blande Meningitis mit Fieber. Die Fazialisparese ist gleich häufig.

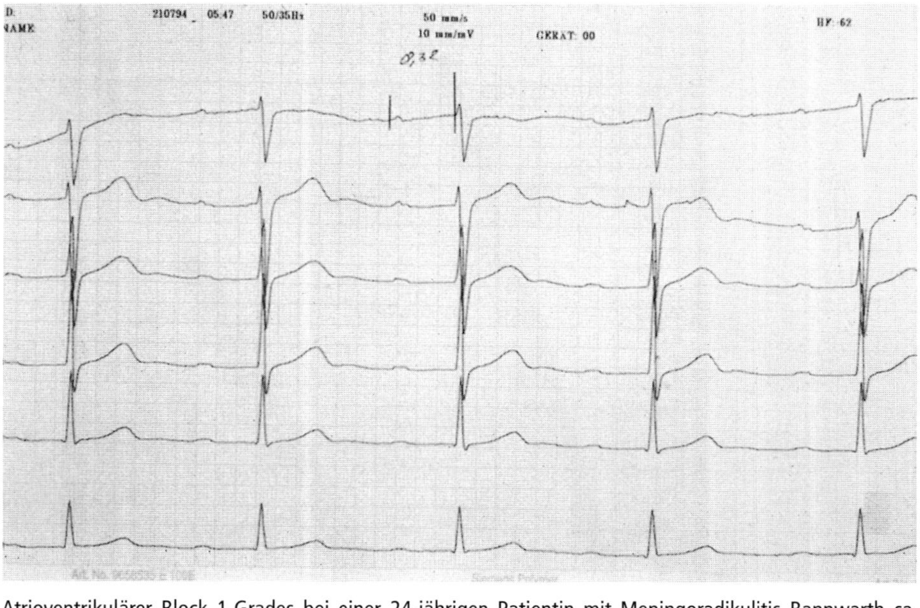

Abb. 4-15 Atrioventrikulärer Block 1. Grades bei einer 24-jährigen Patientin mit Meningoradikulitis Bannwarth ca. 6–8 Wochen nach einem Zeckenstich (Lyme-Karditis).

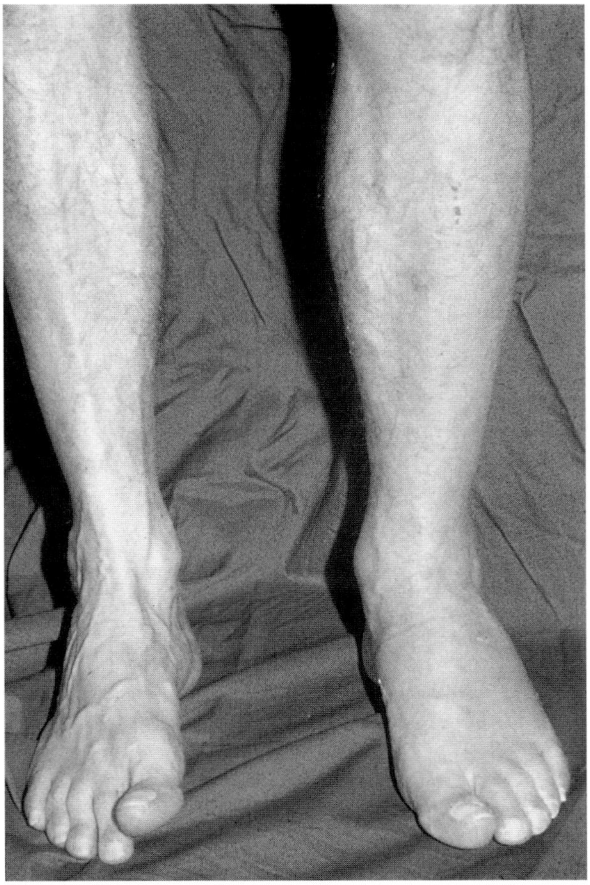

Abb. 4-16

Akute Sprunggelenksarthritis im Stadium 2 bei einem Patienten mit Meningoradikulitis Bannwarth. Deutlich ist die Schwellung des linken Unterschenkels zu erkennen.

2. Die *zerebrale Vaskulitis* kann mit transienten ischämischen Symptomen und Hirninfarkten einhergehen.
3. Die *chronische Polyneuropathie* wird ebenso wie
4. die *fokal noduläre Myositis* mitunter bei Patienten mit einer Acrodermatitis atrophicans beobachtet (Reimers et al. 1993).

Diagnostik

Die Diagnose einer Neuroborreliose kann in vielen Fällen klinisch in Verbindung mit einem typischen Liquorsyndrom gestellt werden. Der *Liquor cerebrospinalis* ist bei Patienten mit akuter Neuroborreliose und Meningoradikulitis immer pathologisch verändert. Die Zellzahl ist bei mehr als 98 % der Patienten erhöht mit einer zunächst gelegentlich noch granulozytären, meistens jedoch mononukleären Pleozytose, die viele Plasmazellen aufweist (überwiegend IgM-produzierend). Zumeist besteht eine Erhöhung des Gesamteiweißes infolge einer beeinträchtigten Blut-Liquor-Schranke. Eine die IgM-Klasse bevorzugende intrathekale Immunglobulinsynthese ist bei 60 % der Patienten zu finden, bei 80 % lässt sich im Verlauf oligoklonales IgG nachweisen. Eine Übersicht über die akuten Liquorveränderungen gibt Abbildung 4-18. Der Nachweis

Neuroborreliose
Liquorbefund am Aufnahmetag (n=92)

Zellen

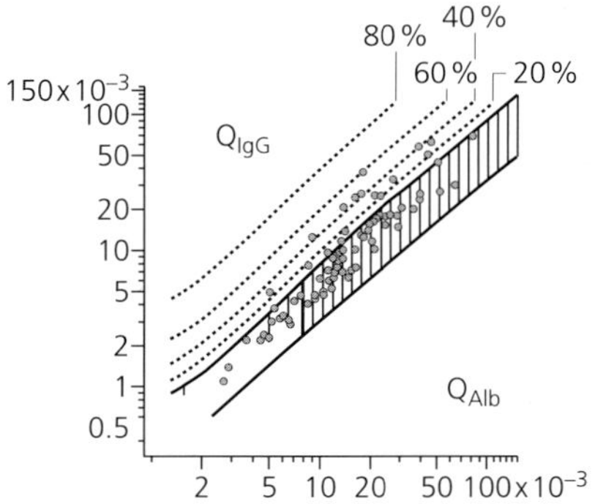

Zellzahl	133 (1–1034)/mm³		
Lymphozyten	82	(26–95)	%
Neutrophile	0	(0–52)	%
Monozyten	9	(1–21)	%
Plasmazellen	5	(0–22)	%
akt. B-Lymphozyten	0,3	(0–19)	% der Lymphozyten

Proteine

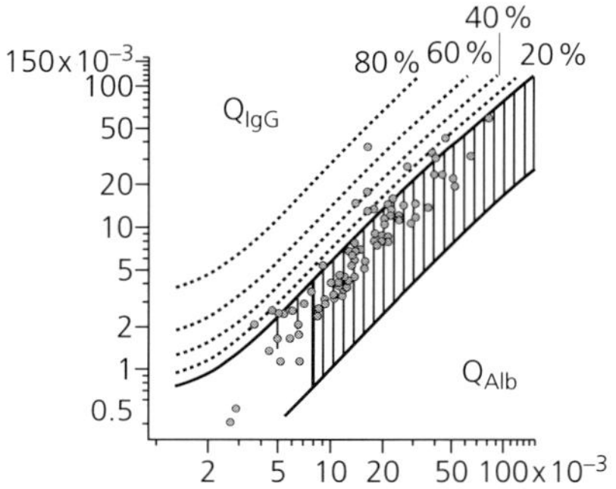

Gesamtprotein 1 007 (190–4 643) mg/l

Q_{Alb} 13,9 (2,7–82,1)

	$Q(CSF/Ser) \times 10^{-3}$	Lokale Synthese
IgG	9,8 (1,1–69,9)	19,8 %
IgA	6,4 (0,4–56,3)	15 %
IgM	6,3 (0,2–237,5)	48,8 %

Oligoklonales IgG

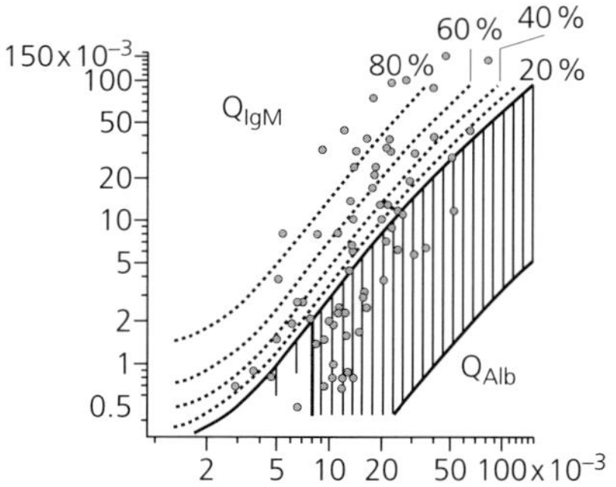

Liquor 57,7 % Serum 9 %

ASI

IgM pos. 68,8 % IgG pos. 55 %

Laktat 2,3 (1,1–2,4) mmol/l

Median, in Klammern Spannweite
Prozentangaben (Zellzahl): Anteil der Zellpopulation an der Gesamtzellzahl
Prozentangaben (Immunglobulinsynthese): Anteil der Patienten mit lokaler Synthese

Abb. 4-18 Zusammenfassung der Liquoranalysen von 92 Patienten mit Neuroborreliose zum Zeitpunkt der ersten Punktion.

einer intrathekalen Produktion von spezifischen Antikörpern gegen Borrelien gilt heute als der empfindlichste und sicherste Nachweis der akuten Erkrankung [Ermittlung des Antikörperspezifitätsindex (ASI) siehe Kap. 8]. In zweifelhaften Fällen, bei denen beispielsweise eine vorbestehende hohe Antikörperaktivität im Serum und ein andersartiger akuter Immunprozess im ZNS vorliegen könnten, ist dieser Nachweis entschei-

dend zur Diagnosefindung. In besonderen Fragen kann durch Western-blot-Analyse und Bestimmung der Antikörperreaktion gegen die einzelnen Borrelienproteine weitere Information gewonnen werden. Besonders bei der Differenzialdiagnose der chronischen Borrelienenzephalitis müssen alle serologischen Ergebnisse kritisch betrachtet werden. Der gleichzeitige Nachweis einer intrathekalen Antikörpersynthese gegen verschiedene Viren (Masern, Röteln, VZV) spricht gegen eine Neuroborreliose und für eine Autoimmunreaktion im ZNS. Selten kann es allerdings auch bei der Neuroborreliose zu einer zusätzlichen intrathekalen Synthese von VZV-Antikörpern kommen.
Eine *Erregeranzucht* aus dem Liquor gelingt höchstens bei 10–20 % der Betroffenen und dauert mehrere Wochen. Aus Hautbiopsien ist die Rate der erfolgreichen Anzuchten oder des Erregernachweises mittels Polymerase-Kettenreaktion (PCR) mit 50–70 % größer (Kaiser et al. 1998). Mit Hilfe der PCR ist auch im Liquor ein Borrelien-Nachweis möglich; in Abhängigkeit von den verwendeten Techniken und der Patientenselektion schwanken die Angaben bezüglich der Sensitivität der PCR erheblich, eine negative PCR schließt eine Neuroborreliose nicht aus (Lebech und Hansen 1992, Liebing et al. 1993, Kaiser 1998).
Die *serologische Diagnostik* (Stufenschema s. Abb. 4-19) hat seit der Verbesserung der Methoden zunehmend an Bedeutung gewonnen. Zunächst wird ein serologischer Suchtest (ELISA) durchgeführt. Bei Positivität folgt der Abklärungstest, günstigerweise in Form eines rekombinanten Immunoblots. Besteht weiterhin eine Unsicherheit in der Bewertung, so bietet sich ein Immunfluoreszenztest (IFT) als Reserve an; gesucht wird nach Antikörpern gegen spezielle B.b.-Antigene (z. B. p83/100, OspC) im Patientenserum (Wilske 1995, Brade und Albert 1997). Serologische Untersuchungen sollten kontrolliert werden, wenn das Ergebnis nicht eindeutig ausfällt oder der Therapieeffekt nicht wie erwartet eintritt. Problematisch ist bei vielen serologischen Ergebnissen überdies die zu geringe Spezifität der nachgewiesenen Antikörper, wegen der weiten Verbreitung apathogener Spirochäten bestehen Kreuzreaktionen (Treib et al. 1997). Zudem ist die Durchseuchung der Bevölkerung regional unterschiedlich hoch, in Göttingen ca. 7 %, in Oberfranken bis zu 24 %.
Diagnostisch wegweisend ist der Borrelien-spezifische IgM-Nachweis. Im frühen Stadium 1 sind noch nicht alle Patienten mit gesicherter klinischer Erkrankung schon seropositiv, zum Zeitpunkt der klinischen Diagnose weisen nur etwa ¼ der Patienten positive IgG-Antikörpertiter, jedoch ⅔ positive IgM-Titer auf und bisweilen entwickeln sich bei frühzeitiger Behandlung nur Antikörper des IgM-, nicht jedoch des IgG-Typs. Die Titer bleiben bei der Hälfte der Patienten auch lange nach erfolgreicher Therapie im Serum positiv (Hammers-Berggren et al. 1993). Je länger die Infektion dauert, desto ausgeprägter wird die Immunantwort, die höchsten Antikörperspiegel findet man bei Patienten mit einer Akrodermatitis. Bei der Arthritis ist die serologische Beurteilung schwieriger. Hier stellt der Nachweis der Borrelien-DNA im Gelenkpunktat die zuverlässigere diagnostische Methode dar (Sensitivität 50–70 %), in der Synovialbiopsie ist die Sensitivität sogar noch größer (Bradley et al. 1994, Kaiser et al. 1998).

Differenzialdiagnose

Anstelle des Erythema migrans kommen differenzialdiagnostisch das streptogene Erysipel, das fixe arzneimittelallergische Exanthem, das Erythema anulare centrifugum und auch Tinea corporis in Frage. Für die Lymphadenosis benigna cutis ist die Differenzialdiagnose umfangreich: Insektenstichreaktion, Histiozytom, entzündlich irritierte

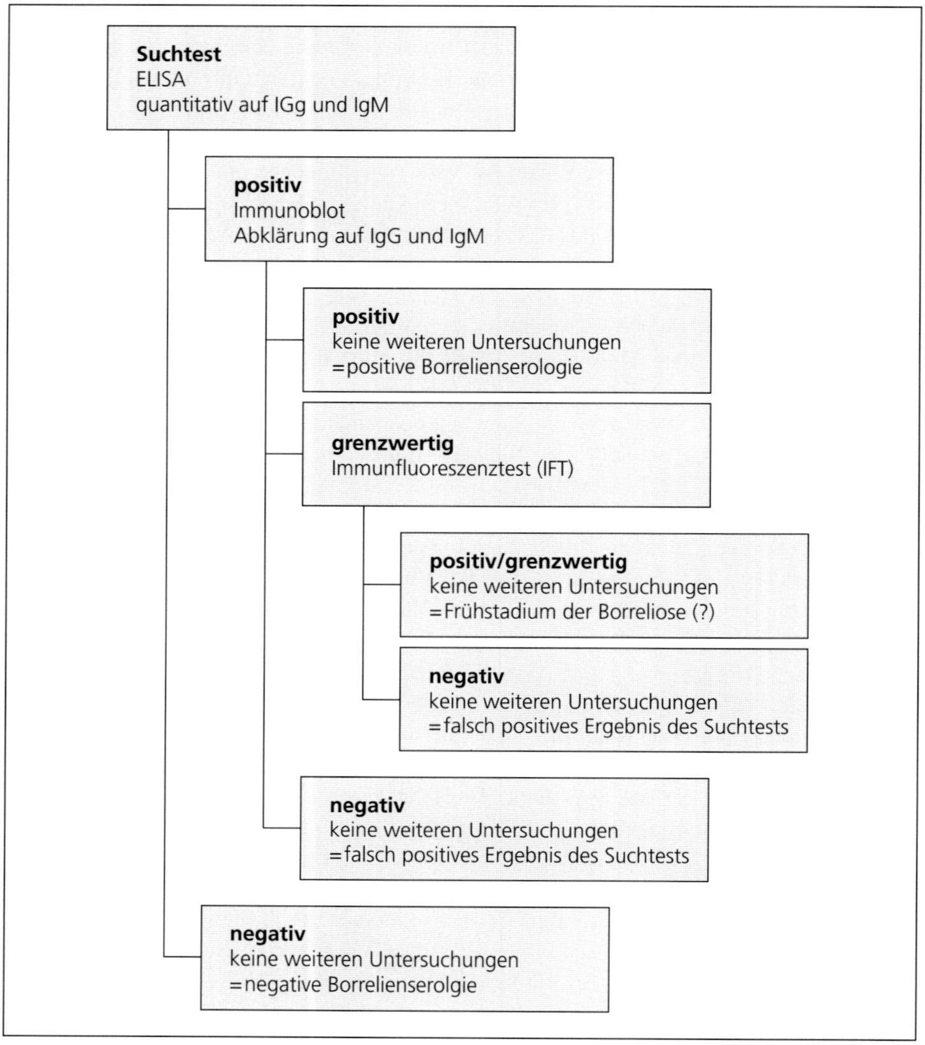

Abb. 4-19 Stufenschema der serologischen Borreliosediagnostik (nach Brade und Albert 1997).

Zystenbildungen epidermaler Anhangsgebilde, Hautmetastasen, polymorphe Lichtdermatosen, Sarkoidose, Granuloma eosinophilicum faciei, B-Zell-Lymphome der Haut, Lupus erythematodes, pseudolymphomatöse Arzneireaktionen. Die Radikulitis kann, wenn nicht lumbalpunktiert wurde, mit einer diskogenen Wurzelschädigung verwechselt werden. Die chronische Borrelien-induzierte Enzephalomyelitis muss von der Multiplen Sklerose abgegrenzt werden.

Therapie

Die Therapie besteht in der antibiotischen Behandlung und falls notwendig in unterstützenden Maßnahmen wie Analgetika und protektiven Maßnahmen zur Vermeidung

einer Keratitis bei bestehender Fazialisparese (tagsüber Augentropfen, nachts Augensalbe und Uhrglasverband).
Bei einem gerade erlittenen Zeckenstich ohne Erythem ist keine antibiotische Behandlung erforderlich. Ist der Patient sehr besorgt, so sollte durch klinische und serologische Verlaufskontrollen eine Infektion später bestätigt oder ausgeschlossen werden. Das im Stadium 1 auftretende Erythema migrans wird durch orale Gabe von Tetrazyklinen (Doxycyclin 1-mal 200 mg p.o. für 14–21 Tage) oder Penicillinen (Amoxicillin 2-mal 1 g oder 3-mal 0,5 g p.o. für 14–21 Tage) behandelt. Im Sommer sollte bei Doxycyclingabe ein Sonnenschutz wegen der Möglichkeit des Auftretens kutaner Exantheme empfohlen werden. Für das Stadium 2 empfehlen die meisten Autoren die intravenöse Gabe von Penicillin G (4-mal 5 Mio.IE i.v. für 14–21 Tage), Cephalosporinen (1-mal 2 g Ceftriaxon i.v. für 14–21 Tage oder 3-mal 2 g Cefotaxim i.v.) oder die orale Gabe von Tetrazyklinen (Doxycyclin 1–2-mal 200 mg p.o. für 21 Tage). Ceftriaxon hat durch die einmal tägliche Gabe den Vorteil, dass es bei kooperativen Patienten auch ambulant appliziert werden kann. Penicilline haben ein nur geringes teratogenes Risiko, lassen sich somit auch bei bestehender Schwangerschaft einsetzen (Amoxicillin 2-mal 1 g p.o. oder Penicillin V 3-mal 1,5 Mio.IE p.o. für 2–3 Wochen). Die Beschwerden und Symptome bessern sich in der Regel nicht sofort. Etwa die Hälfte der Patienten mit einer Meningoradikulitis klagt noch nach sechs Wochen über Restsymptome, selbst nach drei Monaten können noch Schmerzen bestehen. Bei Patienten mit peripherer Neuropathie und Acrodermatitis atrophicans sind die Symptome nur langsam rückläufig. Bei der Akrodermatitis hat sich die Behandlung mit Ceftriaxon bewährt, wobei die Hautveränderungen nur langsam abnehmen. Alternativen bestehen auch hier in der intravenösen Gabe von Cefotaxim oder der oralen Therapie mit Doxycyclin oder Amoxicillin (Kaiser et al. 1998). Die Therapieempfehlungen bei chronischer Neuroborreliose sind nicht grundsätzlich andere als im Stadium 2; von manchen Autoren wird die antibiotische Therapie allerdings länger und höher dosiert empfohlen.
Bei Beschwerdepersistenz nach parenteraler Therapie oder wiederaufflammenden Beschwerden erscheint aufgrund der langen Generationszeit der Borrelien und ihrer Vorliebe für bradytrophe Gewebe eher eine Verlängerung als eine Intensivierung der antibiotischen Therapie sinnvoll. Möglich erscheinen hier eine an die parenterale Therapie anschließende orale Therapie für weitere 4–6 Wochen oder die Gabe von 2 g Ceftriaxon i.v. einmal wöchentlich über drei Monate (Landgraf et al. 1999).
Bei höhergradiger AV-Blockierung ist wegen der Gefahr von Magendi-Adam-Stokes-Anfällen die Implantation eines temporären Schrittmachers zu erwägen. Die Herzrhythmusstörungen sprechen in der Regel gut auf die antibiotische Behandlung an.

Rechtliche Gesichtspunkte

Bei Berufsgruppen mit erhöhter Zeckenexposition (Land- und Forstwirte, Gärtner, Jäger) ist unter bestimmten Voraussetzungen die Anerkennung der chronischen Borreliose als Berufskrankheit möglich (BK-Nr. 3102 der Anlage 1 zur BKV). Ein Zeckenstich ist, sofern das Ereignis glaubhaft gemacht werden kann, als Arbeitsunfall anzuerkennen. Üblicherweise wird derzeit in Niedersachsen bei Waldarbeitern und Angehörigen ähnlicher Berufe unterstellt, dass die Infektion bei der beruflichen Tätigkeit erworben wurde. Grundsätzlich ist aber davon auszugehen, dass die Diagnose einer stattgehabten Borreliose zu oft gestellt wird, denn schwach positive Serumreaktionen werden bei 10–30 % der Bevölkerung, in Abhängigkeit von Beruf, Wohngegend und Lebensgewohnheiten, als Folge einer natürlichen Durchseuchung gefunden.

Zu beachten ist, dass sich nur knapp die Hälfte der Patienten, die eine Lyme-Borreliose entwickeln, an ein durchgemachtes Erythema migrans erinnern. Auch der Zeckenstich wird nicht wahrgenommen, namentlich, wenn die Erregerübertragung durch die kleinen Nymphen oder die noch kleineren Larven erfolgt.

Häufig werden Krankheiten anderer Verursachung (u. a. psychosomatische Symptomentwicklungen) als Borrelienerkrankung fehldiagnostiziert. Für die Diagnose einer Neuroborreliose im 2. oder 3. Krankheitsstadium ist immer die Durchführung einer Liquoruntersuchung und der Nachweis einer intrathekalen Borrelien-spezifischen Antikörperproduktion zu fordern.

Da es sich bei der Borreliose um eine Krankheit handelt, die auch ohne Therapie mit einer guten Spontanheilungsrate einhergeht, sollten eingehende Nachuntersuchungen zumindest anfangs im Abstand von einem Jahr erfolgen (Suchenwirth 1998).

Literatur

Brade V, Albert S (1997) Mikrobiologische Diagnostik bei Lyme-Borreliose. In: Prange H, Bitsch A (Hrsg) Bakterielle ZNS-Erkrankungen bei systemischen Infektionen. Steinkopff, Darmstadt, 97–109

Bradley JF, Russel CJ, Goodman JL (1994) The persistence of spirochetal nucleic acids in active lyme arthritis. Ann Intern Med 120: 487–89

Cadavid D, Barbour AG (1998) Neuroborreliosis during relapsing fever: Review of the clinical manifestations, pathology, and treatment of infections in humans and experimental animals. Clin Infect Dis 26: 151–64

Hammers-berggren S, Hansen K, Lebech AM, Karlsson M (1993) Borrelia burgdorferi-specific intrathecal antibody production in neuroborreliosis: A follow-up study. Neurology 43: 169–75

Hansen K, Lebech AM (1992) The clinical and epidemiological profile of Lyme neuroborreliosis in Denmark 1985–1990. Brain 115: 399–423

Hassler D, Zöller L, Haude M, Hufnagel HD, Sonntag HG (1992) Lyme-Borreliose in einem europäischen Endemiegebiet. Dtsch Med Wochenschr 117: 767–774

Kaiser R (1998) Neuroborreliosis. J Neurol 245: 247–255

Kaiser R und die Teilnehmer der Expertenkonferenz (1998) Frühsommermeningoenzephalitis und Lyme-Borreliose – Prävention vor und nach Zeckenstich. Dtsch Med Wschr 123: 847–53

Landgraf S, Dechant C, Manger B, Kalden J (1999) Lyme-Borreliose: Aktueller Stand der Diagnostik und Therapie. Med Klin 94: 105–108

Lebech AM, Hansen K (1992) Detection of Borrelia burgdorferi DNA in urine samples and cerebrospinal fluid samples from patients with early and late Lyme neuroborreliosis by polymerase chain reaction. J Clin Microbiol 30: 1646–1653

Liebing MR, Nishido MJ, Rodriguez A, Sigel LH, Jin T, Louie JS (1993) The polymerase chain reaction for the detection of Borrelia burgdorferi in human body fluids. Arthritis Rheum 36: 665–675

Oschmann P, Dorndorf W, Hornig C, Schäfer C, Wellensiek HJ, Pflughaupt KW (1998) Stages and syndromes of neuroborreliosis. J Neurol 245: 262–272

Reimers CD, de Koning J, Neubert U, Preac-Mursic V, Koster JG, Müller-Felber W, Pongratz DE, Duray PH (1993) Borrelia burgdorferi myositis: report of eight patients. J Neurol 240: 278–283

Schmitt AB, Küker W, Nacimiento W (1999) Neuroborreliose mit ausgeprägter zerebraler Vaskulitis und multiplen Hirninfarkten. Nervenarzt 70: 167–171

Suchenwirth RMA (1998) Begutachtung der Neuroborreliose. Der medizinische Sachverständige 94: 197–202

Treib J, Woessner R, Dobler G, Fernandez A, Holzer G, Schimrigk K (1997) Clinical value of specific intrathecal production of antibodies. Acta Virol 41: 27–30

Van der Linde (1991) Lyme carditis: Clinical characteristics of 105 cases. Scand J Infect Dis 77: 81–84

Wilske B (1995) Diagnostik der Borrelia-burgdorferi-Infektion. Internist 36: 114–119

4.3 Erkrankungen durch Mycobacteriaceae

HILMAR PRANGE und ROLAND NAU

Die Familie der Mycobacteriaceae ist ubiquitär und reich an Arten. Obligat pathogen sind nur die Erreger der Tuberkulose und der Lepra. Die Gruppe der fakultativ pathogenen Arten ist hingegen umfangreich und wird in nicht-chromogene (z. B. M. avium/intracellulare), photochromogene (u. a. M. kansasii), skotochromogene (u. a. M. scrophulaceum) und schnell wachsende (M. fortuitum) MOTT (mycobacteria other than tuberculosis) unterteilt. Mykobakterien unterscheiden sich von anderen Bakterien durch den hohen Gehalt an Wachsen in der Zellwand, die eine hohe Festigkeit gegenüber Basen und Säuren bedingt. Die pathogenen Mykobakterien stellen ein immenses Bedrohungpotenzial der Volksgesundheit in vielen Entwicklungsländern dar. Nach WHO-Schätzungen treten jährlich 8 Mio Neuinfektionen an aktiver Tuberkulose auf; pro Jahr sterben 3 Mio der Erkrankten. Auch die Lepra ist als sozialmedizinisches Problem weder überwunden noch gelöst. Die Prävalenz des Leidens wird weltweit mit 2,4 Mio geschätzt; die höchsten Zahlen finden sich in Indien, Indonesien und Burma. In Europa sank die Häufigkeit von etwa 20.000 gemeldeten Krankheitsfällen (1982) auf weniger als 50 im Jahre 1996. Die atypischen Mykobakterien (MOTT) gewinnen als opportunistische Krankheitserreger mit der Zunahme von (therapeutisch) Immunsupprimierten und Personen mit erworbener Immundefizienz (z. B. AIDS) an Bedeutung.
Durch die Besonderheiten der Mykobakterien selbst, aber auch durch das Abwehrverhaltens des jeweils befallenen Makroorganismus gestaltet sich die Behandlung mykobakterieller Erkrankungen kompliziert. Sie ist praktisch immer über längere Zeiträume zu planen und durchzuführen. Dabei sind die Heilungsraten oft unzureichend.

4.3.1 Tuberkulose des Zentralnervensystems

Zusammenfassung

Erreger: M. tuberculosis, M. africanum und M. bovis

Krankheitsbilder (tuberkulöser ZNS-Befall)**:** Meningitis bzw. Meningoenzephalitis (70–80 % der Fälle) oder zerebrospinale Tuberkulome, tuberkulöse Hirnabszesse, tuberkulöse Radikulomyelitis, Pachymeningitis, seröse Meningitiden wie auch enzephalopathische Krankheitsbilder. Das Krankheitsbild entwickelt sich zumeist subakut/schleichend. Akute Verläufe sind seltener, sie treten als Folge von zerebralen oder spinalen Tuberkulomen, Hydrocephalus occlusus oder Vaskulitiden auf

Labordiagnostik: Mikroskopie, Kultur und die Techniken des erregerspezifischen DNA-Nachweises (PCR, LCR) aus Liquorproben

Zusatzdiagnostik: Liquoranalytik, bildgebende Verfahren, Suche nach Befall anderer Organe, ggf. Gewebsentnahmen zur bioptischen Untersuchung

Therapie: Präparate der ersten (INH, Rifampicin, Pyrazinamid) und der zweiten Reihe (z. B. Streptomycin, Ethambutol, Ethionamid, D-Cycloserin). Weitere Reservesubstanzen sind verfügbar

Prognose: Die Gesamtletalität der tuberkulösen ZNS-Manifestationen beträgt auch bei spezifischer Behandlung 15–40 %. Unbehandelt führt der tuberkulöse ZNS-Befall immer zum Tode.

Epidemiologie

Die Tuberkulose ist weltweit die häufigste Infektionskrankheit. Im globalen Durchschnitt trägt jeder dritte Mensch (insgesamt 1,7 Miliarden) den Erreger der Tuberkulose in sich; dabei entwickelt nur jede 30-igste infizierte Person eine klinisch manifeste Erkrankung. Unter der Weltbevölkerung leiden gegenwärtig zirka 55 Mio Menschen an aktiver Tuberkulose. In den westlichen Industrieländern manifestieren sich 17–20 % der Tuberkulosefälle extrapulmonal; 15 % dieser Fälle weisen eine Neurotuberkulose auf (Kaufmann & van Embden 1993, Meyer & Konietzko 1994, Gropper et al. 1995). Nach einem rapiden Abfall der Neuerkrankungen an Tuberkulose in der Bundesrepublik zwischen 1949 bis 1988, stagniert der Krankheitsrückgang seit Ende der 80er-Jahre. Es kam 1992/1993 sogar zu einem leichten Wiederanstieg der Inzidenzzahlen bis auf 14.161 neu gemeldete Fälle. Damit steht Deutschland hinter Russland, Rumänien, Ukraine und Polen an 5. Stelle der europäischen Staaten (WHO-Daten; Statistisches Bundesamt 1996). Ansteigende Inzidenzzahlen werden auch aus anderen westlichen Ländern mitgeteilt. Dessen ungeachtet entfallen 95 % aller Tuberkulose-Erkrankungen auf die Entwicklungsländer. Dort sind vorzugsweise die Armen betroffen (Krauss-Mars & Lachmann 1992). In Bombay sind einer Studie aus den 70er-Jahren zufolge 60 % aller Meningitisfälle bei Kindern tuberkulöser Genese (Udani et al. 1971). In den Industrieländern erkranken dagegen vor allem Adoleszenten und Erwachsene. AIDS-Kranke stellen eine besondere Risikogruppe dar mit einem gegenüber der Durchschnittsbevölkerung zehnfach erhöhten Tuberkuloserisiko. In den Vereinigten Staaten werden 6.000–9.000 Neuinfektionen pro Jahr bei dieser Risikopopulation beobachtet, wobei Drogenabhängige und Obdachlose besonders häufig erkranken (Davies et al. 1993, Havlir et al. 1999). Auch andere Krankheiten und Lebensumstände, die eine allgemeine Abwehrschwäche erzeugen, erhöhen das Tuberkuloserisiko (Tab. 4-8). Die Zugehörigkeit zu bestimmten sozialen Schichten bedingt in Mitteleuropa keine spezielle Tuberkulosedisposition, mit der Ausnahme, dass Asylbewerber, Immigranten und Spätaussiedler das erhöhte Risiko ihrer Herkunftsländer mit sich führen (Rasch 1996). Sie stellen einen besonders hohen Anteil unter den schwer verlaufenden extrapulmonalen Tuberkulosenformen. Von diesem Sonderfall abgesehen sind die Krankheitsverläufe bei uns zumeist etwas milder, weil die Patienten hier – im Gegensatz zu den Ländern mit hoher Tuberkuloseinzidenz – früher eine qualifizierte Behandlungsstelle erreichen.

Der *tuberkulöse ZNS-Befall* ist im deutschsprachigen Raum mit knapp 1/100.000 Neuerkrankungen pro Jahr relativ selten. Am häufigsten betroffen sind Personen im sechsten und siebenten Lebensjahrzehnt. In der Regel besteht bei ihnen eine besondere Krankheitsneigung durch immunsupprimierende Zustände oder Vorerkrankungen. Kinder machen nur 20 % der Fälle von tuberkulöser Meningitis aus. Häufig – aber nicht immer – hatten die Betroffenen keine BCG-Impfung erhalten (Davies et al. 1993). Mit einer weiteren Zunahme der Inzidenz ist aufgrund zunehmender Erregerresistenz (nach

Tab. 4-8 Begleitkrankheiten als Risikofaktor der ZNS-Tuberkulose (nach Davies et al. 1993)

Alkoholismus (Adulte)	32 %
Diabetes mellitus	13 %
Malignome	8 %
Kortikoidtherapie	8 %
AIDS	4 %

Rüsch-Gerdes 1995: INH-Resistenz in Deutschland 6,3 %, Multi-Drug-Resistenz 2,8 %), fehlender BCG-Impfung und Zunahme der Immigration aus Hochrisikoregionen zu rechnen.

Erregereigenschaften

Die Tuberkuloseerreger sind säurefeste Stäbchen, die pilzartige Stränge mit Verzweigungen bilden können; deshalb wurden sie als *Myko*bakterien (Mykes = Pilz) bezeichnet. Ihre besondere Fähigkeit, die Wirtsabwehr oft für Jahre zu überleben, ist vor allem im komplizierten Aufbau der Zellwand begründet. Die fünf Schichten – oberflächliche Lipide, Mykolsäure bzw. Mykoside, Arabinogalaktan, Peptidoglykan (formgebende Schicht) und Zellmembran – sind untereinander eng verbunden. Sie bestimmen jeweils die Morphologie der Kolonien und den Agglutinationsserotyp; sie sind Lagerstätten für chemische Verbindungen, Färbungen etc. und wirken schließlich als Immunogene, Antigene und Phagenrezeptoren. Als wesentlicher Virulenzfaktor ist das Trehalose-6,6-Dimykolat bekannt. Hohe immunmodulatorische Aktivität besitzt das Lipoarabinomannan (LAM), das strukturelle Ähnlichkeiten mit dem Endotoxin der gramnegativen Erreger besitzt. Hemmung von Makrophagen, Immobilisation polymorphkerniger Leukozyten, Resistenz gegen digestive Makrophagenenzyme und Induktion der Granulombildung sind weitere Funktionen der Zellwandstrukturen. Der Mechanismus der mykobakteriellen Virulenz ist bisher nur unvollständig aufgeklärt. Die Abwehr des Wirtes gegen Mykobakterien erfolgt primär auf zellulärer Ebene. Die Überwindung und Abtötung dieser Keime ist eine Leistung von Makrophagen und deren Aktivierung durch T-Lymphozyten.

Pathogenese

Haupteintrittspforte der Mykobakterien sind Atemwege und Lunge. Während im Allgemeinen größere Partikel aus den oberen Atemwege wieder ausgestoßen werden, bevor sie die Lunge erreichen, dringen die Mikrotröpfchen auch die tiefen Alveolen ein. Sind in ihnen Mykobakterien enthalten, so werden diese von alveolären Makrophagen umschlossen und dann in das Lungeninterstitium und die drainierenden Lymphknoten transportiert. Die Keime führen entweder nach längerer Inkubationszeit zur Krankheitssymptomatik oder – was viel häufiger der Fall ist – es bildet sich ein labiles Gleichgewicht zwischen Mikroorganismus und Wirtsabwehr aus, wobei der Wirt die unkontrollierte Vermehrung der Mykobakterien unterdrückt. Ihre völlige Ausschaltung gelingt ihm aber in der Regel nicht, sodass ein Potenzial zur Krankheitsmanifestation persistiert.

Eine wesentliche Rolle in der Immunabwehr des Wirtes spielen die Makrophagen, die aber auch gleichzeitig das wichtigste Habitat für M. tuberculosis darstellen. In vivo wird der Erreger fast ausschließlich in Makrophagen aufgefunden. Letztere phagozytieren zwar die Mykobakterien, können diese aber oft nicht vernichten, denn die Erreger verfügen über Strategien, welche die Makrophagenfunktion außer Kraft setzen. Hierzu gehören die Behinderung der Bildung freier Sauerstoffradikale, insbesondere des Superoxidradikals, die Hemmung der Fusion von Phagosom und Lysosom, die Neutralisierung des sauren Milieus im Endosom und damit die Inaktivierung lysosomaler Enzyme. Die Rolle der lipoidreichen Zellwand der Mykobakterien bei der Abwehr der Makrophagenaktivität wurde schon erwähnt. Bestimmte Komponenten des Immunsystems sind für die Eingrenzung des Erregerwachstums wichtig, beispielsweise Zytokine wie Interferon-γ und Tumor-Nekrose-Faktor-α sowie die stabilen T-Zellpopulationen, nämlich die $CD4^{+}\alpha/\beta$-, $CD8^{+}\alpha/\beta$-T-Zellen und doppelt negative γ/δ-Zellen. Die für die Makrophagenaktivierung notwendige Interferon-γ-Produktion wird von diesen T-Zellsubpopulationen, insbesondere von den $CD4^{+}$-Zellen, sichergestellt. Sie besitzen auch eine zytolytische Wirkung gegenüber mykobakteriell infizierten Zellen. Die Lyse inaktiver Makrophagen kann via Freisetzung der Erreger deren neuerliche Phagozytose durch wirksamere Effektorzellen der Immunabwehr beschleunigen; sie kann aber unter Umständen auch zur bakteriellen Streuung und Gewebezerstörung beitragen (Kaufmann 1994).

Der Schutz vor der Tuberkulose erfolgt im Eintrittsorgan der Mykobakterien durch Granulombildung. Dabei locken Entzündungssignale (mikrobielle Produkte, Chemokine, Zytokine) die polymorphkernigen Granulozyten und Blutmonozyten in den Bereich der Erregerinvasion. Makrophagen aktivieren T-Lymphozyten, die dann die produktiven Granulome organisieren. In ihnen wird das Wachstum der Mykobakterien durch aktivierte Makrophagen gehemmt. Im nekrotischen Granulomzentrum ist die Vermehrung der Erreger verlangsamt; es bildet sich der schon erwähnte Gleichgewichtszustand heraus, der die Krankheitsentwicklung verhindert. Liegt ein Immundefekt vor, so bricht das Granulom auf und setzt Bakterien in den extrazellulären Raum frei. Auf diese Weise kann die Erregerstreuung in andere Organe erfolgen. Die Entwicklungsstadien der Tuberkulose bis hin zum ZNS-Befall demonstriert die Abb. 4-20.

Der tuberkulöse Befall des Zentralnervensystems ist vorzugsweise die Folge einer Ausbreitung der an sich immobilen Erreger auf dem Blutwege. Während dieser *postprimären Generalisation* kommt es meistens nur zur asymptomatischen Ausbildung subpialer Tuberkulome, die erst nach Monaten, Jahren oder Jahrzehnten an Größe zunehmen, in den Subarachnoidalraum perforieren und dann eine Meningitis hervorrufen. Für diesen Typ einer Reaktivierung sind bestimmte immunologische Mechanismen verantwortlich (Berger 1994).

Weniger häufig entsteht die tuberkulöse Meningitis durch Penetration von extraneuralen Nachbarschaftsprozessen (Wirbelsäule, Mastoid, Innenohr) oder durch neuerliche Generalisation bei bestehender Organtuberkulose. Dabei ist das Ausgangsorgan wiederum in erster Linie die Lunge, seltener Niere, Lymphknoten oder Knochen. Etwa 40 % der Patienten mit tuberkulöser Meningitis sollen typische radiologische Lungen-

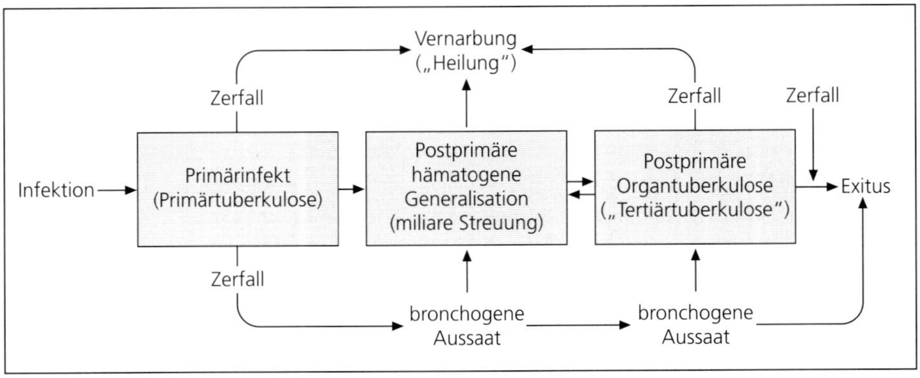

Abb. 4-20 Schematische Darstellung der Entwicklungdynamik bei Tuberkulose.

veränderungen aufweisen; hier divergieren allerdings die Angaben von Autor zu Autor. Bei gut einem Viertel der Patienten mit ZNS-Tuberkulose können säurefeste Stäbchen aus Sputum oder Magensaft isoliert werden.
Pathologisch-anatomisch lassen sich folgende Formen des tuberkulösen ZNS-Befalls abgrenzen, die zum Teil nebeneinander vorkommen und Immunstatus bzw. Reaktionstypus des Wirtes widerspiegeln:

1. *Akute entzündliche verkäsende Meningitis* – am häufigsten anzutreffen; Belegung der basalen Zisternen und der Fissurae Sylvii durch ein Exsudat von gelatinöser Konsistenz.
2. *Proliferative Meningitis* – ausgeprägte Vermehrung von Fibroblasten im Subarachnoidalraum und im befallenen Hirngewebe.
3. *Zerebrale Tuberkel* – typische Folge der miliaren Erregerstreuung.

Verkäste meningeale Tuberkulome können auch solitär auftreten. Allgemeine Charakteristika der zerebralen Tuberkulose sind entzündliche Veränderungen des Plexus chorioideus, ein frühzeitig sich entwickelnder Hydrozephalus, im Krankheitsverlauf erscheinende Hirninfarkte und eine allgemeine entzündliche Gewebsreaktion. Der

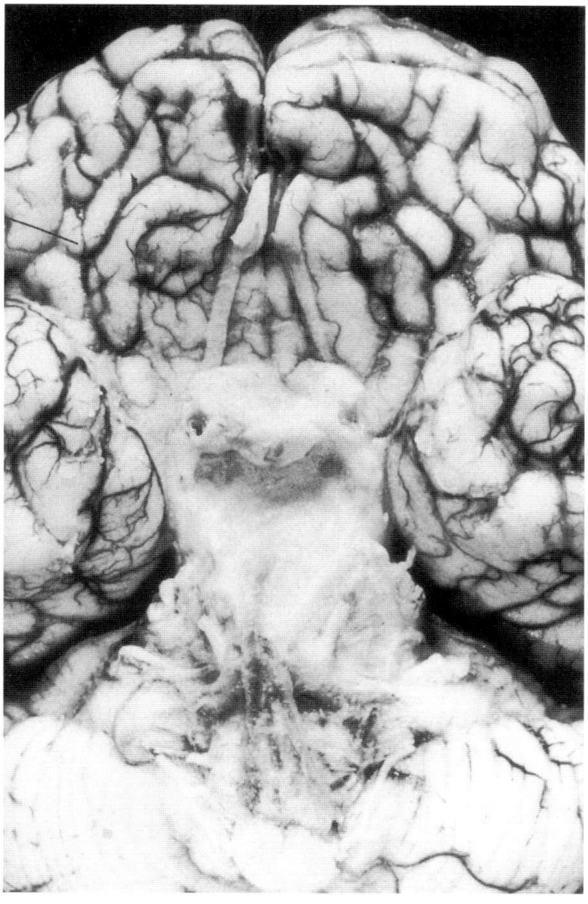

Abb. 4-21

Basale meningeale Ablagerung von Fibrin und Infiltraten bei Hirnhauttuberkulose.

Hydrozephalus ist zumeist Folge der Ependymgranulation an anatomischen Engen des Ventrikelsystems oder der basalen subarachnoidalen Fibrinmassen (Abb. 4-21).

Klinische Symptomatik

Die Neurotuberkulose verläuft subakut oder chronisch. In Einzelfällen kommt es zur akuten Dekompensation, die unbehandelt innerhalb von einigen Tagen zum Tode führt. Bei der eher schleichend sich manifestierenden Symptomatik lassen sich drei Stadien abgrenzen:

1. Das *Prodromalstadium* von durchschnittlich 2 bis 8 Wochen Dauer, welches mit unspezifischen Beschwerden wie schnelle Ermüdbarkeit, Appetitlosigkeit, Bauchschmerzen, Gewichtsverlust, leichte Temperaturerhöhung, Nachtschweiß, Kopfschmerz und innere Unruhe einhergeht.
2. Für das *meningitische Stadium* sind Nackensteife und Kopfschmerzen charakteristisch. Auch trifft man schon in diesem Stadium leichte Bewusstseinseinschränkungen oder Lokalsymptome (z. B. Paresen der Hirnnerven III, VI, VII und VIII) an.
3. Ein späteres *Stadium des Parenchymbefalls* ist geprägt von schweren Bewusstseinsstörungen oder Koma, gelegentlich von produktiven Psychosen und von ausgeprägten neurologischen Ausfällen mit Hemiparesen, epileptischen Anfällen und/oder extrapyramidalen Bewegungsstörungen.

Grundsätzlich ist das klinische Bild der Neurotuberkulose und hierbei besonders das der Meningitis tuberculosa (siehe Tab. 4-9) nicht so spezifisch, dass eine sichere Abgrenzung von anderen erregerbedingten Meningoenzephalitiden möglich wäre. In manchen Fällen erfolgt die Erstmanifestation mit psychiatrischen Syndromen, etwa Depressionen oder halluzinatorischen Psychosen. Falls allgemeine Entzündungszeichen wenig ausgeprägt sind oder fehlen, kann die tatsächliche Genese des Leidens zunächst übersehen werden. Im Verlauf der Neurotuberkulose lassen sich verschiedene Grade von Nackensteifigkeit bis hin zum Opisthotonus feststellen. Bei Kleinkindern ist ein Meningismus oftmals nicht vorhanden. Vor allem bei Kindern soll es im Rahmen einer tuberkulösen Enzephalopathie mitunter zu Bewusstseinstrübung oder epileptischen Anfällen ohne nennenswerte Liquorveränderungen kommen. Eine erhöhte Körpertemperatur

Tab. 4-9 Krankheitszeichen bei Hirnhauttuberkulose (nach Hojer et al. 1993)

Kopfschmerz	85 % der Fälle
Meningismus	77 %
Vigilanzstörung	69 %
Übelkeit, Erbrechen	58 %
Fieber	50 %
Paresen	40 %
Hirnnervenläsionen	35 %
Augenmuskellähmung	27 %
Gesichtslähmung	12 %
Sehstörung	8 %
Optikus-Schädigung	23 %
Epileptische Anfälle	8 %
Sprachstörungen	8 %
Gleichzeitiger Lungenbefall	70 %
Herde in anderen Organen	42 %

wird bei 10–20 % aller Patienten zu keinem Zeitpunkt gemessen. Die Angaben zur Anfallshäufigkeit variieren mit 8–50 % erheblich (Udani & Bath 1974); eine Stadienabhängigkeit scheint hier zu bestehen.
Die neurologischen Herdzeichen sind die Folge von Granulombildungen oder, noch häufiger, von Hirninfarkten bei spezifischer Arteriitis. Sie äußern sich als Hemiparesen, Monoparesen, Reflexdifferenzen, Hemihypästhesie und Koordinationsstörungen. ZNS-Granulome bzw. raumfordernde Tuberkulome nehmen oft unter einer wirksamen Therapie während der ersten Wochen und Monate an Größe zu, wobei sich die klinischen Zeichen noch verdeutlichen können (Rao et al 1995, Hejazi & Hassler 1997).
Die *kraniale Pachymeningitis* stellt eine Sonderform dar. Sie geht vorzugsweise mit Kopfschmerz, Hirnnervenausfällen, Stauungspapille und Koordinationsstörungen einher. Die Symptomatik schreitet langsam fort; ein Hirnnerv nach dem anderen wird geschädigt (Yamashita et al. 1994, Parney et al. 1997). Häufig entwickelt sich eine intrakranielle Drucksteigerung und/oder ein Hydrocephalus occlusus. Klinische Zeichen hierfür sind Fundusveränderungen und Bewusstseinstrübungen bis hin zum tiefen Koma. Erfasst der Prozess auch den Spinalraum, so stellen sich zumeist subakute Querschnittssyndrome ein. Letztere können als Guillain-Barré-Syndrom verkannt werden. Die tuberkulöse Pachymeningitis der Spinalraumes manifestiert sich ähnlich wie die syphilitische Form (siehe Kap. 4.2.1 S. 288 f.). Eine granulomatöse Radikulomyelitis (Arachnitis) spielt sich mono- oder polytop ab. Spinale Tuberkulome manifestieren sich mitunter als akute Querschnittssymptomatik; die zerebrale Mitbeteiligung wird erst später erkennbar.
Im Allgemeinen sind isolierte Tuberkulome, die unter dem Bild einer spinalen oder zerebralen Raumforderung manifest werden, bei einheimischen Patienten seltener. Sie werden häufiger bei Immigranten aus Zentral- oder Südostasien, dem indischen Subkontinent und Ostafrika angetroffen.
AIDS-Kranke weisen vermehrt atypische Verläufe, beispielsweise tuberkulöse Abszesse, auf. Die Liquorpleozytose kann fehlen. Klinische Studien erbrachten, dass der Verlauf der HIV-Infektion durch eine aktive Tuberkulose ungünstig beeinflusst wird. Die Letalitätszahlen pro Beobachtungszeit verdoppeln sich, wobei dies vor allem durch die Progression der HIV-Infektion bedingt ist (Havlir et al. 1999). Umgekehrt verschlechtert sich auch die Prognose des tuberkulösen ZNS-Befalls, wenn das Vollbild der AIDS-Erkrankung vorliegt und der CD4-Zellgehalt im Blut sehr niedrig ist. Eine Verzögerung von Diagnosestellung und Therapiebeginn hat bei solchen Fällen fatale Auswirkungen (Berger 1994, Brewer et al. 1996).
Die umfangreiche Differenzialdiagnose der ZNS-Tuberkulose ist in Tabelle 4-10 dargestellt.

Diagnostik

Die Symptomkombination – subakute Mening(oenzephal)itis, mit subfebriler Temperatur, Hirnnervenausfällen und Hydrozephalusentwicklung – sollte immer als erstes an eine Neurotuberkulose denken lassen. Die diagnostischen Maßnahmen bestehen in Klärung des Grundleidens (Befall anderer Organe), Verifizierung des ZNS-Befalls durch liquoranalytische und bildgebende Verfahren, Erregernachweis und Empfindlichkeitstestung.

Analytik des Liquor cerebrospinalis

Der lumbale Liquor (Tab. 4.11) bietet initial eine Pleozytose von 35–1.000 (maximal 4.000) Zellen/µl; bei AIDS-Patienten sind die Zellzahlen niedriger oder normal. Der initial gewonnene Liquor weist in der Regel ein „buntes" Zellbild auf, welches (nahezu) alle möglichen Zellelemente einschließt, nämlich neutrophile und eosinophile Granulozyten, Lymphozyten verschiedener Morphologie, Plasmazellen und Makrophagen, manchmal auch aus Granulomen stammende Zelltypen. Schon nach kurzer Behandlungsphase verändert sich das Zellbild mit Dominanz von mononukleären Zelltypen. Der Liquordruck ist oft erhöht. Ein Anstieg des Liquorproteins auf Werte zwischen 1,0

Tab. 4-11 Liquorbefunde bei der tuberkulösen Meningitis zu Beginn der Erkrankung und nach Therapie (eigene Beobachtungen; Median [Spannweite])

	Initialer Befund (n = 11)	Befund unter Therapie (n = 18)
Zellzahl pro µl	240 (1–1707)	75 (8–143)
Gesamtprotein (mg/l)	3265 (1563–9656)	1446 (165–5310)
Albuminquotient (Q_{Alb})	67 (4,7–214)	15,5 (8,7–92,9)
Laktat (mmol/l)	6,6 (3,6–26,7)	4,05 (1,8–10,7)
Isolierte intrathekale IgG-Synthese (n)	0	1 von 14
Isolierte intrathekale IgA-Synthese (n)	4	1 von 14
Isolierte intrathekale IgM-Synthese (n)	1	3 von 14
Keine intrathekale Immunglobulinsynthese (n)	4	3 bon 14
Zweiklassenreaktion (n)	1× IgA > IgM	1 von 14 IgM > IgA 2 von 14 IgA > IgM
Dreiklassenreaktion (n)	1× IgA = IgM > IgG	1 von 14 IgA > IgM > IgG 1 von 14 IgM > IgA > IgG 1 von 14 IgM > IgG > IgA

Tab. 4-10 Differenzialdiagnose der ZNS-Tuberkulose

Tuberkulöse Meningitis
- Anbehandelte bakterielle Meningitis
- Septische Herdenzephalitiden
- Kryptokokkenmeningitis
- Sarkoidose
- Leptospirose
- Neurosyphilis
- Meningeosis carcinomatosa/sarcomatosa/leucaemica
- Neuroborreliose
- Neurobrucellose
- Nocardiose

Tuberkulome
- Abszesse
- Hirneigene Tumoren
- Metastasen
- Toxoplasmosegranulome (vorzugsweise bei AIDS)

Spinale Tuberkulose
- Enzephalomyelitis disseminata
- Rückenmarkstumoren
- Spinale Abszesse
- Syphilitischer Rückenmarksbefall
- Vaskuläre Rückenmarksprozesse

und 10,0 g/l weisen 95 % der Patienten (je nach Krankheitsschwere, -dauer und -verlauf) auf. Niedrige Eiweißwerte sind selten, kommen aber namentlich bei AIDS-Kranken vor.
Die Bestimmung des Liquorzuckers ist antiquiert, weil eine Bewertung nur im Zusammenhang mit dem zeitgleich und methodisch identisch bestimmten Blutzucker sinnvoll ist. Ein Liquor/Serumquotient der ermittelten Glukosewerte $<0{,}5$ ist bei 80–90 % der Kranken zu finden. Extrem niedrige oder fehlende Zuckerkonzentrationen im Liquor, wie etwa bei der bakteriellen Meningitis, kommen bei der ZNS-Tuberkulose nicht vor. Üblicherweise wird anstelle der Liquorglukosemessung das Laktat bestimmt. Der Wert ist mittels kommerziell angebotenener Geräte binnen weniger Minuten verfügbar. Er liegt beim tuberkulösen ZNS-Befall zwischen 3,0 und 8,5 mmol/l (entsprechend 21–76 mg/dl). Purulente Meningitiden gehen mit höheren Werten (>10 mmol/l bzw. >90 mg/dl) einher. Patienten mit Neuroborreliose oder -syphilis weisen dagegen Normalwerte ($<2{,}2$ mmol/l bzw. <20 mg/dl) auf.
Eine intrathekale Immunglobulinsynthese ist bei der initialen Liquoruntersuchung in der Regel nicht vorhanden. Es besteht lediglich eine am erhöhten Albuminquotient erkennbare Störung der Blut/Liquorschranke. Im weiteren Verlauf stellt sich fast immer, und zwar unabhängig von den therapeutischen Maßnahmen, eine intrathekale Immunglobulinsynthese ein, wobei in etwa zwei Drittel IgA dominiert. In ca. 20 % herrscht die intrathekale IgM- oder IgG-Synthese vor. Bei einigen Patienten wird eine echte Dreiklassenreaktion gefunden (lokale Produktion von IgA, IgM und IgG). Im Verlauf nach Therapie kann die Immunglobulindominanz wechseln (IgA $\rightarrow$ IgM oder IgA $\rightarrow$ IgG).
Der Liquor ist bei Aufnahme, nach einigen Tagen, nach 6 Monaten und vor dem endgültigen Absetzen der Tuberkulostatika zu untersuchen, außerdem bei Verschlechterungen. Der Therapieeffekt ist an einer nahezu parallelen Reduktion von Laktat, Zellzahl und Protein zu erkennen. Eine Normalisierung der Liquorpleozytose lässt sich 6 Monate nach Therapiebeginn nur bei 25 % der Erkrankten registrieren (Berger 1994).

Erregerdiagnostik

Der *mikroskopische Nachweis* säurefester Stäbchen im Liquorausstrich erfolgt zweckmäßigerweise mit der Auramin-Färbung. Ersatzweise sind die Färbemethoden nach Ziehl-Neelsen oder Kinyoun anwendbar. Da auch beim floriden Krankheitsprozess die Bakteriendichte im Liquor äußerst gering ist, bleibt die Zahl positiver Ergebnisse mit 4–40 % sehr niedrig. In einem Krankheitsfall gelang die Demonstration der säurefesten Stäbchen im Liquorausstrich erst nach der 5. lumbalen Liquorentnahme, mehrere Wochen nach Therapiebeginn. Die *Liquorkultur* auf Fest- oder Flüssignährmedien (35 °C; CO_2-reiche Atmosphäre) erfordert in der Regel 6 bis 8 Wochen. Sie erbringt bei 45–90 % der Fälle mit Neurotuberkulose ein positives Resultat. Für beide Techniken sind große Liquormengen von 10–20 ml von Vorteil.
Rasche Ergebnisse innerhalb weniger Tage mit hohen Spezifitäts- und Sensitivitätswerten werden hingegen durch Anwendung *molekularbiologischer Verfahren* erreicht, die auf dem Nachweis der DNA oder ribosomalen RNA von M. tuberculosis beruhen. Am besten klinisch evaluiert ist die *Polymerase-Kettenreaktion (PCR)*. Durch den Einsatz eines Halb-nested-PCR-Protokolls mit M. tuberculosis spezifischen Primerkombinationen erreichte man den Erregernachweis mit einer Spezifität von 97 % und einer Sensitivität von 80 % (Fresquet-Wolf et al. 1998). Auch andere hoch empfindliche molekularbiologische Techniken wurden in der Zwischenzeit beschrieben (Tötsch et al. 1994). In jedem Fall sollte nicht weniger als 1 ml nicht-zentrifugierter Liquor zur Verfügung ge-

stellt werden. Die Anwendung der PCR ist auch 4 Wochen nach Therapiebeginn noch sinnvoll. Entsprechend den MIQ-Richtlinien (Mikrobiologisch-immunologisch Qualitätssicherung) soll die Liquor-PCR durch eine zusätzliche kulturelle Liquoruntersuchung kontrolliert und ergänzt werden.
Bei jedem Patienten mit Verdacht auf Neuro-Tuberkulose sind darüber hinaus kulturelle Magensaft- und Urinuntersuchungen unverzichtbar. Der Magensaft wird beim nüchternen Patienten an drei aufeinander folgenden Tagen entnommen.
Der *Tierversuch* wird gegenwärtig noch auf Wunsch durchgeführt. Er ist den schon erwähnten Methoden nicht überlegen. Als weitere Untersuchungen stehen der Antikörpernachweis mittels ELISA-Technik, der Nachweis der Tuberkulostearinsäure (ein Wandbestandteil der Tuberkelbakterien) und die Bestimmung der Liquor-Adenosindesaminase zur Verfügung. Diese Verfahren sind insgesamt in ihrer Aussagekraft eingeschränkt und werden deshalb für die Routinediagnostik nicht empfohlen.

Weitere Untersuchungsbefunde

Die Laborbefunde des Blutes sind wenig spezifisch. Leukozytose und Erhöhung der Blutsenkung sind keinesfalls immer vorhanden. Eine Hyponatriämie <135 mmol/l wird bei 75 % der Patienten aufgrund einer inadäquaten ADH-Sekretion angetroffen.
Die Thoraxröntgenaufnahmen weisen in bis zu 40 % für Tuberkulose typische Veränderungen auf. In Verdachtsfällen bietet sich die Durchführung eines Thorax-CTs an.
Aus Magensaft oder Sputum können bei etwa einem Drittel der Erkrankten säurefeste Stäbchen isoliert werden. Bronchio-alveoläre Lavage zur mikrobiologischen und zytologischen Diagnostik und ACE-Bestimmung sind in Hinblick auf die differenzialdiagnostische Abgrenzung zur Neurosarkoidose zu fordern.
Der *Tuberkulin-Hauttest* ist bei 85–90 % der Kinder mit Meningitis tuberculosa, aber nur bei 40–65 % der betroffenen Erwachsenen positiv. Falsch positive und falsch negative Ergebnisse sind nicht ungewöhnlich, erstere durch Umgebungskontakt mit Tuberkulose, BCG-Impfung oder atypische Mykobakterien, letztere durch anergisches Reaktionsverhalten des Erkrankten oder durch falsche Durchführung des Tests (Woiciechowsky et al. 1994). Der Tuberkulintest hat für epidemiologische Untersuchungen einen größeren Wert als für klinische Fragestellungen. Dennoch gibt es klare sozialmedizinische Indikationen für die Durchführung des Tuberkulintests: In einem Umfeld mit hoher Infektionsprävalenz ist ein positives Testergebnis einer Infektion mit M. tuberculosis-Komplex zuzuschreiben. Liegt hingegen eine niedrige Prävalenz vor, so kann ein positives Ergebnis auch durch eine Infektion mit Umwelt-Mykobakterien zustande kommen. Bei Risikogruppen ist nach Testung mit 10 TE GT Behring (gereinigtes Tuberkulin) eine Induration >5 mm als positiv zu bewerten. Im Rahmen von Screening-Untersuchungen unbelasteter Personen ist eine Induration >10 mm als positiv anzusehen. Das Auftreten einer Starkreaktion (Infiltration >15 mm nach 10 TE GT Behring), Blasenbildung oder eine Tuberkulinkonversion macht das Vorliegen einer behandlungsbedürftigen Tuberkulose wahrscheinlich (Ferlinz 1996).
In Fällen des nicht über Labormethoden zu verifizierenden Verdachtes auf Meningitis tuberculosa ist auch eine *Hirnhautbiopsie* zu erwägen. Die Zuverlässigkeit dieses Verfahrens in Bezug auf Erregernachweis ist nicht endgültig geklärt.

Bildgebende Verfahren (cCT, MRT)

Die bildgebenden Verfahren liefern mit charakteristischen Befunden wesentliche diagnostische Hinweise. Eine Verdickung und Kontrastmittelanreicherung der Meningen, besonders basal, wird bei 60 % der Patienten angetroffen. Nach initialer Verengung der Ventrikel ist bei 52–80 % eine Ventrikelerweiterung im Sinne des Hydrocephalus communicans, selten eines Okklusionshydrozephalus nachzuweisen. Ein Drittel der Patienten erleidet infolge vaskulitischer Reaktionen ischämische Infarkte mit typischem cCT- und MRT-Befund. In 75 % liegen diese in der sog. Tuberkulose-Zone, d. h. im Versorgungsgebiet der perforierenden Arterien zu Thalamus und Corpus striatum (Hsieh et al. 1992, Berger 1994, Gupta et al. 1994). Etwa 20 % der Kranken entwickeln Tuberkulome im Hirnparenchym oder an der Hirnhaut von Schädel- bzw. Hirnbasis. Sie stellen sich im CT zunächst als homogene, kontrastmittelanreichernde Hyperdensitäten dar, die später zentral hypodens werden (Abb. 4-22). Im Kernspintomogramm (MRT) impo-

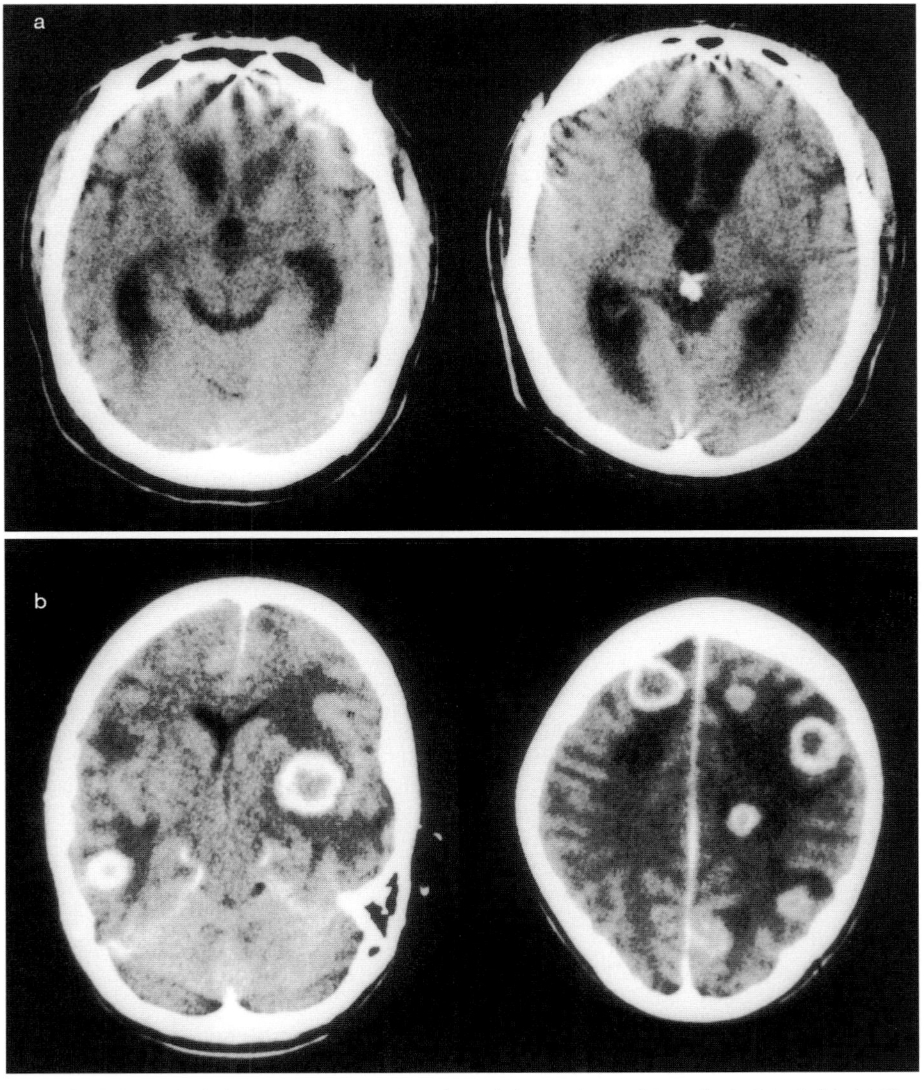

Abb. 4-22 CCT-Befunde bei tuberkulöser Meningitis: (a) Hydrocephalus occlusus, (b) zerebrale Tuberkel bei Miliartuberkulose nach Kontrastmittelgabe.

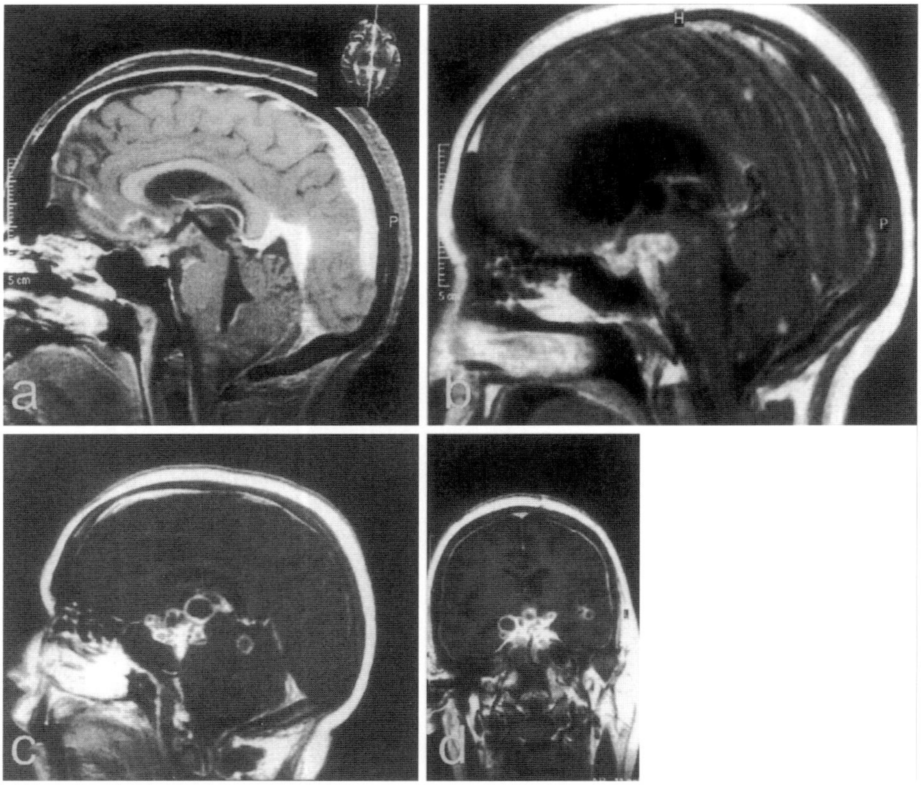

Abb. 4-23 **Kraniale MRT-Aufnahmen (T_1 mit KM) bei einer 25-Jährigen, aus Pakistan stammenden Patientin mit Hirn- und Hirnhaut-Tuberkulose.** (a) Entzündlich bedingte Verdickung der basalen Meningen im Januar 1997, (b) Hydrozephalusentwicklung im März 1997 bei Zunahme der basalen Entzündungsreaktionen, (c) Auftreten ausgeprägter Granulome perisellär, präpontin und perimesenzephal im Juni 1997 unter kontinuierlicher Therapie mit 3 oder 4 Chemotherapeutika (a–c sagittale Schnittebene), (d) Darstellung der Granulome um den Hirnstamm und in der linken Temporalregion in koronarer Schnittebene.

nieren sie initial als homogene, Gadolinium anreichernde Zonen (Abb. 4-23). Im weiteren Verlauf erscheinen sie als Ringenhancement mit dichtegemindertem Zentrum (Abb. 4-23).
Bei der tuberkulösen Radikulomyelitis (Arachnitis) sind MRT und Myelo-CT der konventionellen Myelographie in der Darstellung von meningealem Enhancement, irregulärem Spinalraum, Wurzelverdickung und Myelonveränderungen überlegen (Kumar et al. 1993).

Therapie

Die Diagnose der ZNS-Tuberkulose ist bei typischen Liquorveränderungen, intrakraniellen tuberkulomverdächtigen Strukturen (CT; MRT), basalen meningealen Infiltraten (MRT) und/oder okulären miliaren Infiltraten (Augenhintergrund) wahrscheinlich. Der positive Erregernachweis (säurefeste Stäbchen) oder der Nachweis spezifischer Nukleinsäure via PCR/LCR im Liquor macht die Diagnose sicher. In 10–40 % der wahrscheinlichen Fälle ist der definitive Erregernachweis nicht oder nur verspätet möglich

(Davies et al 1993, Kent et al. 1993). Die endgültige diagnostische Zuordnung stützt sich hier auf den mit den gesicherten Fällen identischen Verlauf und das Ansprechen auf die antituberkulöse Behandlung.

> Die „wahrscheinlichen“ Krankheitsfälle müssen bis zum Beweis des Gegenteils als ZNS-Tuberkulose angesehen und unverzüglich antituberkulös behandelt werden.

Antituberkulöse Medikamente (Tab. 4-12)

Für die Initialtherapie der tuberkulösen Meningitis wurde noch vor kurzem die Dreifachkombination, bestehend aus Isoniazid, Ethambutol und Rifampicin oder Isoniazid, Ethambutol und Protionamid, empfohlen. Aufgrund der relativ häufigen Schädigung des N. opticus durch Ethambutol rückte dieses Präparat in die zweite Reihe. Als Kombinationspartner ist darüber hinaus das Pyrazinamid dem Ethambutol (Myambutol®) überlegen (Shao et al. 1980). Die Kombinationstherapie mit Isoniazid (INH; Isozid®) plus Rifampicin (Rifa®) plus Pyrazinamid (Pyrafat®) wird bevorzugt – vorausgesetzt es sind keine Anhaltspunkte für resistente Mykobakterien gegeben. Isoniazid und Rifampicin können bei schwer kranken Patienten mit gestörter Magendarmpassage, häufigem Erbrechen infolge Vagusirritation und/oder Bewusstseinsstörungen zunächst intravenös verabfolgt werden. Nach der vorherrschenden Meinung im Schrifttum sind 3 Monate für diese Kombination ausreichend, anschließend werden nur noch Isoniazid plus Rifampicin für weitere 9–10 Monate appliziert (Holdiness 1990, Newton 1994). Zur Prophylaxe der durch Isoniazid verursachten Neuritiden, Psychosen und Krampfanfälle (kompetitiver Pyridoxin-Antagonismus) wird von Beginn der Behandlung an zusätzlich Vitamin B_6 (mindestens 100 mg/Tag) gegeben. Bei Hinweisen auf resistente Mykobakterien (z. B. Patienten aus Osteuropa oder amerikanischen Großstädten) wird als vierte Substanz Streptomycin oder Ethambutol verabreicht. Um eine medikamenten-induzierte Optikusläsion frühzeitig zu erfassen, sollten vor der ersten Ethambutolgabe die visuell-evozierten Potenziale abgeleitet werden. Sie sind während der Behandlung regelmäßig zu wiederholen. Die wichtigsten Nebenwirkungen von INH, Rifampicin und Pyrazinamid sind hepato- und nephrotoxisch. Beim Auftreten schwerer unerwünschter Arzneimittelwirkungen kann an Stelle der Dreierkombination eine Kombination aus Strepto-

Tab. 4-12 **Therapie der ZNS-Tuberkulose**

Dreierkombination (1.-3. Monat)
- INH 10 mg/kg/d, max. 600 mg
- Rifampicin 10 mg/kg/d, max. 600 mg
- Pyrazinamid 35 mg/kg/d, max. 2500 mg

Viererkombination (bei schweren Verläufen oder spätem Therapiebeginn zusätzlich für 2–4 Wochen)
- Ethambutol 25 mg/kg/d, max. 2500 mg

oder Streptomycin 1 g/d (Erwachsene)

Zweierkombination (4.-12. Monat)
1. INH 10 mg/kg/d, max. 600 mg
2. Rifampicin 10 mg/kg/d, max. 600 mg

Zusatzbehandlung
- Dexamethason 24 mg/d oder Decortin 1 mg/kg/d für 2–4 (–8) Wochen
- Pyridoxin (Vit. B_6) 100 mg/d p.o. für die Dauer der INH-Behandlung

mycin und Ethambutol mit sukzessivem Wiedereinsatz von Pyrazinamid, dann INH, dann Rifampicin versucht werden. Wenn letztgenannte Mittel vertragen werden, sind Streptomycin und Ethambutol wieder abzusetzen. Andererseits müssen Anstiege von Transaminasen, gamma-GT und alkalischer Phosphatase bis zu einem gewissen Grad toleriert werden. Wichtig für die Beurteilung der Schwere hepatotoxischer Nebenwirkungen sind Serum-Bilirubin und -Ammoniak.
Zur Behandlungsdauer gibt es unterschiedliche Auffassungen. Kürzere Behandlungszyklen von 6 Monaten wurden diskutiert aber zumeist aufgegeben (Doganay et al. 1995). Es fehlen bislang prospektive randomisierte Studien zur Therapiedauer. Auch eine 18-monatige Behandlung empfahlen einige Autoren noch in den letzten Jahren (Gropper et al. 1995).
Bei schweren Krankheitsverläufen mit intraparenchymatösen Granulomen hat sich die intrathekale Instillation von Streptomycin (1 mg/kg KG jeden 2. Tag) über eine Rickham-Kapsel während der ersten kritischen Phase über 3 bis 4 Wochen bewährt. Während der Streptomycin-Gabe – gleichgültig ob systemisch (tägl. 15 mg/kg i.m. bis zu einer kumulativen Gesamtdosis <40 g) oder intrathekal – sollten wegen der irreversiblen Ototoxizität mindestens einmal wöchentlich die frühen akustisch evozierten Potenziale kontrolliert werden. Bei einem Patienten mit Leber- und Nierenversagen wurde eine erfolgreiche intraventrikuläre Behandlung mit Rifampicin mitgeteilt (Vincken et al. 1992).
Zu beachten ist die zunehmende *Resistenzentwicklung* der klassischen Tuberkuloseerreger. So weisen 10 % der Tuberkulosepatienten in den Vereinigten Staaten eine Resistenz gegenüber INH und/oder Rifampicin auf. Die sog. multi-drug resistence (Resistenz gegenüber INH und Rifampicin) ist beispielsweise in New York noch höher als im USA-Durchschnitt (Luef et al. 1993). Für nicht empfindliche Erreger sind Ausweichpräparate erforderlich. Hierzu gehören Rifabutin (bei 30 % der Fälle mit Rifampicin-Resistenz noch wirksam), Ethionamid, Augmentan, Sparfloxacin (Zagam®, 1. Tag 400, dann tägl. 200 mg) und andere Fluochinolone sowie das injizierbare Capreomycin, welches anstelle von Streptomycin oder Amikacin eingesetzt werden kann.
Eine initiale Verschlechterung der tuberkulösen ZNS-Erkrankungen unter antituberkulöser Therapie kann Folge einer Veränderung des immunologischen Reaktionsmusters ($CD4^+$ T_{H2}-Typus → $CD4^+$ T_{H1}-Typus) sein. Es ist denkbar, dass sich ein solcher Umschlag der Abwehrlage durch vermehrte Antigenfreisetzung und konsekutive Makrophagenaktivierung entwickelt. Die Makrophagenaktivierung führt ihrerseits zur Induktion einer (verstärkten) Granulombildung (Rao et al. 1995, Hejazi & Hassler 1997). Eine daraus sich ergebende Symptomverstärkung ist pathogenetisch nicht in erster Linie den Erregern sondern einer besonderen „Abwehrleistung" des Wirtes anzulasten. Offensichtlich handelt es sich um den Versuch des Makroorganismus, die Erreger zu isolieren und anschließend zu vernichten. Es spricht alles dafür, dass sich eine solche Reaktion durch Kortikosteroide abschwächen lässt.

Kortikosteroide

Dexamethason oder Prednison sollte mindestens während der ersten 3–4 Wochen nach Therapiebeginn zur Vermeidung exsudativ-proliferativer Gewebsveränderungen, und damit auch zur Verhinderung des Hydrozephalus verabfolgt werden. Eine chinesische Arbeitsgruppe (Shao et al. 1980) beobachtete unter Steroidtherapie eine Reduktion der Letalität von 60 % auf 30 % bei Patienten mit tuberkulöser Meningitis. In prospektiven randomisierten Studien an Kindern konnten auch andere Autoren eine signifikante

Senkung von Letalität und Defektheilungen nach einmonatiger Steroidgabe (2–4 mg/kg Prednisolon) belegen (Girgis et al. 1991, Schoeman et al. 1997). Die Dosis von 1–2 mg/kg Prednison, verabreicht über 4–6 Wochen mit anschließender 2–3-wöchiger Ausschleichphase, erbrachte ebenfalls diesen Effekt, sofern Rifampicin nicht in der antituberkulösen Kombinationstherapie enthalten war (Dooley et al. 1997). Rifampicin reduziert die Bioverfügbarkeit und möglicherweise auch die Halbwertszeit der Kortikosteroide (Erklärung siehe unten). Weiteren Erfahrungen zufolge kann auch zu späteren Zeitpunkten des Therapieverlaufes bei Verschlechterung die passagere Gabe ausreichend hoch dosierter Kortikosteroide eine klinische Besserung bringen.

Neurochirurgische Therapie

Liquorableitende Eingriffe kommen beim Hydrocephalus occlusus infrage. Solange die Zerebrospinalflässigkeit nicht (weitgehend) saniert ist, wird man eine externe Liquordrainage wählen müssen. Der kommunizierende Hydrozephalus ist mit Azetazolamid und Furosemid mitunter schon ausreichend zu kontrollieren. Andernfalls bietet sich eine lumbale Liquordrainage an, deren Infektionsrisiko weniger hoch ist. Sie ist bei Verschlusshydrozephalus kontraindiziert.
Querschnittssyndrome durch spinale Tuberkulome oder tuberkulöse Abszesse müssen so früh wie möglich neurochirurgisch angegangen werden (Cruickshank & Johnston 1996). Bei der chronischen hypertrophischen Pachymeningitis kann eine Exzision der betroffenen Dura erwogen werden (Yamashita et al. 1994). Zerebrale Tuberkulome sind bevorzugt konservativ bzw. medikamentös zu behandeln. Bisher galt, dass ein operatives Vorgehen wegen der Gefahr der Keimverschleppung frühestens nach 2–3-monatiger tuberkulostatischer Behandlung durchgeführt werden darf (Woiciechowsky et al. 1994). In den letzen Jahren wurde indes die Indikation für chirurgische Maßnahmen – wegen zunehmender Erregerresistenz und gehäufter HIV-Koinfektion – wieder großzügiger gestellt (Gropper et al. 1995).

Vorgehen bei Patienten mit HIV-Infektion

Unumstritten ist, dass die Therapie bei bestehender HIV-Koinfektion länger durchgeführt werden soll als bei HIV-negativen Tuberkulosekranken. Die in den letzten Jahren eingeführten antiviralen Kombinationspräparate haben wohl die Prognose der HIV-Infektion verbessert aber die Behandlung der Tuberkulose erschwert, weil beispielsweise Rifampicin durch Aktivitätssteigerung des hepatischen Cytochroms P450 (CYP3A) den Metabolismus einiger Proteasehemmer und nicht-nukleosidaler Inhibitoren der reversen Transkriptase beschleunigt. Bei Rifabutin ist dieser Effekt weniger ausgeprägt. Erlaubt ist nur seine Kombination mit Indinavir (Crixivan®, 3-mal 1,0 g/d) oder Nelfinavir (Viracept®, 2-mal 1250 mg/d). Im Gegensatz zu dieser hoch dosierten Gabe von Proteaseinhibitoren muss Rifabutin mit maximal 150 mg/d wegen des Protease-inhibitorischen Effekts der Begleitmedikation relativ niedrig dosiert werden; andernfalls steigt die Gefahr der Rifabutin-induzierten Uveitis. Vorsicht geboten ist auch bei gemeinsamer Gabe von Rifabutin mit den Reverse-Transkriptase-Hemmern Delavirdin, Nevirapin und Efavirenz, weil der Effekt dieser Präparate unsicher wird. Kombinationsmöglichkeiten von antituberkulösen und antiviralen Medikamenten gibt die Tabelle 4-13. Zu beachten ist, dass auch bei behandelten HIV-Infizierten eine Verschlechterung der tuberkulösen Symptomatik während der antituberkulösen Therapie möglich ist. Angeschuldigt hierfür wird eine Verbesserung der zellulären Immunrektion durch gleichzeitig verabreichte antivirale Substanzen (Havlir et al. 1999).

Tab. 4-13 Tuberkulostatische Therapie in Abhängigkeit vom HIV-Serostatus (modifiziert nach Havlir und Barnes 1999)

Resistenz	Negativer HIV-Status	Positiver HIV-Status	Antiretrovirale Therapie
Keine	IRPE 3 Monate IR 9 Monate	IRPE 3 Monate IR 9 Monate Oder IPE + Rifabutin 3 Monate; I plus Rifabutin 9 Monate	Keine Therapie mit Protease-Inhibitoren bzw. NNRTIs Rifabutin kann mit Indinavir oder Nelfinavir kombiniert werden, nicht mit Saquinavir, Ritonavir oder NNRTIs
Isoniazid	RPE 12 Monate	RPE 12 Monate Oder Rifabutin plus PE 12 Monate	Keine Protease-Inhibitoren/NNRTIs Rifabutin kann mit Indinavir oder Nelfinavir kombiniert werden, nicht mit Saquinavir, Ritonavir oder NNRTIs
Rifampicin	IPE 18–24 Monate	IPE 18–24 Monate Oder IPSE 3 Monate, IPS 9 Monate	Alle antiretroviralen Substanzen möglich Alle antiretroviralen Substanzen möglich

E Ethambutol
I Isoniazid
NNRTIs nicht-nukleosidale Reverse Transkriptase-Hemmer
P Pyrazinamid
R Rifampicin
S Streptomycin

Prognose und präventive Maßnahmen

Die Letalität bei der Gesamtheit aller Tuberkulose-Manifestationen lag 1992 in Deutschland um 8 % (1.155 letale Ausgänge unter 14.113 gemeldeten Fällen). Extrapulmonale Tuberkuloseformen sind im höheren Maße tödlich. Der tuberkulöse ZNS-Befall geht in ca. 20 % letal aus, wobei diese Zahl bei Patienten mit intraparenchymatösen Tuberkulomen deutlich höher liegt. Die Rate schwer wiegender Defekte beläuft sich auf 20–50 %. Eine ungünstige Prognose ist zu erwarten bei hohem Lebensalter, Alkoholismus und anderen schwer wiegenden Vorschädigungen, tuberkulöser Meningitis während der Schwangerschaft, gravierenden Liquorveränderungen (Protein >7,0 g/l, anhaltend niedriger Glukosequotient), spätem Behandlungsbeginn und schweren Bewusstseinsstörungen zum Zeitpunkt der Krankenhausaufnahme (Davies 1993, Berger 1994, Meyer & Konietzko 1995).
Die Prävention des mykobakteriellen ZNS-Befalls ist eingebettet in die Bekämpfung der Tuberkulose als solche. Sie ist nicht nur Sache der Entwicklungsländer. Angesichts des ständig wachsenden Ferntourismus in und der Immigration aus Regionen mit hoher Tuberkuloseinzidenz sollten sich gerade die Industrieländer um exemplarische Präventionsprogramme bemühen. Hierzu gehören Ausbau der Umfelduntersuchungen, Fallfindungsstrategien, Screeningverfahren bei Risikogruppen (z. B. AIDS-Kranke, soziale Randgruppen, Ältere mit negativem Hauttest), regelmäßige Untersuchungstermine bei Immigranten innerhalb der ersten 5 Jahre aber auch die Wiedereinführung der BCG-Vakzination bei Kindern. Eine auf amerikanische Verhältnisse zugeschnittene Computersimulation verschiedener Strategien der Tuberkulosebekämpfung erbrachte u. a.,

dass die Einführung eines BCG-Impfprogramms über einen Zeitraum von 10 Jahren allein jährlich einen 17 %igen Rückgang der Tuberkulose-Erkrankungen und eine 11 %ige Reduktion der Todesfälle zur Folge hätte; Voraussetzung wäre nur, dass sich 10 % der teilnahmeberechtigten Kinder und 1 % der geeigneten Erwachsenen in dieses Programm einbeziehen ließen (Berenguer et al. 1992). Auch in Bezug auf die tuberkulöse Meningitis wurde jüngst in einer Fall-Kontroll-Studie an Kindern die prophylaktische Wirkung der BCG-Impfung belegt (Zodpey et al. 1996). Jenseits des Neugeborenenalters darf eine BCG-Impfung nur bei nicht-infizierten bzw. tuberkulin-negativen Personen durchgeführt werden. Nach der BCG-Impfung ist mit einer positiven Tuberkulinreaktion für 5–10 Jahre zu rechnen.
Eine *präventive Chemotherapie* (300 mg/d Isoniazid über 6 Monate + Vitamin B_6) gilt bei folgenden Personengruppen als indiziert:

- Individuen, die Kontakte mit an offener Tuberkulose Erkrankten im gleichen Haushalt haben.
- Tuberkulinpositive mit Begleiterkrankungen wie Silikose, Diabetes mellitus, immunsuppressiver Therapie (z. B. Kortikosteroide), dialysepflichtiger Niereninsuffizienz.
- HIV-Infizierte mit positivem intrakutanen Tuberkulintest oder mit gesichertem Kontakt zu einer Person mit offener Tuberkulose (Zuger & Lowy 1991, Meyer & Konietzko 1995).

Desweiteren ist eine präventive Chemotherapie bei Starkreagenten (Infiltration >15 mm im Tuberkulintest) oder Tuberkulinkonversion im Kindes-(und Erwachsenen)alter zu erwägen (Ferlinz 1996). Auf Grund der nicht unerheblichen Toxizität des INH sollte bei den prophylaktisch Behandelten monatlich die Leberfunktion (zumindest der Serumenzymstatus) überprüft werden (Stuart et al. 1999).

Rechtliche Gesichtspunkte

Nach § 6 des Infektionsschutzgesetzes (IfSG) sind Erkrankung und Tod an einer behandlungsbedürftigen Tuberkulose namentlich meldepflichtig, auch wenn ein bakteriologischer Nachweis nicht vorliegt. Dies betrifft auch die isolierte tuberkulöse Meningitis oder Meningoenzephalitis. Zur Meldung verpflichtet ist der behandelnde oder sonst hinzugezogene Arzt sowie sonstige zur Behandlung oder Pflege des Betroffenen beschäftigte Personen. Auf Seeschiffen ist dies z. B. der Kapitän und in Justizvollzugsanstalten deren Leiter. Die „Empfehlungen zur Infektionsverhütung bei Tuberkulose" des Deutschen Zentralkomitees zur Bekämpfung der Tuberkulose sind in Desinfektion, Lfg. 5, 9/99, Fischer Verlag Stuttgart nachzulesen.
Nach § 7(1) des Infektionsschutzgesetzes (IfSG) besteht eine namentliche Meldepflicht für den diagnostizierenden Laborarzt beim direkten oder indirekten Nachweis einer akuten Infektion mit Mycobacterium tuberculosis/africanum oder bovis.

Literatur

Berger JR (1994) Tuberculous meningitis. Current Opinion in Neurol 7: 191–200

Brewer TF, Heymann SJ, Colditz GA, Wilson ME, Auerbach K, Kane D, Fineberg HV (1996) Evaluation of tuberculosis control policies using computer simulation. JAMA 276: 1898–1903

Berenguer J, Moreno S, Laguna F et al. (1992) Tuberculous meningitis in patients infected with the human immunodeficiency virus. N Engl J Med 326: 668–672

Cruickshank GS, Johnston RA (1996) Intradural, extramedullary spinal cord compression from tuberculous granuloma. Br J Neurosurg 10: 93–95

Davis LE, Rastogi KR, Lambert LC et al. (1993) Tuberculous meningitis in the southwest United States. Neurology 43: 1775–1778

Dooley DP, Carpenter JL, Rademacher S (1997) Adjunctive corticosteroid therapy for tuberculosis: a critical reappraisal of the literature. Clin Infect Dis 25: 872–887

Doganay M, Calangu S, Turgut H et al. (1995) Treatment of tuberculous meningitis in Turkey. Scand J Infect Dis 27: 135–138

Ferlinz R (1996) Tuberkulindiagnostik. Dtsch Ärzteblatt (B) 93: 944–946

Fresquet-Wolf C, Haas J, Wildemann B, Storch-Hagenlocher B (1998) Wertigkeit der Polymerase-Kettenreaktion (PCR) für die Diagnostik der tuberkulösen Meningitis. Nervenarzt 69: 502–506

Girgis NI, Kilpatrick ME, Sultan Y, Mikhail IA (1991) Dexamethasone adjunctive treatment for tuberculous meningitis. Ped Inf Dis J 10: 179–183

Gropper MR, Schulder M, Sharan AD, Cho E-S (1995) central nervous system tuberculosis: Medical management and surgical indications. Surgical Neurology 44: 378–385

Gupta RK, Gupta S, Singh D et al. (1994) MR imaging and angiography in tuberculous meningitis. Neuroradiology 36: 87–92

Halsey N, Coberly JS, Desormeaux J et al. (1998) Randomised trial of isoniazid versus rifampicin and pyrazinamide for prevention of tuberculosis in HIV-1 infection. Lancet 351: 786–792

Havlir DV, Barnes PF (1999) Tuberculosis in patients with human immunodeficiency virus infection. N Engl J Med 340: 367–373

Hejazi N, Hassler W (1977) Multiple intracranial tuberculomas with atypical response to tuberculostatic chemotherapy. Acta Neurochir (Wien) 139: 194–202

Hojer C, Bamborschke S, Huber M et al. (1993) Vergleich klinischer und pathoanatomischer Befunde bei 26 Fällen von tuberkulöser Meningitis. Akt Neurol 20: 5–10

Hsieh FY, Chia LG, Shen WC (1992) Locations of cerebral infarctions in tuberculous meningitis. Neuroradiology 34: 197–199

Holdiness MR (1990) Management of tuberculous meningitis. Drugs 39: 224–233

Kaufmann SHE (1994) Die Familie der Mycobacteriaceae. In: Brandis H, Köhler HW, Eggers HJ, Pulverer G (Hrsg) Lehrbuch der Medizinischen Mikrobiologie, 7. Auflage. Fischer Verlag Stuttgart, 544–562

Kaufmann SHE, van Embden JDA (1993) Tuberculosis: A neglected disease strikes back. Trends in Microbiology 1: 2–5

Krauss-mars AH, Lachmann PI (1992) Social factors associated with tuberculous meningitis. S Afr Med J 81: 16–19

Kumar A, Montanera W, Willinsky R et al. (1993) MR features of tuberculous arachnoiditis. J Computer AssTomography 17: 127–130

Luef G, Allenberger F, Fille M et al. (1993) Comparison of polymerase chain reaction (PCR), tuberculostearic acid (TBSA) and standard methods for diagnosing tuberculous meningitis. An in-vitro study. Lab Med 17: 553–558

Meyer FJ, Konietzko N (1995) Renaissance der Tuberkulose? Internist 36: 1162–1173

Newton RW (1994) Tuberculous meningitis. Arch Dis Child 70: 364–366

Parney IF, Johnson ES, Allen PBR (1997) "Idiopathic" cranial hypertropic pachymeningitis responsive to antituberculous therapy: Case report. Neurosurgery 41: 965–971

Rao GP, Nadh BR, Hemaratnan A et al. (1995) Paradoxical progression of tuberculous lesions during chemotherapy of central nervous system tuberculosis. J Neurosurg 83: 359–362

Rasch G (1996) Tuberkulose in Deutschland. Bundesgesundhbl 9: 347–352

Rüsch-Gerdes S (1995) Diagnostik der Tuberkulose. Internist 36: 957–960

Schoeman JF, van Zyl LE, Laubscher JA, Donald PR (1997) Effect of corticosteroids on intracranial pressure, computed tomographic findings, and clinical outcome in young children with tuberculous meningitis. Pediatrics 99: 226–231

Shao FF, Wang SM, Tung SG (1980) Clinical analysis of 445 adult cases of tuberculous meningitis. Chinese J Tuberculous Respir Dis 3: 131–132

Small PM, Shafer PM, Hopewell PC et al. (1994) The epidemiology of tuberculosis in San Francisco. N Engl J Med 330: 1703–1709

Statistisches Bundesamt/Robert Koch-Institut Bonn (1996) Persönliche Mitteilung (teilweise basierend auf WHO-Daten)
Stuart RL, Wilson J, Grayson ML (1999) Isoniazid toxicity in health care workers. Clin Infect Dis 28: 895–897
Tötsch M, Schmid KW, Brömmelkamp E et al. (1994) Rapid detection of mycobacterial DANN in clinical samples by multiplex PCR. Diagn Mol Pathol 3: 260–264
Udani PM, Parckh UC, Dastur DK (1971) Neurological and related syndromes in CNS tuberculosis: Clinical features and pathogenesis. J Neurol Sci 14: 314–357
Udani PM, Bhat US (1974) Tuberculosis of central nervous system. Indian J Pediatr 11: 7–13
Vincken W, Meysman M, Verbeelen D et al. (1992) Intraventricular rifampicin in severe tuberculous meningo-encephalitis. Eur Resp J 5: 891–893
Woiciechowsky C, Buchholz P, Halle E et al. (1994) Die Tuberkulose des ZNS – eine wieder aktuelle neurochirurgische Erkrankung. Zentralblatt Neurochirurgie 55: 71–78
Yamashita K, Suzuki Y, Yoshizumi H et al. (1994) Tuberculous hypertrophic pachymeningitis involving the posterior fossa and high cervical region-case report. Neurologia Medico-Chirurgica 34: 100–103
Zodpey SP, Maldhure BR, Shrikhande SN, Tiwari RR (1996) Effectiveness of Bacillus of Calmette-Guerin (BCG) vaccination against tuberculous meningitis: a case control study. J Ind Med Assoc 94: 338–340
Zuger A, Lowy FD (1991) Tuberculosis of the central nervous system. In: Scheld WM, Whitley RJ, Durack DT (eds) Infections of the central nervous system. Raven-Press New York, 425–456

4.3.2 Erkrankungen durch atypische Mykobakterien

Fakultativ pathogene Mykobakterien (MOTT = mycobacteria other than tuberculous; „atypische Mykobakterien“) verursachen selten oder nie Erkrankungen bei gesunden Personen. Bei erhöhter Anfälligkeit, Abwehrschwäche bzw. Immundefizienz können sie jedoch einen krankheitsinduzierenden Effekt entfalten. Bekannte Erreger mit oft weltweiter Verbreitung sind M. avium/intracellulare, M. kansasii, M. scrophulaceum, M. xenopi und M. szulgai. Mit Meningitiden werden nur die ersten drei Keime in Verbindung gebracht. Ansonsten können alle genannten Mykobakterien tuberkuloseähnliche Bilder mit chronischer Lungenerkrankung, Lymphadenitis, Knochen- und Gelenkbefall, Harnwegsinfektionen, Erkrankung der Geschlechtsorgane und Weichteilinfektionen hervorrufen.
Die Inzidenz der Erkrankungen ist regional sehr stabil, aber oft an besondere geografische (z. B. Grundwasserbeschaffenheit) und soziokulturelle Gegebenheiten gebunden. In den westlichen Ländern nimmt die Häufigkeit atypischer Mykobakteriosen im Vergleich zur Tuberkulose zu. Eine direkte Übertragung von Mensch zu Mensch findet praktisch nie statt; vom Tier zum Menschen erfolgt sie indirekt über Grundwasser und ähnliche Faktoren. Meningitis und Endokarditis als Erkrankungen durch atypische Mykobakterien werden nur bei AIDS-Patienten, medikamentös Immunsupprimierten und Leukämiekranken angetroffen. Sie sind schwer zu behandeln und verlaufen zumeist tödlich.
Für die Artdifferenzierung sind spezielle mikrobiologische Techniken sowie Anwendung der PCR erforderlich.
Therapeutisch kommt für M. kansasii Rifampicin und Ethambutol, teilweise auch Isoniazid infrage (bezügl. Dosierung s. Tabelle 4-12). M. avium/intracellulare und M. scrophulaceum sind hingegen in vitro hoch resistent gegen die üblichen Tuberkulostatika. Im Krankheitsfalle wird deshalb zusätzlich ein Aminoglykosid eingesetzt. Eine Vier- bis Sechsfachkombination, zu der Rifampicin, Pyrazinamid, Isoniazid, Ethambutol, Ethio-

namid und/oder D-Cycloserin gehören können, wird empfohlen (Citron & Girling 1990, Hahn et al. 1999). Über die Wirksamkeit von Chinolonderivaten liegen bisher keine Erfahrungen vor.

Meningitiden durch M. avium/intracellulare werden mit einer Kombination aus Azithromycin, Clarithromycin und Ethambutol behandelt. Gleichzeitig sollte auch eine Behandlungsstelle, die über spezielle Erfahrungen mit Erkrankungen durch atypische Mykobakterien verfügt, konsultiert werden. Das Resistogramm der Erreger spielt in allen Krankheitsfällen eine besondere Rolle.

Die Meldepflicht sollte ebenso wie für die klassische Tuberkulose gehandhabt werden: Nach § 6 IfSG sind Erkrankungen und Tod an Tuberkulose (aktive Form) und nach § 7 IfSG sind „säurefeste Stäbchen im Sputum“ dem zuständigen Gesundheitsamt zu melden.

Literatur

CITRON KM, GIRLING DJ (1990) Erkrankungen durch nicht tuberkulöse Mykobakterien. In: WARRELL DA (Hrsg) Infektionskrankheiten. VCA-Verlag Weinheim, S. 375–377

HAHN H, KAUFMANN SHE, RODLOFF AC (1999) Mykobakterien, In: HAHN H, FALKE D, KAUFMANN SHE, ULLMANN U (Hrsg) Medizinische Mikrobiologie und Infektiologie. Springer, Berlin, S. 389–391

4.3.3 Lepra

Zusammenfassung

Erreger: Mycobacterium leprae

Krankheitsbild: Chronisch verlaufende Erkrankung der Haut und der peripheren Nerven mit sekundärer Einbeziehung von Knorpel, Knochen, Zähnen, Augen und anderen Organen; der ZNS-Befall ist umstritten, zumindest aber seltener

Klinisches Bild: Die klinische Symptomatik richtet sich je nach Zugehörigkeit zu einer der beiden polaren Formen (tuberkuloide vs. lepromatöse Lepra) oder Zwischenformen (Borderline Lepra). Die „Reaktionen" stellen eine akute Allgemeinerkrankung dar

Labordiagnostik: Erregernachweis in „skin smear" (bacterial index, morphological index) und Nasenabstrich

Zusatzdiagnostik: Lepromintest, Durchflusszytogramm des Blutes, ggf. Röntgendiagnostik und in Ausnahmen Liquor

Therapie: Hängt ab von Erkrankungstyp und Vorliegen einer „Reaktion"; zur Verfügung stehen Dapson, Rifampicin, Clofazimin, Prothionamid, Prednisolon, Thalidomid und Ofloxacin

Prognose: Wird durch Behandlungsbeginn und Verlaufsform bestimmt; Todesfälle treten eigentlich nur interkurrent auf. Schwere (periphere) Defektsyndrome sind möglich.

Epidemiologie

Nach WHO-Schätzungen beläuft sich die Prävalenz der Lepra weltweit auf 2,4 Mio Erkrankte. Als Ergebnis nationaler und internationaler Präventions- und Behandlungsprogramme fiel die Zahl der registrierten Fälle von 1985 (5,4 Mio) bis 1994 (1,7 Mio)

deutlich ab (Noordeen 1995). Ungeachtet dessen ist die Lepra bis heute nicht nur eine der meist verbreiteten Infektionskrankheiten überhaupt, sondern auch die häufigste entzündliche Affektion des peripheren Nervensystems. Ein ZNS-Befall ist seltener.
Die Lepra ist sowohl in tropischen als auch in gemäßigten Klimazonen verbreitet. Hinsichtlich der Empfänglichkeit für Leprainfektionen bestehen Unterschiede zwischen den Rassen: Europäer erkranken leichter als Asiaten, diese wiederum leichter als Schwarzafrikaner. Maligne lepromatöse Verlaufsformen sind dementsprechend häufiger in Asien als in Afrika. Das Leiden ist mit Überbevölkerung und schlechten Lebensbedingungen assoziiert. In Europa wurde das endemische Auftreten der Lepra überwunden. Um 1980 waren in insgesamt 20 europäischen Ländern noch ca. 20.000 Leprakranke amtlich registriert. Es handelte sich vorzugsweise um Einwanderer aus Epidemiegebieten Afrikas und Asiens (Sansarricq 1982). Im Jahre 1996 wurden nur noch 37 Fälle europaweit gemeldet.
Die Hauptinfektionsquelle der Lepra sind unbehandelte Patienten mit lepromatöser Verlaufsform. Sie können während eines Tages bis zu 10^8 Leprabakterien mit ihren nasalen Sekreten ausscheiden. Die Erreger bleiben bei fehlender direkter Sonnenexposition 24 h bis 6 Wochen in den getrockneten Sekreten lebensfähig (Davey 1974). Ihre Akquisition durch Kontaktpersonen – dermal, pulmonal, gastrointestinal oder durch stechende Insekten – ist nicht endgültig geklärt. Ständig wiederholte Expositionen und schlechte hygienische Bedingungen sind für die Infektion wohl entscheidend. Die Inkubationszeit soll 4–10 Jahre betragen; bei der tuberkuloiden Lepra (TT-Form) ist sie kürzer als bei der lepromatösen Lepra (LL-Form). Männer sind häufiger betroffen als Frauen. Die höchste Gesamtinzidenz besteht in Endemiegebieten bei den 20–35-Jährigen, obwohl die TT-Form überwiegend bei den 10–19-Jährigen auftritt. In Endemiegebieten ist die Erkrankungswahrscheinlichkeit bei Haushaltskontakten mit LL-Patienten 5–10-mal so hoch und mit TT-Patienten etwa 2-mal so hoch wie bei der Allgemeinbevölkerung.

Erregereigenschaften

Der Erreger, Mycobacterium leprae, wurde 1873 von Hansen bei norwegischen Leprakranken entdeckt. Es handelt sich um ein säurefestes Stäbchen, das 1,7 μm lang, 0,25 μm dick ist und mittels modifizierter Ziehl-Neelsen-Färbung mikroskopisch dargestellt werden kann. Auf der Zellwand vorhandene Lipide und Wachse bedingen lange Generationszeiten sowie hohe Resistenz gegen Desinfektionsmittel und Phagozyten. M. leprae ist stärker säure- und weniger alkoholfest als M. tuberculosis, ansonsten diesem sehr ähnlich. Der Erreger ist nicht in vitro kultivierbar und wird deshalb auf Mäuse- oder Rattenfußballen gezüchtet. Im menschlichen Körper vermehrt er sich ausschließlich intrazellulär, besonders in den Histiozyten der Haut und in den Schwann-Zellen. Die Affinität zu Haut und peripherem Nervengewebe erklärt sich durch besondere metabolische Bedürfnisse der Leprabakterien und durch deren niedriges Temperaturoptimum um 27–30 °C. Die Generationszeit des Organismus ist mit 10–20 Tagen erheblich länger als die von M. tuberculosis (20 h) oder E. coli (20 min).
Ein Tierreservoir für Lepra ist nicht bekannt, auch wenn bei wilden Gürteltieren und eingefangenen Primaten Leprainfektionen angetroffen wurden (Waters 1990). Als Tiermodell für Lepra werden bestrahlte Nacktmäuse und das Gürteltier verwendet.

Pathogenese

Unabhängig von der Eintrittsstelle in den Körper ist das Endoneurium das Zielorgan für die eindringenden Bakterien. Das Schicksal der hier residierenden Erreger und der von ihnen befallenen Gewebestrukturen hängt vom späteren Krankheitstyp des infizierten Patienten ab. Entscheidend für den Krankheitstyp sind der Modus der Antigenpräsentation, die Antigenmenge und die Vitalität des als Antigen erkannten Erregers sowie das zufällig vorhandene Lympho- und Zytokinmuster während der Stimulation. Bei der Stimulation spielen möglicherweise vorausgehende oder gleichzeitig erfolgende Koinfektionen (z. B. Parasitosen) eine wesentliche Rolle (Bloom et al. 1992).
Die heute übliche Klassifikation der Lepra geht auf Ridley und Jopling (1966) zurück und richtet sich in erster Linie nach dem Abwehrverhalten – „anerg“ oder „hypererg“ – des Wirts. Als klinische Diskriminationskriterien dienen Leprominhauttest, Bakterienzahl im Gewebe und klinische Phänomenologie. Neuere immunologische und molekularbiologische Untersuchungen ergaben, dass den verschiedenen Krankheitstypen unterschiedliche Reaktionsmuster der T-Helferzellen zugrunde liegen (Salgame et al. 1992, Yamamura et al. 1992, Bloom et al. 1992, Britton 1993, Scheel-Toellner et al. 1995).

Tuberkuloide Lepra

Die tuberkuloide Lepra (TT), gemäß WHO-Definition auch als *paucibacillary leprosy* bezeichnet, entspricht der „hyperergen“ Form. Die Forschungsergebnisse des letzten Jahrzehnts zeigten, dass bei dieser Manifestationsform eine Immunantwort mit Aktivierung des T_H1-Typus der $CD4^+$-Helferzellen dominiert. Läsional produziert werden vorzugsweise die regulatorischen Zytokine Interferon-γ (Ifn-γ), Interleukin-2 (IL-2), IL-3 sowie GM-CSF (Granulozyten-Makrophagen-koloniestimulierender-Faktor) und das den Zytotoxinen zugeordnete Lymphotoxin (TNF-β), welches u. a. Adhäsionsmoleküle und die Granulombildung aktiviert. Die immunologische Konstellation der tuberkuloiden Lepra entspricht einer hochaktiven zellulären Immunantwort, die gewisse Übereinstimmungen mit der Hypersensensitivitätsreaktion vom verzögerten Typ (Typ IV nach Coombs & Gell) aufweist. Das Krankheitsbild ist durch Granulombildung geprägt. Der Lepromintest ist positiv. Erreger sind in den Läsionen kaum nachweisbar. Geschädigt werden die peripheren Nerven. Es finden sich Epitheloidzellgranulome, um die hauptsächlich CD4-positive Lymphozyten angeordnet sind. Am Rande des Granuloms befinden sich CD8-positive Zellen, in seinem Inneren vereinzelt Langerhanssche Riesenzellen. Der periphere Nerv wird auf diese Weise durch zellige Infiltrationen und Granulombildung nach und nach völlig zerstört.

Lepromatöse Lepra

Bei der lepromatösen Lepra (LL) – *multibacillary leprosy* – bleibt die Aktivierung der $CD4^+$-Zellen vom T_H1-Typ mehr oder weniger völlig aus. Es herrscht der T_H2-Helferzelltyp vor mit entsprechender Freisetzung von IL-4 bis -6, IL-10, Ifn-γ und GM-CSF. Die Folge ist eine Unterdrückung der zellulären Immunantwort zugunsten der B-Zell-Aktivierung mit Antikörperproduktion und nachfolgender Immunkomplexbildung. Durch mangelnde Makrophagen-Aktivierung findet eine Erregerabtötung praktisch nicht statt. Im Inneren der Phagozyten befinden sich lebensfähige Mykobakterien, die nicht prozessiert (verdaut) werden können (Britton 1993, Ochoa et al. 1996). Das pathohistologische Merkmal dieses Verlaufstypes ist das Auftreten von Schaumzellen. Bei ihnen handelt es sich um überblähte Formen der Makrophagen (Histiozyten), die in großen Mengen sich teilende Erreger beherbergen. Epitheloidzellgranulome treten nicht auf. Die T-Zell-Infiltrate sind spärlich und ohne architektonische Gliederung diffus verteilt. Die Schädigung des peripheren Nervs ist Folge einer massiven Bakterieninvasion mit konsekutiver Fibrose ohne eigentliche entzündliche Reaktion. Der Leprominhauttest ist bei der LL-Lepra negativ.

Borderline-Lepra

Zwischen TT und LL gibt es Übergangsformen, die als Borderline-Lepra (BB) je nach ihrer Nähe zur tuberkuloiden (BT) oder lepromatösen Lepra (BL) noch untergliedert werden können. Im frühen Krankheitsstadium ist die Zuordnung zunächst oft noch unsicher, so dass von einer *Lepra indeterminata* gesprochen wird.

Bei der Borderline-Lepra (BB) ist das Granulom im Unterschied zur TT-Form nicht von einem Lymphozytenwall umgeben, auch enthält es oft keine Langerhanssche Riesenzellen. Bakterien sind zahlreich vorhanden. Liegt ein Nervenbündel im Granulom, so ist häufig eine mäßige Proliferation der Schwann-Zellen erkennbar. Die Überwindung der Mykobakterien erfolgt sukzessive durch Aktivierung der T-Helferzellen, IL-2- und Ifn-γ-Freisetzung und Makrophagenaktiverung. Das Antigen-Processing wird vor allem durch hoch aktive Epitheloidzellen getragen. Sie leiten sich ebenso wie die Langerhansschen Riesenzellen vom Zelltyp der Monozyten/Makrophagen ab.

Leprareaktionen

Als spezielle Erscheinungsform der Lepra haben die Leprareaktionen zu gelten. Sie stellen eine Unterbrechung des bisherigen Krankheitsverlaufs dar. Akut kommt es dabei zu schweren Allgemeinsymptomen und einer Verstärkung der typischen Krankheitszeichen. Es handelt sich um Überempfindlichkeitsreaktionen, die sich infolge einer behandlungsinduzierten Störung der infektionsimmunologischen Balance entwickeln. Therapiebedingte Erregerdestruktion und Antigenpräsentation sind offensichtlich wesentliche Voraussetzungen für diese Reaktionen. Es werden zwei Erscheinungsformen unterschieden, die – etwas verwirrend – als Typ-1- und Typ-2-Lepra-Reaktionen bezeichnet werden (Dastur 1978).

Die Typ-1-Lepra-Reaktion (*Reversal Reaction;* RR) äußert sich in einer akuten Entzündungsreaktion im Bereich der vorbestehenden Hautläsion, in akuter Neuritis, die zumeist zu bleibenden Nervenschäden führt, und in einem Gesichtsödem. Besonders disponiert sind Patienten mit Borderline-Lepra. Es kommt zu einer Aktivierung des für die $CD4^+$-T_H1-Zellen typischen Reaktionsmusters. Die hieraus sich ergebende Verschiebung im immunologischen Spektrum ist „upgrading" – d. h. in Richtung auf den tuberkuloiden Pol. Das Reaktionsmuster entspricht der zellulären Überempfindlichkeitsreaktion vom verzögerten Typ (Typ-IV-Reaktion nach Coombs & Gell). Ein positiver immunpathogenetischer feed back-Mechanismus mit systemischer Freisetzung von TNF-α und Ifn-γ wird induziert.

Die Typ-2-Lepra-Reaktion (*Erythema nodosum leprosum;* ENL) ist eher beim lepromatösen Manifestationstyp zu erwarten. Neben einem massiven nodösen Erythem entwickeln die Patienten Fieber, Lymphadenopathie, Albuminurie, Arthritis (75 %), Neuritis (55 %), Iridozyklitis, Orchitis, Nephritis und Vaskulitis. Als Immunkomplexerkrankung entspricht das ENL einer Überempfindlichkeitsreaktion vom Typ III nach Coombs & Gell. Das immunologische Spektrum ist geprägt von einer Aktivierung von TNF-α, IL-6, IL-10 und IL-8 mit konsekutiver Erhöhung der Serumwerte von Serum-

Amyloid A (SAA) und Adhäsionsmolekülen, insbesondere ICAM 1 (Hussain et al. 1995, Rieckmann et al. 1996). Die zellvermittelte Immunität ist geschwächt; der Prozess ist somit in der Regel „downgrading“, d. h. also auf den LL-Pol gerichtet.

Klinische Symptomatik

Tuberkuloide Lepra (TT)

Als Hautläsion erscheint eine große erythematöse Plaque mit scharfer Begrenzung. Ihre Oberfläche ist trocken, haarlos und analgisch. Der Herd heilt typischerweise vom Zentrum her ab. In seiner Nähe ist in der Regel ein verdickter Hautnerv tastbar. Dieser kann auch das einzige Symptom der Krankheit sein („rein neurale Lepra“). Als zweiter Typ der Hautveränderungen werden erythematöse oder hypopigmentierte Maculae angetroffen. Behaarte Körperregionen wie Kopfhaut, Axillen und Damm bleiben ausgespart. Die Zahl der Herde ist gering.

Borderline-Lepra (BB)

Die Effloreszenzen sind hier zahlreicher, weisen ein wie ausgestanzt erscheinendes Zentrum auf und zeigen eine Tendenz zur Symmetrie. Ihre Oberfläche ist hypalgisch. Satellitenläsionen sind meistens vorhanden. Benachbarte Nerven sind auch in den Prozess einbezogen, jedoch nicht mit der charakteristischen Verdickung wie bei der TT-Lepra.

Lepromatöse Lepra (LL)

Diese Verlaufsform geht mit Maculae und Papeln in bilateral symmetrischer Verteilung einher (Abb. 4-24). Die Oberfläche der Läsionen ist immer erythematös, nicht aber analgetisch. Die peripheren Nerven bleiben zunächst verschont. Im weiteren Verlauf entstehen neue Maculae und Papeln, während sich die bestehenden zu Knoten und Plaques entwickeln. Gesichtsveränderungen, die „Facies leontina“, mit Hautverdickung, Sattelnase, Verlust von Wimpern, Augenbrauen und Schneidezähnen sowie Keratitis, Iritis, Erblindung, Fingermutilationen und Hodenatrophie folgen nach und nach. Erst im Spätstadium stellt sich ein symmetrischer Ausfall peripherer Nerven durch hyaline Degeneration und Fibrose ein. Eine rein neurale Lepra gibt es bei der LL-Form nicht.
Die Zwischenformen – BT und BL – befinden sich ihrer Symptomatik nach zwischen Borderline-Lepra einerseits und tuberkuloidem oder lepromatösem Verlaufstyp andererseits.

Nervenläsionen

Die peripheren Nerven werden entsprechend einer Mononeuritis oder Neuritis multiplex befallen. Vorzugsweise beeinträchtigt sind Nn. ulnaris, medianus, tibialis und peronaeus sowie Nn. facialis und trigeminus. Sensible und vegetative Anteile werden immer eher geschädigt als motorische. Deshalb kommt es erst im fortgeschrittenen Stadium zu Lähmungen. Die typischen Symptome des Nervenbefalls sind:

- Lokalisierte Missempfindungen oder Schmerzen im Versorgungsbereich der betroffenen Nerven, umschriebene Analgesie und Thermanästhesie (TT-Form)
- Normale Muskeleigenreflexe, Reflexverlust erst im Lähmungsstadium
- Störung der Schweißsekretion (nur TT-Form), der Vasomotorik und der Hauttrophik

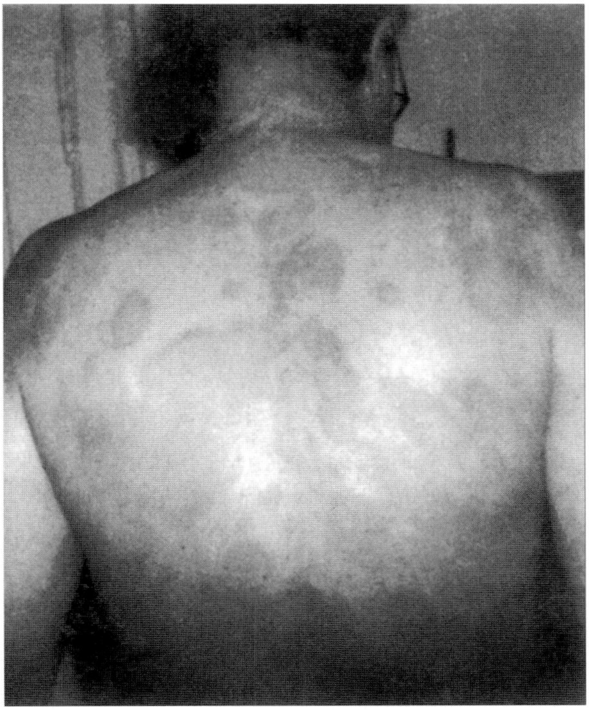

Abb. 4-24

Symmetrische Hautveränderungen am Rücken eines leprakranken Europäers.

- Tastbare Nervenverdickung (TT-Form); die Beschwerden gleichen oft denen von Engpasssyndromen
- Anosmie bei 40 % der Patienten mit LL-Lepra, für die ursächlich neben der Läsion des N. olfactorius auch Alterationen der Nasenschleimhaut oder zerebrale Beeinträchtigungen der Riechbahnen infrage kommen.

Als sehr selten gelten Radikulitiden, Läsionen des Plexus brachialis und der Cauda equina, Trigeminusneuralgien und autonome Neuropathien.
Bis heute ist umstritten, ob die Lepra mit einer ZNS-Beteiligung einhergehen kann. Indes erschienen im Schrifttum Berichte über Paraparesen (Desmoulins & Zeldine 1967), lepröse Vaskulitis, Meningoenzephalitis (Harada & Takashima 1956) und Hirnabszesse (Grieben 1960). Kleinhirnaffektionen wie auch Optikusatrophie wurden beobachtet (Katoch et al. 1984). In eigenen Erhebungen wurden unter 49 westafrikanischen Leprakranken 3 Personen mit Anosmie, Hirnnervenausfällen und/oder Koordinationsstörungen gefunden. Die Liquoruntersuchungen erbrachten eine intrathekale IgA-Produktion, die in einem Fall besonders ausgeprägt war (Prange et al. 1991).

Diagnostik, Differenzialdiagnose

Die Diagnostik und Klassifikation der Lepra erfolgt durch den Leprominhauttest (Mitsuda-Reaktion) sowie durch Hautbiopsie und/oder Hautskarefikation. Die Hautskarefikation dient dem Erregernachweis. Nach der Wade-Methode (skin smear) wird ein tatsächlich oder mutmaßlich befallenes Hautareal ausgewählt. Nach Reinigung wird es zur

Blutentfernung zusammengepresst und dann in 5 mm Länge und 1–2 mm Tiefe eingeschnitten. Die auf der Schnittfläche entstehende Flüssigkeit wird auf einem Objektträger ausgestrichen, fixiert und nach der Ziehl-Neelsen-Methode gefärbt. Anschließend wird die Bakteriendichte mit Hilfe des halblogarithmischen „bacterial index" (BI) ermittelt. Die Bewertung wird entsprechend der folgenden Skala vorgenommen:
BI = 6+ ... >1.000 Bakterien/Gesichtsfeld
BI = 5+ .... 100–1.000 Bakterien/Gesichtsfeld
BI = 4+ .... 10–100 Bakterien/Gesichtsfeld
BI = 3+ .... 1–10 Bakterien/Gesichtsfeld
BI = 2+ .... 1–10 Bakterien/10 Gesichtsfelder
BI = 1+ .... 1–10 Bakterien/100 Gesichtsfelder
Die Nachweisgrenze dieses Tests liegt bei 10.000 Keimen/g Haut. Diese Zahl wird bei TT- und BT-Lepra nie erreicht, deshalb ist hier der BI immer negativ. Eine fortgeschrittene LL-Lepra weist hingegen eine Bakteriendichte entsprechend einem BI von 5+ oder sogar 6+ auf.
Der prozentuale Anteil vitaler Bakterien, als MI (morphological index) bezeichnet, ist wichtig für die Therapiekontrolle. Avitale Erreger können u. a. am fragmentierten Zytoplasma erkannt werden. Bei der LL-Lepra fällt der MI nach ½-jähriger Chemotherapie von durchschnittlich 25–75 % auf 0 ab (Waters & Rees 1962).
Da der MI bei geringen Bakterienzahlen in tiefgefrorenen Hautbiopsien schwierig zu bewerten ist, wurde an seiner Stelle eine PCR mit 4 spezifischen Nukleotidsequenzen von M. leprae eingeführt. Sie scheint wesentlich sensitiver zu sein und erbrachte in Einzelfällen selbst 24 Monate nach Therapiebeginn noch den Nachweis lebensfähiger Erreger im Hautbiopsat (Jamil et al. 1993). Inwieweit bestimmte Serumparameter wie ICAM-1, SAA, Albumin (Rieckmann et al. 1996, MacLean et al. 1999) als zukünftige Therapiekontroll-Parameter verwertbar sind, muss in weiteren klinischen Studien geklärt werden. Der Nasenabstrich dient zur Beurteilung der Infektiosität. Positiv sind vor allem unbehandelte Patienten mit LL- oder BL-Lepra.

Für die *Funktionsdiagnostik* der leprös geschädigten Haut- und Nervenstrukturen eignen sich Ninhydrin- oder Pilocarpinschweißtests sowie die Elektroneurographie. Zu beachten ist dabei, dass erhebliche Abnahmen der Nervenleitgeschwindigkeit (NLG) nur am direkt betroffenen Nerv nachweisbar sind. Segmentale Messungen unter Anwendung der Magnetstimulation erscheinen als besonders geeignet. Die sensible NLG ist früher reduziert als die motorische.
Die *Laborwerte* des Blutes zeigen normochrome Anämie und Senkung des CD4/CD8-Quotienten bei LL- und BL-Lepra. Eine granulozytäre Leukozytose tritt während der ENL-Reaktion in Erscheinung. Falsch-positive Syphilisantikörper, positiver LE-Test, antinukleäre und antithyreoidale Antikörper sowie Kryoglobulin scheinen bei der LL- und BL-Lepra eine polyklonale Stimulation der humoralen Immunreaktion anzuzeigen. Lymphozytentransformationstest und Mitsuda-Reaktion fallen bei TT- und BT-Lepra mäßig bis stark positiv aus.
Die Liquorveränderungen, die eine ZNS-Beteiligung der Lepra anzeigen können, bestehen in erhöhtem Gesamtprotein, mitunter begleitet von intrathekaler IgG- und/oder IgA-Produktion (Katoch et al. 1984, Prange et al. 1991).
Differenzialdiagnostisch kann eine TT-Lepra als Engpasssyndrom verkannt werden. Nach abgelaufenen Leprareaktionen entwickelt sich eine typische Polyneuropathie, die bei Beachtung der Vorgeschichte kaum differenzialdiagnostische Probleme bereiten dürfte.

Therapie und Prognose

Nach Empfehlung der WHO soll die Lepra wie folgt behandelt werden.

TT-Lepra und Lepra indeterminata:
- Dapson (Diaminodiphenylsulphon), 100 mg/d
- + Rifampicin, 600 mg einmal pro Monat
- Therapiedauer: mindestens 6 Monate.

LL-, BL- und BB-Lepra:
- Dapson, 100 mg/d
- + Rifampicin, 600 mg einmal pro Monat
- + Clofazimin, 50 mg/d, und einmal monatlich zusätzlich 300 mg dieser Substanz
- Therapiedauer: 2 Jahre oder länger, bis zur Bakterienfreiheit.

oder

- Rifampicin, 600 mg/d
- + Prothionamid, 375 mg/d
- + Dapson, 100 mg/d
- Therapiedauer: bis zur Bakterienfreiheit.

Die zuletzt aufgeführte Alternative ist kostenintensiver, aber bei bakterienreicher Lepra zuverlässiger. Sie wird in Staaten mit entwickeltem Gesundheitssystem bevorzugt. Die nicht unerheblichen Nebenwirkungen der Präparate müssen sorgsam beachtet werden. Prothionamid kann bei identischer Dosierung durch Ethionamid ausgetauscht werden.
Anstelle der vorgenannten Multi-Drug-Therapie wurde Ofloxacin als Monotherapie eingesetzt (Ganapati 1997, persönliche Mitteilung).

Für die Leprareaktionen ergeben sich folgende zusätzliche Maßnahmen, wobei die antilepröse Therapie nicht unterbrochen werden soll.
Reversal Reaktion (Typ-1-Leprareaktion):
- Leichter Verlauf: ASS oder Paracetamol
- Schwerer Verlauf: Prednisolon, von 40 mg/d über 3–4 Wochen auf 15–20 mg/d verringern
- Therapiedauer: Wochen bis Monate.

Erythema nodosum leprosum (Typ-2-Leprareaktion):
- Leichter Verlauf: ASS oder Paracetamol
- Schwerer Verlauf: Prednisolon, 40 mg/d
  Prednisolon schnell absetzen, dafür
- bei Männern: Thalidomid, 2-mal 200 mg/d initial, dann 50–100 mg abends über Monate bis Jahre
- bei Frauen: Clofazimin, 300 mg/d über 3–6 Monate, dann Dosisreduktion.

Läsionen peripherer Nerven oder zentralnervöser Funktionen, die sich erst unter der Therapie herausbilden, werden je nach Zusatzsymptomen entsprechend einer Reversal Reaktion (RR) oder einem Erythema nodosum leprosum (ENL) behandelt.

Als wichtige Zusatzmaßnahme ist die Vermeidung von Druckbelastung peripherer Nerven, Ulzerationen und Gliedverletzungen besonders wichtig. Physiotherapie und rekonstruktive Chirurgie gehören in der Regel ebenfalls zum Behandlungskonzept.
Die Prognose der TT-Lepra ist in der Regel gut; bei manchen Patienten heilt das Leiden spontan aus. Fälle mit BT- und BB-Lepra gehen mitunter im Rahmen von „Reaktionen" in eine LL-Lepra über. Oftmals bedürfen sie dann einer lebenslangen Chemotherapie. Spätkomplikationen der behandelten LL-Lepra sind sekundäre Amyloidose, Katarakt und Amaurose. BT- und BB-Lepra sind gelegentlich durch ausgeprägte Nervenläsionen, trophische Extremitätenschäden oder chronische Osteomyelitis kompliziert, sodass eine Amputation des betroffenen Extremitätenteils erforderlich wird.

Rechtliche Gesichtspunkte

Laut § 7(1) des Infektionsschutzgesetzes (IfSG) besteht eine namentliche Meldepflicht für den diagnostizierenden Laborarzt beim direkten oder indirekten Nachweis einer akuten Infektion mit Mycobakterium leprae. Über die Erlaubnis, Schulen oder sonstige Einrichtungen zu besuchen, muss im Einzelfall entschieden werden.
Bei Kindern hat die BCG-Schutzimpfung einen gewissen prophylaktischen Effekt gegenüber Leprainfektionen.

Literatur

Bloom BR, Modlin RL, Salgame P (1992) Stigma variations: Observations on suppressor T cells and leprosy. Annu Rev Immunol 10: 453–488

Britton WL (1993) Leprosy 1962–1992. Transact Royal Soc Trop Med Hygiene 87: 508–514

Dastur DK (1969) Leprosy. In: Vinken & Bruyn, Handbook of Neurology, Vol 33: Infections of the Nervous System. Elsevier, Horth Holland, Chapter 19, S421–S468

Davey TF (1974) The nasal discharge in leprosy: clinical and bacteriological aspects. Lepr Rev 45: 121–134

Desmoulins G, Zeldine G (1967) Troubles spastiques des membres inferieurs en milieu leproux melanesian. Med Trop 27: 663–666

Grieben L (1960) Lepromatous cerebral abscess. Bibliographic review and report of a case. J Int Coll Surg 33: 700–712

Harada Y, Takashima S (1956) Histopathology of lepromatous leprosy, especially, studies on leprous vasculitis and leprous meningoencephalitis. La Lepro 25: 1–20

Hussain R, Lucas SB, Kifayet A et al. (1995) Clinical and histological discrepancies in diagnosis of ENL reactions classified by assessment of acute phase proteins SAA and CRP. Internat J Leprosy 63: 222–230

Jamil S, Keer JT, Lucas SB, Dockrett HM, Chiang TJ, Hussain R, Stoker NG (1993) Use of polymerase chain reaction to assess efficacy of leprosy chemotherapy. Lancet 342: 264–268

Katoch K, Ramu G, Sengupta U, Bharadway VP (1984) Central nervous system involvement in leprosy. Ind J Leprosy 56: 813–818

MacLean S, Stietenroth K, Prange H, Pai VV, Ganapati R (1999) Serum Markers of treatment success in leprosy. Int J Lepr 67: 19–23

Noordeen SK (1995) Elimination of leprosy as a public health problem: progress and prospects. Bull WHO 73(1): 1–6

Ochoa MT, Valderrama L, Ochoa A et al. (1996) Lepromatous and tuberculoid leprosy: clinical presentation and cytokine responses. Int J Dermatol 35: 786–790

Prange HW, Mosel A, Mosel H (1991) Liquor- und Serumbefunde von IgG, IgA and TPHA-Test bei Leprapatienten aus Westafrika. Mitt Oesterr Ges Tropenmed Parasitol 13: 209–218

Ridley DS, Jopling WH (1966) Classification of leprosy according to immunity: a five-group system. Int J Lepr other Mycobact Dis 34: 255–273

Rieckmann P, Scholze G, Weiselbraun I et al. (1996) Soluble adhesion molecules in the serum of patients with leprosy: levels of soluble intercellular adhesion molecule-1 (sICAM-1) rapidly decreases during multi drug therapy. Clin Exp Immunol 105: 65–68

Sansarricq H (1982) The general situation of leprosy in the world. Ethiop Med J 20: 89–94
Salgame P, Yamamura M, Bloom BR, Modlin RL (1992) Evidence for functional subset of CD4+ and CD8+ T cells in human disease: lymphokine pattern in leprosy. Chem Immunol (Basel) 54: 44–59
Scheel-Toellner D, Richter E, Toellner KM et al. (1995) CD26 expression in leprosy and other granulomatous diseases correlates with the production of interferon-g. Lab Invest 73: 685–690
Waters MFR (1990) Lepra. In: Warrell DA (Hrsg) Infektionskrankheiten. VCH Verlag Weinheim S377–S388
Waters MFR, Rees RJW (1962) Changes in the morphology of mycobacterium leprae in patients under treatment. Int J Lepr Other Mycobact Dis 30: 266–277
Yamamura M, Wang XH, Ohmen JD et al. (1992) Cytokine patterns of immunologically mediated tissue damage. J Immunol 149: 1470–1475

4.4 Erkrankungen durch Actinomyces, Nocardia und Tropheryma

4.4.1 Zerebrale Aktinomykose

TIMON BOGUMIL*

Zusammenfassung

Erreger: Actinomyces israelii, seltener Actinomyces gerenceseriae und andere Aktinomyzeten

Krankheitsbilder: Meningitis, Hirnabszess, Epiduralabszess

Klinisches Bild: Kopfschmerzen, neurologische Herdsymptome, Bewusstseinsstörung, Krampfanfälle, Fieber

Labordiagnostik: Ggf. Pleozytose und starke Liquoreiweißvermehrung, mikroskopische Untersuchung von Liquor/Sekret/Gewebe, Kultur (2–14 Tage)

Zusatzdiagnostik: Abszessnachweis (cCT/MRT), Fokussuche

Therapie: Penicillin G, Clindamycin, Tetracycline, Cephalosporine, Erythromycin, ggf. neurochirurgische Intervention, chirurgische Herdsanierung

Prognose: Unbehandelt letal, behandelt Letalität 30 %, neurologische Residuen 50 %.

Epidemiologie

Aktinomykosen sind als endogene Infektionskrankheiten nicht übertragbar und auch keiner Impf- oder Expositionsprophylaxe zugänglich. Die Inzidenz in der Bundesrepublik beträgt 1:40.000 pro Jahr. Es existiert eine deutliche Geschlechtsdisposition, Männer:Frauen wie 2,5:1. Der Altersgipfel liegt bei Männern in der 3. und 4., bei Frauen in der 2. und 3. Lebensdekade. Prädisponierende Faktoren für die Ausbildung einer ZNS-Aktinomykose sind bekannt: Zahnabszess, Zahnextraktion, Alkoholismus, chronische Otitis/Mastoiditis, Gingivitis, Schädel-Hirn-Trauma, kürzlich durchgeführte Bauchoperation, Fallot-Tetralogie (Smego 1987).

Erregereigenschaften und Pathogenese

Aktinomykosen lassen sich als subakut bis chronisch verlaufende, granulomatös-eitrige Entzündungen charakterisieren, die zu langsamer Ausbreitung, multipler Abszedierung und Fistelbildung neigen. Nach der Lokalisation werden vor allem zervikofaziale (40–50 % der Fälle), abdominale (20 %) und thorakale (15 %) Aktinomykosen unterschieden. Das ZNS ist in etwa 2 % der Fälle beteiligt. Die Infektion des ZNS manifestiert sich in intraparenchymatöser Abszedierung und/oder Meningitis. Auch spinale Abszedierungen sind beschrieben (Smego 1987, Voisin et al. 1998).

---

* Autor der ersten Auflage: Arno Siever (Oldenburg)

Der mit Abstand häufigste Erreger der menschlichen Aktinomykose ist Actinomyces israelii, seltener kommen Actinomyces gerenceseriae und andere Aktinomyzeten vor. Hierbei handelt es sich um grampositive, mikroaerophil oder anaerob wachsende, sich verzweigende Bakterien. Sie finden sich regelmäßig und in nennenswerter Anzahl in der Mundhöhle des gesunden erwachsenen Menschen, gehäuft in Tonsillenkrypten und Zahnplaques. Zur Gewebsinvasion bedarf es wahrscheinlich eines synergistischen Trabantenkollektivs aus (meist anaeroben) Bakterien der residenten oder transienten Schleimhautoberflächenflora. Zu Beginn der Erkrankung entsteht ein entzündliches Granulationsgewebe, das nachfolgend im Sinne einer Abszedierung eitrig einschmilzt. Die primär chronischen Verläufe sind durch simultane multiple Abszessbildung und Bindegewebsproliferation gekennzeichnet.
Die Infektion des ZNS kann auf verschiedene Arten erfolgen: *per continuitatem* (zumeist von Kiefer, Gesicht, Ohren oder Nebenhöhlen ausgehend), *hämatogen* (meist aus Primärherden der Lunge, des Mundes, des Bauchraums oder des Beckens), *transneural* (gesicherte Fälle betreffen den N. olfactorius und den N. trigeminus) und möglicherweise *lymphogen*. Abszesse und Meningitiden sind die typischen Zeichen der ZNS-Manifestation; Fistelbildungen wurden bisher nicht beschrieben. Epiduralabszesse können mit einer Osteomyelitis einhergehen.

Klinische Symptomatik

Die klinisch-neurologischen Befunde sind unspezifisch. Die Zeichen der Meningitis entsprechen denen anderer bakterieller Genese. Die Lage und Ausdehnung der Hirn- oder Epiduralabszesse mit ihrem Begleitödem bestimmen im Wesentlichen das neurologische Bild. Etwa 80 % der Patienten zeigen neurologische Herdzeichen, 70 % klagen über Kopfschmerz. Bei mindestens einem Viertel der Fälle ist mit Krampfanfällen zu rechnen; nur bei einem Drittel finden sich erhöhte Temperaturen. Diagnostisch wegweisend kann der zervikofaziale, thorakale oder abdominelle Primärherd sein.

Diagnostik und Differenzialdiagnose

Wie der klinische Befund kann auch der *Liquorbefund* stark variieren. Ob sich im lumbalen Liquor ein entzündlicher Prozess zeigt, ist vor allem abhängig von der Lage des Abszesses. Völlig unauffällige Befunde sind ebenso wie eitrige Liquores mit Pleozytosen über mehrere tausend Zellen/μl möglich.

> Mitunter ist der Liquor so zähflüssig, dass er kaum durch die Lumbalnadel fließt.

Dabei zeigt sich initial ein vorwiegend granulozytäres Zellbild. Häufiger finden sich ein deutlich vermehrtes Gesamteiweiß sowie ein stark erniedrigter Liquorzucker. Insgesamt ist der lumbale Liquor bei einer Aktinomykose des ZNS nur in 46 % der Fälle pathologisch verändert.
Als Untersuchungsmaterial zur direkten Erregerdiagnostik eignen sich Abszesseiter, Fistelsekret, Bronchialsekret oder Granulationsgewebe, wobei auf anaerobe Entnahmebedingungen geachtet werden sollte (Feinnadelpunktion; Gewebeabstriche genügen nicht; bei Gewebeproben größere Gewebeteile: anaerobe Bedingungen im Gewebe-

zentrum). Mikroskopisch kann bei Anwesenheit von *Drusen* ein erster Verdacht ausgesprochen werden. Aus bakteriologischer Sicht ist zu beachten, dass sich Erreger der Gattung Actinomyces im mikroskopischen Präparat häufig gramlabil verhalten (rot und blau gefärbte Erreger im Präparat). Beweisend, jedoch nur in maximal 60 % der Fälle erfolgreich, ist letztlich die diagnostische Kultur, die etwa 2–14 Tage dauert. Die kulturelle Anzüchtung der Erreger erfolgt auf Optimalnährböden mit Blutzusatz oder im CO_2-angereicherten Milieu. Für die Klassifikation können biochemische Zusatzuntersuchungen herangezogen werden. Antikörpernachweise im Patientenserum oder Tierversuch haben für die Diagnostik bisher keine praktische Bedeutung erlangt.
Computertomographisch finden sich bei einem abszedierenden Verlauf die indirekten Zeichen der Raumforderung sowie mindestens ein hypodenser Herd, um den sich nach Kontrastmittelgabe eine ringförmige Anreicherung zeigen kann. Eine MRT-Untersuchung dient der weiteren Abgrenzung von Neoplasmen. Zumeist zeigen sich die Abszesse im Temporallappen; am zweithäufigsten ist der Frontallappen betroffen.
Die differenzialdiagnostischen Überlegungen betreffen die Ätiologie von Hirnabszessen, epiduralen Abszessen und Meningitiden.

Therapie, Verlauf und Prognose

Die antibiotische Therapie der Wahl ist Penicillin. Standarddosis: initial 18–24 Mio. E Penicillin G/d i.v. über 4–6 Wochen. Anschließend Nachbehandlung mit tgl. 2–5 Mio. E Penicillin V für etwa 6(–12) Monate. Als Ausweichpräparate kommen Clindamycin, Tetracycline, Cephalosporine und Erythromycin in Betracht. In der Regel ist eine gleichzeitige neurochirurgische Intervention erforderlich (Puzzilli et al. 1998). Eine chirurgische Sanierung des meistens vorliegenden Primärherdes ist ebenfalls anzustreben.
Ohne Therapie verläuft die Aktinomykose des ZNS tödlich. Behandelte Patienten überleben mit einer Wahrscheinlichkeit von etwa 70 %. Über die Hälfte der Patienten erleiden bleibende neurologische Defizite unterschiedlichen Ausmaßes.

Literatur

Puzzilli F, Salvati M, Ruggeri A, Raco A, Bristot R, Bastianello S, Lunardi P (1998) Intracranial actinomycosis in juvenile patients. Case report and review of the literature. Childs Nerv Syst 14: 463–466

Smego RA (1987) Actinomycosis of the central nervous system. Rev Infect Dis 9: 855–865

Voisin L, Vittecoq O, Mejjad O, Krzanowska C, Defives T, Cambon-Michot C, Le Loet X (1998) Spinal abscess and spondylitis due to actinomycosis. Spine 15: 487–490

4.4.2 Zerebrale Nocardiose

TIMON BOGUMIL*

Zusammenfassung

Erreger: Nocardia asteroides (80 %), N. brasiliensis (20 %), selten andere Nocardien

Krankheitsbilder: Hirnabszess, Epiduralabszess, Meningitis

Klinisches Bild: Neurologische Herdsymptome, Krampfanfälle, Kopfschmerz, Bewusstseinsstörung, Fieber

Labordiagnostik: Pleozytose verschiedenen Ausmaßes, leichte Liquoreiweißvermehrung, Kultur aus Liquor und Bronchialsekret, Antikörper (Serum)

Zusatzdiagnostik: CCT/MRT (Abszessnachweis), pulmonale Diagnostik

Therapie: Co-trimoxazol, Imipenem + Amikacin, Minocyclin/Imipenem/Aminoglykoside + Drittgenerations-Cephalosporin

Prognose: Letalität unter Therapie 15–85 %.

Epidemiologie

Nocardiosen sind seltene Infektionskrankheiten, deren Inzidenz zunimmt. Für Deutschland sind keine verlässlichen Zahlenangaben verfügbar. Eine Beteiligung des ZNS entwickeln etwa 30 % der Patienten mit pulmonaler Nocardiose. Eine ZNS-Nocardiose ohne Lungenmanifestation kommt nur in etwa 6 % vor.
Obgleich ZNS-Nocardiosen auch ohne fassbaren Immundefekt auftreten können, sind mindestens 80 % der Patienten immunkompromittiert. Berichtet wurde über ZNS-Nocardiosen im Rahmen von HIV-Infektionen, malignen Lymphomen, Hypogammaglobulinämien, Cushing-Syndromen und immunsuppressiven Therapien.
Eine Mensch-zu-Mensch-Übertragung wurde zwar bisher noch nicht mitgeteilt; jedoch sollte ein Patient, der größere Mengen Nocardien expektorieren könnte, nicht neben einem immunsupprimierten Patienten hospitalisiert werden. Im Schrifttum finden sich mehrere Beschreibungen, die eine nosokomiale Infektion nahe legen.

Erregereigenschaften und Pathogenese

Nocardien sind grampositive, obligat aerobe Fadenbakterien aus der Familie der Aktinomycetaceae mit oxidativem Kohlenhydratmetabolismus. Nocardia asteroides (80 %) und N. brasiliensis (20 %) sind die häufigsten Erreger sowohl der Nocardiosen im Allgemeinen wie auch der ZNS-Nocardiose. Andere Arten (N. otitidiscaviarum, N. farcinica, N. nova, N. transvalensis) kommen nur sehr selten vor. Wegen unterschiedlicher Antibiotikaempfindlichkeit ist jedoch eine aufwändige Differenzierung erforderlich.
Eintrittspforte für Nocardien ist zumeist die Lunge, weniger häufig die verletzte Haut, in seltenen Einzelfällen der Darm. Mischinfektionen sind im Gegensatz zu den Aktinomykosen Ausnahmefälle. Die Nocardien erreichen das ZNS in der Regel hämatogen.

* Autor der ersten Auflage: Arno Siever (Oldenburg)

Gelegentlich erfolgt die Infektion von Gehirn oder Rückenmark auch über eine Nocardienosteomyelitis der Schädelknochen oder Wirbelkörper; auch iatrogene Übertragungen z. B. im Rahmen von Hämodialysen sind beschrieben.
Häufigste Form der ZNS-Nocardiose ist die Hirngewebsnekrose, die sich oft zum Abszess entwickelt. Die Abszesse treten einzeln oder multipel auf. Bevorzugte Lokalisation ist das Großhirn, weniger häufig das Zerebellum. Nur vereinzelt wurde über Abszedierungen im Hirnstamm oder Rückenmark berichtet. Epidurale Abszesse kommen mit oder ohne begleitende Osteomyelitis vor.
Eine eitrige Meningitis entsteht vor allem über einem oberflächennahen Abszess. Eine Meningitis ohne gleichzeitigen Hirnabszess bleibt ein sehr seltenes Ereignis. Gelegentlich kann sich eine chronische Meningitis entwickeln.

Klinische Symptomatik

Die klinisch-neurologischen Befunde sind unspezifisch. Die Zeichen der Meningitis unterscheiden sich nicht von denen anderer Ätiologie. Die Lage und Ausdehnung der Hirn- oder Epiduralabszesse sowie deren Ödem bestimmen im Wesentlichen das neurologische Syndrom. Wegweisend kann eine begleitende Lungen- oder Hautinfektion sein.

Diagnostik und Differenzialdiagnose

Die Anzüchtung des Erregers aus dem Liquor gelingt nur selten, doch gibt es Berichte über die erfolgreiche Isolierung von Nocardien in Liquores ohne Pleozytose. Da ZNS-Nocardiosen sehr häufig (66–94 %) mit pulmonaler oder kutaner/subkutaner Beteiligung einhergehen, sollten im Falle eines pathologischen Herdes Bronchialsekrete und Punktate auf Nocardien untersucht werden. Unter Umständen wird eine Biopsie aus einem zerebralem Abszess erforderlich. Wenn eine Nocardiose in die differenzialdiagnostischen Überlegungen einbezogen wird, sollte das diagnostische Labor über diesen Verdacht informiert werden, da spezielle Transport- und Kulturbedingungen einzuhalten sind (Bross & Gordon 1991).
Serumantikörper gegen Nocardien sind beim Gesunden nicht vorhanden, so dass ihr Nachweis bei einem Patienten mit einem Hirnabszess unklarer Ätiologie diagnostischen Wert erhält.
Wie der klinische Befund kann auch der Liquorbefund stark variieren. Völlig unauffällige Befunde sind ebenso wie eitrige Liquores mit Pleozytosen über 5.000/µl möglich. In Abhängigkeit vom Zeitpunkt der Entzündung zeigt sich zunächst ein vorwiegend granulozytäres, später ein lymphozytäres Zellbild. Das Gesamteiweiß ist meist nur leicht erhöht. Mitunter ist der Liquorzucker erniedrigt. Insgesamt ist der lumbale Liquor bei einer ZNS-Nocardiose nur in 38 % der Fälle pathologisch verändert.
Computertomographisch finden sich bei einem abszedierenden Verlauf die indirekten Zeichen der Raumforderung sowie mindestens ein hypodenser Herd, um den sich nach Kontrastmittelgabe eine ringförmige Anreicherung zeigt. Eine MRT-Untersuchung dient der weiteren Abgrenzung gegenüber Neoplasmen.
Die differenzialdiagnostischen Überlegungen betreffen alle Hirnabszesse, epiduralen Abszesse und therapierefraktären Meningitiden anderer Ätiologie (z. B. zerebrale Tuberkulome).

Therapie

Bei einer Nocardiose des ZNS wird eine Antibiotikagabe über ein Jahr empfohlen. Abszess-Rezidive wurden unter laufender Therapie bis zu einem Jahr nach Behandlungsbeginn registriert. Ein Hirnabszess erfordert in der Regel ein neurochirurgisches Vorgehen (Mamelak et al. 1994). Bei der Auswahl der Antibiotika ist zu berücksichtigen, dass die Sensibilität der Nocardien gegenüber diesen Medikamenten nicht nur von Art zu Art, sondern auch von Stamm zu Stamm variiert, so dass unbedingt eine in vitro-Austestung erforderlich ist. Weiterhin sollten bei diesen Substanzen die Liquorgängigkeit und deren Fähigkeit, ins Hirnparenchym zu penetrieren, berücksichtigt werden. Da Nocardien β-Laktamase bilden können, sind Penicilline und Cephalosporine ohne Kombination mit einem β-Laktamase-Hemmer unwirksam.
Mittel der ersten Wahl sind Sulfonamide.
Standarddosis: 2-mal 15–60 mg/kg Co-trimoxazol (2,5–10 mg/kg Trimethoprim + 15,5–50 mg/kg Sulfamethoxazol)/d i.v.
Erfahrungsgemäß werden Sulfonamidpräparate von HIV-Patienten schlecht vertragen.
Behandlungsalternativen: Hohe Nocardienwirksamkeit wurde auch für Imipenem nachgewiesen. Zweckmäßigerweise wird Imipenem mit einem synergistisch wirksamen Aminoglykosid kombiniert. Amikacin hat sich aus dieser Stoffgruppe als besonders effektiv erwiesen.
Standarddosis: 3-mal 500 mg Imipenem/d i.v. + 1-mal 1 g Amikacin/d i.v.
Bei Amikacin ist ein Drugmonitoring mit Tal- und Spitzenspiegel wünschenswert.
Weitere Therapiemöglichkeiten bestehen in der Kombination von Minocyclin, Imipenem oder Aminoglykosiden mit einem Drittgenerations-Cephalosporin (Lerner 1996).

Verlauf und Prognose

Entscheidend für die Prognose sind der Zeitpunkt der Diagnosestellung, die adäquat durchgeführte Therapie, die Immunabwehr des Patienten, die Begleiterkrankungen und die möglicherweise weiter bestehende Notwendigkeit der Fortführung einer immunsuppressiven Therapie. Abhängig von diesen Kriterien variiert die Letalität zwischen 15 und 85 %.

Literatur

Bross JE, Gordon G (1991) Nocardial meningitis: Case reports and review. Rev Infect Dis 13: 160–165
Lerner PI (1996) Nocardiosis. Clin Infect Dis 22: 891–905
Mamelak AN, Obana WG, Flaherty JF, Rosenblum ML (1994) Nocardial brain abscess: treatment strategies and factors influencing outcome. Neurosurgery 35: 622–31

4.4.3 Whipple-Krankheit

Bernd Kitze*

Zusammenfassung

Erreger: Tropheryma whippelii

Krankheitsbilder: Entzündliche Multiorganerkrankung (v. a. Gelenke, Dünndarm, ZNS)

Klinisches Bild: Gewichtsverlust, mesenteriale Lymphadenopathie, Durchfall, Malabsorption und wandernde Polyarthritis, Steatorrhö, abdominelle Schmerzen, Hypotonie, leichtes Fieber, bronchitischer Reizhusten und abnorme Hautpigmentierungen; ZNS-Beteiligung: Demenz, Ophthalmoplegie und Myoklonien

Diagnostik: PAS (Periodsäure-Schiff-Reaktion)-positive Makrophagen in Dünndarmbiopsaten und Liquor; spezifischer Erregernachweis durch PCR im Gewebe oder Körperflüssigkeiten (Liquor, Kammerwasser, Gelenkflüssigkeit)

Therapie: Initial parenteral Penicillin G und Streptomycin (2 Wochen), danach orale Therapie mit Co-trimoxazol (mindestens ein Jahr)

Prognose: Ohne antibiotische Behandlung ungünstig; bei Beteiligung des Nervensystems trotz adäquater Therapie häufig Rezidive.

Epidemiologie

Der Morbus Whipple ist eine entzündliche Multiorganerkrankung, die durch das Bakterium Tropheryma whippelii ausgelöst wird. Bis zum gegenwärtigen Zeitpunkt gibt es keine gesicherten Erkenntnisse über die Verbreitung des Erregers beim Menschen oder bei anderen Lebewesen, über die Art der Übertragung und über mögliche Kofaktoren, die zur Entstehung der Erkrankung beitragen. Die Whipple-Krankheit ist sehr selten und tritt sporadisch auf, sie wird häufig übersehen oder erst spät im Krankheitsverlauf diagnostiziert. Männer sind weit häufiger als Frauen betroffen (ca. 6:1). Der Erkrankungsbeginn liegt meistens im Alter zwischen 30 und 60 Jahren (Dobbins 1987). Bei 10–20 % der Patienten werden neurologische oder psychiatrische Symptome beobachtet als Folge von neuropathologischen Veränderungen, die als nodulär-granulomatöse Ependymitis, Leptomeningitis und granulomatöse Polioenzephalitis beschrieben wurden.

Erregereigenschaften und Pathogenese

Aufgrund der charakteristischen roten Anfärbung der Makrophagen mit Periodsäure-Schiff-Reagenz (PAS) in der Dünndarmbiopsie von Whipple-Patienten lag eine mikrobielle Ursache der Erkrankung nahe (Black-Schaffer 1949). Modernen molekularbiologischen Methoden war es jedoch vorbehalten, die Identität des Erregers zu belegen: Aus intestinalen Biopsien wurde mittels der Polymerase-Kettenreaktion (PCR) unter Verwendung von konservierten Primersequenzen, die dem Gen der kleineren bakteriel-

* Autor der ersten Auflage: Arno Siever (Oldenburg)

len Ribosomen-Untereinheit (16S rRNS) entsprachen, die erregerspezifische DNS amplifiziert, sequenziert und dann mit bekannten Sequenzen verglichen (Wilson et al. 1991, Relman et al. 1992). Der später Tropheryma whippelii genannte Erreger wurde aufgrund der Sequenzdaten den Aktinomyzeten zugeordnet, einer Gruppe von grampositiven Bakterien, die in Kultur als verzweigte Strukturen wachsen. Die Kultivierung des Whipple-Erregers selbst gelang jedoch erst 1997 auf spektakuläre Weise: Schoedon et al. konnten den Erreger in Makrophagen-Zellkulturen propagieren, die zuvor durch Interleukin 4 (Il-4) inaktiviert worden waren. Dieser Erfolg, 90 Jahre nach der Erstbeschreibung der Erkrankung, eröffnet nun für die Zukunft die Voraussetzungen, die Eigenschaften des Erregers, seine Gast-Wirt-Beziehungen, die Anwendung serologischer Tests und mögliche Behandlungsansätze in vitro zu untersuchen (Fredricks und Relman 1997). Auch wenn der Whipple-Erreger Tropheryma whippelii sowohl extrazellulär als auch intrazellulär in Makrophagen histologisch nachgewiesen werden kann, so zeigen die Ergebnisse von Schoedon et al. (1997), dass die Makrophagen in der Auseinandersetzung des Wirtsorganismus mit dem Erreger eine entscheidende Rolle spielen, da das Bakterium nur in Gegenwart von durch Il-4 inaktivierten Makrophagen in Kultur replizieren konnte. Es entsteht die Frage, ob der Erreger selbst oder ein bisher nicht bekannter genetischer Defekt des Wirtsorganismus für die besondere immunologische Konstellation der Makrophagen in vivo verantwortlich ist (Fredricks und Relman 1997). Außerdem eröffnen sich konkrete Möglichkeiten, durch immunmodulatorische Therapien die „Abwehrkraft" der Makrophagen wieder herzustellen.

Klinische Symptomatik

Am häufigsten, aber keineswegs bei allen Patienten (Meier et al. 1994), findet sich ein Befall des Dünndarms, weswegen der Erstbeschreiber die Erkrankung „intestinale Lipodystrophie" nannte (Whipple, 1907). Die von Whipple beschriebenen Symptome waren: Gewichtsverlust, mesenteriale Lymphadenopathie, Durchfall, Malabsorption und wandernde Polyarthritis. Im Laufe der folgenden Jahrzehnte ergänzten verschiedene Autoren zahlreiche weitere Symptome und Befunde: Steatorrhö, abdominelle Schmerzen, Hypotonie, leichtes Fieber, bronchitischer Reizhusten und abnorme Hautpigmentierungen. Seltenere Organbeteiligungen sind Uveitis, Endokarditis, Perikarditis, Pleuritis oder Peritonitis.

Die Ausprägung der neuropsychiatrischen Symptomatik im Rahmen der Beteiligung des zentralen Nervensystems kann vielfältig sein. Neben den „klassischen" Symptomen Demenz, Ophthalmoplegie und Myoklonien finden sich zerebelläre Ataxie, epileptische Anfälle, Störungen des Schlaf-Wach-Rhythmus, Polydipsie, Impotenz, Temperaturregulationsstörungen, schwere Zephalgien (gelegentlich neuralgieform), Hörverlust, Sehstörungen (Gesichtsfeldausfälle, Papillenödeme, Optikusatrophie, Retinagefäßveränderungen) und Meningitiden. Auch die Beteiligung peripherer Strukturen im Sinne einer Myopathie (zumeist proximal betont mit Nachweis interfaszikulärer PAS-positiver Makrophagen) oder Neuropathie (rasch-progredienter Verlauf mit Beteiligung markhaltiger und markloser Fasern) ist möglich. Keines der genannten Symptome kann als typisch für die Erkrankung angesehen werden, sodass nur die sorgfältige klinische Untersuchung samt Zusatzuntersuchungen zu der richtigen Diagnose führt.

Diagnostik

Aufgrund der häufigen Beteiligung des Dünndarmes muss dort eine *endoskopische Untersuchung* mit der Entnahme von Biopsien erfolgen. Im Gewebe lassen sich lichtmikroskopisch PAS-positive Makrophagen nachweisen und elektronenmikroskopisch extra- und intrazellulär gelegene Bakterien mit einem scheinbar dreischichtigen Aufbau der Zellwand und einer Größe von 0,2–0,25 µm auf 1–2,5 µm. Zusätzlich besteht die Möglichkeit, den Erreger *molekularbiologisch* im Untersuchungsmaterial durch PCR und Sequenzierung des PCR-Produktes nachzuweisen (Ramzan et al. 1997). Die neurologische Zusatzdiagnostik bei der Whipple-Krankheit hat trotz ihrer begrenzten Spezifität eine besondere Bedeutung für die Differenzialdiagnose, für die Einschätzung einer möglichen subklinischen Beteiligung des Nervensystems und auch für die Verlaufsbeobachtung der Erkrankung unter Behandlung. Der *Liquor* kann bei ZNS-Beteiligung eine lymphozytäre Pleozytose bis etwa 400 Zellen/µl und eine geringe Eiweißerhöhung aufweisen. Pathognomonische Bedeutung hat der Nachweis von PAS-positiven Makrophagen im Liquor, ein allerdings seltener Befund. Wahrscheinlich kann die molekularbiologische Diagnostik mittels PCR aus dem Liquor eine höhere Sensitivität erreichen (Lynch et al. 1997). Nach eigenen Beobachtungen an wenigen Patienten kann eine intrathekale Immunglobulinsynthese (z. B. oligoklonale IgG-Banden) nachweisbar sein. Das *EEG* zeigt manchmal eine unspezifische Allgemeinveränderung, Herdhinweise und Zeichen der erhöhten zerebralen Erregbarkeit. Im *Computertomogramm* des Gehirns finden sich, abhängig vom Stadium der Erkrankung, kortikale Läsionen, Marklagerhypodensitäten und Hirnatrophie. *Kernspintomographische Befunde* bei der Whipple-Krankheit sind bisher nur in wenigen Fällen beschrieben (Duprez et al. 1996) (Abb. 4-25).

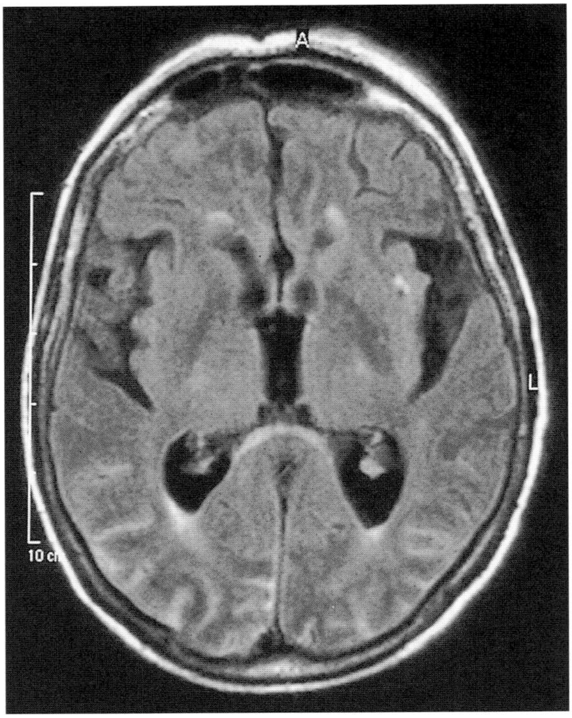

Abb. 4-25 **MRT eines Patienten mit nachgewiesenem M. Whipple.** Es finden sich Signalintensitätserhöhungen insbesondere im Bereich des okzipitalen Kortex (FLAIR-Sequenz).

Differenzialdiagnose

Diagnostische Schwierigkeiten ergeben sich insbesondere dann, wenn die neuropsychiatrischen Symptome ohne oder mit nur geringen internistischen Begleitsymptomen auftreten. Differenzialdiagnostisch muss in diesen Fällen ein Morbus Alzheimer, eine Multiinfarktdemenz, eine progressive supranukleäre Lähmung, eine Creutzfeldt-Jakob-Erkrankung oder eine Wernicke-Enzephalopathie mittels der beschriebenen Zusatzuntersuchungen abgegrenzt werden.

Therapie

Die initiale antibiotische Therapie besteht üblicherweise aus Penicillin G 1,2 Mio I.U. i.v. und Streptomycin 1 g i.m. täglich für zwei Wochen. Nach zwei Wochen wird die Therapie auf Co-trimoxazol 2× 960 mg oral umgestellt. Diese orale Gabe sollte mindestens für ein Jahr fortgeführt werden. In neueren Arbeiten wird auch über den erfolgreichen Einsatz von Ceftriaxon und Rifampicin bei einzelnen Patienten berichtet (Singer et al. 1995, Schnider et al. 1996). Es sollten generell nur Antibiotika zum Einsatz kommen, die gut die Blut-Hirn-Schranke passieren.

Verlauf und Prognose

Ohne antibiotische Behandlung hat die Whipple-Krankheit aufgrund der intestinalen, kardialen und zerebralen Komplikationen eine hohe Letalität im Verlauf von Monaten bis Jahren. Unter antibiotischer Therapie kommt es bei 90 % der Patienten zu einer initialen Besserung, die in der Regel für die Dauer der einjährigen Behandlung anhält (Durand et al. 1997). Rezidive nach Ende der Behandlung wurden in ca. 20 % der Fälle beobachtet, wobei die parenterale Initialtherapie mit Penicillin G/Streptomycin gefolgt von der Langzeittherapie mit Co-trimoxazol die geringste Rezidivrate zeigte (Durand et al. 1997).

Literatur

Black-Schaffer B (1949) The tinctoral demonstration of a glycoprotein in Whipple's disease. Proc Soc Exp Biol Med 72: 225–227

Dobbins III. WO (1987) Whipple's disease. Charles C. Thomas Publisher, Springfield, Illinois, USA

Duprez TP, Grandin CB, Bonnier C, Thauvoy CW, Gadisseux JF, Dutrieux JL, Evrard P (1996) Whipple disease confined to the central nervous system in childhood. Am J Neuroradiol 17: 1589–1591

Durand DV, Lecomte C, Cathebras P, Rousset H, Godeau P (1997) Whipple disease. Clinical review of 52 cases. The SNFMI Research Group on Whipple Disease. Societe Nationale Francaise de Medecine Interne. Medicine Baltimore 76: 170–184

Fredricks DN, Relman DA (1997) Cultivation of Whipple bacillus: the irony and the ecstasy. Lancet 350: 1262–1263

Lynch T, Odel J, Fredericks DN, Louis ED, Forman S, Rotterdam H, Fahn S, Relman DA (1997) Polymerase chain reaction-based detection of Tropheryma whippelii in central nervous system Whipple's disease. Ann Neurol 42: 120–124

Meier J, Berwanger I, Zangana N, Hellerich O (1994) Whipple disease with negative duodenal histology – a case report and review of the literature. Z Rheumatol 53: 352–362

Ramzan NN, Loftus Jr E, Burgart LJ, Rooney M, Batts KP, Wiesner RH, Fredricks DN, Relman DA, Persing DH (1997) Diagnosis and monitoring of Whipple disease by polymerase chain reaction. Ann Intern Med 126: 520–527

Relman DA, Schmidt TM, MacDermott RP, Falkow S (1992) Identification of the uncultured bacillus of Whipple's disease. N Engl J Med 327: 293–301
Schnider PJ, Reisinger EC, Gerschlager W, Muller C, Berger T, Krejs GJ, Auff E (1996) Long-term follow-up in cerebral Whipple's disease. Eur J Gastroenterol Hepatol 8: 899–903
Schoedon G, Goldenberger D, Forrer R, Gunz A, Dutly F, Hochli M, Altwegg M, Schaffner A (1997) Deactivation of macrophages with interleukin-4 is the key to the isolation of Tropheryma whippelii. J Infect Dis 176: 672–677
Singer R, von Herbay A, Willig F (1995) Successful therapy of cerebral Whipple disease with rifampicin. Med Klin 90: 117–118
Whipple GH (1907) A hitherto undescribed disease characterized anatomically by deposits of fat and fatty acids in the intestinal and mesenteric lymphatic tissues. Johns Hopkins Hosp Bull 18: 382–391
Wilson KH, Blitchington R, Frothingham R, Wilson JAP (1991) Phylogeny of the Whipple's-disease-associated bacterium. Lancet 338: 474–475

4.5 Erkrankungen durch gramnegative aerobe Stäbchen

THOMAS HENZE

4.5.1 Neurobrucellose

Zusammenfassung

Erreger: Brucella melitensis, B. abortus (M. Bang), B. suis und B. canis (humanpathogen)

Krankheitsbilder: Akute, subakute oder chronische Meningoenzephalitis; Meningomyelitis, Arteriitis mit Hirninfarkten oder mykotischen Aneurysmata, fokale Demyelinisierung im ZNS, periphere (Poly-)Neuritis/Radikulitis, Myelopathie bei Spondylitis

Klinisches Bild: Zeichen einer initialen schweren Allgemeininfektion, Bewusstseinstrübung, Meningismus, Kopfschmerzen, zerebrale Krampfanfälle, Hirnnerven-, Hemi-, Para- oder Tetraparesen, Aphasie, kognitive Einschränkungen, Ataxie, Blasenentleerungsstörungen. Selten symmetrische Paresen, Reflexverlust, Schmerzen und Sensibilitätsstörungen im Rahmen einer Neuritis oder Radikulitis in Zusammenhang mit einer lumbalen Spondylitis

Diagnostik: ELISA, PCR, Liquor, cCT, MRT

Therapie: Mehrwöchige Kombinationsbehandlung mit Doxycyclin + Trimethoprim-Sulfamethoxazol + Rifampicin (oder Streptomycin), ggf. zusätzlich Dexamethason

Prognose: Bei Brucellen-Meningoenzephalitis gut. Bei Arachnitis mit Hydrozephalus und bei Demyelinisierungen nur selten Restitutio ad integrum. Neigung zu Rezidiven.

Epidemiologie

Die Brucellose tritt in Deutschland nur sporadisch auf. In den Jahren 1997 und 1998 wurden lediglich 25 resp. 17 Fälle gemeldet (Robert-Koch-Institut 1999). Die Erkrankung ist jedoch in anderen Ländern Europas, z. B. Spanien, außerdem in zahlreichen arabischen und lateinamerikanischen Ländern weiterhin endemisch. Für Spanien wird die Inzidenz mit 22/100.000 (Bouza 1987), für Kuwait mit 69/100.000 angegeben (Shakir 1986). Jedes Lebensalter kann betroffen sein. Während der Gravidität ist das Risiko für den Fötus bei Infektionen durch B. melitensis wahrscheinlich größer als bei B. abortus. Mit einem Befall des Nervensystems ist in 2–6 % aller Infektionen durch Brucellen zu rechnen (McLean 1992). Kindliche Fälle von Neurobrucellose sind außerordentlich selten; bis 1997 wurden weltweit lediglich ca. 50 Fälle beschrieben (Omar et al. 1997).

Erregereigenschaften und Pathogenese

Brucellen sind aerobe, gramnegative, nicht Sporen bildende, intrazelluläre, kokkoide Stäbchen mit einer Größe von ca. 0,3–1,5 µm. Von den 6 bekannten Spezies sind für den

Menschen B. melitensis, der Erreger des Maltafiebers, B. abortus (M. Bang), B. suis und B. canis pathogen. B. melitensis ist dabei häufigste Ursache der Neurobrucellose. Brucellen sind obligate Parasiten für Menschen und Tiere. Gegenüber Hitze und Säure sind sie nur mäßig empfindlich. Sie werden jedoch in der Milch durch Pasteurisieren abgetötet.
Die Infektion mit Brucellen erfolgt vornehmlich durch den Genuss nicht pasteurisierter Milch und ihrer Produkte (vor allem Ziegen- und Schafskäse), aber auch durch direkten Kontakt zwischen Mensch und infizierten Tieren, besonders bei Bauern und Hirten, ebenso Tierärzten und Schlachthofarbeitern. Selbst Laborpersonal ist gefährdet, und die Brucellose gehört zu den 10 am häufigsten auftretenden Laborinfektionen, z. B. durch Einatmen von Aerosolen aus lebenden Bakterienkulturen (Collins 1983). Die Erreger erreichen das ZNS wahrscheinlich durch direkte Invasion in die Meningen oder aber hämatogen (Al-Deeb 1988, McLean 1992). Die Infektion mag auf die Hirnhäute beschränkt bleiben, führt aber auch zu umschriebenen entzündlichen Veränderungen des Gehirns und des Rückenmarks mit Demyelinisierung und perivaskulären Rundzellinfiltraten, entweder durch direkte Erregerwirkung auf das Myelin oder durch immunologische Mechanismen. Im Perineurium von Nervenwurzeln werden entzündliche Infiltrate mit Ödem gefunden, deren Folge Neuritiden der Hirnnerven oder peripherer Nerven sind. Die eher seltenen Myelopathien und Radikulopathien entstehen durch mechanische Kompression bei Spondylitis. Mittlerweile wurde auch ein Fall von Kompression der Aorta abdominalis durch raumforderndes Gewebe bei lumbaler Spondylitis beschrieben (Sanchez-Gonzalez 1996).

Klinische Symptomatik

Die akute Brucellose manifestiert sich nach einer Inkubationszeit von 1–6 Wochen am Skelettsystem (Spondylitis, Osteitis, Arthritis), an Herz und Gefäßen (Endokarditis, Endaortitis, Thrombophlebitis), an Hoden- und Nebenhoden, Galle, Leber, Niere und Haut, seltener an Lunge und Augen. Meistens tritt zunächst eine schwere Allgemeininfektion mit ausgeprägten Kopf- und Gliederschmerzen sowie abendlich betontem Fieber, Diarrhoe und Gewichtsverlust sowie Lymphknoten- und Milzschwellung auf, gefolgt von den genannten Organmanifestationen.
Meningoenzephalitis und -myelitis: Häufigste Manifestation im Bereich des Nervensystems ist eine *Meningitis bzw. Meningoenzephalitis.* Sie geht mit Bewusstseinstrübung, Meningismus, Kopfschmerzen, Erbrechen, gelegentlich auch mit einem Papillenödem, zerebralen Krampfanfällen oder einer Ataxie einher. Ein ausgeprägtes Hirnödem mit Koma und Ateminsuffizienz ist selten. Gelegentlich entwickelt sich eine vorwiegend basale Arachnitis, die zum Befall von Hirnnerven und einem Hydrozephalus führen kann. Auch eine Beteiligung der Hypophyse mit Sehstörungen, Hörverlust und Hyperprolaktinämie wurde berichtet (Ciftci 1998). Eine *Meningomyelitis* ist seltener und bedingt ganz überwiegend motorische Störungen im Sinne einer Paraparese oder -plegie, oft mit Blasenentleerungsstörungen, seltener mit sensiblen Symptomen.
Nicht immer handelt es sich bei der Neurobrucellose um ein akutes Geschehen. Vielmehr kann sie sich durchaus als chronische bzw. subakute Meningoenzephalitis und -myelitis über viele Wochen bis Monate entwickeln. Manchmal sind psychotische Krankheitsbilder, allein oder kombiniert mit epileptischen Anfällen, das führende Symptom einer subakuten Manifestation.

Meningovaskuläre Beteiligung: Akute motorische und/oder sensible Hemisyndrome, eine Hemianopsie, Aphasien und andere Hirnwerkzeugstörungen sind gelegentlich auch Folge einer durch Brucellen ausgelösten Arteriitis, die sich als Hirninfarkt oder transitorisch-ischämische Attacke äußert, oder einer Endokarditis mit septischen Embolien. Auch intrazerebrale oder subarachnoidale Blutungen nach Ruptur eines durch Brucellen hervorgerufenen mykotischen Aneurysmas wurden beschrieben (Shakir 1987).
Demyelinisierung im ZNS: Diese Verlaufsform kann sämtliche von der Multiplen Sklerose bekannten Symptome und Syndrome imitieren, z. B. spastische Para- oder Tetraparesen, Optikusneuritiden, eine Neuromyelitis optica, zerebelläre Ataxien oder akute Verwirrtheitszustände.
Hirnnerven und peripheres Nervensystem: Im Bereich der Hirnnerven ist der N. statoacusticus mit der Folge eines beidseitigen Hörverlusts in 50 % der Fälle betroffen, seltener die Nn. III, V, VI und VII. Gelegentlich wird auch eine entzündliche, demyelinisierende Polyradikulitis mit symmetrischen Paresen, Reflexverlust und Sensibilitätsstörungen beschrieben. Seltener sind isolierte, vor allem lumbale Radikulitiden, die dann ein akutes Wurzelkompressionssyndrom imitieren können.
Spondylitis mit Myelopathie und Radikulopathie: Häufigstes Initialsymptom sind lokale Schmerzen mit anschließenden Zeichen einer Wurzel- oder Myelonschädigung als Folge einer Spondylitis mit Sinterung des Wirbelkörpers. Zusätzlich kommt es zu Mono- oder Paraparesen sowie Blasen- und Darmentleerungsstörungen. Mit 84 % der Fälle ist die Lendenwirbelsäule am häufigsten befallen (Sharif 1987).

Diagnostik

Die Infektion kann durch Kulturen aus Blut, Urin und/oder Liquor sowie weiteren Punktaten (z. B. Knochenmark) nachgewiesen werden, die allerdings bis zu 6 Wochen bebrütet werden müssen. Für den Liquor gelingt dies nur in maximal 30 % der Fälle (Araj 1986). Für eine rasche und eindeutige Diagnosestellung ist diese Methode daher nicht geeignet. Zur Differenzierung der humanpathogenen Brucellenspezies werden ihre unterschiedliche Empfindlichkeit gegenüber Thionin und basischem Fuchsin, außerdem ihre H_2S-Produktion und der Bedarf an CO_2 herangezogen. Für die *serologische Diagnostik* steht vor allem der Agglutinationstest (STA-Test: standard tube agglutination test) zur Verfügung. In seiner Modifikation als 2-ME-Test (2-mercapto-ethanol), der nur IgG-Antikörper erfasst, gilt er als ausreichend sensitiv und gibt gleichzeitig Hinweise darauf, ob eine Neurobrucellose ausgeheilt oder weiterhin behandlungsbedürftig ist. Ein Titer von 1:160 oder höher ist beweisend für das Vorliegen einer Brucelleninfektion. Neuere ELISA-Tests messen IgG-, IgM- und IgA-Antikörper gegen Brucellen. Es ist jedoch umstritten, ob sie empfindlicher und damit für den Nachweis niedriger Antikörperkonzentrationen im Liquor besser geeignet sind (Al-Deeb 1988). Auch sind weitere ELISA-Tests mit Antikörpern gegen Brucellenlipopolysaccharide in Erprobung, mit deren Hilfe u. a. eine Unterscheidung zwischen aktiver und inaktiver Erkrankung gelingen soll (Goldbaum 1992). Mit Hilfe der Polymerase-Kettenreaktion (PCR) ist es mittlerweile möglich, eine Infektion mit Brucellen mit einer Sensitivität von annähernd 100 % nachzuweisen, unabhängig von der Krankheitsdauer oder von lokal begrenzten Verläufen. Auch Rückfälle sowie der Erfolg der Behandlung können so dokumentiert werden (Queipo-Ortuno 1997). Die PCR wird damit in Zukunft mit hoher Wahrscheinlichkeit die meisten anderen Testverfahren ersetzen.

Dies gilt auch für den *Liquor*, zumal der kulturelle Antigen-Nachweis (in Tryptikase-Soja-Bouillon) hier nur selten gelingt. Häufiger ist der Nachweis eines erhöhten Titers im Agglutinationstest zu führen. In nahezu allen Fällen findet sich eine Pleozytose von 10–1.000/µl, selten bis 1.500/µl, die nur in der Akutphase polymorphkernig ist, dann fast ausschließlich aus Lymphozyten und nur in geringem Maß aus Granulozyten, Plasmazellen und Eosinophilen besteht. Das Liquor-Gesamtprotein ist als Folge einer Blut-Liquor-Schrankenstörung nahezu immer gering bis stark erhöht (Shakir 1987). Eine Differenzierung der Immunglobuline wurde nur sporadisch durchgeführt, wobei eine intrathekale IgG-, IgM- und IgA-Synthese auffielen (Omasits 1987, Schröder 1992). Auch der Nachweis oligoklonaler IgG-Banden gelang in einigen Fällen. Eine Laktaterhöhung bis auf ca. 5 mmol/l ist in der Initialphase zu erwarten.
In der *kranialen Computertomographie* werden als unspezifische Befunde selten ein generalisiertes Hirnödem (bei der akuten Meningoenzephalitis), ein Verschlusshydrozephalus (bei einer Arachnitis), Hirninfarkte oder – noch seltener – eine Parenchym- resp. Subarachnoidalblutung gefunden. Das MRT kann zusätzlich demyelinisierende Herde, eine basale Arachnitis sowie eine Beteiligung von Hirnnerven (Tali 1996) oder der Hypophyse (Ciftci 1998) offen legen. Die radiologische Diagnose einer durch Brucellen hervorgerufenen Spondylitis ist schwierig. Die entzündlichen Veränderungen betreffen meistens die Lendenwirbelsäule und dort vor allem die Wirbel selbst, während die Bandscheiben und das umgebende Gewebe in der Regel ausgespart bleiben. Auch hier ist das MRT hilfreich.

Differenzialdiagnose

Aufgrund der akuten lymphozytären Meningitis bzw. Meningoenzephalitis müssen insbesondere virale Erreger abgegrenzt werden. Bei hohem Proteingehalt des Liquors, einem Verschlusshydrozephalus sowie Hirnnervenbeteiligung ist eine Neurotuberkulose auszuschließen. Letzteres gilt auch für die Spondylitis, die bei der Tuberkulose – im Gegensatz zur Brucellose – seltener mit Fieber einhergeht, vor allem die Brustwirbelsäule betrifft und zumeist eine deutliche Bandscheibendegeneration sowie paraspinale Abszedierungen aufweist (Colmenero 1997).
Ist eine disseminierte neurologische Symptomatik, eine intrathekale Immunglobulinproduktion bzw. oligoklonale IgG-Banden und in der Kernspintomographie demyelinisierende Herde zu finden, müssen eine Multiple Sklerose, seltener eine Neurosyphilis sowie beim gleichzeitigen Vorliegen nicht-neurologischer Symptome eine Neurosarkoidose ebenso wie andere systemische Autoimmunkrankheiten, z. B. ein systemischer Lupus erythematodes, ausgeschlossen werden.

Therapie

Für die Therapie der Brucellose sind die Behandlungen mit Doxycyclin (100 mg p.o. alle 12 h über 45 Tage) in Kombination mit Streptomycin (1,0 g/d i.m. über 15 Tage) oder Gentamicin (5 mg/kg Körpergewicht täglich i.v.) oder – wegen der geringeren Nebenwirkungen – Rifampicin (15 mg/kg Körpergewicht tgl. p.o. über 45 Tage, einmal morgens) weitgehend gleichwertig (Ariza 1992). Es wird jedoch diskutiert, dass Rifampicin den Plasmaspiegel von Doxycyclin senkt (siehe auch Seite 327) und sich dadurch die Zahl von Rückfällen erhöhen könnte (Colmenero 1994). Da auch Trimethoprim-Sulfamethoxazol (TMP-SMZ) wirksam ist und gleichzeitig die Blut-Hirn-Schranke relativ

leicht passiert, empfehlen zahlreiche Autoren die zusätzliche Gabe dieser Substanz (z. B. TMP-SMZ, 800 mg/d p.o.), so dass möglichst eine „Tripel"-Therapie durchgeführt werden sollte. Die Therapiedauer darf in den meisten Fällen den Zeitraum von 2–3 Monaten nicht unterschreiten. Dies gilt auch für die Behandlung der kindlichen Neurobrucellose (Habeeb 1998), bei der in der Regel Doxycyclin gegen TMP-SMZ ausgetauscht wird, sofern die Kinder jünger als 8 Jahre sind. Das Chinolonderivat Ciprofloxacin ist ebenfalls wirksam, führt aber als Monotherapie zu einer unvertretbar hohen Rezidivrate (Martin-Moreno 1992).
Als Schutz vor der Wirkung des Brucellenendotoxins sowie zur Behandlung des Hirnödems wird Dexamethason (4-mal 4 mg/d p.o. über 1–2 Wochen, ggf. auch länger) empfohlen (Shakir 1987). Weitere Behandlungsmaßnahmen beziehen sich vor allem auf antikonvulsive Substanzen beim Auftreten zerebraler Krampfanfälle, Sicherung der Vitalfunktionen bei komatösen Patienten sowie neurochirurgische Maßnahmen beim Verschlusshydrozephalus oder komprimierenden Rückenmarkerkrankungen.

Verlauf und Prognose

Die Prognose der Brucellen-Meningoenzephalitis ist bei adäquater Therapie gut, auch im Kindesalter. Nahezu alle Patienten erholen sich rasch, und Folgeerscheinungen fehlen zumeist (Al-Deeb 1988). Voraussetzung ist allerdings eine rasche Diagnosestellung. Gefürchtet sind die Rezidive, die in der Regel einige Wochen nach Therapieende in einer Vielzahl der Fälle auftreten. Umso wichtiger ist eine ausreichend lange Kombinationsbehandlung. Sind eine Arachnitis mit Hydrozephalus, Demyelinisierungen in Hirn und Rückenmark oder eine Myelopathie eingetreten, ist eine Restitutio ad integrum kaum mehr möglich.

Rechtliche Gesichtspunkte

Laut § 7(1) des Infektionsschutzgesetzes (IfSG) besteht eine namentliche Meldepflicht für den diagnostizierenden Laborarzt beim direkten oder indirekten Nachweis einer akuten Infektion mit Brucella species. Eine Isolierung ist nicht erforderlich. Bei Erkrankung besonders exponierter Berufsgruppen (z. B. Tierärzte) ist der Tatbestand der Berufskrankheit gegeben.

Literatur

Al-Deeb SM, Yaqub BA, Sharif HS, Al-Rajeh SM (1988) Neurobrucellosis. In: Vinken PJ, Bruyn GW (eds.) Handbook of clinical neurology, Vol 8 (52) Microbial diseases. Elsevier, Amsterdam, pp 581–601

Araj GF, Lulu AR, Saadah MA (1986) Rapid diagnosis of neurobrucellosis by ELISA. J Neuroimmunol 12: 173–182

Ariza J, Gudiol F, Pallares R, Viladrich PF, Rufi G, Corredoira J, Miravitlles MR (1992) Treatment of human brucellosis with doxycycline plus rifampicin or doxycycline plus streptomycin. Ann Intern Med 117: 25–30

Bouza E, Garcia de la Torre M, Parras F, Guerrero A, Rodrigues-Creixems M, Gobernado J (1987) Brucellar meningitis. Rev Infect Dis 9: 810–822

Ciftci E, Erden I, Akyar S (1998) Brucellosis of the pituitary region: MRI. Neuroradiology 40: 383–384

Collins CH (1983) Laboratory-acquired infections. Butterworths, London

Colmenero JD, Fernandez-Gallardo LC, Agundez JA, Sedeno J, Benitez J, Valverde E (1994) Possible implications of doxycycline-rifampicin interaction for treatment of brucellosis. Antimicrob Agents Chemother 38: 2798–2802

Colmenero JD, Jimenez-Mejias ME, Sanchez-Lora FJ, Reguera JM, Palomino-Nicas J, Martos F, Garcia de las Heras J, Pachon J (1997) Pyogenic, tuberculous, and brucellar vertebral osteomyelitis: a descriptive and comparative study of 219 cases. Ann Rheum Dis 56: 709–715
Goldbaum FA, Rubbi CP, Wallach JC, Miguel SE, Baldi PC, Fossati CA (1992) Differentiation between active and inactive human brucellosis by measuring antiprotein humoral immune responses. J Clin Microbiol 30: 604–607
Habeeb YK, Al-Najdi AK, Sadek SA, Al-Onaizi E (1998) Paediatric neurobrucellosis: case report and literature review. J Infect 37: 59–62
Martin-Moreno S, Guinea-Esquerdo L, Carrero-Gonzalez P, Visedo-Orden R, Garcia-Carbajosa S, Calvo-del Olmo T, Revert-Cejudo D (1992) Brucellosis after treatment: the diagnosis of recurrences. Med Clin Barc 99: 13–16
McLean DR, Russell N, Kahn MY (1992) Neurobrucellosis: Clinical and therapeutic features. Clin Infect Dis 15: 582–590
Omar FZ, Zuberi S, Minns RA (1997) Neurobrucellosis in childhood: six new cases and a review of the literature. Dev Med Child Neurol 39: 762–765
Omasits M, Brainin M (1987) Zur primär chronischen Neurobrucellose. Fortschr Neurol Psychiatr 55: 291–293
Queipo-Ortuno MI, Morata P, Ocon P, Manchado P, Colmenero JD (1997) Rapid diagnosis of human brucellosis by peripheral-blood PCR assay. J Clin Microbiol 35: 2927–2930
Robert-Koch-Institut (1999) Meldepflichtige Infektionskrankheiten. Epidemiol Bull Heft 1: 8
Sanchez-Gonzalez J, Garcia-Delange T, Martos F, Colmenero JD (1996) Thrombosis of the abdominal aorta secondary to Brucella spondylitis. Infection 24: 261–262
Schröder S, Peters J (1992) Migränoide Symptomatik bei einem Fall von chronischer Neurobrucellose. Nervenheilkunde 11: 403–405
Shakir RA (1986) Neurobrucellosis. Postgrad Med J 62: 1077–1079
Shakir RA, Al-Din ASN, Araj GF, Lulu AR, Mouse AR, Saadah MA (1987) Clinical categories of neurobrucellosis. A report on 19 cases. Brain 110: 213–223
Sharif HS, Aideyan O, Clark D (1987) Comparative imaging features of brucellar and tuberculous spondylitis. Radiology 165 Suppl: 302
Tali ET, Keskin T, Oznur H, Simonson T, Yuh WT (1996) MRI of brucella polyneuritis in a child. Neuroradiology 38 Suppl 1: S 190–192

4.5.2 Tularämie (Hasenpest)

Zusammenfassung

Erreger: Francisella tularensis

Krankheitsbilder: Pneumonische, ulzeroglanduläre oder typhoidale Tularämie, Meningitis, Meningoenzephalitis

Klinisches Bild: Fieberhafte Allgemeinerkrankung mit Kopfschmerzen, Lymphknotenschwellungen, papulösem Exanthem und ggf. Pneumonie; bei ZNS-Beteiligung Meningismus, qualitative und quantitative Bewusstseinsstörungen, neurologische Herdsymptome und/oder neuralgische Schmerzen

Diagnostik: Serologie, PCR, Liquor

Therapie: Streptomycin (oder Gentamicin oder Netilmicin) + Tetrazyklin in Kombination oder sequenziell

Prognose: Letalität 5 % (steigt bei zentralnervöser Beteiligung), bei raschem Therapiebeginn geringer.

Epidemiologie

Die Tularämie kommt in Deutschland lediglich noch sporadisch vor. Zwischen 1995 und 1998 wurden dem Robert-Koch-Institut jeweils 2–3 Fälle/Jahr gemeldet. Der Erreger ist vor allem in Nordamerika, Nord- und Mitteleuropa sowie im Fernen Osten verbreitet. Erregerreservoir sind zahlreiche Nager (Kaninchen, Hasen, Eichhörnchen, Mäuse u. a.). Francisella tularensis kommt in 2 Formen vor: Jellison Typ A in Nordamerika und Jellison Typ B, vorzugsweise in Mittel- und Osteuropa. Außer durch Nager kann das Bakterium durch verschiedene Arthropoden übertragen werden, die dann als Vektoren fungieren.

Erregereigenschaften und Pathogenese

Francisella tularensis ist ein gramnegatives aerobes Stäbchen von 0,2–0,7 μm Länge, das eine partielle Antigengemeinschaft mit Brucellen aufweist. Infiziert werden vorzugsweise Nager (Hasen, Mäuse), aber auch Haustiere. Menschen sind selten betroffen. Die Erkrankung wird entweder durch Kontakt mit infizierten lebenden Tieren oder Kadavern, gelegentlich aber auch durch Tröpfcheninfektion, Insektenstiche oder einen Tierbiss übertragen. Jäger, Forstbeamte, Landwirte und auch Laborpersonal sind besonders gefährdet. Die Bakterien können wahrscheinlich auch intakte Haut durchdringen. Eine Übertragung von Mensch zu Mensch soll in seltenen Fällen vorgekommen sein. Die Inkubationszeit liegt zwischen 1 und 14 Tagen.

Klinische Symptomatik

Bei fieberhaften Erkrankungen, die mit Lymphknotenschwellungen einhergehen, sollte auch an eine Tularämie gedacht werden. Sie beginnt im Sinne eines schweren Allgemeininfekts mit hohem Fieber, Myalgien, Kopfschmerzen und Erbrechen. In ca. 75 % der Infektionen treten dann Hautpapeln an Fingern, Kopf oder Hals auf, die kurze Zeit später aufplatzen. Die regionalen Lymphknoten sind gleichzeitig geschwollen (*ulzeroglanduläre Form*). Durch Inhalation der Erreger oder im Verlauf einer Sepsis kann sich eine Bronchopneumonie *(pneumonische Form)* entwickeln, gelegentlich auch eine exsudative Tonsillitis oder Pharyngitis (Evans 1985). Bei der *typhoidalen Form* stehen neben den Allgemeinsymptomen Bauchschmerzen, Diarrhö, Erbrechen und manchmal auch Zeichen des Endotoxinschocks im Vordergrund.
Neben den heftigen Kopfschmerzen im Rahmen der primären Infektion wird in seltenen Fällen eine Meningitis oder Meningoenzephalitis gefunden (Rogers 1998; Tarnvik 1997), in deren Verlauf vor allem Vigilanzschwankungen und Orientierungsstörungen, aber auch Hemiparesen, Sensibilitätsstörungen, extrapyramidale Symptome sowie produktive Psychosen auftreten können. Nicht selten bestehen dann auch neuralgische Schmerzen, insbesondere im Bereich des N. trigeminus, der Interkostalnerven und des N. ischiadicus (Mitchell 1990). Auch eine Shunt-Infektion bei einem Kind wurde mittlerweile beschrieben (Pittman 1996).

Diagnostik

Die Diagnose ist mittels Erregernachweis oder serologischer Verfahren (Titeranstieg) zu stellen. Der Erreger kann in Abstrichen von Papeln und aus Eiter nach Aufzucht auf

speziellen Nährboden oder im Tierversuch nachgewiesen werden, ebenso aus Mund- oder Trachealsekret, Lymphknotenbiopsien oder Liquor. Aufgrund der Infektiosität der Erreger sind diese Methoden allerdings speziellen Labors vorbehalten. Für die serologische Diagnostik steht ein Agglutinationstest (Widal-Reaktion) zur Verfügung, der jedoch häufig mit Brucella abortus-, Yersinia enterocolitica- oder Pasteurellaantigen kreuzreagiert. Spezifischer sind ein ELISA sowie neuerdings die Polymerase-Kettenreaktion (Dolan 1998).
Bei der ZNS-Beteiligung sind Liquoruntersuchung und bildgebende Verfahren vor allem zum Ausschluss anderer Ursachen erforderlich. Typischerweise zeigt der Liquor eine normale Zellzahl oder eine leichte lymphozytäre Pleozytose sowie eine ebenfalls geringe Störung der Blut-Liquor-Schranke.

Differenzialdiagnose

Die ZNS-Infektion muss vor allem gegen virale Enzephalitiden abgegrenzt werden. Beim Auftreten neurologischer Herdsymptome sind insbesondere raumfordernde Prozesse entzündlicher Genese auszuschließen (Hirnabszess, Zysten).

Therapie

Mittel der Wahl ist Streptomycin in einer Dosierung von 30–40 mg/kg Körpergewicht tgl. i.v. über mindestens eine Woche. Wegen der raschen Resistenzentwicklung sollte anschließend auf Tetrazykline gewechselt werden (Doxycyclin 200 mg/d p.o. bis 5 Tage nach Entfieberung). Auch eine primäre Kombination beider Substanzen ist möglich. Die Aminoglykoside Gentamicin oder Netilmicin sind wahrscheinlich ebenfalls gut wirksam. Dabei muss das Auftreten einer Herxheimer-Reaktion bedacht werden. Eine aktive Immunisierung ist möglich, sollte für Personal in entsprechenden Untersuchungslabors obligat sein und erzeugt einen ca. 5 Jahre anhaltenden Schutz (ebenso wie die durchgemachte Infektion).

Verlauf und Prognose

Bei rascher Diagnosesicherung ist die Prognose zumeist gut. Bei 16 Fällen in Spanien ohne ZNS-Beteiligung trat kein Todesfall auf (Montejo 1998). Insgesamt wird die Letalität mit bis zu 5 % angegeben. Sie steigt bei ZNS-Beteiligung wahrscheinlich deutlich an (Schorre 1979).

Rechtliche Gesichtspunkte

Laut § 7(1) des Infektionsschutzgesetzes (IfSG) besteht eine namentliche Meldepflicht für den diagnostizierenden Laborarzt beim direkten oder indirekten Nachweis einer Infektion mit Francisella tularensis. In den ersten Tagen der Erkrankung ist die Isolierung des Patienten angeraten. Die pflegerische Betreuung sollte in diesem Zeitraum nur mit Handschuhen erfolgen. Vorsicht ist beim Hantieren mit Ausscheidungen oder Essensresten geboten. Bei Personen, die in Tierhandlungen oder Versuchstierlabors tätig sind, stellt die Tularämie unter bestimmten Bedingungen eine als entschädigungspflichtig anzuerkennende Berufskrankheit dar.

Literatur DOLAN SA, DOMMARAJU CVB, DEGUZMAN GB (1998) Detection of Francisella tularensis in clinical specimens by use of polymerase chain reaction. Clin Infect Dis 26: 764–765

EVANS ME, GREGORY DW, SCHAFFNER W, MCGEE ZA (1985) Tularemia: a 30-year experience with 88 cases. Medicine (Baltimore) 64: 251–269

MITCHELL RG (1990) Tularämie, Rotz und Melioidose. In: WARRELL DA (Hrsg) Infektionskrankheiten. VCH (edition medizin), Weinheim pp 294–300

MONTEJO M, PEREZ-IREZABAL J, GONZALEZ DE ZARATE P, AGUIRREBENGOA K, VICENTE JM, MARTINZE E, IBARRA S, BERECIARTUA E, CASTELL C (1998) Tularemia: report of 16 cases in the Castilla-Leon community. Rev Clin Esp 198: 794–798

PITTMAN T, WILLIAMS D, FRIEDMAN AD (1996) A shunt infection caused by Francisella tularensis. Pediatr Neurosurg 24: 50–51

ROGERS BL, DUFFIELD RP, TAYLOR T, JACOBS RF, SCHUTZE GE (1998) Tularemic meningitis. Pediatr Infect Dis 17: 439–441

SCHORRE W (1979) Die Infektionskrankheiten des Nervensystems. Urban & Schwarzenberg, München – Wien – Baltimore

TARNVIK A, SANDSTROM G, SJOSTEDT A (1997) Infrequent manifestations of tularaemia in Sweden. Scand J Infect Dis 29: 443–446

4.5.3 Pertussis

Zusammenfassung

Erreger: Bordetella pertussis

Krankheitsbilder: Keuchhusten, Enzephalopathie, Impfenzephalopathie

Klinisches Bild: Zerebrale Anfälle, Bewusstseinsstörungen, Koma, Myoklonien, Ataxie, Hemiparese, extrapyramidale Symptome

Diagnostik: Antigennachweis, ELISA, Liquor, cCT, MRT

Therapie: Erythromycin, Ampicillin oder Tetrazykline; ggf. Antikonvulsiva oder Steroide

Prognose: Letalität bei der Enzephalopathie (2,3–4,9 % aller Pertussisfälle) bis 30 %, bei weiteren 30 % gravierende Residualsyndrome.

Epidemiologie

Einziges Reservoir von Bordetella pertussis ist der Mensch. Wegen der hohen Kontagiosität weitete sich die Erkrankung früher rasch zu Epidemien aus. Nach Einführung der Schutzimpfung nahm die Zahl der Krankheitsfälle zunächst deutlich ab, stieg aufgrund von Impfmüdigkeit jedoch wieder an. Nachdem die Ständige Impfkommission (STIKO) die Impfung seit 1991 wieder empfiehlt, hat die Zahl der Erkrankungen wahrscheinlich nicht weiter zugenommen. 1997 ist kein Todesfall an Pertussis mehr gemeldet worden. Da der Impfschutz zumeist nur ca. 10 Jahre anhält, muss damit gerechnet werden, dass auch Erwachsene erkranken und als Kontaktpersonen fungieren können. Die Enzephalopathie kompliziert den Krankheitsverlauf in ca. 2,3–4,9 %.

Erregereigenschaften und Pathogenese

Bordetella pertussis ist ein bekapseltes, kokkoides, gramnegatives Stäbchen von 0,5–1,0 μm Länge und einem Durchmesser von 0,2–0,5 μm. Es wird von Mensch zu Mensch per Tröpfcheninfektion übertragen und ist dabei hoch infektiös. Die Inkubationszeit beträgt 7–10 Tage. Die Erreger binden an die Epithelzellen des Atemtrakts, deren Flimmerepithel geschädigt wird. Bei der Pertussis-Enzephalopathie als wesentlichster Komplikation gelangen sie möglicherweise direkt in das ZNS (Grant 1998). Außerdem werden bakterielle Endotoxine sowie eine rezidivierende zerebrale Hypoxämie während der Hustenanfälle als pathogenetische Faktoren diskutiert.

Klinische Symptomatik

Der Verlauf des Keuchhustens wird in 3 Stadien eingeteilt: *Stadium catarrhale* (1–2 Wochen), *Stadium convulsivum* (2–4 Wochen) und *Stadium decrementi* (2–3 Wochen). Früher immunisierte Erwachsene können ebenfalls Pertussis entwickeln, wobei die Erkrankung dann zumeist nicht so schwerwiegend verläuft wie bei Kindern (Yaari 1999). Die Keuchhusten-Enzephalopathie beginnt meist in der 3. oder 4. Woche mit zerebralen Anfällen, die sich gelegentlich zu einem Status epilepticus ausweiten, gefolgt von einer Bewusstseinsstörung bis hin zu mehrwöchigem Koma, Myoklonien, Hemiparesen und extrapyramidalen Symptomen. Auch eine zerebelläre Ataxie mit okulären Sakkaden und skandierender Sprache wurde beschrieben (Setta 1999). Bei der sog. Impfenzephalopathie, die vermutlich vor allem nach Impfung mit abgetöteten Erregern vorkommt (Therapeutic Subcommittee 1999), können diese Symptome ebenfalls auftreten, am häufigsten sollen jedoch zerebrale Anfälle sein, die sich bei fast allen betroffenen Kindern zurückbildeten (Miller 1981).
Pathologisch-anatomisch ist bei der Keuchhusten-Enzephalopathie ein Hirnödem zu finden mit hypoxischen Parenchymnekrosen, kleineren Einblutungen, aber auch ausgeprägten Subarachnoidalblutungen, Sinusvenenthrombosen und umschriebenen Hirninfarkten.

Diagnostik

Die Diagnose Pertussis kann vermutet und therapeutische Maßnahmen eingeleitet werden, wenn ein Patient über mehr als 2 Wochen starken, anfallsartigen Husten zeigt und zwei der folgenden Merkmale aufweist: (1) Hustenanfälle mit Absonderung zähen Schleims, Erbrechen und/oder inspiratorischem Stridor bzw. Apnoe mit Zyanose; (2) subkonjunktivale Einblutungen; (3) eine Leukozytose >20.000 mit Lymphozytose >50 %; (4) bestätigte Pertussisfälle in der Umgebung. Gesichert ist die Erkrankung durch einen 21 Tage oder länger andauernden spastischen Husten, der mit den Laborbefunden einer frischen Infektion durch Bordetella pertussis oder vorausgegangenem Kontakt zu einer bakteriologisch bestätigten Erkrankung bis zu 3 Wochen vor Erkrankungsbeginn einhergeht (Robert-Koch-Institut 1996).
Die Erregergewinnung erfolgt in klassischer Weise mittels der sog. Hustenplatte, die einen Spezialnährboden enthält und als Transport- oder Kulturmedium dient. Nach Sicherung der Keuchhusteninfektion mittels Kultur, PCR (Furuya 1999) oder ELISA ist die Diagnose einer Keuchhusten-Enzephalopathie beim Auftreten der geschilderten klinischen Symptome leicht. Durch Computertomographie können größere Hirninfark-

te, Einblutungen und ein Hirnödem sichtbar gemacht werden. Im *Liquor* bestehen meist eine geringe bis mäßige Pleozytose (bis ca. 35 Zellen/µl) sowie eine Störung der Blut-Liquor-Schranke als Folge der Hirnschwellung und der zerebralen Anfälle. Auch eine intrathekale Produktion erregerspezifischer Antikörper wurde beschrieben (Grant 1998).

Differenzialdiagnose

Ein vom Keuchhusten kaum unterscheidbares Bild kann durch Bordetella parapertussis oder Bordetella bronchiseptica, ebenso auch durch Chlamydia pneumoniae (Hagiwara 1999) ausgelöst werden. Außerdem muss an virale Erreger gedacht werden. Bei gesicherter Diagnose ist die Abgrenzung der Keuchhusten-Enzephalopathie gegenüber anderen infektionsbedingten Enzephalopathien oder ZNS-Infektionen allerdings unproblematisch.

Therapie

Insbesondere in den ersten 10 Tagen des Keuchhustens kann eine antibiotische Behandlung den Krankheitsverlauf mildern (z. B. Erythromycin, 40–50 mg/kg Körpergewicht p.o. tgl. für Kinder; 1.000–1.500 mg/d p.o. für Erwachsene, über 14 Tage). Alternativ können Ampicillin oder Tetrazykline gegeben werden. Die antibiotisch behandelten Patienten sind ca. 10 Tage nach Therapiebeginn nicht mehr infektiös. Beim Vorliegen einer Enzephalopathie wird ebenfalls die antibiotische Behandlung mit Erythromycin (mindestens 1.500 mg/d i.v.) oder Ampicillin (3–4-mal 2 g/d i.v.) erforderlich, außerdem die Therapie der auftretenden Symptome, z. B. Antikonvulsiva sowie, bei ausgeprägtem Hirnödem, Steroide. Die Patienten müssen intensivmedizinisch betreut werden.
Von großer Bedeutung ist die Schutzimpfung, die zusammen mit derjenigen gegen Diphtherie und Tetanus dreimalig meistens innerhalb der ersten beiden Lebensjahre durchgeführt wird. Nach Berichten über einige Fälle von Enzephalopathie, die in zeitlichem Zusammenhang mit der Schutzimpfung aufgetreten waren, sind die Impfzahlen zurückgegangen. Immerhin wurde bei einer englischen Untersuchung ein Risiko von 1:110.000 für alle zerebralen Schädigungen sowie von 1:310.000 für die bleibenden errechnet. Das Auftreten der Symptome erfolgte am häufigsten innerhalb der ersten 72 h nach Immunisierung (Miller 1981). Ein kausaler Zusammenhang ist jedoch nicht endgültig bewiesen und wird von mehreren Autoren verneint (Fenichel 1981, Camfield 1992, Therapeutic Subcommittee 1999). Seit 1991 wird die Schutzimpfung von der STIKO wieder empfohlen. Nach Einführen einer azellulären Vakzine ist die Zahl der vermuteten Impfenzephalopathien etwa um das 10fache zurückgegangen (Centers for Disease Control 1991).

Verlauf und Prognose

Am Keuchhusten sterben in den ersten Lebensmonaten bis zu 7 % der erkrankten Kinder. Nach dem 2. Lebensjahr kommt es nur noch selten zu Todesfällen. Die Enzephalopathie soll in 2,3–4,9 % der Fälle auftreten (Sutter 1992), von denen ca. ein Drittel an dieser Komplikation stirbt und weitere 30 % ein Defektsyndrom mit epileptischen Anfällen, kognitiven Störungen und spastischen Paresen zurückbehalten.

Literatur CAMFIELD P (1992) Brain damage from pertussis immunization. A neurologist's perspective. Am J Dis Child 146: 327–331
Centers for Disease Control (1992) Pertussis vaccination: acellular pertussis vaccine for reinforcing and booster use – supplementary ACIP statement. MMWR 41: 1
FENICHEL GM (1981) Neurological complications of immunization. Ann Neurol 12: 119–128
FURUYA D, YAGIHASHI A, ENDOH T, UEHARA N, FUJII N, CHIBA S, WATANABE N (1999) Simultaneous amplifications of Bordetella repeated insertion sequences and toxin promoter region gene by polymerase chain reaction. Immunopharmacol Immunotoxicol 21: 55–63
GRANT CC, MCKAY EJ, SIMPSON A, BUCKLEY D (1998) Pertussis encephalopathy with high cerebrospinal fluid antibody titers to pertussis toxin and filamentous hemagglutinin. Pediatrics 102: 986–990
HAGIWARA K, OUCHI K, TASHIRO N, AZUMA M, KOBAYASHI K (1999) An epidemic of a pertussis-like illness caused by Chlamydia pneumoniae. Pediatr Infect Dis J 18: 271–275
MILLER DL, ROSS EM, ALDERSLADE R, BELLMAN M, RAWSON NSB (1981) Pertussis immunization and serious acute neurological illness in children. BMJ 282: 1595–1599
Robert-Koch-Institut (1996) Hinweise zur Labordiagnostik des Keuchhustens. Epidemiol Bull Heft 47, 326–327
SETTA F, BAECKE M, JACQUY J, HILDEBRAND J, MONSEU G, MANTO MU (1999) Cerebellar ataxia following whooping cough. Clin Neurol Neurosurg 101: 56–61
SUTTER RW, COCHI SL (1992) Pertussis hospitalizations and mortality in the United States, 1985–1988. JAMA 267: 386–391
Therapeutics and Technology Assessment Subcommittee of the American Academy of Neurology (1999) Assessment: Neurologic risk of immunization. Neurology 52: 1546–1552
YAARI E, YAFE-ZIMERMAN Y, SCHARTZ SB, SLATER PE, SHAVARTZMAN P, ANDOREN N, BRANSKI D, KEREM E (1999) Clinical manifestations of Bordetella pertussis infection in immunized children and young adults. Chest 115: 1254–1258

4.5.4 Legionellose (Legionärskrankheit)

Zusammenfassung

Erreger: Legionella pneumophila

Krankheitsbilder: Pneumonie; diffuse Enzephalopathie, selten Meningoenzephalitis, periphere Neuropathien, Myositis

Klinisches Bild: (Enzephalopathie) Orientierungsstörungen, Kopfschmerzen, quantitative Bewusstseinsstörungen, selten Hirnstammsymptome oder zerebelläre Symptomatik

Diagnostik: Serologie, Erregernachweis (gelingt selten)

Therapie: Erythromycin (ggf. plus Rifampicin) oder Doxycyclin

Prognose: Letalität 6–37 %.

Epidemiologie

Die Familie Legionellaceae besteht aus mindestens 25 Spezies, allein von Legionella pneumophila sind 10 Serogruppen bekannt. Die menschliche Infektion wird am häufigsten durch den Serotyp 1 hervorgerufen. Die Infektion tritt vorwiegend in kleineren Epidemien, jedoch auch sporadisch auf. Männer sind 2–3-mal häufiger betroffen als

Frauen. Das bevorzugte Erkrankungsalter liegt jenseits des 50. Lebensjahrs. Besonders gefährdet sind Menschen in der Umgebung infizierter Anlagen (s.u.) sowie durch konsumierende Grunderkrankungen, kardiopulmonale Krankheiten oder Immunsuppression abwehrgeschwächte Personen. Wasserreservoire enthalten in der Regel eine geringe Zahl von Legionellen. Zum Infektionsrisiko wird das Wasser aber erst bei Überschreiten einer bestimmten Keimzahl. Dies kann insbesondere dann auftreten, wenn das Wasser für längere Zeit auf Temperaturen von 37–45 °C erwärmt wird. Immunsupprimierte Individuen sind jedoch bereits durch „normale" Keimzahlen gefährdet.
Bis zu 52 % aller Patienten mit einer Legionärskrankheit entwickeln neurologische Symptome (Johnson et al. 1984). In Deutschland sollen pro Jahr 6.000–7.000 Fälle von Legionellose auftreten (Robert-Koch-Institut 1996). Jüngst kam es in den Niederlanden zu einem Legionellose-Ausbruch mit 233 Erkrankungen, von denen 22 tödlich verliefen (Robert-Koch-Institut 1999).

Erregereigenschaften und Pathogenese

Legionellen sind nur schwach anfärbbare, gramnegative Stäbchen mit einer Länge von 1–4 μm, die sich hauptsächlich in Protozoen und Amöben vermehren sollen. Sie leben bevorzugt im Wasser bzw. in feuchter Umgebung (feuchte Erden, Schlamm) mit Temperaturen zwischen 30 und 50 °C. Bei Temperaturen über 60 °C sterben Legionellen nach kurzer Zeit ab. Viele Infektionen sind auf infiziertes Wasser aus Kühlsystemen, Wasserversorgungsanlagen oder Verneblern zurückzuführen, die eine für den Keim optimale Wachstumstemperatur aufweisen. Die Anlagen geben infizierte Wassertröpfchen ab, die inhalativ übertragen werden können. Die Übertragung von Mensch zu Mensch wurde bislang nicht berichtet. Eine manifeste Erkrankung entwickeln lediglich 2–7 % aller Infizierten (Robert-Koch-Institut 1999). In einer Untersuchung in Sachsen-Anhalt wurde in 61 % der Warmwassersysteme der untersuchten Krankenhäuser und in 43 % derjenigen der untersuchten Altenheime eine Kontamination mit Legionellen nachgewiesen (Baumert 1998). Die Inkubationszeit beträgt durchschnittlich 7 Tage (2–10 Tage). Grundlage der ZNS-Beteiligung ist eine diffuse Enzephalopathie, die jedoch nicht auf eine Hypoxämie im Rahmen der Pneumonie oder auf metabolische Störungen, sondern wahrscheinlich auf die Wirkung eines oder mehrerer Legionellatoxine zurückzuführen ist (Meyer et al. 1983). Bei neuropathologischen Untersuchungen ist nur selten ein direkter Zusammenhang mit dem Erreger zu finden (Pendlebury 1983).

Klinische Symptomatik

Die Erkrankung beginnt als grippaler Infekt mit allgemeinem Krankheitsgefühl, Myalgien, hohem Fieber bis >40 °C sowie nicht selten gastrointestinalen Beschwerden. Nach wenigen Tagen entwickelt sich eine schwere Pneumonie mit trockenem Husten, evtl. Hämoptyse, Thoraxschmerzen und Dyspnoe, die durch Pleuraergüsse, Endo-, Myo- oder Perikarditis sowie ein Nierenversagen (als Folge einer Myoglobinurie nach Rhabdomyolyse) kompliziert werden kann.
In dieser Infektionsphase können die enzephalopathischen Störungen ganz in den Vordergrund treten, vor allem Kopfschmerzen, delirante Zustände, Desorientiertheit und Bewusstseinsstörungen bis hin zum Koma (Johnson et al. 1984). Seltener wird eine Hirnstamm- und/oder Kleinhirnsymptomatik mit Ataxie, Dysdiadochokinese, Dysarthrie, Störungen der Hirnnerven (Augenmotilitätstörung, Fazialisparese, Verlust des

Würgreflexes, Schluckstörung) oder fehlenden Hirnstammreflexen (Okulozephal- und Spinoziliarreflex) beschrieben (Haug et al. 1990, Lang et al. 1990). Darüber hinaus können ein Meningismus, epileptische Anfälle, Aphasie, extrapyramidale Symptome (Choreoathetose), Gedächtnisstörungen und Halluzinationen auftreten (Weir et al. 1982, Johnson et al. 1984, Schürmann et al. 1986). Beeinträchtigungen der Sensibilität, Pyramidenbahnläsionen, Tonuserhöhungen der Muskulatur sowie Blaseninkontinenz können Ausdruck sowohl einer Myelitis/Myelopathie (Harris 1981), als auch eines Befalls des Hirnstamms bzw. supratentorieller Strukturen sein. Sehr viel seltener und meist in Verbindung mit den zentralnervösen Symptomen kann sich eine rasch progrediente Polyneuropathie entwickeln, die bisweilen wie ein perakutes Guillain-Barré-Syndrom in Erscheinung tritt (Holliday et al. 1982, Plaschke et al. 1997). Auch eine Myositis mit direktem Erregernachweis ist möglich. Ein Anstieg der CK wird jedoch im Rahmen einer Legionellose in bis zu 78 % der Fälle auch ohne Hinweise auf eine Myositis beobachtet (Warner et al. 1991).
Auch wenn bei den Legionellosen nahezu immer die Pneumonie vorherrscht, sind einzelne Fälle beschrieben worden, bei denen zunächst neurologische Symptome im Vordergrund standen.
Das Pontiac-Fieber gilt als eher gutartige Verlaufsform einer Legionellose mit Kopfschmerzen, Fieber und Muskelschmerzen, das nach wenigen Tagen wieder abklingt. Es kann sich anschließend jedoch auch eine akute disseminierte Enzephalomyelitis (ADEM) entwickeln (Spieker et al. 1998).

Diagnostik

Ein für die Legionellose typisches neurologisches Krankheitsbild existiert nicht. Die Infektion sollte immer dann in die diagnostischen Überlegungen eingeschlossen werden, wenn zu einer schweren Allgemeininfektion mit vorherrschender Pneumonie, Bewusstseinsstörungen sowie Hirnstamm- und Kleinhirnsymptome hinzutreten. Im EEG finden sich dann diffuse Allgemeinveränderungen unterschiedlicher Intensität. Die kraniale Computertomographie zeigt in aller Regel keine pathologischen Befunde, allenfalls ein leichtes Hirnödem. Bei der MRT wurden einmalig bilateral symmetrische hyperintense (T_2) Herde in Medulla oblongata, Pons und Mesenzephalon gesehen, die nach Abklingen der Infektion wieder verschwanden (Lang et al. 1990). Die *Liquoruntersuchung* ist häufig unauffällig. Nur in der Minderzahl der Fälle wird eine lymphozytäre Pleozytose bis maximal 160 Zellen/µl und eine geringe bis erhebliche Störung der Blut-Liquor-Schranke gefunden. Auch über positive oligoklonale IgG-Banden wurde berichtet (Lang et al. 1990). Die Laboruntersuchungen des Blutes zeigen neben Leukozytose, relativer Lymphopenie und Linksverschiebung häufig Elektrolytverluste (Na^+, K^+) sowie abnorme Leberwerte.
Ein direkter Erregernachweis gelingt nur selten, zumeist aus dem Sputum, nach trachealer Spülung oder aus Lungenpunktaten. Aus Liquor ist die Isolierung bisher nicht gelungen, aus Hirngewebe nur in wenigen Fällen (Gatell et al. 1981). Zum serologischen Nachweis der Legionella-Antikörper (IgM, IgG) aus verschiedenen Gewebehomogenaten und Körperflüssigkeiten, u. a. aus Liquor, werden ein direkter Fluoreszenztest sowie ein Enzymimmunoassay und ein ELISA verwandt. Der Nachweis eines im Urin ausgeschiedenen hitzestabilen Antigens kann mittels RIA oder ELISA über längere Zeit geführt werden.

Bei der Sicherung der Diagnose durch die beschriebenen serologischen Tests ist zu berücksichtigen, dass ein signifikanter Titeranstieg nicht vor der 2. Krankheitswoche eintritt (Meyer 1983). Die routinemäßigen bakteriellen Kulturen von Blut, Urin, Sputum, Biopsiematerial und Liquor bleiben in aller Regel negativ.

Differenzialdiagnose

Je nach neurologischer Symptomatik müssen andere entzündliche ZNS-Prozesse, auch subakute und chronische, ausgeschlossen werden. Bei Hirnnervenbeteiligung, Kopfschmerzen und Bewusstseinsstörungen gilt dies vor allem für die Neurotuberkulose. Da die neurologischen Symptome jedoch weitgehend unspezifisch sind, ist auch nach metabolischen, (para-) neoplastischen und zerebrovaskulären Ursachen zu suchen.

> Bei Intensivpatienten muss bronchoskopisch gewonnenes Material immer auch auf Legionellen untersucht werden, da dieser Personenkreis bei besonderer Exposition vorzugsweise disponiert ist.

Therapie

Erythromycin in einer Dosierung von 4 g/d i.v. ist derzeit Therapie der Wahl. Bei Beteiligung des Nervensystems sollte vorsichtshalber zusätzlich Rifampicin (300–600 mg 2-mal/d p.o. oder i.v.) gegeben werden. Gelegentlich schreiten hierunter die pneumonischen Veränderungen zunächst noch fort. Die Therapie wird mindestens über 3 Wochen durchgeführt. Wegen der häufigen Myoglobinurie, z. T. mit anschließendem Nierenversagen, müssen engmaschige Kontrollen des Kreatinins und der Kreatinkinase erfolgen und ein hoher Flüssigkeitsumsatz mit Alkalisieren des Harns angestrebt werden. Als Therapiealternative bei Unverträglichkeit der vorgenannten Präparate kommt auch Doxycyclin in Betracht (100 mg alle 12 h i.v.).

Verlauf und Prognose

Die Letalität liegt zwischen 6 % und 37 % (Plaschke et al. 1997), bei beatmungspflichtigen Patienten wahrscheinlich noch höher. Die neurologischen Befunde können sich aber auch komplett zurückbilden. Insbesondere bei zerebellären Symptomen bleiben jedoch nicht selten Reststörungen bestehen.

Rechtliche Gesichtspunkte

Laut § 7(1) IfSG ist der Nachweis von Legionella sp. namentlich zu melden, falls der Nachweis auf eine akute Infektion hindeutet. Es sollte insbesondere bei umschriebenen Ausbrüchen oder Krankenhausinfektionen sorgfältig nach der Infektionsquelle gesucht werden. Empfehlungen zur Prävention der Legionellose wurden vom Bundesgesundheitsamt herausgegeben (BGA-Merkblatt Nr. 55, 1989).

Literatur

Baumert A, Ansorge C, Malyska G (1998) Inzidenz von Legionellen in Warmwassersystemen in Sachsen-Anhalt. Gesundheitswesen 60: 762–765

Gatell JM, Miro JM, Sasal M, Ferrer O, Rodriguez M, Garcia SanMiguel J (1981) Legionella pneumophila antigen in brain. Lancet 2: 202–203

Harris LF (1981) Legionnaires' disease associated with acute encephalomyelitis. Arch Neurol 38: 462–463

Haug BA, Menck S, Prange HW (1990) Legionellose als neurologischer Notfall. Akt Neurol 17: 12–15

Holliday PL, Cullis PA, Gilroy J (1982) Motor neuropathy in a patient with Legionnaires' disease. Ann Neurol 12: 493–494

Johnson JD, Martin JR, Van Arsdall JA (1984) Neurologic manifestations of legionnaires' disease. Medicine 63: 303–310

Lang C, Foerster E, Stefan H, Huk W, Schneider MU (1990) Hirnstammenzephalitis bei Infektion mit Legionella pneumoniae. Akt Neurol 17: 16–18

Meyer RD (1983) Legionella infections: A review of five years of research. Rev Infect Dis 5: 258–275

Pendlebury WW, Perl DP, Winn WC Jr, McQuillen JB (1983) Neuropathologic evaluation of 40 confirmed cases of Legionella pneumonia. Neurology 33: 1340–1344

Plaschke M, Strohle A, Then Bergh F, Backmund H, Trenkwalder C (1997) Neurologische und psychiatrische Symptomatik bei der Legionellainfektion. Fallbericht und Übersicht über das klinische Spektrum. Nervenarzt 68: 342–345

Robert-Koch-Institut (1996) Übersicht: Legionellen und Legionellose. Epidemiol Bull Heft 35: 241–242

Robert-Koch-Institut (1999) Fallbericht: Reise-assoziierte Legionella-Pneumonie. Epidemiol Bull Heft 25: 187–189

Schürmann D, Ruf B, Hertel G, Pohle HD (1986) Neurologische Symptomatik bei Legionella-Infektion. Nervenarzt 57: 487–489

Spieker S, Petersen D, Rolfs A, Fehrenbach F, Kuntz R, Seuffer RH, Fetter M, Dichgans J (1998) Acute disseminated encephalomyelitis following Pontiac fever. Eur Neurol 40: 169–172

Warner CL, Fayad PB, Heffner RR Jr (1991) Legionella myositis. Neurology 41: 750–752

Weir AI, Bone I, Kennedy DH (1982) Neurological involvement in legionellosis. J Neurol Neurosurg Psychiatry 45: 603–608

4.6 Erkrankungen durch Enterobacteriaceae

Die zu den gramnegativen, fakultativ anaeroben Stäbchen gehörende Familie der Enterobacteriaceae setzt sich aus einer Reihe von Erregern zusammen, die entweder nosokomiale Infektionen oder auch purulente ZNS-Erkrankungen verursachen können. Zu nennen sind diesbezüglich Escherichia coli, Klebsiella pneumoniae, Citrobacter-, Enterobacter-, Serratia- und Proteusspezies. Aufgrund pathogenetischer Gemeinsamkeiten der Meningitis und des Hirnabszesses durch E. coli mit den „klassischen" Keimen purulenter ZNS-Erkrankungen werden vorgenannte Krankheitsbilder im Kapitel 4.1 abgehandelt. Die Erreger nosokomialer Erkrankungen finden im Kapitel 4.9 Erwähnung. Bestimmte Salmonellen-Spezies und Yersinia pestis rufen hingegen eigenständige Krankheiten hervor, die durch eine besonders charakteristische Syndromatik und Verlaufsdynamik gekennzeichnet sind. Sie werden in diesem Abschnitt kurz dargelegt.

4.6.1 Salmonellenerkrankungen des ZNS

Thomas Henze

Zusammenfassung

Erreger: Salmonella enteritidis, Salmonella typhi

Krankheitsbilder: Enteritis

- S. enteritidis: Meningitis, selten septische Sinusthrombosen, fokale Enzephalitiden, Hirnabszesse, Myelitiden (als Folge einer Spondylitis)
- S. typhi: „Status typhosus". Selten Hirnabszess, Enzephalitis, eitrige oder lymphozytäre Meningitis, Myelitis

Klinisches Bild: „Status typhosus" mit Vigilanzstörungen, Konfabulationen, psychotischen Reaktionen

Diagnostik: Kultur (Blut, Stuhl, Liquor), Liquor, cCT, MRT

Therapie: Amoxicillin mit/ohne Clavulansäure, Cephalosporine, Co-trimoxazol, Tetrazykline, Gyrase-Hemmstoffe. Flüssigkeits- und Elektrolyt-Substitution

Progenose: Letalität bis 40 % bei Salmonellenmeningitis; bei Überlebenden häufig Residualsyndrome.

Epidemiologie

Infektionsquellen sind ganz überwiegend Nahrungsmittel tierischen Ursprungs, insbesondere Geflügel und Hühnereier (Kist 1992). Übertragungen von Mensch zu Mensch sind möglich, vorzugsweise in Heimen und Krankenhäusern. ZNS-Infektionen treten in bis zu 1 % aller Salmonellenerkrankungen auf. Von der Salmonellenmeningitis sind vorwiegend Säuglinge betroffen (ca. 3 % aller Neugeborenenmeningitiden). Auch als Hospitalisationskeim ist mit Salmonellen zu rechnen.

Erregereigenschaften und Pathogenese

Zu den Salmonellen zählt man 4 Subgenera mit mehr als 2.000 Serotypen. Es handelt sich um gramnegative, bewegliche, aerobe, 1–3 μm lange Stäbchen, von denen vor allem das Subgenus I für Menschen pathogen ist. Ein typisches Strukturbestandteil des Erregers ist das Lipopolysaccharid (LPS) mit den Komponenten O-Antigen, Kernpolysaccharid und Lipid A. Eine Differenzierung der Salmonellen gelingt durch die jeweils charakteristischen H- und O-Antigene. Die H-Antigene (Phase-1- bzw. Phase-2-Proteine) entsprechen den Geißeln. Von O-, H- und Vi-Antigenen (letzteres nur bei S. typhi) finden sich vor allem in der 2. und 3. Krankheitswoche hohe Titer. Die Inkubationszeit beträgt für das enteritische Fieber durch S. enteritidis, S. paratyphi oder S. typhi 7–20 Tage und für die Gastroenteritis wenige Stunden bis 2 Tage.

Klinische Symptomatik

Die akute Gastroenteritis verläuft mit Kopfschmerzen, Übelkeit, Erbrechen, Diarrhö und Fieber. Diarrhöbedingt können eine schwere Exsikkose sowie Elektrolyt-Entgleisungen auftreten, in seltenen Fällen, z. B. bei alten oder geschwächten Patienten, sogar mit Todesfolge. Beim Typhus findet man zusätzlich die Roseolen, eine Fieberkontinua, Bradykardie und Leukozytopenie mit Lymphozytose. Dauerausscheider sind oftmals symptomfrei. Der Status typhosus ist initial durch leichte Vigilanzstörungen, später produktive Symptome, delirante Zustände und zunehmende Bewusstseinsstörungen gekennzeichnet.
Die Zeichen der bakteriellen Meningitis entsprechen denjenigen bei Meningitiden durch andere Erreger und kommen auch ohne Diarrhö vor. Im Rahmen einer Enzephalitis oder eines Hirnabszesses findet man Hirnstammsyndrome, Myoklonien und extrapyramidale Zeichen, Pyramidenbahn- und Kleinhirnläsionen sowie zerebrale Krampfanfälle und vegetative Dysregulationen (Schorre 1979, Trevett et al. 1994). Auch die Entwicklung einer akuten, rein axonalen Polyneuropathie nach Infektion durch S. ohio, am ehesten wohl im Sinne einer parainfektiösen Erkrankung, wurde beschrieben (Henriet et al. 1994).

Diagnostik

Die Erreger können im Blut (1.–2. Woche), Stuhl (3.–4. Woche), Liquor oder anderen Untersuchungsmaterialien nach Anreicherung nachgewiesen werden. Bei Infektionen des ZNS findet man im *Liquor* eine granulozytäre oder (selten, bei Typhus) lymphozytäre Pleozytose und eine ausgeprägte Störung der Blut-Liquor-Schranke. Kraniales CT und MRT können Hinweise auf ein Hirnödem, einen Hirnabszess (Fiteni et al. 1995), ein subdurales Empyem (Jain et al. 1998, Mussini et al. 1995) oder eine Sinusthrombose geben.

Differenzialdiagnose

Insbesondere im Säuglingsalter ist die Salmonellose eine wichtige Differenzialdiagnose bei bakteriellen Meningitiden. Auch bei immuninkompetenten Patienten muss regelmäßig an eine Salmonellen-Infektion gedacht werden.

Therapie

Zur Therapie der Meningitis eignen sich intravenöse Breitband-Antibiotika, z. B. Amoxicillin mit oder ohne Clavulansäure, Cephalosporine der 3. Generation, z. B. Ceftriaxon, Cefotaxim oder Ceftazidim (Fiteni et al. 1995, Vazquez-Lopez et al. 1998), sowie Co-trimoxazol und Tetrazykline über mehrere Wochen. Auch die gute Wirksamkeit von Ofloxacin und Ciprofloxacin ist bekannt (Bhutta et al. 1992, Secmeer et al. 1997). Auf das ebenfalls sehr effektive Chloramphenicol kann daher praktisch verzichtet werden. Darüber hinaus sind intensive Flüssigkeits- und Elektrolyt-Substitution sowie weitere symptomatische Maßnahmen erforderlich.

Verlauf und Prognose

Die Prognose der eitrigen Salmonellenmeningitis gilt noch immer als schlecht (Letalität bis 40 %). Nach Überstehen der Krankheit bleiben vor allem im Neugeborenenalter z. T. erhebliche Restsymptome wie Hydrozephalus, Anfallsleiden, spastische Paresen, kognitive Defizite und Entwicklungsstörungen zurück. Bei rascher Stellung der Diagnose und Therapiebeginn ist jedoch auch eine restitutio ad integrum möglich.

Rechtliche Gesichtspunkte

Nach § 6 des Infektionsschutzgesetzes (IfSG) sind Krankheitsverdacht, Erkrankung und Tod an einem Typhus abdominalis oder Paratyphus meldepflichtig. Nach § 7 des IfSG ist jeder direkte Nachweis von Salmonella typhi oder paratyphi durch den Laborarzt namentlich meldepflichtig. Dauerausscheider müssen so lange dem Arbeitsplatz fernbleiben, bis 3 Stuhlproben negativ sind. Die Auflagen für Dauerausscheider sind im IfSG (Abschnitte 4–6) festgelegt. Hühnereier sollten aus Gründen der Prävention nicht roh verzehrt werden, und mittlerweile ist für den Handel deren Kühllagerung vorgeschrieben.

Literatur

Bhutta ZA, Farooqui BJ, Sturm AW (1992) Eradication of a multiple drug resistant Salmonella paratyphi A causing meningitis with ciprofloxacin. J Infect 25: 215–219

Fiteni I, Ruiz FJ, Crusells MJ, Sanjoaquin I, Guillen G (1995) Salmonella enteritidis multifocal infection of the central nervous system. Efficacy of new cephalosporins. Presse Med 11: 309–311

Henriet M, Manot M, Jacquy J (1994) Acute motor axonal neuropathy with favourable outcome after Salmonella Ohio infection. Rev Neurol (Paris) 150: 732–733

Jain KC, Mahapatra AK (1998) Subdural empyema due to salmonella infection. Pediatr Neurosurg 28: 89–90

Kist M (1992) Seuchenartige Zunahme der Infektionen durch Salmonella enteritidis. Dtsch Aerzteblatt 89: 1070–1072

Mussini C, Trenti F, Manicardi G, Mongiardo N, Codeluppi M, D'Andrea L, Guaraldi G, Squadrini F, De Rienzo B (1995) Non-typhoid Salmonella subdural empyema in a patient with AIDS. Scand J Infect Dis 27: 173–174

Schorre W (1979) Die Infektionskrankheiten des Nervensystems. Urban & Schwarzenberg, München – Wien – Baltimore

Secmeer G, Kanra G, Figen G, Akan O, Ceyhan M, Ecevit Z (1997) Ofloxacin versus co-trimoxazole in the treatment of typhoid fever in children. Acta Paediatr Jpn 39: 218–221

Trevett AJ, Nwokolo N, Lightfoot D, Naraqi S, Kevau ICH, Temu PI, Igo JD (1994) Ataxia in patients infected with Salmonella typhi phage type D2: clinical, biochemical and immunohistochemical studies. Trans R Soc Trop Med Hyg 88: 565–568

Vazquez-Lopez ME, Pego P, Somoza C, Garcia-Plata C, Rodriguez-De la Riva P, Morales-Redondo R (1998) Meningitis due to Salmonella in the neonatal period. Rev Neurol 27: 986–987

4.6.2 Pest

HILMAR PRANGE

Zusammenfassung

Erreger: Yersinia pestis, gramnegatives Stäbchen

Krankheitsbilder: Purulente Lymphadenitis (Bubo; Pestbeule), Pestpneumonie, Sepsis; purulente Meningitis möglich

Klinisches Bild: Primäraffekt an der Flohstichstelle – Generalisierung – septischer Schock mit Verbrauchskoagulopathie; bei bronchopulmonaler Infektion – primäre Pestpneumonie; Meningitisverläufe primär (vor Bubo), sekundär (nach Bubo und Generalisation)

Labordiagnostik: Gram- oder Wayson-Färbung, Aspiratfärbung mit fluoreszierenden Antikörpern, Kultur (Blutagar; 24 h bei 28 °C)

Zusatzdiagnostik: Thorax-Röntgen, Lumbalpunktion

Therapie: Streptomycin; alternativ Tetrazykline oder Chloramphenicol

Prognose: Abhängig vom Therapiebeginn – Letalität bei früher Behandlung 1–5 %; bei später oder fehlender Behandlung 50–100 %.

Epidemiologie

Die Epidemiologie der Pest ist besonders kompliziert, weil es verschiedene natürliche Reservoirs und unterschiedliche Vektoren gibt. Typischerweise überdauert Y. pestis in wilden Nagetieren, die aufgrund der wechselnden Virulenz des Erregers nicht immer erkranken. Mitunter sterben ganze Kolonien einer Nagerspezies aus, dabei überträgt der Vektor, ein Floh, das Bakterium auf andere Nager. Falls sich Kontakte zu Ratten ergeben, schleppen diese den Keim in die Nähe menschlicher Behausungen, verenden aber selbst an der Erkrankung. Die Infektion des Menschen erfolgt über den Flohstich. Der Anstoß zur epidemischen Ausbreitung eines Pestherdes bei Wildtieren mit konsekutiver Übertragung auf den Menschen kommt wahrscheinlich durch regionale bioökologische Veränderungen wie Überflutungen, Rodungen, Trockenheit etc. zustande.
Die Pest ist eine Erkrankung von Flachland, felsigen Regionen, Steppen und Halbwüsten – dort wo Nagetiere verschiedener Spezies und Flöhe leben können. Noch im letzten Jahrzehnt traten Pestfälle in den USA, Ecuador, Peru, Bolivien, Brasilien, Ost- und Südafrika, Südostasien und Indonesien auf. Zwischen 1991 und 1995 wurden weltweit über 21.000 Pestkranke gemeldet. Eine Epidemie nahm 1994 in der Stadt Surat im indischen Bundesstaat Gujarat ihren Ausgang und breitete sich über weitere Teile Indiens aus.

Erregereigenschaften und Pathogenese

Yersinia pseudotuberculosis ssp. pestis ist ein kleines ovoides ($1{,}5 \times 0{,}5$ μm) gramnegatives Stäbchen, das sich bei Giemsa- oder Wayson-Färbung bipolar (sicherheitsnadelförmig) anfärbt. In Kulturmedien verhält sich Y. pestis pleomorph, abhängig vom ge-

wählten Medium. Auf Serumagar bildet der Keim eine Kapsel, die phagozytosehemmend wirkt und offensichtlich einen der Virulenzfaktoren des Erregers darstellt.
Unter natürlichen Bedingungen persistiert Y. pestis als nicht virulentes Bakterium mitunter für längere Zeit in Wildtierkolonien, um dann, wahrscheinlich abhängig von äußeren Bedingungen, seine Virulenz wieder zu erlangen und Krankheitsfälle in der Wirtspopulation (in der Regel Nagetiere) zu induzieren. Der Erreger ist relativ resistent gegen äußere Einflüsse und fähig, über längere Zeiträume im Erdreich zu überleben.
Y. pestis kann mindestens 18 Antigenkomponenten produzieren. Das Kapselantigen enthält die Fraktion 1 (F1); sie ist ebenso wie die somatischen Antigene V und W verantwortlich für eine gewisse Resistenz gegenüber Phagozytose. Eine Vermehrung des Mikroorganismus in Wirtsphagozyten ist möglich. Das W-Antigen entspricht dem Endotoxin der gramnegativen Bakterien. Die Antigenexpression hängt u. a. von der Außentemperatur ab. Im Flohdarm, bei ca. 25 °C, weist der Erreger weder F1- noch V- und W-Antigene auf. Er ist nun ungeschützt gegenüber den Flohphagozyten. Wird er jedoch vor der Phagozytose auf einen weiteren Warmblüter übertragen, so findet eine phänotypische Veränderung mit neuerlicher Ausprägung der genannten Antigene und Rückgewinnung der Virulenz statt.
Y. pestis synthetisiert weitere virulenzfördernde Faktoren, die eine Koagulase-Wirkung (C) bzw. fibrinolytische (F) Aktivität aber auch antiphagozytäre Effekte (Yops-Proteine) entfalten können.
Die initiale Übertragung erfolgt durch Flöhe, die als Vektor den Erreger von Wildnagerpopulationen auf Ratten und von dort zum Menschen verbreiten. Die Übertragung von Mensch zu Mensch ohne Vermittlung des Flohs erfolgt nur, wenn Patienten lange genug überleben, um einen Lungenbefall zu entwickeln. In diesem Fall wird Y. pestis expektoriert und auf Gesunde via Tröpfcheninfektion verbreitet. Die auf diese Weise Infizierten bilden eine primäre Lungenpest aus. Die Inkubationszeit der Pestinfektion beträgt 2–5 (13) Tage. Während des febrilen Stadiums sind psychopathologische Veränderungen wie Apathie oder delirante Bilder nahezu regelhaft. Die Pestmeningitis ist entweder eine Primärmanifestation des Leidens, oder sie tritt als Sekundärmeningitis während des Krankheitsverlaufs auf.

Klinische Symptomatik

Beulenpest

Die häufigste Form der Pesterkrankung ist die Beulen- bzw. Bubonenpest (Bubo: griechisch Leistengegend). Der Beginn ist in der Regel abrupt mit Schüttelfrost und Fieberanstieg auf etwa 39 °C. Der Erkrankte klagt über extreme Kopfschmerzen, aber auch Schmerzen der Extremitäten, des Rückens und im Abdominalbereich. Er wird zunehmend agitiert und verwirrt, reizbar oder auch apathisch und aphemisch. Insomnie, maniforme Hyperaktivität wie auch delirante Bilder können imponieren.
In der Umgebung der Eintrittspforte, beispielsweise des Flohstichs, bildet sich am 2.–3. Krankheitstag eine Schwellung der regionalen Lymphknoten aus. Sie kann bis faustgroß werden. Die häufigsten Lokalisationen dieser Bubonen sind Leistengegend und Axilla. Die Knoten färben sich rot bis purpurfarben an, werden hart, straff, dann weicher und fluktuierend. Überlebt der Patient diese Phase, so kann der Bubo aufbrechen. Der ausfließende Eiter enthält den Erreger in großen Mengen.

Als Begleitsymptome treten gehäuft Haut- und Konjunktivalblutungen sowie Hämorrhagien von Magen, Darm und Niere auf. Ein Schocksyndrom kann sich einstellen. Am 3.–4. Tag kommt es manchmal zum Fieberabfall, der oft nur passager ist und in einen erneuten, häufig letalen Temperaturanstieg übergeht. Die Kranken sterben zwischen dem 3. und 6. Tag. Wenn der Patient den 7. Tag überlebt, hat er gute Chancen die Krankheit zu überstehen.
Die septikämische Pest entwickelt sich zumeist so schnell, dass keine Bubonen entstehen können. Falls die Erkrankten nicht in den ersten Tagen ad exitum gekommen sind, kann sich ein (sekundärer) Lungenbefall ausbilden. Bei der primären Lungenpest erfolgt die Erregerakquisition über Tröpfcheninfektion. Weitere Pestmanifestationen sind pharyngeale oder Tonsillenpest, Pestkarbunkel, Pestmeningitis und Pestis minor. Letztere hat einen leichten Krankheitsverlauf; er ist im Rahmen von Pestepidemien häufiger zu beobachten.

Pestmeningitis

Eine meningitische Symptomatik geht mitunter dem Auftreten des Bubos voran, ist also erstes Zeichen der Infektion. Der Patient bietet alle klassischen Symptome einer Meningitis, die unbehandelt letal verläuft. Die Abgrenzung gegen eine Meningokokkenmeningitis ist schwer, wenn Pesterkrankungen aus der Umgebung, in der sich der Patient infiziert hat, nicht bekannt werden. Während einer Pestepidemie ist bei allen Hirnhautentzündungen eine Y. pestis-Genese anzunehmen, solange das Gegenteil nicht bewiesen ist.
Auch im Rahmen einer späteren Bakteriämie nach Erscheinen des Bubos kann sich noch eine Meningitis – die Sekundärmeningitis – manifestieren. Von mindestens einem Fall ist die Chronifizierung des meningitischen Prozesses, der schließlich doch zum Tode führte, bekannt geworden (Christie 1990).

Diagnostik

Die Diagnose der Pest wird günstigerweise durch die *Mikroskopie* (Wayson- oder Methylenblau-Färbung) von Buboneneiter, Sputum oder sonstigem Gewebsmaterial gestellt. Spezielle Transportmedien sind in gefährdeten Regionen verfügbar (Carey-Blair-Medium). Aspirationsmaterial, z. B. nach Lymphknoten- oder Tonsillen-Punktion, kann mit fluoreszenzmarkierten Antikörpern untersucht werden. Dadurch lassen sich die Erreger ebenfalls mikroskopisch sichtbar machen.
Die Pesterreger wachsen in *Kulturen* auf Blutagar, der 24 h bei 28 °C (Temperaturoptimum) oder bei 37 °C bebrütet wird. Die *biochemische Identifizierung* von Y. pestis erfolgt über die „bunte Reihe". Tierversuche werden ebenfalls durchgeführt.
Serologische Techniken setzt man als affirmative Verfahren ein. In der eigentlichen Krankheitsphase sind sie nutzlos, weil die ersten agglutinierenden Antikörper frühestens am Ende der ersten Woche erscheinen. Als spezifische Tests bieten sich die KBR oder der Hämagglutinationstest gegen das F1-Antigen ab dem 8.–12. Tag an. Der Titeranstieg ist beweisend für die durchgemachte Pesterkrankung. Die Liquoruntersuchung – soweit überhaupt durchführbar – erbringt bei der Pestmeningitis eine purulente Pleozytose.
Differenzialdiagnostisch ist bei unbekannter Infektion, z. B. Erkrankung nach Auslandsbesuch, an Tularämie, Infektionen mit verschiedenen pyogenen Erregern sowie an Milzbrand (Anthrax) zu denken.

Therapie

Penicillinpräparate sind wirkungslos, weil Yersinien meistens Beta-Laktamase bilden. Effektiv ist hingegen Streptomycin: 1 g als Initialdosis, dann 0,5 g alle 4 h i.m., bis das Fieber nachlässt; anschließend 0,5 g alle 6 h über mehrere Tage.
Bei Pestmeningitis wird Chloramphenicol (bis 3 g/d) wegen der guten ZNS-Penetration bevorzugt. Alternativ kommt auch die Gabe von Tetrazyklin (3 g als Initialdosis, mit Fortführung von 3 g/d) infrage. Herxheimer-ähnliche Reaktionen werden gelegentlich bei höher dosierter Antibiotikagabe gesehen.
Sulfonamide spielen nur eine Rolle, wenn andere Antibiotika nicht verfügbar sind. Die jeweilige Dosis ist so hoch wie möglich zu wählen.
Bei potenziell exponierten Personen kann eine Schutzimpfung mit abgetöteten Pestvakzinen vorgenommen werden. Der Impfschutz ist inkomplett. Kontaktpersonen von Pesterkrankten lassen sich durch Tetrazykline (2–4 g/d) vor der Infektion schützen. Eine solche Antibiotikaprophylaxe soll nicht länger als eine Woche aufrechterhalten werden, weil sonst eine Resistenzentwicklung des Erregers zu befürchten ist.

Rechtliche Gesichtspunkte

Nach § 6 des Infektionsschutzgesetzes (IfSG) sind Krankheitsverdacht, Erkrankung und Tod an Pest namentlich meldepflichtig. Nach § 7 des IfSG ist jeder direkte oder indirekte Nachweis von Yersinia pestis durch den Laborarzt namentlich meldepflichtig. Absonderung des Erkrankten (§ 37 BSeuchG), Entwesung, Entrattung, Desinfektionen und Leichenbestattung werden nach speziellen gesetzlichen Vorgaben geregelt (IfSG). Die Pest gehört, neben Cholera und Gelbfieber zu den quarantäne-pflichtigen Krankheiten.

Literatur

Christie AB (1990) Pest. In: Warrel DA (Hrsg) Infektionskrankheiten. VCH (edition medizin), Weinheim, pp 300–306

4.7 Erkrankungen durch Endosporen-bildende Stäbchen

4.7.1 Tetanus

THOMAS HENZE

Zusammenfassung

Erreger: Clostridium tetani

Krankheitsbilder: Lokalisierter, generalisierter, zephaler oder neonataler Tetanus (Wundstarrkrampf)

Klinisches Bild: Starke, schmerzhafte Tonuserhöhung der quer gestreiften Muskulatur mit tonischen Krämpfen, Trismus, Risus sardonicus, Sprech- und Schluckunfähigkeit, Opisthotonus, Bewegungsunfähigkeit, Ateminsuffizienz, Störungen des autonomen Nervensystems (Hypertonus, Tachykardie, Rhythmusstörungen, Hyperhidrosis, Blasen- und Darmentleerungsstörungen)

Diagnostik: Klinischer Befund; selten Bakteriennachweis in Sekreten; EMG (pathologische Erregbarkeit der Muskulatur, Zeichen der Denervation und Reinnervation)

Therapie: Passive Immunisierung; symptomatische Intensivtherapie (Intubation, maschinelle Beatmung, Muskelrelaxierung [Benzodiazepine, Dantrolen, Magnesium, Baclofen intrathekal], Sedierung, Regulierung der autonomen Dysfunktionen [z. B. durch Clonidin])

Prognose: Letalität bis ca. 50 %.

Epidemiologie

Die Infektion mit Clostridium tetani ist weltweit verbreitet und soll eine Inzidenz von ca. 18 : 100 000 haben (Bleck 1991). Die meisten Fälle entstehen aufgrund unzureichender oder fehlender Schutzimpfungen sowie mangelhafter Hygiene in den Entwicklungsländern. In Europa liegt die Inzidenz lediglich bei 0,5 : 100 000 (Cvjetanovic 1981). Die Zahl der gemeldeten Infektionen in Deutschland lag 1997 bei 11, 1998 bei 7 und 1999 bei 8 Fällen (Robert-Koch-Institut 1998 und 1999), wobei weiterhin eine hohe Dunkelziffer undiagnostizierter Fälle zu vermuten ist.

Erregereigenschaften und Pathogenese

Clostridium tetani ist ein zumeist grampositives, fakultativ aber auch gramnegatives Stäbchen (Hatheway 1989), das 0,5–2,5 μm lang ist und streng anaerob wächst. Es bildet Sporen, die sowohl hohen Temperaturen standhalten, als auch in aerober Umgebung überleben können. Die Sporen kommen vor allem in Böden vor, die intensiv mit Viehdung behandelt werden, außerdem in Kalk- und Lehmböden, gelegentlich auch an der (staubbedeckten) Oberfläche von Gemüsepflanzen. Sie dringen nach Bagatellverletzungen über die Haut, Schleimhaut oder auch über chronische Hautveränderungen (Ul-

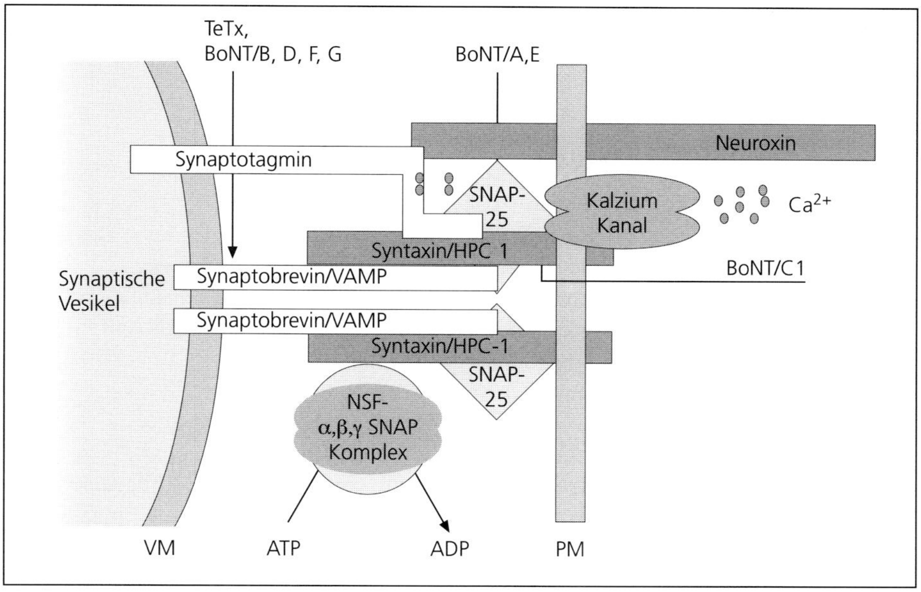

Abb. 4-26 **Wirkmechanismus von Tetanospasmin (TeTx), das die Freisetzung insbesondere des inhibitorischen Neurotransmitters Glycin aus den synaptischen Vesikeln dadurch verhindert, dass die Vesikelmembran (VM) nicht an die präsynaptische Plasmamembran (PM) binden kann.** Diese Bindung wird im Normalfall durch die Interaktion verschiedener Proteine auf beiden Membranen vermittelt. Tetanospasmin spaltet proteolytisch unter anderem die Proteine Synaptobrevin und VAMP, die beide an der Bindung der synaptischen Vesikel an die präsynaptische Membran beteiligt sind. (BoNT: Botulinum-Neurotoxin), VAMP s. S. 386)

zera, Dermatomykosen) ein und vermehren sich, wenn sie ein anaerobes Milieu vorfinden. Die Inkubationszeit liegt zumeist um 2 Wochen, kann sich aber von wenigen Tagen bis auf 2 Monate erstrecken.

Im Gewebe bildet Clostridium tetani zwei Toxine. Die Wirkungsweise des Hämolyse induzierenden Tetanolysins ist noch unzureichend geklärt, während das Tetanospasmin (oder Tetanustoxin) weitgehend für die klinischen Symptome verantwortlich ist (Abb. 4-26). Tetanospasmin ist ein einkettiges Peptid mit einem Molekulargewicht von 151 kDa und in der nativen Form ungefährlich. Es wird erst pathogen, wenn es durch eine Protease gefaltet wird, sodass eine schwere und eine leichte Kette entstehen, die von einer Disulfid-Brücke zusammengehalten werden. Tetanospasmin wandert retrograd über einen transneuralen Transport vom präsynaptischen Axonterminal zum Zellkörper und diffundiert von dort in die Extrazellularräume des Rückenmarks und des Hirnstamms, wo es von weiteren Neuronen aufgenommen wird. Es entfaltet seine Wirkungen im Bereich der zentralen motorischen Kontrolle (inhibitorische Transmitter), des autonomen Nervensystems sowie der neuromuskulären Synapse. Die klinischen Symptome des Tetanus sind vor allem Folge einer Hemmung inhibitorischer Interneurone. Tetanospasmin verhindert dabei die Freisetzung der Aminosäure Glycin, die normalerweise diese Inhibition steuert. Nach deren Wegfall erhöht sich die Depolarisationsneigung im zweiten motorischen Neuron mit konsekutiver Muskelanspannung. In gleicher Weise wird auch das GABA-erge System von Hirnstamm und Rückenmark durch Tetanospasmin verändert. Die autonomen Dysfunktionen entstehen durch eine toxinbedingte Enthemmung präganglionärer sympathischer Fasern. Tetanospasmin reduziert außerdem im Bereich der neuromuskulären Synapse die präsynaptische Freisetzung des Acetylcholins, so dass gelegentlich muskuläre Paresen auftreten können, die klinisch jedoch nicht im Vordergrund stehen.

Klinische Symptomatik

Nach klinischen Kriterien wird der Tetanus (Wundstarrkrampf) in 4 Formen eingeteilt:
1. **Lokalisierter Tetanus:** Er tritt zumeist in direkter Umgebung des Infektionsherds auf.
2. **Generalisierter Tetanus:** Typisch ist der Befall der Kaumuskeln (Trismus), dann der Gesichtsmuskeln und später der gesamten übrigen quer gestreiften Muskulatur unter Einbeziehung der Atemmuskeln. Diese Form kann sich auch aus einem primär lokalen Tetanus entwickeln.
3. **Zephaler Tetanus:** Typisch ist der Befall der fazialisinnervierten Gesichtsmuskulatur, aber auch der Schluckmuskeln. Die Infektion geht nicht immer von einer infizierten Hautwunde, sondern gelegentlich auch von einem Mittelohrherd aus.
4. **Neonataler Tetanus:** Er tritt nur dann als Folge einer Nabelschnurinfektion im Rahmen einer ungenügenden geburtshilflichen Hygiene auf, wenn auch bei der Mutter kein Antikörperschutz gegen Tetanus vorliegt. Im Normalfall vermitteln die plazentagängigen Antikörper der immunisierten Mutter einen mehrwöchigen Schutz für das Neugeborene.

Diese Klassifikation dient vor allem klinischen Zwecken sowie der prognostischen Einschätzung. Sie ist jedoch nicht durch unterschiedliche Bakterienspezies oder -toxine zu begründen.
Das wesentliche Symptom des manifesten generalisierten Tetanus ist die massive Tonuserhöhung praktisch der gesamten quer gestreiften Muskulatur, verbunden mit tonischen Krämpfen, die durch äußere Reize, z. B. Lärm oder pflegerische Maßnahmen, ausgelöst oder verstärkt werden, aber auch spontan auftreten können. Nach Ablauf der Inkubationszeit äußert sich die Infektion zunächst mit allgemeinen grippalen Erscheinungen wie Kopfschmerzen, Fieber und Abgeschlagenheit. Rasch bemerkt der Patient dann eine zunehmende Verspannung der Muskulatur, die zumeist im Gesichtsbereich beginnt, so dass die Gesichtszüge starr erscheinen oder maskenhaft verzerrt sind (Risus sardonicus; Abb. 4-27). Der Trismus tritt bei Beteiligung der Mm. masseteres auf und führt zur Unfähigkeit, den Mund zu öffnen. Er gilt als wohl häufigstes Symptom des generalisierten Tetanus. Im weiteren Verlauf oder auch gleichzeitig werden die übrigen Muskeln des Körpers befallen. Die äußerst schmerzhaften Muskelkrämpfe führen zur Sprech- und Schluckunfähigkeit, durch Einbeziehung der paraspinalen Muskeln zum Opisthotonus sowie zur weitgehenden Bewegungsunfähigkeit der Extremitäten-Muskulatur. Bei dem oft frühzeitigen Befall des Larynx, der Stimmbänder sowie der Atemmuskeln einschließlich des Zwerchfells tritt Ateminsuffizienz ein. Durch die Tonuserhöhung der Bauchmuskulatur entsteht eine Blasen- und/oder Darmentleerungsstörung. Bei nicht adäquater Therapie können die muskulären Spasmen sogar zu Muskelfaserrissen oder Luxationen führen.
Als Zeichen einer Beteiligung des *autonomen Nervensystems* kommt es zu einem ausgeprägten Sympathikotonus mit hohen Blutdruckwerten, Tachykardie, Rhythmusstörungen (Udwadia et al. 1992) und starkem Schwitzen (Tab. 4-14). Diese Symptome stehen heute mehr als früher im Vordergrund der Therapie, da es mit Hilfe der modernen in-

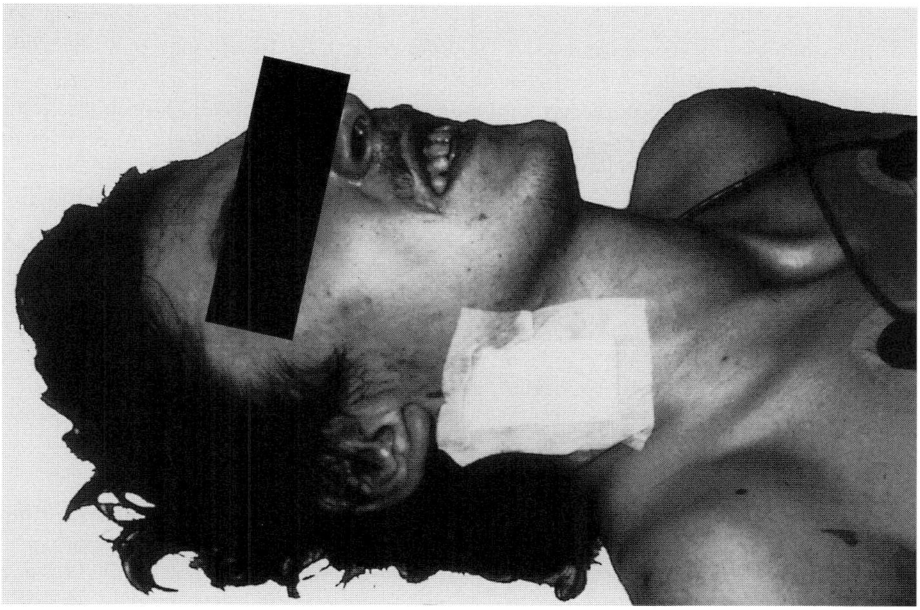

Abb. 4-27 Risus sardonicus bei Tetanus.

Tab. 4-14 Kardiovaskuläre und autonome Dysfunktionen bei 32 Patienten mit schwerem Tetanus (Udwadia et al. 1992)

	Patientenzahl
Dauertachykardie	19
Hypotonus (systolischer Druck <90 mmHg)	5
Hypertonus	
▪ diastolischer Druck >105 mmHg	7
▪ diastolischer Druck >115 mmHg	2
Alternierender Hypo-/Hypertonus, Tachy-/Bradykardie	8
Plötzlicher Tod	1
Herzstillstand, erfolgreiche Reanimation	3
Supraventrikuläre Tachykardie	7
Ventrikuläre Extrasystolen	24
Knotenrhythmus	3
Reversible ventrikuläre Tachykardie	1
Herzinfarkt	1
Ausgeprägte Hyperhidrosis	24
Ausgeprägte Vasokonstriktion	1
Hyperthermie	11
Hypothermie	1

tensivmedizinischen Methoden, insbesondere der maschinellen Beatmung und der medikamentösen antispastischen Therapie, gelingt, die früher zum Tode führende Ateminsuffizienz erfolgreich zu behandeln.
Bei all diesen motorischen und autonomen Symptomen und Dysfunktionen bleibt der Patient wach und erlebt so die Erkrankung bei vollem Bewusstsein, wobei insbesondere die tonischen Muskelkrämpfe äußerst schmerzhaft und quälend sind.
Der zephale Tetanus äußert sich bevorzugt in einer peripheren Fazialisparese und in Schluckstörungen, bei den anderen lokalisierten Formen findet sich eine verhärtete Muskulatur in der Umgebung der Infektionsstelle, die sich im Verlauf aber nicht selten zu einem generalisierten Tetanus weiterentwickelt. Bei der neonatalen Form fallen die Kinder durch Trinkschwäche und später einen Opisthotonus auf. Die häufig vorhandenen autonomen Störungen sind stark ausgeprägt und sollen für die Mehrzahl der kindlichen Todesfälle verantwortlich sein.

Diagnostik

Die Diagnose eines Tetanus wird klinisch gestellt. Entscheidend ist die Einbeziehung des Tetanus in die differenzialdiagnostischen Überlegungen beim Vorliegen der entsprechenden klinischen Symptome. Ein Spateltest kann hier diagnostisch eingesetzt werden: Berührt man die Rachenhinterwand mit einem Spatel, kommt es zu reflektorischen Spasmen der Mm. masseteres. Sensitivität und Spezifität werden mit 94 % bzw. 100 % angegeben (Apte und Karnard 1995). Der Bakteriennachweis in Wundabstrichen oder anderen Asservaten wie Blut oder Liquor gelingt nur selten. Auch ein erhöhter Titer von Tetanus-Antikörpern spielt für den Infektionsnachweis nur eine untergeordnete Rolle, ebenso auch der Nachweis von Tetanospasmin im Tierversuch. Die Kreatinkinase (CK) ist je nach Intensität der Spasmen erhöht, was bei schwerem Verlauf Ausdruck einer Rhabdomyolyse sein kann. Die elektromyographische Untersuchung erbringt Zeichen der pathologischen Erregbarkeit der Muskulatur sowie der Denervation und Reinnervation (Steinegger et al. 1996). Der *Liquor cerebrospinalis* ist praktisch immer unauffällig, und auch die bildgebenden Verfahren (cCT und MRT) sind nicht wegweisend.

Differenzialdiagnose

Eine nicht unwesentliche Differenzialdiagnose sind die neuroleptika-bedingten extrapyramidalen Symptome, die ihr Vollbild im sog. malignen Neuroleptika-Syndrom haben. Allerdings findet man bei dieser Erkrankung weder einen Trismus noch eine durch taktile oder akustische Reize provozierbare Verstärkung der Muskelspasmen. Eine genaue Medikamenten-Anamnese klärt die Situation meistens rasch.
Tonische Krämpfe als Ausdruck eines epileptischen Anfalls sollen schon Anlass zu Verwechslungen mit einem generalisierten Tetanus gegeben haben. Die differenzialdiagnostische Entscheidung wird hier jedoch durch die beim Tetanus fehlende Bewusstseinstrübung leicht gemacht. Die Muskelsteifigkeit beim Stiff-man-Syndrom, einer Autoimmunerkrankung, bei der u. a. Antikörper gegen Glutamatdecarboxylase (Synthese der inhibitorischen Transmitter Glycin und GABA) gefunden werden (McEvoy 1991), entwickelt sich gewöhnlich langsamer, betrifft praktisch niemals die Gesichtsmuskulatur und ist während des Schlafs nicht nachweisbar. Auch ein tetanisches Symptom im Rahmen einer Hyperventilation oder einer tatsächlichen Hypokalzämie ist durch die feh-

lende Beteiligung der Rumpfmuskeln und den Verlauf leicht abzugrenzen. Pathophysiologisch dem Tetanus am ähnlichsten ist die Intoxikation mit Strychnin, das durch seinen Antagonismus am Glycin-Rezeptor ebenso wie das Tetanustoxin zu einer verringerten oder aufgehobenen präsynaptischen Inhibition führt (Bleck 1991).

Therapie

Die Behandlung des Tetanus besteht vor allem aus der unverzüglichen Immunisierung sowie einer umfassenden Intensivtherapie, die zum Ziel hat, die vitalen Funktionen aufrechtzuerhalten (z. B. maschinelle Beatmung), die Muskulatur zu relaxieren sowie die möglichen Komplikationen zu verhindern (z. B. autonome Dysfunktionen). Zu Beginn wird die vermutete Eintrittspforte gesucht und, wenn noch erforderlich, chirurgisch versorgt, bei manifester Erkrankung jedoch nur in Lokalanästhesie oder nach Einleitung der muskelrelaxierenden Behandlung.

Bereits in der Frühphase der Erkrankung droht dem Patienten die größte Gefahr durch die gelegentlich rasch einsetzende Ateminsuffizienz. Größter Wert ist daher auf eine frühzeitige Intubation unter bestmöglichen Voraussetzungen, also ausreichender Präoxygenierung, Sedierung und Relaxierung zu legen, ggf. noch vor Durchführung der aktiven Immunisierung. Eine notfallmäßige Intubation oder gar Tracheotomie bei bereits bestehender Ateminsuffizienz ist zu vermeiden. Wenn aufgrund der klinischen Symptome die Diagnose eines Tetanus am wahrscheinlichsten ist, sollte bei der generalisierten Form schon in den ersten Tagen die Tracheotomie durchgeführt werden.

Die passive Immunisierung soll verhindern, dass das Tetanustoxin, welches noch nicht vom Nervensystem aufgenommen wurde, die Erkrankung prolongiert oder verschlimmert. Zumeist werden 3.000–5.000 Einheiten des Tetanusimmunglobulins mittels einer einzigen Injektion empfohlen, wahrscheinlich ist aber bereits die i.m. oder i.v. Gabe von 500 I.E. ausreichend (Blake et al. 1976). Auch die intrathekale Injektion von 250 I.E. ist möglich (Gupta et al. 1980) und kann allein oder in Verbindung mit der i.m. oder i.v. Injektion verabreicht werden.

Die Behandlung der muskulären Überaktivität erfolgt zunächst mit Benzodiazepinen, z. B. Diazepam oder Flunitrazepam, über eine Infusionspumpe. Die Dosis richtet sich dabei nach dem erreichten Effekt. Insbesondere bei schwerem generalisierten Tetanus kann die erforderliche Dosis sehr hoch oder eine ausreichende Relaxierung gar unmöglich sein. In dieser Situation ist die zusätzliche Gabe von Muskelrelaxanzien möglich. Spätestens dann ist eine komplette Dauernarkose, z. B. in der Kombination mit Morphin-Derivaten wie Fentanyl über längere Zeit erforderlich. Als Alternative wurde auch das Inhalations-Narkotikum Isoflurane schon erfolgreich eingesetzt (Stevens et al. 1993).

Um eine solche Narkose und die daraus entstehenden Komplikationsmöglichkeiten zu vermeiden, wird seit einigen Jahren die intrathekale Applikation von Baclofen über ein Pumpsystem propagiert (Müller und Zierski 1989, Saissy et al. 1992), die einer oralen Gabe sicher überlegen ist. Baclofen führt auf spinaler Ebene zu einer präsynaptischen Hemmung motorischer Afferenzen durch eine Blockade des spannungsabhängigen Kalziumeinstroms. Hierdurch kommt es zu einer Verminderung des erregenden postsynaptischen Potenzials und damit zur verminderten Erregung des nachgeschalteten Motoneurons. Supraspinal supprimiert Baclofen exzitatorische und inhibitorische postsynaptische Potenziale (Haaß 1989). Die beim generalisierten Tetanus erforderliche Dosis liegt zwischen 600 und 2.000 µg/24 h. Die Substanz wird über einen intrathekalen

Katheter appliziert, der mit einer subkutanen Pumpe und einem Reservoir verbunden ist, das von außen nachgefüllt werden kann. Systembedingte Komplikationsmöglichkeiten sind Infektionen, Diskonnektion, Obstruktion, Leckage sowie Überdosierungen. Diese Komplikationen treten nicht selten ein, allerdings abhängig vom verwendeten System und der Erfahrung der Therapeuten. Als unerwünschte Wirkungen des intrathekalen Baclofens können Kopfschmerzen, Übelkeit, Erbrechen, Harnverhalt, Bradykardien, Hypotonus sowie Bewusstseinsstörungen bis hin zum Koma auftreten. Sie sind bei kontinuierlicher Applikation seltener als bei Bolusgabe (Müller und Zierski 1989, Silbert und Stolp-Smith 1993). Bei entsprechender Lage der Katheterspitze und optimaler Dosisanpassung soll eine weitgehende oder vollständige Behebung der Muskelspasmen möglich sein, ohne dass der Patient sediert ist. Zumindest kann eine deutliche Reduktion der Benzodiazepine sowie der Relaxierung erreicht werden.
Auch das peripher antispastisch wirkende Dantrolen scheint beim Tetanus in einigen Fällen wirksam zu sein. Bei schwerem Verlauf konnten bei zwei Erwachsenen Muskelrelaxation und maschinelle Beatmung mittels einer Dosis von 1 mg/kg KG Dantrolen alle 4–6 Stunden intravenös verhindert werden. In beiden Fällen wurde allerdings zusätzlich Diazepam bis zu 10–15 mg/h i.v. gegeben (Checketts und White 1993). Auch Magnesium führte in einer Pilotstudie in einer Dosis von initial 5 g und anschließender Infusion von 2–3 g/h jeweils i.v. zu einem praktisch vollständigen Verschwinden der Muskelspasmen. Beatmung und Sedierung waren nicht erforderlich, kardiozirkulatorische Störungen traten nicht auf (Attygalla und Rodrigo 1997).
Von erheblicher Bedeutung ist auch die Behandlung der gelegentlich massiven Störungen des autonomen Nervensystems. Beim Auftreten von starkem Schwitzen, Tachykardie und Hypertonie genügt in einigen Fällen eine symptomangepasste Sedierung. Ansonsten kommen Antihypertensiva und/oder Antiarrhythmika zum Einsatz. Mit Clonidin 0,2–0,4 mg/d i.v. wurden bereits gute Erfahrungen gemacht. Betablocker sollten vermieden werden, da hiernach Todesfälle beschrieben wurden. Bei ausgeprägter Bradykardie ist der Einsatz eines transvenösen oder transkutanen Herzschrittmachers zu erwägen. Bei anhaltendem Hypotonus wird eine Katecholamin-Gabe erforderlich.
Obwohl es sich beim Tetanus um eine Intoxikation handelt, wurde immer wieder versucht, den Krankheitsverlauf durch antibiotische Behandlung der inkorporierten Keime abzukürzen. Die einzige bekannte (offene) Studie wies für Metronidazol (4-mal 500 mg/d über 7–10 Tage i.v.) eine dem in den meisten Fällen eingesetzten Penicillin gegenüber deutlich langsamere Progredienz der Symptome auf (Ahmadsyah und Salim 1985). Alternativ kann Doxycyclin (2× 100 mg/d i.v. oder per os) über 10 bis 14 Tage gegeben werden. Auf die Gabe von Gyrasehemmern sollte verzichtet werden, da im Rahmen der tetanusbedingten Muskelspasmen und der als Nebenwirkung der Gyrasehemmer bekannten Sehnenentzündungen Sehnenrupturen insbesondere der Achillessehne auftreten können.
Die weitere symptomatische Therapie betrifft eine den jeweiligen Symptomen entsprechende Sedierung, eine konsequente intravenöse Antikoagulation und die gezielte Gabe von Antibiotika bei Sekundärinfektionen, die parenterale Ernährung sowie einen ausreichenden Flüssigkeitsumsatz, insbesondere beim Auftreten einer Rhabdomyolyse.
Zur *Tetanusprophylaxe* werden im Rahmen der Diphtherie-Pertussis-Tetanus-Impfung (DPT) 2-mal 0,5 ml Tetanustoxoid i.m. im Abstand von 4–8 Wochen sowie eine dritte Gabe nach weiteren max. 6 Monaten empfohlen. Bei Verletzungen gibt man, wenn kein ausreichender Impfschutz angenommen werden darf, simultan 250 E Tetanus-Immunglobulin sowie 0,5 ml Tetanustoxoid. Letzteres wird dann wiederum nach 4–8 Wochen sowie spätestens nach 6 Monaten wiederholt.

Verlauf und Prognose

Die Symptome des Tetanus nehmen zumeist innerhalb der ersten 2 Wochen der Erkrankung zu, um in eine unterschiedlich lange Plateauphase zu münden. Die Rekonvaleszenz benötigt dann je nach Ausprägung und Schwere der Infektion noch einmal 4–6 Wochen.
Die Schwere der Erkrankung kann anhand folgender Kriterien festgelegt werden (Bleck 1991):

	Punkt
Inkubationszeit <7 Tage	1
Zeitraum vom ersten Symptom bis zum ersten Muskelspasmus <48 h	1
Risikoreiche Eintrittspforte (Brandwunden, Nabelschnur, Operationswunden, komplizierte Fraktur, septischer Abort, intramuskuläre Injektion)	1
Generalisierter Tetanus	1
Hauttemperatur >40 °C	1
Herzfrequenz >120/min bei Erwachsenen; >150/min bei Kindern	1

Die Bewertung lautet:

0–1 Punkte	milder Tetanus	Letalität < 10 %
2–3 Punkte	mäßiger Tetanus	Letalität 10–20 %
4 Punkte	schwerer Tetanus	Letalität 20–40 %
5–6 Punkte	sehr schwerer Tetanus	Letalität > 50 %

Ein zephaler Tetanus wird immer als schwer oder sehr schwer eingestuft, ein neonataler Tetanus immer als sehr schwer.
Die Prognose des Tetanus ist trotz der verbesserten intensivmedizinischen Möglichkeiten weiterhin außerordentlich ernst. Bereits bei den milden Formen reicht die Letalität bis nahezu 10 % und steigt bei den schweren generalisierten sowie den zephalen und neonatalen Formen bis über 50 % an (Bleck 1991). Todesursachen sind vor allem plötzliche Asystolien in Zusammenhang mit autonomen Dysregulationen sowie ausgeprägte zerebrale (und spinale) Hypoxien bei nicht rechtzeitiger Intubation und Beatmung.

Rechtliche Gesichtspunkte

Maßnahmen wie Isolierung oder Quarantäne sind nicht erforderlich.

Literatur

AHMADSYAH I, SALIM A (1985) Treatment of tetanus: An open study to compare the efficacy of procaine penicillin and metronidazole. Br Med J 291: 648–650
APTE NM, KARNARD DR (1995) Short report: The spatula test: a simple bedside test to diagnose tetanus. Am J Trop Med Hyg 53: 386–387
ATTYGALLA D, RODRIGO N (1997) Magnesium sulphate for control of spasms in severe tetanus. Anaesthesia 52: 956–962
BLAKE PA, FELDMAN RA, BUCHANAN TM (1976) Serologic therapy of tetanus in the United States. J Am Med Ass 236: 42–44
BLECK TP (1991) Tetanus: Pathophysiology, management, and prophylaxis. Dis Month 37: 547–603
CHECKETTS MR, WHITE RJ (1993) Avoidance of intermittent positive pressure ventilation in tetanus with dantrolene therapy. Anaesthesia 48: 969–971

Cvjetanovic B (1981) Public health aspects of tetanus control, in Veronesi R (ed.) Tetanus: Important new concepts. Amsterdam, Excerpta Medica
Gupta PS, Kapoor R, Goyal S (1980) Intrathecal human tetanus immune globulin in early tetanus. Lancet II: 439–440
Haass A (1989) Pharmakotherapie der Spastik. In: Grüninger W (Hrsg) Spinale Spastik, Ueberreuter Wissenschaft Wien Berlin
Hatheway CL (1989) Bacterial sources of clostridial neurotoxins in: Simpson LL (ed.): Botulinum Neurotoxin and Tetanus Toxin. San Diego, Academic Press, p 4–24
McEvoy KM (1991) Stiff-man syndrome. Mayo Clin Proc 66: 300–304
Müller H, Zierski J (1989) Long-term continuous intrathecal baclofen infusion. In: Marsden D (Ed.) Treating spasticity: pharmacological advances. Huber, Toronto Lewiston N.Y. Bern Stuttgart
Robert-Koch-Institut (1998) Meldepflichtige Infektionskrankheiten. Epidemiol Bull Heft 50, 362
Robert-Koch-Institut (1999) Meldepflichtige Infektionskrankheiten. Epidemiol Bull Heft 36, 272
Saissy JM, Demaziere J, Vitris M, Seck M, Narcoux L, Gaye M, Ndiaye M (1992) Treatment of severe tetanus by intrathecal injections of baclofen without artificial ventilation. Intens Care Med 18: 241–244
Silbert PL, Stolp-Smith KA (1993) Intrathecal baclofen in tetanus: alternative methods of administration. Anesthesiology 79: 199–200
Steinegger T, Wiederkehr M, Ludin HP, Roth F (1996) Elektromyographie als diagnostische Hilfe beim Tetanus. Schweiz Med Wochenschr 126: 379–385
Stevens JJWM, Griffin RM, Stow PJ (1993) Prolonged use of isoflurane in a patient with tetanus. Br J Anaesthesia 70: 107–109
Udwadia FE, Sunavala JD, Jain MC, D'Costa R, Jain PK, Lall A, Sekhar M, Udwadia ZF, Kapadia F, Kapur KC, Mehta SK, Kharas RJ (1992) Haemodynamic studies during the management of severe tetanus. Q J Med, New Series 83: 449–460

4.7.2 Botulismus

Timon Bogumil und Wolfgang Beuche

Zusammenfassung

Erreger: Clostridium botulinum

Krankheitsbilder: Nahrungsmittelvergiftung (Botulismus), Darmbesiedlung (Säuglinge, Achlorhydrie), Wundinfektion

Klinisches Bild: Okulobulbäre Störungen, absteigende Paresen, anticholinerges Syndrom

Labordiagnostik: Erregeranzucht (Nahrungsmittel, Mageninhalt, Stuhlproben), Toxinnachweis (Tiermodell)

Zusatzdiagnostik: Elektrophysiologie (MSAP-Amplitude erniedrigt, Dekrement in der repetitiven Stimulation, posttetanische Amplitudenzunahme)

Therapie: Intensivüberwachung/-therapie, Antitoxin, antibiotische Therapie (Wundinfektion, Darmbesiedlung), Magenspülung/induziertes Erbrechen/Laxanzien (Nahrungsmittelvergiftung), symptomatische Therapie, Guanidin, ggf. Beatmung

Prognose: Letalität der Nahrungsmittelvergiftung 10 %, der infantilen gastrointestinalen Infektion 2 %.

Epidemiologie

Clostridium botulinum kommt weltweit verbreitet im Boden sowie in marinen Sedimenten vor und wurde auch auf Pflanzen und Früchten gefunden. Bei der als Botulismus bezeichneten Intoxikation gelangt das Gift zumeist durch kontaminierte Nahrungsmittel in den menschlichen Körper. In der Bundesrepublik Deutschland sind von 1978 bis 1982 insgesamt 195 Fälle berichtet worden, 15 von ihnen verliefen letal. In den USA gab es von 1950 bis 1979 insgesamt 336 epidemieartige Ausbrüche. Dabei waren zu 70 % alkalisch zubereitete Nahrungsmittel wie Gemüse, Früchte oder Würzmischungen beteiligt; in 16 % handelte es sich um Fischprodukte mit Toxin Typ E in ⅔ der Fälle. Nur in 4 % waren Fleischprodukte für die Erkrankung verantwortlich. Die meisten Intoxikationen kamen durch häuslich verarbeitete Nahrungsmittel zustande; aber auch kommerziell hergestellter Joghurt oder Knoblauchöl waren Ursache von Vergiftungen. In Mittel- und Osteuropa tritt *Nahrungsmittelbotulismus* vorzugsweise nach Genuss von hausgemachten Fleischkonserven, aber auch nach Gemüsekonserven und Fisch auf. Der Erkrankungsgipfel soll im Sommer und Herbst liegen.
Eine *Wundinfektion* mit C. botulinum entwickelte sich bei Patienten mit Holzsplitterverletzungen und verunreinigten Frakturen (Eindringen von Erde) sowie bei Drogenkonsumenten, die lokale Nebenhöhleninfektionen nach intranasalem Kokainabusus erlitten. Der Altersgipfel des *infantilen Botulismus* liegt im 2.–3. Lebensmonat, als Risikofaktoren gelten u. a. höheres Geburtsgewicht, seltenerer Stuhlgang (<1-mal/Tag), Ernährung mit Honig und Sirup und intensive Erdarbeiten in unmittelbarer Nachbarschaft. In den USA veranschlagt man die Inzidenzrate auf 200 Fälle pro Jahr mit hoher Dunkelziffer. Kranke mit *„infektiösem" Botulismus* haben gehäuft vorher Laparotomien oder Störungen der Gastrointestinalfunktion. Es ließ sich nicht nur das Toxin sondern auch der Erreger im Darm nachweisen, sodass eine Toxinbildung in vivo angenommen wird.

Erregereigenschaften und Pathogenese

Clostridium botulinum ist ein grampositives, anaerobes, begeißeltes Stäbchen. Es gehört zu den Endosporenbildnern und kommt ubiquitär in Böden und marinen Sedimenten vor. Auch auf Pflanzen und Früchten wurde es gefunden. Die Sporen sind besonders hitzeresistent und sterben erst nach 2–3-stündigem Kochen ab. Autoklavieren für 30 Minuten tötet die Sporen zuverlässig. Das Toxin denaturiert beim Kochen schon nach maximal 10 Minuten oder bei 80 °C nach maximal 30 Minuten. In saurem Milieu bleiben die Sporen inaktiv, sie vermehren sich erst ab pH 6.
Die Toxine von C. botulinum gelten als die stärksten bekannten Gifte. Sie hemmen die Freisetzung von Acetylcholin an der neuromuskulären Endplatte und an den Synapsen des autonomen Nervensystems (siehe Abb. 4-26 im Kap. 4.7.1). Es gibt verschiedene Stämme von C. botulinum, die jeweils verschiedene Toxine (A, B, C_α, C_β, D, E, F und G) synthetisieren, deren Toxizität ganz unterschiedlich ist, und die sich serologisch differenzieren lassen. Beim Menschen sind die Toxintypen A, B und E (selten F) vorherrschend. Daneben werden auch noch weitere toxische Substanzen produziert. Das Botulinum-Toxin besteht aus einer schweren (H-Kette) und einer leichten (L-Kette) Proteinuntereinheit, die über eine kovalente Disulfidbrücke gekoppelt sind. Vom Botulinumtoxin A, das für Therapiezwecke verwendet wird, sind die Aminosäuresequenz und die Domäne, die für die Bindung eines Zinkatoms wesentlich ist, bekannt. Ohne Zink kann das Toxin keine Wirkung entfalten.

Nachdem das Toxin auf dem Blutweg den synaptischen Spalt erreicht hat, haftet sich die H-Kette an sog. Ekto-Akzeptoren der präsynaptischen Membran an. Diese Ekto-Akzeptoren werden nur an peripheren cholinergen Nervenendigungen präsentiert. Die besetzten Ekto-Akzeptoren variieren je nach Toxin-Serotyp. Nach Anlagerung der H-Kette wird die L-Kette abgespalten und via Akzeptor-vermittelter Endozytose in das Zellinnere transportiert. Nur solange sich das Toxin im extrazellulären Raum befindet, kann es durch Antitoxin inaktiviert werden. Nach der Aufnahme in den Nerv blockiert die L-Kette, eine zinkabhängige Metalloprotease, irreversibel die Freisetzung von Acetylcholin, indem sie an ein Protein bindet, das für den Transport der Acetylcholinvesikel zur präsynaptischen Membran erforderlich ist und dieses enzymatisch spaltet. Auf diese Weise kann das einlaufende Aktionspotenzial nicht mehr über den synaptischen Spalt bzw. an die motorische Endplatte weitergeleitet werden. Die L-Ketten der verschiedenen Toxin-Serotypen greifen an unterschiedlichen Zielproteinen an (Abb. 4-26): Als Substrat für Toxintyp B, D und F dient das vesicle associated membrane protein (VAMP), welches den Transport der Neurotransmittervesikel physiologischerweise unterstützt. Die Typen A, E und C_α verwenden hingegen die in die präsynaptische Membran eingebetteten Proteine SNAP-25 und Syntaxin als ihr Substrat. Diese Proteine vermitteln normalerweise die Fusion der Neurotransmittervesikel mit der präsynaptischen Membran. Die Destruktion von VAMP, SNAP-25 oder Syntaxin führt also zur Funktionsunfähigkeit des präsynaptischen Apparats der Acetylcholinfreisetzung und damit zum Bild der Botulinum-Intoxikation.

Klinische Symptomatik

Es werden vier Vergiftungstypen unterschieden: die Nahrungsmittelvergiftung, die Wundinfektion, die gastrointestinale Infektion (insbesondere bei Kindern) und die infektiöse Form.
Bei der *Nahrungsmittelvergiftung* (Botulismus) kommt es nach kurzer Inkubationszeit von durchschnittlich 12–36 (2–60) Stunden zu einem mehr oder weniger ausgeprägten anticholinergen Syndrom (Tab. 4-15). Der Name „Botulismus" bezieht sich auf das Nahrungsmittel, dessen Verzehr die erste wissenschaftlich dokumentierte Intoxikation nach sich zog. Es handelte sich um eine „Wurstvergiftung", die der Erstbeschreiber Justinus Kerner, ein Arzt und Dichter der schwäbischen Romantik, nach dem lateinischen botulus, die Wurst, benannte (Grüssner 1986).

Tab. 4-15 Symptome und klinische Zeichen bei 41 Patienten mit Botulismus (Wainwright et al. 1988)

Symptom	n	%
Mundtrockenheit	37	90
Schwindel/Erbrechen	36	88
Motorische Schwäche	33	81
Schluckstörungen	31	76
Doppelbilder	27	66
Atemstörungen	27	66
Mydriasis	26	63
Ptose	24	59
Verschwommensehen	19	46
Benommenheit	18	44
Sprachstörung	18	44
Verstopfung	17	42

Die ersten Intoxikationszeichen sind in der Regel abdominelle Krämpfe, Übelkeit, Erbrechen (in 50 % der Fälle) und Diarrhoe (25 %). Bald stellen sich Störungen der inneren und äußeren Augenmuskeln mit „Augenflimmern", Akkommodationsstörungen, Ptose und Doppelbildern ein. Es folgen absteigende Hirnnervenausfälle, nämlich Gaumensegelparese mit näselnder Sprache, Dysarthrie und Schluckstörungen. Die Paresen der Extremitäten sind im Verlauf absteigend, bilateral, aber nicht immer symmetrisch. In schweren Fällen sind die Muskeleigenreflexe ausgefallen, die generalisierte Muskelschwäche kann zur Ateminsuffizienz führen. Weitere vegetative parasympathische Störungen (trockene, gerötete Augen, Mundtrockenheit, Ileus, Blasenentleerungsstörungen) kommen hinzu. Die Patienten klagen auch über Müdigkeit, Schwindel und gelegentlich Parästhesien. Das Ausfallsmuster variiert etwas und wird von Dosis und Toxintyp bestimmt.
Der infantile Botulismus *(gastrointestinale Infektion)* beginnt mit Obstipation, die den neurologischen Ausfällen 1–3 Wochen vorausgehen kann. Die Kinder werden lethargisch, trinkschwach, können den Kopf nicht mehr halten; die Muskulatur ist hypoton. Koma und Ateminsuffizienz können sich entwickeln. Botulismus kommt auch als eine der Ursachen des plötzlichen Kindstods in Frage. Die Häufigkeit solcher Ereignisse ist allerdings unklar (Byard et al. 1992).
Bei der *Wundinfektion* durch C. botulinum ist das Spektrum der Ausfälle sehr ähnlich wie beim Nahrungsmittelbotulismus, jedoch werden Übelkeit, Erbrechen und Durchfall vermisst. Dafür kann eine 4–18-tägige Fieberperiode vorhanden sein. Die Ateminsuffizienz besteht im Mittel länger. Die klinische Manifestation eines Botulismus bei Erwachsenen ohne vorausgegangenen Verzehr von Konserven, Räucherfisch etc. muss an die seltene *„infektiöse"* Form denken lassen. Anamnestische Hinweise auf gastrointestinale Infektion, Laparatomie oder Achlorhydrie führen zur richtigen diagnostischen Zuordnung des Leidens.

Diagnostik

Der Erreger lässt sich direkt aus den infizierten Nahrungsmitteln, Mageninhalt, Stuhlproben usw. anzüchten. In bis zu 60 % der Botulismuspatienten kann C. botulinum im Stuhl nachgewiesen werden, abhängig vom (möglichst frühen) Zeitpunkt der Probengewinnung (Cherington 1998). Für den Toxinnachweis ist ein Maus-Bioassay verfügbar, bei dem das Tier nach intraperitonealer Applikation schnell eine Zwerchfellparese entwickelt. Moderne immunologische Methoden erlauben die direkte Typisierung der Toxine und werden in Zukunft die Bioassays ersetzen (Doellgast et al. 1993). Auch der PCR-gestützte Nachweis von C. botulinum ist möglich und wird in Zukunft wahrscheinlich diagnostische Bedeutung erlangen (Szabo et al. 1994).
Die neurographische Untersuchung zeigt eine verminderte Amplitude des Muskelsummenaktionspotenzials (bei 85 % der Patienten) mit gelegentlich weiterem Dekrement bei niedrig frequenter repetitiver Stimulation (2–3 Hz). Eine posttetanische Zunahme der Reizantwortamplitude von 30–100 % ähnlich dem Lambert-Eaton-Sydrom kann bei 62 % der Patienten gefunden werden (Cherington 1998).

Differenzialdiagnose

Die Diagnose des Botulismus ist klinisch leicht zu stellen, jedoch wird er wegen seiner Seltenheit oft verkannt. Typische Fehldiagnosen sind: Guillain-Barré-Syndrom und dessen bulbäre Variante (Miller-Fisher-Syndrom), Poliomyelitis, Myasthenia gravis (der Tensilontest kann positiv ausfallen), Diphtherie, Vergiftung mit Organophosphaten, hypokaliämische periodische Paralyse sowie andere Nahrungsmittelvergiftungen wie z. B. das sog. „shellfish poisoning“, eine Intoxikation mit Dinoflagellaten, die sich in Muscheln anhäufen (Sinell 1987). Auch Fehleinschätzungen als Hirnstamminfarkt und Enzephalitis sind bei Botulismuskranken vorgekommen.

Therapie

Jeder Botulismuspatient gehört auf eine Intensivstation. Die Therapie besteht in Fällen der direkten Infektion in Wundrevision und antibiotischer Behandlung bzw. in der antibiotischen Behandlung der Keime im Darm. Die Nahrungsmittelvergiftung lässt sich nur symptomatisch behandeln, falls erforderlich mit Beatmung und parenteraler Ernährung. Solange der Patient nicht intubiert und beatmet ist, sollte die Atemfunktion durch die regelmäßige Messung der Vitalkapazität überwacht werden.

Liegt die Lebensmittelvergiftung erst kurz zurück, ist die Gabe von trivalentem Antitoxin (Botulismus-Antitoxin Behring®), Emetikum und Laxanzien sinnvoll. Die Dosierung des Antitoxins beträgt initial 250 ml Botulismus-Antitoxin Behring® als langsame Infusion unter Beobachtung der Kreislaufsituation, dann weitere 250 ml als Dauertropfinfusion, ggf. nach 4–6 Stunden nochmals 250 ml. Auch die *intrathekale* Gabe von 20 ml Botulismus-Antitoxin Behring® kann bei schweren Intoxikationen erwogen werden. Manche Autoren halten die einmalige Gabe des trivalenten Antiserums für ausreichend (Shapiro et al. 1998). Das Antitoxinserum ist ein artfremdes Eiweiß; allergische Reaktionen sind möglich. In Deutschland sind bundesweit flächendeckend Notfalldepots für Antisera vorhanden (Informationen über die Chiron Behring GmbH, Telefon tagsüber 0180-5251616, nachts 06421-39-15).

Eine passagere Funktionsverbesserung der Extremitätenmuskulatur ist durch die Gabe von Guanidin über eine verstärkte Freisetzung von Acetylcholin an der neuromuskulären Endplatte zu erreichen (Guanidin-HCl 15–40 ml/kg/d in Wasser gelöst auf 3–4 orale Einzeldosen verteilt). Die Interkostalmuskeln erreichen hierdurch allerdings keine signifikante Kraftzunahme. Magnesiumhaltige Infusionen und Laxanzien sollten vermieden werden, da die neuromuskuläre Erregbarkeit hierdurch weiter reduziert werden kann.

Bei der Wundinfektion durch C. botulinum ist die Wundrevision zu fordern. Das dabei gewonnene Material wird für kulturelle Untersuchungen verwendet. Zusätzlich ist eine antibiotische Behandlung üblich (10–20 Mio. IU Penicillin G/d i.v.).

Verlauf und Prognose

Im Durchschnitt bleiben die Patienten 20–40 Tage auf der Intensivstation. Die meisten sind nach 6 Monaten wieder vollkommen gesund, einzelne Symptome können noch bis zu einem Jahr vorhanden sein. Die Letalität des Botulismus beim Menschen liegt heute nach Nahrungsmittelvergiftung bei 10 %, nach infantiler gastrointestinaler Infektion bei 2 %. Durch schnelle Diagnosesicherung und die Möglichkeiten der Intensivtherapie wird die Prognose verbessert.

Rechtliche Gesichtspunkte

Nach § 6 des Infektionsschutzgesetzes (IfSG) sind Krankheitsverdacht, Erkrankung und Tod an Botulismus namentlich meldepflichtig. Nach § 7 des IfSG ist jeder direkte oder indirekte Nachweis von Clostridium botulinum oder der Toxinnachweis durch den Laborarzt namentlich meldepflichtig.

Literatur

Byard RW, Moore L, Bourne AJ, Lawrence AJ, Goldwater PN (1992) Clostridium botulinum and sudden infant death syndrome: a 10 year prospective study. Journal of Paediatrics and Child Health 28: 156–157

Cherington M (1998) Clinical spectrum of botulism. Muscle Nerve 21: 701–710

Clementi F, Dolly OJ, Onali P, Bagetta G (1998) Neurotoxins in neurobiology: from basic research to clinical application. Toxicon 36: 2043–2046

Doellgast GJ, Triscott MX, Beard GA, Bottoms JD, Cheng T, Roh BH, Roman MG, Hall PA, Brown JE (1993) Sensitive enzyme-linked imunosorbent assay for detection of Clostridium botulinum neurotoxins A, B, and E using signal amplification via enzyme-linked coagulation assay. J Clin Microbiol 31: 2402–2409

Grüssner O-J (1986) Die ersten systematischen Beschreibungen und tierexperimentellen Untersuchungen des Botulismus. Sudhoffs Archiv, Band 70, 2: 167–187

Shapiro RL, Hatheway Ch, Swerdlow DL (1998) Botulism in the United States: a clinical and epidemiological review. Ann Int Med 129: 221–228

Sinell HJ (1987) Food borne infections and poisonings. Z Hautkrankheiten 62 (Suppl 1) 16–21

Szabo EA, Pemberton JM, Gibson AM, Eyles MJ, Desmarchelier PM (1994) Polymerase chain reaction for detection of Clostridium botulinum types A, B, and E in food, soil and infant feces. J Appl Bacteriol 76: 539–545

Wainwright RB, Heyward WL, Middaugh IP, Hatheway CL, Harpster AP, Bender TR (1988) Food-borne botulism in Alaska, 1947–1985: epidemiology and clinical findings. J Infect Dis 157: 1158–1162

4.7.3 Milzbrand

Thomas Henze

Zusammenfassung

Erreger: Bacillus anthracis

Krankheitsbilder: Milzbrand; als seltene Komplikation hämorrhagische Meningoenzephalitis

Klinisches Bild: Hautmilzbrand, Pneumonie, Darmmilzbrand, Sepsis; bei Meningoenzephalitis delirantes Syndrom, quantitative Bewusstseinsstörungen, Meningismus, Erbrechen, neurologische Herdsymptome in Abhängigkeit von der Blutungslokalisation, epileptische Anfälle

Diagnostik: Typische Hautveränderungen, Erregernachweis (Kultur, PCR), spezifische Antikörper, Liquor (Pleozytose, Bakterien, meist blutig)

Therapie: Penicillin G, Doxycyclin, Erythromycin oder Ciprofloxacin

Prognose: Schlecht bei bestehender Meningoenzephalitis.

Epidemiologie

Milzbrand ist beim Menschen außerordentlich selten, tritt dann oft als kleinere Epidemie auf, vorwiegend bei der Verarbeitung von infektiösen Tierkadavern in Fabriken. Bei einer russischen Anthrax-Epidemie 1979 wurden die Sporen wahrscheinlich inhaliert (Abramova et al. 1993). In Deutschland wurde zuletzt 1994 ein Fall von Milzbrand gemeldet (Robert-Koch-Institut 1996). Anthrax ist bekanntlich in einigen Ländern Bestandteil des biologischen Waffenarsenals. Als Reaktion hierauf wurden vor kurzem Konsensus-Empfehlungen bezüglich Diagnose, Indikationen zur Impfung, Behandlung, Postexpositionsprophylaxe und Dekontaminierung publiziert (Inglesby et al. 1999).

Erregereigenschaften und Pathogenese

Bacillus anthracis ist ein unbewegliches, Endosporen bildendes, grampositives Stäbchen (Länge 3–8 µm, Breite 1–2 µm). Es verhält sich vorwiegend aerob, ist aber fakultativ anaerob. Die Sporen überleben bei 70–80 °C über 10 min sowie in 95 % Ethanol bei 20 °C über 45 min.; auch sind sie gegenüber Gammastrahlen, UV-Licht und einigen Desinfektionsmitteln resistent (Watson und Keir 1994). Unter günstigen Umständen bleiben sie im Erdreich jahrelang vital. Die Infektion erfolgt durch direkten Kontakt oder Inhalation infektiöser tierischer Produkte. Eine Übertragung von Mensch zu Mensch ist bislang nicht bekannt. Die Erreger gelangen über Hautverletzungen, die Nahrung oder über Inhalation in den Körper, werden von Makrophagen phagozytiert, in denen sich dann auch die Sporen entwickeln. Die Sporen gelangen anschließend ins Blut, verursachen eine schwere Septikämie und führen zu einer toxisch bedingten Nekrose auch zerebraler Gefäßwände, so dass kleinere Blutungen im Parenchym und im Bereich der Meningen entstehen. Für die nachfolgende Schocksymptomatik, in aller Regel mit Todesfolge, sind mehrere bakterielle Exotoxine verantwortlich.

Klinische Symptomatik

Häufigste Manifestation mit 95 % der Fälle ist der kutane Anthrax (Dixon et al. 1999). Juckende, schmerzlose Papeln entwickeln sich zu Bläschen mit zentraler Nekrose, die anschließend eintrocknen und dann als schwarzer Schorf imponieren, vorzugsweise an Kopf, Nacken und Extremitäten. Auch gastrointestinale und oropharyngeale Verlaufsformen sind bekannt. Der nach Inhalation von Milzbrandsporen auftretende Anthrax verläuft zumeist letal. Nach uncharakteristischen Prodromen wie Husten, Abgeschlagenheit und Muskelschmerzen entwickeln sich eine Mediastinitis und Pleuraergüsse und daraus wenige Tage später eine schwere Dyspnoe mit Ateminsuffizienz, die tödlich endet. Die neurologischen Symptome entsprechen denen einer fulminant verlaufenden Meningitis bzw. Meningoenzephalitis mit deliranten Symptomen, quantitativen Bewusstseinsstörungen bis zum Koma, Meningismus, Erbrechen sowie, je nach Auftreten und Lokalisation von Einblutungen, auch fokalen neurologischen Zeichen sowie epileptischen Anfällen. Gleichzeitig besteht ein schweres septisches Krankheitsbild, welches nach wenigen Tagen zum Tode führt.

Diagnostik

Der Krankheitsverdacht ergibt sich aus (a) einer mückenstichgroßen, juckenden Papel, die in ein blutig-schwarz belegtes Ulkus übergeht (Hautmilzbrand), (b) einer akut oder protrahiert einsetzenden hämorrhagischen Bronchopneumonie mit Pleuraergüssen, Atemnot und blutig-schaumigem Sputum (Lungenmilzbrand) oder (c) einer schweren hämorrhagischen Gastroenteritis (Darmmilzbrand), jeweils bei Personen mit vorherigem Kontakt zu erkrankten Tieren bzw. infizierten Tierprodukten (Robert-Koch-Institut 1998). Die Diagnose wird dann durch den kulturellen Erregernachweis aus Milzbrandläsionen oder Sputum, ggf. auch durch ein Grampräparat mit der Darstellung der typischen Erregerform gestellt. Der *Liquor* ist entweder eitrig oder eitrig-blutig und enthält massenhaft Bakterien, die ebenfalls in der Gramfärbung sichtbar gemacht werden können. Zur Absicherung dient der mindestens vierfache Anstieg spezifischer Antikörper (ELISA), z. B. gegen Kapselantigene (Robert-Koch-Institut 1998, Dixon et al. 1999). Auch der Nachweis von B. anthracis aus menschlichen Proben mittels PCR ist mittlerweile leicht möglich (Jackson et al. 1999, Keim et al. 1997). Mit einer Kombination aus PCR und ELISA-Technik können sogar weniger als 10 Anthrax-Sporen in ca. 100 g Erde nachgewiesen werden (Beyer et al. 1999).

Differenzialdiagnose

Differenzialdiagnostisch sind alle akut oder perakut verlaufenden Meningitiden zu bedenken, wobei die Gramfärbung des Liquors rasch auf den Erreger hinweist.

Therapie

Therapie der Wahl ist die sofortige Gabe von Penicillin G in einer Dosierung von 30–40 Mio E/Tag i.v. Resistenzen kommen praktisch nicht vor. Alternativ sind Doxycyclin (initial 200 mg i.v. oder per os, dann 2-mal 100 mg/Tag), Erythromycin (4-mal 250 mg/Tag per os) oder Ciprofloxacin (2× 200–400 mg/Tag i.v.) wirksam (Dixon et al. 1999). Neben weiterer symptomatischer Behandlung (Intensivstation) ist eine lokale Wundbehandlung bei begleitender Hautmanifestation nicht erforderlich, da in den Läsionen bereits nach kurzer antibiotischer Therapie keine Bakterien mehr nachgewiesen werden. Für Risikogruppen ist Impfstoff für eine aktive Immunisierung verfügbar.

Verlauf und Prognose

Die Prognose der Meningoenzephalitis anthracica ist schlecht, da sich bei gleichzeitig bestehender schwerer Allgemeininfektion oder gar Sepsis rasch ein ausgeprägtes Hirnödem entwickelt. Diagnosestellung und Therapiebeginn kommen daher meist zu spät. Setzt die Behandlung jedoch rechtzeitig ein, besteht durchaus eine Heilungsmöglichkeit.

Rechtliche Gesichtspunkte

Nach § 6 des Infektionsschutzgesetzes (IfSG) sind Krankheitsverdacht, Erkrankung und Tod an Milzbrand namentlich meldepflichtig. Nach § 7 des IfSG ist jeder direkte oder indirekte Nachweis von Bacillus anthracis durch den Laborarzt namentlich meldepflichtig. Infektiöse Abfälle (Tierkadaver, Krankenhausmüll) müssen verbrannt werden.

Literatur

Abramova FA, Grinberg LM, Yampolskaya OV, Walker DH (1993) Pathology of inhalational anthrax in 42 cases from the Sverdlovsk outbreak in 1979. Proc Natl Acad Sci USA 90: 2291–2294

Beyer W, Pocivalsek S, Böhm R (1999) Polymerase chain reaction-ELISA to detect Bacillus anthracis from soil samples – limitations of present published primers. J Appl Microbiol 87: 229–236

Dixon TC, Meselson M, Guillemin J, Hanna PC (1999) Anthrax. N Engl J Med 341: 815–826

Inglesby TV, Henderson DA, Bartlett JG, Ascher MS, Eitzen E, Friedlander AM, Hauer J, McDade J, Osterholm MT, O'Toole T, Parker G, Perl TM, Russell PK, Tnat K (1999) Anthrax as a biological weapon: medical and public health management. Working Group on Civilian Biodefense. J Am Med Ass 281: 1735–1745

Jackson PJ, Hill KK, Laker MT, Ticknor LO, Keim P (1999) Genetic comparison of bacillus anthracis and its close relatives using amplified fragment length polymorphism and polymerase chain reaction analysis. J Appl Microbiol 87: 263–269

Keim P, Klaif A, Schupp J, Hill K, Travis SE, Richmond K, Adair DM, Hugh-Jones M, Kuske CR, Jackson P (1997) Molecular evolution and diversity in Bacillus anthracis as detected by amplified fragment length polymorphism markers. J Bacteriol 179: 818–824

Robert-Koch-Institut (1996) Meldepflichtige Infektionskrankheiten, Heft 1: 8

Robert-Koch-Institut (1998) Falldefinition Milzbrand. Epidemiol Bull, Heft 34: 246

Watson A, Keir D (1994) Information on which to base assessments of risk from environments contaminated with anthrax spores. Epidemiol Infect 113: 479–490

4.8 Erkrankungen durch Spirillaceae

Thomas Henze

4.8.1 Campylobacter-Meningitis

Zusammenfassung

Erreger: Campylobacter jejuni

Krankheitsbilder: Enterokolitis, Meningoenzephalitis (v. a. bei Neugeborenen), akute Polyradikulitis (Guillain-Barré-Syndrom = GBS)

Klinisches Bild: Meningoenzephalitis mit Fieber, Meningismus und Vigilanzstörungen; Guillain-Barré-Syndrom s. Kap. 1.19.3

Diagnostik: Isolierung aus Stuhl, Blut oder Liquor, Direktnachweis durch PCR

Therapie: Meningoenzephalitis mit Erythromycin, Tetrazyklinen; Guillain-Barré-Syndrom s. Kap. 1.19.3

Prognose: Bei raschem Therapiebeginn gut (Meningoenzephalitis).

Epidemiologie

Campylobacter ist weltweit verbreitet, hat aber in den Ländern der Dritten Welt, wo es gelegentlich zu Enterokolitisepidemien kommt, eine höhere Prävalenz als in Nordamerika und Europa. In Deutschland werden zwischen 10 und 50 Fälle/100.000 Einwohner gemeldet (Robert-Koch-Institut 1999). Campylobacter ist der wahrscheinlich am häufigsten aus Stuhlproben von Diarrhö-Patienten isolierte Keim. Vor allem Kinder und Jugendliche sind betroffen. Auch kleinere Ausbrüche in Neugeborenen-Intensivstationen werden gelegentlich mitgeteilt (Morooka et al. 1996 und 1992).

Erregereigenschaften und Pathogenese

Campylobacter ist ein gebogenes oder spiralförmiges, gramnegatives Stäbchen von 0,5–5,0 μm Länge. Es gehört bei zahlreichen Tieren, vor allem Vögeln wie Enten oder Möwen, zur normalen intestinalen Flora. Ansteckungsquellen sind aber auch Haus- und Nagetiere. Unterschieden werden C. jejuni (auch: Helicobacter jejuni), der für die meisten humanen Erkrankungen verantwortlich ist, C. coli und C. fetus. Die Infektion erfolgt mit der Aufnahme nicht ausreichend behandelter Nahrung (rohe Milch, unzureichend gegartes Fleisch infizierter Tiere) sowie bei Neugeborenen diaplazentar (Denton und Clarke 1992). Die Inkubationszeit liegt zwischen 1 und 7 Tagen, zumeist bei 3 Tagen. Die Patienten sind für die Dauer der Erregerausscheidung infektiös (Robert-Koch-Institut 1999).

Klinische Symptomatik

Die Enterokolitis geht mit breiiger bis wässriger Diarrhö, gelegentlich mit blutigen Stuhlauflagerungen, abdominellen Krampi, hohem Fieber, Muskel-, Gelenk- und Kopfschmerzen einher und dauert zumeist 1–7 Tage. Die Campylobactermeningitis des Fetus oder Neugeborenen entsteht in der Regel nach vorheriger Infektion der Mutter und führt zu einer Sepsis mit anschließender Infektion des ZNS. Dabei handelt es sich um ein schweres Krankheitsbild mit hohem Fieber, Meningismus und Vigilanzstörungen. Die Erkrankung kommt aber auch im Erwachsenenalter vor und verläuft nicht in allen Fällen schwer (Inoue et al. 1993). Auch ein subdurales Empyem durch C. fetus wurde beschrieben (Aoki et al. 1997).

Diagnostik

Die Nachweisverfahren umfassen die Isolierung des Erregers aus dem Stuhl oder anderen Materialien wie Blut und Liquor sowie die PCR (Robert-Koch-Institut 1999, Giesendorf et al. 1994), während Antikörper-Untersuchungen nicht als Routineverfahren gelten (Robert-Koch-Institut 1999). Im *Liquor* wird wie bei anderen bakteriellen Meningitiden eine deutliche granulozytäre Pleozytose sowie eine Störung der Blut-Liquor-Schranke gefunden (Inoue et al. 1993). Die Diagnose kann erschwert sein, wenn sich anamnestisch kein Hinweis auf eine Diarrhö ergibt.

Differenzialdiagnose

Die Differenzialdiagnose wird gegen zahlreiche andere bakterielle Erreger einschließlich Mycobacterium tuberculosis sowie gegen Pilze gestellt.

Therapie

Für die Behandlung der Enterokolitis genügen fast immer symptomatische Maßnahmen, vor allem Substitution von Flüssigkeit und Elektrolyten. Antibiotika sind von eher zweifelhaftem Wert, im Fall einer Sepsis oder Meningitis jedoch zwingend erforderlich. Geeignet sind vor allem Erythromycin über 2–3 Wochen und Tetrazykline. Bei den ebenfalls wirksamen Gyrasehemmern wurden zuletzt vermehrt Resistenzen gesehen (Robert-Koch-Institut 1999). Resistenzen bestehen auch für Ampicillin sowie die meisten Cephalosporine. Eine Antibiotika-Prophylaxe für Kontaktpersonen ist nicht erforderlich.

Verlauf und Prognose

Die durch Campylobacter ausgelöste Durchfallerkrankung heilt zumeist spontan ab. Die wenigen in der Literatur publizierten Fälle von Meningitis konnten in der überwiegenden Mehrzahl erfolgreich behandelt werden. Voraussetzung ist allerdings eine frühzeitige Diagnosestellung.

Rechtliche Gesichtspunkte

Nach § 6 des Infektionsschutzgesetzes (IfSG) sind Krankheitsverdacht, Erkrankung und Tod an einer akuten infektiösen Gastroenteritis namentlich meldepflichtig, wenn Personen betroffen sind, die beruflich mit Lebensmitteln umgehen (§ 42 Abs. 1 IfSG), oder wenn eine Häufung von gleichartigen Erkrankungen auftritt. Nach § 7 des IfSG ist jeder direkte oder indirekte Nachweis von darmpathogenen Campylobacter species durch den Laborarzt namentlich meldepflichtig.

Literatur

Aoki N, Sakai T, Oikawa A, Takizawa T, Shishido T (1997) Infected subdural effusion associated with resolving subdural hematoma – case report. Neurol Med Chir (Tokyo) 37: 637–639

Billaud N, Schaack F, Feldmann M, Marchal C (1992) Neonatal Campylobacter fetus septicemia: a case secondary to maternal-fetal contamination. Pediatrie 47: 175–177

Denton KJ, Clarke T (1992) Role of Campylobacter jejuni as a placental pathogen. J Clin Pathol 345: 171–172

Giesendorf BA, Goossens H, Niesters HG, van Belkum A, Koeken A, Endtz HP, Stegeman H, Quint WG (1994) Polymerase chain reaction-mediated DNA fingerprinting for epidemiological studies on Campylobacter spp. J Med Microbiol 40: 141–147

Inoue Y, Ohtsubo T, Mori N, Ishino T, Takase T, Kaku M, Koga H, Kohno S, Hara K (1993) A case of Campylobacter fetus subspecies fetus meningitis. Kansenshogaku Zasshi 67: 66–70

Morooka T, Takeo H, Yasumoto S, Mimatsu T, Yukitake K, Oda T (1992) Nosocomial meningitis due to Campylobacter fetus subspecies fetus in an neonatal intensive care unit. Acta Paediatr Jpn 34: 530–533

Morooka T, Umeda A, Fujita M, Matano H, Fujimoto S, Yukitake K, Amako K, Oda T (1996) Epidemiologic application of pulsed-field gel electrophoresis to an outbreak of Campylobacter fetus meningitis in a neonatal intensive care unit. Scand J Infect Dis 1996: 269–270

Robert-Koch-Institut (1999) Ratgeber Infektionskrankheiten (7): Campylobacter-Infektionen, Heft 35: 259–261

Sheikh KA, Nachamkin I, Ho TW, Willison JH, Veitch J, Ung H, Nicholson M, Li CY, Wu HS, Shen BQ, Cornblath DR, Asbury AK, McKhann GM, Griffin JW (1998) Campylobacter jejuni lipopolysaccharides in Guillain-Barré syndrome: molecular mimicry and host susceptibility. Neurology 51: 371–378

4.9 Nosokomiale und opportunistische bakterielle ZNS-Erkrankungen

Thomas Henze

4.9.1 Postoperative bakterielle ZNS-Erkrankungen

Zusammenfassung

Erreger: Staphylokokken, E. coli, Klebsiella, Pseudomonas, Enterobacter. Selten Anaerobier

Krankheitsbilder: Direkte Wundinfektionen, Meningitiden, Abszesse, Ventrikulitiden, Empyeme, septische Sinusvenenthrombosen und Myelitiden v. a. nach neurochirurgischen Eingriffen

Klinisches Bild: Entwicklung von Fieber und sekundären neurologischen Symptomen nach zunächst unauffälligem postoperativen Verlauf

Diagnostik: Erhöhte Entzündungsparameter in Blut und Liquor, Erregerkulturen (Blut, Liquor, Wundabstrich u. a.), cCT/MRT

Therapie: Abhängig vom infrage kommenden Erregerspektrum

Prognose: Abhängig von der Konstitution des Patienten, von der Resistenzlage der Erreger und der Erreichbarkeit des Infektionsherdes.

Klinische Krankheitsbilder und Erreger

Nosokomiale bakterielle Infektionen des ZNS treten überwiegend nach neurochirurgischen Eingriffen auf, kommen jedoch auch nach kieferchirurgischen, HNO- und augenärztlichen sowie nach orthopädischen Operationen vor. Neben direkten Wundinfektionen spielen vor allem Meningitiden und Meningoenzephalitiden eine große Rolle, die weniger Folge einer intraoperativen Keimbesiedlung sind als vielmehr auf Grund von Liquorfisteln insbesondere im Bereich der Schädelbasis auftreten. Ventrikulitiden entstehen nach Implantation von externen Ventrikeldrainagen oder ventrikuloatrialen bzw. -peritonealen Shuntsystemen, bei letzteren auch als aufsteigende Infektion (s. Kap. 4.9.2). Auch nach einer Duraplastik werden bakterielle Entzündungen gefunden (Jallo et al. 1999). Hirnabszesse können sich ebenso wie eine Meningitis durch intraoperative Infektionen oder aber im Gefolge von Liquorfisteln entwickeln. Sie werden gelegentlich auch nach HNO-ärztlichen Eingriffen beschrieben, so z. B. nach einer Cholesteatom-Operation. Sub- oder epidurale Empyeme entstehen nach Entleerung entsprechender Hämatome, nach Operationen der Nasennebenhöhlen oder am Mittelohr, nach Schädelfrakturen mit oder ohne Duraverletzung sowie in einem dokumentierten Fall auch als Komplikation eines Halo-Fixateurs (Müller et al. 1998). Infektionen in der Nachbarschaft der venösen Blutleiter können Ausgangspunkt einer septischen Sinusthrombose sein, wobei die entsprechenden Sinus je nach Operationslokalisation betroffen sind. Spinale Abszesse oder eine Diszitis entstehen nach Operationen von zervi-

kalen oder lumbalen Bandscheibenvorfällen, Rückenmarktumoren sowie nach Erweiterungsoperationen bei zervikaler Myelopathie.
Da die genannten Infektionen im Krankenhaus akquiriert werden, also nosokomiale Infektionen sind, stehen die sog. Hospitalismuskeime, vor allem verschiedene Staphylokokkenstämme sowie E. coli, Klebsiella, Pseudomonas und Enterobacter in ihrer Häufigkeit an erster Stelle (Patir et al. 1992). Gelegentlich werden auch Anaerobier (Cohen et al. 1999) sowie Pilze (Geers und Gordon 1999, Lai et al. 1997) gefunden.

Epidemiologie

Die Häufigkeit des Auftretens bakterieller ZNS-Infektionen nach neurochirurgischen Eingriffen wird mit bis zu 10 % angegeben, liegt in den meisten größeren Untersuchungen jedoch niedriger (Blomstedt 1992). In einer prospektiven multizentrischen Untersuchung erlitten 4 % von 2944 Patienten eine postoperative Infektion (Infektionen der Wunde oder des Knochendeckel, Meningitis, Hirnabszess). Wesentliche Risikofaktoren für deren Auftreten waren u. a. postoperative Liquorleckagen, Sekundär-Operationen, Notfallindikationen und eine Operationsdauer >4 Stunden (Korinek 1997). Aus einer anderen Gruppe von 2941 Patienten entwickelten 1,3 % einen Hirnabszess oder ein Hirnempyem nach einer Kraniotomie (Vogelsang et al. 1998). Die Definitionen für postoperative Infektionen sind leider nicht immer vergleichbar. So kann eine Liquorpleozytose einerseits noch als Reaktion auf die Operation selbst, andererseits aber bereits als Meningitis aufgefasst werden. Weitere Risikofaktoren sind vorbestehende Infektionen auch anderer Organe sowie eine präoperativ eingeschränkte Bewusstseinslage (Mollman und Haines 1986, Patir et al. 1992).

Klinische Symptomatik

Die klinischen Symptome entsprechen denjenigen nicht operationsbedingter Meningitiden, Hirnabszesse etc. Sie entwickeln sich allerdings häufig subakut bis chronisch, so dass erst eine begleitende Temperaturerhöhung oder Schmerzen die Verdachtsdiagnose nahe legen. In jedem Fall postoperativer Verschlechterungen, Neuauftreten von Bewusstseinsstörungen, Meningismus oder neurologischen Herdsymptomen ist die Möglichkeit einer postoperativen Infektion zu erwägen, insbesondere wenn ein freies Intervall zwischengeschaltet war.

Diagnostik

Neben den klinischen Symptomen ist zumeist eine zunehmende Leukozytose vorhanden. Zur frühzeitigen Erfassung wird außerdem die serielle Bestimmung des C-reaktiven Proteins (CRP) vorgeschlagen (Blomstedt 1992). Darüber hinaus kann auch der Elastase-α_1-Proteinase-Inhibitor zur Verlaufskontrolle benutzt werden, der zumindest bei der postoperativen Diszitis ein sensiblerer Indikator sein soll als das CRP (Huber et al. 1993).
Von größerer Bedeutung ist in praktisch allen Fällen postoperativer ZNS-Infektionen die *Liquoranalyse*, die zumeist eine mittelgradige bis starke granulozytäre Pleozytose, eine massive Störung der Blut-Liquor-Schranke sowie erhöhte Laktatspiegel zeigt (s. Kap. 4.1.2). Aus dem Liquor wird selbstverständlich ein Keimnachweis unter Einbeziehung von Anaerobiern und Pilzen versucht.

Besteht der Verdacht einer Liquorrhö, so kann versucht werden, aus der asservierten Flüssigkeit den Glukosegehalt zu bestimmen. Er ist im Liquor höher (50–60 % des Blutzuckers) als in serösen Sekreten. Genauer ist wahrscheinlich die Bestimmung eines zu 99 % intrathekal gebildeten Proteins, des β_2-Mikroglobulins (Felgenhauer 1999). Der Nachweis einer Liquorrhö mit Hilfe der Liquorszintigraphie ist relativ insensitiv, kann jedoch versucht werden, auch wenn sie dem Neurochirurgen meist keine genauen lokalisatorischen Informationen bietet. Die Leukozytenszintigraphie kann Hinweise auf den entzündlichen Herd geben. Die Reliabilität dieser Methode ist aber eher als ungenügend einzustufen.
Bei den bildgebenden Verfahren ist häufig ein cCT mit Kontrastmittel ausreichend. Bei Hirnbasisprozessen sowie spinalen Infektionen bietet allerdings die MRT bessere Informationen. Auch bei septischen Sinusthrombosen ist die MRT mit zusätzlicher Magnetresonanzangiographie (MRA) mittlerweile Methode der ersten Wahl und der arteriellen digitalen Subtraktionsangiographie (DSA) weitgehend ebenbürtig.
Insbesondere die Differenzialdiagnose zwischen einem postoperativen Hirnabszess und einem Tumorrezidiv ist oft schwierig und auch mittels cCT nicht sicher möglich. Der zeitliche Verlauf kann hier die Entscheidung erleichtern. Während postoperative Hirnabszesse praktisch immer innerhalb von 3 Monaten nach der Operation auftreten, werden Tumorrezidive frühestens nach 3 Monaten klinisch symptomatisch (Vogelsang et al. 1998).

Therapie

Für alle genannten postoperativen ZNS-Infektionen gelten die gleichen therapeutischen Grundsätze wie für die jeweiligen nicht operationsbedingten Erkrankungen. An erster Stelle steht die sofortige antibiotische Behandlung, die entweder gezielt oder den wahrscheinlichen Erregern entsprechend breit durchgeführt wird (siehe Tab. 4-1, S. 261). Liquorfisteln sollten möglichst sofort nach Sanierung der Infektion operativ verschlossen werden. Hirnabszesse werden je nach Zahl, Größe und Lokalisation entweder rein antibiotisch, durch gleichzeitige Entleerung und Antibiotika-Instillation in die Abszesshöhle oder durch operatives Entfernen des Abszesses behandelt (zur Therapie der Ventrikulitis s. Kap. 4.9.2). Bei spinalen Abszessen ist fast immer die rasche Operation indiziert (s. Kap. 4.1.4). Subdurale Empyeme werden zumeist kombiniert antibiotisch und operativ (Kraniotomie oder Bohrloch) behandelt (Bok und Peter 1993).
Die prophylaktische Gabe von Antibiotika zur Senkung des Infektionsrisikos wird weiterhin kontrovers diskutiert (Blomstedt 1992, Huber et al. 1993). In der bereits erwähnten Studie an 2944 Patienten war das Fehlen einer Antibiotika-Prophylaxe kein Risikofaktor für das Auftreten postoperativer Infektionen (Korinek 1997). In Betracht kommen diesbezüglich vor allem Cephalosporine (Yamamoto et al. 1996). Bis zur Sanierung einer nicht infizierten Liquorfistel sind Breitbandpenizilline wahrscheinlich Mittel der Wahl (Blomstedt 1992). Zur Prophylaxe von Shuntinfektionen s. Kapitel 4.9.2.

Literatur

Blomstedt GC (1992) Craniotomy infections. Neurosurg Clin N Am 3: 375-385
Bok AP, Peter JC (1993) Subdural empyema: burr holes or craniotomy? A retrospective computerised tomography-era analysis of treatment in 90 cases. J Neurosurg 78: 574–578
Cohen JE, Mierez R, Tsai EC (1999) Postcraniotomy gas-containing brain abscess: a neurosurgical emergency. Case report. Surg Neurol 51: 568–570
Felgenhauer K, Beuche W (1999) Labordiagnostik neurologischer Erkrankungen. Thieme Stuttgart, 47–49

Geers TA, Gordon SM (1999) Clinical significance of Candida species isolated from cerebrospinal fluid following neurosurgery. Clin Infect Dis 28: 1139–1147
Huber A, Kainz C, Witzmann A, Beran H, Fischer J (1993) Peri-operative elastase-alpha-1 proteinase inhibitor in patients with postoperative intervertebral discitis. Acta Neurochir (Wien) 120: 150–154
Jallo GI, Koslow M, Hanna BA, Carson LA (1999) Propionibacterium as a cause of postneurosurgical infection in patients with dural allografts: report of three cases. Neurosurgery 44: 1138–1141
Korinek AM (1997) Risk factors for neurosurgical site infections after craniotomy: a prospective multicenter study of 2944 patients. The French Study Group of Neurosurgical Infections, the SEHP, and the C-CLIN Paris-Nord. Service Epidemiologie Hygiene et Prevention. Neurosurgery 41: 1073–1079
Lai PH, Lin SM, Pan HB, Yang CF (1997) Disseminated miliary cerebral candidiasis. Am J Neuroradiol 18: 1303–1306
Mollman HD, Haines SJ (1986) Risk factors of postoperative neurosurgical wound infections. A case control study. J Neurosurg 64: 902–906
Müller EJ, Wick M, Muhr G (1998) Subduraler Abszess als Komplikation eines Halo-Fixateurs. Unfallchirurg 101: 655–657
Patir R, Hamapatra K, Banerji AK (1992) Risk factors in postoperative neurosurgical infection. A prospective study. Acta Neurochir (Wien) 119: 80–84
Vogelsang JP, Wehe A, Markakis E (1998) Postoperative intracranial abscess – clinical aspects in the differential diagnosis to early recurrence of malignant glioma. Clin Neurol Neurosurg 100: 11–14
Yamamoto M, Jimbo M, Die M, Tanaka N, Umebara Y, Hagiwara S (1996) Perioperative antimicrobial prophylaxis in neurosurgery: clinical trial of systemic flomoxef administration and saline containing gentamicin for irrigation. Neurol Med Chir (Tokyo) 36: 370–376

4.9.2 Ventrikulitis

Zusammenfassung

Erreger: Bakterien (Staphylococcus epidermidis, S. aureus, Enterokokken, Enterobacter, Streptokokken, Acinetobacter, Pseudomonas aeruginosa, Serratia marcescens, Citrobacter diversus, Korynebakterien, Moraxella, Listerien), Viren (Mumps, Zytomegalievirus), Pilze (Candida albicans)

Krankheitsbilder: Ventrikulitis

Klinisches Bild: Rezidivierende oder chronische Temperaturerhöhungen, Bewusstseinsstörungen, Gedächtnis- oder Konzentrationsstörungen

Diagnostik: Liquor (mit Kultur), cCT, MRT, Sonographie (bei Kindern)

Therapie: Antibiotika nach Keimspektrum, zusätzlich intraventrikuläre Applikation, Entfernung/Austausch des Drainagematerials

Prognose: Häufig residuale kognitive, intellektuelle und fokale neurologische Defizite.

Epidemiologie

Die Ventrikulitis ist eine entzündliche Erkrankung der Seitenventrikel sowie des 3. und 4. Ventrikels. Der Begriff Ventrikulitis wird häufig mit demjenigen der Shunt-Infektion gleichgesetzt, ist aber auch gelegentliche Komplikation einer Meningitis (Chang et al. 1997). Schwerwiegendste Form der Ventrikulitis ist das seltene intraventrikuläre Empyem, zumeist im Gefolge einer eitrigen Meningitis (Bakshi et al. 1997).

Die meisten Ventrikulitiden treten in den ersten 3 Monaten nach einem operativen Eingriff auf. Am höchsten ist die Gefahr bei externen Ventrikeldränagen. Das Risiko einer drainagebedingten Infektion wächst mit der Dauer der Außenableitung (Schultz et al. 1993, Holloway et al. 1996). Für ventrikuloatriale und -peritoneale Systeme werden Infektionsraten bis 15 % beschrieben. In einer Serie von 98 endoskopischen Ventrikulostomien des 3. Ventrikels traten 2 Fälle von Ventrikulitis auf (Brockmeyer et al. 1998).

Erreger

Ventrikulitiden sind zumeist bakterieller Genese. Nur selten werden andere Erreger gefunden, z. B. Viren (Mumps, Zytomegalievirus) oder Pilze (Candida albicans). Unter den Bakterien sind Staph. epidermidis und Staph. aureus am häufigsten, während Enterokokken, Enterobacter, Streptokokken, Acinetobacter, Pseudomonas aeruginosa, Serratia marcescens, Citrobacter diversus, Korynebakterien oder Moraxella eher selten vorkommen. Auch Fälle von Listeria-monocytogenes-Ventrikulitis wurden beschrieben (Zysk 1993).

Klinische Symptomatik

Die klinischen Symptome sind meistens uncharakteristisch. Vielfach wird eine Ventrikulitis sogar nur bei routinemäßigen Liquoruntersuchungen gefunden, etwa wenn Patienten in einer Intensivstation mit einer passageren externen Ventrikeldrainage versorgt sind. Rezidivierende oder chronische Temperaturerhöhungen müssen bei Kranken mit einem externen oder internen Shuntsystem immer an eine Ventrikulitis denken lassen. Zeichen einer Meningitis oder Enzephalitis sind ebenso selten wie fokal-neurologische Symptome. Lediglich geringe Bewusstseinsstörungen im Sinne einer vermehrten Schläfrigkeit sowie Gedächtnis- oder Konzentrationsstörungen können auftreten.
Bei einigen Patienten mit ventrikulo-peritonealem Shunt wird die Komplikation auch mit abdominellen Beschwerden, die von uncharakteristischen Schmerzen bis hin zu einem paralytischen Ileus reichen, manifest. Diese entstehen aufgrund sowohl der Infektion selbst (Peritonitis) als auch durch größere Liquoransammlungen.

Diagnostik

Die Diagnose wird durch den Nachweis einer granulozytären Pleozytose und einer Laktaterhöhung (>3,5 mmol/l) im *Liquor* gestellt. Eine Zunahme nur der Lymphozyten ist dagegen nicht sofort mit einer Ventrikulitis gleichzusetzen, sondern vielmehr als „Reizpleozytose“, also eine Reaktion auf das jeweilige Drainagematerial anzusehen. Für die Diagnose einer Ventrikulitis genügt – bei normaler Liquorzellzahl – auch der Keimnachweis durch Mikroskopie, Kultur oder serologische Verfahren. Insbesondere verschiedene koagulase-negative Staphylokokkenspezies verursachen häufig lediglich eine Besiedlung des Drainagematerials, müssen jedoch nicht zu einer zellulären Liquorreaktion führen. Im Liquor besteht zumeist auch eine unterschiedlich ausgeprägte Störung der Blut-Liquor-Schranke als Folge sowohl der Infektion als auch der (zugrunde liegenden) Liquorzirkulationsbehinderung.
Neben der Liquordiagnostik ist bei Neugeborenen und Kleinkindern mit Hilfe sonographischer Verfahren eine Ventrikulitis nachweisbar (Mahajan et al. 1995). Mittels cCT und MRT kann gelegentlich eine Ventrikulitis dargestellt werden. Wesentlicher Befund

ist dann ein Enhancement der intraventrikulären Ependymschicht nach Gabe von Kontrastmittel (Goeser et al. 1998). Auch das Ventrikelempyem wird auf diese Weise sichtbar (Bakshi et al. 1997).

Therapie und Prophylaxe

Die Ventrikulitis bedarf immer einer antibiotischen Behandlung, die sich am jeweiligen Erreger orientieren muss. Ist ein solcher nicht bekannt, wird wie bei einer bakteriellen Meningitis eine breite Antibiotika-Kombination eingesetzt, die das jeweils anzunehmende bzw. wahrscheinliche Erregerspektrum abdeckt (s. Kap. 4.1.1.10). Da es sich bei Ventrikulitiden in vielen Fällen um im Krankenhaus erworbene Infektionen handelt, ist die Möglichkeit einer Verursachung durch Staphylokokken immer zu berücksichtigen. Bei multiresistenten Stämmen kann eine Therapie mit Vancomycin oder Rifampicin erforderlich sein (Gardner et al. 1985). Auf Grund der guten Wirksamkeit gegen Staphylokokken kann auch Teicoplanin gegeben werden (Jourdan et al. 1996).
Die Antibiotikatherapie erfolgt intravenös. Eine zusätzliche intraventrikuläre Instillation über eine liegende Ventrikeldränage ist gelegentlich sinnvoll, vor allem, wenn Aminoglykoside (Gentamicin [Refobacin® L], 2–5 mg/d i.th.) oder Vancomycin (10 mg/d i.th.) erforderlich sind, da diese Substanzen aufgrund ihrer schlechten physikochemischen Eigenschaften, insbesondere ihrer geringen oder fehlenden Lipophilie bei systemischer Gabe nicht in ausreichender Menge in den Liquor gelangen. Die therapeutisch wirksame Liquorkonzentration für Vancomycin liegt im Bereich von 5–10 µg/ml (Nagl et al. 1999). Auch die erfolgreiche intraventrikuläre Instillation von Polymyxin B zusammen mit intravenösem Meropenem bei einer durch Klebsiella hervorgerufenen Ventrikulitis wurde beschrieben (Segal-Maurer et al. 1999). Bei lumbaler Applikation, z. B. von Aminoglykosiden, ist nicht damit zu rechnen, dass die Substanzen im ventrikulären Liquor wirksame Konzentrationen erreichen.
In der Regel muss das Drainagematerial als wesentliche Infektionsquelle rasch entfernt bzw. ausgetauscht werden. Dies gilt insbesondere beim Nachweis von S. epidermidis und S. aureus. Bei ventrikuloatrialen oder -peritonealen Kathetern und nur geringen klinischen Zeichen einer Ventrikulitis kann zunächst eine Sanierung mittels Antibiotikatherapie versucht werden, die allerdings oft nicht erfolgreich ist. In diesem Fall ist auch hier das Entfernen des Drainagematerials indiziert. Je nach Ausprägung der Liquorzirkulationsstörung ist entweder eine alleinige, mindestens 2 Wochen dauernde Antibiotikatherapie möglich oder es wird zusätzlich eine passagere externe Ventrikeldrainage notwendig.
Vielerorts wird eine prophylaktische Antibiotikagabe bei externen Ventrikeldrainagen durchgeführt, z. B. Gentamicin, 3-mal 5 mg/24 h (Bogdahn et al. 1992). Nach eigenen Erfahrungen ist diese jedoch nicht notwendig. Wichtig ist allerdings eine strenge Asepsis bei allen Manipulationen am liquorableitenden System, z. B. beim Wechsel der Liquorauffangbeutel und beim Verbandswechsel, außerdem die Vermeidung eines Rückflusses vom Drainagesystem in den Liquorraum. Bei ventrikuloatrialen oder -peritonealen Systemen ist die prophylaktische Antibiotikagabe ebenfalls umstritten (Choux et al. 1992, Mindermann et al. 1993, Zentner et al. 1995). Auch hier sind andere peri- bzw. intraoperative Maßnahmen wesentlich: größtmögliche Asepsis, kurze Operationsdauer und kleines Operations-Team; exakte Hämostase und Wundverschluss; prophylaktische Antibiotikagabe 30 min vor Hautinzision. Mit diesen Maßnahmen konnte die Rate von Ventrikulitiden von 15 % auf unter 1 % (Choux et al. 1992) bzw. von 9,4 % auf 5,3 % ge-

senkt werden (Rotim et al. 1997). Tierexperimentell wurde gezeigt, dass mithilfe eines mit Vancomycin beschichteten Ventrikelkatheters das Auftreten einer Ventrikulitis hinausgezögert werden kann (Hamilton et al. 1997).

Verlauf und Prognose

Die Prognose von Ventrikulitiden bzw. Shuntinfektionen ist nicht immer gut. Die angeblich hohe Letalität (bis zu 40 % [Choux et al. 1992]) entspricht dagegen nicht unseren Erfahrungen. Kognitive, intellektuelle und fokale neurologische Defizite können jedoch als Folge zurückbleiben.

Literatur

Bakshi R, Kinkel PR, Mechler LL, Bates VE (1997) Cerebral ventricular empyema associated with severe adult pyogenic meningitis: computed tomography findings. Clin Neurol Neurosurg 1997: 252–255

Bogdahn U, Lau W, Hassel W, Gunreben G, Mertens HG, Brawanski A (1992) Continuous-pressure controlled, external ventricular drainage for treatment of acute hydrocephalus – evaluation of risk factors. Neurosurgery 31: 898–903

Brockmeyer D, Abtin K, Carey L, Walker ML (1998) Endoscopic third ventriculostomy: an outcome analysis. Pediatr Neurol 28: 236–240

Chang YC, Huang CC, Wang ST, Chio CC (1997) Risk factors of complications requiring neurosurgical intervention in infants with bacterial meningitis. Pediatr Neurol 17: 144–149

Choux M, Genitori L, Lang D, Lena G (1992) Shunt implantation: reducing the incidence of shunt infection. J Neurosurg 77: 875–880

Gardner P, Leipzig T, Pillips P (1985) Infections of central nervous shunts. Med Clin North Am 69: 297–314

Goeser CD, McLeary MS, Young LW (1998) Diagnostic imaging of ventriculoperitoneal shunt malfunctions and complications. Radiographics 18: 635–651

Hamilton AJ, Orozco J, Narotam P, Bowersock T (1997) Efficacy of vancomycin/tri-iodudecyclemethyl ammonium chloride-coated ventriculostomy catheters in reducing infection. Neurosurgery 40: 1043–1049

Holloway KL, Barnes T, Choi S, Bullock R, Marshall LF, Eisenberg HM, Ward JD, Young HF, Maramoru A (1996) Ventriculostomy infections: the effect of monitoring duration and catheter exchange in 584 patients. J Neurosurg 85: 419–424

Jourdan C, Convert J, Peloux A, Boussaid O, Grando J, Tigaud S (1996) Adequate intrathecal diffusion of teicoplanin after failure of vancomycin, administered in continuous infusion in three cases of shunt associated meningitis. Pathol Biol (Paris) 44: 389–392

Mahajan R, Lodha A, Anand R, Patwari AK, Anand VK, Garg DP (1995) Cranial sonography in bacterial meningitis. Indian Pediatr 32: 989–993

Mindermann T, Zimmerli W, Gratzl O (1993) Randomised placebo-controlled trial of single-dose antibiotic prophylaxis with fusidic acid in neurosurgery. Acta Neurochir Wien 121: 9–11

Nagl M, Neher C, Hager J, Pfausler B, Schmutzhard E, Allerberger F (1999) Bactericidal activity of vancomycin in cerebrospinal fluid. Antimicrob Agents Chemother 43: 1932–1934

Rotim K, Miklic P, Paladino J, Melada A, Marcikic M, Scap M (1997) Reducing the incidence of infection in pediatric cerebrospinal fluid shunt operations. Childs Nerv Syst 13: 584–587

Schultz M, Moore K, Foote AW (1993) Bacterial ventriculitis and duration of ventriculostomy catheter insertion. J Neurosci Nurs 25: 158–164

Segal-Maurer S, Mariano N, Qavi A, Urban C, Rahal JJ Jr (1999) Successful treatment of ceftazidime-resistant Klebsiella pneumoniae ventriculitis with intravenous meropenem and intraventricular polymyxin B: case report and review. Clin Infect Dis 28: 1134–1138

Zentner J, Gilsbach J, Felder T (1995) Antibiotic prophylaxis in cerebrospinal fluid shunting: a prospective randomised trial in 129 patients. Neurosurg Rev 18: 169–172

Zysk G (1993) Bakterielle ZNS-Infektionen in der neurologischen Universitätsklinik Göttingen. Eine retrospektive Untersuchung für die Jahre 1986 bis 1991. Med. Diss. Universität Göttingen 1993

4.10 Neurologische Komplikationen der Sepsis

4.10.1 Septische Enzephalopathie

Thomas Henze und Hilmar Prange

Zusammenfassung

Die septische Enzephalopathie ist eine diffuse oder multifokale, prinzipiell reversible Hirnfunktionsstörung im Rahmen einer Sepsis bzw. eines Systemic inflammatory response syndrome (SIRS). Sie tritt bei bis zu 70 % der Patienten mit SIRS auf. An der Pathogenese sind sowohl humorale und zelluläre als auch metabolische und vaskuläre (disseminierte intravasale Gerinnung, systemische Hypotension) Prozesse beteiligt. Die klinischen Symptome beinhalten überwiegend quantitative und qualitative Bewusstseinsstörungen, seltener neurologische Herdsymptome und epileptische Anfälle. Die Diagnose wird anhand des klinischen Bildes vermutet, muss aber durch Ausschluss anderer Erkrankungen gesichert werden. Das EEG dient der Stadieneinteilung, ist jedoch nicht krankheitsspezifisch. CCT und Liquor sind meist unauffällig. Die Behandlung zielt auf das SIRS und ist, neben der Gabe von Antibiotika, symptomatischer Natur. Die Prognose ist abhängig vom klinischen Ausmaß der Enzephalopathie sowie den Funktionsstörungen anderer Organe im Rahmen der Grundkrankheit.

Definitionen

An die Stelle des Begriffes der Sepsis tritt in der Intensivmedizin zunehmend derjenige des *„Systemic inflammatory response syndrome (SIRS)“*, während der Terminus „Sepsis“ einem SIRS mit nachgewiesener Infektion (Erregernachweis) vorbehalten bleibt. Ein SIRS kann gemäß der ACCP/SCCM Consensus-Konferenz (1992) bei folgenden Kriterien definiert werden:

- Hypothermie $<36\,°C$ oder Hyperthermie $>38\,°C$
- Tachykardie >90/min bei Ausschluss einer Hypovolämie oder einer Behandlung mit Betablockern
- Tachypnoe >20/min oder Erfordernis der Beatmung oder $P_aCO_2 < 32$ torr
- Leukozyten >12.000/µl oder <4.000/µl oder >10 % unreife Vorstufen (Bogdanski et al. 1999)

Häufigste Erreger sind E. coli sowie verschiedene Staphylokokken (Osswald 1994). Bei der septischen Enzephalopathie handelt es sich um eine diffuse oder multifokale Hirnfunktionsstörung im Rahmen einer Sepsis, ohne dass sich eine intrakranielle Infektion oder eine metabolische bzw. eine medikamentös bedingte Störung nachweisen lässt (Young et al. 1992). Die Funktionsstörung ist prinzipiell reversibel.

Epidemiologie

Zerebrale Funktionsstörungen im Rahmen einer Sepsis treten bei bis zu 70 % der Patienten auf (Young 1990, Young 1992). Bei bis zu 70.000 Sepsis-Patienten in der Bundesrepublik Deutschland pro Jahr muss also mit bis zu 49.000 Fällen von septischer Enzephalopathie gerechnet werden.

Pathogenese

Ein SIRS entsteht nach derzeitiger Erkenntnis aufgrund zellulärer und humoraler Aktivierung, wenn also bakterielle Endotoxine einerseits Lymphozyten, neutrophile Granulozyten und Monozyten, andererseits Interleukine (z. B. Tumornekrosefaktor-α [TNF-α], IL-1, IL-2, IL-6), Komplementfaktoren, das Kallikrein-Kinin-System, die Gerinnungsfaktoren, Arachidonsäure sowie freie Radikale stimulieren. Hieraus entwickelt sich eine diffuse Endothelschädigung kleiner Gefäße mit der Folge von Perfusionsbehinderungen, einer erhöhten kapillären Permeabilität sowie einer diffusen Minderdurchblutung von Organen (Bolton 1996).
Die Genese der septischen Enzephalopathie ist noch weitgehend unklar. Neben Mikrozirkulationsstörungen im Rahmen einer disseminierten intravasalen Gerinnung oder einer systemischen Hypotension (Bogdanski et al. 1999) sind nach gegenwärtigem Kenntnisstand einige weitere Faktoren von Bedeutung: Bakterielle Endotoxine können die intakte Blut-Hirn-Schranke zwar nicht überwinden. Allerdings kann diese vor allem durch Zytokine beeinträchtigt werden, sodass Veränderungen in der Zusammensetzung des interstitiellen Raums entstehen. Das betrifft insbesondere die Konzentration von Aminosäuren, Peptiden und Hormonen. Patienten mit einer septischen Enzephalopathie weisen in Hirn und Serum erhöhte Konzentrationen von Tryptophan und Phenylalanin sowie einen erniedrigten Isoleucin-Spiegel auf (Sprung et al. 1991), Befunde, wie sie auch bei der hepatischen Enzephalopathie vorkommen. Darüber hinaus können die Zytokine IL-1, IL-2, IL-6 und TNF-α selbst zu Veränderungen des Neurostatus und der EEG-Aktivität führen (Bogdanski et al. 1999, Dinarello 1984, Nistico und De Sarro 1991). Der Nachweis von zerebralen Mikroabszessen bei verstorbenen Sepsis-Patienten, die wohl Zeichen der Hirnbeteiligung aber normale Liquorbefunde aufwiesen (Pendlebury et al. 1989), deutet auf Übergangsformen zwischen septischer Enzephalopathie und septisch-metastatischer Herdenzephalitis hin (siehe Kap. 4.10.2).

Klinische Symptomatik

Erste Symptome sind Störungen der Merkfähigkeit, Aufmerksamkeit und Konzentrationsfähigkeit. In schwereren Fällen kommen psychomotorische Unruhe und delirante Zustände sowie Einschränkungen der Orientierung und der Vigilanz hinzu, die von der Somnolenz bis zum Koma reichen können. Neurologische Herdzeichen, Myoklonien und epileptische Anfälle sind seltener. Die Symptome manifestieren sich zumeist in den ersten Krankheitstagen.

Diagnostik und Differenzialdiagnose

Die Diagnose wird vor allem anhand des klinischen Bildes vermutet, muss aber durch Ausschluss zahlreicher anderer Erkrankungen gesichert werden (s. u.). Das EEG zeigt

Tab. 4-16 **EEG-Veränderungen bei septischer Enzephalopathie (nach Young 1990)**

I	Diffuse Einlagerung von Thetawellen
II	Intermittierende, rhythmische Deltawellen
III	Triphasische Komplexe
IV	Burst-Suppression-Muster

Tab. 4-17 **Differenzialdiagnose der septischen Enzephalopathie**

Meningitis, Enzephalitis, metastatisch-embolische Herdenzephalitis, Hirnabszess, subdurales Empyem, septische Sinusthrombose, Fettembolie, Intoxikationen, malignes Neuroleptika-Syndrom, Thyreotoxische Krise, Nebenniereninsuffizienz, Reye-Syndrom

je nach Schwere des Krankheitsbilds diffuse Allgemeinveränderungen, die in 4 Stadien eingeteilt werden können (Tab. 4-16) und von prognostischer Relevanz sein sollen, jedoch keine Krankheitsspezifität aufweisen (Young et al. 1992).
Die kraniale Computertomographie (cCT) ist in der Regel unauffällig, bzw. weist lediglich in einigen Fällen ein Hirnödem auf. Der *Liquor* ist bis auf eine gelegentliche Erhöhung des Gesamteiweiß ebenfalls ohne wesentlichen pathologischen Befund.
Differenzialdiagnostisch müssen vor allem Meningoenzephalitiden, aber auch metabolische, toxische, endokrine, hypoxische, vaskuläre, renale und hepatische Ursachen ausgeschlossen werden. Die septische Enzephalopathie ist vor allem eine Ausschlussdiagnose, die erst dann angenommen werden darf, wenn Liquor, cCT (ggf. auch MRT) keine andere Erklärung für die bestehende neurologische Symptomatik bieten (Tab. 4-17).
Die differenzialdiagnostische Abgrenzung sollte auch gegen das hämorrhagische Schock-Enzephalopathie-Syndrom (HSES) erfolgen, das ganz überwiegend bei Kleinkindern auftritt und nahezu die gleichen Symptome wie eine Sepsis aufweist. Die Entwicklung bis zum Vollbild mit hochgradiger Bewusstseinstrübung bzw. Koma sowie zerebralen Krampfanfällen, Schock, disseminierter intravasaler Gerinnung, blutiger Diarrhö, Hämoglobin- und Thrombozytenabfall, Azidose, erhöhten Leberenzymen, Nierenfunktionsstörung und negativen Blut- sowie Liquorkulturen verläuft jedoch rascher und ist mit einer hohen Letalität verbunden. Die Ätiopathogenese, insbesondere ein spezifischer Erreger dieses Krankheitsbilds, ist noch unbekannt, die therapeutischen Maßnahmen sind symptomatischer Natur (Bacon und Hall 1992).

Therapie

Die Behandlung besteht in der gezielten Gabe von Antibiotika zur Behandlung der Sepsis sowie außerdem in symptomatischen Maßnahmen, insbesondere der Aufrechterhaltung einer adäquaten Organperfusion und -funktion sowie der maschinellen Beatmung. Die Gabe von Antagonisten gegen den Interleukin-1-Rezeptor wurde versuchsweise begonnen, ist aber noch als experimentelle Therapie zu bewerten (Opal et al. 1994).

Verlauf und Prognose

Die Prognose der Sepsis ist dabei je nach Ausmaß bestehender Organschäden und Zeitpunkt des Therapiebeginns unterschiedlich ernst. Leichte bis mittelschwere Fälle von septischer Enzephalopathie bilden sich bei erfolgreicher Behandlung nahezu immer zurück, und selbst bei einem Burst-suppression-EEG ist die Wiederherstellung der zerebralen Funktionen beschrieben worden (Young et al. 1992). Die septische Enzephalopathie ist meistens nicht die direkte Todesursache, die Prognose wird vielmehr von der Aufrechterhaltung der Funktion oder dem Versagen anderer Organe bestimmt (z. B. Lunge, Niere, Kreislauf, Leber). In der prospektiven Untersuchung von Eidelman et al. (1996) lag die Inzidenz der Patienten mit septischer Enzephalopathie zwischen 50 % und 62 % derjenigen mit einer Sepsis. Die Letalität der Sepsis-Patienten mit Enzephalopathie war dabei deutlich höher (33 %–39 %) als derjenigen ohne Enzephalopathie (16 %–27 %). Von erheblicher Bedeutung für die Prognose ist auch das Ausmaß der Enzephalopathie. Bei Score-Werten der Glasgow Koma Skala (GCS) von 15 versterben 16 % der Patienten, bei Werten von 13–14 sind es 20 %, bei Werten von 9–12 bereits 50 %, während bei Werten von 3–8 63 % der Patienten versterben. Zu beachten ist für den neurologischen Konsiliararzt, dass bei Intensivpatienten nach überstandener Sepsis die Enzephalopathie oft zu einem über Tage verzögerten Erwachen führt. Wenn in solchen Fällen alle differenzialdiagnostisch infrage kommenden Erkrankungen ausgeschlossen sind, kann unter symptomatischer Therapie gelassen abgewartet werden. Die septische Enzephalopathie bildet sich in ähnlichen Stufen zurück wie sie sich entwickelt hat. Falls das Grundleiden – die Sepsis – überwunden wird, hat die septische Enzephalopathie eine gute Prognose. Über die Häufigkeit von Dauerschäden gibt es keine verwertbaren klinischen Studien, sie ist aber als gering einzuschätzen.

Literatur

American College of Chest Pysicians/Society of Critical Care Medecine Consensus Conference (1992) Definitions for sepsis and organ failure and guidelines for the use of innovative therapies in sepsis. Crit Care Med 20: 864–874

Bacon CJ, Hall SM (1992) Haemorrhagic shock encephalopathy syndrome in the British Isles. Arch Dis Child 67: 985–993

Bogdanski R, Blobner M, Hänel F, Kochs E (1999) Die septische Enzephalopathie. Anästhesiol Intensivmed Notfallmed Schmerzther 34: 123–130

Bolton CF (1996) Sepsis and the systemic inflammatory response syndrome: Neuromuscular manifestations. Crit Care Med 24: 1408–1416

Dinarello CA (1984) Interleukin-1. Rev Infect Dis 6: 52–95

Eidelman LA, Putterman D, Putterman C, Sprung CL (1996) The spectrum of septic encephalopathy. Definitions, etiologies, and mortalities. J Am Med Ass 275: 470–473

Nistico G, De Sarro G (1991) Is interleukin-2 a neuromodulator in the brain? Trends Neurosci 14: 146–150

Opal SM, Fisher CH, Pribble J (1994) The treatment of sepsis with interleukin-1 receptor antagonist. In: Reinhart K, Sprung CL (eds) Sepsis, current perspectives in pathophysiology. Springer, Heidelberg, pp

Osswald F (1994) Sepsis-Erregerspektrum und Resistenzen 1990–1992. Lab Med 18: 48–55

Pendlebury WW, Perl DP, Munoz DG (1989) Multiple microabscesses in the central nervous system: a clinicopathology study. J Neuropathol Exp Neurol 48: 290–300

Sprung CL, Cerra FB, Freund HR, Schein RM, Konstantinides FN, Marcial EH, Pena M (1991) Amino acid alterations and encephalopathy in the sepsis syndrome. Crit Care Med 19: 753–757

Young GB, Bolton CF, Austin TW, Archibald YM, Gonder J, Wells GA (1990) The encephalopathy associated with septic illness. Clin Invest Med 13: 297–304

Young GB, Bolton CF, Archibald YM, Austin TW, Wells GA (1992) The electroencephalogram in sepsis-associated encephalopathy. J Clin Neurophysiol 9: 145–152

4.10.2 Septische Herdenzephalitis

Roland Nau und Hilmar Prange

Zusammenfassung

Erreger: Staphylokokken, Streptokokken (v. a. Enterokokken), Enterobakterien

Krankheitsbilder: Septisch-embolische Herdenzephalitis (multiple Ischämien), septisch-metastatische Herdenzephalitis (Bildung von Mikroabszessen), mykotisches Aneurysma

Klinisches Bild:
- septisch-embolisch: apoplektiforme neurologische Herdsymptomatik, Fieber
- septisch-metastatisch: Fieber, hirnorganisches Psychosyndrom, Meningismus, subakute Herdsymptome

Diagnostik: CCT, MRT, Liquor, Blutkulturen, Echokardiographie

Therapie: Cefotaxim + Flucloxacillin (bei Prothesenendokarditis Vancomycin)

Prognose: Abhängig vom frühzeitigen Einsatz der antibiotischen Therapie und der Herdsanierung.

Epidemiologie

Der Herdenzephalitis liegt immer eine Sepsis zugrunde. Am häufigsten tritt die Herdenzephalitis bei einer Endokarditis auf.

Erregereigenschaften und Pathogenese

Die typischen Erreger sind Staphylokokken, Streptokokken, Enterokokken und Enterobakterien. Pathogenetisch kann unterschieden werden zwischen Herdbildungen, die durch die ausschließliche Verschleppung von Erregern ins ZNS resultieren (*metastatische Herdenzephalitis*) und solchen, die durch Embolisation erregerhaltiger Thromben im zerebralen Gefäßbett entstehen (*embolische Herdenzephalitis*, Tabelle 4-18). Bei der metastatischen Herdenzephalitis kann der septische Streuherd an einer beliebigen Körperstelle liegen; der kleine Kreislauf mit dem Lungenfilter stellt für Emboli, nicht aber für Bakterien ein Hindernis dar. Bei der embolischen Herdenzephalitis liegt der Sepsisherd in der Regel am Endokard bzw. am Gefäßendothel zwischen linkem Herzen und ZNS. Metastatische Herdbildungen im zentralen Nervensystem werden vorwiegend bei akuter Sepsis beobachtet, während embolische Herde zumeist durch subakute bzw. chronische septische Prozesse verursacht werden. Häufig sind die Hirnhäute zunächst kaum beteiligt. Bei ausbleibender Therapie kann sich aber im weiteren Verlauf das Vollbild der bakteriellen Meningitis entwickeln (Pohle 1982).

Klinische Symptomatik

Am häufigsten ist die metastatisch-embolische Herdenzephalitis (Synonym: septische Herdenzephalitis) durch eine Endokarditis bedingt. Letztere ist für die *embolische Variante* nahezu die einzige Ursache. Das klinische Bild dieser Variante richtet sich dementsprechend nach dem Verlauf der zugrunde liegenden Herzklappenentzündung. Der Verlauf ist akut oder subakut. Namentlich bei der Endokarditis lenta dominieren tardi-

Tab. 4-18 Differenzialdiagnose der septischen Herdenzephalitis

	Septisch-embolische Herdenzephalitis	Septisch-metastatische Herdenzephalitis	Septische Enzephalopathie
Symptomatik	Multifokale Herdsymptome, simultan oder sukzessiv auftretend	Initial diffuse neurologische Symptome (z. B. neuropsychologische Defizite, später auch Herdsymptome (u./o. Krampfanfälle)	Neuropsychologische Störungen, Vigilanzstörungen, wechselnde Herdbefunde, Myoklonien
Grunderkrankung Pathologie	Endokarditis (v. a. durch Staphylococcus aureus) Hirnembolie → Ischämie → purulente Arteriitis → hämorrhagische Transformation + pyoseptische Herde + Mikrogliareaktion	Purulenter Herd → Bakteriämie → septische Metastasierung → Mikroabszesse + pyoseptische Herde + purulente Meningitis	Schweres septisches Syndrom → hypoxisch-ischämische Hirnschädigung, Mikroabszesse, metabolische Störungen
Kranielles CT	Ischämische Infarkte mit hämorrhagischer Transformation	Mikroabszesse, Hydrozephalus	normal (selten: Ödem)
Lumbaler Liquor	Granulozytäre Pleozytose, Protein- und Laktatanstieg, später buntes Zellbild, lokale IgA-Produktion	Wie septisch-embolisch; evtl. Zellzahl wie bei bakterieller Meningitis	normal oder Proteinanstieg als Folge einer gestörten Blut-Liquor-Schranke
EEG-Befund	Allgemeinveränderung, Herdbefunde	Allgemeinveränderung, Herdbefunde	4 Stadien: von diffuser Allgemeinveränderung bis Burst-suppression-Muster
Verlauf	akut/subakut/chronisch	akut/subakut	akut
Therapie	antibiotisch, ICP-senkend, bei Kunstklappen ggf. Antikoagulation	antibiotisch	antibiotisch und symptomatisch (z. B. Volumentherapie)
Prognose	Letalität 20–40 %	Letalität ca. 20 %	Letalität 75–80 %

ve Verläufe mit Phasen von Remission und Rezidiv. Manchmal lässt das Krankheitsbild an eine Immunvaskulitis bzw. eine immunpathologische Systemerkrankung denken. Die Symptome sind vielgestaltig mit wechselnden Befunden, welche oftmals apoplektiform in Erscheinung treten. Paresen, sensomotorische Defizite, zentrale Werkzeugstörungen, Gesichtsfeldausfälle, aber auch Papillenödem, Vigilanzstörungen und psychotische Phasen gehören zu den typischen Befunden. Manche Patienten klagen über Kopf- oder Rückenschmerzen. Epileptische Anfälle sind selten (5 % der Krankheitsfälle). Besonders betroffen ist der Versorgungsbereich der A. cerebri media. Nur etwa 10 % der neurologischen Herdzeichen sind im vertebrobasilären Stromgebiet lokalisiert.
An Allgemeinsymptomen kommt in 95 % der Fälle ein Herzgeräusch vor. Septische Embolien der Haut (Osler-Splits), erkennbar an einer gering erhabenen Rötung, oft mit gelbem Zentrum, sind im fortgeschrittenen Krankheitsstadium an den Fingern, Händen und Füßen, gelegentlich auch unter den Fingernägeln zu erkennen. Der Erreger lässt sich mitunter durch Punktion des eitrigen Zentrums dieses Flecks isolieren. Auch der Augenhintergrund und parenchymatöse Organe bleiben von den Mikroembolien nicht verschont. Die Staphylococcus aureus-Endokarditis neigt besonders zur Freisetzung von kleineren und größeren Emboli, bestehend aus Fibrinogen, Thrombozyten und vielen Bakterien. Hieraus resultiert ihre hohe Letalität (Pruitt et al. 1978).

Neben oder anstelle einer embolischen Herdenzephalitis können sich andere neurologische Komplikationen manifestieren. Bezogen auf alle möglichen neurologischen Endokarditisfolgen, werden mykotische Aneurysmen zu 10 %, toxische Enzephalopathien (s. Kap. 4.10) zu 20 %, bakterielle Meningitiden zu 6 %, Rückenschmerzen zu 10 %, asymmetrische Neuropathien zu 1 %, retinale Blutungen zu 35 % angetroffen (Jones und Siekert 1988).
Die *mykotischen Aneurysmen* entstehen durch eine lokale pyogene Arteriitis (Abb. 4-28, s. Farbtafel), die sich entwickelt, nachdem ein infizierter Thrombus in ein zerebrales Gefäß eingeschwemmt wurde. Im Gegensatz zu den nicht entzündlichen Hirngefäßaneurysmen liegen die mykotischen Aneurysmen im distalen arteriellen Gefäßbett. Ihre Ruptur führt in der Regel zu kleineren oder größeren intrazerebralen Blutungen. Etwa 2,5 % aller subarachnoidalen Blutungen werden durch diesen bakteriell bedingten Aneurysmatyp verursacht.
Eine purulente Meningitis als Folge einer metastatisch-embolischen Herdenzephalitis unterscheidet sich, abgesehen von neurologischen Herdsymptomen *vor* Entwicklung der Meningitis, in der klinischen Symptomatik nicht von bakteriellen Meningitiden anderer Genese. Sie stellt in der Regel eine Spätkomplikation dar. Die häufigsten aus dem Liquor oder Blut in diesen Fällen isolierten Erreger sind Streptokokken und Staphylococcus aureus.
Hirnabszesse mit einem Durchmesser von >1 cm sind seltene Komplikationen einer septisch-embolischen Herdenzephalitis (ca. 1 %).
Die *metastatische Variante* der septischen Herdenzephalitis entwickelt sich infolge septischer Streuung aus beliebigen anderen Körperregionen. Darmfisteln und chronifizierte Pankreatitiden, aber auch infizierte Schrittmachertaschen sind relativ häufige Ursachen. Entsprechend den multilokulären „metastatischen“ Entzündungsherden mit Mikroabszedierung im Gehirn ist die klinische Symptomatik weniger fokal betont. Vielmehr entwickeln sich aus dem septischen Grundleiden heraus rasch Kopfschmerzen, delirante und psychotische Zustandsbilder, Vigilanzstörungen und auch Krampfanfälle. Paresen und Reflexabweichungen werden bei der klinischen Untersuchung erkennbar. Eine spinale Beteiligung mit epiduralem Abszess oder Spondylodiszitis ist als Folge der Erregerstreuung ebenso möglich wie das Auftreten von Mononeuropathien, die wahrscheinlich durch Verschluss der Vasa nervorum zustande kommen.

Diagnostik

Wird aufgrund der klinisch-neurologischen Symptomatik eine zerebrale Beteiligung bei einer Sepsis vermutet, sind das cCT ohne und mit Kontrastmittel und die Liquorentnahme, bei speziellen Fragestellungen auch das MRT indiziert (Tab. 4-18). Mittels des Nativ-cCT lassen sich septisch-embolische Herde als Hypodensitäten, oft kombiniert mit zentralen Einblutungen, darstellen (Abb. 4-29). Nach Kontrastmittelgabe zeigen enzephalitische Herde häufig eine unregelmäßige Anreicherung. Die MRT-Untersuchung ist dem cCT bei der Suche nach kleinen, insbesondere metastatisch-enzephalitischen Herden an Sensitivität (Bertorini et al. 1989), nicht aber an Spezifität überlegen. Herde im Rückenmark lassen sich jedoch fast ausschließlich mit dem MRT nachweisen.
Der *Liquor cerebrospinalis* zeigt bei etwa ⅔ der Patienten mit septischer Herdenzephalitis eine lymphomonozytäre oder granulozytäre Pleozytose. Bei subakuten Verläufen ist häufig eine intrathekale IgA-Produktion nachweisbar. In ca. 15 % der Fälle lässt sich der Erreger aus dem Liquor anzüchten (Pruitt et al. 1978). Eine zerebrale Angiographie

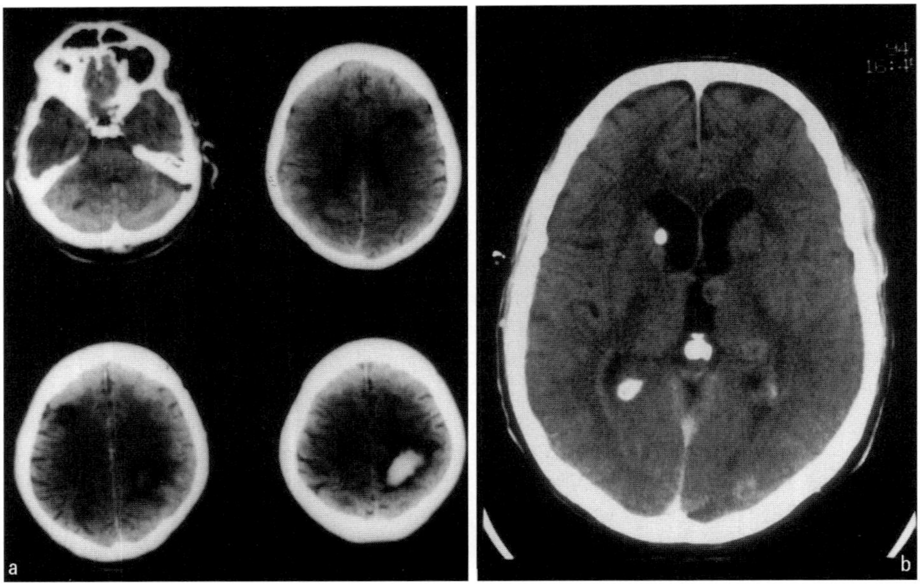

Abb. 4-29 **CCT-Befund bei septischer Herdenzephalitis.** (a) Septisch-embolische Variante; multiple Hypodensitäten im Stromgebiet der A. cerebri media bds. als Ausdruck ischämischer, septisch infizierter Infarkte, hyperdenses Areal in der links-parietookzipitalen Hypodensität als Ausdruck einer zentralen Einblutung. (b) Septisch-metastatische Variante; multiple kleine Abszesse, vorzugsweise links-hemisphäriell.

ist bei Patienten mit einer intrakraniellen Blutung indiziert. In solchen Fällen ist an ein mykotisches Aneurysma zu denken.
Von besonderer Wichtigkeit ist die kardiologische Diagnostik bzw. das Auffinden des septischen Streuherds. Neben dem EKG sind eine transthorakale und transösophageale Echokardiographie unerlässlich. Auf diese Weise werden die Herzklappen in verschiedenen Ebenen eingesehen und die Wahrscheinlichkeit der Erfassung von Vegetationen vergrößert. Blutkulturen werden bis zu 8-mal in den ersten Stunden zur Erregeranzucht entnommen.

Differenzialdiagnose

Die Herdenzephalitis ist von der septischen Enzephalopathie abzugrenzen. Bei der septischen Enzephalopathie finden sich im cCT und im zerebralen MRT keine Auffälligkeiten. Im Liquor cerebrospinalis bestehen ebenfalls normale Verhältnisse bzw. eine leichte bis mäßige Proteinerhöhung (siehe Kap. 4.10.1).

Therapie

Solange der Erreger noch nicht identifiziert ist, wird mit der Kombination Flucloxacillin 6-mal 2 g/d oder Rifampicin 1-mal 0,6 g/d plus Cefotaxim 3-mal 2–4 g/d behandelt. Bei septischer Herdenzephalitis auf der Grundlage einer künstlichen Herzklappe oder eines anderen Kunststoffimplantats wird wegen der Häufigkeit oxacillinresistenter koagulasenegativer Staphylokokken bei Fremdkörperinfektionen Flucloxacilllin durch

Vancomycin ersetzt. Wenn der Zustand des Patienten eine Operation zulässt, soll das infizierte Implantat entfernt werden.
Nach der Bestimmung der Erregerempfindlichkeit in vitro wird die Therapie der embolisch-metastatischen Herdenzephalitis anhand der in Tabelle 4-1 S. 261 dargelegten Prinzipien fortgeführt.
Die Gabe von Heparin in höherer Dosierung (aPTT-Verlängerung) ist kontraindiziert, weil Patienten mit infizierten Emboli oder mit mykotischen Aneurysmen ein hohes intrakranielles Blutungsrisiko haben. Patienten mit Herdenzephalitis, wenn mittels cCT und Lumbalpunktion kein Hinweis auf eine intrakranielle Blutung besteht, erhalten ca. 600 E Heparin/h i.v.; im Falle einer intrakraniellen Blutung oder eines mykotischen Aneurysmas wird die intravenöse Heparindosis auf 200–400 E/h reduziert. Die Thrombin- und partielle Thromboplastinzeit sollen nicht verlängert sein (Bitsch et al. 1996). Eine intrazerebrale oder subarachnoidale Blutung auf dem Boden eines mykotischen Aneurysmas stellt eine neurochirurgische Operationsindikation dar. Bei zufällig entdeckten Aneurysmen, aus denen es nicht geblutet hat, soll zunächst unter antibiotischer Behandlung und seriellen angiographischen Kontrollen zugewartet werden, weil sich solche Aneurysmen manchmal spontan unter der antibiotischen Therapie zurückbilden (Morawetz und Karp 1984).

Verlauf und Prognose

Von entscheidender Bedeutung für die Prognose einer Sepsis mit entzündlicher ZNS-Beteiligung ist die frühzeitige, zunächst ungezielte, nach Identifikation des Erregers gezielte und ausreichend hoch dosierte antibiotische Therapie. Diese beginnt nach Entnahme der Blutkulturen. Die Prognose der Sepsis mit neurologischer Beteiligung ist deutlich schlechter als die von Septikämien ohne neurologische Symptome (Tab. 4-18). Die höchste Letalität (bis zu 80 %–90 %) zeigte sich bei Patienten, die entweder eine Subarachnoidalblutung auf dem Boden eines mykotischen Aneurysmas oder das Vollbild einer bakteriellen Meningitis erlitten.

Literatur

Bertorini TE, Laster RE, Thompson BF, Ford P (1989) Magnetic resonance imaging of the brain in bacterial endocarditis. Arch Intern Med 149: 815–817
Bitsch A, Nau R, Hilgers RA, Verheggen R, Werner G, Prange HW (1996) Focal neurologic deficits in infective endocarditis and other septic diseases. Acta Neurol Scand 94 279–286
Jones HR, Siekert RG (1988) Neurologic complications of infective endocarditis (bacterial endocarditis). In: Vinken PJ, Bruyn GW, Klawans HL, Harris AA (eds) Handbook of clinical neurology, Vol 8 (52) Microbial disease. Elsevier, Amsterdam, pp 289–307
Morawetz RRB, Karp RB (1984) Evolution and resolution of intracranial bacterial (mycotic) aneurysms. Neurosurgery 15: 43–49
Pohle HD (1982) Embolisch-metastatische Herdenzephalitis. In: Mertens HG, Dommasch D (Hrsg) Enzephalitis: akute und chronische Erkrankungen des Zentralnervensystems. Perimed, Erlangen, S 98–101
Pruitt AA, Rubin RH, Karchmer AW, Duncan GW (1978) Neurologic complications of bacterial endocarditis. Medicine 57: 329–343

5 Pilzerkrankungen des ZNS

Hilmar Prange

Definition

Bei den Pilzerkrankungen des ZNS müssen zwei Krankheitsgruppen voneinander unterschieden werden:

1. Die einheimischen Mykosen
Sie kommen praktisch nie bei Gesunden, aber umso häufiger als opportunistische Systemerkrankung bei vorgeschädigtem Organismus („mycosis of the compromised host") vor. Die Erreger sind ubiquitär und gehören den Spross- bzw. Hefepilzen (Blastomyzeten: Candidaarten, Cryptococcus), den Schimmelpilzen (Hyphomyzeten: Aspergillusarten, Zygomyzeten, Phaeohyphomyzeten) oder den dimorphen Pilzen (Sporothrix) an. Die durch sie hervorgerufenen Krankheiten können ein Organ allein oder auch mehrere Organe, darunter das ZNS, gleichzeitig befallen. Die Krankheitsbilder sind praktisch nie spezifisch und machen deshalb in den meisten Fällen eine breite Differenzialdiagnostik erforderlich.

2. Die primären oder außereuropäischen Systemmykosen
Sie sind in Mitteleuropa extrem selten und nur als eingeschleppte Krankheiten anzutreffen. Ihre Erreger, Blastomyces dermatitidis (Blastomykose), Blastomyces brasiliensis (Parakokzidioidomykose), Histoplasma capsulatum et duboisi (Histoplasmose) und Coccidioides immitis (Kokzidioidomykose) gehören den dimorphen Pilzen an und haben z. T. eine hohe Infektiosität. Der ZNS-Befall steht bei ihnen zumeist nicht im Vordergrund.
Die hohe Letalität der ZNS-Mykosen ist zum einen durch die in der Regel prognostisch ungünstige Primärkrankheit und zum anderen durch verspätete Erkennung der Pilzätiologie des aktuellen klinischen Bildes bedingt.

Erregercharakteristika

Pilze sind heterotrophe, eukaryotische Thallophyten, die in der Regel streng oxidativ leben und sich von Bakterien u. a. durch den Besitz eines echten Zellkerns unterscheiden. Dementsprechend besteht die Pilzzelle aus Zellwand, Zytoplasmamembran, Zytoplasma und einem oder mehreren Zellkernen. Die Zytoplasmamembran enthält Ergosterol; die Zellwand setzt sich aus Chitin, Glukan und Zellulose zusammen. Die als Begleitstoffe vorhandenen Mannane (Mannoproteine) entfalten Antigencharakter und werden für serologische Nachweisverfahren genutzt.
Bezüglich der morphologischen Grundelemente der Pilze – nämlich Hyphe (Pilzfaden), Myzel (Pilzfadengeflecht), Luftmyzel, Sprosszelle, Pseudomyzel, verschiedene Sporentypen, Konidien und Sporangien – wird auf die Spezialliteratur verwiesen (Meinhof und Müller 1992). Die *Spross- oder Hefepilze* sind durch Sprosszellen und die sich daraus ableitenden Zellverbände charakterisiert. Die Kolonienbildung erfolgt je nach Sprosspilztyp unterschiedlich. Als einzellige Organismen können die Sprosspilze wie z. B. Kryptokokken von einer Kapsel umgeben sein. Die Reproduktion von Candidapilzen geht typischerweise asexuell durch Sprossung von Tochterzellen vonstatten. So genannte Pseudohyphen entstehen hierbei, wenn sich die Tochterzellen nicht völlig von der Mutterzelle ablösen. *Schimmelpilze* bilden echte Pilzfäden (Hyphen) mit variierendem Durchmesser. Sie sind verzweigt oder unverzweigt, septiert oder nicht septiert. So weisen Aspergillusspezies dünne, verzweigte und septierte Hyphen auf, während die

Zygomyzeten (thermophile Mukorazeen oder Köpfchenschimmel) verschieden dick, plumper, rechtwinklig verzweigt und nicht septiert sind. *Dimorphe Pilze* zeichnen sich durch wechselnde Strukturen aus. Je nach ihren Umgebungsbedingungen nehmen sie entweder die Gestalt eines Spross- oder eines Fadenpilzes an. Typische Vertreter sind der ubiquitäre Pilz Sporothrix schenkii sowie einige Erreger außereuropäischer Mykosen (Histoplasma capsulatum, Blastomyces dermatitidis, Coccidioides immitis etc.).

Pathomechanismen

Systemerkrankungen durch Pilze entstehen in unseren geografischen Breiten fast immer auf der Grundlage bestimmter Prädispositionen. Zu ihnen zählen Malignome, Hämoblastosen, Stoffwechselkrankheiten einschließlich Diabetes mellitus, Störungen des Immunsystems, konsumierende Krankheiten (Tbc), Traumen, Verbrennungen, Heroin- und Alkoholkonsum, fortgeschrittenes Alter sowie iatrogene Faktoren. Letztere schließen vor allem eine längere Intensivtherapie mit i.a. und i.v. Verweilkathetern, künstlicher Beatmung und Hyperalimentation aber auch den Einsatz verschiedener Chemotherapeutika wie Zytostatika, Immunsuppressiva, Kortikosteroide und Breitbandantibiotika ein. Die moderne Transplantationschirurgie ist ebenfalls ein wesentlicher Faktor für die zahlenmäßige Zunahme der Systemmykosen.
Das natürliche Reservoir für Candidahefen ist der menschliche Digestionstrakt. In ihm leben die Erreger als Kommensalen. Die initiale Besiedlung findet biografisch früh statt. Die Penetration der Darmwand erfolgt auch bei Gesunden – allerdings dank der körpereigenen Abwehr ohne Krankheitsfolgen (sog. Persorption). Kryptokokken finden sich als Epiphyten auf Gräsern; als Kommensalen treten sie vor allem bei Vögeln auf. Die Inhalation von Partikeln getrockneten Taubenkots kann selbst bei fehlender Disposition gelegentlich einmal eine Erkrankung bei besonders Exponierten (z. B. Taubenzüchtern, Dachdeckern) erzeugen. Auch Aspergillus als „Plankton unserer Luft“ erreicht den Wirtsorganismus über die Atemwege. Die Ursprungsorte für die Mukorazeen sind Stroh, Heu, Humus und Kompost. Die Eintrittspforten zum Wirt sind Atemwege, Nasenschleimhaut, Nasennebenhöhle, seltener einmal der Gastrointestinaltrakt oder verbrannte Haut. Sehr ähnlich sind wahrscheinlich auch die Bedingungen bei Phaeohyphomykosen.
Die Pilzbesiedlung des ZNS geschieht zumeist hämatogen, seltener durch fortgeleitete Nachbarschaftsprozesse (z. B. Mukormykose). Dabei ist der Tropismus der einzelnen Pilzspezies zum zentralen Nervensystem recht unterschiedlich, für Candida gering, für Aspergillus, Cryptococcus und Cladosporium dagegen relativ hoch. Die Gewebsreaktionen innerhalb des ZNS unterscheiden sich ebenfalls von Erreger zu Erreger, aber auch von Patient zu Patient erheblich (Tab. 5-1). So entwickeln sich bei Candidabefall vorzugsweise eine Meningitis, Mikrogranulome im Hirnparenchym und/oder Abszesse verschiedener Größe (Abb. 5-1). Bei der Kryptokokkose resultiert hingegen eine multifokale granulomatöse Enzephalitis, die mit einer leichteren oder stärkeren meningitischen Reaktion kombiniert ist. Aspergillusspezies erzeugen ebenfalls multifokale zerebrale Granulome. Sie gehen oftmals mit hämorrhagischen Hirninfarkten einher, was die Neigung der Aspergillen reflektiert, Arterien zu besiedeln und dort Thrombosen hervorzurufen.
Die Zygomyzeten (Mukorazeen) tendieren in noch stärkerem Maße zur Invasion von Blutgefäßen, zu denen u. a. die Karotisarterien gehören. Die Folgen sind Gefäßverschlüsse und Infarzierungen der zugehörigen zerebralen Gefäßprovinzen. Die Sinus-

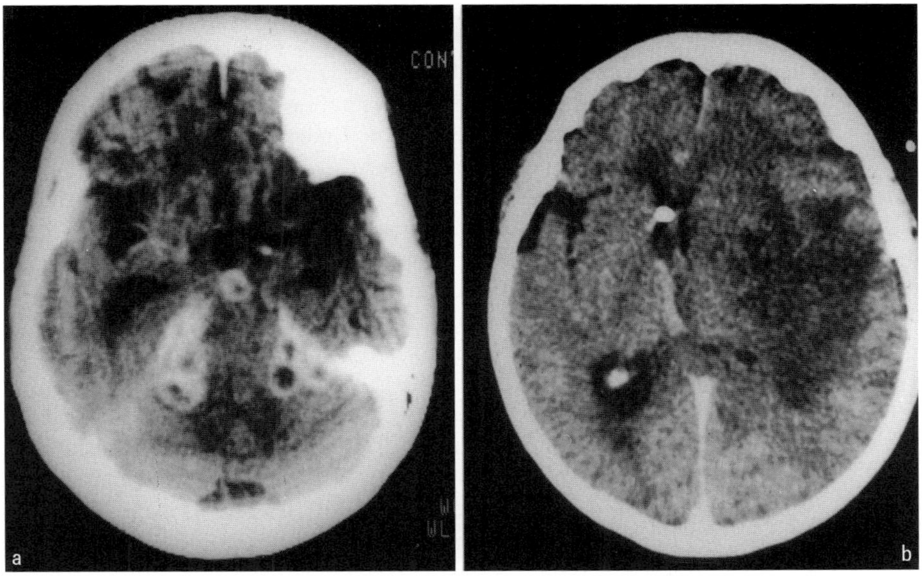

Abb. 5-1 **Kraniales CT bei zerebralen Mykosen.** (a) Kleine Candidaabszesse präpontin und pontozerebellär bds. (19-jährige Patientin nach schwerem Schädelhirntrauma und längerer Kortikosteroidverabfolgung). (b) Zerebrale Aspergillose mit linkshirniger Raumforderung und im rechten Seitenventrikel liegender Ventrikeldrainage (70-jährige Myasthenikerin, die zuvor mit Kortikosteroid und Plasmapherese behandelt worden war).

Tab. 5-1 ZNS-Syndrome bei Pilzinvasion

1. Meningitis: akut, subakut, chronisch
2. Granulomatöse Meningoenzephalitis
3. Abszess: solitär, multipel; Mikroabszesse
4. Granulome: Mikrogranulome, raumfordernde granulomatöse Läsionen
5. Hirninfarkte als Folge eines thrombotischen Gefäßverschlusses
6. Sinus-cavernosus-Syndrom; Orbitaspitzensyndrom

cavernosus-Thrombose kommt eher als Komplikation der Schleimhautinfiltration, von der Nase und ihren Nebenhöhlen ausgehend, zustande. Cladosporium trichoides ruft Hirnabszesse, Läsionen des Marklagers und ausnahmsweise auch Karotisverschlüsse hervor.
Coccidioides immitis verursacht eine ausgedehnte granulomatöse Entzündungsreaktion der basalen Meningen, die von multifokalen Parenchymläsionen mit pathognomonischem histopathologischen Befund begleitet wird. Große Abszesse mykotischer Genese deuten auf eine Infektion mit dem Fadenpilz Pseudallescheria boydii hin. Dieser in Mitteleuropa nicht völlig außergewöhnliche Pilz wurde gehäuft bei reanimierten Ertrinkenden angetroffen. Die seltenen ZNS-Invasionen von Histoplasma capsulatum und Sporothrix schenckii äußern sich nahezu ausschließlich in einer Meningitis (Bell und Guinness 1993, Palaoglu et al. 1993).
Eine typische Folge der granulomatösen meningealen Entzündungsreaktionen ist, namentlich bei subakutem Krankheitsverlauf, die Entwicklung eines Hydrozephalus durch Okklusion oder gestörte Liquorzirkulation. Er kann die klinische Symptomatik entscheidend bestimmen.

Epidemiologie

Die primären bzw. außereuropäischen Mykosen sind in den deutschsprachigen Ländern ausgesprochen selten. Letztlich kommen sie nur bei Personen vor, die im Entwicklungsdienst tätig sind oder spezielle überseeische Endemiegebiete besucht haben. Eine Verbreitung in Mitteleuropa ist nicht zu befürchten, weil keine Erregerübertragung von Mensch zu Mensch stattfindet.
Eine ganz andere Situation ergibt sich für die einheimischen Mykosen. Sie steigen zahlenmäßig mit dem Ausbau der Transplantationsmedizin, der Intensivierung aggressiver Therapieformen (Polychemotherapie, Intensivmedizin) und der zunehmenden Ausbreitung der HIV-Infektionen an. Erhebungen über die Epidemiologie von Organmykosen in Deutschland haben ergeben, dass jährlich mit 600 Erkrankungsfällen pro 1 Mio Einwohner, d. h. mit mehr als 40.000 Fällen pro Jahr zu rechnen ist. Mindestens 7.000 Patienten sterben jährlich infolge einer Pilzerkrankung (Wegmann 1990). Die Häufigkeitsverteilung opportunistischer Mykosen ist wie folgt: Candidamykosen in mehr als 90 % aller Fälle, Aspergillosen 7 %; die restlichen 3 % schließen Kryptokokkosen, Mukormykosen, Phaeohyphomykosen, Sporotrichosen u. a. m. ein. Dabei ist zu beachten, dass bei Leukopeniepatienten der Anteil der Aspergillose mit über 50 % wesentlich höher liegt. Die Kryptokokkose, bei der die körpereigene Abwehr T-Zell-assoziiert ist, gilt in Deutschland – mit 5 % – als eine der häufigsten Komplikationen bei AIDS-Kranken.

5.1 Candidamykose

Zusammenfassung

Erreger: Candida albicans auch C. tropicalis, parapsilosis (an Plastikmaterial), C. glabrata, C. krusei

Krankheitsbilder: Soor, disseminierte Candidose, Sepsis, Endokarditis, katheterassoziierte Infektionen, Meningitis, Augenbefall

Klinisches Bild: Subakute oder chronische Meningitis oder Meningoenzephalitis, kombiniert mit systemischen Befall (disseminierte Candidose) und/oder Befall anderer Organe

Labordiagnostik: Erregernachweis im Liquor (mikroskopisch, kulturell, Antigen-Test, PCR)

Zusatzdiagnostik: Serumuntersuchungen („invasiver Soor"), Liquoranalytik (Pleozytose, mäßiger Laktatanstieg, intrathekale Antikörper-Produktion), cCT, MRT

Therapie: Amphotericin B plus Flucytosin; alternativ Fluconazol

Prognose: Abhängig vom disponierenden Grundleiden und vom Behandlungsbeginn.

Pathogenese

Dem ZNS-Befall durch Candida geht eine Fungämie bzw. disseminierte Candidose voraus. Disponierend sind vor allem Neutropenie, Zustand nach großen bauchchirurgischen Eingriffen und Abusus von i.v. verabreichten Drogen. Neben der schon erwähnten Darmdurchwanderung (endogene Infektion) ist der Erregereintritt auch über arterielle oder venöse Verweilkatheter möglich. Da Hefezellen nur schwache Ekto- und Endotoxinbildner sind, ist die Candidasepsis mit nur mäßiger Temperaturerhöhung, Anämie, Leukozytose und sich verschlechterndem Allgemeinzustand nicht sehr eindrucksvoll.

Eine ZNS-Manifestation tritt nur in 2 % aller Systemmykosen durch Candida ein; sie ist damit 10-mal seltener als die Candidapneumonie (24 %).

Klinische Symptomatik

Das klinische Bild entspricht einer subakuten oder chronischen Meningitis bzw. Meningoenzephalitis, die sich vorzugsweise an der Hirnbasis abspielt. Die Nackensteife ist geringer ausgeprägt. Gelegentlich kommt es zu flüchtigen Hirnnervensymptomen oder auch einer Stauungspapille. Basale Candidaabszesse sind zumeist kleiner, multipel und in ihrer Symptomatik ebenfalls uncharakteristisch. Hirnnervenausfälle, Para- oder Tetraspastik, aber auch Krampfanfälle können auftreten.

Diagnostik

Die Abszesse werden mittels kranialem CT (Abb. 5-1) oder MRT entdeckt und sind mehrheitlich einem neurochirurgischen Eingriff nicht zugänglich.

Der *Liquor* weist bei Candidameningitis eine mittelgradige Pleozytose von einigen 100 polymorphkernigen und/oder mononukleären Zellen und ein oft deutlich erhöhtes Gesamtprotein auf. Der Laktatgehalt steigt auf Werte zwischen 4 und 9 mmol/l an. Die Candidaätiologie wird in der Akutphase durch mikroskopische und kulturelle Untersuchungsverfahren erkennbar. Bei längerem Verlauf stellen sich eine ausgeprägte intrathekale IgA- und eine leichte IgG-Produktion ein.
Die kunstgerechte Diagnostik der zerebralen Candidamykose wird in folgenden Schritten durchgeführt:

1. Mikroskopie (Gram- oder Methylenblaufärbung, Grocott-Färbung, Fluoreszenzfärbung mit optischen Aufhellern).
2. Kulturelle Diagnostik (z. B. auf Sabouraud-Agar) mit anschließender mikroskopisch-morphologischer Differenzierung oder spezifischer Immunfluoreszenz.
3. Suche nach spezifischen Antigenen im Liquor unter Verwendung von an Latex gekoppelten Antikörpern (Cand-Tec® bzw. Pastorex-Kandida-Test®).
4. Nachweis von Antikörpern, die gegen Zellwand oder Zellinhalt-(Protein)Antigene gerichtet sind, mit indirektem Hämagglutinationstest (HAT), indirekter Immunfluoreszenz (IFT) und ELISA. Bei der serologischen Diagnostik ist der Liquor-Serum-Vergleich der Antikörperquantitäten bedeutsam. Candidaantikörper sind normalerweise im Liquor – im Gegensatz zum Blut – nicht oder nur in niedrigen Titern nachweisbar. Die Differenzierung der Immunglobulintypen (IgG, IgM) ist für den ZNS-Befall durch Candida nicht wesentlich.
5. Erregerquantifizierung; in der Zerebrospinalflüssigkeit ist schon die Erregerzahl von $>1/\mu l$ pathognomonisch bedeutsam.
6. An den Erregernachweis sollte sich die Antimykotikaresistenztestung anschließen.

Die Liquor-PCR stellt eine weitere, aber noch nicht ausreichend evaluierte diagnostische Möglichkeit dar. Bei Verdacht auf Candidamykose ist manchmal die ophthalmologische Fundusdiagnostik hilfreich (Feststellung einer Candidaendophthalmitis).
Der Nachweis von C. parapsilosis aus Blutkulturen sollte aufgrund der besonderen Affinität des Erregers zu Plastikmaterialien immer an Katheter-assoziierte Infektionen oder Infektionen von Endoprothesen etc. denken lassen.

Therapie

Die Therapie der Candidameningitis besteht in einer Kombination von Amphotericin B (0,5–0,75 mg/kg tgl.) und Flucytosin (4-mal 35 mg/kg tgl.). Ist der Erreger nicht empfindlich auf Flucytosin, so ist die Amphotericin-B-Dosis zu erhöhen auf 1 mg/kg tgl., infundiert über mindestens 60 min. Zur Minimierung der Nebenwirkungen (Tab. 5-2) werden engmaschige Laborkontrollen (2–3-mal/Woche) von Harnstoff, Kreatinin, Transaminasen und Elektrolyten im Serum sowie vom Blutbild, außerdem die Bestimmung des Medikamentenspiegels im Blut empfohlen. Der Serumnatriumspiegel soll durch NaCl-Substitution hoch-normal gehalten werden. Magnesium ist, falls erforderlich, ebenfalls zu substituieren. Vor Therapiebeginn wird eine intravenöse Testdosis von 0,1 mg verabfolgt (Dosisreduktion bei Kindern). Nach 2-stündiger Wartezeit kann dann die eigentliche Behandlung begonnen werden. Ein durch Amphotericin B erzeugter Schüttelfrost lässt sich ad hoc mit Dolantin unterbrechen und oftmals mit Pentoxifyllin (1.200 mg/d) verhindern.

Tab. 5-2	Nebenwirkungen bei systemischer Amphotericin-B-Verabreichung
	– Schüttelfrost, Fieber, Übelkeit, Erbrechen, Muskelschmerz – Nephrotoxizität – Hypokaliämie, Hypomagnesiämie – Anämie, Neutropenie, Thrombozytopenie – Anaphylaxie – Konvulsionen – Kardiale Arrhythmie – Hepatotoxizität

Die Therapiedauer, die kaum unter 3 Wochen liegt, richtet sich nach der Rückbildung der Liquorveränderungen und den abklingenden Antigentitern. Das Überschreiten der kumulativen Amphotericin-B-Dosis von 1.500–2.000 mg sollte vermieden werden.
Die Liquorpenetration von Amphotericin B ist bei intakter Blut-Liquor-Schranke gering (2,5 % im Steady state), während sie für Flucytosin (50–75 % im Steady state) und Fluconazol (70–80 % im Steady state) als ausgesprochen gut gilt.
Ist die Anwendung von Amphotericin B wegen Unverträglichkeit und Flucytosin wegen Resistenzentwicklung nicht möglich, so bietet sich Fluconazol (1-mal 400–800 mg/d, maximal 1.200 mg/d) als Alternativpräparat bei zerebraler Candidamykose an. Zu beachten ist allerdings, dass einige der weniger pathogenen Candidaarten (C. glabrata und C. krusei) auf Fluconazol geringer empfindlich oder resistent sind. Auch bei AIDS-Kranken muss nach Langzeitanwendung mit resistenten C.-albicans-Stämmen gerechnet werden.
Während Fluconazol und Flucytosin miteinander kombiniert werden können, schließt sich die gemeinsame Gabe von Amphotericin B und Fluconazol wegen wahrscheinlich antagonistischer Wirkung aus.
Die symptomatische Therapie der candidabedingten ZNS-Syndrome unterscheidet sich nicht nennenswert von der, die für bakterielle Meningitiden empfohlen wird.

5.2 Cryptococcus-Meningitis und -Meningoenzephalitis

Zusammenfassung

Erreger: Cryptococcus neoformans

Krankheitsbild: Pneumonie, Meningoenzephalitis (Skelett-, Haut-, Augen-, Herz-, Leber-, Ösophagus- und Prostatabefall möglich)

Klinisches Bild: Schleichend verlaufende Meningitis/Enzephalitis

Labordiagnostik: Erregernachweis im Liquor (Tusche-Färbung, Antigennachweis mit Latex-gekoppelten Antikörpern, kulturell auf Sabouraud-Glukose-Agar)

Zusatzdiagnostik: Antikörperbestimmung (Verlaufskriterium), Liquoranalyse, bildgebende Techniken

Therapie: Amphothericin B i.v. (evtl. zusätzlich i.th.) plus Flucytosin, Fluconazol

Prognose: Längerer Verlauf; unbehandelt letal.

Erregereigenschaften und Pathogenese

Kryptokokken sind runde bis ovale Sprosspilze, die von einer Polysaccharidkapsel umgeben sind und keine Hyphen bilden. Sie weisen einen Durchmesser von 4–20 µm auf (vergl. Lymphozytengröße ca. 15 µm). Die Schleimkapsel kann mittels Tuschepräparat deutlich gemacht werden (Abb. 5-2). Der Pilz kommt ubiquitär vor, besonders häufig aber im Taubenmist. Auch in Fruchtsäften und in der Milch von Kühen mit Kryptokokkenmastitis wurde der Pilz gefunden.
Der wesentliche disponierende Faktor für Kryptokokkenerkrankungen sind T-Zell-Defekte, insbesondere die erworbene Immundefizienz (AIDS); in geringerem Maße üben andere konsumierende Krankheiten (z. B. Malignome, Tbc) eine Schrittmacherfunktion aus. Da der Pilz vorzugsweise per inhalationem akquiriert wird, kommt es typischerweise zunächst zu einem lokalisierten Lungenbefund und von dort zur Dissemination mit ZNS-Befall. Das pulmonale Stadium kann inapparent verlaufen, sodass die Meningoenzephalitis das erste Zeichen ist, das auf die Krankheit aufmerksam

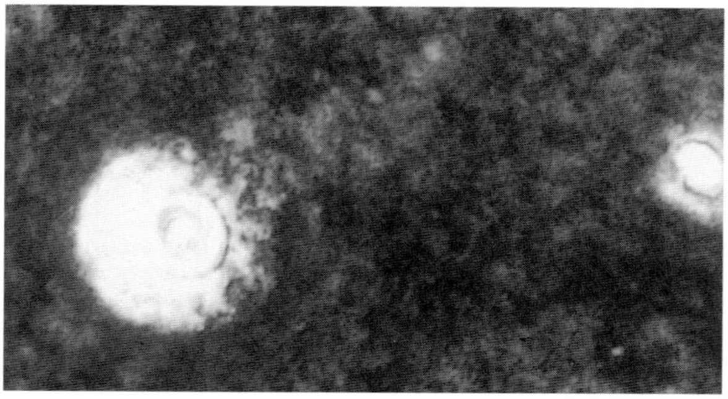

Abb. 5-2 Cryptococcus neoformans; Tuschefärbung eines Liquorpräparates (Vergr. 1 : 100).

macht. Bei AIDS-Patienten entwickeln sich vorzugsweise septische Manifestationen der Kryptokokkose.

Klinische Symptomatik

Als Prodromalsymptome haben Kopfschmerz, Diarrhö, Subfebrilität und auch Apathie zu gelten. Die meningitische oder enzephalitische Symptomatik entwickelt sich meistens schleichend. Die Meningitis, bevorzugt basal lokalisiert, äußert sich in mäßigem Meningismus, Ausfällen der oberen Hirnnervengruppe wie transiente Diplopie, Abduzensparese, Papillenödem. Die Krankheit nimmt einen langsam progredienten Verlauf und führt unbehandelt innerhalb von 2–3 Monaten zum Tode.
Eine enzephalitische Variante manifestiert sich mit Paresen, die sich schlaganfallähnlich entwickeln können, zentralen Werkzeugstörungen (Aphasie), Dysarthrie, epileptischen Anfällen und sonstigen Herdsymptomen. Auch ein eher schleichender Beginn mit Verhaltensänderungen und/oder neuropsychologischen Defiziten ist möglich. Bei fortschreitendem Prozess stellen sich extrapyramidal motorische Dysfunktionen, Verwirrtheit und schließlich Vigilanzstörungen ein. Das Endstadium mündet in vegetative Fehlregulationen oder Zeichen des erhöhten intrakraniellen Drucks (ICP). Als morphologisches Substrat der Symptomatik kommen meningeale Granulome, zystische Strukturen im Hirnparenchym, kortikal und subkortikal, sowie die seltenen Abszesse infrage.

Diagnostik

Die Diagnostik der Cryptococcus-Meningoenzephalitis basiert auf bildgebenden Techniken (CT, MRT), Liquoranalytik, Erregernachweis durch direkte Darstellung oder Nachweis von Kapselantigen aus Körperflüssigkeiten (beispielsweise auch Liquor cerebrospinalis).
Unter den bildgebenden Techniken erwies sich die MRT-Untersuchung dem kranialen CT überlegen. Durch das cCT werden meistens nur Abszesse, intrakranielle Raumforderungen und Parenchymrarefikationen erkennbar. Im MRT lassen sich darüber hinaus die intraparenchymatösen Granulome, kleinere Zysten und das perifokale Ödem darstellen. Eine bildgebende Lungendiagnostik ist wegen der gehäuft vorhandenen grobknotigen pulmonalen Infiltrate ebenfalls zu fordern. Auf diesem Wege erfolgt gleichzeitig der differenzialdiagnostische Ausschluss einer mykobakteriellen Erkrankung – also in erster Linie einer Lungen- und ZNS-Tuberkulose.
Der lumbale *Liquor* erbringt gelegentlich einen Normalbefund, insbesondere wenn sich der Prozess in der Tiefe des Hirnparenchyms abspielt. Es sind Krankheitsfälle bekannt mit einer Pleozytose bis 200 Zellen/μl, Gesamtproteinkonzentrationen bis 2.500 mg/l und Laktatwerten bis 13 mmol/l. Der zytologische Befund entspricht bei solchen Patienten einem bunten Zellbild mit Granulozyten, Lymphozyten, Monozyten, Plasmazellen und aktivierten (IgG-tragenden) B-Lymphozyten (Abb. 5-3). Eine intrathekale Synthese von IgG (und IgM) ist namentlich bei schleichendem Krankheitsbeginn schon in der initialen Liquorprobe nachweisbar.
Die vorgenannten Befunde sind typisch für fast jede subakut bis chronisch verlaufende Meningoenzephalitis und somit nicht spezifisch. Die entscheidende diagnostische Maßnahme ist deshalb die *Erregerdarstellung*; sie erfolgt am einfachsten durch ein Tuschepräparat des Liquors, ist aber nicht immer erfolgreich. Auch sind Verwechslungen mit Lymphozyten immer wieder vorgekommen. Der Antigennachweis mit antikörperbela-

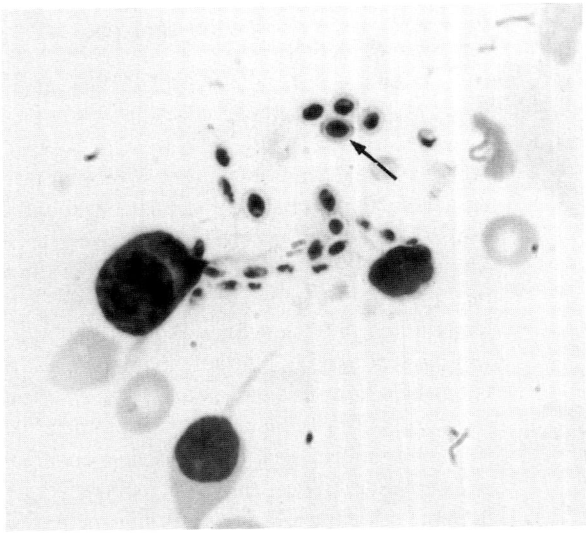

Abb. 5-3 **Kryptokokken und Candida albicans im Liquorzellausstrich eines AIDS-Kranken (Giemsa-Färbung).** Pfeilspitze: Cryptococcus neoformans (erkennbar an der Kapselbildung).

denen Latexpartikeln ist dagegen aufgrund der Stabilität und der hohen Quantität des Antigens recht zuverlässig. Er soll in Liquor und Serum (ggf. auch im Urin) geführt werden. Falls sich die Diagnose des Leidens allein auf den Antigennachweis stützt, sollte der Befund durch Verwendung eines zweiten, differenten Testkits bestätigt werden, da gelegentlich falsch-positive Reaktionen auftreten können (Rüchel 1994).
Die ebenfalls wünschenswerte kulturelle Untersuchung wird zunächst mit einem Sabouraud-Glukose-Agar vorgenommen; eine zusätzliche Anzucht auf Giuzotia-abyssinica-Kreatinin-Agar ist zur Abgrenzung gegen andere Sprosspilze erforderlich.
Als Nachweismethoden für die Antikörperproduktion eignen sich verschiedene Agglutinationstests und der IFT. Verwendet wird hierfür Antigen des kreuzreagierenden Typ D. Anlass zur Fehlinterpretation ist oft die Tatsache, dass auf dem Höhepunkt der Erkrankung die meisten Antikörpertests uncharakteristisch ausfallen. Möglicherweise werden spezifische Antikörper (in vivo) durch die größeren Mengen löslichen Kryptokokkenantigens gebunden. Unter erfolgreicher Therapie sinkt der Antigentiter ab; der Antikörpertiter steigt dagegen an. Er persistiert nach der Ausheilung für eine bestimmte Zeit und erlaubt deshalb keine prognostische Aussage. Wichtig ist, dass quantitative serologische Tests in Blut und Liquor parallel durchgeführt werden. Dies ist für die Abschätzung der intrathekalen Antikörperproduktion bedeutsam.
Da in 10 % der Cryptococcus-Mykosen Hautveränderungen beobachtet werden, sollte nach solchen Läsionen gefahndet werden. Sie eignen sich zur bioptischen Erregerdarstellung.

Therapie

Die Therapie der Cryptococcus-Meningoenzephalitis erfolgt in erster Wahl mit Amphotericin B (0,6–1,0 mg/kg tgl.) ggf. in Kombination mit Flucytosin (4-mal 35 mg/kg tgl.). Mögliche Therapiekomplikationen sind in Kap. 5.1 aufgeführt.
Die Therapiedauer richtet sich nach dem Ergebnis der Antigen- und Antikörperdiagnostik sowie nach dem allgemeinen Liquorbefund (Zell-, Protein- und Laktat-

abfall). Bei AIDS-Patienten wird die Behandlung mindestens über 6 Wochen fortgesetzt (Sugar und Saunders 1988). Danach bietet sich die prophylaktische Gabe von 50–200 mg Fluconazol pro Tag an.
In Fällen mit ungenügendem Therapieeffekt durch systemische Verabreichung wird Amphotericin B zusätzlich oder ausschließlich intrathekal instilliert. Voraussetzung hierfür ist die Anlage eines Reservoirs mit direktem intraventrikulären Zugang (z. B. Rickham-Reservoir). Nach einer initialen Testdosis von 0,1 mg werden 0,25–0,5 mg in 5–10 ml Aqua bidest intrathekal jeden 2. Tag verabfolgt. Später kann der Abstand auf zweimal, schließlich einmal pro Woche vergrößert werden (Bell und Guinness 1993). Als Therapie der 2. Wahl ist, wie bei Candidamykosen, die Gabe von Fluconazol (400–800 mg/d in einer Dosis) zu erwägen. Dosen bis zu 1.600 mg/d wurden bereits verabfolgt (Voss und Pauw 1999). Fluconazol zeichnet sich durch eine günstige Pharmakokinetik aus, jedoch wirkt das Präparat in situ nur fungistatisch. Seit neuerem wird auch die Dreifachkombination aus Amphotericin B, 5-Flucytosin und Fluconazol empfohlen. AIDS-Patienten erhalten nach durchgemachter Kryptokokken-Meningoenzephalitis eine lebenslange Rezidivprophylaxe mit Fluconazol.

5.3 ZNS-Befall durch Aspergillusspezies

Zusammenfassung

Erreger: Aspergillus fumigatus

Krankheitsbild: Zerebrales Granulom, Abszesse, (regionale) Meningoenzephalitis, Okklusionshydrozephalus, intrakranielle Blutung (zumeist im Granulom- oder Enzephalitisbereich)

Klinisches Bild: Uncharakteristisch, je nach Manifestationsform und -locus

Labordiagnostik: MRT (cCT), Hirnbiopsie mit mikroskopischen Erregernachweis

Zusatzdiagnostik: Erregersuche im Bronchialsekret bei Immunsupprimierten

Therapie: Amphotericin B (i.v. plus i.th.); 2. Wahl: Itraconazol; operativ bei Okklusivhydrozephalus

Prognose: Hohe Letalität.

Erregereigenschaften und Pathogenese

Aspergillen sind ubiquitäre Fadenpilze, die natürlicherweise auf Heu, siliertem Getreide, im Kompost, bei Haustieren, in Blumentopferde und in bei Baumaßnahmen entstehendem Staub anzutreffen sind. Die höchste Humanpathogenität hat der rauchfarbene Kolbenschimmelpilz, Aspergillus fumigatus. Mindestens 5 andere Spezies kommen für Infektionen bei Menschen ebenfalls infrage, wobei ein ZNS-Befall mit Aspergillus niger oder flavus sehr selten zu sein scheint. Die typischen prädisponierenden Faktoren sind prolongierte Neutropenie, Kortikosteroidverabfolgung, sonstige therapeutische Immunsuppression und Alkoholismus.

Da Aspergillus per inhalationem akquiriert wird, findet sich in den meisten Fällen ein pulmonaler Herd, von dem aus die Infektion hämatogen generalisiert. Eine Infiltration des Gehirns per continuitatem bei Nasennebenhöhlen-Aspergillose wurde sogar bei immunkompetenten Personen beobachtet. Sie ist aber selten (Bradley et al. 1987).

Klinische Symptomatik

Die zerebrale Aspergillose verläuft rasch, zumeist unerkannt und deshalb tödlich. Typische Kasuistiken beschreiben ein bronchitis- oder pneumonieartiges Bild mit raschem Temperaturanstieg. Innerhalb weniger Tage treten Hemisyndrome, epileptische Anfälle und schließlich Bewusstseinstrübung auf. Der Neurostatus erbringt eine leichte Nackenbeugehemmung, Änderung des Muskeltonus ein- oder beidseitig, mitunter Pyramidenbahnzeichen und oft auch Myoklonien symmetrischer oder asymmetrischer Ausprägung. Ein Okklusionshydrozephalus kann sich ausbilden. Die Patienten werden beatmungsbedürftig. Präfinal stellt sich eine Symptomatik der intrakraniellen Druckerhöhung ein.

Grundsätzlich kann sich die Aspergillose des ZNS als Meningoenzephalitis, zerebrale Granulomatose oder mit Abszessen manifestieren. Auf begleitende Hirninfarkte wurde bereits hingewiesen.

Diagnostik

Im kranialen Computertomogramm stellen sich in der Regel diffuse, raumfordernde Hypodensitäten dar. Einblutungen im Herdbereich (umschriebene hyperdense Areale) leichten oder auch erheblichen Ausmaßes sind oft richtungsweisend für die Verdachtsdiagnose. Auch das Bild eines zerebralen Territorialinfarkts ist möglich. Einen pathognomonischen Befund gibt es indes nicht (Abb. 5-1). Auch das MRT ist nicht wesentlich aufschlussreicher. Aspergillusabszesse unterscheiden sich in der Bildgebung nicht von den durch Bakterien verursachten.

Die Untersuchung des *Liquor* erbringt zunächst eine leichte (bis 50/μl), später eine ausgeprägtere Pleozytose (>1.000/μl), bei der Granulozyten überwiegen. Das Gesamtprotein steigt zum Teil erheblich an (bis 4.000 mg/l), während das Laktat eher auf niedrigerem Niveau (ca. 4 mmol/l) verbleibt. Die intrathekale Synthese von Immunglobulinen erscheint bei etwas längerem Krankheitsverlauf als 3-Klassen-Reaktion mit Bevorzugung des IgA.

Der mikroskopische und kulturelle Nachweis aus dem Liquor misslingt fast immer (Nau et al. 1989). Ein Antikörperanstieg ist namentlich bei Immunsupprimierten weder im Serum noch im Liquor in indikativem Ausmaß vorhanden. Auch der Antigentest auf Galaktomannan hat nur eine mäßige Sensitivität und hilft bei der ZNS-Aspergillose kaum weiter. Die Demonstration von Aspergillusmyzel, seltener von Konidiophoren und Konidien aus dem Material der Bronchiallavage ist bei Vorliegen disponierender Faktoren als wichtiger Hinweis auf eine Organmykose zu deuten.

Die entscheidende diagnostische Maßnahme im Verdachtsfalle ist die *Hirnbiopsie* aus dem im cCT pathologisch erscheinenden Areal. Sie ist nach unseren Erfahrungen lebensrettend. Die Gewebsprobe wird mit Färbungen nach Hotchkiss-McManus (PAS) oder Grocott, am schnellsten aber durch mazerierende Fluoreszenzfärbung mit optischen Aufhellern aufgearbeitet (Rüchel und Markgraf 1993). Dabei lassen sich die typischen Pilzelemente (korallenartig angeordnete Hyphen) im nekrotischen Hirngewebe auffinden.

Therapie

Die Therapie der 1. Wahl besteht in der Verabfolgung von Amphotericin B (1,0 mg/kg tgl. für intrathekale Gabe s. Kap. 5.2), evtl. kombiniert mit Flucytosin (Dosierung s. Kap. 5.1). Über die geeignete Therapiedauer bestehen kaum Erfahrungen. Mehrere Wochen erscheinen angemessen, zumal keine echten Therapiekontrollparameter gegeben sind. Eine Normalisierungstendenz des Liquorbefunds sollte abgewartet werden. Über die ZNS-Wirksamkeit des liposomalen Amphothericin B gibt es nur unzureichende Informationen. Die Substanz reichert sich vorzugsweise in der Leber an.

Als Therapie der 2. Wahl ist Itraconazol zu nennen; die Verbindung weist bessere pharmakokinetische Voraussetzungen für eine ZNS-Wirksamkeit auf, ist am Wirkort aber wahrscheinlich nur fungistatisch. Als Dosierung sind bei Erwachsenen 400 mg/d zu wählen. Das Präparat wird in niedriger Dosierung auch zur Nachbehandlung einer Organaspergillose über Zeiträume bis zu einem Jahr empfohlen.

Andere Kombinationen, für die es bei ZNS-Mykosen keine Erfahrungen gibt, sind Amphotericin B plus Rifampicin oder Flucytosin plus Itraconazol. Rifampicin allein ist nicht antimykotisch wirksam; es soll aber den Amphotericin-B-Effekt verstärken. Miconazol (Daktar) und Ketoconazol (Nizoral) sind bei Verdacht auf Aspergillusmykose wegen Unwirksamkeit kontraindiziert.

Die übliche symptomatische Therapie bei ZNS-Befall durch Aspergillus besteht in Maßnahmen zur Senkung des intrakraniellen Drucks, angemessener Kalorien- und Elektrolytsubstitution sowie Vermeidung zusätzlicher nosokomialer Infektionen. Ein Okklusionshydrozephalus muss rechtzeitig, beispielsweise durch wiederholte CT-Untersuchungen, erkannt und durch externe Liquordrainage entlastet werden.

5.4 Mukormykose (Synonym: Zygomykose; veraltet: Phykomykose)

Zusammenfassung

Erreger: Rhizopus microsporus, Rh. orizae, Mucor, Rhizomucor (Klasse: Zygomycetes)

Krankheitsbild: Rhinozephaler, pulmonaler, gastrointestinaler, urogenitaler und/oder systemischer Pilzbefall

Klinisches Bild: Subakut beginnende lokale Erkrankung mit blutigen und/oder grau-schwärzlichen Wundsekreten, invasive Ausbreitung

Labordiagnostik: Histologisch aus Wundsekret oder Gewebsmaterial

Zusatzdiagnostik: Bildgebende Verfahren (Bestimmung des Ausmaßes)

Therapie: Aggressive operative Ausräumung, Amphotericin B (plus 5-Flucytosin), Diabetes behandeln

Prognose: Hohe Letalität bei systemischer und rhinozephaler Form.

Erregereigenschaften und Pathogenese

Die Mukorazeen (Zygomyzeten) sind niedere Fadenpilze mit charakteristischer Morphologie. Als Saprophyten sind sie ubiquitär (verschimmeltes Brot). Normalerweise entfalten sie für den Menschen keine Pathogenität. Bei besonderer Disposition rufen sie aber opportunistische Krankheiten (Mukormykose) hervor, die sich je nach Erregereintritt und -eigenschaft als rhinozephale, pulmonale, gastrointestinale, urogenitale oder systemische Form manifestieren. Prädispositonsfaktor für die rhinozephale Form ist am häufigsten ein azidotisch entgleister Diabetes mellitus. Die übrigen Formen entwickeln sich opportunistisch bei Erkrankungen des hämatopoetischen und lymphoretikulären Systems. Die wichtigsten Erreger der Mukormykose sind Rhizopus orizae und Rh. microsporus. Sie werden durch Eisenionen aktiviert; deshalb disponiert auch eine Eisenmobilisierung durch Desferoxamintherapie zur Mukormykose.

Klinische Symptomatik

Die rhinozephale Form der Mykose beginnt zumeist subakut bis chronisch. Leicht blutende, grau-schwärzliche, nekrotische Beläge bilden sich auf der Schleimhaut von Mundhöhle und Nase. Sie breiten sich in die Nasennebenhöhlen und via Sinus ethmoidalis in die Orbita aus. Klinisch imponiert das Bild einer Orbitalphlegmone mit konsekutiver Erblindung oder Ophthalmoplegie. Häufiger ist allerdings zunächst nur die Symptomatik einer chronischen Sinusitis vorhanden. Schwärzlich gefärbte Nasensekrete und, bei Orbitabefall, schwärzliche Tränenflüssigkeit sind diagnostisch wegweisend.
Als Komplikation entwickelt sich entweder eine Sinus-cavernosus-Thrombose mit den hierfür typischen Krankheitszeichen oder ein direkter Einbruch in den Hirnschädel. Initialsymptome der zerebralen Beteiligung sind frontoorbital lokalisierte

Schmerzen, Visusminderung bis hin zur Erblindung, Augenmuskellähmung und Ptosis. Es folgen dann enzephalitische Zeichen wie Verwirrtheit, Krampfanfälle oder frontobasale Herdsymptome sowie Fieberanstieg, Blutsenkungsbeschleunigung und Meningismus. Die Untersuchung des *Liquor* erbringt in wechselnder Ausprägung eine Pleozytose und Gesamtproteinerhöhung.
Eine Besonderheit der Mukorazeen ist ihre Neigung zum Einbruch in Arterien. Auf diese Weise werden hämatogene Streuung, aber auch Hirninfarkte und Lungenembolien ausgelöst. Selbst ein Brown-Séquard-Syndrom wurde so verursacht (Wegmann 1990). Eine Pilzsepsis kann zur Embolisierung peripherer Gefäße und schwersten Störungen der Mikrozirkulation in den Extremitäten führen.

Diagnostik

Die entscheidende diagnostische Maßnahme besteht in der histologischen Untersuchung einer Gewebsprobe der befallenen Schleimhaut. Grocott- und Fluoreszenzfärbung mit optischen Aufhellern sind geeigneter als HE- und PAS-Färbung. Die kulturelle Anzüchtung ist deshalb unproblematisch, weil der Pilz auch auf einfachen Medien rasch in 2–3 Tagen typische Kolonien bildet. Rhizopus lässt sich mitunter auch im arteriellen Blut auffinden. Der Direktnachweis des Erregers im Sputum gilt als schwierig. Eine standardisierte Serologie der Mukormykosen gibt es derzeit nicht.

Therapie

Eine wichtige Therapiemaßnahme bei der kranialen Mukormykose ist die radikale chirurgische Ausräumung der Befallsherde im Mund-, Nasen- und Nebenhöhlenbereich. Gleiches gilt grundsätzlich auch für umschriebene Herde im Lungen-, Haut- und Darmgewebe. Zumeist kommt der operative Eingriff zu spät, weil die Krankheit bereits disseminiert ist. Hier bleibt der Therapieversuch mit Amphotericin B (1 mg/kg tgl.), evtl. in Kombination mit Flucytosin.
Das Grundleiden, wie beispielsweise der Diabetes mellitus oder eine azidotische Stoffwechselentgleisung sonstiger Genese, ist rigoros zu behandeln.
Die Letalität der rhinozephalen Mukormykose ist extrem hoch. Nur schnelle Diagnostik und unvermitteltes therapeutisches Handeln ermöglichen in manchen Fällen das Überleben mit oder auch ohne bleibende Schäden.

5.5 Zerebrale Phaeohyphomykose

Zusammenfassung

Erreger: Cladosporium trichoides (Synonyma: Xylohypha bantiana, Cladophialophora bantiana, Cladosporium homodendrum; zu Dematiazeen gehörend)

Krankheitsbild: Systemische Infektionen, Hirnabszesse, Karotisverschlüsse

Klinisches Bild: Wie bei Hirnabszess – fokale neurologische Ausfälle

Labordiagnostik: Histopathologisch, kulturell, keine spezielle Serologie

Zusatzdiagnostik: Bildgebende Verfahren (cCT, MRT), Doppler-Sonographie

Therapie: Operative Entfernung, Flucytosin (evtl. in Kombination mit anderen Chemotherapeutika)

Prognose: Letalität ohne Operation 100 %, mit Operation 75 %.

Erregereigenschaften und Pathogenese

Bei den Dematiazeen – Schwärzepilze – handelt es sich um Fadenpilze, deren Zellwände Melanin enthalten. Deshalb stellen sich Kulturen und pilzbefallene Gewebe schwärzlich dar. Cladosporium trichoides gehört zu dieser Gruppe von Mikroorganismen. Änderungen der Taxonomie erschwerten seit der ersten Beschreibung eines zerebralen Cladosporium-Abszesses vor fast 5 Jahrzehnten (Binford et al. 1952) die klassifikatorische Zuordnung. Der Pilz ist ubiquitär auf verrotteten Pflanzen, Holz und im Boden vorhanden. Bei den bisherigen Fallberichten gingen der Erkrankungen gehäuft Operationen oder Traumen voraus; zumeist lag kein Immundefekt vor. Bevorzugt betroffen sind Personen im 2. und 3. Lebensjahrzehnt; Männer überwiegen. Der Pilz erreicht auf direkten Wege (nach Schädel-Hirn-Trauma) oder hämatogen das ZNS. Der eigentliche Akquisitionsmechanismus ist nicht klar. Eine Erregerisolation gelang auch aus Lunge, Haut, Ohr und Nasennebenhöhlen.

Klinische Symptomatik

Der Prozess manifestiert sich mit Kopfschmerzen, fokalen epileptischen Anfällen, Paresen oder sonstigen Herdsymptomen, oft sind auch meningitische Zeichen und Papillenödem vorhanden. Bei den bildgebenden Verfahren (MRT, cCT) imponiert zumeist ein Rundherd. Die subakute Symptomentwicklung geht auch mit thalamischen, sonstigen dienzephalen und zerebellären Funktionsstörungen einher. Ein Karotisverschluss wurde in mehreren Kasuistiken beschrieben. Der Liquorbefund ist normal oder uncharakteristisch verändert. Unbehandelt kommen alle Erkrankten ad exitum. Bei operativer Entfernung des Abszesses beträgt die 1-Jahres-Überlebensrate 25 % (Türker et al. 1993, Palaoglu et al. 1995).

Diagnostik

Nach der klinischen Untersuchung wird als erste Maßnahme ein bildgebendes Verfahren durchgeführt, auf dem sich in der Regel ein Rundherd wie bei Abszess oder Hirnmetastase darstellt. Degenerative Veränderungen der weißen Substanz mit frontaler Betonung sollen in Einzelfällen vorkommen. Der *Liquor*befund erbringt gemäß bisheriger Erfahrungen keine Pleozytose.
Der Pilz wird histopathologisch aus dem Abszessgewebe und kulturell durch seine charakteristische Morphologie (dunkel pigmentierte, septierte Hyphen, 2–7 µm breit und 10–12 µm lang, PAS-positiv) identifiziert. Als Färbetechniken kommen HE, PAS und Methenamin-Silber infrage. Die Anzucht erfolgt auf Sabouraud-Agar.
Als Zusatzuntersuchung sind EEG und Dopplerdiagnostik angezeigt. Über zerebrale Vasospasmen ist bei betroffenen Patienten berichtet worden. Mäßige Transaminasenerhöhungen treten manchmal auf.

Therapie

Entscheidend für das Überleben ist die rasche Exzision des Herdes. Nach Vorliegen des histopathologischen Schnellschnittbefundes soll unverzüglich antimykotisch mit Flucytosin (4-mal 35 mg/kg tgl.) behandelt werden. Später kann auf tgl. 400 mg Fluconazol übergegangen werden. Die Krankheit spricht nicht gut auf die antimykotische Therapie an, was mit unzureichenden Gewebskonzentrationen bei systemischer Verabfolgung erklärt wird.

5.6 Sporotrichose

Weltweit sind einzelne Fälle einer Meningitis durch Sporothrix schenkii beschrieben worden. Der Pilz dringt typischerweise durch Verletzung in die menschliche Haut ein und erzeugt dort eine lokale Sporotrichose. Lymphogen können andere Organe, vor allem Skelett und Gelenke befallen werden. Eine pulmonale Sporothrichose wurde bei Abwehrgeschwächten durch Alkoholismus, Diabetes, Sarkoidose, Tuberkulose beobachtet.
Der Erreger lässt sich in Abstrichen, Sputum, Liquor, Gelenkflüssigkeit – je nach Symptomatik – nachweisen. Seine dimorphe Eigenschaft wird durch die Gestaltunterschiede bei Mikroskopie des nativen Materials (Fadenpilzform) und der Kulturform (Sprosspilz) erkennbar.
Die kutane Sporotrichose kann mit Kaliumiodid (oral) über mehrere Wochen behandelt werden. Bei der zerebralen Manifestationsform ist eine Amphotericin B- oder Itraconazol-Gabe angezeigt. Chirurgische Maßnahmen müssen beim Befall anderer Organe erwogen werden. Die Prognose ist namentlich bei Personen mit Immundefekt ungünstig.

5.7 Außereuropäische Systemmykosen: Blastomykose, Parakokzidioidomykose, Histoplasmose, Kokzidioidomykose

Diese Mykosen werden durch Pilze verursacht, die als Bodenbewohner an bestimmte Regionen mit wärmerem Klima (z. B. USA) gebunden sind und primär nicht im menschlichen Körper vorkommen. Sie erzeugen in der Regel multiple Affektionen, wobei die Lunge die wesentliche Eintrittspforte ist. Differenzialdiagnostisch kommen somit Tuberkulose, Sarkoidose, Lungenmalignome, Morbus Hodgkin, Leukosen und die allergische Angiitis und Granulomatose Churg-Strauss infrage.

Die nordamerikanische **Blastomykose** kann von der Lunge aus neben anderen Organen (z. B. Subkutangranulome) auch das ZNS befallen. Der Pilznachweis (Blastomyces dermatitidis) wird aus Sputum, Bronchiallavage, Liquor, Eiter oder Biopsiematerial direkt mikroskopisch oder kulturell geführt. Intrakutantests und Seroreaktionen sind spezifisch. Die medikamentöse Therapie der Wahl ist Ketoconazol (800 mg/d oral) oder Itraconazol (400 mg/d). Amphotericin B ist vorgenannten Substanzen unterlegen (Bradsher 1992).

Die durch Blastomyces brasiliensis hervorgerufene **Parakokzidioidomykose** ist vor allem auf Lateinamerika und dort auf Brasilien begrenzt. Die männliche Bevölkerung wird häufiger befallen. Typischerweise treten Lungen- und Schleimhautaffektionen auf. Die Pilzdissemination scheint das ZNS weitgehend auszusparen. Die Erreger werden in Ulkusabstrichen und Sputum nachgewiesen. Therapeutisch können Ketoconazol (1. Wahl), Sulfonamide oder Amphotericin B eingesetzt werden (San-Blas et al. 1992).

Die wichtigere **Histoplasmose** wird in Amerika (Einzugsgebiet von Mississippi, Missouri und Ohio) und Asien durch Histoplasma capsulatum und in Afrika durch Histoplasma duboisi hervorgerufen. Primärer Sitz der Erkrankung ist die Lunge; von hier aus findet eine lymphogene oder hämatogene Streuung statt. Die Krankheit bevorzugt das retikulohistiozytäre System. Der ZNS-Befall mit konsekutiver Meningitis ist die Ausnahme. Die Histoplasmose kommt als opportunistische Erkrankung auch bei AIDS-Patienten vor. Der Pilz wird über Biopsiematerial, Kulturen und – indirekt – durch spezifische Hauttests (Histoplasmin) nachgewiesen. Die Therapie der 1. Wahl ist bei Immunsupprimierten Amphotericin B (0,3 mg/kg tgl.) und Flucytosin (4-mal 35 mg/kg tgl.) über 6 Wochen mit anschließender Gabe von Itraconazol (400 mg/d oral) als Rezidivprophylaxe. Bei immunkompetenten Patienten wird Itraconazol bevorzugt (Dismukes et al. 1992, Wheat et al. 1994).

Die **Kokzidioidomykose** (Wüstenrheumatismus, Valley-Fieber, San-Joaquin-Fieber) wird durch den höchst infektiösen Pilz Coccidioides immitis erzeugt. Als Endemiegebiete sind aride Regionen im Südwesten der USA, in Mexiko und in Südamerika bekannt. Die Krankheit verläuft als pneumonische oder disseminierte Manifestationsform. Erstere geht mit knotigen oder kavernösen Lungenveränderungen einher. Die disseminierte Form bezieht Lymphknoten, Haut, Subkutis, Milz, Nebennieren und Knochen mit ein. Die meningeale Infiltration führt zu ausgedehnten basalen Granulomen. Ihre Letalität ist hoch.

Der Erregernachweis wird mikroskopisch, kulturell, serologisch (Präzipitinnachweis im Serum, KBR) oder durch Hauttests geführt.

Als Therapie der 1. Wahl wird Amphotericin B empfohlen. Alternativpräparate stehen mit Itraconazol und Ketoconazol zur Verfügung, wobei Ketoconazol aufgrund seiner hohen Proteinbindung im Serum weniger für die Anwendung bei ZNS-Befall geeignet ist (Einstein und Johnson 1993).

Nachbemerkung: Als Folge der allgemeinen Zunahme immunsupprimierter bzw. -kompromittierter Patienten werden in rascher Folge immer wieder neue Erreger systemischer Mykosen identifiziert. Solche als *„newly emerging pathogens"* bezeichneten Pilze sind Fusariumarten und Trichosporen bei leukopenischen Patienten sowie Penicillium marneffi bei AIDS-Kranken (Datry 1994, Vartivarian et al. 1993).

Literatur

Bell WE, Mc Guinness GA (1993) Antibacterial and antifungal therapy for CNS infections. In: Tyler KL, Martin HB (eds) Infectious diseases of the central nervous system. EA Davis Company, Philadelphia, pp 305–353

Binford CH, Thompson RK, Gorhan ME (1952) Mycotic brain abscess due to C. trichoides, a new species. Am J Clin Pathol 22: 535–542

Bradley SF, Mc Guire NM, Kauffman G (1987) Sinoorbital and cerebral aspergillosis: Cure with medical therapy. Mykosen 30: 379–385

Bradsher RW (1992) Blastomycosis. Clin Infect Dis 14 (Suppl 1): 82–90

Datry A (1994) A french case of laboratory-acquired disseminated penicillium marneffei infection in a patient with AIDS. Clin Infect Dis 19: 357–358

Dismukes WE, Bradsher RW, Cloud GC et al. (1992) Itraconazole therapy for blastomycosis and histoplasmosis. NIAID Myco Study Group. Am J Med 1992; 93: 489–497

Einstein HE, Johnson RH (1993) Coccidioidomycosis: new aspects of epidemiology and therapy. Clin Infect Dis 16: 349–356

Meinhof W, Müller J (1992) Mykologisches Glossar. In: Burkhardt F (Hrsg) Mikrobiologische Diagnostik. Thieme, Stuttgart, pp 485–486

Nau R, Behrends T, Henze T, Prange HW (1989) ZNS-Infektion durch Aspergillus fumigatus. Nervenarzt 60: 178–180

Palaoglu S, Sav A, Basak T, Yalcinlar Y, Scheithauer BW (1993) Cerebral phaeohyphomycosis. Neurosurgery 33: 894–897

Rüchel R (1994) False-positive reaction of a Cryptococcus antigen test owing to Pseudallescheria mycosis. Mycoses 37: 69

Rüchel R, Margraf S (1993) Mikroskopische Schnelldiagnose tieflokalisierter Mykosen an mazerierten Untersuchungsproben durch Färbung mit optischen Aufhellern. Mycoses 36: 239–242

San-Blas G, Restrepo A, Clemons K et al. (1992) Paracoccidioidomycosis. J Med Vet Mycol 30 (Suppl 1): 59–71

Sugar AM, Saunders C (1988) Oral fluconazol as suppressive therapy of disseminated cryptococcosis in patients with acquired immunodeficiency syndrome. Am J Med 85: 481–489

Türker A, Altinörs N, Aciduman A et al. (1995) MRI findings and encouraging fluconazole treatment results of intracranial cladosprium trichoides infection. Infection 23: 60–62

Vartivarian SE, Anaissie EJ, Bodey GP (1993) Emerging fungal pathogens in immunocompromised patients: classification, diagnosis, and management. Clin Infect Dis 17 (Suppl 2): 487–491

Voss A, de Pauw BE (1999) High dose fluconazole therapy in patients with severe fungal infections. Eur J Clin Microbiol Infect Dis 18: 165–174

Wegmann T (1990) Medizinische Mykologie – ein praktischer Leitfaden. Editiones Roche, Basel

Wheat J (1994) Histoplasmosis: recognition and treatment. Clin Infect Dis 19 (Suppl 1): 19–27

6 Protozoonosen und Helminthen-Erkrankungen

6.1 Protozoonosen

6.1.1 Toxoplasmose

Andreas Bitsch

Zusammenfassung

Erreger: Toxoplasma gondii

Krankheitsbilder:
- Bei Immunkompetenz: Lymphadenopathie, Fieber und Exanthem; selten interstitielle Pneumonie, Myokarditis, Perikarditis, Hepatitis, Chorioretinitis, Myositis, Meningoenzephalitis
- Bei Immunsuppression: Enzephalitis, selten Meningitis, Myelitis, Neuritis, andere Organmanifestationen (s.o.)

Klinisches Bild der Enzephalitis bei Immunsuppression: Kopfschmerzen, Epilepsie, Verwirrtheit, Vigilanzstörungen, Herdsymptome

Labordiagnostik: Serologie (IgM, IgG, ggf. auch IgA in Serum und Liquor; AI), PCR

Zusatzdiagnostik: MRT, cCT, ggf. stereotaktische Biopsie

Therapie: Kombinationstherapie mit Sulfadiazin, Pyrimethamin und Folinsäure

Prognose: Beim Immunkompetenten gut; bei andauernder Immunsuppression schlecht (lebenslange Sekundärprophylaxe erforderlich); bei AIDS durch antiretrovirale Therapie verbessert.

Epidemiologie

Toxoplasma gondii, der Erreger der Toxoplasmose, ist in Europa das häufigste humanpathogene Protozoon überhaupt. Die weltweite Durchseuchung ist äußerst ungleichmäßig. Sie beträgt in Deutschland 50 %, in Frankreich 70–90 % und in den USA weniger als 40 %. Sie steigt mit dem Alter und insbesondere mit dem Genuss von rohem Fleisch. Wichtigster Übertragungsmodus ist der Verzehr von rohem, zystenhaltigen Fleisch von Schweinen oder Schafen, die in Mitteleuropa jeweils in ca. 80 % Toxoplasma-infiziert sind. Auch durch den Kontakt mit Kot von Hauskatzen, die T. gondii in 2 % ausscheiden, kann es zur Übertragung kommen. Infektiös ist allerdings nur Kot, der älter als 48–72 Stunden ist, sodass eher der Kontakt mit kontaminiertem Erdboden als der Kontakt zur Katze selbst als Übertragungsweg eine Rolle spielt.
Selten ist die Übertragung in utero und durch Transplantationen oder Blutprodukte. Etwa zwei von 1.000 Schwangeren durchlaufen eine Erstinfektion mit Toxoplasma gondii während der Gravidität. Die Wahrscheinlichkeit, dass der Erreger dabei auf den Feten übertragen wird, nimmt im Laufe der Schwangerschaft zu. Sie beträgt im ersten Trimenon 17 %, im zweiten 24 % und im dritten 64 %. Fetale Infektionen verlaufen in 70 % asymptomatisch, in 30 % symptomatisch, wobei die Erkrankung in der Frühschwangerschaft deutlich schwerwiegender verläuft als in späteren Stadien. Im ersten Trimenon überwiegen Spontanaborte, im zweiten Trimenon kommen Spontanaborte

und schwere zerebrale Manifestationen vor (Hydrozephalus, intrazerebrale Verkalkungen, Chorioretinitis), während im dritten Trimenon zumeist eine subklinische Infektion des Feten vorliegt. Neben dem ZNS können auch andere Organe (z. B. Leber, Milz, Lunge) betroffen sein.

Die postnatale Erstinfektion Immunkompetenter verläuft nur in 10–30 % symptomatisch. In weniger als 1 % ist das ZNS mitbetroffen. Bei AIDS-Kranken ist die ZNS-Toxoplasmose die häufigste opportunistische ZNS-Erkrankung – etwa 40 % der Patienten erkranken (USA 4–30 %, England 10 %). In bis zu 50 % ist die zerebrale Toxoplasmose die Erstmanifestation des AIDS-Vollbilds. In 90 % der Fälle sind bei der Diagnose die CD4-Lymphozyten bereits unter 200/µl abgesunken, in 70 % unter 100/µl. Es ist anzunehmen, dass die Inzidenz der Toxoplasmose-Enzephalitis bei AIDS-Patienten nach Einführung der hoch aktiven antiretroviralen Therapie (HAART) abnehmen wird, da es durch die verbesserte Immunlage seltener zu einer Reaktivierung kommt.

Eine medikamentöse immunsuppressive Therapie wird in 3–5 % durch eine ZNS-Toxoplasmose kompliziert. Weitere Risikofaktoren sind maligne Neoplasien insbesondere des hämatopoetischen Systems und angeborene Immundefekte.

Erregereigenschaften und Pathogenese

Toxoplasma gondii gehört als einzelliger, eukaryontischer und obligat intrazellulär lebender Parasit in die Ordnung Coccidia der Klasse Sporozoa. Der Erreger ist weltweit verbreitet und kann fast jedes Säugetier und die meisten Vögel infizieren. Während des Entwicklungszyklus werden verschiedene morphologische Stadien durchlaufen. *Tachyzoiten* sind halbmondförmige, ca. 6 µm große Proliferationsformen, die sich vor allem im retikuloendothelialen System (RES) asexuell vermehren und während der akuten Infektion im Blut zirkulieren. Sie können durch Blutprodukte oder diaplazentar übertragen werden. Aus den *Tachyzoiten* entstehen beim Übergang in die latente Phase der Infektion im Gewebe *Zystozoiten (Bradyzoiten)*, die bis zu 300 µm große Zysten bilden und dort wahrscheinlich lebenslang latent verbleiben. Übertragen werden sie durch den Genuss zystenhaltigen Fleisches oder selten durch Organtransplantate. Oozysten sind Dauerstadien, die mit dem Kot von Katzen ausgeschieden werden. Sie werden nach 2–4 Tagen infektiös und können dies bis zu zwei Jahren bleiben. Die Aufnahme erfolgt oral. *Sporozoiten* entstehen extrakorporal innerhalb von befruchteten Oozysten und bewirken deren Infektiosität.

Der Entwicklungszyklus (Abb. 6-1) beginnt nach der oralen Aufnahme zystenhaltigen Fleisches oder von sporulierten Oozysten (s. u.) im Darm des Endwirts (Hauskatze), wo sich T. gondii geschlechtlich vermehrt (enteroepitheliale Phase). Es bilden sich Oozysten, die mit dem Kot ausgeschieden werden und ca. 48–72 h nach der Ausscheidung sporulieren. Dabei entstehen innerhalb der Oozyste *Sporozoiten* (exogene Phase). Nach der Sporulation sind die Oozysten infektiös. Zwischenwirte (z. B. Nager, Schweine, Schafe, Mensch) nehmen die infektiösen (sporulierten) Oozysten auf, die daraufhin *Sporozoiten* freisetzen. Diese konvertieren zu sog. *Tachyzoiten* und vermehren sich ungeschlechtlich intrazellulär v. a. in RES, Muskulatur und ZNS (extraintestinale Phase). In den genannten Organen bilden sich Zysten mit tausenden von vermehrungsfähigen *Zystozoiten*. Innerhalb dieser Zysten persistieren die Erreger im Anschluss an die akute Infektion in einem latenzähnlichen Zustand lebenslang. Beim latent infizierten Menschen sind derartige Zysten vorzugsweise in der Muskulatur und im Zerebrum zu finden. Nur bei Immunsupprimierten kommt es im Anschluss an spontane Zystenrupturen

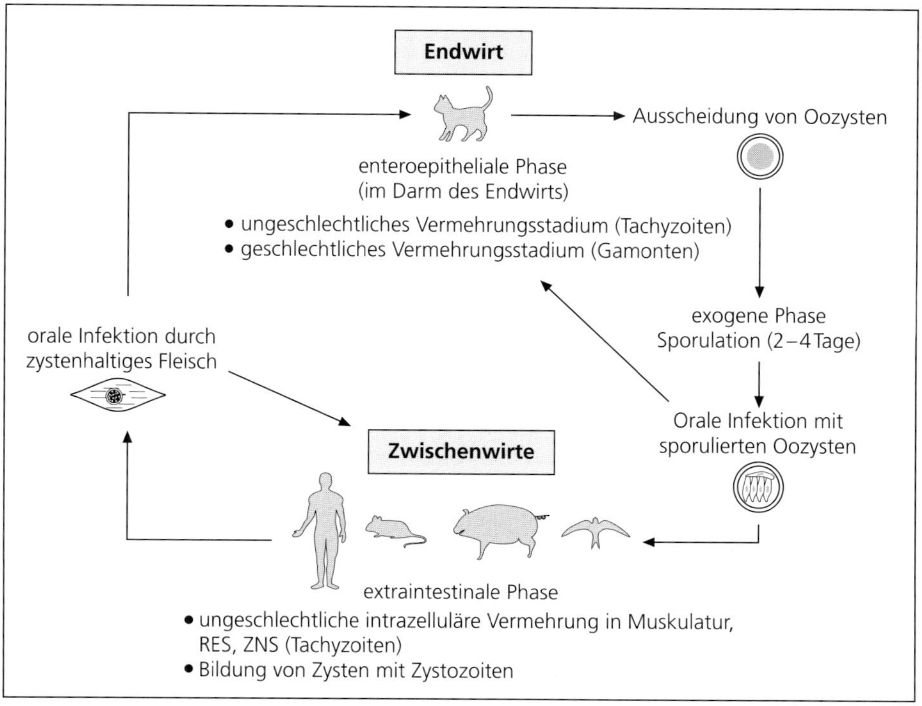

Abb. 6-1 **Entwicklungszyklus von Toxoplasma gondii.** Als Zwischenwirte dienen außer den abgebildeten Spezies auch eine Vielzahl anderer Säugetiere.

zur Reaktivierung der Toxoplasmose. Die Inkubationszeit beträgt bei der Primärinfektion 7–21 Tage.

Die *Penetration* der Erreger in die Zellen ist ein aktiver Vorgang, bei dem möglicherweise ein spezieller Rezeptor eine Rolle spielt, der aber bisher nicht identifiziert werden konnte. T. gondii kann nahezu jede Zelle des menschlichen Körpers befallen. Das ZNS erreichen die Erreger wahrscheinlich intrazellulär in den Zellen des RES. An den oben genannten Prädilektionsstellen bilden sich Zysten, ohne dass dies bei intaktem Immunsystem zur Gewebeschädigung führt. Selbst spontane Zystenrupturen haben bei normaler Abwehrlage nicht die Aktivierung der Infektion zur Folge (Hunter und Remington (1994). Erst im Zustand der Immunsuppression führt eine solche Zystenruptur zur lokalen, nekrotisierenden Infektion und gegebenenfalls zur generalisierten Streuung der Erreger mit entsprechenden Krankheitszeichen. Wie die Gewebeschädigung erfolgt, ist im Detail nicht geklärt.

Die *AIDS-assoziierte Toxoplasmose* ist praktisch immer eine endogene Reaktivierung einer latenten Infektion und betrifft überwiegend das ZNS. Nur selten werden Organe beispielsweise in Form einer interstitiellen Pneumonie, Chorioretinitis oder Orchitis in den Prozess mit einbezogen. Pathologisch-anatomisch bilden sich im Verlauf der akuten ZNS-Infektion abszessartige, unscharf begrenzte, sich zentrifugal ausbreitende Nekroseherde in prädisponierten Arealen (Mark-Rinden-Grenze, Basalganglien, v. a. Thalamus, Centrum semiovale). Der Befall von Hirnstamm, Zerebellum oder Myelon ist die Ausnahme. Erreger lassen sich um die Nekrosen herum in der Zone der vaskulären Reaktion am häufigsten nachweisen. Die Enzephalitis manifestiert sich meistens multifokal, selten auch als diffuse nicht-nekrotisierende Panenzephalitis, die nur histologisch zu erkennen ist. Sie zeichnet sich durch unspezifische Mikrogliaknötchen und disseminierte Erregerausbreitung ohne nennenswerte entzündliche Begleitreaktion aus. Selten kommt es auch bei dieser Manifestationsform zu ausgedehnten Nekrosen (Drlicek et al. 1993). Eine Meningitis tritt eher ausnahmsweise und immer mit einer gleichzeitigen Parenchymbeteiligung auf. Vaskuläre Mitreaktionen im Sinne einer Vaskulitis können sich selten als Thrombose, Infarkt oder Blutung manifestieren. Ebenfalls selten werden demyelinisierende Herde beobachtet.

Klinische Symptomatik

Infektionen verlaufen beim Immunkompetenten oft inapparent. Andernfalls gehen sie mit Lymphadenopathie, Fieber und Exanthem einher. Nur selten kommt es zur interstitiellen Pneumonie, Myokarditis, Perikarditis, Hepatitis, Chorioretinitis oder Myositis. Das Nervensystem kann im Sinne einer Meningoenzephalitis mitbeteiligt sein, die sich durch Kopfschmerzen, Meningismus, Wesensänderung, Apathie, delirantes Syndrom und Epilepsie manifestieren kann. Neurologische Herdsymptome sind die Ausnahme. Gewöhnlich finden sich gleichzeitig die Symptome der generalisierten Toxoplasmose, die denen einer infektiösen Mononukleose ähnlich sind. Eine sich an die akute Infektion anschließende Polyradikulitis Guillain-Barré ist möglich.
Bei der Enzephalitis im Rahmen einer immunsuppressiven Therapie oder bei malignen Neoplasien bestehen ebenfalls häufig Kopfschmerzen, Epilepsie und Verwirrtheit. Typisch sind bei dieser Manifestation Vigilanzstörungen und Herdsymptome wie Hemi- und Paraparese, Hirnnervenparesen und Aphasie. Nystagmus oder Tremor werden gelegentlich gesehen.
Die Symptomatik der Toxoplasmose-Enzephalitis bei der HIV-Infektion im Stadium AIDS beginnt langsam mit Prodromen wie Fieber (47 %) und allgemeinem Unwohlsein. Es folgen in über 50 % Kopfschmerzen, die analgetikaresistent sein können und wohl auf einen erhöhten intrakraniellen Druck (ICP) zurückzuführen sind. Im weiteren Verlauf entwickeln sich Verwirrtheit (52 %), Apathie (43 %), Epilepsie (29 %), Ataxie (25 %), Bewusstseinsstörungen und psychomotorische Verlangsamung. Neurologische Herdsymptome wie Hemiparese oder Hirnnervenausfälle sind gehäuft bei der multifokal abszedierenden Form (69 %) anzutreffen. Seltenere Symptome sind Übelkeit und Erbrechen, Sehstörungen, Aphasie, Sensibilitätsstörungen, Meningismus, Myoklonien oder Harninkontinenz. Die diffuse Enzephalitis äußerst sich überwiegend als Psychosyndrom mit kognitiven Störungen, affektiver Labilität, demenziellem Abbau und schließlich Desorientiertheit. Fieber und extrapyramidal-motorische Störungen werden ebenfalls beobachtet (Porter und Sande 1992).
Eher ungewöhnlich ist der Befall des Myelons, der sich als raumfordernde Myelitis mit Querschnitts- und Wurzelsymptomen manifestiert. Eine periphere Neuritis mit den entsprechenden Reiz- und Ausfallsymptomen wurde in Einzelfällen beschrieben.
Eine Chorioretinitis ist bei Immunkompetenten in ca. 35 % durch T. gondii bedingt. Überwiegend manifestiert sie sich auf dem Boden einer konnatalen Infektion erst mit Verzögerung im Alter zwischen 10 und 30 Jahren. Im Rahmen einer Erstinfektion beim Immunkompetenten ist sie mit 1 % selten. Häufiger tritt sie während einer Reaktivierung beim Immunsupprimierten auf. Bei AIDS-Patienten verursacht T. gondii 1–6 % aller Chorioretinitiden. Toxoplasmen stehen damit hinter dem Zytomegalievirus (90–95 %) als Erreger dieser Erkrankung an zweiter Stelle. Klinisch tritt die Toxo-

plasmose-Chorioretinitis mit z.T. irreversiblen Sehstörungen (Visusverlust, Skotom), Schmerzen, Photophobie und Epiphora (Tränenträufeln) in Erscheinung. Fundoskopisch zeigen sich oftmals multiple, weißlich gelbe Läsionen mit grau-schwarzen Pigmentierungen. Oft sind im Gegensatz zur CMV-Retinitis andere Augenanteile von der Entzündung mitbetroffen (z. B. Uveitis). Die weitere Diagnostik erbringt in ca. 25 % der Fälle Hinweise für einen gleichzeitigen ZNS-Befall.

Diagnostik

Das Blutbild zeigt unspezifische Veränderungen wie Lymphomonozytose oder atypische Lymphozyten. Eine leichte Erhöhung der Entzündungsparameter und der Transaminasen ist möglich. Der *Liquor* ist bei der reinen AIDS-assoziierten Toxoplasmose-Enzephalitis häufig bis auf eine milde Proteinerhöhung (bis 1 g/l) normal. Die übrigen Fälle gehen mit einer leichten mononukleären Pleozytose einher, wobei die Zellzahlen zumeist unter 100/µl bleiben. Der intrakranielle Druck (ICP) kann erhöht sein. In der Regel liegen Glukose- und Laktat-Werte im Normbereich. Oligoklonale IgG-Banden können nachweisbar sein. Einige dieser Banden enthalten Antikörper, die gegen Toxoplasma gerichtet sind (Contini et al. 1998). Eine spezifische intrathekale Antikörpersynthese (positiver AI) ist im Zustand einer Immunsuppression nicht immer nachweisbar (s. u.). Nur wenn liquornahe Herde vorhanden sind, lassen sich in seltenen Fällen im Sediment mikroskopisch Erreger nachweisen.
Obwohl auch sie keine erregerspezifischen Veränderungen zeigen, nehmen *bildgebende Verfahren* eine entscheidende Rolle bei Diagnose und Therapiekontrolle ein. Das MRT ist bei fokalen und meningealen Reaktionen in der Regel sensitiver als das CT, welches aber häufiger verfügbar ist und im Gegensatz zum MRT auch kleine Verkalkungen sicher nachweist. Beide Verfahren sollten immer nativ und mit Kontrastmittel durchgeführt werden, weil manche Läsionen erst durch Kontrastmittelanreicherung sichtbar werden und Genaueres über die Floridität der Entzündung ausgesagt werden kann.
Im kraniellen CT sind umschriebene, primär hypodense Areale von ca. 1–3 cm Durchmesser im Bereich der Prädispositionsstellen zu finden. Unter Umständen existieren bereits primär hyperdense Anteile, die Einblutungen oder Verkalkungen entsprechen können. Ein perifokales Ödem wirkt mitunter lokal raumfordernd. Häufig findet sich mehr als eine Läsion. Frische entzündliche Läsionen reichern in >90 % Kontrastmittel an. Die Sensitivität dieser Untersuchung kann durch die doppelte Kontrastmitteldosis und die Durchführung von Spätaufnahmen deutlich gesteigert werden („double dose delayed"). Meistens wird ein ringförmiges (Abb. 6-2), seltener ein homogen-noduläres Anreicherungsmuster beobachtet. Fehlende oder geringe Anreicherung sind typisch für ältere Läsionen oder den Zustand der Anergie, wenn die Blut-Hirn-Schranke wegen fehlender Entzündungsreaktion lokal intakt ist. Sekundäre Phänomene können neben den schon beschriebenen Hämorrhagien und Verkalkungen auch ischämische Infarkte sein, die auf entzündliche Gefäßverschlüsse zurückzuführen sind. Die diffuse Panenzephalitis ist im CT in der Mehrzahl der Fälle nicht sichtbar.
Das MRT zeigt in der Regel mehr Herde als das CT, ansonsten sind die Befunde mit denen im kraniellen CT vergleichbar. Zur Beurteilung der entzündlichen Läsionen eignet sich vor allem die T_2-Gewichtung. Entzündliche Areale und Ödem sind hier gleichermaßen hyperintens (Abb. 6-3); Nekrosen, Blut und solide Anteile sind hypointens. In der T_1-Gewichtung lässt sich die hyperintense Gadolinium-Anreicherung gut abgren-

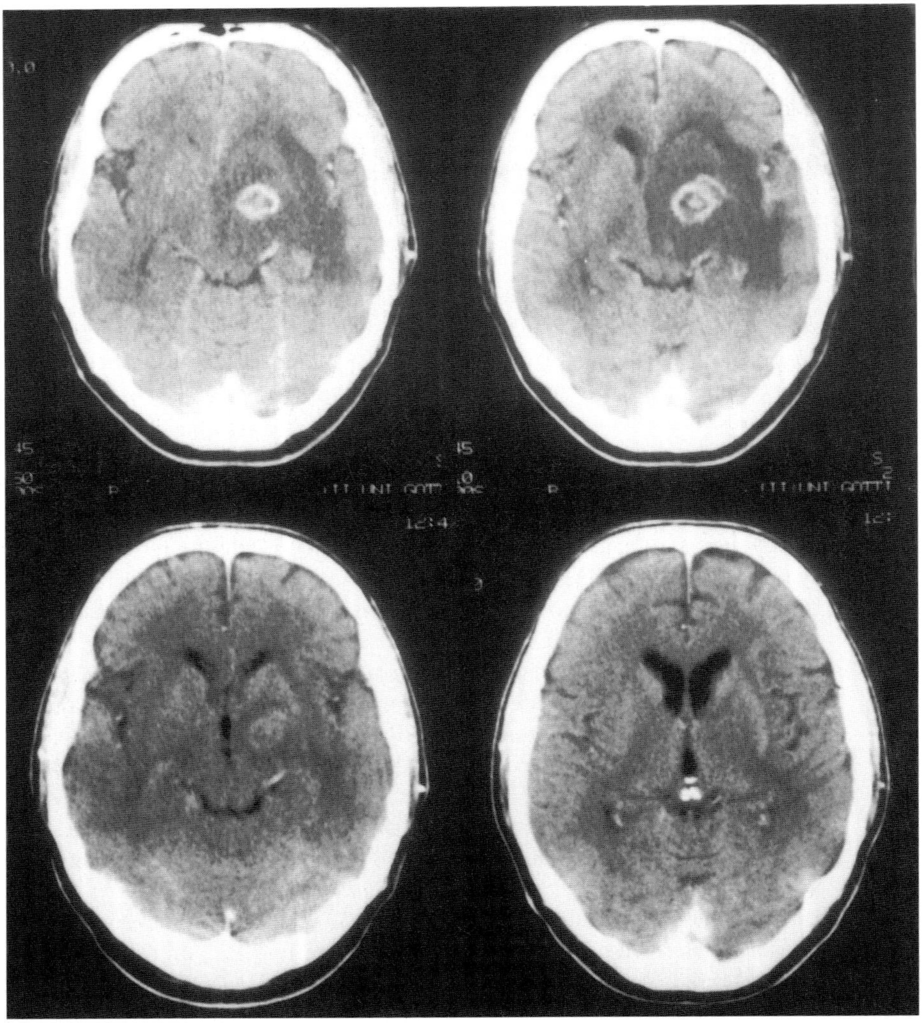

Abb. 6-2 **Kontrastmittelverstärktes cCT eines AIDS-Patienten mit Toxoplasmose-Enzephalitis.** Ringförmige Kontrastmittelanreicherung um den Abszess. Ausgeprägtes Perifokalödem. „3D"-Technik („double dose delayed"): doppelte Kontrastmitteldosis, Spätaufnahme. Obere Reihe: Status vor Therapie. Untere Reihe: Rückbildung des Ödems und der Kontrastmittelanreicherung nach zweiwöchiger Chemotherapie.

zen. Kalk stellt sich hypointens, älteres Blut hyperintens dar. Auch das MRT kann bei der diffusen Enzephalitis normal sein (Jochens et al. 1993).
Die *Hirnbiopsie* wird CT- bzw. MRT-gesteuert durchgeführt. In ca. 10 % kommt es zu Komplikationen, bei denen es sich fast immer um lokale Blutungen handelt. Die Indikation stellt sich aus differenzialdiagnostischen Erwägungen insbesondere bei fehlendem Ansprechen auf die Therapie und nach Ausschöpfen anderer, wenig invasiver Verfahren (z. B. PCR aus dem Liquor (d'Arminio Monforte et al. 1997)).
Die *spezifische Erregerdiagnostik* erfolgt üblicherweise durch Nachweis der gegen T. gondii gerichteten Antikörper in Serum und Liquor. Dafür stehen eine Reihe von Methoden zur Verfügung (Sabin-Feldman-Test, Immunfluoreszenz, Anti-T.g.-Anti-

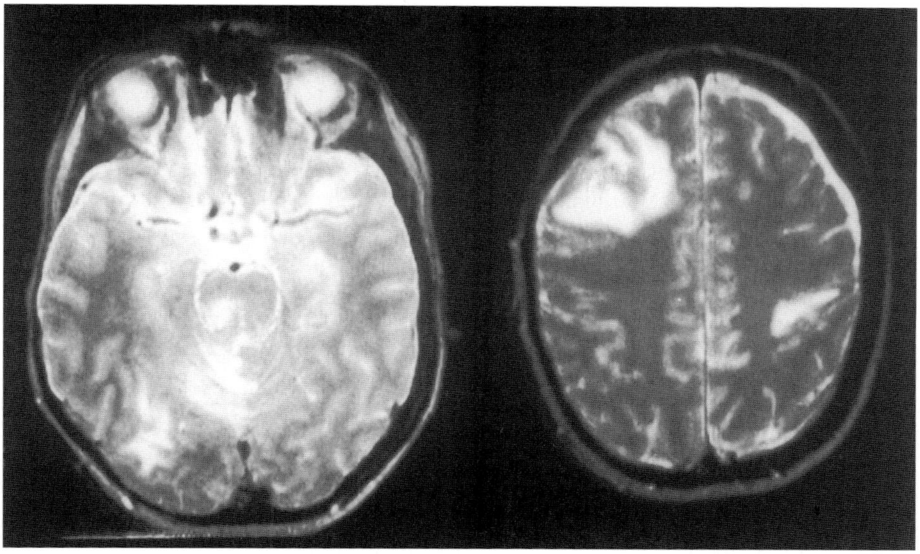

Abb. 6-3 T_2-gewichtetes MRT eines AIDS-Patienten mit diffuser Toxoplasmose-Enzephalitis.

körper ELISA). 1–2 Wochen nach der Erstinfektion werden Antikörper vom Typ IgM gebildet, die bis zu einem Jahr persistieren können. Kurz darauf sind IgG-Antikörper nachweisbar, die innerhalb von zwei Monaten ihr Maximum erreichen und danach lebenslang auf niedriger Titerstufe persistieren. Bei Immunsupprimierten werden Anti-Toxoplasma-Antikörper vom Typ IgM nur selten gebildet. IgG-Antikörper sind meistens vorhanden. Sind sie nicht darstellbar (16 %), so ist eine Infektion keineswegs ausgeschlossen. Ein IgG-Titer von >1:1.024 und/oder ein signifikanter (>4facher) Titeranstieg sprechen für eine akute Sekundärinfektion.

Eine *ZNS-Beteiligung* wird durch den Nachweis einer intrathekalen, spezifischen Antikörperproduktion mittels Antikörper-Spezifitätsindex (>1,5 bei Verwendung von Laboreinheiten; >4 bei Verwendung von Titerstufen) verifiziert (Contini et al. 1998). Eine solche intrathekale Immunglobulinproduktion kann in seltenen Fällen auch ohne Antikörpersynthese im Serum stattfinden, bei Immunsupprimierten kann sie allerdings ausbleiben. Gelegentlich hilft der Nachweis von IgA- und/oder IgE-Antikörpern bei der Diagnose einer akuten Infektion. Jedoch persistieren die Immunglobuline vom Typ E und A ähnlich wie das IgM Monate über das akute Stadium der Infektion hinaus.

Bei negativem Antikörper-Spezifitätsindex kann der sichere Beweis der ZNS-Infektion nur über den direkten Nachweis der Erreger selbst bzw. ihrer Bestandteile erfolgen. Kulturelle Verfahren in vivo (Maus) oder in vitro (Zellkultur) führen erst nach 1–3 Wochen zu positiven Ergebnissen. Mikroskopische Verfahren an Biopsiematerial oder Liquorsediment können durch immunologische Methoden verfeinert werden. Der Nachweis zirkulierender erregerspezifischer Antigene in verschiedenen Körpersekreten ist noch in der Erprobungsphase. Ausgesprochen sensitiv ist der Nachweis erregerspezifischer DNA mit der Polymerase-Kettenreaktion (PCR) im Blut oder Liquor. Eine ZNS-Beteiligung kann damit frühzeitig nachgewiesen werden. Die Durchführung ist jedoch komplex, so dass die Sensitivität und Spezifität in den verschiedenen Laboratorien erheblich variiert (d'Arminio Monforte et al. 1997, Contini et al. 1998)

Differenzialdiagnose

Die mit einer Lymphadenopathie einhergehende Primärinfektion erfordert den Ausschluss von anderen Infektionskrankheiten wie EBV- und CMV-Mononukleose, Tuberkulose, Listeriose, Tularämie, HIV- und Katzenkratzkrankheit. Differenzialdiagnostisch sollten ferner nicht infektiöse Erkrankungen wie die Sarkoidose oder Lymphome bedacht werden. Der ZNS-Befall verlangt zusätzlich den Ausschluss von hirneigenen Tumoren und Metastasen. Speziell bei ZNS-Manifestation kommen auch Pilze, atypische Mykobakterien und andere virale Infektionen (z. B. progressive multifokale Leukenzephalopathie) in Betracht. Ein besonderes Augenmerk verlangen insbesondere bei AIDS-Patienten Mischinfektion (z. B. CMV, HIV, Aspergillus-Spezies, Crypococcus neoformans, Mycobacterium tuberculosis) bzw. Kombinationen mit zerebralen Lymphomen in bis zu 20 % (Drlicek et al. 1993). Die Differenzialdiagnose der Chorioretinitis umfasst vor allem CMV- aber auch HSV-, VZV- und Pneumocystis carinii-Infektionen sowie Mykosen.

Prophylaxe, Therapie und Prognose

Die Expositionsprophylaxe spielt besonders bei seronegativen schwangeren Frauen und AIDS-Patienten eine Rolle. Beide Gruppen sollten auf Toxoplasma-Antikörper getestet werden. Seronegative Patienten sollten, insbesondere wenn eine besondere Dis- oder Exposition vorliegt, über Vorsichtsmaßnahmen aufgeklärt werden. Genuss von rohem oder halbrohem Fleisch, insbesondere vom Schwein, Lamm oder Wild, ist zu vermeiden. Das Fleisch sollte mindestens eine Temperatur von 66 °C haben, darf also nicht „blutig" oder „medium" verzehrt werden. Nach Kontakt mit rohem Fleisch oder Erde sollten die Hände gründlich gewaschen werden. Früchte und Obst müssen vor dem Verzehr gewaschen werden. Katzenhalter sollten die Katzentoilette täglich durch eine andere Person reinigen lassen. Wenn möglich, sollten Katzen nur im Haus gehalten und mit Konservenfutter oder ausreichend gekochtem Fleisch gefüttert werden. Direkter Kontakt zu frei laufenden Katzen sollte vermieden werden.

Blande ablaufende Primärinfektionen beim Immunkompetenten bedürfen keiner Chemotherapie. Indikationen für eine solche relativ toxische Behandlung sind komplizierte Infektionen bei normalem Immunstatus, Erstinfektionen in der Schwangerschaft, konnatale Toxoplasmose, die häufig schwer verlaufende transfusionsassoziierte Toxoplasmose, Laborinfektionen und Infektionen bei malignen Grunderkrankungen sowie im Zustand der Immunsuppression (Tab. 6-1).

Bei immunsupprimierten Patienten hat sich seit langem die Kombinationstherapie mit Pyrimethamin, Sulfadiazin und Folinsäure bewährt (Tab. 6-2). Die Behandlung ist bei begründetem Verdacht bereits vor dem Beweis der Diagnose indiziert, da eine Verzögerung zu schweren Residualsyndromen oder letalem Ausgang führt. Unbehandelt verläuft die zerebrale Toxoplasmose bei Immunsupprimierten nahezu immer tödlich.

Die Therapiekontrolle erfolgt anhand klinischer Parameter und bildgebender Verfahren. Ein Kontroll-CT bzw. -MRT sollte nach 7–10 Tagen durchgeführt werden. Falls keine Rückbildung der Symptome bzw. der Läsionen erkennbar ist, muss die Diagnose angezweifelt werden. Eine invasive Diagnostik mittels Hirnbiopsie ist in dieser Situation zu erwägen. Es gilt zu bedenken, dass die radiologische Rückbildung der Befunde verzögert sein kann und die klinische Besserung eher einsetzt. In der Regel sprechen auf die erwähnte Kombinationstherapie ca. 85 % der Patienten gut an. Die hohe Toxizität der

Tab. 6-1 **Chemotherapie der Toxoplasmose bei nicht immunsupprimierten Patienten**

- **Erstinfektion Immunkompetenter** (bei schwerem oder protrahiertem Verlauf):
  Pyrimethamin 50 mg am 1. Tag, danach 25 mg/d, Sulfadiazin 4 g und Folinsäure 5 mg/d für 4 Wochen, bei der Chorioretinitis danach noch mindestens 3 Wochen Clindamycin 1,2 g/d
- **Neugeborene mit konnataler Toxoplasmose** (Therapie auch ohne klinische Symptomatik):
  Pyrimethamin 1 mg/kg KG täglich für 2 Monate, danach jeden 2. oder 3. Tag bis zum Ende des ersten Lebensjahres; zusätzlich Sulfadiazin 100 mg/kg täglich und Folinsäure 5 mg/d
- **Schwangere**:
  Vor der 16. Schwangerschaftswoche Spiramycin 3 g/d p.o., danach (bei nachgewiesener Infektion des Feten) Pyrimethamin 25 mg/d, Sulfadiazin 4 g/d und Folinsäure 10 mg/d

Tab. 6-2 **Chemotherapie der Toxoplasmose bei immunsupprimierten Patienten (U.S. Public Health Service [USPHS] und Infectious Disease Society of America [IDSA] 1999)**

Akuttherapie (1. Wahl): Pyrimethamin (Daraprim®) 1 × 100–200 mg am 1. Tag, dann 1 × 25–75 mg täglich plus Sulfadiazin (Sulfadiazin-Heyl®) 100 mg/kg (bis 8 g) in 2–4 Dosen pro Tag plus Folinsäure (Leucovorin®) 1 × 10–15 mg/d zur Prophylaxe hämatologischer Nebenwirkungen
Akuttherapie (Alternativen): Pyrimethamin (Dosierung s. o.) plus Clindamycin (Sobelin®) 1,8–2,4 g (–4,8 g) täglich in 4 Dosen p.o. oder i.v. plus Folinsäure (Leucovorin®) 1 × 10–15 mg/d zur Prophylaxe hämatologischer Nebenwirkungen
Prophylaxe (1. Wahl): Pyrimethamin 50–100 mg/d plus Sulfadiazin 85–120 mg/kg KG in 2–4 Dosen plus Folinsäure 15 mg/d
Prophylaxe (Alternativen): Atovaquon 1.500 mg/d[2,3] Cotrimoxazol 0,96 g/d[2,3] Clindamycin 0,6–1,8 g/d[1,4] (wird in den USA nicht empfohlen) Dapson 50 mg/d + Pyrimethamin 50 mg/d + Folinsäure 10–25 mg/d[2,4] Pyrimethamin 50 mg/d + Folinsäure 10–25 mg/d[1,4] (wird in den USA nicht empfohlen) Pyrimethamin 25–75 mg/d + Folinsäure 10–25 mg/d + Clindamycin 0,6–1,8 g/d[1,4]

[1] wirkt nicht gegen Pneumocystis carinii
[2] wirkt auch gegen Pneumocystis carinii
[3] Primärprophylaxe
[4] Sekundärprophylaxe

Chemotherapie stellt allerdings insofern ein Problem dar, als sie in ca. 60 % schwere Nebenwirkungen aufweist und in ca. 45 % den Therapieabbruch bedingt (Tab. 6-3). Die unerwünschten Nebenwirkungen äußern sich hauptsächlich in Übelkeit und Erbrechen, Leukopenie (40 %), Thrombopenie (12 %) und Anämie (vor allem bedingt durch Pyrimethamin) sowie in allergischen Reaktionen. Letztere gehen vorzugsweise auf die Sulfonamidkomponente zurück und bestehen in Exanthem (19 %), Fieber (10 %) und selten auch einem Stevens-Johnson-Syndrom (akutes Erythema exsudativum multiforme mit Blasenbildung und Schleimhautbefall in 4 %). Allergische Erscheinungen

Tab. 6-3 Wichtige Nebenwirkungen der häufigsten Toxoplamose-Therapeutika

- **Pyrimethamin**: gastrointestinal, Hämatopoese, Leber-/Nierenfunktionsstörungen, Allergien, Epilepsie - **Sulfadiazin**: gastrointestinal, Allergie, Hämatopoese, Nieren- und Leberfunktionsstörungen - **Clindamycin**: Diarrhoe, pseudomembranöse Kolitis, Allergie, Leukopenie, neuromuskuläre Blockade, Transaminasenanstieg, Blutdruckabfall

treten bei AIDS-Patienten gehäuft auf. Durch Folinsäure können die hämatologischen Nebenwirkungen zwar in Grenzen gehalten, aber nicht verhindert werden. Die Akuttherapie wird in voller Dosierung bei HIV-negativen Patienten ca. 4–6 Wochen über die Rückbildung der Symptome hinaus durchgeführt. Das übliche Therapieregime hat auch prophylaktische Wirkung gegen Pneumocystis carinii-Infektionen, sodass eine diesbezügliche Prophylaxe während der Toxoplasmose-Akuttherapie bei HIV-positiven Patienten unterbleiben kann. In dieser Patientengruppe schließt sich an die 3–4-wöchige, hoch dosierte Akuttherapie (bei zögerlicher Rückbildung bis zu 6 Monate) eine lebenslange Erhaltungstherapie mit reduzierter Dosis an. Ohne diese Sekundärprophylaxe würden in etwa 80 % erneut Rezidive auftreten, da eine Effektivität der Chemotherapie nur gegen *Tachyzoiten*, nicht aber gegen *Zystozoiten* besteht, und es daher nicht zur vollständigen Erregerelimination kommt. Mit Erhaltungstherapie liegt die Rezidivrate bei ca. 10 % (Porter und Sande 1992, Jochens et al. 1993). Es ist unklar, in welchem Ausmaß bei ansteigenden CD4-Zellzahlen unter einer hoch aktiven antiretroviralen Therapie (HAART) das Risiko eines Rezidivs sinkt. Zurzeit wird ein Absetzen der Sekundärprophylaxe auch dann nicht allgemein empfohlen (U.S. Public Health Service [USPHS] und Infectious Disease Society of America [IDSA] 1999).
Im Falle starker Nebenwirkungen kann die Sulfonamidkomponente durch das Makrolidantibiotikum Clindamycin ersetzt werden. Zwar treten auch hier häufig Nebenwirkungen auf (z. B. Diarrhoe 10–30 %), diese sind aber besser zu beherrschen. Der Erfolg einer solchen Kombinationstherapie mit Clindamycin, Pyrimethamin und Folinsäure beträgt ca. 80–90 % und ist damit so gut, dass einige Zentren diese Therapie primär einsetzen. Neuere Studien zeigen, dass auch eine Akut- und Erhaltungstherapie ausschließlich mit Co-trimoxazol wirksam sein kann (Trimethoprim 10 mg/kg plus Sulfamethoxazol 50 mg/kg; Erhaltungsdosis 50 %) (Torre et al. 1998). Bei der Rezidivprophylaxe haben sich neben der Standardkombination weitere Alternativen als wirksam erwiesen (Tab. 6-2). Ob diese allerdings den Wirkungsgrad der Standardprophylaxe mit Pyrimethamin plus Sulfadiazin haben, ist noch umstritten.
Die Toxoplasma-Chorioretinitis wird ebenfalls mit einem der oben genannten Schemata behandelt. Auch eine Erhaltungstherapie ist beim Immunsupprimierten notwendig, ohne die es in ca. 30 % zu einem Rezidiv kommt.
Neben der spezifischen Therapie sollte parallel eine Allgemeintherapie der sich ergebenden Komplikationen durchgeführt werden (z. B. Therapie des erhöhten ICP, Antikonvulsiva). Eine Behandlung mit Glukokortikoiden ist nur bei der nahe der Makula lokalisierten Chorioretinitis und in Ausnahmefällen bei der mit massivem Hirndruck einhergehenden Enzephalitis gerechtfertigt. Sie ist aber in beiden Fällen umstritten.
Die Prognose der Toxoplasma-Enzephalitis bei AIDS-Patienten ist unsicher, denn die HIV-Erkrankung ist bei Erstmanifestation der Enzephalitis meistens schon weit fortgeschritten. Ca. 5–10 % der Patienten sterben während der akuten Phase der Erkrankung, bei mehr als 80 % der Betroffenen tritt der Exitus innerhalb eines Jahres ein – zumeist als Folge anderer AIDS-assoziierter Komplikationen. Eine verbesserte Prognose der

Toxoplasmose-Enzephalitis bei AIDS-Patienten unter der hoch aktiven antiretroviralen Therapie (HAART) ist zwar wahrscheinlich, dennoch wird eine Primärprophylaxe bei latent infizierten, seropositiven AIDS-Patienten von US-amerikanischen Behörden empfohlen, wenn die CD4-Zellzahl unter 100/μl abgesunken ist (U.S. Public Health Service [USPHS] und Infectious Disease Society of America [IDSA] 1999). Als Mittel der ersten Wahl gilt Cotrimoxazol (960 mg täglich oder jeden zweiten Tag), das gleichzeitig auch eine Prophylaxe gegen die Pneumocystis carinii-Pneumonie (PcP) darstellt. Es sei hier darauf hingewiesen, dass eine Pentamidin-Inhalation zur PcP-Prophylaxe keinen Effekt auf das Entstehen einer Toxoplasmose hat. Sollte Cotrimoxazol nicht vertragen werden, kann Dapson (50 mg/d) zusammen mit Pyrimethamin (50 mg/d) und Folinsäure (25 mg pro Woche) verabreicht werden. Auch diese Kombination ist gegen Toxoplasma und Pneumocystis wirksam. Die Frage, ob bei Patienten, deren CD4-Zellzahl unter einer HAART wieder ansteigt, die primärprophylaktische Therapie ausgesetzt werden kann, ist noch umstritten. Das Risiko einer Toxoplasmose-Enzephalitis bei CD4-Zahlen von >200/μl unter HAART ist gering. Die Zahlen der untersuchten Patienten sind jedoch noch zu niedrig, um hier eine definitive Aussage machen zu können.

Bei Schwangeren mit einer Primärinfektion wird aufgrund der niedrigeren Toxizität und Teratogenität vor der 15. Schwangerschaftswoche ausschließlich das Makrolidantibiotikum Spiramycin eingesetzt (3×1 g bzw. 3 Mio. I.E./d). Die Therapie kann in gleicher Weise bis zum Ende der Schwangerschaft fortgeführt werden oder es wird anschließend für 4 Wochen mit Pyrimethamin (50 mg am 1. Tag, dann 1×25 mg/d), Sulfadiazin (50 mg/kg/d in 4 Einzeldosen, bis 4 g/d) und Folinsäure (1×10–15 mg/d) behandelt.

Rechtliche Gesichtspunkte

Eine nicht namentliche Meldepflicht besteht für den Laborarzt bei direktem oder indirektem Nachweis von T. gondii nur im Falle einer angeborenen Toxoplasmose (§ 7 (3) IfSG).

Literatur

Contini C, Fainardi E, Cultrera R, Canipari R, Peyron F, Delia S, Paolino E, Granieri E (1998) Advanced laboratory techniques for diagnosing Toxoplasma gondii encephalitis in AIDS patients: significance of intrathecal production and comparison with PCR and ECL-western blotting. J Neuroimmunol 92: 29–37

d'Arminio Monforte A, Cinque P, Vago L, Rocca A, Castagna A, Gervasoni C, Terreni MR, Novati R, Gori A, Lazzarin A, Moroni M (1997) A comparison of brain biopsy and CSF-PCR in the diagnosis of CNS lesions in AIDS patients. J Neurol 244: 35–39

Drlicek M, Liszka U, Wondrusch E, Jellinger K, Lintner F, Grisold W, Casati B (1993) Pathologie des Zentralnervensystems bei AIDS. Ein Überblick über 184 Patienten. Wien Klin Wochenschr 105: 467–471

Hunter CA, Remington JS (1994) Immunopathogenesis of toxoplasmic encephalitis. J Infect Dis 170: 1057–1067

Jochens R, Henkes H, Artigas J, Janitschke K (1993) Erworbene Hirntoxoplasmose. In: Die entzündlichen Erkrankungen des Zentralnervensystems, hrsg. v. Henkes H, Kölmel HW; ecomed, Landsberg/Lech, 1–78

Porter SB, Sande MA (1992) Toxoplasmosis of the central nervous system in the acquired immunodeficiency syndrome. N Engl J Med 327: 1643–1648

Torre D, Casari S, Speranza F, Donisi A, Gregis G, Poggio A, Ranieri S, Orani A, Angarano G, Chiodo F, Fiori G, Carosi G (1998) Randomized trial of trimethoprim-sulfamethoxazole versus pyrimethamine-sulfadiazine for therapy of toxoplasmic encephalitis in patients with AIDS. Italian Collaborative Study Group. Antimicrob Agents Chemother 42: 1346–1349

U.S. Public Health Service (USPHS), Infectious Disease Society of America (IDSA) (1999) Guidelines for the Prevention of Opportunistic Infections in Persons Infected with the Human Immunodeficiency Virus. http://hivinsite.ucsf.edu/medical/tx-guidelines/2098.41af.html

6.1.2 Zerebrale Malaria

T. Bogumil*

Zusammenfassung

Erreger: Plasmodium falciparum (Malaria tropica), selten P. ovale und P. vivax (Malaria tertiana)

Krankheitsbilder: Diffuse Enzephalopathie

Klinisches Bild: Influenzaartige Prodromalphase, rasche Vigilanzstörung bis zum Koma, generalisierte epileptische Anfälle

Labordiagnostik: Liquor unspezifisch verändert (Pleozytose $< 10/\mu l$, Protein < 100 mg/dl, Laktat erhöht, intrathekale IgG-Synthese), direkter Erregernachweis im Blut („dicker Tropfen")

Therapie: Chinin, (Chloroquin); alternativ evtl. Artesunat oder Artemether

Prognose: Letalität behandelt 25 % (selten Residuen), unbehandelt hoch.

Epidemiologie

41 % der Weltbevölkerung sind direkt dem Risiko einer Malariainfektion ausgesetzt, dies führt zu 200–400 Mio. Neuerkrankungen pro Jahr. Hierunter sind regionenspezifisch 15–40 % der Infektionen durch Plasmodium falciparum (Malaria tropica) hervorgerufen. Weltweit liegt die Letalität der Malaria bei 2–4 Mio. pro Jahr. In der Bundesrepublik Deutschland sind jährlich 1.000 neue Malariaerkrankungen bedingt durch Tourismus und Migration zu erwarten (943 Neuerkrankungen 1995), 67 % hiervon als Malaria tropica. Die Malaria ist heute praktisch nur auf tropische und subtropische Gebiete unter Aussparung von Trockengebieten und Hochgebirgsregionen ausgedehnt. Die Endemiegebiete werden in Regionen mit hohem und niedrigem Ansteckungsrisiko unterteilt (Abb. 6-4). Vektor ist die weibliche Anophelesmücke. Andere seltene Infektionswege der Malaria sind die diaplazentare Übertragung, Nadelstichverletzungen (Drogenabhängige, Laborpersonal) und Bluttransfusionen. Nach einer Malaria ist das Blut der Patienten auch noch nach Jahren potenziell infektiös; Malariapatienten sollten daher auch nach ausgeheilter Infektion für eine bestimmten Zeitraum von der Blutspende ausgeschlossen werden. Die Zeiträume der potenziellen Infektiosität variieren je nach Plasmodium-Art:

- P. falciparum 4 Jahre
- P. vivax 5 Jahre
- P. ovale 7 Jahre
- P. malaria lebenslang

Eine durch Blutkonserven übertragene Malaria kann sich bis drei Monate nach der Transfusion manifestieren. Infizierte Blutkonserven sind bei konventioneller Lagerung bis zu fünf Tage infektiös. Dieser Zeitraum kann in Einzelfällen auch größer sein; eine Malariaübertragung nach mehr als zwei Wochen Lagerung ist allerdings sehr unwahrscheinlich, wenn auch nicht ausgeschlossen.

* Autor der ersten Auflage: Thomas Börner (Stade)

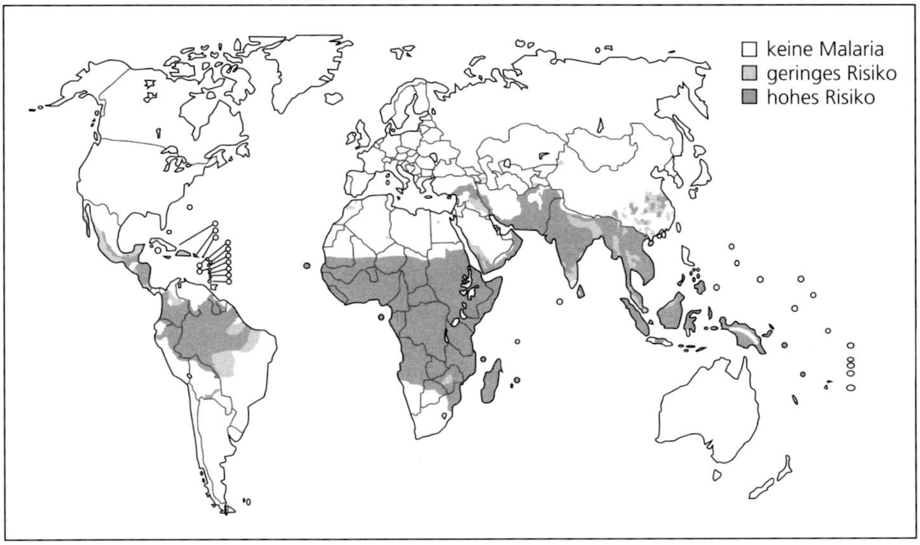

Abb. 6-4 Geografische Verbreitung der Malaria nach WHO-Angaben von 1994.

Tab. 6-4 Komplikationen bei Malaria tropica

Zerebrale Malaria	
Hyperthermie	Gramnegative Infektionen
Lungenödem	Leberversagen
Hypoglykämie	Volumen- und Elektrolytentgleisung
Hyperdynamer Kreislaufschock	Hämoglobinurie
Anämie	Nierenversagen

Die zerebrale Malaria ist die häufigste Komplikation einer Malariainfektion (Tab. 6-4). Das Risiko einer zerebralen Komplikation ist bei Ersterkrankung besonders hoch, weltweit ist von mindestens 2 Mio. Fällen pro Jahr auszugehen. Für Deutschland wird das relative Risiko für eine zerebrale Malaria mit 10 % eingeschätzt (Bommer 1991), demnach ist bei uns mit etwa 67 Fällen einer zerebralen Malaria pro Jahr zu rechnen.
Ein Impfstoff ist nicht erhältlich. Eine sinnvolle Chemoprophylaxe ist unbedingt in Zusammenarbeit mit dem nächstgelegenen Tropeninstitut (Tab. 6-5) an die aktuelle Resistenzsituation anzupassen.

Erregereigenschaften und Pathogenese

Die Protozoen Plasmodium ovale und P. vivax rufen die Malaria tertiana, P. malariae die Malaria quartana und P. falciparum die Malaria tropica hervor. Die drei verschiedenen Malariaformen unterscheiden sich klinisch durch ihre unterschiedlichen Inkubationszeiten und Fieberzyklen:

- Malaria tertiana: Inkubationszeit 14 Tage bis 1 Jahr, Fieber alle 48 Stunden
- Malaria quartana: Inkubationszeit 16–50 Tage, Fieber alle 72 Stunden
- Malaria tropica: Inkubationszeit 7–30 Tage, nichtzyklische Fieberverlaufsformen mit längeren Kontinua oder Tertiana-Rhythmus.

Tab. 6-5 Tropeninstitute und tropenmedizinische Beratungszentren in Deutschland (Auswahl)

Berlin	Institut für Tropenmedizin, Spandauer Damm 130, 14050 Berlin, Tel. 030/301166
Bonn	Institut für Medizinische Parasitologie der Universität Bonn, Sigmund-Freud-Str. 25, 53127 Bonn, Tel. 0228/2875673
Dresden	Institut für Tropen- und Reisemedizin, Krankenhaus Dresden-Friedrichstadt, Friedrichstr. 39, 01067 Dresden, Tel. 0351/4803805
Göttingen	Tropenmedizinisches Beratungszentrum für Tropenkranke, Reisende und Ärzte, Werner-v.-Siemens-Str. 10, 37077 Göttingen, Tel. 0551/307500
Hamburg	Bernhard-Nocht-Institut für Tropenmedizin, Bernhard-Nocht-Str. 74, 20359 Hamburg, Tel. 040/3192077
Heidelberg	Institut für Tropenhygiene und öffentliches Gesundheitswesen, Im Neuenheimer Feld 324, 69120 Heidelberg, Tel. 06221/562905 o. 562999
Leipzig	Abteilung für Infektions- und Tropenmedizin der Universität Leipzig, Härtelstr. 16–18, 04107 Leipzig, Tel. 0341/9724970 o. 9724971
München	Institut für Infektions- und Tropenmedizin der LMU, Leopoldstr. 5, 80802 München, Tel. 089/333322
Rostock	Abteilung für Tropenmedizin der Universität Rostock, Ernst-Heydemann-Str. 6, 18057 Rostock, Tel. 0381/4947583
Tübingen	Institut für Tropenmedizin der Universität Tübingen, Keplerstr. 15, 72074 Tübingen, Tel. 07071/2980221 o. 2982365
Ulm	Tropenmedizinische Beratungsstelle der Medizinischen Universitätsklinik, Robert-Koch-Str. 8, 89081 Ulm, Tel. 0731/5024427
Würzburg	Tropenmedizinische Abteilung der Missionsärztlichen Klinik, Salvatorstr. 7, 97074 Würzburg, Tel. 0931/7912825

Deutlich längere Inkubationszeiten (bis zu einem halben Jahr) sind bei ungenügender Prophylaxe oder einer anbehandelten Malaria möglich. Andere Fieberverlaufsformen finden sich bei den relativ häufigen Mischinfektionen von P. falciparum und P. vivax.
Malaria tertiana und quartana heilen zumeist nach etwa 20 Fieberschüben spontan aus, selten werden spätere Fieberrezidive beobachtet. Die spontane Infektionsdauer einer Malaria tropica beträgt maximal 15 Monate und ist wegen der hohen Komplikationsrate (z. B. zerebrale Malaria) besonders bedrohlich. Eine Malaria quartana führt nie, eine Malaria tertiana nur in Ausnahmefällen zu einer zerebralen Malaria.
Nach der Invasion der Plasmodien durch die Übertragung von sporozoitenhaltigem Speichel der Anophelesmücke findet in den Parenchymzellen der Leber eine erste ungeschlechtliche Vermehrung statt (präerythrozytäre Schizogenie). Mit Beginn des intraerythrozytären Entwicklungszyklus endet die Inkubationszeit. Die synchrone Freisetzung der Merozoiten aus den Erythrozyten hat wiederholte Fieberschübe zur Folge. Jeder Merozoit vermag ein neues Blutkörperchen zu infizieren. Nach der Infektion eines Erythrozyten entsteht die sog. Ringform des Parasiten, die sich über den Trophozoiten zum Schizonten weiterentwickelt. Bei der Lyse der Erythrozyten werden erneut Merozoiten freigesetzt (Abb. 6-5). Dieser intraerythrozytäre Entwicklungszyklus findet bei Plasmo-

Plasmodienzyklus und Pathophysiologie bei zerebraler Malaria

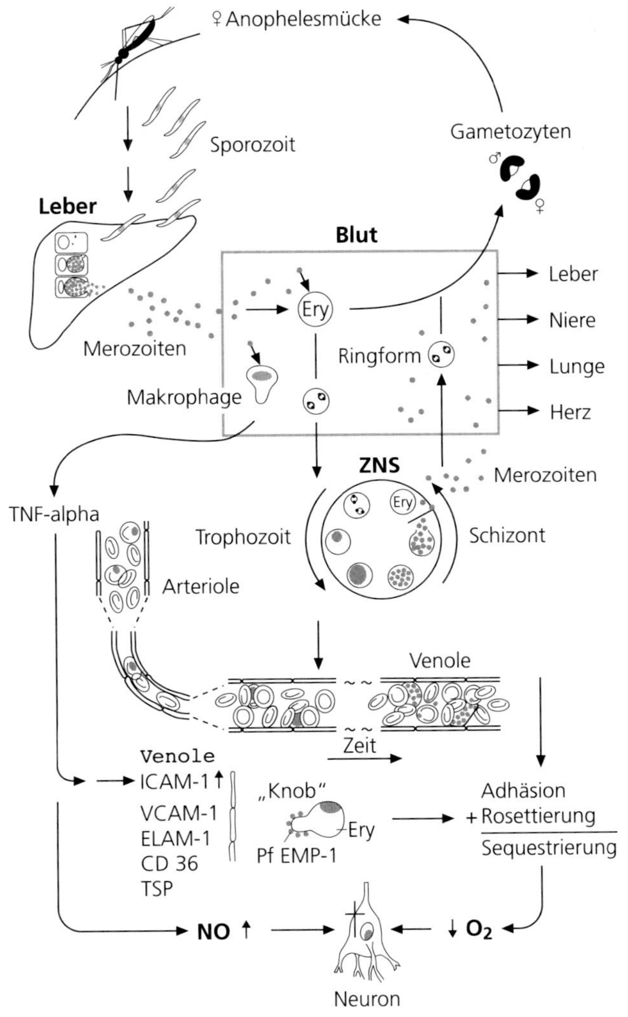

Ery:	Erythrozyt
ZNS:	zentrales Nervensystem
NO:	Stickoxid
O_2:	Sauerstoff
TNF-alpha:	Tumor-Nekrose-Faktor alpha
ICAM-1:	intercellular adhesion molecule 1
VCAM-1:	vascular cell adhesion molecule 1
ELAM-1:	endothelial leucocyte adhesion molecule 1
CD 36:	88-kDa-Glykoprotein
TSP:	Thrombospondin
Pf EMP-1:	Plasmodium falciparum erythrocyte membrane protein 1

Abb. 6-5 Plasmodienzyklus und Pathophysiologie bei zerebraler Malaria.

dium falciparum nur in geringem Ausmaß im peripheren Blut statt; vielmehr reichern sich die parasitenhaltigen Erythrozyten in den Kapillargebieten innerer Organe wie Gehirn, Herz, Leber und Niere an. Dies wiederum begründet die hohe Komplikationsrate der Malaria tropica und die Tatsache, dass sich im peripheren Blut fast nur Ringformen des Parasiten nachweisen lassen.

Die *zerebrale Malaria* ist eine akute, diffuse und symmetrische Enzephalopathie. Neuropathologische Befunde zeigen häufig das Bild einer Purpura cerebri. Vereinzelt werden Massenblutungen, häufig kleine Hirninfarkte beobachtet. Besonders bei Patienten mit längeren Verläufen wurden subkortikal Granulome beschrieben, die einer Astrogliareaktion in Gefäßnähe entsprechen. Pathognomonisch sind parasitenbeladene Erythrozytenansammlungen, die sich in den postkapillären Venolen verklumpen (Sequestration) sowie ringförmige Hämorrhagien, die sich um Venolen und Arteriolen in der weißen Substanz bilden.

Die selteneren neurologischen Manifestationen einer Malaria bestehen in spinalen Krankheitsbildern und Erkrankungen des peripheren Nervensystems.

Klinische Symptomatik

Zu den Allgemeinsymptomen einer Malaria tropica gehören Fieber, Anämie, Ikterus und Kopfschmerzen. Ab der zweiten Krankheitswoche kommt es in Regel zu einer Spleno- und Hepatomegalie. Subfebrile und afebrile Temperaturverläufe werden manchmal beobachtet, bei einem Drittel der Fälle stellt sich ein Tertianarhythmus ein, Schüttelfrost fehlt in der Regel. Gastrointestinale Symptome mit Bauchschmerzen, Durchfällen und Erbrechen sind häufig.

Neben anderen Malariakomplikationen (Tab. 6-4) kann sich eine *zerebrale Malaria* entwickeln. In 20 % der Fälle entsteht diese mit foudroyantem Verlauf direkt aus völligem Wohlbefinden heraus, bei 50 % der Infizierten kommt es zu einem zweiphasigen Verlauf mit einer Prodromalphase von 6–100 Stunden mit Müdigkeit, Muskelschmerzen, kontinuierlichem Fieberanstieg, gastrointestinalen Symptomen und heftigen retroorbitalen Kopfschmerzen. Das Fieber geht in einen der oben genannten Rhythmen über und erreicht Werte von über 40 °C, bevor sich eine ZNS-Beteiligung zeigt. Nicht selten gehen Fundusblutungen einer zerebralen Malaria voraus, insbesondere bei Kindern (Lewallen und Wills 1993). Meistens handelt es sich um flächige, präretinale Blutungen, die oft im Makulabereich auftreten und damit das zentrale Sehen gefährden können. Im Rahmen der zerebralen Malaria treten dann typischerweise zunächst eine passagere Verwirrtheit, ein Erregungszustand oder ein delirantes Bild auf. Im Anschluss nimmt die Bewusstseinstrübung schnell bis zu einem tiefen Koma zu. Ein leichter Meningismus ist meistens vorhanden. Mehr als 60 % der Patienten erleiden generalisierte tonisch-klonische Anfälle. Diese können auch das erste Symptom einer ZNS-Komplikation sein und das Koma einleiten. Seltener sind fokale Anfälle. Unter den insgesamt seltenen zerebralen Herdsymptomen stehen extrapyramidale Störungen im Vordergrund, fast nie wird eine Hirnnervenbeteiligung beobachtet. Terminal entwickeln sich Hirnstammsymptome wie Ateminsuffizienz, Herz-Kreislaufstörungen oder ein neurogenes Lungenödem; sie leiten das **Multiorganversagen** ein. Ohne eine kausale Therapie tritt der Tod bei einer zerebralen Malaria in der Regel 24–72 Stunden nach den ersten neurologischen Symptomen ein.

Diagnostik

Die klinischen WHO-Kriterien zur Diagnose einer zerebralen Malaria sind:
1. Tiefes Koma
2. Ausschluss anderer Komaursachen
3. Akute Infektion mit Plasmodium falciparum (Ringform).

Ein tiefes Koma wird gefordert, da auch ohne eigentliche zerebrale Beteiligung neurologische Symptome bei 63 % der an Malaria Erkrankten auftreten. Wenn ein generalisierter epileptischer Anfall vorausgegangen ist, wird das „tiefe Koma“ als fehlende lokalisierte motorische Antwort auf einen Schmerzreiz für eine Zeitperiode von mindestens 6 Stunden definiert (Warrel 1997). Allerdings ist zu bedenken, dass initial bei einer zerebralen Malaria häufig nur leichtere Bewusstseinsstörungen oder psychiatrische Symptome beobachtet werden. Nach einem fieberinduzierten epileptischen Anfall kann schon ein postiktaler Schlafzustand von mehr als 30 Min. auf eine zerebrale Malaria hindeuten. Daher sollte sich aus klinischer Sicht die Verdachtsdiagnose an den Leitsymptomen Fieber, veränderter (meist schnell reduzierter) Bewusstseinszustand und erstmalig aufgetretener epileptischer Anfall orientieren.

> In Deutschland muss jede grippeähnliche Symptomatik bei entsprechender Reiseanamnese (12 Monate!) Anlass zum Ausschluss einer Malaria geben.

Die *Liquor*befunde bei zerebraler Malaria sind weitestgehend unspezifisch. Eine leichte Pleozytose ($<10/\mu l$) mit einem Gesamtprotein von max. 100 mg/dl ist zu erwarten. Die Glukose ist erniedrigt, das Laktat z.T. deutlich erhöht. Eine intrathekale IgG-Synthese lässt sich teilweise nachweisen. Vor der Lumbalpunktion ist unter allen Umständen ein cCT zum Ausschluss eines Hirnödems erforderlich.
Zum Erregernachweis wird, neben einem Blutausstrich, auch ein sog. *„dicker Tropfen“* angefärbt (Blutentnahme möglichst bei Fieberanstieg) (Abb. 6-6). Im „dicken Tropfen“ ist der Erregernachweis auch bei geringerer Parasitämie möglich, dennoch ist dieses Verfahren in den ersten Fieberphasen häufig nicht erfolgreich. Zum Ausschluss einer Malaria müssen 6-stündlich über mindestens 24 h mehrere „dicke Tropfen“ angefertigt und durch einen erfahrenen Arzt beurteilt werden. Eine zerebrale Malaria geht nicht selten mit einer niedrigen peripheren Parasitendichte einher. Im buffy-coat einer Hämatokrit-Zentrifugation soll ein sensitiverer Erregernachweis gelingen (Schwery et al. 1991).
Die indirekte Immunfluoreszenz hat für die aktuelle Diagnostik wenig Bedeutung, ist aber bei der Erregerdifferenzierung und der nachträglichen Verifizierung der Diagnose sehr hilfreich. Erste Antikörper sind frühestens 6–9 Tage nach Krankheitsbeginn zu erwarten.
Bildgebende und neurophysiologische Diagnostikverfahren erbringen unspezifische Befunde. In den bildgebenden Verfahren können sich Hirninfarkte und hämorrhagische Imbibierungen zeigen. Ein Hirnödem ist auch bei letalem Verlauf nicht regelmäßig nachweisbar.
Im Differenzialblutbild sind meistens eine Monozytose, eine Leukopenie, eine ausgeprägte Thrombozytopenie und eine hämolytische Anämie zu finden. Die gewebsspezifischen Parameter weisen auf eine Beteiligung der entsprechenden Organe hin (Tab. 6-4).

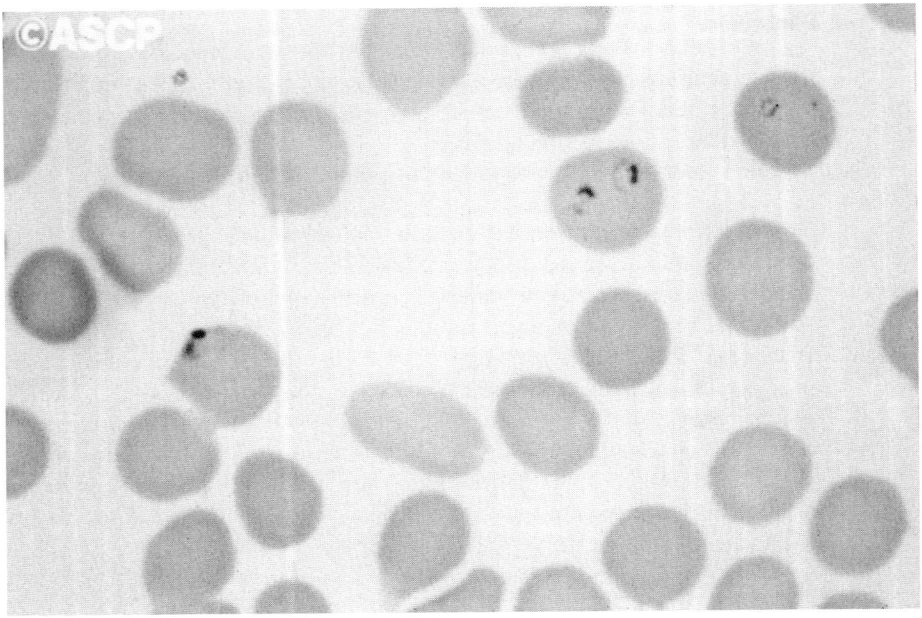

Abb. 6-6 Nachweis der Ringform von Plasmodium falciparum im „dicken Tropfen".

Eine Hypoglykämie wird besonders in der Schwangerschaft beobachtet (Cave: Hypoglykämie unter Chinintherapie!). Mit der Parasitämie sinkt das Gesamtcholesterin und steigt erst nach vollständiger Parasitenelimination wieder auf Normalwerte.

Differenzialdiagnose

Die Differenzialdiagnose der Malaria zu viralen (Influenza, Adenovirus, Hepatitis u. a.) und bakteriellen (Cholera, Typhus, Bruzellose u. a.) Erkrankungen kann schwierig sein. Zur Diagnose anderer Infektionskrankheiten ist bei bestehendem Kontaktrisiko die Malaria immer auszuschließen. Bei Immigranten aus entsprechenden Endemiegebieten ist also daran zu denken, dass die gleichzeitige Infektion mit Plasmodien und anderen differenzialdiagnostisch infrage kommenden Erregern möglich ist.

Therapie

Ein passiver Schutz durch Netze, Kleidung und Repellentien kann die insgesamt aufgenommene Parasitenzahl reduzieren und dadurch die Verlaufsschwere der Infektion verändern. Eine Chemoprophylaxe sollte bei Reisen in Endemiegebiete in Abhängigkeit von der aktuellen Resistenzsituation der Plasmodien durchgeführt werden.
Bei Vorliegen einer begründeten Verdachtsdiagnose ist sofort mit einer kausalen Therapie zu beginnen. Sollte sich die parasitologische Diagnose verzögern, kann die Therapie dem Ergebnis der Blutuntersuchungen vorgreifen. Ein „tiefes Koma" ist nicht zu fordern, wenn andere und neue neurologische oder psychiatrische Symptome imponieren und sonstige Ursachen ausgeschlossen wurden. Entscheidend kann die Reiseanamnese sein. Jede schwer verlaufende Malaria tropica indiziert eine **intensivmedizinische Überwachung** und eine parenterale Chinintherapie:

Startdosis:	15–20 mg/kg Chinin i.v. (Infusionsdauer 4 Stunden)
Erhaltungsdosis:	8–10 mg/kg Chinin i.v. unmittelbar anschließend und dann 8-stündl. über je 4 Stunden für 3–7(–10) Tage (max. 1.800 mg/d)
Nebenwirkung:	Cinchonismus (Übelkeit, Erbrechen, Hör-, Seh- oder Herzrhythmusstörungen), kardiale Nebenwirkungen, Hypoglykämie. Bei beginnendem Leber- oder Nierenversagen sollte eine Dosisreduktion um ein Drittel angestrebt werden. Ebenso bei protrahiert schwerem Krankheitsbild ab dem dritten Tag.
Zusätzlich:	Doxycyclin 2-mal 100 mg/d i.v. oder Clindamycin 3-mal 300 mg/d (5 mg/kg 8-stündl.) i.v. für 7 Tage wegen hoher Ausheilungsresistenz und Sekundärinfektionen bei Chininmonotherapie und bei möglicher Chininresistenz.

Beim Erwachen aus dem Koma sollte auf eine orale Medikation übergegangen werden: 25 mg/kg Chininhydrochlorid p.o. auf drei Dosen pro Tag verteilt. Die Dauer der Chinintherapie darf 10 Tage nicht überschreiten und sollte mit einer einmaligen Gabe von 750 mg Mefloquin p.o. abgeschlossen werden.
Der Therapieerfolg wird an der klinischen Symptomatik, der Parasitendichte im Blut und dem Anstieg des Cholesterins im Serum bemessen. In mindestens 12-stündl. Abstand ist die Parasitendichte zu bestimmen. Zeigt sich hier kein Therapieerfolg, muss von einer herabgesetzten Sensibilität gegenüber Chinin ausgegangen werden. Alternativ sollte nun Chloroquin intravenös eingesetzt werden (10 mg/kg i.v. über 8 h, dann 15 mg/kg i.v. über 24 h, cave: Gefahr der schweren Hypotonie; bei Kindern sogar Gefahr des Herzstillstandes), auch wenn durch die zunehmende Chloroquinresistenz der Erreger sicherlich Grenzen gesetzt sind (Newton & White 1999).
Viele Autoren empfehlen beim Übergang auf eine orale Therapie den sofortigen Einsatz von Mefloquin (15 mg/kg. p.o., nach 8–24 h zweite Dosis 10 mg/kg p.o.) oder Halofantrin (3-mal 8 mg/kg p.o. in 6-stündl. Abstand, nach einer Woche Wiederholung). Klinische und parasitologische Untersuchungen sind nach Abschluss der Malariatherapie in wöchentlichem Abstand für sechs Wochen notwendig.
Als Begleittherapie werden Antikonvulsiva empfohlen.

> Acetylsalicylsäure zur Fiebersenkung ist wegen der hohen Blutungsgefahr kontraindiziert.

Heparin sollte nur im Falle der Dialysepflicht oder bei ausgeprägter disseminierter intravasaler Gerinnung in möglichst niedriger Dosierung eingesetzt werden. Glukokortikoide sind kontraindiziert (Warrel et al. 1982). Elektrolyte, Säure-Base-Status, Hämoglobin, Hämatokrit, Thrombozyten und die Blutglukose sind eng zu überwachen. Wegen der hohen Gefahr eines Lungenödems ist eine strenge Flüssigkeitsbilanzierung vorzunehmen. Der Anstieg von Serumharnstoff oder Leberenzymen weist auf ein fortschreitendes Organversagen hin. Transfusion von Erythrozytenkonzentraten, Austauschtransfusionen, Plasmapherese und Dialyse können notwendig werden. Komplikationen mit gramnegativen Erregern sind häufig.
Alternative Therapien der komplizierten Malaria tropica mit Artesunat werden diskutiert (Mordmüller et al. 1998), sind aber in ihrer Überlegenheit gegenüber der Chinintherapie noch nicht belegt (Newton & Warrel 1998).

- *Artesunat:* Handelsname Artesunate® (Firma Atlantic, Thailand):
  initial 2,4 mg/kg i.m. oder i.v., gefolgt von 1,2 mg/kg nach 12 und 24 Stunden, anschließend 1,2 mg/kg/d
- *Artemether:* Handelsnamen Artenam® (Firma Arenco, Belgien), Paluther® (Firma Kunning Pharma, VR China, 80 mg/ml) oder Riamed® (Tbl. à 20 mg in Kombination mit Lumefantrin 120 mg; Novartis, Schweiz):
  3,2 mg/kg i.m. am Tag 1, dann 1,6 mg/kg/d über 4 Tage, anschließend eine Dosis Mefloquin (20 mg/kg)

Angesichts der für die zerebrale Malaria pathophysiologisch wichtigen Rolle der TNF-α-Expression auf Endothelzellen erscheint die adjuvante Gabe des TNF-α-Syntheseinhibitors Pentoxifyllin möglicherweise sinnvoll (Markwalder & Hatz 1998). Auch eine adjuvante Eisenchelierung mit Desferroxamin ist aus pathophysiologischer Sicht zu vertreten (für das Wachstum der Plasmodien ist Eisen ein essenzieller Faktor; Eisen spielt in Redoxreaktionen bei der Generierung gewebeschädigender freier Radikale eine wichtige Rolle), jedoch ist auch hier noch unklar, ob dadurch wirklich ein klinischer Nutzen erzielt wird (Markwalder & Hatz 1998).

Verlauf und Prognose

Eine unbehandelte zerebrale Malaria führt nahezu immer zum Tode; selbst bei rasch einsetzender intensiver Therapie verläuft ein hoher Prozentsatz der Fälle tödlich. Bleibende neurologische Residualschäden sind im Überlebensfall selten. Es kann allerdings auch zu psychiatrischen Auffälligkeiten und noch nach Jahren zu einer symptomatischen Epilepsie kommen.

Rechtliche Gesichtspunkte

Nach § 7 (3) des IfSG besteht eine nicht namentliche Meldepflicht für den Laborarzt bei jedem direkten oder indirekten Nachweis von Plasmodien species.

Literatur

Bommer W (1991) Importierte Malariainfektionen. Dt Ärztebl 88: B669–672

Lewallen S, Wills BA (1993) Retinal haemorrhage in children with malaria. Lancet 341 (8842): 442

Markwalder K, Hatz Ch (1998) Malaria-Therapie 1998. Schweiz Med Wochenschr 12: 1313–1327

Mordmüller B, Graninger W, Kremsner PG (1998) Die Malariatherapie in den Zeiten der Chloroquinresistenz. Wien Klin Wochenschr 110/9: 321–325

Newton CRJC, Warrel DA (1998) Neurological manifestations of falciparum malaria. Ann Neurol 43: 695–702

Newton P, White N (1999) Malaria: new developments in treatment and prevention. Annu Rev Med 50: 179–192

Schwery S, Lüthy R, Siegenthaler S (1991) Touristisch importierte Infektionskrankheiten. Dt Ärztebl 88: B595–596

Warrel DA (1997) Cerebral malaria: clinical features, pathophysiology and treatment. Ann Trop Med Par 91: 875–884

Warrell DA, Looareesuwaan S, Warrell MJ, Kasemsarn P, Intaraprasert R, Bunnag D, Harinasuta T (1982) Dexamethasone proves deleterious in cerebral malaria. A double-blind trial in 100 comatose patiens. N Engl J Med 306: 313–319

6.1.3 Amöbeninfektionen des ZNS

TIMON BOGUMIL*

Durch Amöben werden beim Menschen drei Erkrankungen des ZNS hervorgerufen: die zerebrale Amöbiasis (Entamoeba histolytica), die primäre Amöbenmeningoenzephalitis (Naegleria fowleri) und die granulomatöse Amöbenenzephalitis (Acanthamoebenarten sowie Leptomyxid amoeba und Balamuthia mandrillis).

6.1.3.1 Zerebrale Amöbiasis

Zusammenfassung

Erreger: Entamoeba histolytica

Krankheitsbilder: Enzephalitis, Hirnabszess

Klinisches Bild: Dysenterie, Leberbefall, neurologische Herdsymptome, Zeichen des erhöhten intrakraniellen Druckes (ICP)

Labordiagnostik: Serologie. Liquor selten auffällig

Zusatzdiagnostik: Stuhlkultur, Abszessnachweis im cCT/MRT, ggf. Hirnbiopsie

Therapie: Metronidazol + Emetin + Chloroquin. Neurochirurgische Abszesssanierung

Prognose: Schlecht. Bei Überleben häufig gute Rückbildung der Residuen.

Epidemiologie

Entamoeba histolytica, der Erreger der Amöbenruhr, ist ein weltweit verbreiteter Erreger, in südlichen Ländern jedoch weitaus häufiger anzutreffen. In den Tropen sind bis zu 70 % der Bevölkerung symptomlos infiziert. Die Amöbenruhr hat eine weltweite Prävalenz von ca. 12 % (entspricht 480 Mio. Menschen), ihre jährliche Inzidenz wird mit 50 Mio. geschätzt. Die orale Aufnahme der infektiösen Zyste findet durch kontaminiertes Wasser oder verunreinigte Nahrungsmittel statt. Der Übertragungskreislauf zwischen infektiösem menschlichen Stuhl und Nahrungsmitteln wird häufig durch Fliegen geschlossen.

Erregereigenschaften und Pathogenese

Die anaerobe Entamoeba histolytica tritt in zwei Lebensformen in Erscheinung: die resistentere Zyste ist die infektiöse Form, der amöboide Trophozoit stellt hingegen die im Gewebe oder Darmlumen nachweisbare Form dar. Nach Besiedlung des Darms kann es durch Adhärenz an den Epithelzellen der Darmmukosa zu kleinen Nekroseherden oder später zu in die Tiefe dringenden Geschwüren kommen. Hier vermögen die Trophozoiten in Blutgefäße einzubrechen. Über den Pfortaderkreislauf erfolgt zunächst eine hämatogene Streuung in die Leber, später auch in Lunge und Milz und von dort in das ZNS. Somit ist das Risiko einer zerebralen Amöbiasis deutlich erhöht, wenn

* Autor der ersten Auflage: Thomas Börner (Stade)

es bei einer Amöbenruhr schon zu einer extraintestinalen Manifestation, wie z. B. einem Leber- oder seltener einem Lungenabszess, gekommen ist. Selten findet auch eine direkte ZNS-Absiedlung aus dem Darm statt. Bei ungefähr 3 % der an Amöbenruhr Erkrankten ist ein (z.T. klinisch stummer) Leberabszess nachweisbar, bei ungefähr 1 % ein Hirnabszess. Die sekundäre Streuung ins ZNS kann durch die operative Versorgung eines Leberabszesses provoziert werden.
Es können schnell und langsam wachsende zerebrale Amöbenherde unterschieden werden. Die schnell sich bildenden Kolliquationsnekrosen werden nicht durch eine umgebende Gliareaktion demarkiert, häufig findet sich eine hämorrhagische Imbibierung. Bei einem eher chronischen Prozess besteht eine ausgeprägte Gliareaktion, die zur Ausbildung einer Abszessmembran führt. Dennoch befinden sich fast immer Amöben außerhalb dieser Grenzen, also auch in areaktiven Hirnarealen. Die Größe der Abszesse reicht von wenigen Millimetern bis zur Lappengröße, solitäre Abszesse sind etwas häufiger als multiple. Bei Ruptur der Abszesse in den Ventrikelraum entsteht eine schwere Ventrikulitis und Meningitis.

Klinische Symptomatik

Aus der Anamnese ergeben sich zumeist Hinweise auf eine Dysenterie und Leberaffektion. In der Regel sind die Patienten bereits in einem reduzierten Allgemeinzustand.
Leitsymptome der zerebralen Manifestation sind Kopfschmerzen, epileptische Anfälle und neurologische Herdzeichen. Hirnnervenausfälle betreffen vorzugsweise die Nn. facialis, oculomotorius und opticus. Fieber ist ein häufiges aber nicht regelmäßiges Begleitsymptom. Zeichen der ICP-Erhöhung wie Übelkeit, Erbrechen und Vigilanzstörungen bis hin zum Koma stellen sich ein. Der Tod ist häufig Folge der raumfordernden Wirkung des Hirnödems.
Bei Kleinhirnbeteiligung oder Abszessruptur ins Ventrikelsystem nimmt die Krankheit einen fulminanteren Verlauf. Der Tod tritt innerhalb von 12–72 Stunden ein. In weniger als 50 % der Fälle bestehen meningitische Zeichen; sie sind meistens Ausdruck einer reaktiven Pleozytose und selten Hinweis auf eine Invasion der Amöben in den Subarachnoidalraum.

Diagnostik

Die Verdachtsdiagnose ergibt sich aus Dysenterie, Leberkomplikation und den Leitsymptomen. Die Reiseanamnese kann hilfreich sein. Das Auffinden von E. histolytica im Stuhl, der körperwarm untersucht werden muss, und eine positive Serologie sind bei Vorliegen zerebraler Abszesse wegweisend. Normalerweise lässt sich E. histolytica nicht im Liquor nachweisen. Auch die übrigen Liquorparameter sind häufig normal. Eine Ausnahme stellt die Abszessruptur dar. Die Sicherung der Diagnose ist oft nur durch Hirnbiopsie möglich. Im cCT/MRT zeigen sich die Abszessstrukturen und die Ausdehnung des begleitenden Hirnödems.

Therapie, Verlauf und Prognose

Es sollte stets eine schnelle chirurgische Entlastung angestrebt werden. Die Chemotherapie kann aber auch zur Ausheilung führen. Eine Kombinationstherapie mit Metronidazol, Emetin und Chloroquin wird vorgeschlagen:

1. Metronidazol: Startdosis 1 g i.v., dann 6-stündl. 500 mg i.v., Therapiedauer 10 Tage
2. Emetin: 1 mg/kg/d i.m. (Maximaldosis 60 mg/d), Therapiedauer 5–10 Tage
3. Chloroquin: 2 Tage 600 mg Base/d p.o., dann max. 3 Wochen 300 mg Base/d p.o.

Eine intensivmedizinische Betreuung einschließlich Hirnödemtherapie und ggf. antikonvulsiver Einstellung ist immer notwendig. Die Prognose ist schlecht. Im Überlebensfall ist allerdings eine gute Rückbildung der neurologischen Ausfälle zu erwarten.

6.1.3.2 Primäre Amöbenmeningoenzephalitis

Zusammenfassung

Erreger: Naegleria fowleri

Krankheitsbilder: Hämorrhagische Meningoenzephalitis

Klinisches Bild: Schnupfen mit Geruchsstörung, dann Fieber, Kopfschmerz, Vigilanzstörung. Temporallappenanfälle und Frontallappensymptome

Labordiagnostik: Im Liquor ausgeprägte granulozytäre Pleozytose. Amöben im Liquor nachweisbar

Zusatzdiagnostik: Im cCT/MRT hämorrhagische Nekrosen, fokales oder generalisiertes Ödem

Therapie: Amphotericin B + Miconazol + Rifampicin

Prognose: Trotz Therapie fast immer infaust.

Epidemiologie

Die frei lebende Amöbe Naegleria fowleri kommt weltweit vor. Stehende Gewässer werden von ihr bevorzugt, chlorfreie Schwimmbecken sind bevorzugte Biotope.
Das Infektionsrisiko und die tatsächliche Inzidenz sind nicht bekannt.

Erregereigenschaften und Pathogenese

Erreger der primären Amöbenmeningoenzephalitis ist die aerobe Amöbe Naegleria fowleri. Der Trophozoit, die zystische Form und eine flagellatische Form sind morphologische Varianten von N. fowleri. Unter ungünstigen Bedingungen werden Zysten von 15–18 µm Durchmesser gebildet, in denen Neglerien als Dauerformen überleben und verbreitet werden. Wird der mit Pseudopodien sich fortbewegende Trophozoit einem Elektrolytabfall ausgesetzt (z. B. Auswaschen des Bodens durch Regen), so bildet er zwei Geißeln mit Basalkörper (flagellatische Form). Auf diese Weise kann er sich schneller aus dem ungünstigen Milieu fortbewegen. Schwimmer und Taucher infizieren sich mit dem Trophozoiten durch Aufnahme über die Nasenschleimhaut. Eine Infektion mit dem Flagellaten (beim Schwimmen) oder der Zyste (via Staub/Aerosol) wird diskutiert.
Die Aufnahme erfolgt über das Neuroepithel. Die Amöbe wandert entlang der Filia olfactoria durch die Lamina cribrosa und über den Nervus olfactorius in den subarachnoidalen Raum. Der Überdruck beim Tauchen soll die ZNS-Penetration fördern. Es kommt zur Vermehrung und Einwanderung in den Kortex. Besonders sind Frontal- und Temporallappen, Kleinhirn, Hirnstamm sowie oberes Myelon betroffen.

Neuroanatomisch finden sich ödematös verquollene Bulbi olfactorii und Meningen. Schon oberflächlich zeigt der Kortex hämorrhagische Nekrosen, die auch in tieferen Gewebsanteilen vorhanden sind. Das Hirnödem kann lokal betont oder diffus sein. Häufig stellt sich eine transtentorielle oder foraminale Herniation ein. Die Enzephalitis ist zumeist unilateral betont. In der grauen Substanz sind Haufen von Trophozoiten auch ohne Entzündungszeichen auffindbar. Im Gewebe oder Liquor lassen sich nie Zysten oder die flagellatische Form nachweisen. Sekundär infiltrieren polymorphnukleäre Zellen in das befallene Hirnparenchym.
Nebenbefundlich bestehen häufig eine Angiitis der Hirngefäße, eine Demyelinisierung der weißen Substanz ohne direkte Amöbeninfiltration und eine Myokarditis.

Klinische Symptomatik

Die Inkubationszeit wird auf 5–6 (max. 8) Tage geschätzt. Aus völliger Gesundheit heraus kommt es zu schnupfenähnlichen Symptomen mit Störung des Geruchs- und Geschmackssinnes. Schnell entwickeln sich gemeinsam mit dem Fieber (bis ca. 40 °C) Kopfschmerz und Übelkeit. Nach 24–48 Stunden befindet sich der Patient im tiefen Koma. Fokale Zeichen (epileptische Anfälle und Verhaltensauffälligkeiten) spiegeln die Betonung des enzephalitischen Prozesses im Temporal- und Frontallappen wieder. Hirnnervenausfälle betreffen zumeist den N. olfactorius, den N. opticus und den N. abducens.

Diagnostik

Wichtige Verdachtsmomente ergeben sich anamnestisch aus dem Freizeitverhalten des Erkrankten (z. B. Hobby-Taucher). Lassen sich bei einer akuten Meningoenzephalitis keine Bakterien im Liquor nachweisen, so sollte in der frisch entnommenen Liquorprobe nach Amöben gesucht werden. Eine Kultur aus der frischen Probe ist bei N. fowleri im Gegensatz zu anderen Amöben Erfolg versprechend und beweisend. Ein serologischer Erregertest ist nicht verfügbar. Im Übrigen findet sich im *Liquor* eine ausgeprägte Pleozytose mit vorwiegend neutrophilen Granulozyten. Eine Eosinophilie tritt weder im Liquor noch im Blutkompartiment auf. Im cCT und MRT können sich multiple hämorrhagische Nekrosen und ein diffuses oder lokales Hirnödem zeigen. Das cCT ist in 40 % der Fälle unauffällig.

Therapie, Verlauf und Prognose

Entscheidend dürfte die frühe Diagnose und der unverzügliche Einsatz einer amöboziden Therapie sein. N. fowleri ist sehr sensitiv gegen Amphotericin B, sodass zurzeit aggressiv mit Amphotericin B und Miconazol intrathekal und intravenös therapiert wird. Zusätzlich wird meistens noch Rifampicin p.o. verabreicht. Fallberichte über erfolgreiche Therapien sind selten (Seidel et al. 1982, Dosierungsschema: Amphotericin B 1,5 mg/kg/d i.v. auf 2 Dosen verteilt für 3 Tage, dann 1 mg/kg/d i.v. für 6 Tage, Amphotericin B 1,5 mg/d intrathekal für 2 Tage, dann 1 mg intrathekal jeden zweiten Tag für 8 Tage, Miconazol 350 mg/m^2/d i.v. auf drei Dosen verteilt für 9 Tage, Miconazol 10 mg intrathekal für 2 Tage, dann 10 mg intrathekal jeden zweiten Tag, Rifampicin 10 mg/kg/d p.o. auf drei Dosen verteilt für 9 Tage). Der Erkrankte muss intensivmedizinisch betreut werden. Antikonvulsive und antiödematöse Therapien sind als symptomatische Maßnahmen zu erwägen.

Die Prognose ist selbst bei hoch dosierter Chemotherapie sehr schlecht. Der Spontanverlauf ist infaust, im Mittel tritt nach 72 Stunden (max. 1–2 Wochen) der Exitus ein.

6.1.3.3 Granulomatöse Amöbenenzephalitis

Zusammenfassung

Erreger: Diverse Acanthamöbenarten. Leptomyxid amoeba oder Balamuthia mandrillaris

Krankheitsbilder: Subakute oder chronische Meningoenzephalitis

Klinisches Bild: Meningismus in 50 %, psychische Symptome, Hirnnervenausfälle, Paresen, Aphasie, epileptische Anfälle, Zeichen des ICP-Anstiegs. Haut- und/oder Lungenbefall

Labordiagnostik: Mäßige bis ausgeprägte lymphozytäre Liquorpleozytose, direkter Amöbennachweis im Liquor

Zusatzdiagnostik: CCT/MRT multiple Raumforderungen oder hämorrhagische Infarkte

Therapie: Nicht etabliert. Versuchsweise Ketoconazol oder Clotrimazol (Acanthamöben), alternativ Sulfonamide oder Polymyxin E

Prognose: In der Regel infaust.

Epidemiologie

Die Erreger der granulomatösen Amöbenenzephalitis kommen weltweit in Staub, Trinkwasser, Mineralwasser, Klimaanlagen etc. vor. Die Amöben lassen sich auch in der nicht pathogenen Flora des Menschen oder im Meerwasser nachweisen. Erkrankungsrisiko und Inzidenz sind nicht bekannt. Betroffen sind vorwiegend chronisch Kranke oder Immunsupprimierte (AIDS, M. Hodgkin, Transplantationspatienten). Selten erkranken Gesunde (Sison et al. 1995).

Erregereigenschaften und Pathogenese

Erreger sind die aeroben frei lebenden Acanthamöbenarten A. castellanii und A. culbertsoni, seltener A. astronyxis, A. palestinensis und A. rhysodes, gelegentlich auch Leptomyxid amoeba oder Balamuthia mandrillaris. Die Acanthamöben sind durch faden- oder dornförmige Pseudopodien gekennzeichnet. Die Zysten haben unregelmäßige Wandstrukturen (Abb. 6-7).

Es ist zu vermuten, dass der Erreger typischerweise von einem primären Fokus in Haut, Mukosa oder Lunge hämatogen gestreut wird. Der Hautfokus manifestiert sich als Ulkus, Granulom oder Abszess. Es ist auch vorstellbar, dass eine spätere Generalisierung zu Absiedlungen in der Haut oder Lunge führt.

Neuroanatomisch zeigen sich purulente Meningen sowie Nekrosen, fokale Ödeme, Hämorrhagien und Granulome besonders in Thalamus, Hirnstamm und oberem Rückenmark. Fremdkörperriesenzellen und Granulome sind bei Immunsupprimierten nicht immer vorhanden. Die nekrotischen Herde sind meistens multipel. Im Gewebe sind die Trophozoiten und bei Acanthamöbenarten auch die Zysten perivaskulär angeordnet. Die Ausbreitung erfolgt von der tiefen grauen oder weißen Substanz nach peripher. Zeichen einer zerebralen Angiitis können vorliegen.

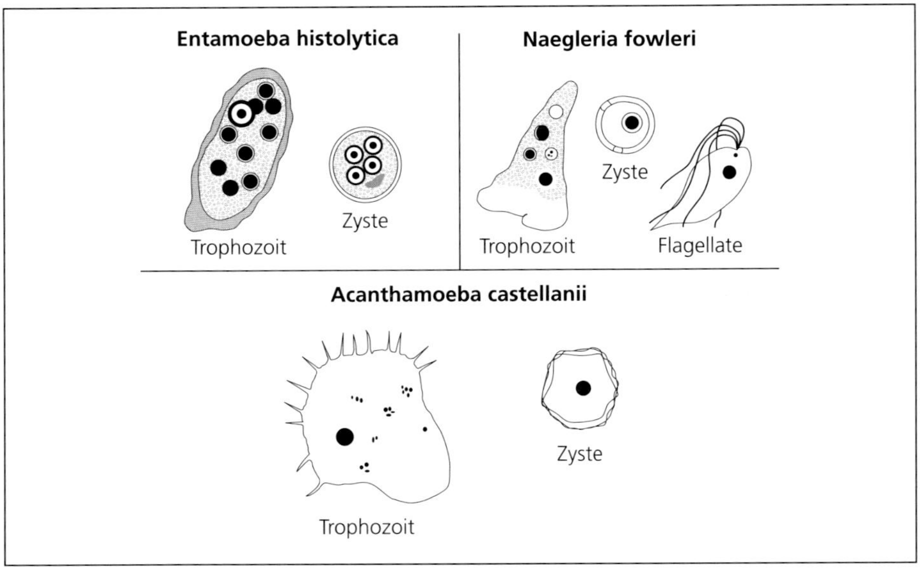

Abb. 6-7 Morphologie der häufigsten Amöben, die entzündliche ZNS-Erkrankungen hervorrufen können.

Einige der neurologisch bedeutenden Acanthamöbenarten rufen bei Gesunden, insbesondere bei Kontaktlinsenträgern, eine Keratitis hervor.

Klinische Symptomatik

Die Inkubationszeit ist nicht sicher bekannt, dürfte aber mehrere Wochen betragen. Der klinische Verlauf zieht sich subakut oder chronisch über mehrere Monate hin. Psychopathologische Symptome sind immer vorhanden. In weniger als 50 % lässt sich ein Meningismus nachweisen. Es finden sich Hirnnervenausfälle, Hemiparesen, aphasische Störungen und epileptische Anfälle. Sekundär stellen sich Zeichen eines erhöhten ICP mit Kopfschmerz, Übelkeit und Koma ein.

Diagnostik

Die Verdachtsdiagnose ergibt sich aus der Kombination aus chronischer Erkrankung oder Immunsuppression, Herden in Haut, Schleimhaut oder Lunge und der zerebralen Symptomatik. Die *Liquor*analytik erbringt eine mäßige bis ausgeprägte Pleozytose mit lymphozytärem Zellbild. Es findet sich keine Eosinophilie. Im Verdachtsfalle sollte versucht werden, die Amöben im frischen Liquor nachzuweisen. Hierzu kann im hängenden Tropfen nach beweglichen Zellen gesucht werden (Phasenkontrastmikroskopie). Ein Ausstrich sollte nach Giemsa gefärbt werden; dabei stellt sich das Zytoplasma der Amöben hellblau dar. Ein Nachweis aus dem frischen Liquor in der Bakterienrasenkultur gelingt nur selten. Eine *Hirnbiopsie* mit nachfolgender Immunzytologie (Speziesdifferenzierung) kann Klarheit verschaffen. Im cCT und MRT sind manchmal multiple Raumforderungen oder hämorrhagische Infarkte zu sehen.

Differenzialdiagnose

Differenzialdiagnostisch müssen zerebrale Metastasen eines Neoplasmas, eine virale Meningoenzephalitis, eine Tuberkulose und andere opportunistische Infektionen erwogen werden.

Therapie, Verlauf und Prognose

Die bekannten Erreger sind gegen die meisten Chemotherapeutika resistent. Es existieren nur sehr wenige Einzelfallberichte über erfolgreiche Therapien von Patienten mit disseminierter Acanthamöbiasis (Oliva et al. 1999, Slater et al. 1994), im Falle eines lungentransplantierten Patienten (allerdings ohne ZNS-Beteiligung) durch Kombination von Pentamidin, 5-Fluorocytosin, Itraconazol und topischer Behandlung der Hautläsion mit Chlorhexidinglukonat/Ketoconazolsalbe. Symptomatische Maßnahmen, wie eine Antikonvulsivagabe, sind oft indiziert. Die Prognose ist in der Regel infaust.

Literatur

OLIVA S, JANTZ M, TIERNAN R, COOK DL, JUDSON MA (1999) Successful treatment of widely disseminated acanthamoebiasis. South Med J 92: 55–57

SEIDEL JS, HARMATZ P, VISVESVARA GS, COHEN A, EDWARDS J, TURNER J (1982) Successful treatment of primary amoebic meningoencephalitis. New Engl J Med 306: 346–348

SISON JP, KEMPER CA, LOVELESS M, MCSHANE D, VISVESVARA GS, DERESINSKI SC (1995) Disseminated acanthamoeba infection in patients with AIDS: case reports and review. Clin Infect Dis 20: 1207–1216

SLATER CA, SICKEL JZ, VISVESVARA GS, PABICO RC, GASPARI AA (1994) Brief report: successful treatment of disseminated acanthamoeba infection in an immunocompromised patient. N Engl J Med 331: 85–87

6.1.4 Trypanosomenerkrankungen

TIMON BOGUMIL*

6.1.4.1 Afrikanische Trypanosomiasis (Schlafkrankheit)

Zusammenfassung

Erreger: Trypanosoma brucei gambiense und rhodesiense

Krankheitsbilder: Granulomatöse Meningoenzephalitis, demyelinisierende Enzephalitis

Klinisches Bild (stadienabhängig): Trypanosomenschanker, Lymphadenopathie, Pruritus, Fieber, Psychosen, Apathie, narkolepsieähnliche Schlafstörung, Demenz

Labordiagnostik: Liquor mit lymphozytärer Pleozytose (–400/μl), „Maulbeerzellen", Eiweißerhöhung (600–1.000 mg/dl), intrathekale IgM-Synthese. Erregernachweis (Blut, Lymphknoten, Knochenmark, Liquor), Erregerserologie, deutliche Serum-IgM-Erhöhung

Zusatzdiagnostik: EEG (Allgemeinveränderung vor klinischen ZNS-Symptomen), cCT (hypodense Areale, Ödem)

Therapie: Pentamidin, Suramin, Eflornithin, Melarsoprol

Prognose: Unbehandelt immer letal, ansonsten abhängig vom Behandlungsbeginn.

* Autor der ersten Auflage: Thomas Börner (Stade)

Epidemiologie

Die Schlafkrankheit ist in Afrika zwischen dem 14. nördlichen und dem 29. südlichen Breitengrad in Abhängigkeit von der Ausbreitung der Vektors der Erkrankung, der Tsetse-Fliege (Glossina palpalis und G. morsitans), in über 200 Naturherden endemisch. Die Risikopopulation verteilt sich auf 36 Länder. Besonders betroffen sind in West- und Zentralafrika die Staaten Zaire, Kongo, Angola, Guinea, Ghana und Nigeria, in Ostafrika Uganda, Kenia, Tansania und Sudan. Nach einer deutlichen Abnahme der Inzidenz in den fünfziger Jahren durch Vektorkontrolle kommt es mittlerweile neben regional begrenzten Epidemien auch zu einer Ausdehnung auf bisher nicht endemische Gebiete. Verantwortlich scheinen hierfür massive Bevölkerungsbewegungen, eine nur intermittierende Vektorkontrolle, die Ausdehnung der Rinderzucht (Reservoir) sowie die sozio-ökonomischen Verhältnisse in den betroffenen Ländern zu sein. Laut WHO-Schätzungen werden jährlich bis zu 200.000 Menschen infiziert. Die Übertragung erfolgt in Westafrika zumeist entlang der Flusstäler durch den Stich von G. palpalis als wichtigstem Vektor. Die ostafrikanische Krankheitsvariante hat hingegen die in der Savanne lebende G. morsitans als Hauptvektor. Schatten und dunkle Kleidung oder dunkle Haut erhöhen das Risiko eines Stiches, der zumeist in den heißen Stunden des Tages erfolgt. Resistenzen des Vektors gegen Pestizide sind nicht bekannt. Das Risiko für Tropenreisende wird auf 0,3 pro 100.000 geschätzt (Löscher et al. 1989). Kongenitale und venerische Infektionen werden, wenn auch selten, beobachtet. Eine Übertragung durch Bluttransfusion ist grundsätzlich möglich.

Erregereigenschaften und Pathogenese

Trypanosoma brucei passt sich mit einem charakteristischen Gestaltwechsel den äußeren Bedingungen an: Übertragen wird die trypomastigote Form (Größe 2×15–25 µm), die im Blutstrom lang gestreckt, beweglich und teilungsaktiv ist („long slender"). Nach Erreichen einer hohen Parasitendichte werden die Erreger gedrungen („short stumpy"), bleiben aber infektiös. Sie entwickeln sich im Falle eines Stiches (Blutmahlzeit) im Fliegendarm wieder zu lang gestreckten, vermehrungsfähigen prozyklischen Trypomastigoten und machen im Fliegendarm einen weiteren Gestaltwandel durch. Als mesozyklische Form wandern sie vom Darm in die Speicheldrüsen der Fliege und bilden sich zur epimastigoten Form um. Diese ist mit speziellen Fortsätzen der Geißel an die Drüsenzelle angeheftet, vermag sich lebhaft zu teilen, ist aber noch nicht infektiös. Der Übergang in die infektionsfähige metazyklische trypomastigote Form dauert einige Wochen, danach bleibt die Fliege lebenslang infektiös.

Beim Stich der Tsetse-Fliege gelangen bis zu 20.000 metazyklische trypomastigote Erreger mit dem Speichel der Fliege in die Haut des Wirtes, über das Lymphsystem erreichen sie den Blutstrom des Wirts. Während des gesamten Entwicklungszyklus im Menschen halten sich die Erreger nur in extrazellulären Körperflüssigkeiten auf. Im Gegensatz zu T. cruzi bildet sich normalerweise keine intrazelluläre Form aus. Durch Zellteilung vermehren sich die Erreger im Blutstrom mit einer Verdopplungszeit von 6 Stunden und erreichen hohe Populationsdichten (bis zu 6.000 Trypanosomen/µl). Innerhalb weniger Tage nach der Infektion bildet der Wirt Antikörper gegen das Glykoprotein-Antigen der Erregerhülle, was die Vernichtung der Trypanosomen durch Agglutination und Lyse zur Folge hat. Trypanosoma brucei ist allerdings durch Rearrangement auf genetischer Ebene in der Lage, ständig neue Glykoproteinvariationen zu ex-

primieren, wodurch sich stets eine Subpopulation der zirkulierenden Trypanosomen der Immunabwehr des Wirtes entziehen kann. Eine massive IgM-Erhöhung reflektiert den Versuch des Wirts, die Trypanosomen zu eliminieren, was ihm jedoch nicht gelingt. Über eine polyklonale B-Zellaktivierung wird wahrscheinlich das Auftreten von Immunkomplexen und Autoantikörpern (Rheumafaktoren, Antikörpern gegen glatte und quer gestreifte Muskulatur sowie gegen Einzelstrang-DNA) induziert. Die zelluläre Immunität, insbesondere die T-Zellproliferation, wird durch Erregerfaktoren supprimiert, wodurch einerseits aufgrund der Verhinderung einer überschießenden Abwehr die Schädigung des Wirts zunächst begrenzt wird, andererseits eine erhöhte Empfänglichkeit der Infizierten für sekundäre Infektionen gegeben ist.
Die Erregervermehrung im RES führt zu einer generalisierten Lymphadenopathie. Im Folgenden kann eine Infiltration aller Körpergewebe durch Trypanosomen stattfinden. Bevorzugt betroffen sind neben dem RES das Herz, die Leber, die Nieren und endokrine Drüsen.
Die Penetration des ZNS erfolgt frühestens nach 2–3 Wochen, bei der westafrikanischen Form zumeist wesentlich später. Im ZNS entsteht eine granulomatöse Meningoenzephalitis mit Fibrinisierung der Meningen, generalisiertem Hirnödem und schließlich zunehmender Hirnatrophie. Die zunächst perivenösen granulomatösen Läsionen betreffen zu Beginn besonders die weiße, später aber auch die gesamte graue Substanz mit einem Schwerpunkt im Bereich der Basalganglien, des Hirnstammes und des Kleinhirns. Am schwersten werden periventrikuläre Regionen, Thalamus und Hypothalamus inklusive der tuberoinfundibulären Region geschädigt. Es kommt zu ausgeprägten Mikrogliareaktionen und Mikroblutungen. Extrazelluläre Trypanosomen sind schließlich im gesamten Hirngewebe vorhanden. Es folgen Gliazelluntergang und Demyelinisierung (Chimelli & Scaravilli 1997).

Klinische Symptomatik

Die Inkubationszeit beträgt bei der westafrikanischen Form 5–21 Tage, sie kann bei der ostafrikanischen Form noch kürzer sein.
Es werden üblicherweise vier klinische Stadien unterschieden, die ineinander übergehen, sich parallel entwickeln (T.b. rhodesiense) oder durch lange Latenzen voneinander getrennt sein können (T.b. gambiense). Frühestens nach 3 Wochen, spätestens nach 9 Monaten, wird bei T.b. rhodesiense das ZNS in den Krankheitsprozess einbezogen. Für Weiße ist ein akuter Krankheitsverlauf mit kurzer Inkubationszeit typisch.

1. **Stadium der Primärläsion:** Wenige Tage nach Infektion entsteht aus dem rötlichen Fleck der Einstichstelle der sog. Trypanosomenschanker. Die nicht immer schmerzhafte Primärläsion wächst zu einem harten Pseudofurunkel heran, dessen Größe zwischen wenigen Millimetern und einigen Zentimetern variiert. Nach 2–3 Wochen verheilt die Läsion ohne Narbe. Gleichzeitig entwickelt sich eine regionale Lymphadenopathie mit Fieber und allgemeinem Krankheitsgefühl. Eine Ausheilung der Krankheit ist in diesem Stadium möglich.
2. **Stadium der Generalisierung:** Am Anfang der Generalisierungsphase kommt es zu irregulären Fieberschüben und papuloerythematösen Hautveränderungen, den Trypanoiden. Unabhängig hiervon klagen mehr als 50 % der Kranken über Pruritus. Bei zervikaler Betonung der Lymphadenopathie findet man supraklavikulär bis walnussgroße, mobile, schmerzlose Lymphknoten. Ödeme im Gesicht oder an den

Beinen werden häufig beobachtet. In 25 % der Fälle zeigt sich eine Splenomegalie, seltener sind Leber- oder Herzfunktionsstörungen. Viele Patienten leiden an Kopfschmerzen, permanentem Kältegefühl, Schmerzen oder Parästhesien im Bereich der distalen Extremitäten, einer generalisierten Hyperästhesie und einer Geräuschüberempfindlichkeit. Zunehmend stellen sich Verhaltensauffälligkeiten und eine Umkehrung des Schlafrhythmus aber auch Impotenz, Amenorrhoe, Appetitlosigkeit oder Hyperphagie ein. Der Übergang in die dritte Krankheitsphase ist meistens schleichend.

3. **Stadium der granulomatösen Meningoenzephalitis:** Die generalisierten Symptome des 2. Stadiums bilden sich sukzessive zurück. Obwohl weiterhin Fieberschübe auftreten, ist häufiger auch eine Hypothermie vorhanden. Die kardiovaskulären und endokrinologischen Symptome sowie der Pruritus verschlechtern sich. Die variierenden Schlafstörungen werden deutlicher, auffällig sind narkolepsieartige Anfälle. Die Patienten werden apathisch. Extrapyramidal-motorische Störungen mit rigorartigem hypertonem Muskeltonus werden beobachtet und Psychosen mit depressiver, aggressiver oder deliranter Grundfärbung treten mitunter in Erscheinung. Zentrale Paresen oder eine zumeist die dorsale Wurzel betreffende Radikulitis sind seltener. Die Symptome dieses Krankheitsstadiums sind grundsätzlich reversibel.
4. **Terminalstadium:** Das letzte Stadium ist durch die demyelinisierende Enzephalitis geprägt. Die Patienten zeigen einen zunehmenden demenziellen Abbau. Es kann zu Inkontinenz und epileptischen Anfällen kommen. Folge der Malnutrition und der endokrinologischen Störungen ist eine ausgeprägte Kachexie. Sie bedingt oft eine schlechte Toleranz der nebenwirkungsreichen Therapie. Der Spontanverlauf der Schlafkrankheit ist tödlich.

Diagnostik

Die Anamnese ist wegweisend für die klinische Verdachtsdiagnose. Die Reiseanamnese sollte mindestens die letzten 3 Jahre berücksichtigen.
Im *Liquor* findet sich eine lymphozytäre Pleozytose von bis ca. 400/µl mit hohem Plasmazellanteil (charakteristische „Maulbeerzellen"). Das Gesamteiweiß ist erhöht (600–1.000 mg/l), es findet sich eine ausgeprägte intrathekale IgM-Synthese. Die Zellzahlerhöhung geht den übrigen Liquorveränderungen zumeist voraus und ist häufig bei fehlender Symptomatik der einzige Hinweis auf einen Übergang in das dritte Krankheitsstadium.
Beweisend für die Diagnose ist, besonders in den frühen Krankheitsphasen, der *mikroskopische Erregernachweis* aus vergrößerten Lymphknoten, Blut (buffycoat-Bande einer Hämatokrit-Zentrifugation), Knochenmark oder Liquor (Doppelzentrifugation). In Blutausstrichen („Dicker Tropfen"), die während der Fieberphase abgenommen und nach Giemsa gefärbt werden, lässt sich der Erreger zwischen den Blutzellen (doppelt so lang wie Erythrozyten) erkennen. Da im Krankheitsverlauf die Parasitenzahl in Blut oder Lymphknoten abnimmt, gewinnt der Liquor steigende diagnostische Bedeutung. Der Erreger lässt sich auch im Tiermodell und in Kultur amplifizieren, was wegen der geringen Erregerdichte in Körperflüssigkeiten Bedeutung hat. Der Nachweis spezifischer Antikörper z. B. im ELISA, im Immunofluoreszenztest des Liquors oder im direkten Agglutinationstest dient als Suchtest. Dieselbe Bedeutung kommt dem Nachweis des 2–8fach erhöhten IgM im Serum bei ebenfalls erhöhtem IgG und normalem IgA, IgD und IgE zu.

Im cCT sind multiple hypodense Areale und das Hirnödem sichtbar. Im EEG fällt frühzeitig eine Allgemeinveränderung auf und zwar bevor klinische ZNS-Symptome imponieren. Das Schlaf-EEG ist gestört. Auch periodisch auftretende bi- oder triphasische Wellen werden gelegentlich beobachtet.

Differenzialdiagnose

Bei der akuten Verlaufsform des ostafrikanischen Typs müssen andere febrile Prozesse wie Malaria oder Typhus ausgeschlossen werden. Zur Differenzialdiagnose der Lymphadenopathie zählen auch Lymphome, Tuberkulose und HIV-Infektion. Die IgM-Erhöhung im Serum lässt manchmal an einen M. Waldenström denken.

Therapie

Die hier gegebenen Therapieempfehlungen stützen sich im Wesentlichen auf eine 1994 erschienene Übersicht (Pepin & Milford 1994). Es existieren weitere leicht abweichende Therapieschemata und neuere, weniger toxische therapeutische Substanzen sind in Aussicht (Hatz & Brun 1992, Jennings 1993, Atougia & Costa 1999). Die Medikamente Eflornithin, Suramin und Melarsoprol werden nicht in der Roten Liste aufgeführt. Bei ihrer Anwendung müssen die z.T. schweren Nebenwirkungen dem behandelnden Arzt bekannt sein!
Die Prognose der Schlafkrankheit wird im Übergang vom 3. zum 4. Krankheitsstadium deutlich schlechter. Besonders eine ZNS-wirksame Therapie kann mit lebensgefährlichen Komplikationen verbunden sein.
Wegen der bei allen Medikamenten möglichen Herxheimer-Reaktion wird von den meisten Autoren die einmalige Gabe von Kortikosteroiden vor Therapiebeginn empfohlen. Klinisch und anamnestisch sind Patienten mit einer beginnenden ZNS-Infektion nicht sicher zu identifizieren. Erregerpositive Patienten mit Liquorpleozytose werden nach Ausschluss einer Zweiterkrankung als Spätstadium therapiert.

Therapieschema bei T.b. gambiense

Frühstadium

Erste Wahl: Pentamidin 4 mg/kg i.m. an Tag 1, 3, 5, 13, 15 und 17
+ Suramin (nach Testdosis 200 mg) 20 mg/kg i.v. an Tag 1 und 13 (max. 1 g/d)

Zweite Wahl: Pentamidin 4 mg/kg i.m. an Tag 1, 3, 5, 7, 9, 11 und 13

Spätstadium

Erste Wahl: Eflornithin 6-stündl. 100–125 mg/kg i.v. für 14 Tage

Zweite Wahl: Niedrig dosierte Melarsoproltherapie:

1. ab Tag 1: Prednisolon 40 mg/d p.o., nach Therapieende in 10 mg Schritten reduzieren
2. Tag 2: Pentamidin 4 mg/kg i.m. oder
   Suramin (nach 200 mg Testdosis) 20 mg/kg i.v. (max. 1 g) i.v.
3. Melarsoprol (zusammen mit Melarsoprol Antihistaminika geben):
   Tag 3–5: 1,8 mg/kg i.v., Tag 6–8: 3,6 mg/kg i.v. (max. 180 mg/d);
   wenn initiale Liquorzellzahl >20/µm, zusätzlich an Tag 9–11: 3,6 mg/kg i.v.

T.b. gambiense-Nachbehandlung

Rückfall nach Pentamidin-Verabfolgung (mit oder ohne Suramin):
Therapie mit Eflornithin 6-ständl. 100–125 mg/kg i.v. für 14 Tage.
Rückfall nach Therapie mit Eflornithin:
Therapie mit Melarsoprol bzw. vice versa.
Bei wiederholter Therapieresistenz (selten) ist von einer schlechten Prognose auszugehen. Deshalb Therapieversuch mit hohen Dosen Melarsoprol (3,6 mg/kg/d für 12 Tage) + hohe Dosen Eflornithin (800 mg/kg/d i.v. für 14 Tage). Alternativen: Monotherapie oder Kombinationstherapie (+ Melarsoprol) mit Nifurtimox (25–30 mg/kg/d für 30 Tage).

Therapieschema bei T.b. rhodesiense

Frühstadium

Suramin: (nach Testdosis von 200 mg) an den Tagen 1, 3, 6, 14 und 21 1 g i.v.

Spätstadium

Hoch dosierte Melarsoproltherapie:

1. Vorbehandlung mit Antimalaria- und Antihelminthika-Mitteln, Ausschluss von Amöbiasis und Strongyloidiasis, ggf. Multivitaminpräparate vor Therapiebeginn
2. ab Tag 1: Prednisolon 40 mg/d p.o., nach Therapieende in 10 mg Schritten reduzieren
3. Suramin
   a) Patienten in schlechtem Allgemeinzustand
      Tag 2: 5 mg/kg i.v. (erste 200 mg-Fraktion als Testdosis),
      Tag 4: 10 mg/kg i.v., Tag 6: 20 mg/kg i.v.
   b) Patienten in gutem Allgemeinzustand
      Tag 2: 5 mg/kg i.v., Tag 4: 10 mg/kg i.v.
4. Melarsoprol (zusammen mit Melarsoprol Antihistaminika geben)
   a) Patienten in schlechtem Allgemeinzustand
      Tag 8: 0,36 mg/kg i.v., Tag 9: 0,72 mg/kg i.v.,
      Tag 10: 1,1 mg/kg i.v., Tag 17–19: 1,8 mg/kg i.v.,
      Tag 26: 2,2 mg/kg i.v., Tag 27: 2,9 mg/kg i.v.,
      Tag 28: 3,6 mg/kg i.v., Tag 35–37: 3,6 mg/kg i.v. (max. 180 mg/d)
   b) Patienten in gutem Allgemeinzustand
      Tag 6: 1,4 mg/kg i.v., Tag 7: 1,8 mg/kg i.v.,
      Tag 8: 2,2 mg/kg i.v., Tag 15: 2,5 mg/kg i.v.
      Tag 16: 2,9 mg/kg i.v., Tag 17: 3,3 mg/kg i.v.
      Tag 24–26: 3,6 mg/kg i.v. (max. 180 mg/d)

T.b. rhodesiense-Nachbehandlung

Rückfall nach einer Therapie mit Suramin:
Melarsoprol wie für Patienten in gutem Allgemeinzustand.
Rückfall nach einer Therapie mit Melarsoprol:
Therapie mit Melarsoprol 3,6 mg/kg i.v. 4-mal 3 Tage mit je einer Woche Pause.
Eine erneute Therapieresistenz führt an die Grenzen der zur Verfügung stehenden Chemotherapie. Eine Wiederholung der letzten Melarsoproltherapie plus Eflornithin (6-ständl. 200 mg/kg für 14 Tage) kann versucht werden. Nifurtimox plus Melarsoprol hätte als ultima ratio experimentellen Charakter.

6.1.4.2 Amerikanische Trypanosomiasis (Chagas-Krankheit)

Zusammenfassung

Erreger: Trypanosoma cruzi

Krankheitsbilder: Multifokale Meningoenzephalitis

Klinisches Bild (stadienabhängig): Chagom, Lymphadenopathie, Ödeme, Fieber, Herzinsuffizienz, Herzrhythmusstörungen, Dysphagie, Obstipation. Meningismus, epileptische Anfälle, Bewusstseinstrübung, zerebrale Herdsymptome

Labordiagnostik: Liquorzellzahl und -protein mäßig erhöht, Erregernachweis (Blut, Liquor, Knochenmark, Lymphknoten, Muskel), KBR, PCR

Therapie: Nifurtimox, Benznidazol

Prognose: Letalität der akuten Erkrankung 2–8 %, Letalität der Meningoenzephalitis bei Kindern 15 %.

Epidemiologie

Die Chagas-Krankheit ist eine in Süd- und Mittelamerika endemische Zoonose, die durch Blut saugende Raubwanzen übertragen wird. Andere Blut saugende Insekten spielen nur eine untergeordnete Rolle bei der Krankheitsübertragung. Bluttransfusionen, kongenitale Infektionen und eine Übertragung über die mütterliche Milch sind weitere Infektionswege, auch durch asymptomatische Infektionsträger. Selten sind venerische Infektionen.
Der Durchseuchungsgrad für den Erreger (Trypanosoma cruzi) ist in Endemiegebieten Nord- und Südamerikas außerordentlich hoch. Naturherde des Erregers der Chagas-Krankheit finden sich in Amerika vom Süden der USA bis in den Norden Argentiniens und Chiles. Es wird von 120.000 Neuerkrankungen und 50.000 Todesfällen pro Jahr, insgesamt von 15–20 Mio. Infizierten, ausgegangen. Die Häufigkeit einer im Rahmen der Erkrankung auftretenden Meningoenzephalitis ist nicht genau bekannt, sie ist aber bei Kindern unter 5 Jahren das dominierende Krankheitsbild.

Erregereigenschaften und Pathogenese

Im Gegensatz zu T. brucei ist T. cruzi in der Lage, sich intrazellulär zu vermehren. Dabei entwickeln sich aus der metazyklischen trypomastigoten Form die geißelfreien, C-förmigen Amastigoten, die später wieder zu Trypomastigoten werden. In einer Vertebratenzelle können sich bis zu 500 Parasiten befinden, bevor diese zerplatzt und damit die Infektion weiterer Zellen ermöglicht. Im Bereich der Eintrittspforte, zumeist im Gesicht, induziert der Erreger eine lokale Entzündungsreaktion, das Chagom. Von dieser Primärläsion aus kommt es zu einer Ausbreitung im retikuloendothelialen System (RES) und später auch im Blut. Durch Phagozytose und durch aktive Invasion gelangen die Trypanosomen in die Körperzellen des Wirtes. Hier finden sich dann die krankheitstypischen intrazellulären Entwicklungsformen. Obwohl grundsätzlich alle Gewebe infiziert werden können, besteht ein Tropismus zu Zellen des RES, der Neuroglia und Muskelzellen (Skelett-, Herz- und glatte Muskulatur). Durch Multiplikation der intrazellulären Trypanosomen können sich, besonders im Herzmuskelgewebe und in der

Wand des Gastrointestinaltraktes, die sog. Pseudozysten und infolge der Reaktion des Wirts auch Granulome herausbilden.
Das autonome Nervensystem wird während der akuten Krankheitsphase durch Befall der viszeralen Ganglien geschädigt. Verantwortlich hierfür sind die multifokalen granulomatösen Entzündungsreaktionen in verschiedenen Geweben, so auch im Herzmuskel und im Gastrointestinaltrakt. Die Folge ist eine Neuronendegeneration mit partieller Denervierung, besonders des parasympathischen Schenkels. Die konsekutive Fehlinnervation ist die Grundlage für die Chagas-typischen Organschädigungen.
Eine *Invasion ins ZNS* während der akuten Erkrankung zeigt zunächst perivaskulär intra- und extrazellulär gelegene Trypanosomen mit einer umgebenden granulomatösen Gewebsreaktion. Es entwickelt sich eine akute multifokale Meningoenzephalitis mit einem Schwerpunktbefall der grauen Substanz im Bereich des okzipitalen Kortex, des Kleinhirns, der Basalganglien und des Hirnstamms. Ein direkter Befall von Nervenzellen durch Parasiten findet statt. Dieser erklärt allerdings nicht vollständig den ausgedehnten neuronalen Zellschaden, welcher in der Umgebung der entzündlichen Läsionen entsteht. Eine akute kortikale nekrotisierende Enzephalitis ist selten. Häufiger entwickeln sich ein ausgeprägtes Hirnödem und multiple Mikroblutungen (Chimelli & Scaravilli 1997).
Das Leiden geht in seine chronische Phase über, sobald die Abwehrleistungen des Wirtes effektiver werden. Es bildet sich ein Gleichgewicht zwischen Wirt und Erregern aus, ohne dass die Erreger eliminiert werden. Pseudozysten und entzündliche Herde verschwinden zum größten Teil. Im Herzen findet ein fibrotischer Umbau statt, die Herzgröße nimmt zu. Es folgt die Störung der Erregungsleitung und die Ausbildung einer Kardiomyopathie. In der Darmwand zeigt sich eine Degeneration des Auerbachschen Plexus und eine Proliferation der Muskelzellen. Durch Organdilatation entstehen Megakolon und Megaösophagus. Im chronischen Krankheitsverlauf kann es jederzeit zu einer erneuten Erregerproliferation kommen.
Die Infektion mit T. cruzi zählt zu den opportunistischen Infektionen, die bei HIV-positiven Patienten mit Zeichen einer ZNS-Infektion differenzialdiagnostisch berücksichtigt werden müssen.

Klinische Symptomatik

Nach einer Inkubationszeit von 4–30 Tagen bildet sich das furunkelartige ödematöse Chagom im Bereich der Eintrittspforte aus und bleibt hier für 4–12 Wochen nachweisbar. Eine subakute oder inapparente Erregergeneralisierung kann zu einem direkten Übergang in das chronische Krankheitsbild führen. 85 % der akuten Krankheitsbilder finden sich bei Kindern unter 10 Jahren. Schon 3 Tage nach dem Auftreten des schmerzhaften Chagoms entwickelt sich eine Lymphadenopathie. Besonders häufig sind Tränendrüse, Parotis und submandibuläre Lymphknoten beteiligt. Typischerweise werden plötzlich auftretende lokale oder generalisierte Ödeme, die Tage bis Monate anhalten, beobachtet. Sind die Augen die eigentliche Eintrittspforte, so kommt es zu einem meist einseitigen Gesichtsödem, einer Lidschwellung und einer Konjunktivitis.
Mit dem Auftreten des Erregers im Blut klagen die Patienten über ein allgemeines Krankheitsgefühl mit kontinuierlichem oder intermittierendem Fieber, häufig mit zwei Tagesmaxima. Epistaxis ist ein weiteres wichtiges Symptom. Es stellen sich Begleitanämie, leichte Splenomegalie und Lebervergrößerung ein. Zwei Wochen nach Krankheitsbeginn finden sich für eine Woche stecknadelgroße rote Flecken auf Abdomen und

Thorax. Schwere Verläufe kündigen sich durch hohes Fieber, eine Lymphadenopathie sowie ausgeprägte Ödeme und Milzvergrößerung an. Bei 40 % der Patienten werden EKG-Veränderungen beobachtet. Bei schweren Verläufen entwickeln sich Tachykardien oder andere Arrhythmieformen sowie eine Herzinsuffizienz.
Eine Meningoenzephalitis manifestiert sich mit Meningismus, Bewusstseinstrübung und epileptischen Anfällen. Die häufigen fokalen neurologischen Zeichen entsprechen der Lokalisation der zerebralen Entzündungsherde. Der Tod kann innerhalb weniger Tage oder erst nach Wochen eintreten.
In das chronische Stadium mit kardialen oder gastrointestinalen Leitsymptomen treten 20 % der Infizierten ein. Seltener werden Folgen einer Dilatation von Bronchien oder des Urogenitalsystems beobachtet. In großen Teilen Brasiliens dominieren Krankheitsbilder mit Megaösophagus und Megakolon. Dysphagie und chronische Obstipation sowie andere Komplikationen, wie z. B. ein Volvulus, sind die Folge. In Argentinien oder Venezuela dominiert die Chagas-Kardiomyopathie. Bis zu 40 % der chronisch Erkrankten weisen eine schwere Herzinsuffizienz auf, die frühestens nach dem 25. Lebensjahr manifest wird. Kardiale Emboli sind häufige Ursache zentralnervöser ischämischer Komplikationen.
Eine Sonderform der ZNS-Manifestation der Chagas-Krankheit, die „zerebrale tumorartige amerikanische Trypanosomiasis“, kann sich bei immunkompromittierten Patienten im Rahmen von akuten Exazerbationen während des chronischen Stadiums entwickeln (Pagno et al. 1999).

Diagnostik

Bei Kindern mit akuter Symptomatik ist die Verdachtsdiagnose einfach zu stellen, ein direkter Erregernachweis gelingt häufig auf Anhieb (Blutausstrich, „Dicker Tropfen“). Bei Erwachsenen oder bei geringer Krankheitsausprägung im chronischen Stadium ist die (Reise-)Anamnese richtungsweisend.
Im *Liquor* sind Zellzahl und Proteinkonzentration mäßig erhöht. Der Liquoralbumingehalt soll gut mit der Präsenz von intrazellulären Trypanosomen in Meningen oder Hirngewebe korrelieren (Hoff 1978).
Während der akuten Krankheitsphase treten die Erreger etwa ab dem zehnten Tag im Blut auf und sind bis zum Ende dieser Phase in Gewebeproben und Körperflüssigkeiten vorhanden. Im chronischen Stadium wird das Auffinden von T. cruzi in Körperflüssigkeiten schwieriger, bei Fieberschüben lassen sich jedoch wieder Erreger im Blut nachweisen. Bei Erwachsenen ist die zu erwartende Erregerdichte niedriger als bei Kindern. Für den direkten Erregernachweis bieten sich nur Blut, Liquor und Knochenmark an. Die Darstellung der intrazellulären Form kann in der Muskel- oder Lymphknotenbiopsie gelingen. Der Nachweis von T. cruzi im Liquor während der akuten Krankheitsphase beweist die klinische Verdachtsdiagnose einer ZNS-Infektion. Im Versuchstier und in der Zellkultur lässt sich der Erreger amplifizieren. Darüber hinaus steht eine PCR zur Verfügung.
Serologische Suchtests wie die KBR sind bei 95 % der chronisch Erkrankten positiv. Der IgM-Anstieg im Serum ist nicht so ausgeprägt wie bei der Schlafkrankheit. Dies hängt mit der geringen Antigenvariation des Glykoproteins bei T. cruzi zusammen. IgG-Antikörper besitzen einen protektiven Effekt. Weiterhin lassen sich kreuzreagierende Antikörper u. a. gegen Endokard, Blutgefäße und quer gestreifte Muskulatur nachweisen. Im Blut findet sich im akuten Stadium eine leichte Lymphozytose bei variabler Leukozytenzahl. In der Serum-Eiweiß-Elektrophorese fallen erhöhte Globuline und

ein erniedrigtes Albumin auf. Die Laborparameter sind im chronischen Stadium meist normal.

Therapie

Die Chemotherapie der Chagas-Krankheit bleibt bis heute unbefriedigend, da sie eine Erregerelimination nicht sicherstellen kann und gleichzeitig erhebliche Nebenwirkungen mit sich bringt. Eine Anwendung während der späten chronischen Krankheitsphase ist daher bislang nicht sicher gerechtfertigt. Seit den frühen 70er-Jahren stehen Nifurtimox und Benznidazol zur Verfügung. Allopurinol scheint eine ähnliche Effektivität in der Erregerelimination bei geringeren Nebenwirkungen zu besitzen und damit möglicherweise auch zur Therapie des späten chronischen Stadiums geeignet zu sein. Es ist denkbar, dass in Zukunft andere spezifische Inhibitoren trypanosomaler Enzyme weitere und evtl. effektivere Möglichkeiten der Behandlung darstellen (Krauth-Siegel & Schöneck 1995, Urbina 1999).

Nifurtimox ist ein 5-Nitrofuran, dessen trypanozide Wirkung über eine Hemmung der Trypanothionreduktase vermittelt wird. Eine gesicherte Wirksamkeit ist für Trypanosoma brucei gambiense und Trypanosoma cruzi belegt. Resistenzen sind bekannt. Daten über die Liquorgängigkeit liegen nicht vor. Nifurtimox zeigt eine dosisabhängige reversible Neurotoxizität mit zerebellären Symptomen, epileptischen Anfällen, Koma und choreatiformen Bewegungsstörungen. Bei Chagas-Patienten wird eine Polyneuropathie beobachtet. Nifurtimox kann Chromosomenaberrationen hervorrufen. Beherrschbar ist der stets auftretende Appetitverlust.

Benznidazol ist ein Nitroimidazolderivat. Es wird zur Therapie der Chagas-Krankheit mit ebenfalls wechselndem Erfolg eingesetzt. Die wichtigsten Nebenwirkungen sind allergische Hautreaktionen und eine reversible Polyneuropathie. Auch hier kann es zu Chromosomenaberrationen kommen.

Therapieschemata

Kinder

Akutes Stadium

Nifurtimox 25 mg/kg p.o. 4-mal täglich für 15 Tage, danach 15 mg/kg p.o. 4-mal täglich für 75 Tage

oder

Benznidazol 10 mg/kg p.o. für 60 Tage

Frühes chronisches Stadium

Nifurtimox 25 mg/kg p.o. 4-mal täglich für 15 Tage, danach 15–18 mg/kg p.o. 4-mal täglich für 2-mal 60 Tage (freies Intervall 4 Wochen)

oder

Benznidazol 10 mg/kg p.o. für 60 Tage

Erwachsene

Akutes und frühes chronisches Stadium

Nifurtimox 5–7 mg/kg p.o. 4-mal täglich für 14 Tage, danach alle 14 Tage Erhöhung um 2 mg/kg p.o. bis zu einer Maximaldosis von 15–17 mg/kg für 2-mal 60 Tage (freies Intervall 4 Wochen)

oder

Benznidazol 5 mg/kg p.o. für 60 Tage

Zerebrale tumorartige amerikanische Trypanosomiasis (Exazerbation im chronischen Stadium bei immunkompromittierten Patienten)
Nifurtimox 10 mg/kg/d für 120 Tage, anschließend lebenslang 5 mg/kg/d
oder
Benznidazol 5 mg/kg/d für 60 Tage, anschließend lebenslang 2,5 mg/kg/d

Verlauf und Prognose

Die akute Erkrankung hat eine Letalität von insgesamt 2–8 %, die Letalität der Meningoenzephalitis beläuft sich bei Kindern auf 15 %.

Literatur

Atouguia J, Costa J (1999) Therapy of human african trypanosomiasis: current situation. Mem Inst Oswaldo Cruz Rio de J 94: 221–224
Chimelli L, Scaravilli F (1997) Trypanosomiasis. Brain Pathol 7: 599–611
Hatz Ch, Brun R (1992) Zerebrale Trypanosomose: Aspekte zur Epidemiologie, Klinik, Therapie und Krankheitsverlauf. Schweiz Med Wochenschr 122: 873–878
Hoff R (1978) Trypanosoma cruzi in the cerebrospinal fluid during the acute stage of Chagas' disease. N Engl J Med 298: 604–606
Jennings FW (1993) Combination chemotherapy of CNS trypanosomiasis. Acta tropica 54: 205–213
Krauth-Siegel RL, Schöneck R (1995) Trypanothione reductase and lipoamide dehydrogenase as targets for a structure-based drug design. FASEB J 9: 1138–1146
Löscher TH, Nothdurft HD, Taelman H, Boogaerts M, Omar M, Sonnenburg F von (1989) Schlafkrankheit bei deutschen Tropenreisenden. Dtsch med Wschr 114: 1203–1206
Pagno MA, Segura MJ, Di Lorenzo GA, Garau ML, Molina HA, Cahn P, Perez H, Vítolo F, Grondana A, Piedimonte FC, Giannaula R, Ramia R, Miranda MA, Sierra H, Sica REP (1999) Cerebral tumor-like american trypanosomiasis in aquired immunodeficiency syndrome. Ann Neurol 45: 403–406
Pepin J, Milford F (1994) The treatment of human african trypanosomiasis. In: Baker JR, Muller R (eds) Advances in Parasitology. Academic Press, London: 2–47
Urbina JA (1999) Chemotherapy of Chagas' disease: the how and the why. J Mol Med 77: 332–338

6.2 Helminthen-Erkrankungen

6.2.1 Cestoda (Bandwürmer)

6.2.1.1 Neurozystizerkose

THOMAS HENZE

Zusammenfassung

Erreger: Larven des Schweinebandwurms (Taenia solium); Klasse: Cestoda

Krankheitsbilder: Zerebrale, intraventrikuläre oder spinale Zysten mit parenchymatösen Verkalkungen, Meningitis, Verschlusshydrozephalus, Arteriitis

Klinisches Bild: Epileptische Anfälle, organische Psychosyndrome, qualitative Bewusstseinsstörungen, zerebrale und spinale neurologische Herdsymptome

Labordiagnostik: Serologie (Enzyme-linked Immunoelectrotransfer Blot [EITB]), PCR

Zusatzdiagnostik: Liquor (lymphozytäre Pleozytose, Störung der Blut-Liquor-Schranke, intrathekale IgG- und oft auch IgM-Synthese), cCT und MRT (aktive und verkalkte Zysten, fokale Enzephalitis, Verschlusshydrozephalus, meningeale Anreicherung, Hirninfarkte, spinale Manifestationen)

Therapie: Praziquantel (alternativ: Albendazol), zusätzlich vorübergehend Kortikosteroide. Bei raumfordernden Zysten oder Verschlusshydrozephalus neurochirurgische Intervention. Bei zerebralen Anfällen antikonvulsive Therapie

Prognose: Bei frühzeitiger Diagnosestellung und adäquater Therapie in der Regel gut.

Epidemiologie

Die Neurozystizerkose ist weltweit die häufigste parasitäre Erkrankung des zentralen Nervensystems und tritt vorzugsweise in wenig entwickelten Ländern Lateinamerikas, Asiens und Afrikas auf. Die Prävalenz in südamerikanischen Endemiegebieten wird mit bis zu 10 % angegeben (Sarti et al. 1992). Dort soll bis zu 33 % der intrazerebral raumfordernden Prozesse eine Neurozystizerkose zugrunde liegen (Tandon 1983). In Ecuador bestand bei klinisch asymptomatischen Familienmitgliedern von Neurozystizerkose-Patienten ein 3fach höheres Risiko für einen positiven Antikörperbefund (EITB) als bei Kontrollpersonen (Goodman et al. 1999). Ein wesentlicher Grund für die insgesamt unzureichenden epidemiologischen Daten ist die Tatsache, dass unterschiedliche diagnostische Kriterien der Neurozystizerkose verwandt werden, vor allem unterschiedliche Antikörper-(AK-)-Tests. Es ist aber bekannt, dass die AK-Untersuchungen in 50–70 % der Fälle von neuroradiologisch gesicherten Neurozystizerkose-Fällen negativ ausfallen können (Carpio 1994). In Westeuropa ist die hier um die Jahrhundertwende noch häufige und weit verbreitete Erkrankung aufgrund verbesserter hygienischer Maßnahmen zuletzt nur noch in Einzelfällen aufgetreten. Bei 60–92 % aller Zystizerkose-Fälle liegt eine ZNS-Beteiligung vor (Latovitzki et al. 1978). 30 % der Fälle bleiben asymptomatisch (Monteiro et al. 1992).

Erregereigenschaften und Pathogenese

Taenia solium ist ein segmentierter Bandwurm, dessen Kopf (Scolex) 4 Saugnäpfe und eine Hakenreihe trägt. Seine eiförmigen Larven (Cysticercus cellulosae) sind 10–15 mm lang. Sie gelangen zumeist über den Verzehr von nicht oder ungenügend gekochtem Fleisch in den Magen, durchdringen die Darmwand und wandern hämatogen, seltener lymphogen oder direkt in weitere Organe, vornehmlich das zentrale Nervensystem (ZNS), die Skelettmuskulatur, das subkutane Fett und die Augen. Im ZNS entwickelt sich um die Zystizerken eine entzündliche Reaktion mit Lymphozyten, Plasmazellen und Eosinophilen, die je nach Intensität zu einem Absterben der Zyste mit nachfolgender Kalzifizierung oder zu ausgeprägten entzündlichen Veränderungen des Parenchyms führt. Die Inkubationszeit ist außerordentlich variabel und schwankt zwischen wenigen Monaten bis zu 30 Jahren, im Mittel liegt sie bei ca. 5 Jahren. Die Zysten selbst haben eine Lebensdauer von 4 bis 10 Jahren.

Klinische Symptomatik

Die Neurozystizerkose kann in 4 verschiedene Formen eingeteilt werden:
1. meningeal
2. parenchymatös
3. ventrikulär
4. gemischt.

Am häufigsten manifestieren sich multiple Zysten. Eine andere Klassifikation der Erkrankung unterscheidet eine aktive (mit lebenden Parasiten), eine transitionale (degenerative Phase) und eine inaktive (Tod des Parasiten) Kategorie. Diese Kategorien werden jeweils wieder in parenchymale und extraparenchymale Formen unterschieden (Carpio et al. 1994). Eine aktuelle Klassifikation anhand neuroradiologischer Befunde enthält Tabelle 6-6. Neben dem ZNS können weitere Organe betroffen sein,

Tab. 6-6 Klinische Klassifikation der Neurozystizerkose anhand neuroradiologischer Kriterien (Salgado et al. 1997)

I. Hirnparenchym	1. Zysten 2. Kolloidzysten 3. Granulome 4. Verkalkungen	A. Solitär B. Multipel C. Razemös D. Ödem E. Infarkt F. Inflammation
II. Subarachnoidalraum	1. Zysten in kortikalen Sulci 2. Zysten in basalen Zisternen 3. Arachnitis	A. Inflammation B. Hydrozephalus C. Fibrose
III. Ventrikelsystem	1. Laterale Ventrikel 2. Dritter und vierter Ventrikel	A. Hydrozephalus B. Ependymitis
IV. Spinalkanal	1. Intramedullär 2. Subarachnoidal	A. Solitär B. Multipel C. Inflammation D. Fibrose
V. Okuläre Zystizerkose	1. Intravitreal 2. Subretinal	
VI. Extraneurale Zystizerkose	1. Muskulär 2. Systemisch	

Tab. 6-7 **Neurologische Initialsymptome bei mehr als 1.200 Patienten mit Neurozystizerkose (Davis und Kornfeld 1991)**

Epileptische Anfälle	60 %
Erhöhter intrakranieller Druck (Kopfschmerzen und Papillenödem)	25 %
Demenz, Desorientiertheit, Stupor	15 %
Herdsymptome (Hemiparese, Aphasie, Paraparese, Sehstörungen)	10 %
Chronische Meningitis	25 %
Asymptomatische und zufällig entdeckte Fälle	10 %

vor allem Skelettmuskulatur und Haut. Zysten in der Muskulatur sind meist asymptomatisch und werden nur durch gezielte Röntgendiagnostik gefunden. Die im subkutanen Fett gelegenen Zysten fallen lediglich bei genauer Palpation auf.

Eine für die Neurozystizerkose pathognomonische Konstellation neurologischer Symptome besteht nicht; diese hängen vielmehr von der Lokalisation und der Größe der Zysten bzw. der Intensität der entzündlichen Reaktion ab. Häufigstes Initialsymptom sind zerebrale Anfälle, gefolgt von Kopfschmerzen, Papillenödem, dementiven Prozessen, Bewusstseinsstörungen und fokalen neurologischen Zeichen (Tab. 6-7) (Carpio et al. 1998, Del Brutto et al. 1992a, Wiegand et al. 1999).

Die Zysten führen sehr oft zu fokalen sowie sekundär generalisierten epileptischen Anfällen. Die Neurozystizerkose ist in Entwicklungsländern die häufigste Ursache symptomatischer Epilepsien (Carpio et al. 1998, Palazio et al. 1998). Darüber hinaus entwickeln sich aufgrund des lokal raumfordernden Effektes der Zysten Paresen, Sensibilitäts- und Hirnwerkzeugstörungen, selten auch Einschränkungen von Hirnnerven-Funktionen. Eine Erhöhung des intrakraniellen Drucks mit Kopfschmerzen und Papillenödem resultiert u. a. aus dem bei der aktiven Erkrankung häufig großen Umgebungsödem (Abb. 6-8). In ausgeprägten Fällen bestehen Störungen des quantitativen und qualitativen Bewusstseins.

Bei der meningitischen bzw. meningoenzephalitischen Verlaufsform leiden die Patienten unter Fieber, Übelkeit, Kopfschmerzen sowie Störungen der kognitiven Funktionen und der Vigilanz. Die Infiltration der liquorführenden Räume und der Meningen kann über Ependymgranulation oder Verklebungen außerdem zu Verschlusshydrozephalus und intrakranieller Drucksteigerung führen (Abb. 6-9). Zusätzlich sind Stauungspapillen, Visusstörungen, Schwindel, Beteiligung weiterer basaler Hirnnerven, u. a. Trigeminusneuralgien (Revuelta et al. 1995) oder faziale Myokymien (Beydoun 1994) zu finden. Kognitive Defizite können sich bis hin zu einer Demenz entwickeln (Forlenza et al. 1997). Auch ein reversibles Parkinson-Syndrom bei einer Mittelhirn-Enzephalitis wurde beschrieben (Verma et al. 1995). Flottierende Zysten in den Ventrikeln sind in der Lage, intermittierend den Liquorabfluss zu behindern und zu einer Erhöhung des Hirndrucks bis hin zu einer Einklemmungssymptomatik zu führen. Es wurde auch über Patienten mit psychiatrischen Symptomen, vor allem Depressionen und Psychosen berichtet (Forlenza et al. 1997).

Die eher seltene *Arteriitis* führt zu Verschlüssen vorwiegend kleiner, gelegentlich aber auch großer zerebraler Gefäße (Barinagarrementeria und Cantu 1998). Häufig sind die Aa. lenticulostriatae betroffen (Del Brutto 1992b, Roos et al. 1995). Bei Hirninfarkt-Patienten vor dem 65. Lebensjahr muss in Endemiegebieten mit der Neurozystizerkose

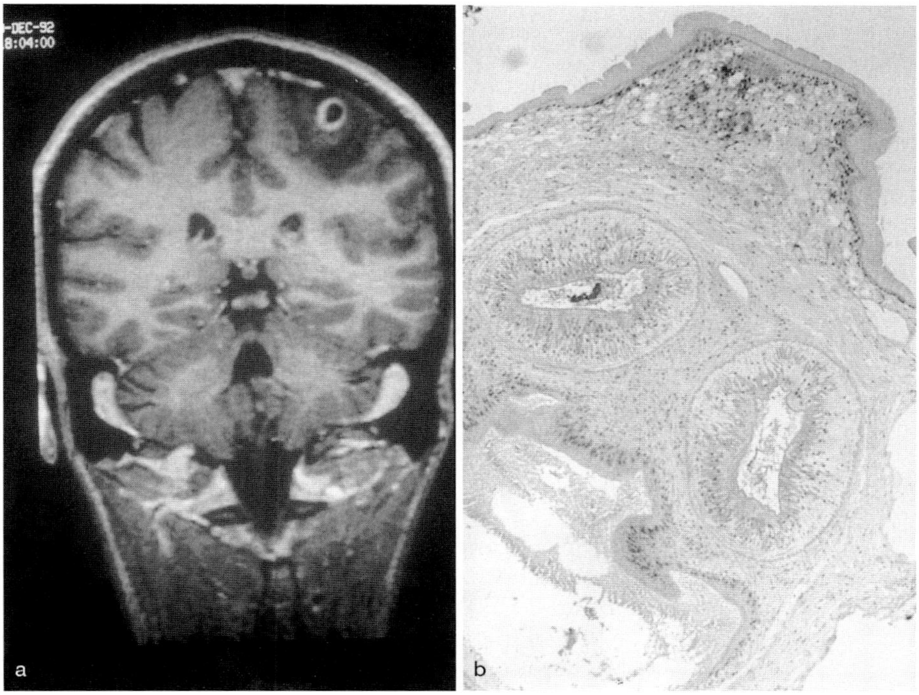

Abb. 6-8 **Zerebrale Zystizerkose**
a) Solitäre Zyste links parietal im MRT-Bild einer 24-jährigen Patientin, die eine Epilepsia partialis continua entwickelte.
b) Zysteninhalt mit Kopfteil (Scolex) des Zystizerkus mit zwei Saugnäpfen.

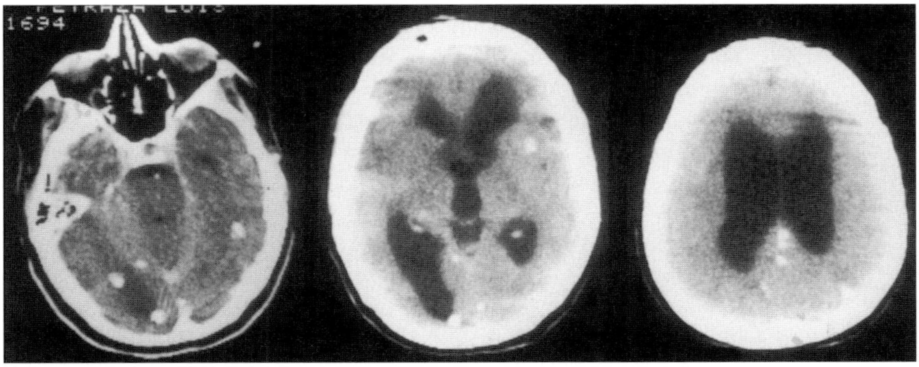

Abb. 6-9 Spätstadium der zerebralen Zystizerkose mit multiplen intraparenchymatösen Verkalkungen und Okklusionshydrozephalus.

als Risikofaktor gerechnet werden (Alarcón et al. 1992b). So wurden in einem südamerikanischen Endemiegebiet unter 420 Hirninfarkt-Patienten immerhin 31 mit einer Zystizerkose-bedingten Arteriitis gefunden (Alarcón et al. 1992a). Selten ist die Zystizerkose Ursache von transitorisch-ischämischen Attacken (Lee und Chang 1998). Die resultierende Symptomatik ist von Größe und Lokalisation des Infarktes abhängig. Als

ebenfalls vaskulär bedingt wird das sog. *progressive Mittelhirnsyndrom* angesehen, bei dem Patienten mit einem Verschlusshydrozephalus und entsprechender Liquorableitung über einen Shunt mehrere Wochen oder Monate später eine Bewusstseinstrübung, Paresen, vertikale Blickparesen sowie weite Pupillen entwickeln und zumeist im Rahmen dieser Symptome versterben. In der MRT-Untersuchung lassen sich in diesen Fällen zahlreiche Mittelhirn- und Thalamusinfarkte nachweisen, die durch Verschlüsse der paramedianen thalamopedunkulären Äste der mesenzephalen Arterien entstehen. Diese liegen in unmittelbarer Nähe des in dieser Gegend ausgeprägten entzündlichen Prozesses (Del Brutto 1992b). Die arteriitischen Veränderungen können auch zur Bildung von Aneurysmata führen, sodass die Gefahr einer Subarachnoidalblutung droht (Soto-Hernandez et al. 1996).
Im Gefolge der *spinalen Verlaufsform*, die 1–5 % aller Fälle von Neurozystizerkose ausmacht (Garg und Nag 1998), treten vor allem Paraparesen auf. Ursache sind sowohl leptomeningeal oder intramedullär gelegene Zysten als auch eine Myelitis.

Diagnostik

Die Diagnose einer Neurozystizerkose beruht aufgrund des Fehlens pathognomonischer klinischer Konstellationen im Wesentlichen auf neuroradiologischen sowie serologischen Befunden. Es wurden diagnostische Kriterien vorgeschlagen, die in Tabelle 6-8 zusammengefasst sind (Del Brutto et al. 1996).
Routinemäßige Blutuntersuchungen liefern meist keine spezifischen Befunde, häufig fehlen sogar allgemeine Entzündungsparameter wie die beschleunigte Blutsenkung oder das erhöhte C-reaktive Protein. Eine Blut-Eosinophilie ist ebenfalls seltener als bei anderen Parasitosen. Auch decken routinemäßige Stuhluntersuchungen die Infektion nur in wenigen Fällen auf. Bei den serologischen Verfahren gelten der indirekte Immunfluoreszenztest und die Immunhämagglutination als nicht ausreichend sensitiv und spezifisch, da häufig Kreuzreaktionen mit Echinokokken-Antigen vorkommen. Ein ELISA-Test verspricht eine deutlich höhere Sensitivität und Spezifität (Malla et al. 1992). Am spezifischsten für die Serum- und die Liquordiagnostik ist derzeit der Enzymelinked Immunoelectrotransfer Blot (EITB), bei dem Taenia solium-spezifische Antigene verwendet werden und der eine Spezifität von 100 % sowie eine Sensitivität zwischen 60 und 98 % besitzt (Richards und Schantz 1991). Auch mittels PCR ist die Diagnose mittlerweile möglich, wenn auch noch nicht zum Routineverfahren ausgereift (Meri et al. 1999).
Im *Liquor* findet sich fast immer eine lymphozytäre, seltener eine gemischte Pleozytose geringen bis mäßigen Ausmaßes und es treten gelegentlich einzelne Eosinophile auf. Darüber hinaus bestehen zumeist eine erhebliche Störung der Blut-Liquor-Schranke und eine intrathekale IgG- und IgM-Synthese; oft ist oligoklonales IgG nachweisbar. Die Intensität der Immunreaktion ist sowohl von der Lokalisation der Zysten als auch vom Entwicklungsstadium der Larven abhängig. Der Immunoblot ist im Liquor ebenso wie im Serum meist positiv. Bei rein kortikalen Läsionen ist der Liquorbefund nicht selten völlig normal.
Wesentlichste diagnostische Maßnahmen bei der Neurozystizerkose sind die *bildgebenden Verfahren*, wobei die Computertomographie (cCT) vor allem die aktiven und die verkalkten Zysten mit ihrem teilweise raumforderndem Charakter sichtbar macht. Beim Nachweis multipler intrazerebraler Verkalkungen (Abb. 6-9) ist heute auch in Mitteleuropa immer an die Neurozystizerkose zu denken.

Tab. 6-8 Diagnostische Kriterien der Neurozystizerkose (Del Brutto 1996)

Absolute Kriterien	(1) Histologischer Parasiten-Nachweis aus zerebralen/subkutanen Läsionen (2) Direkte Betrachtung eines Parasiten mittels Fundoskopie (3) Nachweis zystischer Läsionen mit Scolex durch cCT oder MRT
Hauptkriterien	(1) Nachweis von Neurozystizerkose-verdächtigen Läsionen mittels cCT oder MRT: Zysten, ringförmige und KM-aufnehmende Läsionen, parenchymatöse Verkalkungen, Hydrozephalus, pathologisches Enhancement der Meningen, im Myelogramm multiple Füllungsdefekte. (2) Positiver Immunoblot oder Liquor-ELISA (3) Radiologischer Nachweis von Verkalkungen in Oberschenkel-/Wadenmuskeln
Nebenkriterien	(1) Subkutane Knoten (ohne histologische Absicherung) (2) Nachweis einzelner Weichteil- oder Hirnparenchymverkalkungen mittels Röntgenaufnahmen (3) Klinische Symptome, die auf eine Neurozystizerkose deuten: Epilepsie, fokale neurologische Symptome, Hydrozephalus, Demenz (4) Verschwinden intrakranieller Läsionen nach Therapie mit Anthelminthika
Epidemiologische Kriterien	(1) Personen aus einem endemischen Zystizerkose-Gebiet (2) Frühere häufige Reisen in endemische Zystizerkose-Gebiete (3) Nachweis eines Kontaktes mit einer Taenia solium-Infektion
Grade der Diagnosesicherheit	
Sichere Diagnose	1 absolutes Kriterium oder 2 Hauptkriterien oder 1 Haupt- plus 2 Neben- plus 1 epidemiologisches Kriterium
Wahrscheinliche Diagnose	1 Haupt- plus 2 Nebenkriterien oder 1 Haupt- plus 1 Neben- plus 1 epidemiologisches Kriterium oder 3 Neben- plus 1 epidemiologisches Kriterium
Mögliche Diagnose	1 Hauptkriterium oder 2 Nebenkriterien oder 1 Neben- plus ein epidemiologisches Kriterium

Weitere cCT-Befunde sind:

1. Runde, hypodense und Kontrastmittel-negative Läsionen, die noch lebenden Zysten entsprechen
2. Kontrastmittel-aufnehmende Herde als Zeichen einer fokalen Enzephalitis
3. Verschlusshydrozephalus
4. Kontrastmittelanreicherungen im Bereich des Tentoriums und der basalen Zisternen als Ausdruck einer fibrösen Arachnitis
5. Hirninfarkte.

Intraventrikuläre oder subarachnoidale sowie kleinere, nicht verkalkte parenchymatöse Zysten können mittels cCT allerdings oft nicht dargestellt werden.

Die zerebrale und spinale MRT kann diese Veränderungen – bis auf die Verkalkungen – in der Regel besser sichtbar machen, ganz besonders die noch vitalen Zysten im Kortex, den Meningen und den Liquorräumen (Richards und Schantz 1991). Auch die spinalen Manifestationen sind mittels MRT leichter nachzuweisen (Leite et al. 1997). Bei einer ausgeheilten Zystizerkose kann darüber hinaus mittels MR-Magnetisationstransfer eine Gliose um den Bereich der früheren Zyste nachgewiesen werden, die in den üblichen MRT-Sequenzen nicht darstellbar ist (Gupta et al. 1999).

Das *EEG* ist nicht immer pathologisch. So war das interiktale EEG bei 50 Patienten mit einem Neurozystizerkose-bedingten zerebralen Anfallsleiden lediglich in 28 % der Fäl-

le pathologisch, ausschließlich im Sinne von Herdbefunden und von fokalen Zeichen erhöhter zerebraler Erregbarkeit (Chayasirisobhon et al. 1999).
Zur Beurteilung einer nicht-neurologischen Organmanifestation eignet sich z. B. die Röntgendiagnostik größerer Muskeln, in denen häufig Zysten nachgewiesen werden können.

Differenzialdiagnose

Differenzialdiagnostisch müssen je nach Manifestation zahlreiche andere Erkrankungen erwogen werden. Kleine Verkalkungen können beispielsweise auch einer kongenitalen Toxoplasmose entsprechen. Kommen sie nur einzeln vor, sind verkalkte Tumoren in Betracht zu ziehen. Zerebrale Zysten müssen gegenüber Metastasen nicht-zerebraler Tumoren, Hirnabszessen, zystischen Tumoren, Epidermoid- oder Kolloidzysten sowie Raumforderungen bei anderen parasitären Erkrankungen abgegrenzt werden. Bei einem meningoenzephalitischen Bild ist vor allem an die Tuberkulose, aber auch z. B. an die Neurobrucellose oder die Sarkoidose zu denken. Manifestiert sich die Neurozystizerkose mit einem Hydrozephalus, sollte – neben den genannten entzündlichen Erkrankungen – auch an Tumoren im Bereich des Aquäduktes oder des Kleinhirns gedacht werden. Hirninfarkte erfordern, vor allem bei Fehlen typischer Gefäß-Risikofaktoren, ausgiebige differenzialdiagnostische Untersuchungen zum Ausschluss anderer Ursachen des Gefäßprozesses. Im Vordergrund steht hier die Arteriitis- und Kollagenosen-Diagnostik.

Therapie

Mit *Praziquantel* (ein Isochinolon-Derivat) und *Albendazol* (ein Benzimidazol) stehen zwei Anthelminthika zur Verfügung, die bei aktiver Zystizerkose erfolgreich eingesetzt werden können, nicht jedoch bei bereits verkalkten Zysten, die in der Regel einer inaktiven Infektion entsprechen. Selbst bei intraventrikulärer und intramedullärer Lokalisation wurde zwischenzeitlich eine erfolgreiche Behandlung berichtet (Corral et al. 1996, Proano et al. 1997). Praziquantel durchdringt die Blut-Hirn-Schranke in ausreichender Menge. Cimetidin erhöht die Plasmakonzentration der Substanz. Einige Antikonvulsiva (vor allem Carbamazepin und Phenytoin) und Kortikosteroide (Dexamethason) verringern die Bioverfügbarkeit (Sotelo und Jung 1998). Auch Albendazol zeigt eine gute Penetration in das Gehirn.
Praziquantel wird üblicherweise in einer Dosierung von 50 mg/kg KG täglich oral über 14 Tage (drei tägliche Einzeldosen) verabreicht. Ein neuer Dosierungsvorschlag sieht eine lediglich eintägige Behandlung mit einer dreimaligen Gabe von 25 mg/kg KG Praziquantel in 2-stündlichen Abständen vor (Sotelo und Jung 1998). Die Therapie mit Albendazol mit 15 bis 20 mg/kg KG täglich oral erstreckt sich über 8 (bis 15) Tage, in jeweils 12-stündigem Abstand (Sotelo und Jung 1998). Albendazol gilt dabei als effektiver (Sotelo und Jung 1998, Takanayagui und Jardim 1992), insbesondere auch bei ventrikulärer und subarachnoidaler Manifestation (Del Brutto 1997, Garg 1997). Die Wirksamkeit betrifft sowohl die Reduzierung der Zystenzahl (Takanayagui und Jardim 1992) und der epileptischen Anfälle (Vazquez und Sotelo 1992), als auch die Besserung des klinischen Allgemeinzustandes. Gelegentlich sind Wiederholungen der Behandlung erforderlich, insbesondere bei großen Zysten und bei fortbestehender, mittels Liquor und MRT nachgewiesener Krankheitsaktivität.

Die Verträglichkeit der Behandlung ist in der Regel gut. Jedoch entsteht vor allem in den ersten Behandlungstagen im Parenchym eine zusätzliche entzündliche Reaktion mit Umgebungsödem. Sie ist durch den Zystenzerfall bedingt und ruft oft einen Anstieg des intrakraniellen Druckes hervor. Die Folge sind Kopfschmerzen, Erbrechen, Vigilanzminderung und ggf. auch weitere Krampfanfälle. Deshalb wird prinzipiell die zusätzliche Gabe von *Kortikosteroiden* empfohlen (z. B. Dexamethason ca. 12 mg/d i.v. oder p.o.). Dexamethason sollte über die Phase der Praziquantel- oder Albendazol-Therapie hinaus einige Tage fortgeführt werden, da auf diese Weise möglicherweise der Entstehung einer Arteriitis vorgebeugt werden kann (Garg 1997).
Neurochirurgische Maßnahmen sind bei raumfordernden intraparenchymatösen und intraventrikulären Zysten, ebenso bei einem Verschlusshydrozephalus erforderlich. Mittlerweile wurde mehrfach über die erfolgreiche Entfernung von Zysten im 3. und 4. Ventrikel mittels endoskopischer Verfahren berichtet (Bergsneider 1999, Cudlip et al. 1998). Weitere symptomatische Behandlungsmaßnahmen beinhalten vor allem eine antikonvulsive Therapie, die zunächst mit Carbamazepin durchgeführt wird und in der Regel zumindest eine deutliche Reduktion der Anfallshäufigkeit zur Folge hat. Ziel ist die Anfallsfreiheit, sodass die Therapie ggf. durch Dosissteigerung oder Einsatz anderer Substanzen optimiert werden muss.

Verlauf und Prognose

Unter den beschriebenen Therapiemaßnahmen hat sich die Prognose vor allem der schwerwiegenden Krankheitsverläufe wahrscheinlich erheblich verbessert. Dies gilt auch für die spinalen Manifestationen, deren Heilungsaussichten bislang als gering angesehen wurden (Mohanty et al. 1997). Leider liegen noch keine exakten Zahlen über Prognose und Letalität der Erkrankung vor. Die Letalität beispielsweise wird sehr unterschiedlich zwischen 1 % und 80 % angegeben, wobei die hohen Prozentzahlen zumeist aus neurochirurgisch behandlungspflichtigen Patientengruppen stammen. Wahrscheinlich ist die Zahl benigner Verläufe höher als bisher angenommen. Zur Vermeidung der Infektion sollte Schweinefleisch immer sorgfältig gekocht oder gebraten werden. In Endemiegebieten ist darüber hinaus der Verzicht auf den Genuss ungekochten Gemüses ratsam.

Literatur

Alarcón F, Hidalgo F, Moncayo J, Vinán I, Duenas G (1992a) Cerebral cysticercosis and stroke. Stroke 23: 224–228

Alarcón F, Vanormelingen K, Moncayo J, Vinan I (1992b) Cerebral cysticercosis as a risk factor for stroke in young and middle-aged people. Stroke 23: 1563–1565

Barinagarrementeria F, Cantu C (1998) Frequency of cerebral arteritis in subarachnoid cysticercosis: an angiographic study. Stroke 29: 123–125

Bergsneider M (1999) Endoscopic removal of cysticercal cysts within the fourth ventricle. Technical note. J Neurosurg 91: 340–345

Beydoun SR (1994) Facial myokymia secondary to neurocysticercosis. Muscle Nerve 17: 1060–1061

Carpio A, Placencia M, Santillán F, Escobar A (1994) Proposal for a new classification of neurocysticercosis. Can J Neurol Sci 21: 43–47

Carpio A, Escobar A, Hauser A (1998) Cysticercosis and epilepsy: A critical review. Epilepsia 39: 1025–1040

Chayasirisobhon S, Menoni R, Chayasirisobhon W, Locke GE (1999) Correlation of electroencephalography and the active and inactive forms of neurocysticercosis. Clin Electroencephalogr 30: 9–11

Corral I, Quereda C, Moreno A, Lopez-Velez R, Martinez-San-Millan J, Guerrero A, Sotelo J (1996) Intramedullary cysticercosis cured with drug treatment. A case report. Spine 21: 2284–2287

CUDLIP SA, WILKINS PR, MARSH HAT (1998) Endoscopic removal of a third ventricular cysticercal cyst. Br J Neurosurg 12: 452–454
DAVIS LE, KORNFELD M (1991) Neurocysticercosis: Neurologic, pathogenic, diagnostic and therapeutic aspects. Eur Neurol 31: 229–240
DEL BRUTTO OH, SANTIBANEZ R, NOBOA CA, AGUIRRE R, DIAZ E, ALARCÓN TA (1992a) Epilepsy due to neurocysticercosis. Analysis of 203 patients. Neurology 42: 389–392
DEL BRUTTO OH (1992b) Cysticercosis and cerebrovascular disease: a review. J Neurol Neurosurg Psychiat 55: 252–254
DEL BRUTTO OH, WADIA NH, DUMAS M, CRUZ M, TSANG VCW, SCHANTZ PM (1996) Proposal of diagnostic criteria for human cysticercosis and neurocysticercosis. J Neurol Sci 142: 1–6
DEL BRUTTO OH (1997) Albendazole therapy for subarachnoid cysticerci: clinical and neuroimaging analysis of 17 patients. J Neurol Neurosurg Psychiatry 62: 659–661
FORLENZA OV, FILHO AH, NOBREGA JP, DOS RAMOS MACHADO L, DE BARROS N, CAMARGO CH, DA SILVA MF (1997) Psychiatric manifestations of neurocysticercosis: a study of 38 patients in a neurology clinic in Brazil. J Neurol Neurosurg Psychiatry 62: 612–616
GARG RK (1997) Drug treatment of neurocysticercosis. Natl Med J India 10: 173–177
GARG RK, NAG D (1998) Intramedullary spinal cysticercosis: response to albendazole: case report and review of literature. Spinal Cord 36: 67–70
GOODMAN KA, BALLAGH SA, CARPIO A (1999) Case-control study of seropositivity for cysticercosis in Cuenca, Ecuador. Am J Trop Med Hyg 60: 70–74
GUPTA RK, KATHURIA MK, PRADHAN S (1999) Magnetisation transfer magnetic resonance imaging demonstration of perilesional gliosis – relation with epilepsy in treated or healed neurocysticercosis. Lancet 354: 44–45
LATOVITZKI N, BRAMS G, CLARK C, MAYEUX R, ASCHERL G, SCIARRA D (1978) Cerebral cysticercosis. Neurology 28: 833–842
LEE SI, CHANG GY (1998) Recurrent brainstem ischaemic attack due to neurocysticercosis: a treatable cause. Eur Neurol 40: 174–175
LEITE CC, JINKINS JR, ESCOBAR BE, MAGALHAES AC, GOMES GC, DIB G, VARGAS SA, ZEE C, WATANABE AT (1997) MR imaging of intramedullary and intradural-extramedullary spinal cysticercosis. Am J Roentgenol 169: 1713–1717
MALLA N, KAUR M, KAUR U, GANGULY NK, MAHAJAN RC (1992) Evaluation of enzyme-linked immuno-sorbent assay for the detection of anticysticercus antibodies in cerebrospinal fluid from patients with neurocysticercosis. J Hyg Epidemiol Microbiol Immunol 36: 181–190
MERI T, JOKIRANTA TS, GRANAT S, COLLANDER F, VALTONEN M, MERI S (1999) Diagnosis of atypical neurocysticercosis by polymerase chain reaction: case report. Clin Infect Dis 28: 1331–1332
MOHANTY A, VENKATRAMA SK, DAS S, DAS BS, RAO BR, VASUDEV MR (1997) Spinal intramedullary cysticercosis. Neurosurgery 40: 82–87
MONTEIRO L, COELHO T, STOCKER A (1992) Neurocysticercosis – a review of 231 cases. Infection 20: 61–65
PALAZIO LG, JIMENEZ I, GARCIA HH, JIMENEZ ME, SANCHEZ JL, NOH J, AHN L, MORA O, GIRALDO M, TANG VC (1998) Neurocysticercosis in persons with epilepsy in Medellin, Colombia. Neuroepidemiological Research Group of Antioquia. Epilepsia 39: 1334–1339
PROANO JV, MADRAZO I, GARCIA L, GARCIA-TORRES E, CORREA D (1997) Albendazole and praziquantel treatment in neurocysticercosis of the fourth ventricle. J Neurosurg 87: 29–33
REVUELTA R, JUAMBLEZ P, BALDERRAMA J, TEIXEIRA F (1995) Contralateral trigeminal neuralgia: a new clinical manifestation of neurocysticercosis: case report. Neurosurgery 37: 138–139
RICHARDS F, SCHANTZ PM (1991) Laboratory diagnosis of cysticercosis. Clin Lab Med 11: 1011–1028
ROOS G, HENZE T, GULLOTTA F, OEHLER U, DREYHAUPT T (1995) Neurozystizerkose. Der Pathologe 16: 348–353
SALGADO P, ROJAS R, SOTELO J (1997) Cysticercosis. Clinical classification based on imaging studies. Arch Intern Med 157: 1991–1997
SARTI E, SCHANTZ PM, PLANCARTE A, WILSON M, GUTIERREZ IO, LOPEZ AS, ROBERTS J, FLISSER A (1992) Prevalence and risk factors for Taenia solium taeniasis and cysticercosis in humans and pigs in a village in Morelos, Mexico. Am J Trop Med Hyg 46: 677–685
SOTELO J, JUNG H (1998) Pharmacokinetic optimisation of the treatment of neurocysticercosis. Clin Pharmacokinet 34: 503–515

Soto-Hernandez JL, Gomez-Llata Andrade S, Rojas-Echeverri AL, Texeira V (1996) Subarachnoid haemorrhage secondary to a ruptured inflammatory aneurysm: possible manifestation of neurocysticercosis: case report. Neurosurgery 38: 197–199

Takayanagui OM, Jardim E (1992) Therapy for Neurocysticercosis. Comparison between Albendazole and Praziquantel. Arch Neurol 49: 290–294

Tandon PN (1983) Cerebral cysticercosis. Neurosurg Rev 6: 119–127

Vazquez V, Sotelo J (1992) The course of seizures after treatment for cerebral cysticercosis. New Engl J Med 327: 696–701

Verma A, Berger JR, Bowern BC, Sanchez-Ramos J (1995) Reversible parkinsonian syndrome complicating cysticercus midbrain encephalitis. Mov Disord 10: 215–219

Wiegand F, Koeppen S, Häussermann P, Delcker (1999) Neurozystizerkose. Aktuelle Literaturübersicht anhand einer Langzeitbeobachtung zweier klinisch distinkter deutscher Erkrankungsfälle. Nervenarzt 70: 298–305

6.2.1.2 Echinokokkose

Manfred Uhr

Zusammenfassung

Erreger: Echinococcus granulosus, Echinococcus multilocularis

Krankheitsbilder: Fokale Enzephalitis, Myelitis

Klinisches Bild: In Abhängigkeit von Lokalisation und Ausdehnung der raumfordernden Echinokokkuszysten neurologische Herdsymptome, epileptische Anfälle, gesteigerter Hirndruck, Bewusstseinsstörungen, ggf. spinale Symptome

Diagnostik: Serologie. Blut-Eosinophilie. CCT, MRT, Liquor

Therapie: Neurochirurgische Intervention, Albendazol, Mebendazol.

Epidemiologie

Die Infestation mit den Larven der Hundebandwürmer *Echinococcus granulosus* und *Echinococcus multilocularis* führen zur zystischen bzw. zur alveolären Echinokokkose. Die zystische Echinokokkose kommt sporadisch weltweit vor. Gehäuft tritt sie in Ländern mit intensiver Schafzucht auf, wie Australien, Neuseeland, Argentinien, Iran, Indien und Spanien.

Die geografische Verbreitung der alveolären Echinokokkose umfasst Mitteleuropa, die Türkei, Japan, Südostasien, Australien, Nordamerika sowie Alaska. Die Echinokokkusdurchseuchung beim Endwirt ist variabel. In der Schweiz und Süddeutschland sind etwa 15–50 % der Füchse betroffen. Trotz dieser hohen Prävalenz beim Endwirt ist die Morbidität beim Menschen nahezu konstant und niedrig geblieben. Da zwischen dem Zeitpunkt der Parasitenakquisition und den ersten Symptomen mehrere Jahre verstreichen können, ist es ausgesprochen schwierig, den Infektionsmodus herauszufinden. Die empfohlenen prophylaktischen Maßnahmen wie z.B. der Verzicht auf ungekochte Waldbeeren basieren somit nur auf Vermutungen.

In den letzten Jahren wurde die Tatsache, dass nur bei einem kleinen Teil der exponierten Personen die Krankheit auftritt, mit einer immungenetischen Disposition in Zusammenhang gebracht. So zeigte sich bei Patienten mit alveolärer Leberechinokokkose eine überproportionale Häufung des HLA-DR13-Gens (Gottstein und Bettens 1994).

Resistenzphänomene spielen nicht nur beim typischen Zwischenwirt (Mäuse), sondern möglicherweise auch bei infizierten Menschen eine Rolle. Sie sind Gegenstand der aktuellen Forschung.

Erregereigenschaften

Die Endwirte für *E. granulosus* (Hundebandwurm) sind Hunde und hundeartige Raubtiere, wie Füchse, Wölfe und Kojoten (Abb. 6-10). Der Bandwurm lebt im oberen Dünndarm. Er ist etwa 6 Wochen lang geschlechtsreif und gibt in dieser Zeit Eier und eihaltige Bandwurmglieder ab, die mit dem Stuhl ausgeschieden werden. Zwischenwirt ist in erster Linie das Schaf.

Der Mensch infiziert sich gewöhnlich durch engen Kontakt mit seinem Hund oder durch Nahrungsmittel, die mit Hundekot kontaminiert sind. Die Eier enthalten so genannte Onkosphaeren, die nach der oralen Aufnahme schlüpfen, die Schleimhaut des Gastroduodenaltrakts durchdringen und mit dem Pfortaderblut in die Leber gelangen. Onkosphaeren, die den Leberfilter passieren, gelangen in die Lunge, und, wenn sie auch dieses Kapillarnetz passieren, mit dem arteriellen Blut in praktisch alle Organe. Demzufolge sind die Leber mit 70 % und die Lunge mit 20 % am häufigsten betroffen. Das ZNS ist nur bei 2 % der Fälle in den Krankheitsprozess mit einbezogen.

Die Onkosphaere wächst sehr langsam zur Echinokokkuszyste (Hydatide) heran. Im Gehirn breitet sie sich, unter Kompression des umliegenden Gewebes, radiär aus. Wachstumsgeschwindigkeiten mit ca. 5 cm im Durchmesser pro Jahr wurden beschrieben. Die Hydatide ist mit Flüssigkeit gefüllt, von einer lamellär geschichteten Außenwand umgeben und produziert in Brutkapseln, die von der inneren Keimschicht ausgehen, Bandwurmköpfchen (Scolices). Scolices sind für den Endwirt infektiös. Kommt es im Zwischenwirt durch eine Beschädigung der Zyste (Ruptur) zu ihrer Aussaat, so sind die Scolices in der Lage, weitere Zysten zu bilden. Dies sowie die starke Antigenität der

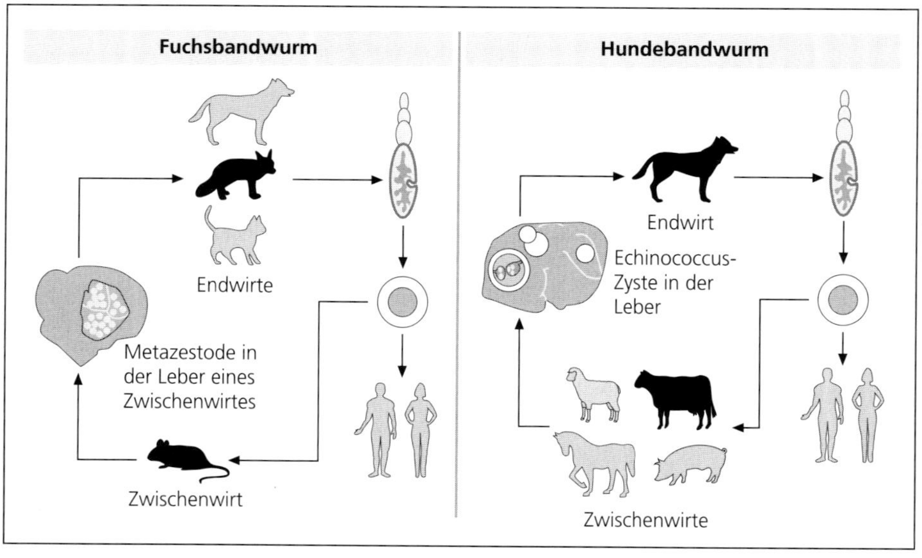

Abb. 6-10 Entwicklungszyklus von Hundebandwurm (Echinococcus granulosus) und Fuchsbandwurm (Echinococcus alveolaris [multilocularis]).

Hydatidenflüssigkeit mit der Gefahr einer anaphylaktischen Reaktion sind die Gründe, warum Echinokokkuszysten auf keinen Fall punktiert werden dürfen.
Bei der alveolären Echinokokkose sind wild lebende Hundeartige, in Mitteleuropa hauptsächlich der Fuchs, die Endwirte (Abb. 6-10). Die Infektion erfolgt meistens über mit Exkrementen kontaminierte Nahrung. Der Entwicklungszyklus gleicht dem von E. granulosus. Der feinblasig gekammerte E. alveolaris (multilocularis) (Fuchsbandwurm) zeigt ein bösartiges infiltratives Wachstum. Die primäre Lokalisation ist immer die Leber, wo die Bandwurmlarven nach Art eines Leberkarzinoms infiltrativ wachsen. Gelegentlich lösen sich Tochterblasen ab, die dann in andere Organe, wie auch in das Gehirn, metastasieren und auch hier infiltrativ wachsen.

Klinische Symptomatik

Die Krankheitssymptomatik der zystischen Echinokokkose wird vor allem durch die raumfordernde Wirkung der Echinokokkuszysten bedingt. In der Leber sind dies u. a. Ikterus, Cholangitis, portale Hypertension, Aszitis oder Magenausgangsstenosen. Die Echinokokkose der Lunge wird häufig als radiologischer Zufallsbefund diagnostiziert. Klinisch finden sich Dyspnoe, Pleuraerguss und Bronchitis. Durch die allergisierende Wirkung der Hydatidenflüssigkeit, von der kleinste Mengen durch die Zystenwand diffundieren, wird häufig eine Allergie verursacht.
In 50–70 % der Fälle mit intrazerebralen zystischen Echinokokkuszysten handelt es sich um Kinder unter 15 Jahren. Die Zysten sind in der überwiegenden Zahl solitär und vorwiegend supratentoriell und parietal im Versorgungsgebiet der A. cerebri media zu finden. Weitere Lokalisationsorte sind beschrieben, ihr Auftreten ist aber seltener. Multiple Zysten sind zumeist die Folge rupturierter Primärzysten oder einer Skolices-Aussaat nach rupturierten kardialen Zysten.
Die Symptomatik im Kindesalter unterscheidet sich von der im Erwachsenenalter. Bei Kindern bestehen in fast allen Fällen Zeichen des gesteigerten intrakraniellen Drucks (ICP). Kopfschmerzen, Übelkeit und Erbrechen stehen im Vordergrund. Häufig ist ein Papillenödem vorhanden. Abhängig von der Lokalisation der Zysten bestehen fokale Ausfälle. Epileptische Anfälle und Bewusstseinsstörungen manifestieren sich in ca. 20 % der Fälle.
Bei Erwachsenen kommt es gemeinhin zunächst zu fokalen Ausfällen und erst im späteren Krankheitsverlauf zu Zeichen des gesteigerten ICP. 65–85 % der Patienten haben eine Hemiparese oder fokalmotorische Ausfälle, ca. 50 % sind bewusstseinsgestört und ca. 10 % haben epileptische Anfälle.
Ein Befall des Rückenmarks kann durch Absiedlung der Parasiten paravertebral, epidural, intradural und in seltenen Fällen auch intramedullär erfolgen. Symptome sind radikuläre Schmerzen, motorische Ausfälle, Blasenfunktionsstörungen, bis hin zur Paraparese. Eine spinale Beteiligung erfolgt häufig durch die Ausdehnung eines primär ossären Prozesses. Eine Knochenbeteiligung liegt in ca. 2 % der Erkrankung vor; dabei werden in 44 % die Wirbelkörper betroffen. In den Knochenstrukturen ist das Zystenwachstum multilokulär und führt zur ossären Destruktion und zur Ausbreitung in benachbarte Gewebe, wie z. B. in das Rückenmark.
Rupturierte Zysten der linken Herzkammer können in seltenen Fällen eine Embolisierung mit daraus folgenden zerebralen Infarkten nach sich ziehen.

Diagnostik

Wichtig sind anamnestische Hinweise über die Herkunft und Aufenthalte des Erkrankten. Unter Schafhirten, Hundezüchtern und Schlachtern finden sich die meisten Echinokokkusträger. Eine Datierung der Infektion gelingt nur selten, da die Infektion Jahre zurückliegen kann.
Bei den *serologischen Verfahren* ist der indirekte Hämagglutinationstest der empfindlichste Test. Er ist bei Leberbeteiligung in ca. 90 % (Sensitivität 75–94 %, Spezifität niedriger), bei den extrahepatischen Formen jedoch nur in 50 % der Fälle positiv. Weiterhin stehen die Immunelektrophorese, die Komplementbindungsreaktion sowie ELISA-Tests zur Verfügung. Rekombinante DNA-Technologien zur Antigenklonierung sowie diagnostische Anwendungen molekularbiologischer Methoden (z. B. PCR) wurden in der Zwischenzeit entwickelt.
Eine *Liquorpunktion* sollte bei zerebraler Beteiligung aufgrund des erhöhten intrakraniellen Drucks vermieden werden, zumal die Veränderungen des Liquor cerebrospinalis nur unspezifisch sind. Eosinophilie und Erhöhung des Serum IgE und IgG sind bei der alveolären Form meistens deutlicher ausgeprägt. Die *kranielle Computertomographie* bringt bei der zystischen Echinokokkose charakteristische Befunde. Solitäre Zysten sind rund und scharf abgegrenzt mit isodenser Wand und liquordensem Zysteninhalt. Es findet sich kein angrenzendes Ödem und kein Ringenhancement nach Kontrastmittelgabe. Verkalkungen der Zystenwand sowie Septen in den Zysten kommen vor. Bei multiplen und kleinen multilokulären Zysten oder rupturierten Zysten stellen sich ein perifokales Ödem und ein Kontrastmittelenhancement als Zeichen der Entzündungsreaktion dar.
Beim E. multilocularis sind die cCT-Befunde weniger charakteristisch.
Intrakraniell gefundene Echinokokkuszysten sollten immer Anlass geben, nach weiteren Zystenlokalisationen zu suchen.

Differenzialdiagnose

Die zerebrale Zystizerkose, Abszesse und Tumorerkrankungen sind differenzialdiagnostisch abzugrenzen. Die ossären Formen mit sekundärem Einbruch in den Spinalkanal können einer Knochentuberkulose sehr ähnlich sein.

Therapie

Nach Möglichkeit werden die Echinokokkuszysten der zystischen Echinokokkose operativ entfernt, wobei die Zysten unverletzt bleiben müssen. Ein Freiwerden von Zysteninhalt würde zur Aussaat der Scolices und damit zur erneuten massiven multiplen Zystenentstehung führen. Sicherheitshalber sollte eine prä- und postoperative Albendazol- oder Mebendazol-Behandlung durchgeführt werden. Inoperable Patienten werden nur konservativ mit Albendazol oder Mebendazol behandelt.
Albendazol wird mit 2× 10 mg/kg Körpergewicht/Tag dosiert. Es werden 30 Tage therapiert, die von 15 Tagen Therapiepause gefolgt sind. Dieser Therapiezyklus wird mindestens viermal wiederholt und dann abhängig vom Therapieerfolg fortgesetzt.
Mebendazol wird kontinuierlich mit 50 mg/kg Körpergewicht/Tag verabreicht.
Grundsätzlich scheint Albendazol aufgrund seiner besseren Absorption und Diffusion ins Gewebe effektiver zu wirken. Inwieweit dies jedoch auch für die Therapie der zere-

bralen Echinokokkuszysten gilt, ist noch unklar, es wurden jedoch Therapieerfolge berichtet.

Prognose

Die Prognose ist abhängig von Lokalisation und Zahl der Zysten sowie dem extrakraniellen Befall. Bei vollständiger Zystenentfernung ist sie, insbesondere bei Kindern, gut. Schlechter ist die Prognose bei der alveolären Echinokokkose. Hier ist die chirurgische Intervention aufgrund des infiltrativen Wachstums meist aussichtslos. Die chemotherapeutische Behandlung steht im Vordergrund.

Rechtliche Gesichtspunkte

Nach § 7 (3) des IfSG besteht eine nicht namentliche Meldepflicht für den Laborarzt bei jedem direkten oder indirekten Nachweis von Echinococcus species. Das Auftreten einer Echinokokkose bei beruflich Exponierten sollte eine gutachterliche Untersuchung der Zusammenhangsfrage nach sich ziehen.

Literatur

GOTTSTEIN B, BETTENS F (1994) Association between HLA-DR13 and susceptibility to alveolar echinococcosis. J Infect Dis 169: 1416–1417

6.2.2 Nematoda (Fadenwürmer)

MANFRED UHR

6.2.2.1 Toxokariasis

Zusammenfassung

Erreger: Toxocara canis, Toxocara cati

Krankheitsbilder: Meningitis, Meningoenzephalitis, Myelitis

Klinisches Bild: Abhängig vom Befall der Organe; Kopfschmerzen, Fieber, Meningismus, Bewusstseinstrübung, psychische Veränderungen, epileptische Anfälle und fokal zentralnervöse Symptome

Diagnostik: Leukozytose und Eosinophilie, Serologie, leichte Pleozytose und selten Toxokariasislarven im Liquor cerebrospinalis. MRT

Therapie: Diethylcarbamazin, Tiabendazol, Albendazol

Prognose: Tendenz zur spontanen Ausheilung, jedoch insbesondere bei ZNS-Beteiligung auch letale Verläufe.

Epidemiologie

Bei der Toxokariasis handelt es sich um eine Infestation verschiedener Gewebe mit den Larven des Hundespulwurmes *Toxocara canis*, oder in seltenen Fällen mit den Larven des Katzenspulwurmes *Toxocara cati*. Die Toxokariasis kommt in allen Ländern zwischen dem 60. Grad nördlicher und südlicher Breite vor. Über die Hälfte aller Fälle wird bei Kindern unter drei Jahren diagnostiziert. Besonders gefährdet sind Personen, die unter unhygienischen Bedingungen mit dem Hund, dem spezifischen Wirt, in engem Kontakt leben. Auch sind Kleinkinder besonders gefährdet, wenn sie mit jungen Hunden in Berührung kommen oder sich in mit Hunde- oder Katzenkot kontaminierten Sandkästen oder Spielplätzen aufhalten. Erdproben von Spielplätzen und Sandproben von öffentlichen Sandspielplätzen zeigen in bis zu 25 % eine Kontamination mit potenziell infektiösen Toxocara canis-Eiern.

Erregereigenschaften

Die Nematodeneier, die vom spezifischen Wirt mit dem Kot abgegeben werden, können durch Schmutz oder Schmierinfektion in den Darm des Menschen gelangen und sich dort zu Larven entwickeln. Diese durchdringen die Darmwand und breiten sich hämatogen in verschiedene Organe aus, in denen sie Monate bis Jahre überleben können und eine granulomatöse Gewebereaktion hervorrufen.

Klinische Symptomatik

Die meisten Infektionen verlaufen asymptomatisch oder mit nur uncharakteristischen Beschwerden. Häufig ist eine viszerale Beteiligung als so genanntes „Larva-migrans-Syndrom", das mit Störungen des Allgemeinbefindens, einer Hepatomegalie, mit Lungeninfiltraten und einer Eosinophilie einhergeht. Die Organsymptome entstehen durch direkten Larvenbefall. Am häufigsten betroffen sind Leber, Lunge, Auge, ZNS, Muskulatur und die Haut. Ein okulärer Befall ist durch periphere retinale Entzündungsherde oder zentrale Makulaläsionen mit Visusstörungen, Uveitis oder Ablatio retinae gekennzeichnet und kann zur Erblindung führen.

Die zerebrale Manifestation kann in Form einer akuten eosinophilen Meningitis oder Meningoenzephalitis mit Kopfschmerzen, Nackensteifigkeit, Fieber und ausgeprägtem Krankheitsgefühl auftreten. Bei einer enzephalitischen Beteiligung kommen Bewusstseinstrübung, psychische Veränderungen sowie fokale zentralnervöse Symptome vor. Auch epileptische Anfälle sowie Hirnnervenstörungen treten gelegentlich auf. Bei Larvenbefall des Rückenmarks entwickelt sich eine Myelitis.

Diagnostik

Im Serum findet sich gehäuft eine Gammaglobulinerhöhung (IgG und IgM) sowie eine Leukozytose mit Eosinophilie. Der Eosinophilenanteil kann 50–90 % betragen. Im *Liquor cerebrospinalis* wird bei ZNS-Beteiligung eine leichte Pleozytose beobachtet, an der nicht immer eosinophile Granulozyten beteiligt sind. Auch wurde die Toxokaralarve im Liquor nachgewiesen.

Es stehen mehrere immundiagnostische Verfahren zur Verfügung. Der ELISA hat dabei die höchste Sensitivität und Spezifität. Es muss jedoch darauf hingewiesen werden, dass in einigen Gegenden Mitteleuropas sehr hohe Serumprävalenzraten in der Bevölkerung vorliegen. Ein weiterer hoch spezifischer, aber aufwändiger Test ist die Präzipitationsreaktion an lebenden Larven. Die MRT-Untersuchung zeigt zerebrale, unscharf begrenzte Herde in den T_2-gewichteten Bildern, die nach intravenöser Gadoliniumgabe deutlich Kontrastmittel anreichern.

Differenzialdiagnose

Bei Meningitis, Enzephalitis und Myelitis mit Eosinophilie im Blut und insbesondere im Liquor sollte an eine Parasitenerkrankung gedacht werden.

Therapie

Zur Abtötung der Wurmlarven eignen sich Diethylcarbamazin (Hetrazan®) 6–9 mg/kg Körpergewicht über 21 Tage in drei Tagesdosen.
Als weiteres Anthelminthikum wird Thiabendazol eingesetzt, das eine breite Wirksamkeit bei Nematoden besitzt. Als Dosis werden 2× 25 mg/kg KG/d für fünf Tage empfohlen. Alternativ kann Albendazol 2× 400 mg täglich über 2–4 Wochen verabreicht werden.

Prognose

Die Erkrankung zeigt einen sehr variablen Spontanverlauf mit der Tendenz zur spontanen Ausheilung. Die Larven können bis zu Jahren im Gewebe überleben. Bei starken Infektionen kann es jedoch auch insbesondere bei Befall des Myokards und des ZNS zum letalen Ausgang kommen.

6.2.2.2 Trichinellose (Trichinose)

Zusammenfassung

Erreger: Trichinella spiralis

Krankheitsbilder: Enzephalitis, Myositis, Myokarditis

Klinisches Bild: Hirnorganisches Psychosyndrom, neurologische Herdsymptomatik, epileptische Anfälle, Zeichen der intrakraniellen Druckerhöhung, Bewusstseinsstörung

Diagnostik: Expositionsanamnese, Bluteosinophilie, Serum-CK-Erhöhung, immunserologische Tests, cCT, Schädel-MRT, Liquorsediment

Therapie: Thiabendazol, Mebendazol, Albendazol

Prognose: 5 % Letalität, Abheilung der Symptome im Laufe von 3–6 Monaten.

Epidemiologie

Die Trichinellose ist eine Infektion durch die Nematode Trichinella spiralis. Da sich die Entwicklung von Trichinella spiralis unabhängig von der Außenwelt vollzieht, ist die Trichinellose weltweit verbreitet. Die Zahl der Infizierten ist in den letzten Jahrzehnten durch Fleischbeschau und modernere Schweinemastmethoden deutlich zurückgegangen. Relativ häufig ist die Trichinellose jedoch noch in Osteuropa, Nordamerika und der Arktis. Die Erkrankung tritt typischerweise als Kleinepidemie nach Genuss von infizierten, ungenügend gegarten Nahrungsmitteln auf.

Erregereigenschaften und Pathogenese

Mensch, Schwein, Ratte und andere Fleischfresser sind Zwischen- und Endwirte. Die Infektion erfolgt durch den Verzehr von mit Muskeltrichinen infiziertem, rohem oder unvollständig gegartem Fleisch. Die im Magen frei werdenden Trichinen dringen in die Dünndarmmukosa ein und entwickeln sich innerhalb von zwei Tagen zu geschlechtsreifen Würmern. Diese gebären Larven (pro Weibchen ca. 1.500), die über den Ductus thoracicus in den arteriellen Blutstrom gelangen. Die Absiedlung erfolgt vorwiegend in die quer gestreifte Muskulatur, wobei die Skelett-, Zwerchfell-, Augen-, Zungen- und Kehlkopfmuskulatur besonders betroffen ist. Jedoch sind auch Absiedlungen in andere Organe möglich. Insbesondere die Beteiligung des Myokard und des ZNS sind gefürchtet. In der Muskulatur rollen sich die Muskeltrichinen ein und werden durch Bindegewebe umkapselt. Nach 5 Monaten setzt die Verkalkung ein. Die Trichinen bleiben im Menschen bis zu 30 Jahre entwicklungsfähig.

Klinische Symptomatik

Die klinische Symptomatik ist abhängig von der Zahl der aufgenommenen Trichinen, sodass auch asymptomatische Verläufe vorkommen. Erst ab ca. 50 aufgenommenen Trichinen kommt es zu klinischen Erscheinungen, die nach 1–2 Tagen Inkubationszeit mit Oberbauchbeschwerden, Diarrhöe und Erbrechen beginnen. Fieber, allgemeine Schwäche, ein Ödem des Gesichts und der Lider sowie Muskelschmerzen und Splitterblutungen unter den Fingernägeln kommen hinzu. Die Symptomatik erreicht ihren Höhepunkt zwischen der 3. und 5. Woche, wenn die Kapselbildung der Muskeltrichinen einsetzt. Der Patient liegt dann fiebernd, mit schmerzhafter Muskulatur und angezogenen Gliedmaßen unbeweglich im Bett. In diesen Stadium kommen Todesfälle vor.
Zu *neurologischen Komplikationen* kommt es in 10–24 % der Fälle mit einer Letalitätsrate zwischen 8 und 46 %. Während der Wanderungsphase der Larven, gegen Ende der zweiten Krankheitswoche, kann es zu einer diffusen Meningitis und Enzephalitis kommen. Dabei stellen sich intensive Kopfschmerzen, Nackensteifigkeit, Psychosen, Verwirrtheitszustände und Delirien ein. Zeichen einer fokalen Enzephalitis sind zentrale Lähmungen, epileptische Anfälle, Aphasie, Sensibilitätsstörungen, Dysphagie, wie auch Fazialis- und Abduzensparese. Ein Papillenödem kann auftreten. Intrazerebrale Blutungen, Sinusvenenthrombose, Hirninfarkte, Vaskulitis und Hirnödem sind weitere Komplikationen. Ein isolierter Befall des Rückenmarks ist selten, wird aber gelegentlich als Querschnittsmyelitis beobachtet. Weiter sind Radikulitiden, Mono- und Polyneuropathien möglich.

Diagnostik

Wichtig ist die Expositionsanamnese mit möglichem Trichinenverzehr nach Genuss von rohem oder ungenügend gegartem Fleisch. Die Symptome Oberbauchbeschwerden, Fieber, Muskelschmerzen und Gesichtsödeme sind richtungsweisend. Am eindeutigsten ist der direkte Nachweis der Trichinen beim Infizierten oder in den infektiösen Nahrungsmitteln (Fleisch). Beim Erkrankten können ab der zweiten Krankheitswoche durch eine *Muskelbiopsie* (v. a. M. deltoideus, M. gastrocnemius) freie Larven, in der Muskulatur oder später in Bindegewebskapseln eingerollt, nachgewiesen werden. Ob und in welchen Fällen eine Biopsie durchgeführt werden soll, wird unterschiedlich diskutiert. Bei zerebraler Beteiligung werden in bis zu 28 % der Fälle Larven im *Liquorsediment* gefunden. Der Liquor ist ansonsten bei 50 % der Erkrankten normal. Leichte, nichteosinophile Pleozytosen, Beimischung von Erythrozyten und Xanthochromie, sowie Funktionsstörungen der Blut/Liquor-Schranke kommen vor. Das Blut bietet oft eine erhebliche Eosinophilie mit Werten von 25–75 %. An immunserologischen Tests stehen der indirekte Hämagglutinationstest, Präzipitätionstests und der Komplementbindungstest zur Verfügung. Die Serumkreatininphosphokinase ist erhöht. CCT und MRT können zur näheren Eingrenzung der oben beschriebenen neurologischen Komplikationen dienen. EMG-Veränderungen treten erst beim Befall von mehr als 100 Larven/g Muskelmasse in Erscheinung und sind im Sinne einer myogenen Schädigung unspezifisch (Myositis). Ein EKG sollte durchgeführt werden, um eine Myokardbeteiligung auszuschließen.

Differenzialdiagnose

Differenzialdiagnostisch kommen jede Myopathie und einige Immunvaskulitiden, wie beispielsweise die Arteriitis cranialis bzw. die Polymyalgia rheumatica infrage.

Therapie

Die Behandlung der Wahl ist Tiabendazol 2× täglich 25 mg/ kg Körpergewicht 7 Tage lang unter Kortisonschutz. Diese Therapie ist nur in den ersten 6 Wochen wirksam, der chronische Verlauf ist nicht zu beeinflussen. Mebendazol 3× 20 mg/kg KG täglich, für zwei Wochen oder Albendazol 1–2× 400 mg täglich, für zwei Wochen sind weitere Therapiemöglichkeiten.

Prognose

Leichte Infestationen sind häufig asymptomatisch. Schwere Infestationen können jedoch zu gefährlichen Herzrhythmusstörungen und ICP-Anstieg führen. Die Letalität liegt bei 5 %. Bei den meisten Patienten kommt es zu einer folgenlosen Abheilung aller Symptome im Laufe von 3–6 Monaten.

Rechtliche Gesichtspunkte

Laut § 7 (1) des Infektionsschutzgesetzes (IfSG) besteht eine namentliche Meldepflicht für den diagnostizierenden Laborarzt beim direkten oder indirekten Nachweis einer akuten Infektion mit Trichinella spiralis.

6.2.2.3 Angiostrongyliasis (Eosinophile Meningitis)

Zusammenfassung

Erreger: Angiostrongylus cantonensis

Krankheitsbilder: Eosinophile Meningitis, selten Myelitis

Klinisches Bild: Kopfschmerzen, Erbrechen, Meningismus, ggf. radikuläre Symptomatik oder Hirnnervenbeteiligung

Diagnostik: Serum- und Liquoreosinophilie, Serologie, cCT, MRT

Therapie: Thiabendazol, Albendazol, Mebendazol

Prognose: Letalität 3–4 %, Krankheitsdauer bei benignen Verläufen 2–30 Tage.

Epidemiologie

Bei der Angiostrongyliasis handelt es sich um eine Infestation des Menschen mit adulten *Angiostrongylus cantonensis*. Die Erkrankung kommt in Ost- und Südostasien, auf den Philippinen und den pazifischen Inseln, auf Tahiti, Kuba, Hawaii und Madagaskar vor.

Erregereigenschaften

Der Hauptwirt ist die Ratte, in deren Pulmonalarterien der adulte Wurm lebt. Aus den dort abgelegten Eiern schlüpfen Larven. Diese durchwandern die Alveolen, werden verschluckt und dann mit den Fäces ausgeschieden. Die Larven dringen in Land- und Süßwasserschnecken ein und entwickeln sich in deren Muskulatur zu infektiösen Larven. Fressen Fische oder Krabben diese Schnecken, so werden sie zu Transportwirten, ohne dass sich die Larve weiterentwickelt. Der Endwirt Ratte infiziert sich dann wieder durch Fressen von Zwischen- oder Transportwirt. Die Larven durchdringen die Darmmukosa, gelangen mit dem venösen Blutstrom über die Lunge in den arteriellen Kreislauf und sammeln sich im Gehirn an, wo sie die Blutgefäße verlassen, um im Subarachnoidalraum zu adulten Tieren heranzuwachsen. Diese wandern dann wieder über die Hirnvenen aus dem Gehirn heraus, um sich in den Lungenarterien festzusetzen. Der Mensch infiziert sich ebenfalls über Schnecken, Süßwasserfisch und Krabben. Der Entwicklungszyklus im Menschen gleicht dem in der Ratte, nur dass hier der Rückstrom der adulten Würmer in die Lunge nicht erfolgt und diese im Subarachnoidalraum nach Tagen bis Wochen absterben.

Klinische Symptomatik

Meningeale Symptome entstehen in 97 % der Fälle mit ZNS-Beteiligung. Die einfache eosinophile Meningitis nimmt einen benignen selbstlimitierten Verlauf und ist mit einer sehr niedrigen Sterblichkeit verbunden. Es wird angenommen, dass die Infektion auch asymptomatisch oder mit nur leichten episodischen Kopfschmerzen ablaufen kann. Im *Liquor* findet sich in über 90 % der Fälle eine Eosinophilie von mehr als 10 %. Der Liquordruck ist in 50 % der Fälle erhöht. Die Meningitis manifestiert sich mit intermittierend auftretenden, hämmernden Kopfschmerzen frontal, okzipital und bitemporal, Übelkeit, Erbrechen und Nackensteifigkeit. Hohes Fieber tritt nur in seltenen Fällen auf. Sehstörungen, retrobulbäre Schmerzen, Papillenödeme sowie ein Hydrozephalus können sich in schweren Fällen entwickeln. Bei wenigen Prozent der Erkrankten kommt es zu einer transienten Hirnnervenbeteiligung, die sehr selten auch monosymptomatisch bleibt. Parästhesien, Dysästhesien und Hyperästhesien können zu den ersten und letzten Symptomen gehören. Die Verteilung deutet auf eine radikuläre Beteiligung der spinalen Meningen hin. Eine Myelitis ist möglich. Vigilanzstörungen sind selten und deuten auf einen erhöhten intrakraniellen Druck oder eine zerebrale Beteiligung hin. Epileptische Anfälle und Psychosen treten manchmal in Erscheinung. Schwerwiegende fokale Defizite wurden bislang nicht beschrieben; es wird vermutet, dass hierfür die Eindringtiefe der Larven ins Hirngewebe nicht ausreicht.

Diagnostik

In den ersten Tagen der Krankheit entsteht bei ca. 70 % eine *Serum*eosinophilie mit über 10 %. In den meisten Fällen liegt sie bei 10–35 %. Im *Liquor* besteht eine eosinophile Pleozytose. Bei 90 % der Erkrankten machen die Eosinophilen über 50 % der Zellen aus, die mit 200–5.000/µl eine relativ hohe Zahl erreichen können. Der Proteingehalt ist leicht erhöht. In ca. 10 % können die Parasiten im Liquor gefunden werden. In der kraniellen Computertomographie werden Komplikationen wie das Hirnödem oder der Hydrozephalus dargestellt. Immunserologische Tests wie ELISA, indirekter Hämagglutinationstest und Überwanderungselektrophorese sind möglich, liefern aber noch häufig unbefriedigende Ergebnisse.

Differenzialdiagnose

Differenzialdiagnostisch sind vor allem andere Wurmerkrankungen abzugrenzen, die auch eine Liquoreosinophilie erzeugen. Dazu gehören die Gnathostomiasis, Paragonomiasis, Zystizerkose, Echinokokkose, Bilharziose und Askariasis.

Therapie

Es gibt keine erwiesenermaßen wirksame spezifische antihelmetische Therapie. Da es in den meisten Fällen zur Spontanheilung kommt, ist eine symptomatische Therapie in der Regel ausreichend. Treten Komplikationen auf, so sind diese gezielt zu behandeln. In schwer wiegenden Fällen sind die folgenden spezifischen Therapien möglich: Thiabendazol (25 mg/kg Körpergewicht 3× täglich p.o. für 3 Tage), Mebendazol (100 mg p.o. 2× täglich für 5 Tage) oder Albendazol (2× 400 mg täglich für zwei Wochen).

Prognose

Die Schwere der Symptomatik ist vom Ausmaß des Organbefalls abhängig. Die Gesamtletalität beträgt 3–4 %. Die Krankheitsdauer liegt bei den benignen Verläufen zwischen 2 und 30 Tagen. Sie kann aber auch bei chronischen Verläufen mehrere Monate betragen. Eine erneute Infektion ist möglich. Wenn die benigne Meningitis ohne Komplikationen verläuft, erreichen die Patienten eine Restitutio ad integrum.

6.2.2.4 Ankylostomiasis, Necatoriasis (Hakenwurmbefall)

Zusammenfassung

Erreger: Necator americanus, Ankylostoma duodenale

Krankheitsbilder: Eisenmangel, Vitamin B_{12}-Mangel

Klinisches Bild: Psychosen, Symptome der funikulären Myelose und des Eisenmangels, Polyneuropathie

Diagnostik: Einachweis im Stuhl, Anämie, Serumeosinophilie, okkultes Blut im Stuhl

Therapie: Mebendazol.

Epidemiologie

Das Krankheitsbild besteht in einer Infestation durch die humanpathogenen Hakenwürmer *Necator americanus* und *Ankylostoma duodenale*. N. americanus kommt in den USA, Südamerika, dem tropischen Afrika, Indien, Südostasien, Australien und Madagaskar vor. A. duodenale ist in den Mittelmeerländern, Ostasien und Japan anzutreffen.

Erregereigenschaften

Die Eier der im Dünndarm lebenden adulten Würmer werden mit dem Stuhl ausgeschieden. Unter feuchtwarmen Bedingungen kann sich im Boden eine invasionsfähige filiforme Larve entwickeln. Diese durchdringt die Haut von Barfußgehenden, gelangt über den venösen Blutstrom in die Lungenkapillaren, befällt die Alveolen, um dann mit dem Bronchialsekret verschluckt zu werden und sich im Jejunum in der Mucosa einzubohren. Hier entwickeln sich dann innerhalb von 2–4 Wochen die adulten Würmer. Von der Invasion bis zur ersten Eiabgabe vergehen 5–6 Wochen. Die Lebenszeit beträgt ca. 8 Jahre.

Klinische Symptomatik

Nach dem Eindringen der filariformen Larven durch die Haut kommt es gelegentlich zu juckenden Hautrötungen. Die eigentliche Hakenwurmerkrankung beginnt jedoch erst mit dem Dünndarmbefall. Die Würmer haften sich unter Beschädigung der Schleimhaut mit ihren Mundwerkzeugen in der Mucosa fest. Dabei entsteht ein Blutaustritt, der Nahrungsquelle für den Wurm darstellt. So kommt es bei starkem Befall von mehr als 500 Würmern neben uncharakteristischen Bauchbeschwerden zu einer hochgradigen Anämie und Hypoproteinämie. Es besteht eine deutliche Eosinophilie. In Endemiegebieten ist der Hakenwurm die Hauptursache für Anämien bei Kindern mit den daraus entstehenden Folgeschäden. Im Gefolge der sich ausbildenden Eisenmangelanämie treten Schwindel, Kopfschmerzen, Mattigkeit und Parästhesien auf. Psychosen, funikuläre Spinalerkrankung sowie Polyneuropathien sind auf den sich einstellenden Vitamin B_{12}-Mangel zurückzuführen.

Diagnostik

Für die Krankheitserkennung bedeutend sind:

- Einachweis im Stuhl
- Okkultes Blut im Stuhl
- Hypalbuminämie
- Anämie
- Eosinophilie.

Therapie

Mebendazol 2×100 mg für drei Tage.

6.2.2.5 Askariasis

Zusammenfassung

Erreger: Ascaris lumbricoides

Krankheitsbilder: Meningitis, selten Enzephalitis

Klinisches Bild: Meningismus, Kopfschmerzen; selten enzephalitische Symptome mit Delir, Bewusstseinstrübung, Hirnstammsymptomen und epileptischen Anfällen

Diagnostik: Einachweis im Stuhl, Ascarislarven im Sputum, immunserologischer Antikörpernachweis

Therapie: Mebendazol.

Epidemiologie

Den Krankheitsbildern der Askariasis liegt eine Infektion mit Ascaris lumbricoides zugrunde. Der Erreger ist weltweit verbreitet mit Bevorzugung sozio-ökonomisch unterentwickelter Länder. In Deutschland ist er einer der häufigsten Darmparasiten.

Erregereigenschaften

Die adulten Würmer leben im Dünndarm, wo die weiblichen Würmer Eier in den Stuhl abgeben. Diese werden, nachdem sie ausgeschieden wurden, nach einer Reifungszeit von Tagen bis Wochen im Boden oder auf Blättern (Salat) infektiös. Nach oraler Aufnahme mit Trinkwasser oder Salat schlüpfen die Larven im Duodenum, sie penetrieren die Darmwand und gelangen mit dem Blut der Mesenterialvenen über die Leber in die Lunge. Hier wächst die Larve heran, durchbohrt das Alveolarseptum, um über die Bronchien nach Verschlucken wieder in den Dünndarm zu gelangen, wo sie als adulte Tiere 6–12 Monate leben. Eine Krankheitssymptomatik entsteht durch die wandernden Ascaridenlarven und durch die adulten Würmer im Darm.

Klinische Symptomatik

Adulte Würmer rufen bei starkem Befall mitunter uncharakteristische Bauchschmerzen, Appetitlosigkeit, Erbrechen und Gewichtsverlust hervor. Komplikationen wie Ileus, Appendizitis, Stauungsikterus, Cholangitis, Pankreatitis und Perforationsperitonitis können sich entwickeln, da die Würmer die Eigenschaft haben, in das Gangsystem des Verdauungstrakts einzudringen. Die wandernden Larven erzeugen in der Lunge beim Durchtritt durch die Alveolaren pneumonische Symptome mit eosinophilem Lungeninfiltrat, Fieber und Husten. Wird das Zentralnervensystem befallen, so entsteht eine meningeale Reaktion ohne Liquorveränderungen oder eine meningitische Reaktion mit geringer Pleozytose. Es sind auch enzephalitische Symptome mit Delir, Bewusstseinstrübung, Hirnstammsymptomen und epileptischen Anfällen beschrieben worden. Für die klinische Symptomatik wird ein toxisch-allergisches Geschehen angenommen.

Diagnostik

Die Diagnose erfolgt durch Einachweis im Stuhl, Nachweis von Ascarislarven im Sputum und durch immunserologischen Antikörpernachweis.

Therapie

Die Behandlung erfolgt mit Mebendazol 2×100 mg für drei Tage.

6.2.2.6 Filariasis

Zusammenfassung

Zusammenfassung

Erreger: Wuchereria bancrofti, Loa loa, Dracunculus medinensis

Krankheitsbilder: Meningitis und Enzephalitis als direkte Folge der Mikrofilarieneinwanderung, Gefäßverschlüsse durch Embolien oder immunallergische Arteriitis

Klinisches Bild: Meningeale Symptome, Herdsymptome, Vigilanzstörungen, Verwirrtheitszustände, epileptische Anfälle

Diagnostik: Erregernachweis im Blut, Diethylcarbamazin-Provokationstest. Symptome der Erkrankung mit Lymphadenopathie und Elephantiasis. Nachweis von intrathekal produzierten Antikörpern gegen Filarienantigene. CCT, MRT

Therapie: Diethylcarbamazin.

Epidemiologie

Unter dem Begriff Filariasis werden alle beim Menschen vorkommenden Infektionen mit Nematoden aus der Familie der Filariidae zusammengefasst, die ausnahmslos durch Stechfliegen oder Stechmücken übertragen werden. Neurologische Komplikationen sind für die Wuchereriasis (Wuchereria bancrofti), Loasis (Loa loa) und Filariasis medinensis (Dracunculus medinensis) bekannt.

Mit Loa Loa sind ca. 10 Millionen Menschen in Westafrika infiziert. Mit Wuchereria bancrofti sind es 250–500 Millionen in den tropischen Regionen von Afrika, Asien und Amerika. Neurologische und psychiatrische Komplikationen sind äußerst selten.

Erregereigenschaften

Die aus dem Blut oder der Haut aufgenommenen Mikrofilarien durchlaufen in den krankheitsübertragenden Arthropoden mehrere Entwicklungsstadien. Die infektiösen Larven gelangen dann meist bei einer Blutmahlzeit über den Stichkanal in das subkutane Gewebe. Über die folgende Entwicklung ist noch wenig bekannt, sie dauert jedoch in der Regel ca. ein Jahr. Wuchereria bancrofti, Erreger der lymphatischen Filariasis gelangen in die Lymphgefäße und Lymphsinus der regionalen Lymphknoten, mit Bevorzugung der unteren Körperhälfte. Die adulten Exemplare von Loa Loa und Dracunculus medinensis halten sich im subkutanen Bindegewebe auf. Die Weibchen gebären Mikrofilarien, die ins Blut ausgeschwemmt werden, hier nachweisbar und für die Blut saugenden Arthropoden infektiös sind.

Klinische Symptomatik

Die neurologische und psychiatrische Symptomatik wird verursacht durch die zerebrale Lokalisation von Mikrofilarien, die meningeale Lokalisation der adulten Filarien oder eine reaktive immunallergische Enzephalopathie, die durch den schnellen Zerfall der Filarien bei der Therapie entsteht.
Die Mikrofilarien lösen polymorphe klinisch-neurologische Symptome aus. Sie beruhen auf vaskulären, entzündlichen und ödematösen Veränderungen als direkte Folge der Mikrofilarieneinwanderung in das zentrale und periphere Nervensystem. In fast allen Fällen treten Kopfschmerzen auf. Sie sind häufig von meningealen Symptomen und neurologischen Ausfällen begleitet. So kommen Hemiparesen und andere Herdsymptome vor, die auf dem Boden von Gefäßverschlüssen, durch Embolien der Mikrofilarien oder eine immunallergische Arteriitis entstehen. Bewusstseinsstörungen sowie Verwirrtheitszustände sind ebenfalls möglich. Über vestibuläre, zerebelläre, pseudoparkinsonistische und choreo-athetotische Syndrome sowie epileptische Anfälle wurde darüber hinaus berichtet.
Neurologische Komplikationen, die durch *adulte Filarien* ausgelöst werden, wurden bisher nur bei D. medinensis beschrieben. In wenigen Fällen wurde eine Absiedlung der Filarien im spinalen Epiduralraum mit Rückenmarkskompression geschildert. Der raumfordernde Effekt der Filarien wurde dabei auch durch die starke Entzündungsreaktion mitbedingt.
Bei einer intensiven chemotherapeutischen Behandlung kann sich eine Enzephalopathie ausbilden. Der Grund dafür ist die massive Antigenfreisetzung durch lysierte Mikrofilarien mit konsekutiver allergischer Reaktion. Todesfälle und schwere Defektzustände sind möglich. Klinisch treten heftigste Kopfschmerzen, Desorientiertheit, Vigilanzstörungen bis zum Koma sowie epileptische Anfälle auf.

Diagnostik

An erster Stelle steht der *Erregernachweis* im Blut. Die Mikrofilarien werden abhängig von der Spezies zu unterschiedlichen Tageszeiten freigesetzt. So liegt die Zeit des Auf-

tretens von Mikrofilarien im Blut bei W. bancrofti in den Nachtstunden und bei Loa loa am Tag. Mit dem Diethylcarbamazin (Hetrazan®)-Provokationstest (100 mg als Einzeldosis) kann aber auch eine Mikrofilariämie zu anderen Zeiten erzwungen werden. Die Mikrofilarien werden im Giemsa gefärbten Blutausstrich oder im dicken Tropfen dargestellt. Sollte die Mikrofilarienzahl nicht ausreichen, so stehen Anreicherungsverfahren zur Verfügung.
Es findet sich konstant eine Eosinophilie von bis zu 50 % sowie eine IgE-Erhöhung im Blut. Ansonsten sind die Symptome der Erkrankung insbesondere die Lymphadenopathie und die Elephantiasis wichtige diagnostische Hinweise. Die neurologische Symptomatik ist aus den oben erwähnten Gründen zu unspezifisch, um differenzialdiagnostisch weiterzuführen. Auf eine ZNS-Beteiligung können intrathekal produzierte Antikörper gegen die entsprechenden Filarienantigene hinweisen.

Therapie

Das Piperazinderivat Diethylcarbamazin (Hetrazan®) ist das Chemotherapeutikum der Wahl. Es wirkt mikrofilarizid, entfaltet jedoch gegenüber den adulten Würmern nur bei langer Anwendung eine schwache abtötende Wirkung (bei Loa loa auch makrofilarizid). Diethylcarbamazin hat einen außerordentlich rasch einsetzenden mikrofilariziden Effekt und führt zu einer massiven Antigenfreisetzung, die schwere allergische Symptome nach sich ziehen kann. Fieber, Übelkeit, Erbrechen, Gelenkbeschwerden, urtikarielle Erscheinungen und die oben beschriebenen ZNS-Symptome einer *Enzephalopathie* können die Folge sein. Aus diesem Grund darf die Therapie nur einschleichend verabreicht werden, so dass erst innerhalb einer Woche die volle Tagesdosis von 6 mg/kg Körpergewicht aufgeteilt auf drei Einzeldosen erreicht wird. Treten trotzdem allergische Erscheinungen auf, so sind diese mit Antihistaminika oder Kortikosteroiden zu behandeln. Ein Therapiezyklus dauert drei Wochen. Inwieweit er erfolgreich war oder wiederholt werden muss, ist durch regelmäßige Untersuchungen des Blutes auf Mikrofilarien zu überprüfen. Die Gefahr der sich akut manifestierenden *medikamenteninduzierten Meningoenzephalitis* ist bei Loa loa besonders groß. Hier muss die Chemotherapie mit besonders niedrigen Dosen und unter Kortikosteroidschutz erfolgen. Wegen der vorwiegend mikrofilariziden Wirkung von Diethylcarbamazin wurden in letzter Zeit zudem Nitroimidazolderivate (Mebendazol, Flubendazol) eingesetzt, da diese auch makrofilarizid wirken.

6.2.2.7 Gnathostomiasis

Zusammenfassung

Erreger: Gnathostoma spinigerum

Krankheitsbilder: Myelitis, Enzephalitis, subarachnoidale und intrazerebrale Blutungen

Klinisches Bild: Radikuläre Schmerzen, Querschnittssymptome, Blasenstörungen, Kopfschmerzen, Nackensteifigkeit, Vigilanzstörungen, epileptische Anfälle, Hemiparesen

Diagnostik: Wurmnachweis (subkutan), Serum- und Liquoreosinophilie, cCT, MRT

Therapie: Thiabendazol, Mebendazol, evtl. Albendazol.

Epidemiologie

Die klinischen Krankheitsbilder der Gnathostomiasis entwickeln sich als Folge einer Infektion des Menschen mit den Larven und jungen adulten Nematoden *Gnathostoma spinigerum*.
Die Gnathostomiasis kommt häufig in Japan und Thailand sowie sporadisch in Indonesien, Vietnam, Kambodscha, Burma, Malaysia, Indien, China und auf den Philippinen vor.

Erregereigenschaften und Pathogenese

Zu den Hauptwirten gehören Katzen, Hunde, Leoparden und Tiger, in deren Mägen die adulten Würmer leben. Aus den mit dem Stuhl abgegebenen Eiern entwickeln sich im Süßwasser Larven, die nach durchlebtem Entwicklungszyklus in der Muskulatur der Zwischenwirte enzystieren. Werden sie durch Fressen vom Endwirt aufgenommen, durchbohren sie die Darmwand und wandern in die Muskulatur und ins Bindegewebe. Nach Monaten entstehen in den Geweben adulte Würmer, die wieder in die Magenwand einwandern. Der Mensch infiziert sich nach Verzehr von rohem oder ungenügend gegartem infizierten Fisch, Huhn oder Schwein. Die Besiedlung der Gewebe verläuft wie bei den Hauptwirten, nur dass keine Reinvasion in den Magen erfolgt.

Klinische Symptomatik

Auf der Wanderung durch das Gewebe rufen die Larven, wie auch die adulten Würmer, allergisch-entzündliche Gewebsreaktionen hervor. Die Lokalisation bestimmt die Symptomatik. Auf dem Weg durch die Peritonealhöhle verursachen die Larven kolikartige Schmerzzustände, in der Lunge bronchopneumonische Symptome. In seltenen Fällen erreichen die Larven das ZNS, um hier das Bild einer Enzephalomyelitis auszulösen.
Klinisch treten je nach Erregerlokalisation Zeichen der Myelitis oder Enzephalitis (diffus, fokal) auf. Bei der vorwiegend myelitischen Form kommen einschießende radikuläre Schmerzen, Muskelschwäche und in seltenen Fällen auch Querschnittssyndrome und Blasenstörungen vor. Ausgelöst wird diese Symptomatik durch Gewebsdefekte und Blutungen, die bei der Wanderung von Gnathostoma in das ZNS entlang der spinalen Nerven und des Rückenmarks entstehen. Es werden jedoch weitere Eintrittspforten ins ZNS vermutet, da es auch Patienten ohne myelitische Beteiligung gibt. Bei der enzephalitischen Form stehen schwerste Kopfschmerzen, Nackensteifigkeit, Vigilanzstörung, epileptische Anfälle und Hirndruckzeichen mit Übelkeit und Erbrechen im Vordergrund. Hemiparesen treten mit dem klinischen Bild wie bei spontanen intrazerebralen Blutungen auf. Bei den hiervon betroffenen Patienten ist der Liquor in der Regel blutig oder xanthochrom. Postmortem fand man multiple subarachnoidale und intrazerebrale Blutungen, aber auch Infarzierungen als Todesursachen. In Thailand wurde als Grund für intrazerebrale spontane Blutungen in 20 % der Fälle eine zerebrale Gnathostomiasis festgestellt. **30 % der tödlichen Subarachnoidalblutungen in Südostasien werden durch den Wurmbefall ausgelöst**. Diese Komplikation wird durch die Tatsache erklärt, dass es im Rahmen eines zerebralen Gefäßbefalls zu Wandnekrosen mit konsekutiver Aneurysmenbildung kommt.

Diagnostik

Die generelle klinische Diagnostik stützt sich auf den Nachweis von Würmern im subkutanen Bindegewebe. Im Serum besteht häufig eine Eosinophilie, die jedoch selten 20 % übersteigt. Der *Liquor* weist eine Pleozytose und fast immer eine Eosinophilie von mehr als 10 % auf. Der Proteingehalt ist in etwa 70 % erhöht. Bei ca. 65 % der Patienten ist die Zerebrospinalflüssigkeit blutig oder xanthochrom. Serologische Tests und der Hauttest sind derzeit noch zu unspezifisch.

Differenzialdiagnose

Die Erkrankung ist von der eosinophilen Meningitis, die durch *Angiostrongylus cantonensis* verursacht wird, abzugrenzen. Ein xanthochromer oder blutiger Liquor bei radikulärem Schmerz und Lähmungssyndromen spricht jedoch für eine Gnathostomiasis.

Therapie

Die Prognose ist bei zerebraler Beteiligung schlecht, da keine spezifische Therapie mit einem Antihelminthikum verfügbar ist. Therapieversuche mit Thiabendazol, Mebendazol oder Albendazol können unternommen werden. Prednisolon und Penicillintherapie konnte den Krankheitsverlauf nicht eindeutig ändern.

Prognose

Die zerebrale Beteiligung führt in 12 % zum Tode, 65 % bessern sich spontan und 23 % verlaufen progredient oder stationär.

6.2.2.8 Strongyloidiasis

Zusammenfassung

Erreger: Strongyloides stercoralis

Krankheitsbilder: Direkte zerebrale Gewebsschädigung durch Larvenbefall, Meningitis

Klinisches Bild: Meningismus, Kopfschmerzen, neurologische Herdsymptome

Diagnostik: Nachweis von Larven im Stuhl, Duodenalsaft oder Sputum. Bluteosinophilie, selten Direktnachweis von Larven im Liquor

Therapie: Thiabendazol.

Epidemiologie

Das klinische Krankheitsbild der Strongyloidiasis beruht auf einer Infektion mit dem Zwergfadenwurm *Strongyloides stercoralis.*
Die Infektion kommt global in tropischen und subtropischen Gebieten vor. Besonders häufig ist sie in Südostasien, Afrika und Südamerika. Die Durchseuchungsraten können stellenweise mit bis zu 80 % sehr hoch sein.

Erregereigenschaften

Strongyloides stercoralis gehört zu den Nematoden. Häufigster Parasitenträger ist der Mensch. Die Ansteckung erfolgt zumeist über die Haut durch aktives Eindringen der Larven. Möglich ist jedoch auch die Invasion der Larven durch Kontaktübertragung oder durch kontaminiertes Wasser. Durch Unsauberkeit von Strongyloides-Trägern kann es zu wiederholten Selbstinfektionen kommen. Die aufgenommenen Larven werden mit dem venösen Blutstrom zur Lunge transportiert, wo sie in die Alveolen eindringen, um dann mit dem Bronchialsekret verschluckt zu werden. Im Darm wachsen sie zu adulten Tieren heran und setzen Larven frei, die mit dem Kot abgegeben werden. Strongyloides stercoralis ist in der Lage, sowohl einen frei lebenden Vermehrungszyklus im Boden, als auch einen kompletten Entwicklungszyklus im Menschen zu durchlaufen.

Klinische Symptomatik

Bei der überwiegenden Mehrzahl verläuft die Strongyloidiasis chronisch und ohne Symptome. Treten solche auf, so sind sie intermittierend und unspezifisch, z. B. in Form von Bauchschmerzen, Übelkeit, Durchfall oder auch Verstopfung. Im seltenen Fällen entsteht eine Gastritis, Kolitis oder Appendizitis. Bei immunsupprimierten Strongyloides-Trägern kann es zu unkontrollierten Autoinfektionen und zu einer Hyperinfektion mit massivem disseminierten extraintestinalen Organbefall kommen. Gefährdet sind Patienten mit immunsuppressiver Therapie, Leukämie, Lymphomen, nach Organtransplantationen oder mit HIV-Infektion.
In das Gehirn gelangen die Larven mit dem arteriellen Blutstrom oder durch perivaskuläre Wanderung. Sie lösen entzündliche Reaktionen durch direkte Gewebsschädigung, über toxische Larvenbestandteile und Immunkomplexreaktionen (Vaskulitis) aus. Die Larven verschleppen Keime des Gastrointestinaltrakts auf ihrer Oberfläche oder in ihrem Darm in andere Organe und können so gefürchtete Komplikationen, wie die eitrige Meningitis und die gram-negative Sepsis auslösen.

Diagnostik

Der Nachweis von Larven im Stuhl, Duodenalsaft oder auch Sputum ist die wichtigste diagnostische Maßnahme. Eosinophilie und IgE-Erhöhung im Serum sind ebenfalls typisch. In wenigen Fällen wurden bei zerebralem Befall Larven im Liquor gefunden.

Therapie und Prognose

Thiabendazol 2× täglich 25 mg/kg Körpergewicht für 3 Tage. Bei zerebraler Beteiligung wird eine Behandlungsdauer von 6–10 Tagen vorgeschlagen. Der Behandlungserfolg ist zu kontrollieren. Bei immunsupprimierten Patienten sollten die Behandlungszyklen wiederholt werden.

6.2.3 Digenea (Überklasse Trematoda, Saugwürmer)

MANFRED UHR

6.2.3.1 Bilharziose (Schistosomiasis)

Zusammenfassung

Erreger: Schistosoma haematobium, S. mansoni, S. japonicum, S. intercalatum, S. mekongi

Krankheitsbilder: Fulminante Enzephalitis und Enzephalomyelitis (akut), Bild eines raumfordernden Prozesses (chronisch)

Klinisches Bild: Fieber, Pyramidenbahnzeichen, Nackensteifigkeit, Bewusstseinsstörung, Hirnnervenbeteiligung, epileptische Anfälle

Diagnostik: Einachweis aus Stuhl, Urin und ggf. Schleimhautbiopsie. Immunserologische Nachweisverfahren. MRT

Therapie: Praziquantel.

Epidemiologie

Die Bilharziose ist Folge der Infektion des Menschen mit Schistosoma haematobium, Schistosoma mansoni, Schistosoma japonicum, Schistosoma intercalatum und Schistosoma mekongi.

Weltweit sind mindestens 200 Millionen Menschen befallen. Die geografische Verbreitung gestaltet sich folgendermaßen:

S. haematobium: In Afrika sowohl in tropischen Regionen, wie auch in Niltal, Algerien, Marokko, Tunesien, Libyen, Madagaskar und Südafrika. In Asien speziell in Saudi Arabien, Iran, Irak, Jemen und Indien.

S. mansoni: Tropisches Afrika, Sudan und Oberlauf des Nils, Nildelta und Südafrika sowie in Südamerika in Brasilien, Venezuela und der Karibik.

S. japonicum: In Asien – Südchina, Kambodscha, Thailand und Philippinen.

S. intercalatum: In den afrikanischen Ländern Kamerun, Gabun und Zaire.

S. mekongi: In Asien gehören China, Kambodscha, Thailand und Vietnam zum Verbreitungsgebiet.

Erregereigenschaften

Hauptwirt ist der Mensch. Die adulten Würmer leben paarweise in den Venen der Beckenorgane, S. haematobium in den Blasenvenen, S. mansoni und S. intercalatum in den ableitenden Venen des Dickdarms (V. mesenterica inferior) und S. japonicum in den ableitenden Venen des oberen Dick- und des Dünndarms (V. mesenterica superior). Die natürliche Lebensdauer beträgt bei den 2 cm langen und 0,5 cm breiten Würmern 25–30 Jahre. Sie geben ihre Eier in die peripheren Venen der Harnblase bzw. des Darms ab. Ein Teil der Eier gelangt durch die Gefäßwand und das submuköse Gewebe durch kleine Blutungen in das Lumen der Blase bzw. des Darms, um dann per vias naturales ausgeschieden zu werden. Die nicht ausgeschiedenen Eier sterben innerhalb von drei

Wochen im Gewebe ab. Ausgeschiedene Eier entwickeln sich im Wasser zu Mirazidien, die sich dann im Zwischenwirt, der Schnecke, vermehren und zu Zerkarien weiterentwickeln. Freigesetzte Zerkarien sind ca. 48 Stunden lang für den Endwirt infektiös. Sie durchbohren die Haut, dringen in die Hautvenen ein und werden mit dem venösen Blutstrom über die Lunge in den arteriellen Kreislauf und damit in den gesamten Organismus geschwemmt. Es entwickeln sich jedoch nur jene Schistosomula zu adulten Trematoden weiter, die in das intrahepatische Pfortadersystem gelangen. Diese wandern dann gegen den Blutstrom zu ihren Bestimmungsorten (siehe oben).

Klinische Symptomatik

Im Invasionsstadium können die eingedrungenen Zerkarien nach 10 Minuten an der Eintrittsstelle rote Flecken erzeugen, die dann zu kleinen Knötchen werden und nach einer Woche wieder verschwinden; die so genannte *Badedermatitis.* Im Stadium der Wanderung und Reifung können Symptome als Folge einer allergischen Reaktion auf die Antigene der heranreifenden Parasiten entstehen. Fieber, Bronchitis und Lebervergrößerung kommen vor. Haben die Egel ihren Bestimmungsort erreicht, verstärkt sich die Symptomatik, und es treten bei S. japonicum und S. mansoni blutig-schleimige Diarrhoen, Übelkeit, Erbrechen und Exantheme hinzu. Dieses akute Initialstadium dauert von wenigen Tagen bis zu drei Wochen und fehlt bei S. haematobium. Im Stadium der etablierten Infektion, das mit der Eiablage beginnt, sind nicht mehr die adulten Parasiten, sondern die Schistosomeneier der pathogenetische Hauptfaktor. Sie führen, nach Invasion in das Gefäßsystem, zu mechanisch bedingten Gefäßverschlüssen. Durch die Eischale hindurchdiffundierende Substanzen bewirken typische Gefäßläsionen, die so genannten *Pseudotuberkel* oder Eigranulome. Konfluierende Eigranulome können sich zu Mikroabszessen umwandeln, wodurch Blutungen in Blase und Darm entstehen können. Das klinische Bild der chronischen Bilharziose wird durch fibrotische Wandverdickungen und narbige Stenosen der Hohlorgane sowie den fibrotischzirrhotischen Umbau der parenchymatösen Organe bedingt.

In ca. 2 % der Fälle kommt es durch hämatogen verschleppte Eier zu einer *ZNS-Beteiligung.* Diese kann sich durch diffuse oder fokale neurologische Symptome äußern. Die Zeit zwischen Exposition und ersten neurologischen Symptomen beträgt von ca. 6 Wochen bis 1 Jahr und länger. Es wird zwischen einer akuten und einer chronischen Form unterschieden. Bei der akuten Form, die innerhalb der ersten 6 Monate nach systemischer Infektion beginnt, imponiert das Bild einer fulminanten Enzephalitis oder Enzephalomyelitis. Es treten Fieber und Pyramidenbahnzeichen beidseitig in fast allen Fällen, Inkontinenz, Gedächtnis- und Persönlichkeitsveränderungen in der Hälfte und Koma, Nackensteifigkeit, Aphasie und Kopfschmerzen in einem Viertel der Fälle auf. Hirnnervenbeteiligung, epileptische Anfälle, Gesichtsfeldausfälle, Sensibilitätsstörungen und Papillenödem kommen bei einigen akut kranken Patienten vor. Die spät einsetzende, chronische ZNS-Beteiligung zeigt meistens das Bild eines raumfordernden Prozesses. Die Läsion ist in der Regel supratentoriell lokalisiert. In der Hälfte der Fälle sind die Pyramidenbahnen betroffen; hierzu gesellen sich fokale Anfälle. Ein Drittel der Patienten hat ein Papillenödem, eine einseitige Hypästhesie oder eine Somatoagnosie. In einigen Fällen verläuft die Symptomatik subakut. Als weitere ZNS-Beteiligung ist auf die hepatische Enzephalopathie hinzuweisen, die sich im Rahmen der Leberbilharziose entwickeln kann.

Bei der *spinalen Schistosomiasis* werden vier Formen unterschieden. Bei der häufigsten, der granulomatösen Form treten Kompressionssyndrome des Rückenmarks durch konfluierende granulomatöse Gewebsveränderungen mit fokaler Symptomatik in Erscheinung. Der myelitische Typ wird durch diffuse Nekrosen, granulomatöse Veränderungen, Atrophien und Blutungen ausgelöst. Je nach Lokalisation der granulomatösen Gewebsveränderungen kann es zur Ausbildung der radikulären Form kommen. Als vierte spinale Schistosomiasisbeteiligung ist ein Spinalis-anterior-Syndrom mit Paraplegie, Inkontinenz und dissoziierter Empfindungsstörung möglich.

Diagnostik

Als diagnostischer Beweis ist immer der *Einachweis* anzustreben. Er erfolgt aus Harn und Stuhl. Die Eiausscheidung in den Harn wird durch körperliche Anstrengung begünstigt, so dass möglichst um die Mittagszeit gewonnener Urin untersucht werden sollte. Hierzu wird eine möglichst große Menge Urin zentrifugiert und das Sediment mikroskopiert. Die Zahl der Schistosomeneier im Stuhl ist fast immer gering, sodass Anreicherungsverfahren und mehrmalige Stuhluntersuchungen erforderlich sind. Der Einachweis gelingt trotz mehrfacher Untersuchungen bei 25 % der Infizierten nicht. In diesem Fall kann der Einachweis im Gewebe an rektoskopisch oder zystoskopisch gewonnenen Schleimhautbiopsien versucht werden. Serologische Verfahren stehen zur Verfügung, wobei hier der Nachweis von Antikörpern gegen die Eiantigene bessere Ergebnisse bringt als gegen die Antigene des adulten Wurmes. Eine Leukozytose mit Eosinophilie ist möglich, jedoch können auch alle Blutparameter, insbesondere bei der chronischen ZNS-Schistosomiasis, im Normbereich liegen. Im *Liquor cerebrospinalis* findet man bei ZNS-Beteiligung häufig eine Pleozytose und eine leichte Proteinerhöhung. Eine Eosinophilie ist selten. Xanthochromie sowie eine intrathekale IgG-Produktion und oligoklonale IgG-Banden wurden für die spinale Beteiligung beschrieben. Schistosomen-Eier werden im Liquor nicht nachgewiesen.

Therapie

Die Therapie der ersten Wahl besteht in Praziquantel, 50 mg/kg Körpergewicht als Einzeldosis, oder 3× 25 mg/kg KG an einem Tag. Die Erfolgsquote liegt über 90 %. Gute Behandlungsergebnisse wurden auch mit 60 mg/kg Körpergewicht bei der Behandlung der zerebralen Schistosomiasis erzielt. Ob und inwieweit diese Therapie unter gleichzeitiger Kortikosteroidbehandlung erfolgen soll, ist noch nicht sicher geklärt. Bei rasch symptomatisch werdenden raumfordernden, spinalen Gewebsveränderungen kann eine Laminektomie erforderlich werden.

6.2.3.2 Paragonimiasis

Zusammenfassung

Erreger: Paragonimus

Krankheitsbilder: Enzephalitis mit Symptomen wie bei intrakraniell raumforderndem Prozess

Klinisches Bild: Kopfschmerzen, epileptische Anfälle, Paresen, Sehstörungen, Verwirrtheitszustände (je nach Lokalisation und Befall)

Diagnostik: Einachweis aus Sputum und Stuhl. Blut- und Liquoreosinophilie. Thoraxröntgen, cCT, MRT

Therapie: Praziquantel.

Epidemiologie

Die klinischen Krankheitsbilder sind Folge des Befalls mit dem humanpathogenen Lungenegel *Paragonimus*. Die Paragonimiasis tritt in West- und Zentralafrika, dem fernen Osten, Mittel- und Südamerika überall dort auf, wo aus Süßwasser stammende Krebse und Krabben roh oder unzureichend gekocht verzehrt werden. Die zerebrale Paragonimiasis ist vor allem eine Krankheit des Kindesalters.

Erregereigenschaften

Die Eier des Lungenegels werden vom Endwirt mit dem Sputum oder dem Stuhl ausgeschieden. Sie durchlaufen im Süßwasser einen viermonatigen Entwicklungszyklus über Schnecken und Krabben als 1. und 2. Zwischenwirt. Der Mensch infiziert sich durch die orale Aufnahme von Metazerkarien, die sich in der Muskulatur von befallenen Crustaceen (u. a. Süßwasserkrebse und -krabben) befinden. Im Dünndarm werden die Paragonimus-Larven freigesetzt, durchbohren die Darmwand, dringen in die Peritonealhöhle ein und durchwandern das Zwerchfell, um in die Lunge zu gelangen. Extrapulmonale Absiedlungen sind selten, aber in allen Organen möglich. Von ihnen ist die Hirnparagonimiasis die häufigste und gefürchtetste.

Klinische Symptomatik

Der Lungenegel befällt zumeist die mittleren und basalen Lungenabschnitte und führt dort zu einer umschriebenen Entzündung mit leukozytären und eosinophilen Randinfiltraten. Klinisch findet sich eine anfangs katarrhalische, später schleimig-blutige Bronchitis, die jedoch im chronischen Stadium meistens ohne Fieber und Krankheitsgefühl abläuft. Fieberschübe weisen auf Komplikationen hin. In extrapulmonalen Geweben übt der Lungenegel einen starken Entzündungsreiz aus und erzeugt Infiltrate und Abszesse, die je nach Lokalisation symptomatisch werden.

Der aus der Lunge kommende Lungenegel erreicht den intrakraniellen Raum durch Wanderung im perivaskulären Gewebe, entlang der Jugularvenen oder der Karotiden. Er durchdringt die Hirnhäute und gelangt in den temporalen, parietalen oder okzipitalen Kortex. Andere Lokalisationen wie das Rückenmark sind möglich. Die ZNS-Symptomatik folgt der Lungensymptomatik erst mit mehrmonatiger Verzögerung. Die klinische Symptomatik entspricht der eines intrakraniellen raumfordernden Prozesses. Kopfschmerzen, epileptische Anfälle, Paresen, Sehstörungen und Verwirrtheitszustände kommen je nach Lokalisation und Befall vor. Der Egel bildet Zysten, in die er Eier ablegt. Er ist in der Lage, die Zystenwand zu durchbrechen und in andere Hirngebiete oder in den Spinalkanal zu wandern.

Diagnostik

Eier lassen sich im Sputum und gelegentlich im Stuhl nachweisen. Die Interpretation der serologisch durchführbaren Tests ist aufgrund häufiger Kreuzreaktionen mit anderen Trematoden oft schwierig. Gehäuft ist eine Eosinophilie in Blut, Sputum, Pleuraerguss und bei zerebraler Beteiligung auch im Liquor vorhanden. Röntgenologisch lassen sich scharf begrenzte Infiltrate im Thoraxbild und, bei länger bestehendem zerebralem Befall, intrakranielle Verkalkungen auf der Schädelaufnahme demonstrieren.

Bei der kraniellen Computertomographie stellen sich frische Zysten dichter als Liquor dar und sind von einem hypodensen Saum umgeben. Nach Kontrastmittelgabe tritt ein Enhancement auf. Bei chronischem Befall sieht man multiple, verkalkte Areale runder Form, die von hypodensen Gebieten umgeben sind, sowie Zeichen der Hirnatrophie mit verbreiterten Sulci und Ventrikelvergrößerung.

Therapie

Die Behandlung mit Praziquantel ist die Therapie der Wahl. Es werden 3× täglich 25 mg/kg Körpergewicht drei Tage lang verabreicht. Der Therapieerfolg sollte kontrolliert werden. Zusätzliche chirurgische Behandlungen können bei extrapulmonaler Paragonimiasis erforderlich sein.

7 Sonstige entzündliche ZNS-Erkrankungen

7.1 Rhombenzephalitis Bickerstaff

Hilmar Prange

Zusammenfassung

Erreger: Unbekannt; wahrscheinlich postinfektiös (ADEM)

Krankheitsbild: Subakute Hirnstammenzephalitis

Klinisches Bild: Allgemeine Entzündungszeichen, dann von rostral nach kaudal absteigendes Hirnstammsyndrom

Labordiagnostik: Oftmals Liquorpleozytose und/oder autochtone IgG-Synthese

Zusatzdiagnostik: MRT, elektrodiagnostische Verfahren; Anti-GQ_1b-Antikörper

Therapie: Symptomatisch

Prognose: Zumeist komplette Rückbildung.

Epidemiologie

Der Begriff *brainstem encephalitis* wurde Anfang der 50er-Jahre von Bickerstaff für ein von ihm nach klinischen Kriterien definiertes Syndrom unbekannter Ätiologie gewählt. Der Autor beabsichtigte die Beschreibung einer entzündlichen ZNS-Krankheit, die trotz zunächst schwerem Verlauf potenziell rückbildungsfähig ist (Bickerstaff & Cloake 1951). Das Leiden wurde später auch von anderen Autoren beschrieben und soll vorzugsweise im frühen Erwachsenenalter auftreten (Suchenwirth 1979, Hagenkötter et al. 1998). Zweifelsfrei ist die Bickerstaff-Rhombenzephalitis nicht häufig; die Zahl der publizierten Fälle beschränkt sich auf eine zweistellige Größe. Da die Krankheitsursache bisher nicht aufgeklärt ist, handelt es sich um eine Erkrankung, die über ihre Phänomenologie und Topologie definiert ist.

Klinische Symptomatik

Bickerstaff vermutete, dass dem Prodromalsyndrom des Leidens eine infektiöse Erkrankung wahrscheinlich viraler Genese zugrunde liegt. Zu fordern sind also vorausgehende Allgemeinsymptome wie Fieber, Schwächegefühl, Kopfschmerzen und sonstige Entzündungszeichen leichteren Grades. Als frühes Symptom im progredienten Stadium treten Augenmuskelparesen, vor allem Zeichen der Okulomotorius-Läsion, in Erscheinung. Über einen Zeitraum von etwa zwei Wochen kommt es zur Zunahme der Ausfälle in rostrokaudaler Folge. Im Stadium des Höhepunkts der Krankheit, das 1–4 Wochen andauert, bieten die Patienten Schädigungszeichen der mittleren Hirnnervengruppe (N. V, VII und VIII) mit Schwindel und Hörstörungen. Die sensible Trigeminussymptomatik hält sich an die Sölder-Linien, ist also nukleär – in Abgrenzung von radikulären oder peripheren Prozessen. Zusätzlich können die unteren Hirnnerven betroffen sein. So gehören Dysarthrophonie und ausgeprägte Schluckstörungen durchaus mit zum Syndrom. Zusammen mit stärkerer Sekretproduktion führen diese zu Schleimansamm-

lungen im Mund und Aspirationsgefahr. Kleinhirnsymptome, namentlich eine Rumpf- und Extremitätenataxie sind offensichtlich nicht ungewöhnlich. Ausgeprägtere Lähmungen der Extremitäten und deutliche Vigilanzstörungen fehlen hingegen.
In der folgenden Krankheitsphase bilden sich die Hirnnervenstörungen über einen Zeitraum von einigen Wochen allmählich zurück. Es kommt zur vollständigen Wiederherstellung, oder leichtere Residuen verbleiben.

Diagnostik

Neben der mehr oder weniger typischen klinischen Symptomatik spielt der Nachweis entzündlicher Hirnstammherde mittels Kernspintomographie eine wesentliche Rolle für die Diagnosefindung. In den T_2- und FLAIR-gewichteten Aufnahmen sind die hyperintensen Läsionen wahrscheinlich von Anfang an erkennbar (Abb. 7-1); sie verändern aber mit der progredienten Symptomentwicklung ihre Lage und Größe und bilden sich später wieder zurück.
Der *Liquor*befund besteht in einer wenig ausgeprägten lymphozytären Pleozytose, die auch fehlen kann, und einer leichten Gesamtproteinerhöhung. Eine intrathekale IgG-Produktion bzw. der Nachweis oligoklonaler IgG-Banden scheint mehrheitlich zumindest vorübergehend gegeben zu sein.
Die Bedeutung elektrodiagnostischer Verfahren (u. a. akustisch evozierte Hirnstammpotenziale, Trigeminus-SEP, Blinkreflex) für Befunddokumentation und Verlaufskontrolle ist noch zu definieren.
Aufgrund einer gewissen syndromalen Nähe zum Miller-Fisher-Syndrom wurde bei Patienten mit Bickerstaff-Enzephalitis nach IgG-Antikörpern gegen das körpereigene Gangliosid Q_1b gesucht. In Einzelfällen ist man fündig geworden, sodass eine ätiologische Verwandtschaft zwischen beiden Krankheitsbildern zu bestehen scheint (Yuki

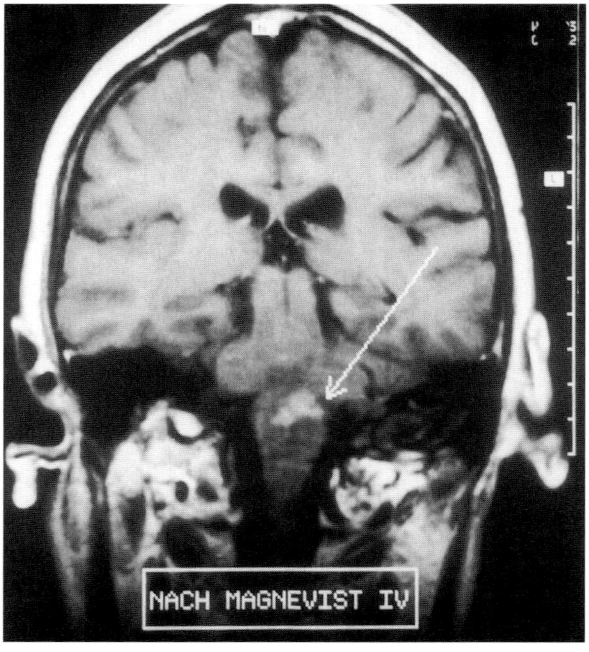

Abb. 7-1 **Entzündungsherd im oberen Hirnstamm bei akuter demyelinisierender Enzephalomyelitis (ADEM).** Die klinische Symptomatik entwickelte sich entsprechend einer Bickerstaff-Enzephalitis.

1996, Yuki et al. 1993 und 1997). Dementsprechend wurde autoptisch eine Intermediärform mit Läsionen sowohl zentral-nervöser als auch peripherer Strukturen demonstriert (Yuki 1996).

Differenzialdiagnose, Therapie, Prognose

Vieles spricht für eine virale oder postinfektiöse Genese des Prozesses. Als Erreger mesrhombenzephaler Entzündungen sind HSV, VZV, Arbo- und Enteroviren, sowie Listerien und andere Bakterien bekannt. Die Bickerstaff-Enzephalitis wird indes eher für eine spezielle Verlaufsform der ADEM gehalten; eine monozyklische multiple Sklerose („transitionale" Verlaufsform nach C. Poser) ist auch zu erwägen. Das gelegentliche Auftreten von Anti-GQ_1b-Antikörpern könnte auf ein immunpathogenetisches Geschehen hindeuten. Differenzialdiagnostisch sind jedenfalls Neurosarkoidose, Behçet-Syndrom und spezielle zerebrale Manifestationen von Immunvaskulitiden zu bedenken. Eine Verursachung der Bickerstaff-Enzephalitis durch bakterielle Erreger wie Mykobakterien, Spirochäten, Listerien oder Legionellen scheint ebenso ausgeschlossen wie die ZNS-Mykose oder -Toxoplasmose, denn diese Krankheiten gehen – mit Ausnahme der Neuroborreliose – niemals mit einer Spontanremission einher.
Ein spezielles Behandlungsregime wurde für die Bickerstaff-Enzephalitis bislang nicht erarbeitet, weil die Ätiologie noch ungeklärt ist. Wird eine Autoimmungenese für wahrscheinlich gehalten, so ist in der frühen Krankheitsphase die Gabe von Kortikosteroiden, vielleicht auch von IVIG gerechtfertigt. Dessen ungeachtet sind symptomatische Therapiemaßnahmen bis hin zur Intensivtherapie bei dem potenziell reversiblen Prozess uneingeschränkt zu fordern. Die Prognose gilt grundsätzlich als gut. Als Residualsymptome werden diskrete Zeichen des Parkinsonismus, beispielsweise eine Amimie oder ein feiner Tremor, eine leicht gesteigerte Aggressivität und mitunter auch reduzierte geistige Leistungsfähigkeit genannt.

Literatur

Bickerstaff ER, Cloake PCP (1951) Mesencephalitis and rhombencephalitis. Br Med J 2: 77–81
Bickerstaff ER (1957) Brainstem encephalitis – further observations on a grave syndrome with benign prognosis. Br Med J 15: 1384–1387
Hagenkötter B, Forster J, Ferbert A (1998) Bickerstaff-Enzephalitis. Klinische und kernspintomographische Verlaufsuntersuchungen. Nervenarzt 69: 892–895
Poser CM (1985) Myelinoclastic diffuse sclerosis. In: Vinken PJ, Bruyn GW, Klawans HL (eds) Handbook of clinical neurology, vol 3 (Demyelinating diseases). Elsevier, Amsterdam, p 419
Suchenwirth RMA (1979) Rhombencephalitis. Nervenarzt 50: 587–589
Yuki N (1996) Acute paresis of extraocular muscles associated with IgG anti GQ_1b antibody. Ann Neurol 39: 668–672
Yuki N, Sato S, Tsuji S, Hozumi I, Miyatake T (1993) An immunologic abnormality common to Bickerstaff's brainstem encephalitis and Fisher's syndrome. J Neurol Sci 118: 83–87
Yuki N, Wakabayashi K, Yamada M, Seki K (1997) Overlap of Guillain-Barre syndrome and Bickerstaff's brainstem encephalitis. J Neurol Sci 145: 119–121

7.2 Rasmussen-Enzephalitis

HILMAR PRANGE

Zusammenfassung

Erreger: Autoimmunprozess wahrscheinlich (Antikörper gegen Glutamatrezeptor nachweisbar)

Krankheitsbild: Chronische Enzephalitis im Kindesalter mit therapieresistenten epileptischen Anfällen; adulte Krankheitsfälle selten

Klinisches Bild: Progrediente neurologische Ausfälle

Labordiagnostik: EEG (epilepsietypische Potenziale), Hirnbiopsie

Zusatzdiagnostik: Liquor; bildgebende Verfahren (lokalisierte Hirnatrophie)

Therapie: IVIG-Gabe, Plasmapherese oder Kortikosteroide.

Epidemiologie

Die Rasmussen-Enzephalitis ist eine seltener auftretende chronisch-fokale Entzündung des Hirnparenchyms. Der Umfang der publizierten Fälle, insbesondere jener mit autoptischen Befunden, ist begrenzt und bleibt im Bereich einer zweistelligen Zahl. Betroffen sind junge Menschen, zumeist vor dem 18. Lebensjahr. Ein Krankheitsbeginn bei über 30-Jährigen ist als Ausnahme zu betrachten. Regionale Häufungen sind nicht bekannt geworden. Eine familiäre Disposition wurde von einzelnen Autoren diskutiert; auch könnten Vorschädigungen die Akquisition des Leidens begünstigen. Nur bei einer Minderheit der Erkrankten ist eine vorhergehende akute Enzephalitis zu eruieren (Gray et al. 1987, Walter et al. 1989, Johnson 1998). Die Hinweise auf eine ätiologische Rolle der Autoantikörper gegen den Glutamatrezeptor GluR3 haben sich in den letzten Jahren verdichtet (Leach et al. 1999).

Klinische Symptomatik

Die Symptomatik beginnt bei einem Teil der Fälle mit flüchtigen Entzündungszeichen wie Fieber oder auch Lymphknotenschwellung (Rasmussen & McCann 1968).
Typische Krankheitszeichen sind dann die gestörte Feinmotorik einer Extremität oder einer Körperseite, zunehmende Parese in diesem Bereich und fokale epileptische Anfälle, die initial als Myoklonus des Armes oder einer Gesichtshälfte imponieren. Die Zuckungen können zunächst auf einen Mundwinkel oder die Zunge begrenzt sein. Der „Myoklonus“ geht über in partielle oder generalisierte Krampfanfälle. Eine länger andauernde Epilepsia partialis continua (Koshewnikow-Syndrom) stellt sich oft in der betroffenen Körperregion ein. Die erkrankte Seite bietet dann auch – mit langsamer Zunahmetendenz über Monate und Jahre – Reflexsteigerung, Pyramidenbahnzeichen, Spastik und Lähmung. Hemihypästhesie, Hemianopsie, Sprachstörungen bei Befall der dominanten Hemisphäre und geistige Verlangsamung gehören ebenso zum Krankheitsbild.

Die permanenten fokalen Krampfanfälle veranlassen oft zu Hirnoperationen bis hin zur Hemisphärektomie. Solche Eingriffe verändern die Anfallsausprägung. Sie beeinflussen aber nicht den Krankheitsverlauf. Das Leiden kann über große Zeiträume fortschreiten, scheint dann allerdings irgendwann auszubrennen, d. h. seine Progredienz zu verlieren. Letale Ausgänge im Rahmen einer massiven und rasch zunehmenden Hirnatrophie kommen nur innerhalb des ersten Krankheitsjahrs vor. Patienten, die das Leiden 2 Jahre überlebt haben, versterben daran auch im weiteren Verlaufe nicht mehr.
Die Ätiologie der Rasmussen-Enzephalitis ist nicht vollständig aufgeklärt. Die neuropathologischen Befunde wie Gliaknötchen und perivaskuläre Lymphozyteninfiltrate wurden im Sinne einer Virusgenese interpretiert. Dies schien sich durch den DNS-Nachweis von Epstein-Barr- und Zytomegalie-Virus mittels in-situ-Hybridisierung zu bestätigen (Walter et al. 1989, Vinters et al 1993, Jay et al. 1995). Die demonstrierte DNS von verschiedenen Herpesviren reflektiert höchstwahrscheinlich aber nur die Gegenwart latent infizierter B-Lymphozyten im entnommenen Hirngewebe. In der Zwischenzeit wurden Antikörper gegen den Glutamatrezeptor GluR3 im Blut bei Patienten mit Rasmussen-Enzephalitis festgestellt. Darüber hinaus ließ sich im Tierversuch ein entsprechendes Krankheitsbild durch Immunisierung gegen GluR3 erzeugen (Rogers et al. 1994).

Diagnostik

Die Erkrankung kann nur bioptisch oder autoptisch verifiziert werden. Typisch sind umschriebene Atrophien, die hemisphärielle Areale von Neokortex und Hippocampus, aber auch Claustrum, Thalamus, Hirnstamm, Zerebellum und Rückenmark (als Folge der Pyramidenbahnschädigung) einbeziehen können und asymmetrisch sind. Die neokortikalen Läsionen betreffen vor allem die 5. und 6. Schicht sowie die U-Fasern. Hirnregionen mit fortgeschrittener Destruktion weisen zumeist keine Entzündungszeichen mehr auf. Ansonsten zeigt die histologische Untersuchung stäbchenförmige Mikroglia, Gliaknötchen im Kortex und weniger ausgeprägt in der weißen Substanz, perivaskuläre Rundzellinfiltrate, Neuronenverlust, Mikrovakuolisation, spongiöse Degneration und Gewebsgliose mit Auftreten von reaktiven Astrozyten. Nukleäre oder zytoplasmatische Einschlusskörper ließen sich nie darstellen. Die Leptomeningen sind verdickt, fibrös und enthalten mononukleäre Infiltrationen.
Hinsichtlich der nichtinvasiven Diagnostik ist das EEG noch am ergiebigsten: Es zeigt eine mehr oder weniger diffuse Slow-wave-Aktivität wie auch lokalisierte epileptiforme Graphoelemente, die sich innerhalb der betroffenen Area bzw. Hemisphäre zunehmend ausbreiten. Dies wird bei seriellen EEG-Ableitungen besonders deutlich.
Der *Liquor cerebrospinalis* ist im fortgeschrittenen Stadium immer normal. In frühen Krankheitsphasen werden oft leichtgradige entzündliche Veränderungen festgestellt, die passagerer Art sind. Eine lymphozytäre Pleozytose kann bis zu 70 Zellen/µl erreichen. Die Erhöhung des Gesamtproteins, falls überhaupt vorhanden, übersteigt nie 1.000 mg/l. In einem Krankheitsfall wurde eine mäßige, aber eindeutige intrathekale IgA-Produktion als humorale Einklassenreaktion festgestellt. Dieser Befund könnte als Hinweis auf eine bakterielle Genese oder einen Autoimmunprozess interpretiert werden.
Das kraniale CT ist im Frühstadium normal und weist dann eine zunehmende umschriebene Atrophie auf, die den Kortex, das Marklager, asymmetrisch den Stammganglienbereich, vor allem aber Inselregion und Temporallappen erfasst. Hyperdensitäten durch Einblutungen sind nie vorhanden.

Differenzialdiagnostisch sind Immunvaskulitiden, Sarkoidose, andere Entzündungsprozesse und nicht-inflammatorische ZNS-Erkrankungen auszuschließen.

Therapie

Der Nachweis der Anti-GluR3-Antikörper schien die Autoren, die eine Autoimmungenese favorisierten, zu bestätigen. Dementsprechend wurden Therapiemaßnahmen wie Plasmapherese und Gabe von Kortikosteroiden propagiert. Sie sollen zu einer Verbesserung der neurologischen Ausfälle führen (Johnson 1998). Einzelfälle der adulten Manifestation mit dramatischer Besserung nach hoch dosierter i.v.-IG-Gabe (initial 0,4 g/kg/d über 5 Tage, dann 0,4 kg/kg über 1 Tag alle 4 Wochen) wurden beschrieben (Leach et al. 1999).
Im Übrigen ist die Behandlung der Rasmussen-Enzephalitis symptomatisch. Sie schließt die Gabe von Antiepileptika, allerdings mit nur begrenztem Erfolg, Antispastika und ggf. auch Sedativa ein. Die Indikation zur operativen Behandlung wird in der Regel relativ weit gestellt. Ihr hat allerdings eine genaue Lokalisationsdiagnostik des Prozesses vorauszugehen.

Literatur

Gray F, Serdarn M, Baron M, Dumas-Duport C, Loron P, Sauron B, Poirier J (1987) Chronic localised encephalitis (Rasmussen's) in an adult with epilepsia partialis continua. J Neurol Neurosurg Psychiatry 50: 747–751

Jay V, Becker LE, Otsubo H et al. (1995) Chronic encephalitis and epilepsy (Rasmussen's encephalitis): detection of cytomegalovirus and herpes simplex virus 1 by the polymerase chain reaction and in situ hybridization. Neurology 45: 108–117

Johnson RT (1998) Viral infections of the nervous system. 2nd ed. Lippincott-Raven Philadelphia, p 259

Leach JP, Chadwich DW, Miles JB, Hart IK (1999) Improvement in adult-onset Rasmussen's encephalitis with long-term immunmodulatory therapy. Neurology 52: 738–742

Rasmussen T, McCann W (1968) Clinical studies of patients with focal epilepsy due to „chronic encephalitis". Trans Am Neurol Ass 93: 89–94

Rogers SW, Andrew PI, Gahring LC et al. (1994) Autoantibodies to glutamate receptor GluR3 in Rasmussens encephalitis Science 265; 648–651

Vinters HV, Wang R, Wiley CA (1993) Herpes viruses in chronic encephalitis associated with intractable childhood epilepsy. Hum Pathol 24: 871–879

Walter GF, Renella RR, Hori A, Wirnsberger G (1989) Nachweis von Epstein-Barr-Viren bei Rasmussen's Enzephalitis. Nervenarzt 60: 168–170

7.3 Morbus Behçet

Bernd Kitze*

Zusammenfassung

Erreger: Bisher nicht identifiziert

Krankheitsbilder: Orale Aphthen, genitale Ulzera, Uveitis, Hautveränderungen (z. B. Erythema nodosum), Arthritis, Epididymitis, gastrointestinale Symptome, Herzrhythmusstörungen, Vaskulitis (auch zerebral), Hirninfarkte, Sinusvenenthrombosen, Meningoenzephalitis, Myelitis

Klinisches Bild: Sehr variabel. Oft hirnorganisches Psychosyndrom mit herdneurologischen Zeichen. Ggf. typische Symptome eines Hirninfarktes, einer Sinusvenenthrombose oder einer Meningitis

Diagnostik: HLA B51, Hautbiopsie, Liquor, MRT

Therapie: Glukokortikoide, Immunsuppressiva, bei zerebrovaskulären Komplikationen ggf. Antikoagulation.

Epidemiologie

Das Syndrom wurde 1937 erstmals von dem türkischen Dermatologen Hulusi Behçet beschrieben. Männer sind häufiger betroffen als Frauen (5,2:1) (Atmaca et al. 1996). Die Erkrankung beginnt bei Männern zumeist zwischen dem 25. und dem 29. Lebensjahr, bei Frauen vor dem 19. oder nach dem 35. Lebensjahr, was auf die Bedeutung eines hormonellen Faktors hindeutet. Der Morbus Behçet tritt relativ gehäuft im Mittelmeerraum, im Mittleren Osten und in Ostasien auf. Das Vorhandensein der einzelnen Symptome (Tab. 7-1) und die Geschlechtsverteilung variieren in den Ländern mit hoher Prävalenz des Behçet-Syndrom (Feutrie et al. 1994). Familienanamnestische Unter-

Tab. 7-1 Klinische Kriterien zur Diagnose eines Morbus Behçet (Behçet-Syndrome Research Committee of Japan). Beim kompletten Morbus Behçet müssen alle 4 Hauptkriterien vorhanden sein, beim inkompletten Morbus Behçet 3 Hauptkriterien oder rezidivierendes Hypopyon oder Chorioretinitis sowie ein weiteres Hauptsymptom

Hauptkriterien	Nebenkriterien
1. Rezidivierende orale Aphthen	1. Arthralgien oder Arthritis der großen Gelenke
2. Hautveränderungen Erythema-nodosum-ähnliche Effloreszenzen Oberflächliche Thrombophlebitis Akneähnliche Effloreszenzen Pathergie (Hyperirritabilität)	2. Gastrointestinale Störungen (z. B. Ulzera der Ileozökalregion) 3. Epididymitis 4. Vaskuläre Manifestationen (Gefäßverschlüsse, Aneurysmen) 5. Zentralnervöse Störungen
3. Augenveränderungen Rezidivierendes Hypopyon oder Iridozyklitis Chorioretinitis	
4. Genitalulzera	

* Autor der 1. Auflage: Arno Siever (Oldenburg)

suchungen ergaben, dass bei 7,3 % der Patienten mit Morbus Behçet ein weiterer Fall in der Familie aufgetreten war (Gurler et al. 1997).

Erregereigenschaften und Pathogenese

Ein Erreger konnte bisher nicht identifiziert werden, von verschiedenen Autoren wird eine virale Genese diskutiert. Eine Häufung der Erkrankung findet sich bei Patienten, die mit den menschlichen Retroviren HIV-1 (Human Immunodeficiency Virus Type 1 [Stein und Thomas 1991]) oder HTLV-1 (Human T-Cell Lymphotropic Virus Type 1 [Igakura et al. 1993]) infiziert sind. Die Mehrzahl der Patienten mit Morbus Behçet weist jedoch weder eine Infektion mit HIV-1 noch mit HTLV-1 auf (Yosipovitch et al. 1992). Somit kann davon ausgegangen werden, dass die retroviralen Infektionen entweder die opportunistische Infektion mit einem bisher unbekannten Erreger begünstigen oder eine Autoimmunreaktion als Ursache des Morbus Behçet fördern. Tatsächlich finden sich eindeutige Belege einer immungenetischen Prädisposition für den Morbus Behçet: Es gibt eine signifikante Häufung des **H**umanen **L**eukozyten **A**ntigen (HLA) B51. Kürzlich publizierte Untersuchungen zeigen, dass ein Gen mit bisher unbekannter Funktion, das MICA genannt wird und das dem HLA B-Lokus auf dem menschlichen Chromosom 6 benachbart ist, eine bedeutende Funktion für das Auftreten der Erkrankung hat (Mizuki et al. 1997, Ota et al. 1999). Weiterhin finden sich beim Morbus Behçet pathogenetisch relevante Veränderungen der Gerinnung und der Fibrinolyse, des Interleukin-1-Rezeptor-Antagonisten sowie der Adhäsionsmoleküle von Leukozyten und Endothelzellen.

Klinische Symptomatik

Typische klinische Manifestation ist die Trias aus genitaler und oraler („bipolarer“) Aphthose und Uveitis, die bei ca. 70 % der Patienten auftritt. Die oralen Aphthen sind schmerzhafte Ulzera mit einem Durchmesser von 2–10 mm und einem erhabenen rötlichen Randwall. Typischerweise treten sie rezidivierend auf. Genitale Aphthen sind seltener. Am Auge kann praktisch jeder Anteil in den entzündlichen Krankheitsprozess mit einbezogen sein. Dadurch kann es schließlich zur Erblindung kommen. Daneben wird nicht selten eine Gelenk- und Hautbeteiligung beobachtet.
Neurologische Komplikationen treten bei ca. 15 % der Patienten mit Morbus Behçet auf (Benamour et al. 1990, Tohme et al. 1997). Die zentralnervösen Symptome entwickeln sich schubförmig oder schleichend progredient. Sie können spontan remittieren und exazerbieren nach einem variablen Zeitintervall. Unter den akuten Verläufen finden sich nicht selten Sinusvenenthrombosen oder arterielle Verschlüsse mit den typischen Symptomen. Von einigen Autoren wird die disseminierte parenchymatöse Verlaufsform („Neuro-Behçet“) von den zerebrovaskulären Komplikationen („Vaskulo-Behçet“) differenziert (Serdaroglu 1998). Pathologisch-anatomisch wurden beim Neuro-Behçet Demyelinisiering, Gliose und Mikronekrosen beschrieben (Yamamori et al. 1994). Betroffen ist nicht nur die weiße, sondern auch die graue Substanz. Selbst perivenöse und meningeale Entzündungsherde wurden nachgewiesen. Die Einbeziehung des ZNS in das Krankheitsgeschehen folgt keiner typischen Systematik. Die klinischen Zeichen variieren dementsprechend sehr stark. Psychopathologisch finden sich häufig Verwirrtheitszustände, Wesensänderungen, Psychosen sowie amnestische und demenzielle Syndrome. Folgende neurologische Zeichen wurden gehäuft beim Morbus Behçet

beschrieben: bulbäre und pseudobulbäre Lähmungen, Hemi- und Paraparesen, isolierte und kombinierte Augenmuskellähmungen, Blicklähmungen, aphasische Störungen, Hemianopsien, zerebrale Krampfanfälle, Sensibilitätsstörungen, Blasenstörungen, Pyramidenbahnzeichen, zerebelläre Ataxien sowie die Symptomatik des Pseudotumor cerebri. In seltenen Fällen finden sich auch Polyneuropathien und Myositiden.

Diagnostik

Eine interdisziplinäre Diagnostik, die dermatologische, ophthalmologische, internistische und neurologische Untersuchungen mit einschließt und die typischen Organmanifestationen erfasst, ist für die Krankheitserkennung und die Antizipation vital bedrohlicher Komplikationen entscheidend. Die Diagnose basiert im Wesentlichen auf klinischen Kriterien (Tab. 7-1). Abgesehen vom Nachweis des HLA B51 finden sich keine diagnostisch relevanten Laborparameter im Blut. Die Blutsenkungsgeschwindigkeit ist in der Regel erhöht. Weiterhin treten nicht selten Leukozytose und Anämie auf. Histologische Untersuchungen bioptisch gewonnener Gewebeproben aus der Haut können unspezifische Befunde einer Vaskulitis zum Teil mit Ablagerung von Komplement oder Immunkomplexen zeigen. Die Untersuchung des *Liquors* ergibt insbesondere in Phasen der Krankheitsaktivität häufig eine überwiegend lymphozytäre Pleozytose und ein erhöhtes Gesamteiweiß. Das Ausmaß der zerebralen Beteiligung wird mittels zerebraler Kernspintomographie am besten erkennbar. Insbesondere in den T_2-gewichteten Sequenzen finden sich multiple Hyperintensitäten, überwiegend periventrikulär, aber auch in den Basalganglien und im Hirnstamm. Zerebrovaskuläre Komplikationen lassen sich mit entsprechender Latenzzeit auch im cCT als abgelaufene Hirninfarkte erfassen. Beim Nachweis einer Sinusvenenthrombose hat die Magnetresonanzangiographie (MRA) im Vergleich zur digitalen Subtraktionsangiographie die gleiche Sensitivität bei deutlich geringerer Invasivität, sodass sie als diagnostisches Verfahren der ersten Wahl gilt.

Im EEG können bei Patienten mit Neuro-Behçet sowohl Allgemeinveränderungen, Herdhinweise als auch Epilepsie-typische Muster gefunden werden, ohne dass diese Befunde jedoch einen wesentlichen Beitrag zur spezifischen Diagnostik zu leisten vermögen.

Differenzialdiagnose

Je nach Ausprägung der Hauptsymptome und der neurologischen Komplikationen betreffen die differenzialdiagnostischen Überlegungen vor allem folgende Erkrankungen: Vogt-Koyanagi-Harada-Syndrom, Reiter-Syndrom, Sarkoidose, Multiple Sklerose, Tuberkulose, Brucellose und Syphilis.

Therapie

Grundlage der Therapie des Morbus Behçet ist die Immunsuppression bzw. Immunmodulation, in erster Linie durch Glukokortikoide. In der Praxis ist es bei neurologischen Komplikationen sinnvoll, eine hoch dosierte intravenöse Therapie zu beginnen (1 g Methyprednisolon i.v. pro Tag für 3 Tage), und dann in absteigender Dosierung unter engmaschiger klinischer Kontrolle Prednisolon oder vergleichbare Glukokortikoide oral zu

verabreichen. Häufig ist eine Langzeitbehandlung mit 10 mg oder mehr Prednisolon erforderlich. Bei nicht ausreichendem Ansprechen auf die Glukokortikoid-Therapie wird empfohlen, zusätzlich folgende Zytostatika und Immunsuppressiva bzw. Antiphlogistika einzusetzen: Azathioprin (ca. 150 mg/d), Chlorambucil (initial 0,1–0,2 mg/kg Körpergewicht/Tag; Erhaltungsdosis 2 mg p.o. pro Tag), Colchicin (initial maximal 8 mg pro Tag p.o.; Erhaltungsdosis 1 mg pro Tag) oder Cyclophosphamid (initial 2–3 mg/kg Körpergewicht täglich p.o.; Erhaltungsdosis etwa 50 mg/d; alternativ: initiale intravenöse hoch dosierte Behandlung, Pulstherapie). Allerdings fehlen kontrollierte Studien, welche die Vor- und Nachteile der genannten Medikamente speziell bei den neurologischen Komplikationen des Morbus Behçet abwägen. Der Einsatz von Ciclosporin A bei den neurologischen Komplikationen des Behçet-Syndroms ist von zweifelhaftem Nutzen, da unter dieser Therapie Exazerbationen der neurologischen Symptome beschrieben wurden (Meusser et al. 1997). Positive therapeutische Effekte auf die nicht-neurologischen Manifestationen des Morbus Behçet wurden weiterhin für folgende Pharmaka beschrieben: Interferon-alpha, Thalidomid und Pentoxifyllin.
Bei Vorliegen einer Sinusvenenthrombose ist eine intravenöse Antikoagulation mit Heparin in der Akutphase indiziert. Hieran schließt sich eine orale Antikoagulation mit einem Vitamin K-Antagonisten an. Über die Dauer dieser Therapie besteht kein Konsens. Auch die Frage, ob begleitend eine immunsuppressive Therapie erfolgen muss, kann derzeit nicht ausreichend sicher beantwortet werden, sondern ist im Einzelfall zu entscheiden. Bei Auftreten von Hirninfarkten sollte zumindest eine Thrombozytenaggregationshemmung erfolgen. Ob auch hier eine orale Antikoagulation erforderlich ist, muss wiederum im Einzelfall nach Nutzen-Risiko-Abwägung entschieden werden.

Verlauf und Prognose

Auch bei konsequenter Therapie ist die Prognose dann ungünstig, wenn die Erkrankung zu Komplikationen im Bereich des Zentralnervensystems, des Herzens oder der großen Gefäße geführt hat. Im Verlauf der Erkrankung entwickelt sich auch häufig eine irreversible Visusminderung der betroffenen Augen. Nach Masuda (1989) gehen in Japan 12 % der Fälle von erworbener Blindheit zu Lasten des M. Behçet.
Die Angaben zur Letalität des M. Behçet variieren erheblich. Angemessener als Letalitätsangaben erscheinen uns Untersuchungen zur Lebenserwartung bzw. Überlebenszeit nach Auftreten neurologischer Symptome. Auf der Basis einer Analyse von 26 Fallberichten kamen Hielscher und Mitarbeiter (1982) zu der Feststellung, dass die längste Überlebenszeit nach der ersten neurologischen Störung 14 Jahre betrug. Die mittlere Lebenserwartung lag bei 36 Jahren (Spannweite 21–59 Jahre). Ganz ohne Zweifel haben in den letzten Jahren bessere Überwachung, konsequentere Therapie und Verbesserung der symptomatischen Maßnahmen die Prognose verbessert. Dennoch darf das Bedrohungspotenzial, das auch heute noch für den erkrankten Patienten besteht, nicht unterschätzt werden.

Literatur

Atmaca LS, Idil A, Batioglu F (1996) A descriptive study on Behçet's disease. Acta Ophthalmol Scand 74: 403–406

Benamour S, Zeroual B, Bennis R, Amraoui A, Bettal S (1990) Behçet's disease. 316 cases. Presse Med 19: 1485–1489

Buskila D, Gladman DD, Gilmore J, Salit IE (1991) Behçet's disease in a patient with immunodeficiency virus infection. Ann Rheum Dis 50: 115–116

Feutrie ML, Hachulla E, Hatron PY, Flipo RM, Brouillard M, Labalette P, Delaporte E, Wallaert B, Gosset D, Devulder B (1994) Behçet disease. Comparative aspect of diagnostic criteria. Presse Med 23: 1809–1812

Gurler A, Boyvat A, Tursen U (1997) Clinical manifestations of Behçet's disease: an analysis of 2147 patients. Yonsei Med J 38: 423–427

Hielscher M, Becker J, Gerhaard L (1982) Affektionen des Nervensystems beim Morbus Behçet – Zur Klinik und Morphologie. Fortschr Neurol Psychiat 50: 337–348

Igakura T, Kawahigashi Y, Kanazawa H, Nakagawa M, Osame M (1993) HTLV-I and Behçet's disease. J Rheumatol 20: 2175–2176

Inaba G (1989) Behçet's disease. In: Vinken PJ, Bruyn GW, Klawans HL (eds) Handbook of clinical neurology, vol 56. Elsevier, Amsterdam, pp 593 – 610

Kanazawa H, Ijichi S, Eiraku N, Igakura T, Higuchi I, Nakagawa M, Kuriyama M, Tanaka S, Osame M (1993) Behçet's disease and Sjogren syndrome in a patient with HTLV-I-associated myelopathy. J Neurol Sci 119: 121–122

Kölmel HW (1999) Morbus Behçet. In: Hopf HC, Deuschl G, Diener HC, Reichmann H (Hrsg) Neurologie in Klinik und Praxis, Band I, 3. Auflage, Georg Thieme, Stuttgart, pp 891–892

Masuda K, Nakajima A, Urayama A, Nakae K, Kogure M, Inaba G (1989) Double-masked trial of cyclosporin versus colchicine and long-term open study of cyclosporin in Behçet's disease. Lancet I (8647): 1093–1096

Meusser S, Eger G, Anders M, Burkhardt H, Kalden JR (1997) Manifestation of neuro-Behçet disease in cyclosporin A therapy. Z Rheumatol 56: 31–39

Mizuki N, Ota M, Kimura M, Ohno S, Ando H, Katsuyama Y, Yamazaki M, Watanabe K, Goto K, Nakamura S, Bahram S, Inoko H (1997) Triplet repeat polymorphism in the transmembrane region of the MICA gene: a strong association of six GCT repetitions with Behçet disease. Proc Natl Acad Sci USA 94: 1298–1303

Ota M, Mizuki N, Katsuyama Y, Tamiya G, Shiina T, Oka A, Ando H, Kimura M, Goto K, Ohno S, Inoko H (1999) The critical region for Behçet disease in the human major histocompatibility complex is reduced to a 46-kb segment centromeric of HLA-B, by association analysis using refined microsatellite mapping. Am J Hum Genet 64: 1406–1410

Saito Y, Ando T, Kameyama T, Takahashi A, Horiguchi M (1993) Myelopathy with uveitis in association with HTLV-I mimicking neuro-Behçet's disease. Rinsho Shinkeigaku 33: 912–914

Serdaroglu P (1998) Behçet's disease and the nervous system. J Neurol 245: 197–205

Shakir RA, Sulaiman K, Kahn RA, Rudwan M (1990) Neurological presentation of neuro-Behçet's syndrome: clinical categories. Eur Neurol 30: 249–253

Stein CM, Thomas JEP (1991) Behçet's disease associated with HIV infection. J Rheumatol 18: 1427–1428

Tohme A, Haddad F, Ghayad E (1997) Neurologic manifestations in Behçet's disease. 16 cases in a cohort of 110 patients. Ann Med Interne Paris 148: 118–124

Yamamori C, Ishino H, Inagaki T, Seno H, Iijima M, Torii I, Harada T, Morikawa S (1994) Neuro-Behçet disease with demyelination and gliosis of the frontal white matter. Clin Neuropathol 13: 208–215

Yosipovitch G, Weinberger A, Shochat B (1992) Negative seroactivity to HTLV-1 in Sephardic Jews and Arabs with Behçet's disease. J Rheumatol 19: 1822–1823

7.4 Neurosarkoidose (M. Boeck-Besnier-Schaumann)

Thomas Henze

Zusammenfassung

Erreger: Bisher kein Erreger identifiziert; Autoimmunpathogenese möglich

Krankheitsbilder: Granulomatöse Systemerkrankung mit Multiorganbeteiligung. Nervensystem: intrazerebrale und spinale Granulome, aseptische Meningitis, Hydrozephalus, hypothalamisch-hypophysäre Dysregulationen, disseminierter chronisch-entzündlicher ZNS-Prozess, selten zerebrovaskuläre Komplikationen, symmetrische Polyneuropathie, Mononeuropathia multiplex, Myopathie, Hirnnervenstörungen (v. a. N. facialis)

Klinisches Bild: Abhängig von der Lokalisation der Granulome oder der chronisch-entzündlichen und vaskulitischen Veränderungen sowie dem Auftreten von Liquorzirkulationsstörungen

Labordiagnostik: Bronchoalveoläre Lavage, Biopsien, erhöhte ACE-, Lysozym-, Adenosin-Desaminase-Konzentrationen im Serum

Zusatzdiagnostik: Organdiagnostik, cCT, MRT, Liquor, Neurophysiologie

Therapie: Orale Kortikosteroide; bei Steroidresistenz ggf. Methotrexat, Chloroquin oder weitere Immunsuppressiva bzw. Zytostatika

Prognose: Neurosarkoidose in ca. 68 % monophasisch, in ca. 32 % rezidivierend. Oft Residuen. Letalität vermutlich < 10 %.

Epidemiologie

Die Inzidenz der Sarkoidose in Mitteleuropa soll bei ca. 10/100.000 liegen (Oksanen 1986), die Prävalenz zwischen 20 und 50/100.000 (Wurm und Gross 1982). Betroffen sind vorwiegend Patienten jenseits des 30. Lebensjahres (Chapelon et al. 1990, Oksanen 1986), Frauen häufiger als Männer. Die Beteiligung des Nervensystems gilt als eher selten und liegt durchschnittlich bei 5–6 %, schwankt in verschiedenen Untersuchungen jedoch zwischen 1 und 27 % (Delaney 1977, Oksanen 1986, Lower et al. 1997). In autoptischen Untersuchungen fand man bei mehr als 25 % einer Patientengruppe, die zwar an einer systemischen Sarkoidose litt, jedoch keine neurologischen Symptome aufwies, Granulome im ZNS (Manz 1983). In größeren Serien von Patienten mit Neurosarkoidose sind neurologische Symptome in bis zu 50 % der Fälle das erste Zeichen einer Sarkoidose und können über Jahre hinweg auch einzige Manifestation der Erkrankung bleiben (Chapelon et al. 1990, Oksanen 1986, Lower et al. 1997). In anderen Fällen tritt eine Neurosarkoidose Jahre nach dem vermeintlichen Ausheilen einer systemischen Sarkoidose auf (Briner et al. 1998).

Pathogenese

An der Entstehung der granulomatösen Entzündungen sind aktivierte T-Lymphozyten, Fibroblasten sowie andere Zelltypen beteiligt. Sie exprimieren aufgrund eines noch unbekannten immunologischen Stimulus Zytokine, insbesondere γ-Interferon und Interleukin-2 (IL-2), in geringerem Maß auch IL-4 und IL-5. Außerdem findet sich IL-12 in größeren Mengen an den Orten der Entzündung (Agostini und Semenzato 1998, Moller 1999). Als Folge der lokal begrenzten inflammatorischen Reaktion bilden sich die nichtverkäsenden Granulome. Diese sind definiert als organisierte Sammlung reifer Makrophagen und Epitheloidzellen, begleitet von zusätzlichen charakteristischen Befunden, z. B. einer Nekrose und/oder Leukozyten-Infiltrationen (Sheffield 1999). Seit langem wird aufgrund morphologischer und immunhistologischer Befunde vermutet, dass es sich bei der Sarkoidose um eine immunologische Reaktion auf ein bislang unbekanntes, am ehesten infektiöses Antigen handelt, möglicherweise ein Mykobakterium (El-Zaatari et al. 1997, Hance 1998).

Klinische Symptomatik

Die Sarkoidose (M. Boeck) ist eine granulomatöse Systemerkrankung, die am häufigsten mit einer Lungenbeteiligung einhergeht, sich aber in nahezu allen Organen manifestieren kann. Eine Übersicht der möglichen Organmanifestationen gibt Tabelle 7-2.

ZNS-Manifestationen

Die klinischen Symptome der Neurosarkoidose sind außerordentlich vielgestaltig und hängen von der Lokalisation der Granulome oder der chronisch-entzündlichen und vaskulitischen Veränderungen sowie vom Auftreten von Liquorzirkulationsstörungen ab. Am häufigsten sind die Hirnnerven beteiligt; eine ein- oder beidseitige periphere Fazialisparese ist das bei weitem häufigste Symptom (Tab. 7-3). In Verbindung mit einer Parotitis, gelegentlich auch Iridozyklitis und Arthritis, wird sie als *Heerfordt-Syndrom* bezeichnet.

Die Ursachen der *Hirnnervensymptome* reichen vom direkten granulomatösen Befall des Nervs in seinem Verlauf oder seiner Kerngebiete über eine chronisch-entzündliche

Tab. 7-2 Organmanifestationen der Sarkoidose (ohne Nervensystem)

- **Lunge** (>90 % im Verlaufe der Erkrankung):
  paratracheale und (bi-)hiläre Lymphknotenvergrößerungen, diffuse Lungengerüstveränderungen (bis zur Fibrose)
- **Lymphknotenvergrößerungen (75–90 %)**
  v. a. intrathorakal und peripher (zervikal, axillär u. a.), seltener auch retroperitoneal und mesenterial
- **Haut (ca. 25 %)**
  Erythema nodosum (v. a. bei akuter Sarkoidose = Löfgren-Syndrom), makulopapulöse Effloreszenzen, subkutane Knötchen, Lupus pernio
- **Auge (25 %)** anteriore und posteriore Uveitiden, Keratokonjunktivitis, Sicca-Syndrom
- **Oberer Respirationstrakt (bis zu 20 %)**
  Beteiligung von Nasenschleimhaut, Tonsillen oder Larynx
- **Knochenmark (15–40 %) und Milz (50–60 %)**
  Zytopenie, Splenomegalie
- **Leber (60–90 %)**
  selten klinisch relevant
- **Niere (selten)**
  Hyperkalzinurie, Hyperkalzämie, Nephrokalzinose
- **Herz (5 %)**
  Arrhythmien, Herzinsuffizienz
- **Parotis-Beteiligung (10 %)**
  zumeist beidseits, Xerostomie

Tab. 7-3 Hirnnervensymptome bei Neurosarkoidose (n)

N./Nn.	Stern et al. 1985 (n = 33)	Chapelon et al. 1990 (n = 35)	Oksanen 1986 (n = 50)
I	3	–	1
II	4	1	5
III	2	3	–
IV	1	–	4
VI	3	2	–
V	3	3	6
VII	16	7	16
VIII	7	2	6
IX/X	1	2	2
XI	–	2	–
XII	1	3	–

Veränderung (z. B. N. opticus) bis hin zu sekundären Schädigungen durch intrakranielle Druckerhöhung (Hydrozephalus) oder benachbarte Granulome. Auch ein bilaterales Papillenödem als Folge eines Befalls des Chiasma und beider Sehnerven kann vorkommen (Pelton et al. 1999).

Granulome im Sinne raumfordernder Prozesse sitzen eher supra- als infratentoriell und machen sich durch die der jeweiligen Lokalisation entsprechenden neurologischen Symptome bemerkbar. Sie führen zusätzlich zu Kopfschmerzen und zerebralen Anfällen sowie gelegentlich zu einem erhöhten intrakraniellen Druck.

Die *aseptische Meningitis* verläuft meistens subakut bis chronisch und äußert sich in Kopfschmerzen und Meningismus, seltener in einem Papillenödem, Optikusatrophie und weiteren Hirnnervenstörungen. Sie kann im Verlauf der Erkrankung wiederholt auftreten (Stern et al. 1985). Durch basale Verklebungen der Arachnoidea entwickelt sich oft ein Verschlusshydrozephalus. Dieser kann auch durch im Liquorraum befindliche Granulome entstehen, insbesondere wenn sie im Bereich des 4. Ventrikels (Cahill und Salcman 1981) oder im Kleinhirnbrückenwinkel (Elias et al. 1999) gelegen sind.

Hypothalamus, Hypophyse und benachbarte Strukturen sind häufig betroffen, entweder durch ein großes oder mehrere kleinere Granulome. Klinisch imponieren u. a. Diabetes insipidus, Polydypsie und Polyurie, Galaktorrhoe, Amenorrhoe, Hypothermie, eine zentrale Hypoventilation (Kim und Bach 1998), Bewusstseinsstörungen und Adipositas.

Chronisch-entzündliche ZNS-Prozesse manifestieren sich vor allem im periventrikulären Parenchym und sind von einer Multiplen Sklerose oft nicht oder nur schwer zu unterscheiden, da sie sämtliche bei dieser Erkrankung bekannten klinischen Symptome nachahmen können (Reeß et al. 1992). Hierzu gehören auch psychiatrische Symptome, die von einem demenziellen Abbau mit Gedächtnis- und Orientierungsstörungen bis hin zu produktiv-psychotischen Bildern reichen (Bona et al. 1998).

Zerebrovaskuläre Ereignisse sind, im Gegensatz zu den häufigen autoptischen Befunden von Mikroinfarkten bei Sarkoidose-Patienten, überraschend selten und dann vor allem Folge einer granulomatösen Vaskulitis oder von arterio-arteriellen Embolien (Brown et al. 1988). Vereinzelt wurde auch über intrazerebrale und subarachnoidale Blutungen sowie Sinusthrombosen berichtet (Chapelon et al. 1990).

Eine *Myelopathie* entsteht durch extra- oder intramedulläre Granulome (Lee et al. 1998), arachnitische Verklebungen oder kleine vaskulitisch bedingte Infarkte. Die zumeist langsam beginnende neurologische Symptomatik richtet sich nach der Höhe der

Veränderungen. Sie geht in der Regel mit einer Paraparese und entsprechenden Sensibilitätsausfällen sowie Blasen- und Mastdarmstörungen einher. Selten kann sich eine Tetraplegie entwickeln.

Manifestationen am peripheren Nervensystem

Eine *Polyneuropathie* findet sich bei 6–18 % aller Fälle von Neurosarkoidose (Oksanen 1986, Stern et al. 1985). Sie tritt als symmetrische sensible und/oder motorische Polyneuropathie oder als Mononeuropathia multiplex bei granulomatöser Arteriitis bzw. Periangiitis auf und entwickelt sich meist chronisch bis subakut mit gelegentlich remittierendem Verlauf. In der Regel besteht eine axonale Polyneuropathie mit schmerzhaften Parästhesien, propriozeptiven Störungen, Paresen und Reflexausfällen. Auch Affektionen des lumbosakralen Plexus (Zuniga et al. 1991), eine vorwiegend lumbale und thorakale Polyradikulopathie (Koffman et al. 1999) sowie Fälle von akutem Guillain-Barré-Syndrom wurden beschrieben (Oksanen 1986).
Eine *Muskelbeteiligung* bei Sarkoidose soll bei bis zu 80 % aller Patienten auftreten, ist aber fast immer asymptomatisch (Dewberry et al. 1993). Die manifeste Sarkoidose-Myopathie ist lediglich bei 1 % der Patienten nachzuweisen und betrifft in der Regel proximale Muskeln. Sie äußert sich in einer langsam einsetzenden schmerzlosen Muskelschwäche, seltener in Form einer akuten Myositis mit Muskelschmerzen und Paresen (Dewberry et al. 1993). Mehrmalig wurde über eine Zwerchfellparese berichtet, als deren Ursache sowohl eine Polyneuropathie (Zuniga et al. 1991) als auch eine Myopathie in Betracht kommen (Dewberry et al. 1993, Robinson et al. 1998). Tastbare muskuläre Granulome sind selten.

Diagnostik

Einheitliche diagnostische Kriterien für die Sarkoidose wurden erst jüngst publiziert und zwar sowohl (1) für die häufig beteiligten Organe (Lunge, Haut, Augen, Leber, Niere), (2) für andere Organe (nicht-thorakale Lymphknoten, Knochenmark, Milz, Knochen/Gelenke, Ohr/Nase/Kehle, Speicheldrüsen, Muskulatur) wie auch (3) für ungewöhnliche, jedoch ernste Komplikationen bei anderweitig mittels Biopsie gesicherter Sarkoidose (Tab. 7-4). Zu diesen Formen wurden die Neurosarkoidose sowie renale und kardiale Komplikationen gezählt (Judson et al. 1999).
Die Diagnose der Neurosarkoidose ist oft schwierig, insbesondere wenn es sich um die Erstmanifestation einer Sarkoidose handelt. Im Verdachtsfall ist selbstverständlich nach weiteren Organmanifestationen zu suchen (Röntgendiagnostik des Thorax/Mediastinums, Labor, Gallium-Szintigraphie, Bronchoalveoläre Lavage (BAL), Biopsien) (Judson et al. 1999). Ein wichtiger, wenn auch alleine nicht ausreichend sensitiver Marker, ist eine erhöhte CD4/CD8-Ratio in der mittels BAL gewonnenen Flüssigkeit (Kantrow et al. 1997). Diese Befunde aus der BAL erbringen zusammen mit einer transbronchialen Lungenbiopsie und einer transbronchialen Nadelaspiration genügend sichere Ergebnisse (Leonard et al. 1997). Das Angiotensin-Converting-Enzym (ACE) gilt als wichtiger diagnostischer Parameter, ist aber in seiner Bedeutung hinsichtlich Spezifität und Sensitivität umstritten (Shorr et al. 1997). Möglicherweise ist der Lysozym-Serumspiegel dem ACE hier überlegen (Tomita et al. 1999). Kürzlich wurde auf die Bestimmung der Serum-Adenosin-Desaminase als wertvoll im Hinblick auf die Diagnosesicherung und die Differenzierung zwischen aktiver und inaktiver Sarkoidose hingewiesen (Wetzel et al. 1999).

Tab. 7-4 Kriterien für die Diagnose einer Neurosarkoidose (nach Judson et al. 1999)

Sicher
- Pathologisches MRT mit Kontrastmittel-Aufnahme im Bereich der Meningen und/oder des Hirnstamms
- Lymphozytäre Pleozytose und/oder Proteinerhöhung im Liquor
- Diabetes insipidus
- Periphere Fazialisparese
- Andere Hirnnervenfunktionsstörungen
- Pathologische Nervenbiopsie

Wahrscheinlich
- Andere pathologische Befunde in der MRT
- Anderweitig nicht zuzuordnende Polyneuropathie
- Pathologisches Elektromyogramm

Möglich
- Anderweitig nicht zuzuordnende Kopfschmerzen
- Radikulopathie

Diese Kriterien gelten bei dokumentiert positiver Biopsie aus anderen Organen sowie bei fehlenden weiteren, die Symptome erklärenden Erkrankungen.

Für die Diagnostik der Neurosarkoidose sind insbesondere die bildgebenden Verfahren (cCT, MRT [Christoforidis et al. 1999]), die Liquoranalytik, neurophysiologische Untersuchungstechniken sowie – in Einzelfällen – Biopsien von Bedeutung (Mayer et al. 1993). Die *cCT* zeigt vor allem größere Granulome, die als hyperdense Strukturen mit gleichmäßiger Kontrastmittelanreicherung, jedoch ohne ausgeprägten raumfordernden Effekt oder Perifokalödem erscheinen. Sie treten isoliert oder multipel in verschiedenen Hirnregionen auf. Verkalkungen sind selten. Darüber hinaus sind diffuse periventrikuläre Dichteminderungen, eine meningeale Beteiligung mit vor allem basaler Kontrastmittelaufnahme, ein Verschlusshydrozephalus sowie nur selten die Zeichen eines Hirninfarkts, einer zerebralen Blutung oder einer Sinusvenenthrombose zu finden. Mittels *MRT* sind auch kleinere Granulome darstellbar (Abb. 7-2). Sie stellen sich in T_2-gewichteten Bildern hypo- oder hyperintens und in T_1-Sequenzen isodens dar. Auch konfluierende Marklagerhyperintensitäten (T_2) beidseitig periventrikulär sind möglich. Typisch ist auch eine Gadolinium-Mehranreicherung der basalen Meningen im Rahmen der Granulombildung (Abb. 7-2). Insbesondere bei der Diagnostik hypothalamisch-hypophysärer Veränderungen ist die MRT dem cCT überlegen, kann jedoch auch nur in etwa der Hälfte der Patienten mit klinischen Symptomen den Befall der entsprechenden zerebralen Strukturen darstellen (Christoforidis et al. 1999). Spinale Herde können mit Hilfe der MRT ebenfalls besser diagnostiziert werden als mittels Myelographie (Abb. 7-2).

Die *Liquordiagnostik* führt nicht immer weiter, da neben Normalbefunden zahlreiche nicht pathognomonische Konstellationen beobachtet werden können. Insbesondere die Abgrenzung zur Multiplen Sklerose und Tuberkulose kann in Einzelfällen schwierig sein. Die Pleozytose ist bei der Neurosarkoidose zumeist lymphozytär und kann bis zu 350 Zellen/μl betragen, wobei die CD4-Lymphozyten die CD8-Lymphozyten deutlich dominieren. Granulozyten und Monozyten machen nur 10–20 % der gesamten Liquorzellen aus. Auch eine Eosinophilie wurde beschrieben (Scott 1988). Die Störung der Blut-Liquor-Schranke kann erhebliche Ausmaße annehmen, insbesondere bei zerebralen oder spinalen Liquorzirkulationsstörungen. Nicht selten findet sich auch eine intrathekale IgG-Synthese mit oligoklonalem IgG. Gelegentlich kommt eine intrathekale

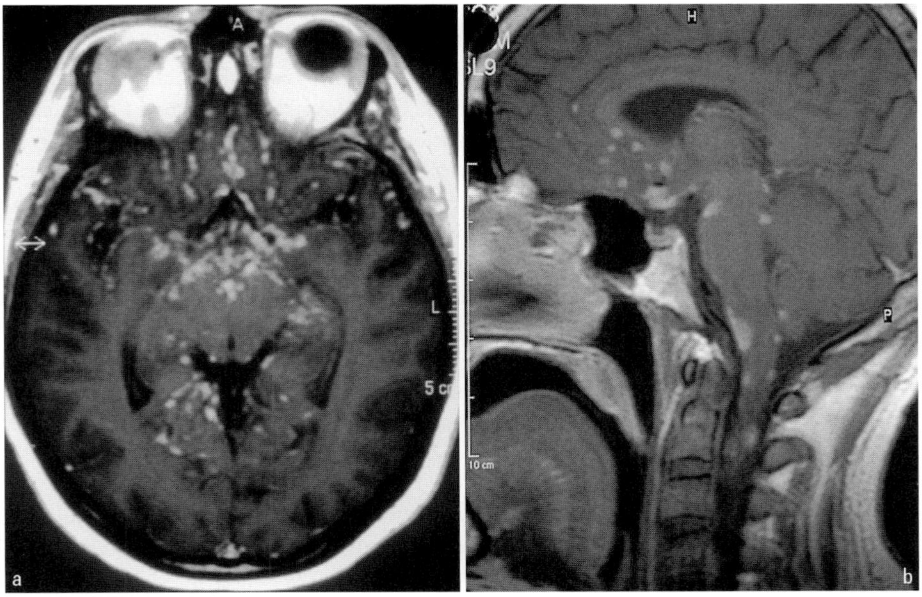

Abb. 7-2 **Schädel-MRT bei Sarkoidose (T_1-Wichtung nach Gadolinium-Gabe).** Nach Kontrastmittelgabe kommt es zu einer Anreicherung im Bereich der basalen Meningen (a) und des Parenchyms (b). Die knötchenförmige Morphologie der Läsionen spiegelt die Ausbildung multipler kleiner Granulome wider.

IgM- oder IgA-Synthese vor (Boruchi et al. 1989, Kinman und Link 1984). Mitunter wurde über eine Erhöhung des ACE im Liquor berichtet. Da diese Werte jedoch nicht in Beziehung zur aktuellen Permeabilität der Blut-Liquor-Schranke gesetzt wurden, kann es sich hierbei auch um ein passives Eindringen in den Liquorraum handeln, das diagnostisch nicht weiterführt (Oksanen et al. 1985, Dale und O'Brien 1999).
Bioptische Untersuchungen sind nur dann indiziert, wenn Labor, Liquor und bildgebende Verfahren die Diagnose nicht klären konnten. Vor der Hirnbiospie sollten andere, für den Patienten weniger belastende Möglichkeiten der Gewebeuntersuchung ausgeschöpft werden (z. B. transbronchiale Lungenbiopsie, Hautbiopsie, Lymphknoten, Leber, Milz, Muskel). Die Hirnbiopsie zeigt im Bereich der Meningen und des Hirnparenchyms lymphozytäre Infiltrate, perivaskuläre Lymphozyten sowie nicht-verkäsende Granulome, z. B. in der Nachbarschaft kleiner Gefäße, mit epitheloidzelligen Histiozyten und vielkernigen Riesenzellen (Handler et al. 1993). Bei der Polyneuropathie kann bei der Nervenbiopsie neben epineuralen und perineuralen Granulomen oder einer Periangiitis auch eine Demyelinisierung gefunden werden (Scott 1993).
Neurophysiologische Untersuchungen wie Elektromyographie (EMG), Elektroneurographie (ENG) oder die evozierten Potenziale haben für die Diagnose der verschiedenen ZNS-Manifestationen keinen wesentlichen Stellenwert. EMG und ENG sind jedoch bei der Sicherung einer Sarkoidose-bedingten Polyneuropathie oder Myopathie von Bedeutung. Fast immer ist eine geringe bis mäßige Verringerung der sensiblen und/oder motorischen Nervenleitgeschwindigkeiten zu finden, gelegentlich fehlt die F-Welle (Zuniga et al. 1991). Die Amplituden der Muskelaktionspotenziale sind bei der Myopathie, die in der Regel ohne eine Erhöhung der muskulären Kreatinkinase einhergeht, normal oder ebenfalls gering reduziert (Scott 1993).

Differenzialdiagnose

Die Differenzialdiagnose ist aufgrund der zahlreichen klinischen Manifestationen sehr umfangreich. Im Bereich des ZNS müssen andere raumfordernde Prozesse, insbesondere zerebrale und spinale Tumoren wie Gliome, Astrozytome oder Meningeome abgegrenzt werden. Eine periphere Fazialisparese kann auch „idiopathisch" sowie als Folge einer Borrelieninfektion (M. Bannwarth), einer Zoster-Ganglionitis oder im Rahmen eines Melkersson-Rosenthal-Syndroms auftreten. Beim Vorliegen einer aseptischen Meningitis sind u. a. allergische Ursachen oder Kollagenosen mit ZNS-Beteiligung differenzialdiagnostisch abzugrenzen. Sind vaskuläre Veränderungen vorhanden, müssen Kollagenosen sowie seltenere Gerinnungsstörungen, embolische Geschehen etc. ausgeschlossen werden. Im Falle eines Verschlusshydrozephalus mit hohem Liquoreiweiß ist an eine Neurotuberkulose, evtl. auch Neurobrucellose oder andere seltenere, auch mykotische ZNS-Infektionen zu denken. Schließlich ist die Abgrenzung eines sarkoidosebedingten chronisch-entzündlichen ZNS-Prozesses gegen eine Multiple Sklerose nicht immer einfach (Reeß et al. 1992).

Im Bereich des peripheren Nervensystems sind vor allem wiederum Kollagenosen wie die rheumatoide Arthritis oder Vaskulitiden wie die Panarteriitis nodosa und natürlich auch andere Ursachen von Polyneuropathien auszuschließen. Die Differenzialdiagnose der Myopathie gegenüber der Polymyositis ist ebenfalls oft problematisch und erfordert neben den serologischen und elektrophysiologischen Untersuchungen häufiger eine Biopsie.

Therapie

Da die Behandlung der pulmonalen Sarkoidose mit Steroiden meistens gute Ergebnisse zeigt, wird sie auch bei der Neurosarkoidose angewandt. Kontrollierte Studien sind allerdings nicht verfügbar. Unter einer oralen Anfangsdosis von 0,5–1,0 mg Prednison/kg KG tgl. ist in vielen Fällen eine deutliche Besserung zu erzielen. Vor allem bei ausgeprägten Symptomen kann auch mit einer intravenösen Behandlung begonnen werden. Die Dosis wird dann langsam auf 10–15 mg/Tag reduziert und in Abhängigkeit vom Krankheitsverlauf nach frühestens einem Jahr abgesetzt. Um den nicht seltenen Rückfällen vorzubeugen, wird auch die längerfristige Fortführung der Prednisonbehandlung mit 10–15 mg/Tag vorgeschlagen (Johns und Michele 1999).

Für die steroidresistenten Fälle stehen mehrere Immunsuppressiva bzw. Zytostatika zur Verfügung, über deren Effekt allerdings ebenfalls keine Ergebnisse kontrollierter Therapiestudien vorliegen. Für Methotrexat existieren die wahrscheinlich noch umfangreichsten Erfahrungen (Baughman 1998). Mit einer an die aktuelle Leukozytenzahl angepassten Dosis konnte nach einer Therapiedauer von mindestens zwei Jahren bei 33 von 50 Patienten eine Besserung der zuvor pathologischen pulmonalen und neurologischen Befunde erzielt werden. Wesentliche Nebenwirkungen traten nicht auf (Lower und Baughman 1995). Mittels Chloroquin (2×250 mg/Tag oral) oder Hydroxy-Chloroquin (2×200 mg/Tag oral) konnte bei 10 von 12 Patienten mit Neurosarkoidose, die zuvor nicht ausreichend auf eine Monotherapie mit Kortikosteroiden ansprachen, eine Teilremission der neurologischen Befunde erzielt werden (Sharma 1998). Mit Ciclosporin A (4–6 mg/kg KG tgl.) war es ebenfalls möglich, die erforderliche Steroid-Dosis auf 30–58 % der Ausgangsdosis zu senken (Chapelon et al. 1990, Stern et al. 1992). Mit Azathioprin, Chlorambucil oder Cyclophosphamid wurden vereinzelte klinische Besse-

rungen erreicht (Agbobu et al. 1995, Scott 1993). Eine weitere Möglichkeit ist die fraktionierte Schädelbestrahlung mit ca. 20 Gray (10–60) über einige Tage bis Wochen, die bei steroidresistenten Fällen nahezu ausnahmslos erfolgreich war (Chapelon et al. 1990, Scott 1993).
Darüber hinaus sind selbstverständlich symptomatische Maßnahmen erforderlich, die sich von der Gabe von Antikonvulsiva bei zerebralen Anfällen bis hin zur operativen Entfernung raumfordernder Prozesse und der Anlage einer Ventrikeldrainage bei Verschlusshydrozephalus erstrecken.

Verlauf und Prognose

Die Neurosarkoidose ist bei ca. 68 % der Patienten eine monophasische Erkrankung, bei den restlichen kann sie über Jahre hinweg immer wieder auftreten, vor allem bei Patienten mit zerebralen Granulomen und einem Hydrozephalus. Eine unvollständige Rückbildung der Symptome ist bei intrazerebralen Raumforderungen, zerebrovaskulären Störungen, einer aseptischen Meningitis sowie den peripheren Manifestationen zu erwarten. Hirnnervenausfälle bilden sich dagegen fast immer zurück (Luke et al. 1987). Prozentuale Angaben über die Letalität sind selten. Von 155 Patienten aus 4 größeren Untersuchungen verstarben lediglich 13 Patienten an den Komplikationen der Erkrankung, u. a. einem Hydrozephalus (Chapelon et al. 1990, Oksanen 1986, Soriano et al. 1990, Sharma 1998).

Literatur

Agbobu BN, Stern BJ, Sewell C, Yang G (1995) Therapeutic considerations in patients with refractory neurosarcoidosis. Arch Neurol: 52: 875–879
Agostini C, Semenzato G (1998) Cytokines in sarcoidosis. Semin Respir Infect 13: 184–196
Baughman RP (1998) Methotrexate for sarcoidosis. Sarcoidosis Vasc Diffuse Lung Dis 15: 147–149
Bona JR, Fackler SM, Fendley MJ, Nemeroff CB (1998) Neurosarcoidosis as a cause of refractory psychosis: a complicated case report. Am J Psychiatry 155: 1106–1108
Boruchi SJ, Nguyen BV, Ladoulis CT, McKendall RR (1989) Cerebrospinal fluid immunoglobulin abnormalities in neurosarcoidosis. Arch Neurol 46: 270–273
Briner VA, Müller A, Gebbers J-O (1998) Die Neurosarkoidose. Schweiz Med Wochenschr 128: 799–810
Brown M, Thompson AJ, Wedzicha JA, Swash M (1988) Sarcoidosis presenting with stroke. Stroke 20: 400–405
Cahill DW, Salcman M (1981) Neurosarcoidosis: a review of the rarer manifestations. Surg Neurol 15: 204–211
Chapelon C, Ziza JM, Piette JC, Levy Y, Raguin G, Wechsler B, Bitker MO, Bletry O, Laplane D, Bousser MG, Godeau P (1990) Neurosarcoidosis: Signs, course and treatment in 35 confirmed cases. Medicine (Baltimore) 69: 261–276
Christoforidis GA, Spickler EM, Rocio MV, Mehta BH (1999) MR of CNS sarcoidosis: Correlation of imaging features to clinical symptoms and response to treatment. Am J Neuroradiol 20: 655–669
Dale JC, O'Brien JF (1999) Determination of angiotensin-converting enzyme levels in cerebrospinal fluid is not a useful test for the diagnosis of neurosarcoidosis. Mayo Clin Proc 74: 535
Delaney P (1977) Neurologic manifestations in sarcoidosis: review of the literature with a report of 23 cases. Ann Intern Med 87: 336–345
Dewberry RG, Schneider BF, Cale WF, Phillips LH (1993) Sarcoid myopathy presenting with diaphragm weakness. Muscle Nerve 16: 832–835
Elias WJ, Lanzino G, Reitmeyer M, Jane JA (1999) Solitary sarcoid granuloma of the cerebellopontine angle: a case report. Surg Neurol 51: 185–190
El-Zaatari FA, Graham DY, Samuelsson K, Engstrand L (1997) Detection of Mycobacterium avium complex in cerebrospinal fluid of a sarcoid patient by specific polymerase chain reaction assays. Scand J Infect Dis 29: 202–204

Hance AJ (1998) The role of mycobacteria in the pathogenesis of sarcoidosis. Semin Respir Infect 13: 197–205

Handler MS, Johnson LM, Dick AR, Batnitzky S (1993) Neurosarcoidosis with unusual MRI findings. Neuroradiology 35: 146–148

Johns CJ, Michele TM (1999) The clinical management of sarcoidosis. A 50-year experience at the Johns Hopkins Hospital. Medicine (Baltimore) 78: 65–111

Judson MA, Baughman RP, Teirstein AS, Terrin ML, Yeager Jr H, and the ACCESS Research Group (1999) Defining organ involvement in sarcoidosis: the ACCESS proposed instrument. Sarcoidosis Vasc Diffuse Lung Dis 16: 75–86

Kantrow SP, Meyer KC, Kidd P, Raghu G (1997) The CD4/CD8 ration in BAL fluid is highly variable in sarcoidosis. Eur Respir J 10: 2716–2721

Kim H, Bach JR (1998) Central alveolar hypoventilation in neurosarcoidosis. Arch Phys Med Rehabil 79: 1467–1468

Kinman J, Link H (1984) Intrathecal production of oligoclonal IgM and IgG in CNS sarcoidosis. Acta Neurol Scand 69: 97–106

Koffman B, Junck L, Elias SB, Feit HW, Levine SR (1999) Polyradiculopathy in sarcoidosis. Muscle Nerve 22: 608–613

Lee M, Epstein FJ, Rezai AR, Zagzag D (1998) Nonneoplastic intramedullary spinal cord lesions mimicking tumors. Neurosurgery 43: 788–794

Leonard C, Tormey VJ, O'Keane C, Burke CM (1997) Bronchoscopic diagnosis of sarcoidosis. Eur Respir J 10: 2722–2724

Lower EE, Baughman RP (1995) Prolonged use of methotrexate for sarcoidosis. Arch Intern Med 155: 846–851

Lower EE, Broderick JP, Brott TG, Baughman RP (1997) Diagnosis and management of neurological sarcoidosis. Arch Intern Med 157: 1864–1868

Luke RA, Stern BJ, Krumholz A, Johns CJ (1987) Neurosarcoidosis: The long-term clinical course. Neurology 37: 461–463

Manz HJ (1983) Pathobiology of neurosarcoidosis and clinicopathologic correlation. Can J Neurol Sci 10: 50–55

Mayer SA, Yim GK, Onesti ST, Lynch T, Faust PL, Marder K (1993) Biopsy-proven isolated sarcoid meningitis. J Neurosurg 78: 994–996

Moller DR (1999) Cells and cytokines involved in the pathogenesis of sarcoidosis. Sarcoidosis Vasc Diffuse Lung Dis 16: 24–31

Oksanen V, Fyhrquist F, Somer H, Gronhagen-Riska C (1985) Angiotensin converting enzyme in cerebrospinal fluid: a new assay. Neurology 35: 1220–1223

Oksanen V (1986) Neurosarcoidosis: clinical presentation and course in 50 patients. Acta Neurol Scand 73: 283–290

Pelton RW, Lee AG, Orengo-Nania SD, Patrinely JR (1999) Bilateral optic disk edema caused by sarcoidosis mimicking pseudotumor cerebri. Am J Ophthalmol 127: 229–230

Reeß J, Mauch E, Kornhuber HH (1992) Gemeinsames Auftreten von Sarkoidose und MS oder Sarkoidose mit dem Vollbild einer multiplen Sklerose. Nervenarzt 63: 503–505

Robinson LR, Brownsberger R, Raghu G (1998) Respiratory failure and hypoventilation secondary to neurosarcoidosis. Am J Respir Crit Care Med 157: 1316–1318

Scott TF (1988) A new cause of cerebrospinal fluid eosinophilia: Neurosarcoidosis. Am J Med 84: 973

Scott TF (1993) Neurosarcoidosis: Progress and clinical aspects. Neurology 43: 8–12

Sharma OP (1998) Effectiveness of chloroquine and hydroxychloroquine in treating selected patients with sarcoidosis with neurological involvement. Arch Neurol 55: 1248–1254

Sheffield EA (1999) Pathology of sarcoidosis. Clin Chest Med 18: 741–754

Shorr AF, Torrington KG, Parker JM (1997) Serum angiotensin converting enzyme does not correlate with radiographic stage at initial diagnosis of sarcoidosis. Respir Med 91: 399–401

Soriano FG, Caramelli P, Nitrini R, Rocha AS (1990) Neurosarcoidosis: therapeutic success with methotrexate. Postgrad Med J 66: 142–143

Stern BJ, Krumholz A, Johns C, Scott P, Nissim J (1985) Sarcoidosis and its neurological manifestations. Arch Neurol 42: 909–917

Stern BJ, Schonfeld A, Sewell RN, Krumholz A, Scott P, Belendiuk G (1992) The treatment of neurosarcoidosis with cyclosporine. Arch Neurol 49: 1065–1072

Tomita H, Sato S, Matsuda R, Sugiura Y, Kawaguchi H, Niimi T, Yoshida S, Morishita M (1999) Serum lysozyme levels and clinical features of sarcoidosis. Lung 177: 161–167

Wetzel E, Müller-Quernheim J, Lorenz J (1999) Serum Adenosin Deaminase als Parameter für die Aktivität der Sarkoidose. Pneumologie 53: 323–328

Wurm K, Gross R (1982) Einführung in einige Probleme der Sarkoidose (M. Boeck). Internist 23, 297–302

Zuniga G, Ropper AH, Frank J (1991) Sarcoid peripheral neuropathy. Neurology 41: 1558–1561

7.5 Vogt-Koyanagi-Harada-Syndrom

Thomas Henze

Zusammenfassung

Erreger: Bisher nicht identifiziert; gilt als primär gegen Melanozyten gerichtete Autoimmunerkrankung

Krankheitsbilder: Granulomatöse Entzündung verschiedener Organe (Auge, Haut, ZNS)

Klinisches Bild: Diffuse granulomatöse beidseitige Uveitis, Vitiligo, Alopezie, Poliose, ZNS-Symptome (Kopfschmerzen, meningitische Reizung, Orientierungsstörungen), Hörstörungen

Diagnostik: Lymphozytäre Liquorpleozytose, Fluoreszenz-Angiographie der Retina

Therapie: Kortikosteroide, Immunsuppressiva

Prognose: In der Regel gut.

Epidemiologie

Das Vogt-Koyanagi-Harada-Syndrom (VKH) betrifft vor allem Menschen dunklerer Hautfarbe (Schwarze, Indianer, Lateinamerikaner) und ist bei Weißen außerordentlich selten. Frauen sind häufiger betroffen als Männer. In Europa tritt die Erkrankung nur sporadisch auf, während sie in Japan die Ursache von bis zu 10 % und in den USA bis zu 4 % aller Fälle von Uveitis ist (Moorthy et al. 1995).

Pathogenese

Die Pathogenese ist bislang nur unvollständig geklärt. Es wird eine Autoimmunerkrankung mit vorwiegend zellulärer Reaktion gegen Melanozyten vermutet, da bei histologischen Untersuchungen der Uvea sowie der Haut von Betroffenen ein Verlust an Melanozyten festzustellen ist. So entwickeln Lymphozyten aus dem peripheren Blut und Liquor von Patienten mit VKH zytotoxische Aktivität gegen Melanomzellen und normale Melanozyten (McClellan et al. 1989). Bei japanischen, chinesischen und US-amerikanischen Patienten besteht eine enge Korrelation zu den Histokompatibilitätsantigenen HLA-DR4 und Dw53 (Davis et al. 1989).

Klinische Symptomatik

Wesentlichstes Symptom des VKH ist die *bilaterale posteriore Uveitis*. Ihr geht ein Prodromalstadium voraus, das lediglich einige Tage andauert. Die Patienten klagen über Augenschmerzen, Lichtscheu und Tränenfluss. Auch die neurologischen Symptome treten zumeist in dieser Phase auf: Kopfschmerzen, Übelkeit und Schwindel, Meningismus, Funktionsstörungen von Hirnnerven, seltener Hemiparesen, Aphasien, epileptische Anfälle, zerebelläre Symptome, kognitive und Bewusstseinsstörungen oder eine Myelitis kommen vor (Menger et al. 1994, Moorthy et al. 1995, Trebini et al. 1991). Während der anschließenden uveitischen Phase bestehen die Zeichen der Entzündung mit einem Ödem von Papille und Retina sowie häufig auch Erhöhung des Augeninnendrucks. Darauf folgt die Genesungsphase, die mehrere Wochen bis Monate andauern kann.

Dermatologische Symptome treten vor allem in der Genesungsphase auf, oftmals gleichzeitig mit der Depigmentierung des Augenhintergrundes. Sie beinhalten eine Poliose der Augenbrauen, der Wimpern und der Kopfhaare sowie eine meistens symmetrische Vitiligo an Kopf und Stamm (Moorthy et al. 1995). Bei bis zu 75 % der Patienten bestehen Hörstörungen und Schwindel (Nussenblatt und Palestine 1989).

Diagnostik

Die ophthalmologische Diagnostik beinhaltet neben der klinischen Untersuchung vor allem die Fluoreszenz-Angiographie. Hiermit ist die Diagnose nahezu immer zu sichern (Moorthy et al. 1995). In untypischen oder schwierigen Fällen kann die Ultrasonographie eingesetzt werden, mit der eine Verdickung der hinteren Chorioidea, Ablösungen der Retina, eine Glaskörpertrübung sowie Verdickungen der Sklera dargestellt werden können (Forster et al. 1990).

Im *Liquor* besteht in >80 % der Fälle eine meist lymphozytäre Pleozytose (Ohno et al. 1979). Umfangreichere Daten über Störungen der Blut-Liquor-Schranke oder eine intrathekale Immunglobulin-Produktion liegen nicht vor. Der von Menger berichtete Fall wies eine lymphozytäre Pleozytose bis 170/µl bei intakter Blut-Liquor-Schranke sowie eine fehlende intrathekale IgG-Produktion auf (Menger et al. 1994). Im EEG bestehen bei zahlreichen Patienten Allgemeinveränderungen, seltener auch paroxysmale Dysrhythmien als unspezifische Veränderungen. Die MRT des Auges kann zur Differenzierung von Chorioiditis und Skleritis verwandt werden (Johnston und Teitelbaum 1990). Mittels zerebraler MRT wurden bei einigen Patienten multifokale Parenchymläsionen dargestellt (Ikeda und Tsukagoshi 1992), größere Erfahrungen fehlen jedoch noch.

Differenzialdiagnose

Die Differenzialdiagnose der neurologischen Symptome und Befunde umfasst vor allem die Neurosarkoidose, den M. Behçet, andere Kollagenosen mit ZNS-Manifestation, die Multiple Sklerose und parainfektiöse Meningoenzephalitiden, aber auch erregerbedingte ZNS-Erkrankungen.

Therapie

Die Erkrankung spricht gut auf Kortikosteroide an (z. B. Prednison 80 bis 100 mg/Tag oral). Die Anfangsdosis soll dann über einen Zeitraum von mindestens 3 Monaten langsam reduziert werden. Bei schnellerem Absetzen ist mit erneutem Auftreten der Symptome zu rechnen. Auch die Gabe von 1.000 mg Methylprednisolon pro Tag i.v. über 3 Tage mit anschließendem langsamem oralen Ausschleichen ist erfolgreich (Sasamoto et al. 1990). Ist eine Kortikosteroid-Behandlung nicht ausreichend, können zusätzlich Immunsuppressiva bzw. Zytostatika wie Azathioprin (2–3 mg/kg KG oral), Ciclosporin A (5 mg/kg KG oral) oder Cyclophosphamid (1–2 mg/kg KG oral) gegeben werden. Auch die Kombination von Azathioprin und hoch dosierten intravenösen Immunglobulinen (IVIG 400 mg/kg KG täglich über 5 Tage i.v.) ist möglich (Helveston und Gilmore 1996). Je nach ophthalmologischer Indikationsstellung werden zusätzlich Mydriatika verabfolgt (Uthoff 1979).

Verlauf und Prognose

Die Prognose ist im Allgemeinen günstig. Allerdings erleiden bis zu 44 % der Patienten nach Absetzen der Kortikosteroide einen Rückfall (Beniz et al. 1991), der dann aber auch wieder mit Prednison behandelt werden kann, evtl. dann in Kombination mit Immunsuppressiva. Prognostisch ungünstige Faktoren sind höheres Lebensalter bei Krankheitsbeginn, eine chronische okuläre Entzündung sowie subretinale neovaskuläre Membranen (Rubsamen und Gass 1991).

Literatur

Beniz J, Forster DJ, Lean JS, Smith RE, Rao NA (1991) Variations in clinical features of the Vogt-Koyanagi-Harada syndrome. Retina 11 : 275–280

Davis JL, Mittal KK, Freidlin V, Mellow SR, Optican DC, Palestine AG, Nussenblatt RB (1990) HLA associations and ancestry in Vogt-Koyanagi-Harada disease and sympathetic ophthalmia. Ophthalmology 97: 1137–1142

Forster DJ, Cano MR, Green RL, Rao NA (1990) Echographic features of the Vogt-Koyanagi-Harada syndrome. Arch Ophthalmol 108: 1421–1428

Helveston WR, Gilmore R (1996) Treatment of Vogt-Koyanagi-Harada syndrome with intravenous immunoglobulin. Neurology 46: 584–585

Ikeda M, Tsukagoshi H (1992) Vogt-Koyanagi-Harada disease presenting meningoencephalitis. Report of a case with magnetic resonance imaging. Eur Neurol 32: 83–85

Johnston CA, Teitelbaum CS (1990) Magnetic resonance imaging in Vogt-Koyanagi-Harada syndrome. Arch Ophthalmol 108: 783–784

McClellan KA, MacDonald M, Hersey P, Billson FA (1989) Vogt-Koyanagi-Harada syndrome – isolation of cloned T cells with specificity for melanocytes and melanoma cells. Aust N Z J Ophthalmol 17: 347–352

Menger H, Neukäter W, Kroll S, Jörg J (1994) Das uveomeningoenzephalitische Syndrom Vogt-Koyanagi-Harada. Nervenarzt 65: 553–556

Moorthy RS, Inomata H, Rao NA (1995) Vogt-Koyanagi-Harada Syndrome. Surv Ophthalmol 39: 265–292

Nussenblatt RB, Palestine AG, (1989) Vogt-Koyanagi-Harada syndrome (uveomeningitic syndrome). In: Ryan SJ (ed.) Retina 2: 723–728

Ohno S, Char DHJ, Kimura SJ, O'Connor GR (1979) Vogt-Koyanagi-Harada syndrome. Am J Ophthalmol 83: 735–740

Rubsamen PE, Gass JDM (1991) Vogt-Koyanagi-Harada syndrome: clinical course, therapy, and long-term visual outcome. Arch Ophthalmol 109: 682–687

Sasamoto Y, Ohno S, Matsoda H (1990) Studies on corticosteroid therapy in Vogt-Koyanagi-Harada disease. Ophthamologica 201 : 162–167

Trebini F, Appiotti A, Bacci R, Daniele D, Inglezis A, Scarzella G (1991) Vogt-Koyanagi-Harada syndrome: Clinical and instrumental contributions. Ital J Neurol Sci 12: 479–484

Uthoff D, Christiani K, Trettin H (1979) Uveo-Meningo-Enzephalitis (Vogt-Koyanagi-Harada Syndrom). Nervenarzt 50: 464–466

8 Differenzialdiagnostische Leitlinien entzündlicher ZNS-Erkrankungen

Andreas Bitsch

8.1 Differenzialdiagnose des entzündlichen Liquorsyndroms

In der überwiegenden Mehrzahl der entzündlichen ZNS-Erkrankungen finden sich entzündliche Liquorveränderungen (Felgenhauer und Beuche 1999). Wenn sie in seltenen Fällen fehlen, ist bei ausreichendem klinischen Verdacht dennoch eine antibiotische, antivirale oder antientzündliche Therapie indiziert. Die folgenden Liquorbefunde gelten als „entzündlich“:

Pleozytose

Eine Erhöhung der Zahl weißer Blutkörperchen im Liquor auf >4/μl (früher: >12/3) gilt als pathologisch. Diese exakte Grenze trifft jedoch nur bei unblutiger Punktion und erfahrenem „Zellenzähler“ zu, da vom Unerfahrenen selten auch Verunreinigungen (z. B. Handschuhpulver) als Zellen verkannt werden. Es ist zu bedenken, dass die Zellzahl bei Lagerung des Liquors über Nacht abnimmt und auf diese Weise falsch normal werden kann.
Das Differenzialzellbild ist, wenn man vom Nachweis von Tumorzellen absieht, von geringerer diagnostischer Spezifität. Ein initiales Überwiegen von Granulozyten kann sowohl bei der bakteriellen wie auch bei der viralen Meningitis gefunden werden. Ein initial dominierendes lympho-monozytäres Zellbild schließt eine der klassischen bakteriellen Meningitiden (Pneumokokken, Meningokokken) weitgehend aus, kann aber bei atypischen bakteriellen Krankheitserregern durchaus vorkommen (z. B. Listerien, Brucellen) und deutet daher nicht immer auf eine virale Genese hin. Eosinophile Granulozyten können einen Parasitenbefall des ZNS anzeigen (z. B. Zystizerken), finden sich jedoch auch bei anderen Erregern (z. B. Tuberkulose) und selten auch bei der Multiplen Sklerose. Plasmazellen werden bei chronischen Erkrankungen und in der Spätphase akut verlaufender Erkrankungen angetroffen. Ihr Nachweis geht meistens mit der Synthese von Antikörpern einher.

Laktat >2,5 mmol/l (>23 mg/dl)

Der Laktatwert ist als Hinweis auf eine bakterielle Infektion in der Regel zuverlässiger als der Liquorzucker. Er steigt bei akuten, vornehmlich bakteriellen entzündlichen Erkrankungen auf über 3,5 mmol/l an. Im Gegensatz zum Liquorlaktat ist die Konzentration der Liquorglukose abhängig vom Blutspiegel. Im Liquor beträgt die Glukosekonzentration 60 % der Konzentration im Blut. Für die Beurteilung der Glukosewerte im Liquor ist daher immer auch die gleichzeitige Bestimmung der Blutglukosewerte erforderlich. Bei der Laktatbestimmung reicht hingegen allein die Liquorkonzentration. Bei allen Erkrankungen mit starker Störung der Blut-Liquor-Schranke fällt der Liquorzuckerspiegel ab. Der Laktatgehalt ist abhängig von der Zahl neutrophiler Granulozyten, seltener auch von der Zahl maligner Zellen bei Tumorerkrankungen.

Lokale (= intrathekale) Synthese von IgG, IgM und/oder IgA

Eine humorale Immunreaktion findet sich insbesondere bei subakuten und chronisch verlaufenden entzündlichen ZNS-Erkrankungen, aber auch in der Spätphase akuter Infektionen. Bei einigen Infektionen kann eine intrathekale Immunglobulinsynthese auch schon zum Zeitpunkt der ersten Lumbalpunktion nachweisbar sein (z. B. IgM-Synthese bei der Neuroborreliose, IgG-Synthese bei der Neurosyphilis). Bei der akuten purulenten Meningitis korreliert die Entwicklung einer intrathekalen IgA-(oder IgG-)Synthese mit einem komplizierten Verlauf (z. B. Bildung von Mikroabszessen).

Oligoklonale Banden

Die Bestimmung bringt keine zusätzliche diagnostischen Informationen, wenn eine quantifizierbare lokale IgG-Synthese bereits vorhanden ist. Der Nachweis oligoklonaler Banden im Liquorkompartiment ohne Serumkorrelat ist bei quantitativ geringer intrathekaler IgG-Synthese besonders wichtig, weil er auf eine chronisch-entzündliche ZNS-Erkrankung hindeutet. Er ist nicht spezifisch für Autoimmunerkrankungen, da auch manche erregerbedingte Erkrankungen zu einer polyklonalen B-Zell-Aktivierung führen können (z. B. Epstein-Barr-Virus-Infektion). Bei lange bestehenden erregerbedingten Erkrankungen wie etwa der Neurosyphilis bleiben oligoklonale Liquorbanden auch nach der Therapie über Jahre bis Jahrzehnte nachweisbar. Das Bandenspektrum der monoklonalen Gammopathie (ohne und mit ZNS-Beteiligung) unterscheidet sich deutlich von den oligoklonalen Liquorbanden und bereitet deshalb keine differenzialdiagnostischen Schwierigkeiten.

Lokale (= intrathekale) Synthese erregerspezifischer Antikörper

Die Beurteilung erfolgt nach Berechnung des Antikörper-Spezifitätsindex ASI nach Reiber & Felgenhauer bzw. AI nach Müller & Prange, um passiv über die Blut-Liquor-Schranke getretene Antikörper abzugrenzen:

$$\text{ASI bzw. AI} = \frac{(\text{spezifische AK im Liquor}) \times (\text{Serum-IgG})}{(\text{Liquor-IgG}) \times (\text{spezifische Antikörper im Serum})}$$

Der von Reiber und Felgenhauer empfohlene Berechnungsmodus (ASI = Antikörperspezifitätsindex) ist anwendbar, wenn mittels ELISA relativ exakte Laboreinheiten generiert werden (Felgenhauer und Reiber 1992). Ein Wert $>1{,}5$ zeigt dabei bereits eine intrathekale Antikörpersynthese an. Bei Angabe von Titerstufen ist nur der von Müller & Prange vorgeschlagene Antikörperindex (AI) anwendbar (Prange et al. 1983). Der Grenzwert liegt bei ca. 3,0; ein Wert von 4,0 ist eindeutig pathologisch. Ein intrathekale Synthese spezifischer Antikörper findet sich in der Spätphase erregerbedingter, v. a. viraler Erkrankungen (z. B. Herpes-simplex-Enzephalitis). Sie kann aber auch als Zeichen einer polyklonalen Immunaktivierung im Rahmen autoimmunologischer Erkrankungen mit Beteiligung des ZNS nachgewiesen werden (z. B. lokale Synthese von Antikörpern gegen Masern-, Röteln- und Varicella-Zoster-Virus bei der Multiplen Sklerose).

Der Direktnachweis oder die Anzucht von Krankheitserregern

Die Anzucht eines Bakteriums aus dem Liquor beweist eine Infektion des ZNS bzw. seiner Hüllen. Es ist zu bedenken, dass bei antibiotischer Vorbehandlung eine Anzucht frustran verlaufen kann und möglicherweise nur noch „Bakterienleichen" im Grampräparat nachzuweisen sind. Bei Anzucht von Staphylokokken (vor allem S. epidermidis) muss auch an eine externe Kontamination gedacht werden. Diese Erreger spielen nur bei prädisponierten Patienten (z. B. Diabetes, Trauma), bei Fremdkörpereinfluss (z. B. Shunt) oder bei Hospitalinfektionen eine Rolle. Beim Direktnachweis erregerspezifischer Nukleinsäuren mit molekularbiologischen Amplifikationsverfahren wie der Polymerase-Kettenreaktion (PCR) ist die Möglichkeit einer Laborkontamination in Betracht zu ziehen. Ob latente Viren, die nicht mit der Erkrankung in kausalem Zusammenhang stehen, mithilfe der PCR auch im Liquor nachweisbar sind, ist umstritten.

Allgemeine und spezielle Liquorproteinbefunde

Eine Erhöhung des Gesamtproteins oder des Albuminquotienten findet sich bei vielen, insbesondere (sub)akuten entzündlichen ZNS-Erkrankungen. Sie ist Hinweis auf eine Permeabilitätsstörung der Blut-Liquor-Schranke oder das Vorliegen einer Liquorzirkulationsstörung. Ein Proteinanstieg allein beweist keineswegs das Vorhandensein einer entzündlichen ZNS-Erkrankung. Dennoch kommt es im Rahmen erregerbedingter ZNS-Erkrankungen immer auch zu einer Synthese von Proteinen im Liquorkompartiment. Viele dieser Proteine, wie zum Beispiel ICAM-1 (Rieckmann et al. 1993), Matrix-Metalloproteinase-9, Elastase, Elastase-Proteinase-Inhibitorkomplexe (Eα1PI) oder das beta-Trace Protein (= Prostaglandin D-Synthase), sind in erhöhten Konzentrationen nachweisbar. Wegen mangelnder Spezifität und/oder aufwändiger Nachweisverfahren hat jedoch bisher keines dieser Proteine Eingang in die Routinediagnostik erregerbedingter ZNS-Erkrankungen gefunden. Eine viel versprechende Option erscheint jedoch die Bestimmung von Procalcitonin und Interleukin-6 in Blut und Liquor zu sein. Offensichtlich ist hierdurch eine frühzeitige Differenzierung zwischen akuter viraler und bakterieller ZNS-Erkrankung möglich (Hashim et al. 1995, Hatherill et al. 1999).
Nach Eintreffen eines Liquorbefundes mit einer oder mehreren der oben genannten Veränderungen stehen vier Fragen am Beginn der weiteren Überlegungen:

1. Sind die Liquorveränderungen tatsächlich Ausdruck einer entzündlichen ZNS-Erkrankung?

In den meisten Fällen lässt sich diese Frage eindeutig mit „ja" beantworten. Bestimmte entzündliche Liquorveränderungen kommen jedoch als Epiphänome auch bei anderen Zuständen vor. Dies gilt insbesondere für leichte Pleozytosen. Mit Ausnahme maligner Hirntumoren (Lymphome, Glioblastome, Metastasen) sind humorale Immunreaktionen im Liquor immer Ausdruck einer entzündlichen ZNS-Erkrankung. Eine Laktaterhöhung ist nur in Zusammenhang mit einer typischen Zellzahlvermehrung wegweisend für eine bakterielle ZNS-Erkrankung. Laktaterhöhungen sind auch nach hypoxischer Hirnschädigung bzw. ausgedehnten Hirninfarkten möglich. Das Ausmaß der Laktaterhöhung ist von der Größe des ischämischen Areals abhängig. Bei Patienten mit apoplektiform aufgetretenen neurologischen Herdsymptomen und ausgeprägter Laktaterhöhung im Liquor in Kombination mit einer leichten Pleozytose muss an das Vorliegen einer septisch-embolischen Herdenzephalitis gedacht und eine bakterielle Endokarditis ausgeschlossen werden.

Die wesentlichen nicht-entzündlichen Differenzialdiagnosen entzündlicher Liquorveränderungen sind:

- *Meningeosis carcinomatosa/lymphomatosa:* Beide Erkrankungen können mit einer Pleozytose und Proteinerhöhung einhergehen. In solchen Fällen kann nur die zytologische und ggf. immunzytochemische Analyse durch den erfahrenen Untersucher Aufschluss bringen. Namentlich Lymphomzellen sind manchmal kaum von normalen Lymphozyten zu unterscheiden. Metastatische Prozesse gehen nicht selten mit einer intrathekalen CEA-Synthese einher (Jacobi et al. 1986).
- *Reizpleozytose nach Lumbalpunktion:* Sie führt in der Regel nicht zu einem Proteinanstieg und ist transient (bis zu 7 Tage nach Punktion).
- *Reizpleozytose nach intrakraniellen Blutungen (v. a. subarachnoidal) oder Fremdkörpern (z. B. externe Ventrikeldränage):* Bei Fremdkörperbeteiligung ist die Reizpleozytose von der durch eine Fremdkörperinfektion bedingten Zellzahlvermehrung abzugrenzen. Die infektionsbedingte Zellzahlerhöhung ist ausgeprägter und geht in der Regel mit einer Laktaterhöhung einher.
- *Reizpleozytose nach neurochirurgischen Eingriffen* (zeitlich auf wenige Wochen begrenzt).
- *Leichte Pleozytose bei Tumorerkrankungen* (z. B. Glioblastom): Erreicht in der Regel nicht mehr als 50/µl und kann mit einer Proteinerhöhung einhergehen.
- *Medikamenteninduzierte Reizpleozytose* (aseptische Meningitis) z. B. nach intravenösen Immunglobulinen (IVIG), nichtsteroidalen Antirheumatika, verschiedenen Antibiotika oder OKT3-Antikörpern.

2. Handelt es sich um eine erregerbedingte Erkrankung oder eine Autoimmunkrankheit?

Die Antwort auf diese Frage hat insbesondere bei akuten Krankheitsbildern ganz entscheidende therapeutische Konsequenzen. Sobald der geringste Verdacht auf eine erregerbedingte Erkrankung besteht, wird obligat antibiotisch oder/und antiviral therapiert. Die Unterscheidung autoimmunologischer von erregerbedingten Erkrankungen ist bei akuten Krankheitsbildern anhand des Liquorbefundes häufig möglich, bei subakuten oder chronischen Prozessen in der Regel schwierig. Diskriminierende Befunde sind in Tabelle 8-1 aufgeführt, gelten aber vornehmlich für akute Krankheitsbilder. Die Werte gelten nicht absolut, sondern sind als Anhaltspunkte zu verstehen. Die Differenzialdiagnose zwischen chronisch viralen und autoimmunologischen Krankheitsprozessen ist oft nur durch spezifische Analysen der intrathekalen, humoralen Immunantwort möglich (erregerspezifische Antikörper versus Autoantikörper). Gerade bei Autoimmunerkrankungen mit ZNS-Beteiligung kann der Liquorbefund äußerst variabel, nicht selten auch normal sein. Es kommen geringgradige Pleozytosen und humorale Reaktionen (z. B. oligoklonale IgG-Banden) vor. Auch paraneoplastische Syndrome mit Beteiligung des ZNS können zu entzündlichen Liquorveränderungen führen (z. B. limbische Enzephalitis). Die Pathogenese ähnelt häufig der von Autoimmunerkrankungen. Oft lassen sich Autoantikörper (z. B. anti-Hu) nicht nur im Serum, sondern auch im Liquor im Rahmen einer intrathekalen Synthese nachweisen.

3. Erfordert die aus den Liquorveränderungen resultierende Verdachtsdiagnose eine sofortige Therapie?

Für diese Entscheidung ist es notwendig, die Akuität der Erkrankung, die klinische Symptomatik und die bildgebenden Befunde zu berücksichtigen. Keine Zeit darf verstreichen, wenn der Verdacht auf eine bakterielle Infektion oder eine Herpes-simplex-

Tab. 8-1 **Differenzialdiagnose (akute) Autoimmunerkrankung versus Infektion**

Parameter	Autoimmunerkrankung	Infektion (vor allem bakteriell)
Zellzahl	<50(–100)/µl	>500/µl
Zelltypen	Lymphozyten/Monozyten	Granulozyten
Protein	<800 mg/l	>1.000 mg/l
Laktat	Normal	Erhöht
Oligoklonale Banden (IgG)	Positiv bei chronischen Erkrankungen (z. B. MS)	In der Initialphase akuter Erkrankungen negativ
Lokale IgG-Synthese	Wie oligoklonale Banden	Wie oligoklonale Banden (bei Neurosyphilis oft schon initial erhöht)
Lokale IgM-Synthese	Ggf. zusammen mit IgG, selten isoliert	Bei Neuroborreliose oft schon initial positiv
Lokale IgA-Synthese	Ggf. zusammen mit IgG, selten isoliert	Bei Tbc mitunter schon initial positiv
Intrathekale Synthese spezifischer Antikörper (ASI)	Meist gegen verschiedene virale Erreger gerichtet („MRZ-Reaktion")	In der Spätphase von Infektionskrankheiten, nicht immer nur gegen das kausale Agens gerichtet

Enzephalitis besteht. Hier kann eine Therapieverzögerung von nur wenigen Stunden über das Schicksal der Patienten entscheiden. Folgende Befundkonstellationen sind typisch:
Bakterielle Meningitis: Pleozytose >1.000/µl, Laktat >3,5 mmol/l, Pandy positiv, akutes Krankheitsbild, Meningismus, Fieber. Bei nicht immunsupprimierten Patienten, die vorher auch nicht für längere Zeit hospitalisiert waren, erfolgt zunächst eine „blinde" antibiotische Therapie mit einem Cephalosporin der dritten Generation (z. B. Cefotaxim 3×2 g) und einem Listerien-wirksamen Aminopenicillin (z. B. Ampicillin 3×4 g). Bei immunsupprimierten Patienten, bei Fremdkörperbeteiligung und bei Erkrankungen, die im Rahmen einer Hospitalisation erworben wurden, sollte zusätzlich ein Staphylokokken-wirksames Medikament verabreicht werden (z. B. Rifampicin 1×10 mg/kg KG oder Vancomycin 4×500 mg). Eine Kombination aus Cephalosporin der dritten Generation plus Aminoglykosid + Vancomycin oder Rifampicin wird bei nosokomialen ZNS-Infektionen empfohlen.
Herpes-simplex-Enzephalitis: Pleozytose <1.000/µl, zweiphasiger Verlauf, Fieber, klinische Symptome des Temporallappens (Angst, Geruchssensationen, mnestische Störungen, komplex-fokale Anfälle), typische MRT-Veränderungen. Die Behandlung erfolgt mit Aciclovir 3×10 mg/kg KG über 14 Tage. In der Regel lässt sich in der Initialphase (bis zum Eintreffen eines positiven PCR-Befundes aus dem Liquor) eine bakterielle ZNS-Erkrankung nicht sicher ausschließen, sodass eine prophylaktische Behandlung mit einem möglichst auch Listerien-wirksamen Breitspektrum-Penicillin erfolgen sollte (z. B. Ampicillin 3–4×2 g).
Manche *Autoimmunerkrankungen*, z. B. die akute demyelinisierende Enzephalomyelitis (ADEM) oder die akute Multiple Sklerose vom Typ Marburg, verlaufen so akut, dass auch hier eine Therapie rasch notwendig wird. Der Liquorbefund zeigt fast immer eine Pleozytose bis zu mehreren Hundert mononukleären Zellen. Zumeist findet sich in der Initialphase noch keine humorale Immunreaktion. Es werden in der Regel hoch dosiert

Glukokortikoide verabreicht (z. B. Prednisolon 1 g i.v. über 3–5 Tage, danach 100 mg p.o., Ausschleichen über 2 Wochen). Solange die differenzialdiagnostische Abgrenzung zur Herpes-simplex-Enzephalitis nicht ganz eindeutig ist, wird zusätzlich Aciclovir gegeben.

4. Welche weiteren diagnostischen Maßnahmen sind unabdingbar?

Die aus dem ersten Liquorbefund resultierenden diagnostischen Maßnahmen können vielfältig sein. Im Regelfall wird es darum gehen, autoimmunologische von erregerbedingten Erkrankungen zu differenzieren und die genaue Krankheitsentität bzw. den spezifischen Erreger zu identifizieren. Das Spektrum der infrage kommenden Erkrankungen richtet sich insbesondere nach dem klinischen Verlauf (akut versus chronisch). Im Folgenden werden die häufigsten Konstellationen beschrieben.

a) Akutes Krankheitsbild mit diffusen neurologischen Symptomen und/oder Herdsymptomen

Konstellation A: Pleozytose >1.000 (überwiegend granulozytär), Pandy positiv, Meningismus, Fieber.
Verdachtsdiagnose: Bakterielle Meningitis/Meningoenzephalitis; bei Vorliegen neurologischer Herdsymptome auch septische Herdenzephalitis oder Phlegmone.
Weitere Diagnostik: Kulturen aus Liquor, Blut, Urin, Sputum und Nasenabstrich. Suche nach Eintrittspforten (Liquorfistel, Nasennebenhöhleninfektionen), bildgebender Nachweis einer fokalen Hirnparenchym-Beteiligung.
Konstellation B: Pleozytose <1.000 (überwiegend lympho-monozytär), Pandy schwach positiv, Meningismus, Fieber.
Verdachtsdiagnose: Virale Infektion.
Erforderlich sind Herpes-simplex-PCR, Listerien-Kultur (v. a. aus Blut), Brucellen-Serologie, Frage nach Auslandsaufenthalt (Malariaplasmodien im „dicken Tropfen“) und anderen Prädispositionsfaktoren für seltene Erreger (Immunsuppression, Tierkontakte u. a.), ggf. MRT zum Nachweis von Parenchymveränderungen.

b) Subakut/chronischer Verlauf mit disseminierter neurologischer Herdsymptomatik

Oft finden sich bereits zu Beginn Zeichen des chronisch entzündlichen ZNS-Prozesses mit humoraler Immunreaktion (intrathekale Synthese von Immunglobulinen) und nur geringer Pleozytose im Liquor. Die wesentlichen infrage kommenden Autoimmun- und Infektionskrankheiten sind in den Tabellen 8-2 und 8-3 zusammengefasst. Bei allen subakut oder chronisch verlaufenden entzündlichen ZNS-Erkrankungen sollte die Diagnostik eine serologische Untersuchung auf Borrelien, HIV, Treponema pallidum und Toxoplasma gondii umfassen. Diese Erreger können eine Vielzahl von Syndromen verursachen, kommen differenzialdiagnostisch praktisch immer in Betracht und haben zudem entscheidende therapeutische Konsequenzen.
Auf die Darstellung der vielfältigen viralen Erkrankungen wird an dieser Stelle verzichtet, da der Liquorbefund oft gleichartig verändert ist und aus der Erregeridentifizierung kaum therapeutische Konsequenzen resultieren (Ausnahmen: Familie der Herpesviren). Zu verweisen ist auf die speziellen Kapitel. Antikörper gegen neurotrope Viren werden immer in Liquor *und* Serum bestimmt, um einen Antikörper-Spezifitätsindex berechnen zu können. Nur so kann eine intrathekale Synthese bewiesen werden. Dies ist zur Verifizierung der kausalen Rolle eines spezifischen Erregers bei einer entzündlichen ZNS-Erkrankung zu fordern.

Tab. 8-2 **Neurologische Manifestationen und Labordiagnostik bei subakut/chronisch verlaufenden systemischen Autoimmunerkrankungen mit ZNS-Beteiligung**

	Klinische Syndrome	Diagnostik
Arteriitis cranialis/ Polymyalgia rheumatica	Kopfschmerzen, Visusminderung, Hirninfarkte, Myalgien	BKS, CRP, Biopsie der Temporalartierien
Hashimoto-Enzephalitis	Demenz, Myoklonien, Ataxie, Psychosen	Mikrosomale Antikörper (MAK, TPO), Thyreoglobulin-Antikörper (TAK)
M. Behçet	Mikroinfarkte, Sinusvenenthrombose, Optikusneuritis, orale/genitale Aphthen, Hypopyon-Iritis, Balanitis, Arthritis, Thrombosen	BKS, CIC, Kryoglobuline, Biopsie der Aphthen, HLA B51
Panarteriitis nodosa	Mononeuritis multiplex, Hirninfarkte, Glomerulonephritis, Hepatitis, Knötchen in Haut und Muskeln, Arthritis	HB_SAg, cANCA, CIC, RF, Kryoglobuline, Hautbiopsie
Paraneoplastische Syndrome	▪ Zerebellitis mit progredientem zerebellärem Syndrom (gynäkologische Tumoren) ▪ Enzephalitis mit rasch progredientem Psychosyndrom, sensible Polyneuropathie (Kleinzelliges Lungenkarzinom) ▪ Opsoklonus/Myoklonus (gynäkologische Tumoren)	▪ Anti-Yo-Ak (Purkinjezell-Zytoplasma; Mamma-Ovarialkarzinom)) ▪ Anti-Hu-Ak (Neuronenkerne; kleinzelliges Bronchialkarzinom) ▪ Anti-Ri-Ak (Neuronenkerne; Mammakarzinom)
Primär zerebrale Vaskulitis	Herdsymptome, hirnorganisches Psychosyndrom	Leptomeningeale Biopsie, keine systemischen Entzündungszeichen
Sarkoidose (M. Boeck)	Hirnnervenläsionen, Hydrozephalus, Herdsymptome, bihiläre Lymphadenopathie, Leber-, Haut-, Augen-, Herzbeteiligung	ACE im Serum erhöht, erhöhter CD4/CD8-Quotient in der bronchoalveolären Lavage, Lymphknotenbiopsie
Sjögren-Syndrom	Polyneuropathie, Karpaltunnelsyndrom, aseptische Meningitis, hirnorganisches Psychosyndrom, Hirninfarkte, Epilepsie, Myositis, Sicca-Syndrom, Vaskulitis	ANA, ENA (SS-A, SS-B), RF, BKS, Kryoglobuline
Stiff man-Syndrom	Muskeltonuserhöhung, Krampi	Glutaminsäure-Decarboxylase (GAD)- und Amphiphysin-Antikörper
Systemischer Lupus erythemathodes (SLE)	Hirnorganisches Psychosyndrom, Territorialinfarkte, Polyneuropathie, Hauteffloreszenzen, Arthritis, Zytopenie, Glomerulonephritis, Lungenfibrose	ANA, dsDNA, RF, ENA, Hautbiopsie
Wegenersche Granulomatose	Hirnnervenausfälle, Hirninfarkte, Sinusitis, blutiger Schnupfen, Husten, Glomerulonephritis, Arthralgien	cANCA (anti-Proteinase 3), seltener pANCA (anti-Myeloperoxidase)

ACE Angiotensin-converting Enzyme, Ak Antikörper, ANA antinukleäre Antikörper, ANCA Anti-Neutrophilen-Zytoplasma Antikörper, BKS Blutkörperchen-Senkungsgeschwindigkeit, CIC zirkulierende Immunkomplexe, CRP C-reaktives Protein, dsDNA Doppelstrang-DNA-Antikörper, ENA extrahierbare nukleäre Antikörper, HB_SAg Hepatitis B-Oberflächenantigen, RF Rheumafaktor, SS-A/SS-B Sjögren-Syndrom Antikörper A und B

Tab. 8-3 Atypische Krankheitserreger subakuter und chronischer ZNS-Infektionen. Der Liquorbefund zeigt zumeist eine geringgradige Pleozytose mit intrathekaler Synthese erregerspezifischer Antikörper bzw. einer humoralen Reaktion

Krankheitserreger	Syndrome	Diagnostik
Aktinomykose (Actinomyces israelii)	Meningitis, intrakranielle Abszesse, Krampfanfälle	Kultur, Histologie
Aspergillus fumigatus	Meningitis, Abszess, Granulom, Infarkte	Hirnbiopsie
Borrelia burgdorferi	Hirnnervenparesen, Meningoenzephalitis, Radikulitis	Antikörper vom Typ IgG und IgM (ASI)
Brucellen	Meningoenzephalitis, Myelitis, Arteriitis, Endokarditis mit Embolien	Kultur (Blut, Urin, Liquor, Knochenmark), PCR, Serologie (Antigen- und Antikörpernachweis)
Campylobacter-Infektion	Gastritis, Guillain-Barré-Syndrom (GBS), Meningitis	Kultur, Serologie
Candida	Meningitis, Abszess	Mikroskopie, Kultur, Antigennachweis
Chlamydien	Meningoenzephalitis, Myelitis, GBS, Hirninfarkte	Kultur (Blut, Urin), Serologie
Cryptococcus neoformans	Meningoenzephalitis	Antigennachweis, Direktfärbung (Tusche)
Legionellose	Enzephalopathie, GBS	Serologie, bronchoalveoläre Lavage mit anschließender kultureller Untersuchung
Leptospiren	Meningoenzephalitis (im Rahmen der Sepsis), Polyneuritis	Kultur, Serologie
Listeriose	Meningoenzephalitis (oft Hirnstamm), Abszess	Kultur (Blut und Liquor), Serologie unzuverlässig
Malaria	Hirnödem, -infarkte, petechiale Hirnblutungen	Dicker Tropfen, (Serologie)
Mycoplasmen	Meningoenzephalitis, Myelitis, GBS	Serologie, Spezialkultur, PCR
Q-Fieber (Coxiella burneti)	Pneumonie, Meningoenzephalitis, Myelitis, Hepatitis	Serologie
Salmonellose	Typhus, Sinusvenenthrombose, Meningitis, Enzephalitis, Hirnabszess, Myelitis, psychotische Reaktionen	Kultur, Serologie
Syphilis	Meningitische, enzephalitische, meningovaskuläre und spinoradikuläre Syndrome, Hirninfarkte, Hirnstammsyndrome, isolierte Hirnnervenläsionen, Demenzprozesse und intraparenchymatöse Granulome (Gummata)	Serologie: TPHA, FTA-Abs-Test, ITpA-Index, VDRL; Mikroskopie
Toxoplasmose	Granulome (v. a. bei HIV-Infektion)	Spezifische Antikörper (IgM, IgG und IgA), ASI
Tuberkulose	Basale Meningitis, intraparenchymatöse Granulome	Mikroskopie, Kultur, PCR, intrathekale IgA-/IgG-/IgM-Synthese
Zystizerkose	Granulome (oft verkalkt)	Serologie, Mikroskopie (nach Granulomexzision)

Auch bei Autoimmunerkrankungen und paraneoplastischen Syndromen ist der Nachweis einer lokalen Synthese von Autoantikörpern im ZNS diagnostisch wegweisend (z. B. Stiff-man-Syndrom, Hashimoto-Enzephalitis). In der Regel sind die Liquorbefunde bei Autoimmunerkrankungen (Tab. 8-2) unspezifisch verändert – oft sogar normal. Deshalb ist der Nachweis von Autoantikörpern und die Suche nach einem Befall anderer Organe von höherer Bedeutung. Manchmal kann das Vorliegen einer Autoimmunerkrankung nur durch einen Therapieversuch mit Glukokortikoiden wahrscheinlich gemacht werden. Dies gilt insbesondere für die Arteriitis cranialis/Polymyalgia rheumatica.

Der „normale" Liquor

Ein normaler Liquorbefund schließt eine entzündliche Erkrankung des ZNS nicht mit letzter Sicherheit aus. Eine akute bakterielle Meningitis kann selten einmal mit normaler oder nur gering erhöhter Zellzahl im Liquor einhergehen. Von *apurulenter Meningitis* wird gesprochen, wenn im Rahmen einer fulminanten Infektion nach ein bis drei Tagen ein starker intrathekaler Verbrauch bzw. Zerfall von Granulozyten stattfindet. Die Zellzahl ist dann entweder normal oder zumindest deutlich niedriger als zu erwarten. Außerdem ist der Liquor in der Regel missfarben, Liquorlaktat und Albuminquotient sind stark erhöht und im Ausstrich findet sich ein Bakterienrasen. Eine apurulente Meningitis liegt auch dann vor, wenn im Rahmen einer septischen Infektion wie der Meningokokkensepsis zunächst viele Erreger in kurzer Zeit in das Liquorkompartiment eindringen und die Liquoranalyse zu einem Zeitpunkt erfolgt, zu dem noch keine massive Leukozytenmigration stattgefunden hat – also in der Regel innerhalb der ersten 12 Stunden nach Beginn der Infektion. In diesem Falle kann auch der Albuminquotient praktisch normal sein. Differenzialdiagnostisch zur apurulenten Meningitis können auch antibiotisch anbehandelte Patienten einen normalen Liquorbefund aufweisen. Manchmal sind nur noch Bakterien-„Leichen" im Grampräparat zu sehen. In allen genannten Fällen wird bereits bei ausreichendem klinischen Verdacht auf eine bakterielle Meningoenzephalitis oder Herpes-simplex-Enzephalitis antibiotisch bzw. antiviral behandelt. Die Diagnose wird sich häufig durch eine zweite Punktion am folgenden Tag bestätigen lassen. Immunsupprimierte Patienten, insbesondere diejenigen mit einer peripheren Leukopenie, entwickeln auch bei Vorliegen einer bakteriellen Infektion (z. B. Neurotuberkulose) oft nur eine geringe Pleozytose im Liquor. Umschriebene Entzündungen können sich außerhalb des sog. „liquordiagnostischen Gehirns" befinden und sich daher nicht dem lumbalen Liquor mitteilen. Dies gilt z. B. für hoch-parietal gelegene Phlegmonen, Abszesse und Granulome.

Tuberkulose versus Sarkoidose

Diese Differenzialdiagnose gehört zu den schwierigsten in der klinischen Neurologie, wenn eine typische klinische Symptomatik, ein entzündlicher Liquorbefund und entsprechende bildgebende Befunde zusammenkommen. Falls keine Mykobakterien nachgewiesen werden können, ist die Diagnose nur anhand von Indizien mit einer gewissen Wahrscheinlichkeit zu stellen und muss sich gegebenenfalls durch Ansprechen auf die Therapie im Verlauf bestätigen (Tab. 8-4). Für eine Tuberkulose spricht die Umkehr des IgG/IgA-Quotienten (d. h. die IgA-Synthese im Liquor übersteigt die IgG-Synthese), eine deutliche Proteinerhöhung und die klinische Beteiligung der Hirnnerven (basale

Tab. 8-4 Typische Liquorbefunde bei Tuberkulose und Sarkoidose (mehrfache Punktionen erforderlich)

	Tuberkulose	Sarkoidose
Zellzahl	50 bis mehrere Hundert	Praktisch nie >500
Zellbild	Gemischt	Lympho-monozytär
Laktat	Erhöht	Normal
$Q_{Albumin}$	$>20\times10^{-3}$	$<20\times10^{-3}$
Immunglobuline	Oft $Q_{IgA}>Q_{IgG}$	In der Regel $Q_{IgG}>Q_{IgA}$

Meningitis). Die Sarkoidose verläuft in der Regel weniger akut und weist eine überwiegende IgG-Synthese auf. Der ACE-Spiegel im Serum kann erhöht sein. Bei der bronchoalveolären Lavage ist der CD4/CD8-Quotient erhöht. Sowohl bei der Tuberkulose als auch bei der Sarkoidose werden überwiegend Zellzahlen von <1.000/µl gefunden.

Literatur

Felgenhauer K und Beuche W (1999) Labordiagnostik neurologischer Erkrankungen. Stuttgart: Thieme

Felgenhauer K, Reiber H (1992) The diagnostic significance of antibody specificity indices in multiple sclerosis and herpes virus induced diseases of the nervous system. Clin Investig 70: 28–37

Hashim IA, Walsh A, Hart CA, Shenkin A (1995) Cerebrospinal fluid interleukin-6 and its diagnostic value in the investigation of meningitis. Ann Clin Biochem 32 (Pt 3): 289–296

Hatherill M, Tibby SM, Sykes K, Turner C, Murdoch IA (1999) Diagnostic markers of infection: comparison of procalcitonin with C reactive protein and leucocyte count. Arch Dis Child 81: 417–421

Jacobi C, Reiber H, Felgenhauer K (1986) The clinical relevance of locally produced carcinoembryonic antigen in cerebrospinal fluid. J Neurol 233: 358–361

Prange HW, Moskophidis M, Schipper HI, Müller F (1983) Relationship between neurological features and intrathecal synthesis of IgG antibodies to Treponema pallidum in untreated and treated human neurosyphilis. J Neurol 230: 241–252

Rieckmann P, Nunke K, Burchhardt M, Albrecht M, Wiltfang J, Ulrich M, Felgenhauer K (1993) Soluble intercellular adhesion molecule-1 in cerebrospinal fluid: an indicator for the inflammatory impairment of the blood-cerebrospinal fluid barrier. J Neuroimmunol 47: 133–140

8.2 Vom Syndrom zum Erreger: klinische Differenzialdiagnose

Die Frage, welcher Erreger für eine gegebene Infektionserkrankung des ZNS verantwortlich ist, weist eine besondere Komplexität auf. Ihre Beantwortung ist wegen der therapeutischen Konsequenzen, die aus der exakten Erregeridentifizierung resultieren, von großer praktischer Bedeutung. Dies trifft vor allem auf bakterielle und parasitäre Erkrankungen zu. Mit zunehmender Verfügbarkeit wirksamer antiviraler Substanzen erhält auch der Nachweis viraler Erreger wachsende klinische Relevanz. Die Vielzahl der möglichen Krankheitserreger, die im ZNS zu Infektionen führen können, macht eine sinnvolle Eingrenzung der durchzuführenden mikrobiologischen Untersuchungen notwendig. Auch ökonomische Gesichtspunkte müssen hier berücksichtigt werden. Am Beginn der Überlegungen, welche Erreger als Auslöser einer gegebenen Infektionserkrankung des ZNS infrage kommen, steht die Beschreibung des *klinischen Syndroms*. Folgende Kriterien müssen bedacht werden:

1. Verlauf (akut, subakut, chronisch)
2. Art der ZNS-Symptome (diffus, fokal, beides)
3. Betroffene anatomische Strukturen (Zerebrum, Zerebellum, Myelon, peripheres Nervensystem)
4. Wegweisende klinische Merkmale wie Meningismus, Fieber, Sepsiszeichen oder disseminierte intravasale Gerinnung
5. Beteiligung anderer Organe (z. B. Lunge, Leber, Niere, Multiorganbefall).

Wurde das klinische Bild ausreichend charakterisiert, gilt es, *anamnestische Faktoren* zu eruieren:

- Umgebungsinfektionen, Kontakte zu anderen Erkrankten
- Auslandsaufenthalt
- Tierkontakte (auch Zeckenstich)
- Alter
- Prädisponierende Grunderkrankungen (z. B. Diabetes mellitus, Alkoholismus, Tumoren, HIV-Infektion) oder immunsuppressive Therapie (z. B. Glukokortikoide, Azathioprin, Methotrexat).

Weiterhin tragen die *Laborbefunde des peripheren Blutes* zur Entscheidungsfindung bei. Hier gilt das besondere Augenmerk den Entzündungszeichen. Insbesondere das C-reaktive Protein hat sich als sensitiver Laborparameter bei der Identifizierung akuter bakterieller ZNS-Erkrankungen bewährt. Akute bakterielle Infektionen gehen in der Regel mit einem CRP-Anstieg auf über 100 mg/dl einher. Nicht selten wird dieser Wert aber erst im Verlauf der Erkrankung erreicht. Andere Akute-Phase-Proteine wie das Interleukin-6 oder das Procalcitonin können in einigen Fällen wohl bereits früher als das CRP in erhöhten Konzentrationen nachgewiesen werden, haben jedoch noch keinen breiten Eingang in die Routinediagnostik gefunden. Leukozytose, Fibrinogen und Blutsenkungsgeschwindigkeit können ergänzende Informationen liefern. Die Beteiligung anderer Organe ist durch die körperliche Untersuchung sowie durch gezielte Blutanalysen abzuschätzen. Weiterführende technische Untersuchung wie Ultraschall des

Tab. 8-5 Kernspintomographische Befunde als Erregerhinweis

- Hyperintensitäten des Temporallappens und limbischer Strukturen: Herpes-simplex-Virus
- Abszesse, die den Nasennebenhöhlen benachbart sind: sinugener Abszess (Erregerspektrum der Sinusitis)
- Gadolinium-Anreicherung und Verdickung der basalen Hirnhäute: Tuberkulose (DD: Sarkoidose)
- Stammgangliengranulome (ggf. Verkalkungen mittels cCT nachweisen): Toxoplasmose
- Diffuse Marklagerhyperintensitäten: PML
- Disseminierte symmetrische Marklager- und Stammganglien-Hyperintensitäten (FLAIR, T_2): akute demyelinisierende Enzephalomyelitis (ADEM)

Abdomens, Röntgen des Thorax oder Echokardiographie sind in Abhängigkeit von der Gesamtkonstellation einzusetzen. Die disseminierte intravasale Gerinnung spiegelt sich in einer Thrombozytopenie, einem Anstieg von Fibrinspaltprodukten und der Verlängerung der globalen Gerinnungszeiten wider. Sie tritt typischerweise bei der Meningokokkensepsis, aber auch der Pneumokokkenmeningitis (v. a. OPSI-Syndrom) auf. Der Liquorbefund ist ein zentraler Bestandteil der initialen Diagnostik und beeinflusst ganz entscheidend das Spektrum der infrage kommenden Erreger (siehe Kap. 8.1). Und schließlich bieten bildgebende Verfahren – und hier insbesondere die Kernspintomographie – weitere Hinweise auf die zu Grunde liegenden Erreger. Hier gilt besonderes Augenmerk den fokalen Parenchymläsionen und deren Lokalisation (Tab. 8-5).
Im Folgenden werden die wesentlichen Konstellationen mit den infrage kommenden Erregern dargestellt. Die Liste der Erreger erhebt keinen Anspruch auf Vollständigkeit und berücksichtigt im Wesentlichen die für die jeweiligen Syndrome etablierten Erreger und solche, aus deren Identifizierung therapeutische Konsequenzen erwachsen. Es ist jedoch insbesondere bei atypischen Erregern fast zu jedem möglichen klinischen Syndrom ein Fallbericht in der Literatur zu finden, ohne dass ein kausaler Zusammenhang jeweils im Einzelfall bewiesen wäre. Insbesondere bei einem Auslandsaufenthalt erweitert sich das Spektrum der möglichen Erreger unter Berücksichtigung der geografischen Besonderheiten. Oft ist der Kontakt mit einem Tropeninstitut bei der Eingrenzung der infrage kommenden Erreger hilfreich (Tab. 6-5).

Meningitisches Syndrom (Abb. 8-1)

- Klinische Symptomatik: Meningismus, Kopfschmerzen, Fieber, mit/ohne neurologische Herdsymptome

Enzephalitisches Syndrom (Abb. 8-2)

- Klinische Symptomatik: Diffuse neurologische Symptome (Bewusstseinsstörung, diffuses hirnorganisches Psychosyndrom) und/oder neurologische Herdsymptome, Kopfschmerzen, epileptische Anfälle, Fieber, Meningismus nur bei Begleitmeningitis

Querschnittssyndrome (Abb. 8-3)

- Klinische Symptomatik: Para-/Tetraparese, querschnittsförmig begrenzte Sensibilitätsstörungen, gürtelförmige oder radikuläre Schmerzen, lokale Schmerzen über der Wirbelsäule, Blasen-/Mastdarmstörungen, Erektionsstörungen

Syndrome des peripheren Nervensystems (Abb. 8-4)

- Klinische Symptome der *(Poly-)Neuritis/Mononeuritis multiplex*: Sensibilitätsstörungen und Paresen im Versorgungsgebiet eines oder mehrerer peripherer Nerven, ggf. vegetative Störungen, Schmerzen

- Klinische Symptome der *Polyradikulitis*: Sensibilitätsstörungen, Paresen und Schmerzen im Versorgungsgebiet einer oder mehrerer Nervenwurzeln, ggf. vegetative Störungen, Blasen-/Mastdarmstörungen bei Beteiligung der Cauda equina
- Klinische Symptome der *Neuritis cranialis*: Periphere Läsionen einzelner oder mehrerer Hirnnerven.

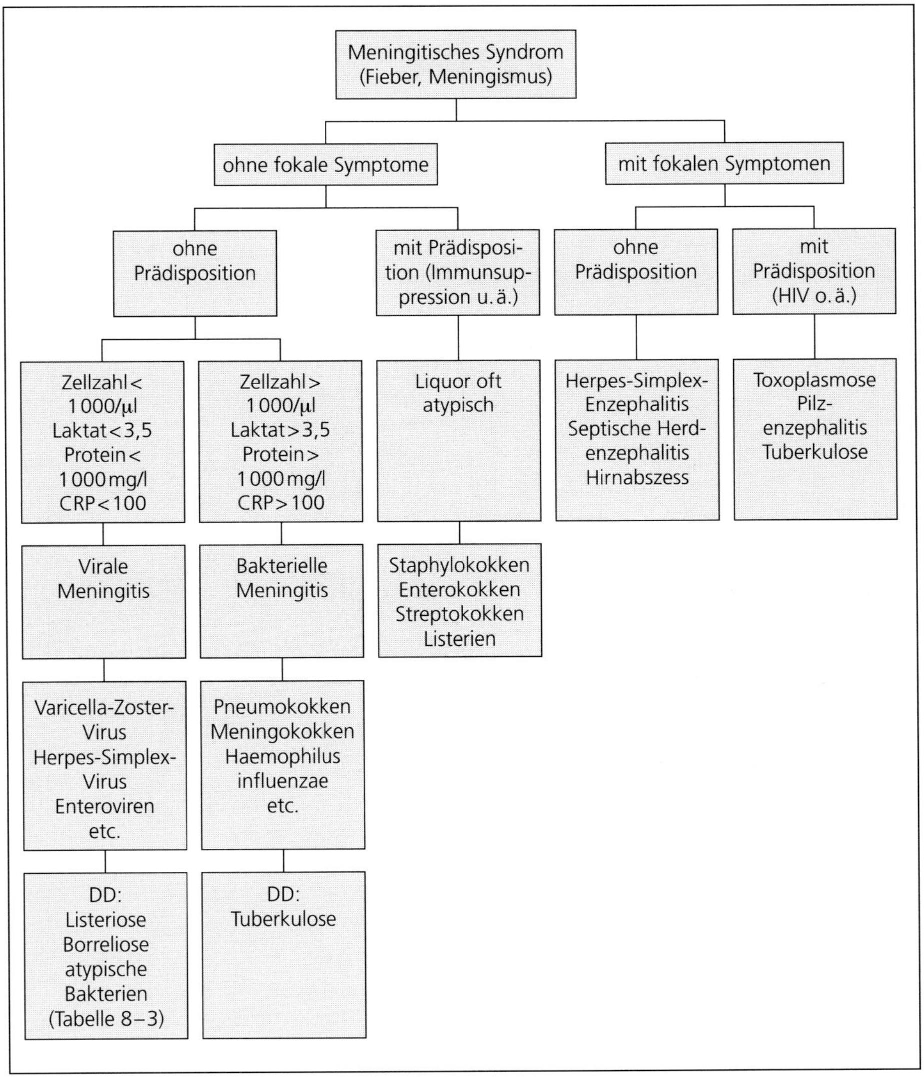

Abb. 8-1 Differenzialdiagnose des meningitischen Syndroms. Typische Konstellationen und ihre häufigen Erreger.

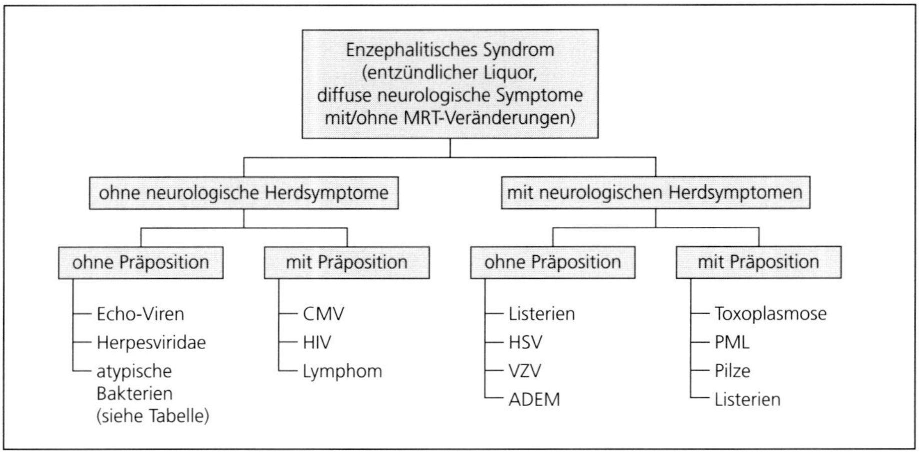

Abb. 8-2 Differenzialdiagnose des enzephalitischen Syndroms. Typische Konstellationen und ihre häufigen Erreger.

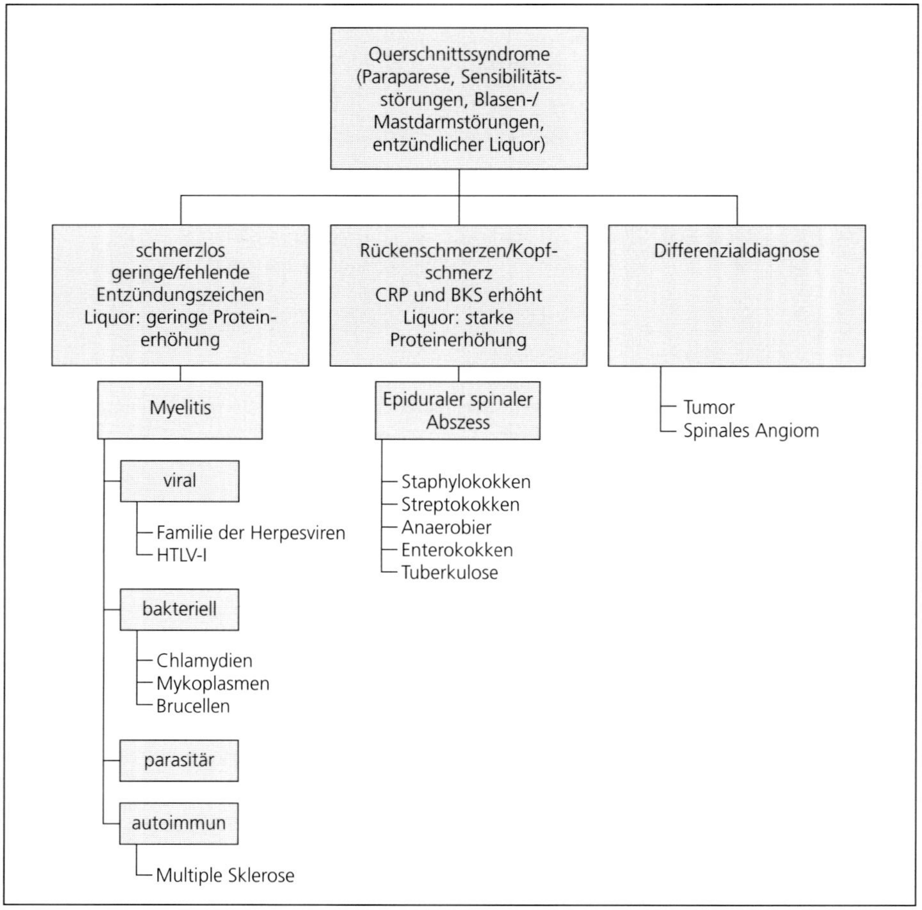

Abb. 8-3 Differenzialdiagnose des Querschnitt-Syndroms. Typische Konstellationen und ihre häufigen Erreger.

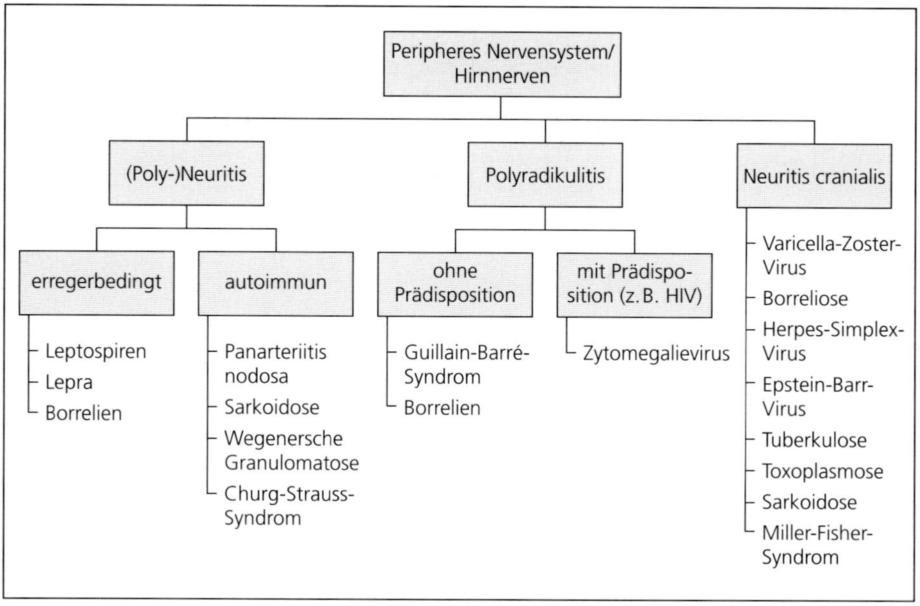

Abb. 8-4 Differenzialdiagnose der Syndrome des peripheren Nervensystems. Typische Konstellationen und ihre häufigen Erreger.

Autorenverzeichnis

Priv.-Doz. Dr. med. Andreas Bitsch
Chefarzt
Neurologische Klinik
Ruppiner Kliniken GmbH
Fehrbelliner Str. 38
16816 Neuruppin

Prof. Dr. med. Wolfgang Beuche
Chefarzt
Abteilung Neurologie
Städtisches Klinikum St. Georg
Delitzscher Straße 141
04129 Leipzig

Dr. med. Timon Bogumil
Klinik und Poliklinik für Neurologie
Georg-August-Universität
Robert-Koch-Straße 40
37075 Göttingen

Dr. med. Alexander Dressel
Klinik und Poliklinik für Neurologie
Ernst Moritz Arndt Universität
Ellernholzstr. 1/2
17487 Greifswald

Prof. Dr. med. Thomas Henze
Leitender Arzt der Abteilung
Akutneurologie
Neurologisches Fach- und
Rehabilitationskrankenhaus
Schmiedersche Kliniken
Im Tafelholz
78476 Allensbach

Dr. med. Bernd Kitze
Klinik und Poliklinik für Neurologie
Georg-August-Universität
Robert-Koch-Straße 40
37075 Göttingen

Prof. Dr. med. Roland Nau
Klinik und Poliklinik für Neurologie
Georg-August-Universität
Robert-Koch-Straße 40
37075 Göttingen

Prof. Dr. med. Hilmar Prange
Klinik und Poliklinik für Neurologie
Georg-August-Universität
Robert-Koch-Straße 40
37075 Göttingen

Priv.-Doz. Dr. med. Peter Rieckmann
Oberarzt
Universitätsklinikum Würzburg
Neurologische Klinik
Josef-Schneider-Straße 11
97080 Würzburg

Dr. med. Dipl. Biol. Manfred Uhr
Max-Planck-Institut für Psychiatrie
Klinisches Institut
Kraepelinstraße 2–10
80804 München

Priv.-Doz. Dr. med. Frank Weber
Max-Planck-Institut für Psychiatrie
Klinisches Institut
Kraepelinstr. 10
80804 München

Sachregister

A

B

C

D

F

G

H

I

J

K

L

M

N

O

P

Q

R

S

T